第3版
プリンシプル産科婦人科学

1 婦人科編

Principles of Obstetrics and Gynecology

- Ⅰ. 生殖医学の基礎
- Ⅱ. 不妊・生殖内分泌
- Ⅲ. 女性腫瘍学
- Ⅳ. 女性のヘルス・ケア
- Ⅴ. 婦人科疾患の手術療法

■監修

武谷雄二
東京大学名誉教授，労働者健康福祉機構理事長

上妻志郎
前東京大学大学院医学系研究科産婦人科学講座教授

藤井知行
東京大学大学院医学系研究科産婦人科学講座生殖内分泌学分野教授

大須賀穣
東京大学大学院医学系研究科産婦人科学講座分子細胞生殖医学分野教授

MEDICAL VIEW

> 本書では，厳密な指示・副作用・投薬スケジュール等について記載されていますが，これらは変更される可能性があります。本書で言及されている薬品については，製品に添付されている製造者による情報を十分にご参照ください。

Principles of Obstetrics and Gynecology 1 [3rd edition]
(ISBN978-4-7583-1219-6 C3347)

Editors：Taketani Yuji, Kozuma Shiro, Fujii Tomoyuki, Osuga Yutaka

2014. 4.1　3rd ed

©MEDICAL VIEW, 2014
Printed and Bound in Japan

Medical View Co., Ltd.
2-30 Ichigayahommuracho, Shinjukuku, Tokyo, 162-0845, Japan
E-mail　ed@medicalview.co.jp

序　文

[第3版刊行にあたって]

　1987年,『プリンシプル産科婦人科学』の初版が刊行された。当時の産婦人科学は,産科学として周産期医学を,婦人科学として生殖内分泌学,婦人科腫瘍学を扱っていた。産婦人科学はその後大きく変貌を遂げ,現在は,前述の各領域を機軸としつつも,女性医学として,女性特有の生理・病理の基本的理解のもと,思春期から老年期までの女性の健康維持・増進,疾病の予防・治療などの諸問題を統合的・全人的に把握し,臨床への還元を志向する学問になっている。

　『プリンシプル産科婦人科学』はこうした産婦人科学の変貌を先見し,初版の段階ですでに,女性のライフサイクルや生殖現象において生起する多くの現象を分断的に捉えるのではなく,連続した生命現象として統合的に捉えるという視点で編集された。従って,単に学生の知識の整理や試験対策のために編集したものではなく,女性の生理,病理を生物学,生命科学の原点に立脚して,包括的に解説したものであった。

　生殖現象は女性特有の生命現象であるが,その現象は子宮,卵巣といった,いわゆる生殖器官にとどまらず,全身において,順次ダイナミックに展開する。女性のライフサイクルの各期,また個々の器官に起こる現象は,一見独立しているように見えるが,それぞれの底流には,共通のメカニズムが働き,全身に起こっている現象の一局面として表出しているにすぎない。本書は,こうした点にまで踏み込んで解説しており,最初は難しく,馴染みにくい印象を与えるかもしれないが,いったん理解してしまえば,産婦人科学の個々の現象を統合的に理解できるようになると考えられる。

　1997年の前回改訂においては,初版の精神を踏襲しつつも,さらに深く解明された前述の共通メカニズムを解説し,それに伴う診断,治療の改変を記述した。またきわめてスピーディーに進行する産婦人科学の細分化,すなわち生殖医学,女性腫瘍学,周産期医学あるいは女性のヘルスケア領域への分化を受けて,初版の婦人科編,産科編という呼称を改め,単に第1巻,第2巻として,構成も専門分化に対応して再編した。

　その後,17年が経過し,産婦人科学は,さらに基礎,臨床両面で大きく進歩した。

今回改訂においては，改訂2版の様式を踏襲しつつ，この間に新たに解明，あるいは概念が変更された女性生命現象の生理と病理を解説し，また目覚ましく進歩した医療技術を記述，解説した．また，産婦人科学は，社会や関連他分野との係わりを無視しては成り立たなくなっており，こうした面についても解説を加えた．

　本書は，東京大学産科婦人科学教室同窓により作成され，同教室で徹底的に議論され，実施されてきた産婦人科学を中心に記述されているが，決して独りよがりにならぬよう，内外の文献を広く考慮して作成したものである．特に今回改訂においては，日本産科婦人科学会／日本産婦人科医会の産婦人科診療ガイドラインをはじめ，次々と公開されている診療ガイドラインと整合性を図り，読者が疑問を感じないように注意して作成した．

　本書の特徴である基礎知識も大幅に改訂した．これらの知識は，今日話題になっているテーマを取り上げたものであるが，必ずしも評価が定まっていないものを含む．教科書は確立した知識を記載することが原則であるが，それだけではダイナミックに変化している産婦人科学を捉えることができず，過去の知識を習得するだけのものになってしまう．あえて，最先端のテーマ，また社会との係わりに関するテーマを記載することにより，読者が，現在進行形の産婦人科学に興味を持ち，さらに自ら探究していただければと思う．

　最後に，多忙を極める同窓諸兄の本書執筆に注がれた努力に心から感謝するとともに，本第3版の刊行に尽力されたメジカルビュー社鳥羽清治社長，編集の原鎮夫氏，清澤まや氏ほか，スタッフ各位に深い感謝を捧げたい．

2014（平成26）年1月
　監修者，編集者を代表して

東京大学医学部産科婦人科学教室
主任教授　**藤 井 知 行**

『改訂版 プリンシプル産科婦人科学』 序文より

　『プリンシプル産科婦人科学』が刊行されて約十年が経過した．本書は単に学生の講義や試験のための知識の整理や記憶の便宜を図るために編集したものでなく，次世代の創生を担うgenderとしての女性の生態・病態を生物学・生命科学の原点に立脚して系統的，包括的に解説したものである．換言すると，女性のライフサイクル各期や生殖現象において生起するさまざまな事象を分断的に把握するのではなく，一連の生命現象として統合的視点から分化した事象を捉え直してみたものである．

　reproducitonを中心とした女性特有の生命現象においては，それ自体合目的性をもった個々のeventsがあまりにダイナミックにしかも異なった器官において，順次展開する．このため，女性の一生を通じて，殊に生殖各期に特徴的な生理，機能，あるいは個々の器官の諸種の発育・分化・成熟機能は，一見相互に独立しているかのような印象を与えるが，個々の現象の底流には共通の基本的なメカニズムが作動している．この部分まで理解の範囲を拡大しないとflexibilityを欠いた応用のきかない理解にとどまってしまうことになる．本書はあえて各現象の水面下の動態に踏み込んでいるので，最初はなじみにくい感を与えるかもしれないが，しかし，一旦それを熟知すると，個々の機能やその失調を多面的に理解できるようになると信じている．

　今回改訂版を刊行するにあたっては，初版の編集企画の精神を踏襲したつもりである．しかし，この十年間に，前述の水面下の動態に関する理解はかつてない速度で深化した．その結果，表層的に観察される個々の現象や症候は変わらないように見えても，その内部への透度は高まったため，多様多層的理解が可能になり，必然的に診断，治療にも変改を迫ることとなった．

　初版は総論，検査，診断，治療といった構成をとり，臨床上直面する生態病態を基本的なprocessに従って順次論述していた．現在，産科学婦人科学は細分化が促進され生殖医学，女性腫瘍学，周産期学あるいは全人的なヘルスケアを担当する領域などへ分化が拡散し続けている．初めに述べたように，女性の生涯を連続的，総合的に取り扱う視点は踏まえたものの，practicalにはこうした分化の勢いは避けられないため，初版のような構成をとることに無理が生じた．したがって，従来の婦人科学編，産科学編という呼称を改め，単に第1巻，第2巻とし，構成も専門分化に対応して再編した．概念的に，第1巻は婦人科学編，第2巻は産科学編に対応すると考えてよい．

　また，本文の理解を容易にすると思われるもので，今日話題となっているような基礎知識を巻末にまとめて掲載して読者の便に供した．利用していただきたい．

　教科書としては，確立された理論や治療法の統一的見解が要求されるのが常であるが，それでは過去の学問的展開にしか目が届かないことになる．少しでも前向きに考えられるように，学問の進展のめざましい我々の領域で，まだ評価が定まらず大系化し難い新しい知見や技術もあえて取り上げてみた部分もある．ありのままの事実を提示することによって，読者に生命科学の研究の最先端に触れていただき，読者各位が自らのソフトを駆使して展開される事実の意義を探究していただくほうが，本書の編集趣旨に適うものと考えたからである．意のある所を汲み取られたい．

　最後に，多忙を極めている同窓諸兄の本書執筆に注がれた熱情と労苦に心から深謝すると共に，改訂版の刊行に御尽力を頂いたメジカルビュー社中尾俊治社長，編集の原鎮夫氏ほか，スタッフ各位に深甚な感謝を捧げたい．

1997年4月吉日
　　監修者の立場から　　　　　　　　　　東京大学産科婦人科学教室　　名誉教授　坂元正一
　　　　　　　　　　　　　　　　　　　　　　　　　　　　　　　　　前名誉教授　水野正彦
　　　　　　　　　　　　　　　　　　　　　　　　　　　　　　　　　主任教授　　武谷雄二

『プリンシプル産科婦人科学　婦人科編』第1版　序文より

　私たちが，ある学問分野を学ぼうとする時に，最も大切なことは，まず，選択した対象に，かなり正確な認識と理解をもつことであり，第2に，それに基づいて何をどのように究めてゆくか，はっきりした目的意識を鮮明にすることであろう。

　ことに，初めての領域に一歩を印しようとする場合に，この意識がなければ得るものは少ないに違いない。

　そこに山があるから登るというのは，結果論からする比喩にすぎず，登頂に至るまでは，科学的に計算された方法論を駆使し，一歩一歩着実な積み重ねが要求されることを考えれば，このことは，おのずから明らかであろう。

　産婦人科学の対象は，女性を中心にした生態・病態学そのものであって，そのなかでも器官別に細分化されたパートにしぼられるものではない。gender discrimination の本質を探究する学問領域と言うべきものであろう。

　したがって，この領域は reproductive physiology を原点に，かつまた，背景にしながら，基礎的知見がもたらす灯を先導に，臨床像とそれへの対応が織りなされてくる極めて広範な領域ということができる。境界・関連領域が非常に多いのは，そのためである。

　どの学問においても，分化と統合は常に必要であるが，方法論的に婦人科学，産科学として論ぜられても，産科で扱われる human reproduction の実態は，一人の女性の長いライフスパンのなかに起こる可逆的な内分泌・代謝負荷にすぎないし，新たに宿る生命は，もはや一つの個として母児の相関の立場からみるべきだとすると，この領域は，当然統一した視点から学び取る必要のあることがわかる。

　どの視点から眺めるかが，理解度と次のステップの方向づけをするくらい大切と考えるので，あえて我々の考え方を最初に明確に申し上げる次第である。

　私たちは，こうした観点から自分たちの学んでいる世界を整理してみた。分類はしてあっても，そのなかに一本の糸が通っていることがおわかりいただければ幸いである。

　優れた教科書が多く出ている今日，菲才を顧みず，あえて一書を編んだのは，私どもが，力の足りないゆえにこそ苦労した足跡を教科書風にまとめることで，学生や研修生諸君に，私たちの得た苦しみや喜びをそのまま伝えて，この領域に興味をもたれるよすがになればと思ったからである。

　最初に得る知識が適切か否かが，先入観念の形成に影響することは大きいし，いわゆる第1ボタンのかけ違いをもたらすことさえある。現段階での臨床観念や知見を整理し，それに至る基礎的道程をないまぜにして導入するよう配慮したのは，本書を開く人々に新鮮な喜びを与え，みずからその領域探究の狩人になる意欲をもつお手伝いができるかもしれないと考えたからであった。

　全体を理解するのに必要な basic knowledge を"基礎知識"とし，私たちが研究し，臨床への応用を探った知識を"Supplement"として，本文とは別に整理したのは，息抜きをしながら，耳学問をするような気楽さで学問の流れを楽しんでほしいと思ったからである。各章 key word を欄外に抽出したのも，学生諸君がポイントをつかみやすいように配慮したからである。

　人間そのものの進化の流れからみて，臨床上すでに確立された概念や事実も土台としてはあるけれども，科学の進歩はめまぐるしく，今日の新知見は明日には過去の遺産になる部分も少なくない。"本文"には前者が，"基礎知識"，"Supplement"には後者が含まれていると考えていただきたい。

極く初歩的な系統講義や国家試験のための記憶に便利な整理などは全く念頭におかずに，大学の教育・臨床・研究の場において臨床医学がどのような過程でexpandしてゆくかの姿を赤裸々に出そうとしたつもりである。したがって平易でないととられる部分もあろうが，生涯教育を目指す認定医の方やアカデミックな雰囲気に踏み入りたい学生諸君にはかえって興味のある形になったと思われる。ページ数の関係もあって解説を簡略にせざるを得ないことにあえて目をつぶった私たちの意図の一端を汲み取られて了とされることを望みたい。

　教室創設百周年を一つの節目として，私たちが臨床に取り組んだある時期の断面の記録を教科書風にまとめたモノグラフとでも言える一面をこの本はもっている。この時代にもった私たちの考え方という意味で，プリンシプル産科婦人科学と名付けたが，コンセンサスの得られている知識は整理して骨格となっているので，教科書と申してもお許し願えるかと思う。同時代に討論をした若い人々で執筆し，伝統の光の下で，さらに編集作業の中で，再整理してまとめられたゆえに共同執筆の名で責任を分担させていただいた。

　出版に当たって，メジカルビュー社中尾俊治氏，原　鎮夫氏ほかの編集スタッフの献身的なご協力に深甚な感謝を捧げたい。

　幸い読者の御叱正を得て，本書がよりよい成長をとげることを，ひそかに願ってやまないものである。

1987年8月吉日
　　監修者の立場から　　　　　　　東大産科婦人科学教室　　名誉教授　坂元正一
　　　　　　　　　　　　　　　　　　　　　　　　　　　　　主任教授　水野正彦

執筆者一覧

● **監修**

武谷　雄二
東京大学名誉教授，労働者健康福祉機構 理事長

上妻　志郎
前東京大学大学院医学系研究科産婦人科学講座 教授

藤井　知行
東京大学大学院医学系研究科
産婦人科学講座生殖内分泌学分野 教授

大須賀　穣
東京大学大学院医学系研究科
産婦人科学講座分子細胞生殖医学分野 教授

● **編集幹事**

川名　敬
東京大学大学院医学系研究科
産婦人科学講座生殖内分泌学分野 准教授

● **編集協力**

織田　克利
東京大学医学部附属病院女性外科 講師

● **執筆者**［五十音順］

有本　貴英
東京大学医学部附属病院女性診療科・産科 特任講師

五十嵐敏雄
帝京大学ちば総合医療センター産婦人科 准教授

石原　理
埼玉医科大学病院産科・婦人科 教授

入山　高行
東京大学医学部附属病院女性診療科・産科 助教

岩瀬　春子
北里大学医学部婦人科 講師

大石　元
国立国際医療研究センター病院産婦人科 産科医長

大須賀　穣
東京大学大学院医学系研究科
産婦人科学講座分子細胞生殖医学分野 教授

岡垣　竜吾
埼玉医科大学産科・婦人科 准教授

岡田　智志
国立がん研究センター中央病院婦人腫瘍科

織田　克利
東京大学医学部附属病院女性外科 講師

恩田　貴志
北里大学医学部婦人科 教授

笠松　高弘
国立がん研究センター中央病院婦人腫瘍科 科長

河合　有希
東京大学医学部附属病院女性診療科・産科 助教

川名　敬
東京大学大学院医学系研究科
産婦人科学講座生殖内分泌学分野 准教授

木下　俊彦
東邦大学医療センター佐倉病院産婦人科 教授

久具　宏司
東京都立墨東病院産婦人科 部長

甲賀かをり
東京大学医学部附属病院女性診療科・産科 講師

神津　円
丸の内クリニック婦人科

上妻　志郎
前東京大学大学院医学系研究科産婦人科学講座 教授

曾根　献文
東京大学医学部附属病院女性診療科・産科

髙井　泰
埼玉医科大学総合医療センター産婦人科 准教授

髙本　真弥
国立国際医療研究センター病院産婦人科

瀧澤　憲
公益財団法人がん研究会・がん研有明病院 顧問

土谷　聡
帝京大学医学部附属溝口病院産婦人科 講師

中川　俊介
帝京大学医学部附属病院産婦人科 講師

長阪　一憲
東京大学医学部附属病院女性外科 助教

中田　真木
三井記念病院産婦人科 医長

長野　浩明
東京女子医科大学東医療センター産婦人科 准教授

難波　聡
埼玉医科大学産科・婦人科 講師

西井　修
帝京大学医学部附属溝口病院産婦人科 教授

荷見よう子
埼玉県立がんセンター婦人科 副部長

原田美由紀
東京大学医学部附属病院女性診療科・産科 助教

平池　修
東京大学医学部附属病院女性診療科・産科 講師

平田　哲也
東京大学医学部附属病院女性外科 講師

廣井　久彦
ひろいウィメンズクリニック 院長

廣田　泰
東京大学医学部附属病院女性診療科・産科,
科学技術振興機構さきがけ研究員

藤本　晃久
三楽病院産婦人科 部長

藤原　敏博
山王病院リプロダクション・
婦人科内視鏡治療センター センター長

松本　光司
筑波大学医学医療系産科婦人科学 准教授

松本　陽子
東京大学医学部附属病院女性外科 助教

水口　剛雄
筑波大学医学医療系産科婦人科学 講師

宮内　彰人
日本赤十字社医療センター第一産婦人科 部長

八杉　利治
がん・感染症センター 都立駒込病院婦人科 部長

矢野　哲
国立国際医療研究センター病院産婦人科
第一婦人科医長・産婦人科診療科長

山田　学
日本赤十字社医療センター第一産婦人科 副部長

山本　直子
東京大学医学部附属病院女性診療科・産科 特任助教

横田　治重
埼玉県立がんセンター婦人科 科長兼部長

吉川　裕之
筑波大学医学医療系産科婦人科学 教授

吉野　修
富山大学附属病院産科婦人科 診療教授，副科長

梁　善光
帝京大学ちば総合医療センター産婦人科 教授

［2014 年 2 月 1 日現在］

改訂版『プリンシプル産科婦人科学 1』 執筆者一覧

● **監修**
坂元 正一
水野 正彦
武谷 雄二

● **編集委員**
木下 勝之
森 宏之

● **編集幹事**
滝沢 憲
堤 治
竹田 省

● **執筆者**[五十音順]
合阪 幸三
綾部 琢哉
飯田 卓
石原 理
大須賀 穣

荻野 雅弘
恩田 貴志
香川 秀之
笠松 高弘
加藤 賢朗
金子 義晴
香山 文美
川越 厚
川名 敬
川端 正清
北川 浩明
木下 勝之
木下 俊彦
久具 宏司
小池 貞徳
国府田 きよ子
五味淵 秀人
坂元 正一
相良 洋子
定月 みゆき

清水 謙
白水 健士
菅生 元康
杉本 充弘
多賀 理吉
高井 泰
髙木 耕一郎
滝沢 憲
竹田 省
武谷 雄二
陳 瑞東
堤 治
中川 俊介
中田 真木
中林 正雄
荷見 勝彦
林 直樹
福岡 秀興
藤井 知行
藤原 敏博

細井 孝之
松見 泰宇
水谷 勝美
三橋 直樹
宮内 彰人
目崎 登
百枝 幹雄
森 宏之
森田 豊
安水 洸彦
栁沼 忞
矢野 哲
山田 学
横田 治重
吉川 裕之
梁 善光
梁 栄治

『プリンシプル産科婦人科学 婦人科編』第1版 執筆者一覧

● **監修**
坂元正一
水野正彦

● **編集幹事**
木下勝之
武谷雄二
森 宏之

● **執筆者**[五十音順]
荒木 清
泉 陸一
岩崎寛和
岡井 崇
貝原 学
笠松達弘

加藤賢朗
加藤順三
金子義晴
金子 実
河合康夫
川越 厚
川名 尚
桑原慶紀
小池貞徳
小島俊行
是沢光彦
坂元正一
佐藤和雄
佐藤孝道
佐藤正仁
柴田治郎

白水健士
菅生元康
杉本充弘
多賀理吉
滝沢 憲
武谷雄二
玉田太朗
田村 貴
陳 瑞東
飛松源治
長阪恒樹
中林正雄
野末源一
荷見勝彦
原 量宏
本間恒夫

松澤眞澄
水野正彦
水口弘司
水谷勝美
三橋直樹
室之園悦雄
森 宏之
安水洸彦
矢内原 巧
栁沼 忞
吉川裕之
吉田浩介

目次　プリンシプル産科婦人科学 1 [第3版]

I　生殖医学の基礎　1

1. 生殖器系の発生・解剖　2
- A．性分化の仕組み　2
  - 1. 形態変化　2
  - 2. 性分化のメカニズム　5
- B．性腺の発生　15
  - 1. 形態変化　15
  - 2. 性腺分化に関与する諸因子　18
- C．卵の形成と精子の形成　19
  - 1. 卵の形成　19
  - 2. 精子の形成　23
  - 3. 受精と着床　28
- D．生殖器系の局所解剖　35
  - 1. 卵巣　35
  - 2. 卵管　38
  - 3. 子宮　40
  - 4. 外陰・腟　45

2. 生殖器系の生理　50
- A．性周期　50
  - 1. 月経周期　50
  - 2. feedback 機構　54
  - 3. 中枢における性機能調節　58
- B．性中枢　66
  - 1. 視床下部—下垂体の機能形態学　66
  - 2. GnRH と FSH・LH, GnRH agonists, antagonists　73
  - 3. 下垂体ホルモン　76
- C．卵巣の周期的変化　82
  - 1. 卵胞発育　82
  - 2. 黄体の形成　86
- D．子宮の性周期　87
  - 1. 子宮内膜の周期変化　87
  - 2. 子宮内膜細胞の機能　91
- E．性器外の変化　93
  - 1. 体温の変化　93
  - 2. 乳房の変化　94
  - 3. 精神神経系　94
  - 4. その他　94
- F．乳房の変化　95
- G．思春期　100
  - 1. 思春期の神経内分泌環境　100
  - 2. 第 2 次性徴　103
  - 3. 思春期の身体発育　105
  - 4. 初経発来　109
- H．加齢による変化　112
  - 1. 閉経　112
  - 2. 卵巣のライフサイクル　112
  - 3. 加齢に伴う生殖内分泌系の変化　112

3. 生殖器系の診察・検査　114
- A．問診　114
- B．診察法　116
  - 1. 準備　116
  - 2. 婦人科的診察法　116
  - 3. 全身の診察　121
- C．所見の記載と診断　123
- D．症候　123
  - 1. 月経異常　123
  - 2. 性器出血　125
  - 3. 帯下，外陰搔痒，外陰痛，外陰潰瘍　127
  - 4. 下腹痛，腰痛　129
  - 5. 不妊，不育症　131
  - 6. 腫瘤，腹部膨満，腹水　131
  - 7. 排尿障害，尿路症状　132
  - 8. 発熱　133
  - 9. 乳房症状　134
  - 10. 体型の異常，性徴の異常　135
  - 11. 肥満とるいそう　135
  - 12. 精神・神経症状　136
  - 13. 消化器症状　138

II　不妊・生殖内分泌　141

1. 生殖器系の検査法　142
- A．内分泌検査法　142
  - 1. 間脳（視床下部）・下垂体・卵巣系の機能検査法　142
  - 2. 間脳・下垂体・副腎系の機能検査法　150
  - 3. 間脳・下垂体・甲状腺系の機能検査法　154

xi

- B．不妊検査 ……………………………… 158
  - 1. 卵巣検査 …………………………… 158
  - 2. 卵管検査 …………………………… 163
  - 3. 子宮検査 …………………………… 167
  - 4. 精子検査 …………………………… 170
- C．染色体検査，遺伝子診断 …………… 174
  - 1. 染色体検査 ………………………… 174
  - 2. 遺伝子診断 ………………………… 180
- D．内視鏡検査 …………………………… 184
  - 1. 腹腔鏡検査 ………………………… 184
  - 2. 子宮鏡検査 ………………………… 195
  - 3. 卵管鏡検査 ………………………… 199
- E．画像診断 ……………………………… 202
  - 1. 超音波断層法 ……………………… 202
  - 2. 子宮卵管造影 ……………………… 207
  - 3. 選択的卵管造影法 ………………… 211
  - 4. 核磁気共鳴画像法 ………………… 214
  - 5. コンピュータ断層撮影 …………… 214

2．生殖器系の異常（疾患各論） ………… 215
- A．性分化異常 …………………………… 215
  - 1. 性染色体の異常 …………………… 215
  - 2. 遺伝子異常 ………………………… 224
  - 3. 半陰陽 ……………………………… 228
- B．生殖器奇形 …………………………… 231
  - 1. 総論 ………………………………… 231
  - 2. 生殖器奇形の種類と症状 ………… 231
  - 3. 診断 ………………………………… 236
  - 4. 治療 ………………………………… 237
- C．月経異常 ……………………………… 238
  - 1. 無月経 ……………………………… 240
  - 2. 月経周期の異常 …………………… 252
  - 3. 月経の量の異常 …………………… 253
  - 4. 月経持続期間の異常
    （過短月経および過長月経） ……… 255
  - 5. 無排卵周期症 ……………………… 255
  - 6. 月経随伴症状の異常 ……………… 256
  - 7. 機能（失調）性出血 ……………… 258
- D．内分泌疾患 …………………………… 260
  - 1. 早発ならびに遅発思春期 ………… 260
  - 2. 多嚢胞性卵巣症候群 ……………… 268
  - 3. 高プロラクチン血症 ……………… 279
  - 4. 視床下部性無月経 ………………… 283
  - 5. 下垂体疾患 ………………………… 287
  - 6. 副腎皮質疾患 ……………………… 291
  - 7. 甲状腺疾患 ………………………… 296
  - 8. 体重減少性無月経 ………………… 301
  - 9. 神経性食欲不振症 ………………… 303
  - 10. 早発卵巣不全 ……………………… 305
- E．不妊症・不育症 ……………………… 309
  - 1. 不妊症 infertility の概念 ………… 309
  - 2. 不妊症の頻度 ……………………… 309
  - 3. 不妊症の分類 ……………………… 309
  - 4. 不妊症の原因 ……………………… 310
  - 5. 不妊症の診断の進め方 …………… 314
  - 6. 不妊症の治療 ……………………… 317
  - 7. 不妊症の予後および今後の展望 … 319
  - 8. 不育症の定義 ……………………… 319
  - 9. 習慣流産 …………………………… 320
- F．子宮内膜症 …………………………… 322
  - 1. 定義 ………………………………… 322
  - 2. 頻度 ………………………………… 322
  - 3. 原因 ………………………………… 323
  - 4. 病態生理 …………………………… 323
  - 5. 病理 ………………………………… 325
  - 6. 症状 ………………………………… 326
  - 7. 診断 ………………………………… 326
  - 8. 検査 ………………………………… 327
  - 9. 鑑別診断 …………………………… 328
  - 10. 臨床進行期分類 …………………… 328
  - 11. 治療 ………………………………… 329
  - 12. 再発 ………………………………… 333
- G．子宮腺筋症 …………………………… 333
- H．子宮筋腫 ……………………………… 334

3．生殖器系の治療法 ……………………… 335
- A．ホルモン療法 ………………………… 335
  - 1. 性ステロイドホルモン療法 ……… 335
  - 2. 排卵誘発法 ………………………… 339
  - 3. その他 ……………………………… 341
- B．リプロダクティブサージェリー …… 342
  - 1. リプロダクティブサージェリーとは 342
  - 2. 子宮に対する手術 ………………… 343
  - 3. 卵管に対する手術 ………………… 344
  - 4. 卵巣に対する手術 ………………… 345
- C．生殖補助医療 ………………………… 345
  - 1. 体外受精・胚移植 ………………… 346
  - 2. 配偶子ならびに胚の凍結・融解 … 360
  - 3. 卵管を利用する生殖補助医療 …… 361
  - 4. ART の臨床成績 …………………… 362
  - 5. ART の問題点 ……………………… 366

III 女性腫瘍学 369

1. overview・疫学 370
A. 子宮頸癌 370
1. 頻度 370
2. 年齢分布 371
3. 危険因子と発がん機序 372
4. 治療成績 373
5. 予防とワクチン 373
B. 子宮体癌 374
1. 頻度 374
2. 年齢 374
3. 危険因子と発がん機序 374
4. 治療成績 375
C. 卵巣癌 375
1. 頻度 376
2. 年齢分布 376
3. 危険因子と発がん機序 377
4. 治療成績 381
5. 卵巣癌検診 381

2. 検査 383
A. 細胞診 383
1. 細胞診の適応と特徴 383
2. 採取法 383
3. 診断のポイント 386
4. 各種細胞所見 386
5. 表記法 390
6. 見逃しについて 393
7. HPV検査 395
B. 組織診 395
1. 組織診の適応 395
2. 採取法 396
3. 診断のポイント 398
C. 腫瘍マーカー 398
1. 腫瘍マーカーの意義 398
2. 婦人科癌で汎用されている腫瘍マーカー 400
3. 婦人科癌で有用性の高い腫瘍マーカーの組み合わせ 400
4. 新しい腫瘍マーカー 402
D. 内視鏡 405
1. コルポスコピー 405
2. ヒステロスコピー（子宮鏡） 406
E. 画像診断 407
1. 超音波診断 407
2. computed tomography；CT 417
3. 磁気共鳴画像 422
4. 陽電子放出断層撮影 427
F. 乳癌検診 428
1. 背景 428
2. 検診の歴史 429
3. 検診の方法 429

3. 婦人科腫瘍の治療 431
A. 婦人科悪性腫瘍手術の留意点 431
B. 放射線療法 431
1. 放射線治療とはどのようなものか 431
2. 婦人科放射線治療の実際 439
C. 化学療法 449
1. 抗癌剤，分子標的治療薬の分類と作用機序 449
2. 多剤併用療法と dose intensity 453
3. 薬剤耐性 453
4. 投与法 454
5. 治療効果判定法 456
6. 副作用と支持療法 458
D. ホルモン療法 462
1. 閉経期・後のホルモン環境 462
2. ステロイドホルモンの作用機序 463
3. 子宮体癌とホルモン療法 464
4. 乳癌のホルモン療法 465
E. その他の治療法 466
1. 分子標的治療薬 466
2. 温熱療法 467
3. 癌免疫療法 468

4. 腫瘍とその関連病変 470
A. 外陰 470
1. 良性腫瘍と外陰疾患 470
2. 前癌病変 471
3. 悪性腫瘍 477
B. 腟 484
1. 腫瘍類似病変および良性腫瘍 484
2. 悪性腫瘍 485

5. 子宮頸部の腫瘍 490
A. 類腫瘍と良性腫瘍 490
1. 頸管ポリープ 490
2. 頸部尖圭コンジローマ 491
3. 腟部びらん 492
B. 前癌病変と上皮内癌 496
1. 異形成，上皮内癌 496

    2. 腺異形成，上皮内腺癌 ………… 499
  C．子宮頸癌 …………………………… 500
    1. 定義 …………………………… 500
    2. 分類 …………………………… 500
6. 子宮体部の腫瘍 ……………………… 513
  A．類腫瘍，子宮腺筋症 ……………… 513
  B．良性腫瘍・子宮筋腫 ……………… 516
  C．悪性腫瘍 …………………………… 524
    1. 子宮肉腫 ……………………… 524
    2. 子宮体癌の前癌病変
       —子宮内膜増殖症 …………… 529
    3. 子宮体癌 ……………………… 532
7. 卵巣腫瘍 ……………………………… 538
  A．類腫瘍（腫瘍様病変） …………… 540
  B．良性腫瘍 …………………………… 542
    1. 良性腫瘍の種類 ……………… 542
    2. 良性腫瘍の治療 ……………… 547
  C．境界悪性腫瘍 ……………………… 547
    1. 境界悪性腫瘍の種類 ………… 547
    2. 境界悪性腫瘍の治療 ………… 549
  D．悪性腫瘍 …………………………… 550
    1. 卵巣癌の臨床進行期 ………… 550
    2. 卵巣癌の術前検査 …………… 552
    3. 卵巣癌の治療 ………………… 553
    4. 卵巣癌治療成績 ……………… 554
    5. 腫瘍マーカーの推移による
       予後の推定 …………………… 556
  E．悪性腫瘍の手術療法 ……………… 557
    1. 卵巣癌初回手術 ……………… 557
    2. 後腹膜リンパ節郭清 ………… 558
    3. 初回不完全手術後の IDS …… 559
    4. 術前化学療法（NAC）後の IDS … 559
    5. 妊孕性温存手術 ……………… 561
    6. 治療効果判定のための second-look
       operation；SLO ……………… 561
    7. SLO 施行時の第二次腫瘍縮小手術
       （SLO/SDS） ………………… 562
    8. 再発後の secondary debulking
       surgery；SDS ………………… 562
  F．悪性腫瘍の化学療法 ……………… 563
    1. 化学療法の分類 ……………… 563
    2. first-line chemotherapy ……… 564
    3. neoadjuvant chemotherapy …… 567
    4. maintenance chemotherapy …… 568
    5. second-line chemotherapy …… 569

  G．放射線療法 ………………………… 570
8. 卵管，腹膜 …………………………… 571
  A．類腫瘍 ……………………………… 571
    1. 卵管留水腫 …………………… 571
    2. 卵管留膿腫 …………………… 571
  B．卵管癌 ……………………………… 571
    1. 進行期分類 …………………… 572
    2. 治療法 ………………………… 572
    3. 予後 …………………………… 573
    4. 卵巣癌との鑑別 ……………… 573
    5. 卵管捻転 ……………………… 574
  C．（原発性）腹膜癌 ………………… 574
    1. 進行期分類 …………………… 574
    2. 治療法 ………………………… 575
    3. 予後 …………………………… 575
    4. 卵巣癌との鑑別 ……………… 575
9. 絨毛性疾患 …………………………… 576
    1. 絨毛性疾患の分類 …………… 576
    2. 絨毛性疾患の発生頻度 ……… 577
    3. 絨毛性疾患の病理学的診断 … 578
    4. 絨毛性疾患の発症機転と遺伝子解析 … 579
    5. 絨毛性疾患の画像診断 ……… 580
    6. 絨毛性疾患の治療 …………… 582
10. 婦人科悪性腫瘍の緩和ケア ……… 585
    1. 癌診療における緩和ケア …… 585
    2. 緩和医療を提供する機関 …… 585
    3. 癌性疼痛のマネージメント … 585
    4. 特定の病態による症状に対する治療 … 593
    5. がん患者の精神症状 ………… 595

Ⅳ 女性のヘルス・ケア   597

1. 小児・思春期婦人科学 …………… 598
  A．概要 ………………………………… 598
    1. 小児・思春期女性のヘルスニーズ … 598
    2. 保健行政 ……………………… 599
  B．小児・思春期の婦人科疾患 ……… 599
    1. 診察法 ………………………… 599
    2. 検査法 ………………………… 600
    3. 小児の婦人科疾患 …………… 601
    4. 思春期の婦人科疾患 ………… 603
  C．性行動と 10 代妊娠 ……………… 606
    1. 性行動 ………………………… 606
    2. 10 代妊娠 …………………… 608
    3. 思春期の避妊 ………………… 610

- D. 思春期の健康管理 ……………………… 611
  - 1. 月経のセルフケア ………………… 611
  - 2. 予防接種 …………………………… 612
  - 3. 性の健康教育 ……………………… 614
- 2. 中高年女性の好発疾患と健康管理 …… 616
  - A. 概要 ……………………………………… 616
    - 1. 更年期に関する用語 ……………… 616
    - 2. 更年期の重要性 …………………… 617
    - 3. 疫学的見地からみた更年期 ……… 619
  - B. 好発疾患と管理 ……………………… 621
    - 1. 更年期障害 ………………………… 621
    - 2. 閉経後女性における生殖器の退行性変化と諸問題 ………………… 629
    - 3. 外陰掻痒症と萎縮性病変 ………… 632
    - 4. 支持組織の弛緩, 脱, および排尿障害 … 633
    - 5. 骨粗鬆症 …………………………… 642
    - 6. 脂質代謝, 動脈硬化 ……………… 660
  - C. 閉経期女性の健康管理 ……………… 671
    - 1. ホルモン補充療法 ………………… 671
    - 2. 生活指導 …………………………… 678
- 3. 婦人科感染症 …………………………… 690
  - A. 婦人科感染症の現状 ………………… 690
    - 1. 性感染症 (STI もしくは STD) … 690
  - B. 検査 ……………………………………… 693
    - 1. 自浄作用 …………………………… 693
    - 2. 帯下の検査 ………………………… 694
    - 3. 感染症の病原体診断 ……………… 696
  - C. 婦人科感染症の症候群 ……………… 697
    - 1. 外陰腟炎 …………………………… 697
    - 2. Bartholin 腺炎 …………………… 699
    - 3. 骨盤内感染症 (PID) ……………… 701
    - 4. 外陰潰瘍性病変 …………………… 707
  - D. 原因微生物 …………………………… 709

V 婦人科疾患の手術療法　733

- 1. 手術療法 ………………………………… 734
  - 1. 手術療法のベネフィットとリスクのバランス ……………………………… 734
  - 2. 手術合併症と有害事象 …………… 734
  - 3. 妊孕能温存と卵巣機能温存 ……… 735
  - 4. 性機能温存 ………………………… 735
  - 5. 手術リスクの評価 ………………… 736
  - 6. 緊急手術の留意点 ………………… 736
  - 7. 手術の基本原則 …………………… 737
  - 8. よくある術前準備 ………………… 738
- 2. 腟式手術 ………………………………… 739
  - 1. 腟式手術術式 ……………………… 739
- 3. 腹式開腹手術手技 ……………………… 742
- 4. 内視鏡手術 ……………………………… 744
  - 1. 婦人科における内視鏡手術 ……… 744
  - 2. 腹腔鏡手術の実際 ………………… 745
  - 3. 各種手術手技 ……………………… 748
  - 4. 子宮鏡下手術 ……………………… 753
- 5. 子宮の手術 ……………………………… 755
  - 1. 子宮全摘除術 ……………………… 755
  - 2. 子宮筋腫核出術 …………………… 762
  - 3. 子宮腟上部切除術 ………………… 763
  - 4. 子宮奇形の形成術 ………………… 763
  - 5. 広汎子宮全摘術 …………………… 765
  - 6. 準広汎子宮全摘出術 (拡大子宮全摘出術) ………………… 784
  - 7. 子宮頸部円錐切除術 ……………… 786
  - 8. 広汎／準広汎子宮頸部摘出術 …… 788
  - 9. 子宮脱の手術 ……………………… 790
- 6. 付属器の手術 …………………………… 795
  - 1. 卵巣摘出術, 卵管摘出術, 付属器摘出術 ……………………… 795
  - 2. 卵巣楔状切除術 …………………… 797
  - 3. 卵巣腫瘍摘出術 …………………… 797
  - 4. 卵管形成術 ………………………… 798
- 7. 外陰, 腟の手術 ………………………… 800
  - 1. 外陰, 腟の形成術 ………………… 800
  - 2. バルトリン腺に対する手術 ……… 801
  - 3. 外陰切除術 ………………………… 801
- 8. その他の手術 …………………………… 805
  - 1. 傍大動脈リンパ節郭清術 ………… 805
  - 2. 膀胱, 尿管に対する手術 ………… 807
  - 3. 直腸, 肛門に対する手術 ………… 809
  - 4. 人工造腟術 ………………………… 810

進行期分類　816

- 外陰癌の進行期分類 ……………………… 816
- 腟癌の進行期分類 ………………………… 818
- 子宮頸癌の進行期分類 …………………… 820
- 子宮体癌の進行期分類 …………………… 826
- 子宮肉腫の進行期分類 …………………… 830
- 卵巣癌の進行期分類 ……………………… 831
- 卵管癌の進行期分類 ……………………… 837

絨毛性疾患の分類 ················· 838
妊娠性絨毛性腫瘍の臨床進行期分類 841
コルポスコピー所見分類 ··········· 843

基礎知識 845

癌遺伝子・癌抑制遺伝子 ··········· 846
HPV ワクチン ···················· 848
分子標的治療薬 ··················· 850
インプリンティングと胚発生・発癌 853
GnRH1, GnRH2, GnIH と受容体 ··· 854
ES 細胞, iPS 細胞 ················ 856
遺伝子改変マウス ················· 858
エピジェネティクス ··············· 860
網羅的遺伝子解析 ················· 862
卵巣局所調節因子 ················· 865
ステロイドホルモン受容体 ········· 866
免疫細胞（樹状細胞, Th17 細胞,
　制御性 T 細胞） ················ 868
費用対効果分析 ··················· 870
サイトカイン, ケモカイン, アディポカイン 872
粘膜免疫 ························· 874
脂質と抗炎症 ····················· 876
抗菌薬・抗癌剤の耐性 ············· 878
酸化ストレス ····················· 880
腫瘍と細胞極性 ··················· 882
DDS ····························· 884

付録 887

略語一覧 ························· 888

索引 891

プリンシプル産科婦人科学2 ［第3版］　目次

I 序論

I 産科学の基礎

1. 妊娠の生理
   - A. 初期発生と器官形成
     - 基礎知識：初期胚発生と誘導因子
   - B. 胎児の発育
     - 基礎知識：胎児の発育と行動
   - C. 胎児の生理
   - D. 胎盤・卵膜の形態と機能
     - 基礎知識：羊水循環の基礎
     - 基礎知識：生殖の比較生物学
   - E. 母体の生理
     - 基礎知識：生殖免疫
2. 分娩の生理
   - A. 分娩の3要素
   - B. 正常分娩の機転
3. 産褥の生理
   - A. 子宮復古と悪露
   - B. 乳汁分泌
   - C. 性周期の発来
   - D. 代謝の変化
   - E. 精神的な変化
4. 新生児の生理
   - A. 成熟児の身体的特徴
   - B. 新生児の生理的特徴

II 正常周産期の管理

1. 妊娠の診断
   - A. 問診
   - B. 診断
   - C. 妊娠の診断の実際
   - D. 分娩予定日の決定法
   - E. 妊娠反応
   - F. 妊娠の鑑別診断
2. 妊婦の管理
   - A. Preconceptional care (prepregnancy care)
   - B. 妊婦定期健診
   - C. 妊婦の生活指導
   - D. 妊産婦と栄養
   - E. 妊婦のマイナートラブル
   - F. ハイリスク妊娠とリスク因子
     - 基礎知識：未受診妊婦
3. 胎児の管理
   - A. 超音波検査法
   - B. 胎児発育度
   - C. 胎児成熟度
   - D. fetal wellbeing の診断
4. 分娩時の管理
   - A. 産科診察法
   - B. 分娩の一般管理法
   - C. 分娩経過に伴う産婦への対応
5. 産褥の管理
   - A. 産褥の一般管理
   - B. 褥婦の生活指導
   - C. 産褥期のマイナートラブル
   - D. 乳汁分泌促進・抑制法
     - 基礎知識：助産師外来，院内助産

III 周産期の異常

1. 産科合併症
   - A. 妊娠悪阻
   - B. 流産
   - C. 異所性妊娠（子宮外妊娠）
   - D. 不育症
   - E. 子宮内胎児死亡
   - F. 妊娠高血圧症候群
   - G. 常位胎盤早期剥離
   - H. 前置胎盤，低置胎盤
   - I. 血液型不適合妊娠
   - J. 羊水過多症
   - K. 羊水過少症
   - L. 多胎妊娠
   - M. 早産
   - N. 過期妊娠
   - O. 既往帝王切開
   - P. 若年妊娠
   - Q. 高年初産
2. 偶発合併症
   - A. 婦人科疾患
   - B. 循環器系疾患
   - C. 血液疾患
   - D. 腎臓および尿路系疾患
   - E. 内分泌・代謝疾患
   - F. 自己免疫疾患
     - 基礎知識：抗リン脂質抗体の作用機序
   - G. 感染症
     - 基礎知識：妊娠と予防接種
   - H. 呼吸器疾患
   - I. 消化器疾患
   - J. 骨・関節疾患
   - K. 精神疾患
   - L. 神経疾患

M. 口腔疾患
3. 胎児異常
    A. 胎児異常の診断法
        基礎知識：NT
    B. 胎児採血
    C. 羊水検査法
        基礎知識：血清マーカー検査
    D. 胎児発育不全
        基礎知識：Barker 説（DOHaD）
    E. 巨大児
    F. 非免疫性胎児水腫
    G. 先天性疾患の管理
4. 異常分娩
    A. 陣痛の異常
    B. 産道の異常
    C. 児頭骨盤不均衡
    D. 進入の異常
    E. 回旋の異常
    F. 胎位の異常
    G. dystocia
    H. 胎児機能不全
        基礎知識：周産期脳障害
    I. 胎盤の異常
    J. 臍帯の異常
    K. 前期破水
    L. 母体損傷
    M. 異常出血
    N. 産科ショック
    O. 羊水塞栓症
    P. 肺血栓・塞栓症
5. 異常産褥の管理
    A. 子宮復古不全
    B. 産褥熱，産褥感染症
    C. 静脈血栓塞栓症
    D. 乳腺炎
    E. 乳汁分泌不全

Ⅳ 周産期の処置と手術

1. 妊娠中に行われる処置と手術
    A. 流産時の処置および妊娠中絶法
    B. 頸管縫縮術
    C. 陣痛抑制法
2. 胎児治療
3. 分娩誘発法
    A. 総論
    B. 子宮頸管熟化法
    C. 陣痛誘発法
4. 遂娩術
    A. 産道切開術
    B. 骨盤位牽出術
    C. 吸引遂娩術
    D. 鉗子遂娩術
    E. 腹式帝王切開術

5. 胎児娩出後の処置と手術
    A. 胎盤圧出法と用手除去術
    B. 双手圧迫法と止血処置
    C. 産道損傷の修復術
6. 産科麻酔と無痛分娩

Ⅴ 新生児の管理

1. 正常新生児の管理
    A. 新生児診察法
    B. 新生児ケア
    C. 新生児のマイナートラブル
2. 異常新生児の管理
    A. 新生児仮死
    B. 呼吸器疾患
    C. 循環器疾患
    D. 神経疾患
    E. 高ビリルビン血症
    F. 体温の異常
    G. 消化器疾患
    H. 分娩損傷
3. 低出生体重児・未熟児の管理と処置
    A. 低出生体重児の特徴
    B. 早産低出生体重児の管理と保育
    C. 早産低出生体重児の合併症
    D. 低出生体重児の発育と発達
    E. 低出生体重児の長期予後
    F. 低出生体重児とその両親への支援
4. 新生児の救急外科疾患
    A. 新生児救急外科疾患の管理の原則
    B. 新生児外科疾患の診断

Ⅵ 母子保健

1. 環境と妊産婦保健
    A. 妊娠と環境
    B. 放射線被曝
    C. 妊娠と薬物
2. 家族計画と人口問題
    A. 家族計画の意義
    B. 人口問題
    C. わが国の家族計画
3. 避妊法
    A. 総論
    B. 各論
4. わが国における母子保健制度
    基礎知識：産科医療補償制度
5. 母子衛生統計

付録

略語一覧

索引

xviii

I

生殖医学の基礎

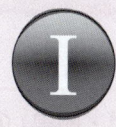

1. 生殖器の発生・解剖

A 性分化の仕組み

① 形態変化

a. 性腺（精巣・卵巣）の分化

　胎生6～7週までは，形態的には両性の区別がつかない未分化期である．その後，精巣には精細管構造が出現し，性腺の分化が始まる．その詳細は次章「B. 性腺の発生」において述べる． ▶p.16

　＊以下，週数は受精後の時間である胎生で示すので，妊娠週数で考える場合にはこれに2週を加える．

b. 性管の分化

　胎生5週に胎芽期の腎臓である中腎 mesonephros と，胎芽期の尿管である Wolff 管（＝中腎管 mesonephric duct）が発生し，Wolff 管は総排泄腔 cloaca に開口している．受精後44日から56日の間に体腔上皮 coelomic epithelium の陥入と Wolff 管に沿った頭側から尾側への成長の結果，Müller 管（＝傍中腎管 paramesonephric duct）が形成される．この時期までは両性が Wolff 管と Müller 管の両方を左右に一対ずつもつ．Müller 管は左右の Wolff 管の外側を走行し，次いで Wolff 管の腹側でこれと交差して正中で互いに近接する．Müller 管の最下部は盲端で終わり，尿生殖洞との間には未分化な間葉組織である Müller 管結節 Müllerian tubercle が存在し，尿生殖洞に突出している（図1-1a）．

　男性においては胎生51日から Müller 管の退縮が始まり，性管の分化が明らかになる．胎生10週までに，男性では Müller 管は最上部と最下部を除いて完全に退縮する．最上部は精巣垂 appendix testis として，最下部は前立腺小室 utriculus prostaticus として残る．一方，Wolff 管は発育を開始して精巣上体，精管，精嚢へと胎生12週までに分化する．

　女性では，胎生10週ころから Müller 管は発達し，卵管・子宮・腟の形成が始まる．Müller 管の非癒合部が左右の卵管を，癒合部は子宮腟管となり子宮と腟の上1/3を形成する（図1-1b）．Müller 管の上皮は卵管の線毛上皮，子宮体部の内膜上皮，子宮頸管の頸管腺上皮へと分化し，Müller 管を取り巻く間葉組織から子宮平滑筋，子宮内膜間質組織，子宮外膜が分化する．

　Müller 管の分化には転写因子である *Hox* 遺伝子群が関与するとされている．マウスにおいては *Hox*-9 が卵管，*Hox*-10 が子宮体部，*Hox*-11 が子宮頸部，*Hox*-13 が腟上部に順に発現することが知られており，ヒトでも同様のパターンがあると考えられている．

　女性では Wolff 管自体はほとんどが消失し，卵巣上体 epoophoron，卵巣傍体 paroophorn，ゲルトネル管嚢腫 Gartner's cyst として遺残する（図1-2）．Wolff 管から

は尿管芽が発生し，尿管〜腎集合管の形成にかかわる。Wolff 管の一部が膀胱三角部として膀胱に吸収される際に尿管も膀胱に取り込まれて膀胱に開口するようになる。男性ではWolff 管の下端は精管として，最終的には尿管開口部とは離れて膀胱尿道部に開口する。

Wolff 管に異常が発生した場合，しばしば腟の奇形・子宮の奇形・腎の無形成が同時に存在することから，Müller 管の分化過程には Wolff 管による誘導が重要であるといわれている。このことは臨床的にも重要であり，例えば，子宮奇形の症例では常に片側腎臓の無形成が存在していないかの確認が必要である。

c. 腟の分化

腟の発生の詳細には，いまだ論議がある。アンドロゲン不応症は染色体が 46, XY であり精巣をもつにもかかわらずアンドロゲンの作用が失われているため，外性器が女性型になる疾患であるが，Müller 管抑制因子は精巣のセルトリ細胞より分泌されるため，

図1-1 子宮・卵管・腟の発生

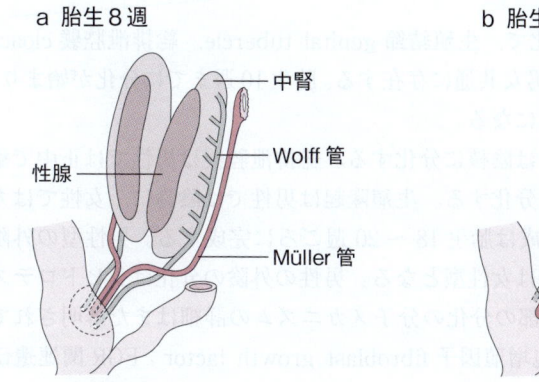
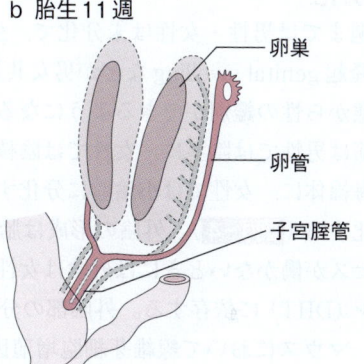

a 胎生8週　　　　　b 胎生11週

(小西郁生：図説産婦人科 VIEW25, p24, 1996 より)

図1-2 子宮・卵巣の発生

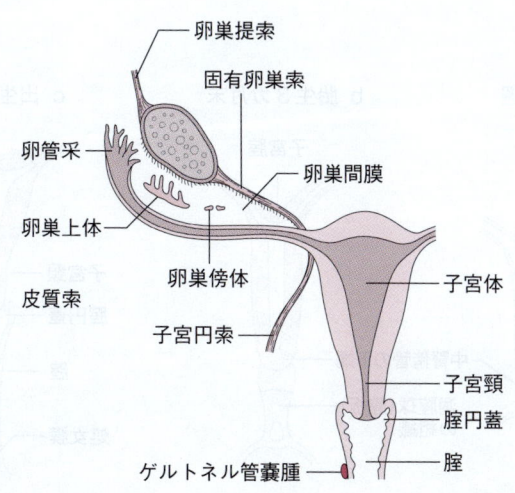

(Langman, 2010 より)

Müller 管に由来する子宮・卵管を欠いている。このアンドロゲン不応症で腟の一部は存在することが多いことから，腟の下 2/3 は Müller 管以外に由来するとされている。多くの教科書で同部は尿生殖洞 urogenital sinus の内胚葉組織由来とされている。すなわち，Wolff 管が開口する部分の尿生殖洞の上皮である洞腟球 sinovaginal bulb が頭側に膨出し，左右で癒合して腟板 vaginal plate を形成するとされている（図1-3）。しかし，この上皮は Wolff 管の中胚葉組織に由来する，つまり腟は Müller 管結節と Wolff 管に由来するという説も提唱されている。腟板は頭側で増殖し，子宮と尿生殖洞の間の距離を増加させる。洞腟球組織の空胞化により管腔が形成され腟となるが，腟円蓋部分は Müller 管由来である。腟の下端には処女膜 hymen とよばれる薄い組織板が存在し，通常は小さな開口をもつ。

d. 尿生殖洞の分化

胎生 5 週では総排泄腔となっている腔は，胎生 7 週には尿生殖洞 urogenital sinus と肛門管 anal canal に分かれ，間に尿直腸中隔 urorectal septum を形成する。さらに女性では尿生殖洞は尿道と腟に分かれる。男性の前立腺は尿生殖洞から発生する。

e. 外陰の分化

胎生 8 週までは男性・女性は未分化で，生殖結節 genital tubercle，総排泄腔襞 cloaca fold，生殖隆起 genital swelling などが男女共通に存在する。胎生 10 週までに分化が始まり，外陰の形態から性の鑑別ができるようになる。

生殖結節は男性では陰茎に，女性では陰核に分化する。総排泄腔襞は男性では正中で癒合し尿道海綿体に，女性では小陰唇に分化する。生殖隆起は男性では陰嚢に，女性では大陰唇に分化する（図1-4）。外陰の形成は胎生 18～20 週ごろに完成する。男性型の外陰形成プロセスが働かないときには外陰は女性型となる。男性の外陰の分化はジヒドロテストステロン（DHT）に依存する。外陰部の分化の分子メカニズムの詳細はまだ解明されていないが，マウスにおいて線維芽細胞増殖因子 fibroblast growth factor；FGR 関連遺伝子である *Fgf8*，*Fgf10* などが生殖結節の発達にかかわるとされている。

図1-3　子宮と腟の形成

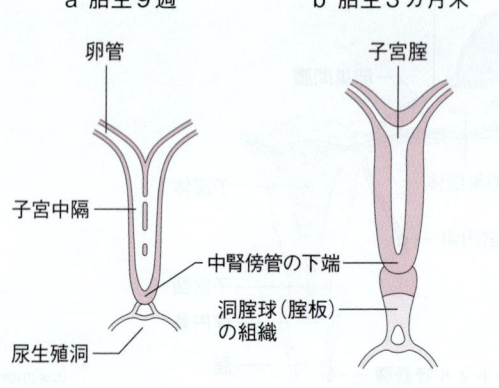
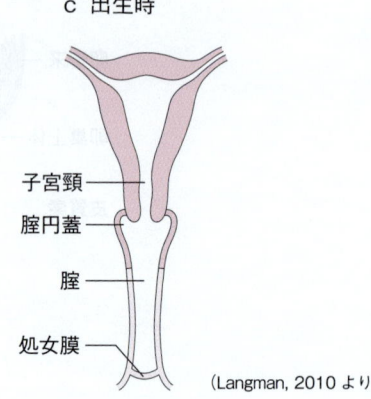

a 胎生 9 週　b 胎生 3 カ月末　c 出生時

（Langman, 2010 より）

f. 中枢神経系の性分化：解剖学的な性差

　形態的には，男女の脳にはいくつかの領域において性差があることが証明されている。
　男性では女性に比べて大脳の左右差が大きい。また，男性では視床下部視索前野の性的二型核 sexually dimorphic nucleus；SDN-POA に構造の性差が存在し，男性では女性よりもこの領域が 2.5 倍大きく，細胞数も 2.2 倍であることが知られている。また，アンドロゲン受容体 androgen receptor；AR の分布にも視索前野では男女差があるといわれる。ほかにも視床下部前野間質核 interstitial nucleus of the anterior hypothalamus には INAH-2, 3 とよばれる，男性でより発達した領域がある。脊髄では球海綿体筋を支配する核 (Onuf's nucleus) 内の運動性ニューロンの数が男性では女性よりも 25% ほど多い。また，女性は脳梁後部が男性に比べて丸く膨らんだ形状をしており，視覚・聴覚・言語情報の処理の性差に関連すると推定されている。
　こうした解剖学的な性差が生じるメカニズムは十分解明されてはいないが，このあと述べる *SRY・SF-1・DAX-1* などの性分化にかかわる遺伝子群が胎児の脳にも発現していることが知られている。また，エストロゲンやアンドロゲンがニューロンの軸索や樹状突起の伸長を促進すること，ニューロンのアポトーシスにかかわることなどがわかりつつある。

② 性分化のメカニズム

a. 性腺（精巣・卵巣）の分化のメカニズム

　ショウジョウバエなどでは X 染色体の数と常染色体の数の比によって性が決定するのに対し，ヒトでは 49, XXXXY 患者でも精巣形成や外陰の男性型分化が起きることから，Y 染色体が性を決定することが古くから知られていた。Y 染色体上には精巣を誘導し男性

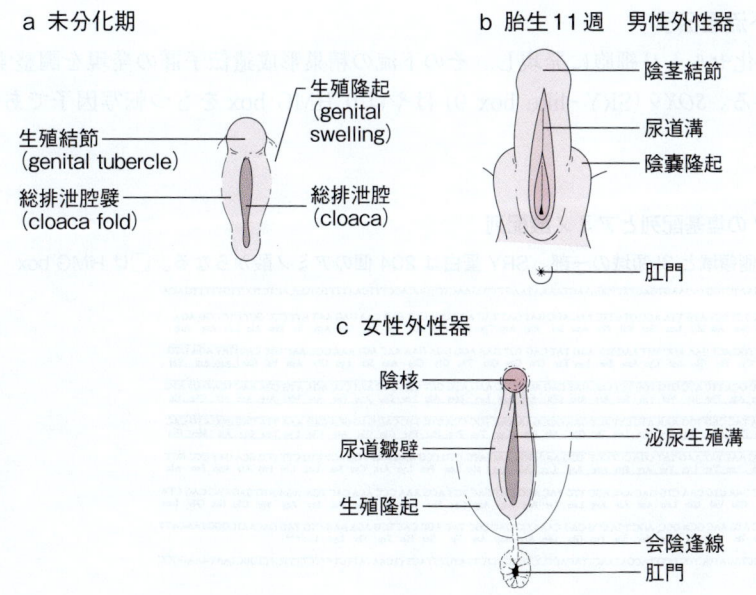

図1-4　外性器の分化

a　未分化期

b　胎生 11 週　男性外性器

c　女性外性器

型の性分化を起こす遺伝子があると推定され，精巣決定遺伝子 testis-determining factor gene；TDF とよばれていた。性分化のメカニズムの研究は TDF の本態を明らかにすることであり，卵巣の誘導と女性型への分化は，TDF が作用しない場合の default として生じると考えられてきた。種々の染色体異常の解析から，TDF が Y 染色体短腕に存在することが推定されるようになり，現在では，1990 年に Sinclair らが報告した *sex-determining region on Y ; SRY* と命名された遺伝子が，TDF の中心的存在であるといわれている。*SRY* 遺伝子は哺乳動物に共通して保持され，XX マウスに *SRY* を含む DNA フラグメントを遺伝子導入することによって精巣が形成されたことから，*SRY* が TDF であることが確定的となった。

1) *SRY*

SRY は 204 個のアミノ酸からなる 24kD の蛋白を規定する，intron をもたない遺伝子であり，Y 染色体の短腕（Yp11）に存在する（図1-5）。SRY 蛋白はある種の DNA 結合蛋白にみられる HMG (high mobility group) box とよばれる構造を1つもつ。SRY 蛋白の HMG box は 79 個のアミノ酸から構成され，哺乳類の進化の過程を通してそのアミノ酸配列はよく保存されており，プロモーター活性を有している。HMG box 以外の部分には種差が著明である。

2) *SRY* の上流遺伝子

SRY は未分化性腺の精巣への分化を制御しているが，その前段階，すなわち未分化性腺の形成にかかわる遺伝子とその異常については以下のような知見がある。

WT-1（Wilms tumor 抑制遺伝子）は腎と生殖腺の決定遺伝子である。*WT-1* がコードする転写因子は SRY・MIS・AR の発現を制御するといわれている。その作用の不足は Denys-Drash 症候群とよばれ，腎のメサンギウム硬化症，Wilms 腫瘍の発生に加え，性腺形成不全，XY の個体では女性化（男性仮性半陰陽）をきたす。*WT-1* は 11 番染色体短腕の 13 領域（11p13）に存在する。Wilms 腫瘍に無虹彩症・精神発達遅滞を合併する Wilms' tumor, aniridia, genitourinary abnormalities and mental retardation；WAGR 症候群にも *WT-1* の変異があり，外性器異常をきたす。

3) *SRY* の下流遺伝子

SRY は未分化セルトリ細胞に発現し，その下流の精巣形成遺伝子群の発現を調整すると考えられている。*SOX9*（SRY-like box 9）はやはり HMG box をもつ転写因子であるが，

図1-5 *SRY* の塩基配列とアミノ酸配列

Exon および 5' 側領域と 3' 領域の一部。SRY 蛋白は 204 個のアミノ酸からなる。□は HMG box

```
 -96      GTAACAAAGAATCTGGTAGAAGTGAGTTTTGGATAGTAAAATAAGTTCGAACTCTGCCACCTTTCAATTTTGTCGCACTCTTCCTTGTTTTTGACA
   1      ATG CAA TCA TAT GCT TCT GCT ATG TTA AGC GTA TTC AAC AGC GAT TAT AGT CCA GCT GTG CAA GAG AAT ATT CCC GCT CTC CGG AGA
          Met Gln Ser Tyr Ala Ser Ala Met Leu Ser Val Phe Asn Ser Asp Tyr Ser Pro Ala Val Gln Glu Asn Ile Pro Ala Leu Arg Arg
  91      AGC TCT TCC TTC CTT TGC ACT GAA AGC TGT AAC TCT AAG TAT CAG TGT GAA ACG GGA GAA AAC AGT AAA GGC AAC GTC CAG GAT AGA GTG
          Ser Ser Ser Phe Leu Cys Thr Glu Ser Cys Asn Ser Lys Tyr Gln Cys Glu Thr Gly Glu Asn Ser Lys Gly Asn Val Gln Asp Arg Val
 181      AAG CGA CCC ATG AAC GCA TTC ATC GTG TGG TCT CGC GAT CAG AGG CGC AAG ATG GCT CTA GAG AAT CCC AGA ATG CGA AAC TCA GAG ATC
          Lys Arg Pro Met Asn Ala Phe Ile Val Trp Ser Arg Asp Gln Arg Arg Lys Met Ala Leu Glu Asn Pro Arg Met Arg Asn Ser Glu Ile
 271      AGC AAG CAG CTG GGA TAC CAG TGG AAA ATG CTT ACT GAA GCC GAA AAA TGG CCA TTC TTC CAG GAG GCA CAG AAA TTA CAG GCC ATG CAC
          Ser Lys Gln Leu Gly Tyr Gln Trp Lys Met Leu Thr Glu Ala Glu Lys Trp Pro Phe Phe Gln Glu Ala Gln Lys Leu Gln Ala Met His
 361      AGA GAG AAA TAC CCG AAT TAT AAG TAT CGA CCT CGT CGG AAG GCG AAG ATG CTG CCG AAG AAT TGC AGT TTG CTT CCC GCA GAT CCC GCT
          Arg Glu Lys Tyr Pro Asn Tyr Lys Tyr Arg Pro Arg Arg Lys Ala Lys Met Leu Pro Lys Asn Cys Ser Leu Leu Pro Ala Asp Pro Ala
 451      TCG GTA CTC TGC AGC GAA GTG CAA CTG GAC AAC AGG TTG TAC AGG GAT GAC TGT ACG AAA GCC ACA CAC TCA AGA ATG GAG CAC CAG CTA
          Ser Val Leu Cys Ser Glu Val Gln Leu Asp Asn Arg Leu Tyr Arg Asp Asp Cys Thr Lys Ala Thr His Ser Arg Met Glu His Gln Leu
 541      GGC CAC TTA CCG CCC ATC AAC GCA GCC CAG CTT GGC ATC CAG GGA CAG CGG CTG ATG CGG CCT TCA CAC ATG TAC CTA CTT CAG GAC AAT CGG GTA ACT TAG
          Gly His Leu Pro Pro Ile Asn Ala Ala Ser Ser Pro Gln Gln Arg Asp Arg Tyr Ser His Trp Thr Lys Leu ***
 633      GGCTACAAAGACCTACCTAGATGCTCCTTTTTACGATAACTTACAGCCCTCACTTTCTTTATGTTTAGTTTCAATATTGTTTTCTTCTGGCTAATAAAGCC
 738      TTATTCATTTCA
```

clinical TDF とよばれており，SRY により活性化される。SOX9 は Y 染色体ではなく 17 番染色体上（17q24）に存在する。その遺伝子異常は骨格系の異常に加えて性腺の形成異常・性転換（XY 女性）をきたす。

Ad4BP/SF-1（adrenal 4 binding protein/steroidogenic factor-1）は，ステロイド産生酵素遺伝子の転写因子である。副腎と性腺の決定遺伝子であり，セルトリ細胞とライディヒ細胞の分化を誘導するとともに，Müller 管抑制因子の濃度を上昇させるという。その作用が不足すると副腎の形成異常に加え，性腺が消失し，XY の個体に女性化をきたす。Ad4BP/SF-1 は 9 番染色体上（9q33）に存在する。

DSS-AHC critical region on X chromosome；DAX-1 という遺伝子は anti-TDF と考えられている。DSS は Dosage sensitive sex reversal の略で，さらに DAX-1 は副腎低形成（AHC）の責任遺伝子であり，X 染色体短腕上にあることからこの名前がある。X 染色体の一部の重複などによって生じた過剰な DAX-1 活性は SOX9 を抑制し，生殖腺の形成異常・卵巣形成に働く。

Wnt-4 は腎臓と性腺形成にかかわる遺伝子である。雌での発現が高く，DAX-1 活性を高めるほか，未知の卵巣決定遺伝子群を制御すると推定されている。また，Wnt-4 欠損雌マウスでは卵巣に精巣特異的な遺伝子発現がみられることから，Wnt-4 は雄性化を抑制する機能をもつと考えられている。

FGF9 は SRY の支配下に，中腎細胞の生殖堤への移動を誘起し，セルトリ細胞を分化させて精巣の分化を促進するという。この遺伝子が欠損したマウスは肺低形成をきたすとともに，XY マウスは雌となる。

このように SOX9 や DAX-1 のような遺伝子の異常でも性分化異常が起きるので，Y 染色体が正常であっても性分化異常が起きることがある。現在のところ，泌尿生殖腺原基および生殖腺の分化を制御すると考えられている転写因子は多数に上っているが，標的遺伝子が不明なものもある。

b. 内性器・外性器の分化のメカニズム

図1-6 に SRY によって引き起こされる男性化カスケードをまとめた。SRY が存在すると，本来は卵巣に分化する未分化性腺は精巣に分化する。通常，胎生 8 週から男児である胎児にはアンドロゲン受容体 androgen receptor；AR が発現している。胎盤からの hCG により刺激される精巣ライディヒ細胞 Leydig cell からの T 分泌量は妊娠 11〜18 週ごろ最大となり，Wolff 管から男性型内性器への分化を誘導する。一方，陰茎や陰嚢など外性器の分化は，これら臓器・組織に存在する 5α-reductase type 2 により T から転換された，より活性の高い（約 2.5 倍）DHT の量に依存する。また，精巣セルトリ細胞 Sertoli cell から分泌される MIS の作用により，Müller 管は退縮し，子宮，卵管など女性型内性器は出現しない。

特に重要なホルモンとその合成酵素・受容体について以下に解説する。

1）MIS（AMH）

本因子は，当初 Müllerian inhibitor と命名されていたが，フランスの研究グループは anti-Müllerian hormone；AMH と，アメリカの研究グループは Müllerian inhibitory substance；MIS とよぶようになった。

MIS のアミノ酸配列を 図1-7 に示す。単量体は分子量 70,000〜74,000 程度の，560 個

I. 生殖医学の基礎

のアミノ酸に糖質が加わった糖蛋白で，生理的にはS-S結合により分子量140,000程度の二量体の状態で存在する．アミノ酸配列のC端領域はtransforming growth factor-β；TGF-βに類似する．*MIS*遺伝子は5個のexonからなり，約2.8kbで，19番染色体のp13.3領域に存在する．*MIS*遺伝子のプロモーター領域にはSOX9が結合するといわれていることから，*MIS*はSOX9により制御されると考えられる．また，SF-1も*MIS*遺伝子のプロモーター領域に結合するとされている．

　MISは胎生期には精巣のセルトリ細胞から分泌されMüller管を積極的に退縮させるほか，精巣自体の発達・分化にかかわる．雌マウスに*MIS*遺伝子を発現させるとMüller

図1-6　SRYによる男性化カスケード
➡：本来の分化傾向　⇨：男性にみられる修飾　➡：男性化因子
MIS：Müller管抑制因子　T：テストステロン　DHT：ジヒドロテストステロン

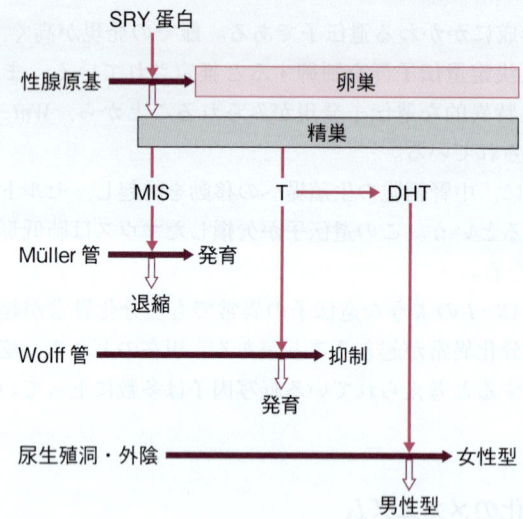

図1-7　Müller管抑制因子のアミノ酸配列

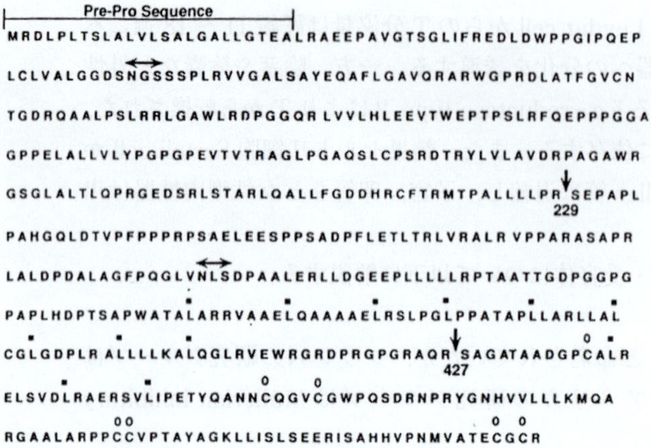

pre-pro蛋白から24個のアミノ酸が分離して536個のアミノ酸をもったMüller管抑制因子となる．
■：ロイシンの繰り返し
○：TGF-β familyに共通のシステイン
↔：糖付加部位
↓：plasminによる裂開部位

(Lee, M. M.：Müllerian inhibiting substance；A gonadal hormone with multiple functions. Endocrine Review 1993；14 (2)：152-64 より)

由来の組織が欠損し、逆に雄マウスの *MIS* や *MIS* 受容体遺伝子を欠損させると Müller 管が退縮しない。未分化な Müller 管は男性のものも女性のものも MIS に対して感受性をもつが、一定の時期を過ぎると感受性を失う。

MIS 遺伝子の異常により、Müller 管遺残症候群 persistent Müllerian duct syndrome；PMDS が発症する。鼠径ヘルニアや停留精巣をもつ以外には外見の正常な男子に子宮・卵管が発見される。

2) hCG/LH 受容体

精巣の T 合成には hCG が不可欠であると考えられている。hCG が正常に働かない状況として hCG の異常とその受容体の異常が考えられるが、前者の場合は、母体の妊娠黄体が形成されず初期流産に終わると考えられる。後者の場合、T 合成障害による男性仮性半陰陽が生じる。外陰および Wolff 管の男性型分化が障害されるが、セルトリ細胞は正常であり、MIS による Müller 管の退縮は妨げられない。この男性仮性半陰陽の家族発生例の遺伝形式は常染色体劣性である。

hCG/LH 受容体の遺伝子は 2 番染色体の p21 に存在する。

3) T 合成酵素

精巣におけるコレステロールから T への転換には 4 種の酵素が関与する（図1-8）。どの酵素に異常が起きても T の産生障害による男性仮性半陰陽が生じる。

①チトクローム P-450$_{SCC}$：コレステロールの側鎖切断 side chain cleavage によりプレグネノロン pregnenolone を生成する反応を触媒する酵素で、ミトコンドリアの内膜に存在する。

この酵素の異常により精巣の T の合成障害が起こるだけではなく、副腎のコルチコイドの合成障害も起こるため、先天性副腎リポイド過形成 congential lipoid adrenal hyperplasia となる。

遺伝子（*CYP11A*）は 9 exon からなり、長さは 20 kb 以上で、15 番染色体の q23〜q24 に存在する。

図1-8　精巣におけるテストステロン合成系
ヒトでは主に DHEA を介してテストステロンが合成される。

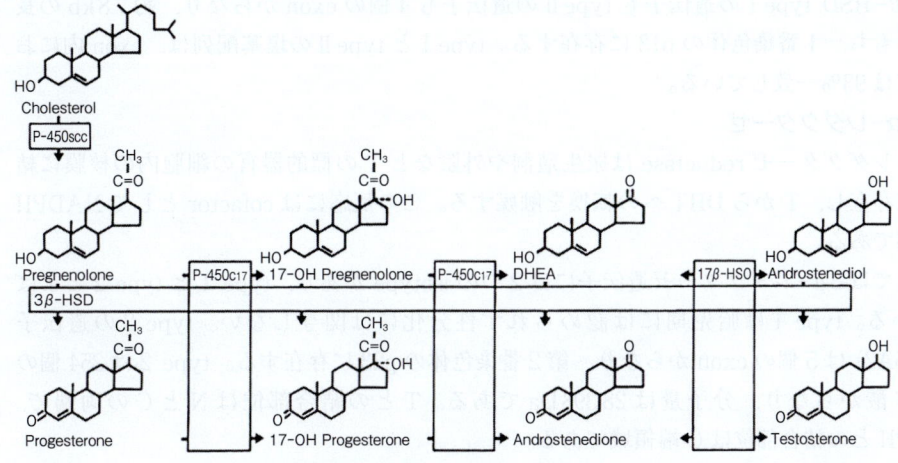

②チトクローム P-450$_{C17}$：プレグネノロンやプロゲステロン（P）の 17 位の水酸化から各々 17-OH プレグネノロンや 17-OH プロゲステロン（17-OH P）を生成する 17α-ヒドロキシラーゼ hydroxylase 活性と，17-OH プレグネノロンや 17-OH P から各々デヒドロエピアンドロステロン dehydro-epiandrosterone；DHEA やアンドロステネジオン（Δ^4-A）を生成する 17, 20-lyase (17, 20 desmolase) 活性を併せもつ酵素で，小胞体内に存在する。ブタやラットではプレグネノロン→→ DHEA の系と P→→Δ^4-A の系が T 合成を仲介するが，ヒトではプレグネノロン→→ DHEA の系が主な代謝経路らしい。

この酵素の活性が通常の 20％に低下すると男性仮性半陰陽が発症するのに対し，50％の低下では男子の性分化は障害されないので，正常な男子の性分化に必要な活性は 20〜50％の間と見積もられている。本酵素の異常による疾患は常染色体劣性の遺伝様式をもつが，女子は酵素異常をもっていても正常に分化する。

P-450$_{C17}$ の遺伝子（CYP17）は，8 exon からなり，長さは 13 kb で 10 番染色体の q24〜q25 に存在する。遺伝子異常の部位と種類により 17α-ヒドロキシラーゼ活性と 17, 20-lyase 活性の同時低下をきたしたり，17α-ヒドロキシラーゼ活性の単独低下や 17, 20-lyase 活性の単独低下をきたす。男性仮性半陰陽症例の酵素は，ほとんどが同時低下を伴っている。

③17β-HSO：17β-ヒドロキシステロイドオキシドレダクターゼ hydroxysteroid oxidoreductase（17β-ヒドロキシステロイドデヒドロゲナーゼ hydroxysteroid dehydrogenase，あるいは 17-ケトステロイドレダクターゼ ketosteroid reductase）は DHEA ⟷ アンドロステンジオール androstenediol および Δ^4-A ⟷ T の反応を触媒する。

④3β-HSD：3β-ヒドロキシステロイドデヒドロゲナーゼ hydroxysteroid dehydrogenase/$\Delta^{4,5}$-イソメラーゼ isomerase はプレグネノロン→ P, 17-OH プレグネノロン→ 17-OH P, DHEA→Δ^4-A, アンドロステンジオール androstenediol → T の反応を触媒する酵素で，小胞体内に存在する。ヒトでは主にアンドロステンジオール → T の反応を触媒する。2 種類のアイソザイム isozyme があり，type I は主に皮膚と乳腺に存在し，性分化には直接は関与しない。type II は主に精巣・副腎・卵巣に存在し，精巣の T 合成に関与する。type II は副腎のコルチコイド合成にもかかわるので，この酵素の異常により男性仮性半陰陽が生じるだけでなく，先天性副腎皮質過形成も発症する。type II は 371 個のアミノ酸からなる。

3β-HSD type I の遺伝子も type II の遺伝子も 4 個の exon からなり，約 7.8 kb の長さをもち，1 番染色体の p13 に存在する。type I と type II の塩基配列は，exon 内においては 93％一致している。

4）5α-レダクターゼ

5α-レダクターゼ reductase は尿生殖洞や外陰など T の標的器官の細胞内の核膜に結合して存在し，T から DHT への転換を触媒する。この反応には cofactor として NADPH が必要である。

ヒトでは 5α-レダクターゼ遺伝子には 2 つの isotype があり，type 1 と type 2 とよばれている。type 1 は胎児期には認められず性分化には関与しない。type 2 の遺伝子（SRD5A2）は 5 個の exon からなり，第 2 番染色体の p23 に存在する。type 2 は 254 個のアミノ酸からなり，分子量は 28,398 Da である。T との結合部位は N と C の両端で，NADPH との結合部位は C 端領域である。

5α-レダクターゼ type 2 に異常があっても（遺伝的な）女性ではまったく正常であるが，（遺伝的な）男性では性分化異常を生じる．家族性に発症する場合は常染色体劣性遺伝の形式をとり，pseudovaginal perineoscrotal hypospadias；PPSH とよばれる．

診断として線維芽細胞の 5α-レダクターゼ活性測定などが用いられてきたが，現在では点遺伝子変異の部位と異常の関係が明らかになってきたことから，遺伝子診断も可能となっている．

その臨床的特徴はさまざまであるが，T に依存する Wolff 管の分化は正常であり，精巣上体・精管・精嚢は分化していることが多い．DHT に依存する陰茎や陰嚢など外性器の分化が障害される結果，停留精巣に加え，外性器は中間型を取り，男性と考えた場合には尿道下裂や短い陰茎となる．性同一性は男性であることが多いとされる．第2次性徴は正常男性型となり，精子形成もみられる．男性を選択する場合には精巣固定術や尿道形成術が行われ，女性を選択する場合には精巣摘除，女性ホルモン補充が行われる．

5）アンドロゲン受容体 androgen receptor；AR

① AR 遺伝子の構造と AR 蛋白：AR 遺伝子は A ～ H の exon からなり，90 kb 以上の長さをもち，X 染色体の長腕 q11 ～ q12 に存在する．exon A は N 端の転写活性化領域を，exon B は第1番目の zinc finger を，exon C は第1番目の zinc finger を，exon D ～ H は C 端のアンドロゲン結合領域を規定する．

AR 蛋白は，919 アミノ酸からなる 110 kD の蛋白で，多くのステロイドホルモン受容体とともに，DNA 結合部位にある zinc finger 構造など類似した構造を共有しており，その立体構造は，詳細に解明されている．AR は，細胞質内で T や DHT が結合することにより立体構造が変化し，ダイマーを構成して核内に輸送される．そして，DNA 上の結合部位 androgen response element；ARE に，さまざまな転写因子などとともに結合し，目的とする蛋白合成を開始する（図1-9）．

② AR に関連する異常とアンドロゲン不応症 androgen insensitivity syndrome；AIS：

Morris により，1953 年に初めて記載された精巣性女性化症候群 testicular feminization；TF は，女性型外性器とともに，良好な乳房発育など典型的な女性型二次性徴の身体的特徴をもちながら，恥毛の欠如，女性型内性器の欠如などの所見を示す XY 女性であった．その後，遺伝学的・分子生物学的研究の進展により，TF の原因となる遺伝子変異

図1-9 アンドロゲン受容体の遺伝子と蛋白および作用機序

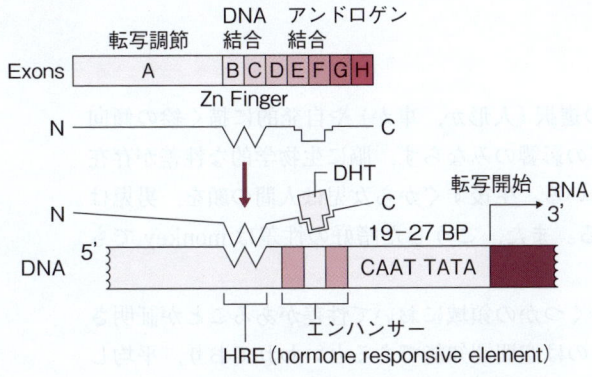

(Grumbach, M. M.：Disorders of sex differentiation. in ; Williams Textbook of Endocrinology. (Wilson, J. D., Foster, D. W. ed.) p853-951. W. B. Saunders, 1992. より改変引用)

が多種なだけでなく，TFの周辺に，ARや関連する蛋白等の遺伝子変異などに起因する，臓器・組織に対する不十分なアンドロゲン作用の結果として，多種多様な病態が存在することが判明した。従って，その表現型や臨床像はきわめて多様である。このため，これらの病態を一括して，アンドロゲン不応症 androgen insensitivity syndrome；AISとよぶ。日本における発生頻度は13万人に1人とされる。AISには，古典的なTFとほぼ同義であるアンドロゲン作用がない完全型AIS (complete AIS；CAIS) ばかりでなく，さまざまな程度のアンドロゲン作用の認められる部分型（不全型）AIS (partial AIS；PAIS) があり，Reifenstein症候群とよばれる尿道下裂・停留精巣を主徴とする病態もこれに含まれる。PAISのなかには，著しい陰核肥大がある例，一見したところ外陰部が正常女性型であっても外尿道口と腟開口部がきわめて近い例，外尿道口が腟内に向けて開口する場合などがあり，アンドロゲン作用の程度と期間により，臨床的所見には，かなり多様性がある。PAISの表現型の多様性は，*AR* 遺伝子の変異部位などと関連する可能性が指摘されている。さらに，アンドロゲン作用不足を原因とする乏精子症など男性不妊症の中に，軽症型AIS (mild/minimal AIS；MAIS) が含まれる。

なお，AIS症例においても，精巣からMISは正常に分泌されるため，表現型としてMüller管に由来する女性型内性器（卵巣・卵管）は存在せず，腟は非常に浅い。Wolff管由来の精巣上体・精管・精嚢は欠損していることが多い。

AISとなる代表的な病因は，*AR* 自体の異常にある。*AR* 遺伝子 exon A のN末端をコードする部位は，CAG リピート (PolyQ) を有し遺伝的多型性が大きいが，そのリピート数は平均して 21±2 個とされる。この部位の長さが，一般的に全身に対するアンドロゲン作用の強度と関連することが知られ，長いほどアンドロゲン作用は弱くなる。一例として，CAGリピートの著しい延長が神経疾患のKennedy病（球脊髄性筋萎縮症）の原因とされるが，Kennedy病患者の80％がアンドロゲン抵抗性を示すという。一方，exon A には Poly G を示す部位もあり，同様に遺伝的多型性が大きい。

さまざまな *AR* 遺伝子の変異 (point mutation や frame shift) により *AR* の異常があると，AISが発症するが，その後の転写経路などについても，もし問題があれば，同様にAISの原因となりうる。*AR* の遺伝子変異については，これまでに数多くの報告があり，インターネット上に詳細なデータベース (Androgen receptor gene mutations database；http://androgendb.mcgill.ca) が公開され，原則として月一回程度，更新されている。

近年，*AR* 遺伝子に異常がなくてもAISを発症する症例が報告されており，ARが遺伝子を活性化する際の共役因子の異常であるとされている。

c. 脳の性分化のメカニズム
1) ヒトにおける脳の性差

例えばヒトの幼児において，おもちゃの選択（人形か，車か）や自発的に描く絵の傾向に男女差があることは，社会・文化や教育の影響のみならず，脳に生物学的な性差が存在することによるのではないかと考えられている。生後すぐから女児は人間の顔を，男児は動く機械をより注視するという報告がある。また，こうした嗜好の性差は monkey でも存在するとの報告がある。

解剖学的に男女の脳には前述のようにいくつかの領域において性差があることが証明されている。機能的には，性差の最も大きいのは空間認知能であるといわれており，平均し

て男性のほうが空間認知課題（立体図形の回転など）で良好な成績を示す。これに対して言語機能課題では平均して女性のほうが良好である。また，うつ病，統合失調症，不安神経症，薬物中毒，アルツハイマー病など，さまざまな精神神経疾患の発症に男女差があることが知られている。

2）性同一性

さらに，ヒトでは自己の性別に対する認識，すなわち性同一性（gender identity）が存在する。John Moneyの定義によれば，性同一性とは，「一人の人間が男性，女性，もしくは両性としてもっている個性の，統一性，一貫性，持続性をいう」。（注：この場合のidentityとは統一性，一貫性，持続性を指し，生物学的性と心理・社会的性の「一致」を指すのではない）。gender identityは，ときとして身体的な性別と一致しない。米国精神医学会のDSM-Ⅲではこの状態に対し性同一性障害 gender identity disorder；GIDの疾患名を使用した（厳密には脳のありようも生物学的な身体の一部であるので，GIDとは脳が認識する自己の性別と，「脳以外の」身体の性別の不一致というべきかもしれない）。この疾患名はDSM-IV-TRにも継承されており，ICD-10でもGIDの疾患概念が用いられている。

GIDの診断においては，日本精神神経医学会による「性同一性障害に関する診断と治療のガイドライン（第3版）」を含め，必ず，ICD-10とDSM-IV-TRが参照されている。ただし，診療経験の蓄積に伴って，GIDの疾患概念は近日中に再整理される可能性がある。2013年5月を目標としたDSM-Vの出版へ向けて，GIDの診断クライテリアについても，広く議論が行われている（http：//www.dsm5.org/Pages/Default.aspx）。

GIDの取り扱いの詳細については日本精神神経医学会の「性同一性障害の診断と治療に関するガイドラインと提言」のほか，国際的にはWorld Professional Association for Transgender Health；WPATHの「性同一性障害の治療とケアに関する基準 Standards of Care for the Health of Transsexual, Transgender, and Gender Nonconforming People；SOC」を参照されたい。

脳が認識する性同一性とは何であるのか，性同一性は脳の器質的構造や脳の機能といかなる関連があるのか，GIDの病態という観点からも研究されるようになった。

3）脳の性差を規定する因子

脳の性差がホルモンの働きによって生じたものなのか，ほかに脳の性差を規定する遺伝子が存在するのかという点については，議論のあるところである。脳の分化は内性器・外性器の分化と時期を異にして起きるので，認知等にかかわる性差，性同一性，性的指向などにかかわる脳の分化プロセスと内性器・外性器の性分化プロセスは独立の事象でありうるし，互いに影響を及ぼす可能性がある。現在の脳研究における脳の性差の発生メカニズムとして提唱されているモデルの1つは，胎生期のテストステロンサージが脳を男性化（masculinize）し，このサージが生じない，またはサージに伴う変化がなんらかの理由で起こらなかった場合に，脳は女性化（feminize）するというものである。先天性副腎皮質過形成 congenital adrenal hyperplasia；CAH患者において，しばしば遺伝的な女児に行動や嗜好の男性化がみられ，男性の性同一性を有すると報告されている。これは生後すぐにCAHに対する治療を開始しても生じうることから，胎児期の高いTが脳の男性化を決定すると推測されている。また，生後3カ月までに新生児期のTのピークが存在し，この時期のT作用も脳の性差決定にかかわるといわれている。

一方，アンドロゲンのほかにも*SRY*や*ZRY*が制御する遺伝子群が脳の性差決定にかかわる可能性も存在する．性ホルモンの影響する以前のマウス胎児の脳において，発現に性差のある遺伝子が50以上あるとの報告がある．

4）性同一性障害 gender identity diorder；GID 研究と脳の性分化のメカニズム

1960年代から1970年代には新生児の脳は性同一性に関しては「タブラ・ラサ」であり，性同一性は社会的な学習により獲得されると考えられており，gender identity という言葉の生みの親である John Money も性同一性は後天的なものと考えていた．しかしながら，その後の症例の蓄積から，生下時にはなんらかのインプリンティングがすでに終了していると考えざるをえないということがわかってきた．

性同一性の可変性がどの時期まで存在するかについては，いまだに議論がある．5α-reductase 欠損症の場合には，性染色体が XY で，生下時の外見より女性として養育された半陰陽児18名のうち16名が思春期以降に gender identity が男性に変わったという．

病理解剖の観察により，性的二型性を示す脳部位の構造が，GID では身体的性別と反対の性別に類似する，あるいは中間型を示す可能性が過去に指摘されていた．例えば Swaab は1995年に男性から女性への性転換者（MTF）の死後脳を調査し，分界条床核（男性のほうが大きい）が MTF では男性より小さく，女性にほぼ等しいと報告している．しかし，これらの所見は，主に長期間ホルモン療法を受けた例にみられたものであることから，はたして原因か結果なのか結論を出せなかった．

近年のさまざまな医療機器の開発により，脳の構造と機能を，画像診断により非侵襲的に評価することが可能になり，GID に対する応用が開始された．Schoning らは，functional magnetic resonance imaging；fMRI を用いて，性差の最も大きいとされる空間認知能について MTF 症例で検討した．その結果 MTF では，治療開始前において，すでに空間認知能が GID ではない男性と異なっており，脳の機能は女性ホルモン投与開始前から相違しているとした．しかし，ほかのグループは，まったく同様の手法により，有意な差があるのは女性ホルモン投与中の MTF のみで，むしろホルモン投与の影響の可能性を示唆した．従って，依然として結論を出せる段階ではない．一方，縄田ら福岡大学のグループは SPECT により，女性から男性への性転換者（FTM）の脳局所の血流を測定し，前帯状皮質や島皮質など，性的行動や認知に関連するといわれる大脳皮質領域の血流が，コントロール群男性と有意な差のあることを報告している．

GID に関連する遺伝学的検討は，従来から継続的に行われてきたが，現在まで結論は出ていない．オーストラリアのグループは，MTF について，アンドロゲン受容体遺伝子（*AR*）の CAG repeat を検討し，コントロール群と比較し（わずかであるが）有意に長いことを報告した（*AR* の項で述べたように，CAG repeat の長さは，全身に対するアンドロゲン作用の強度と関連するといわれている）．また，FTM においてステロイド代謝に関連する *CYP17* 遺伝学多型性が異なることが報告された．しかし，岡山大学のグループは，*AR* や *CYP17* を含む性ホルモンに関連する遺伝子を検討し，MTF，FTM のいずれにおいても非 GID の男女と差が認められないことを報告している．

このほかに ERβ，アロマターゼの多型性や 5α-レダクターゼ-2欠損，17β-ヒドロキシ-ステロイド-デヒドロゲナーゼ-3欠損と GID を関連づける報告もある．

性的指向性 sexual orientation は性的関心・興味の向く方向性同性，つまり男性，女性，両性のいずれに魅かれるかを示す概念である．性的指向性についてもなんらかの生下時に

は定まった脳の変化が存在すると推定される。CAHやDES投与例など，胎生期のアンドロゲンレベルの変化があった児にはホモセクシュアルの頻度が上昇することが示されているが，性的指向性を決定する遺伝子や分子については現在のところよくわかっていない。

注）性同一性と性的指向性は区別して考える必要がある。例えば動物実験においてなんらかの介入により，その動物の身体的な性別に対してホモセクシュアルな性的行動の変化が発生したとしても，それはあくまで性的指向性の変化であって，性同一性が変化したかどうかを証明することは困難である。

B 性腺の発生

① 形態変化

a. 未分化期

　胎生6～7週までは，形態的には両性の区別がつかない未分化期である。

　生殖腺は胎生4週に中腎と背側腸管との間に，一対の隆起である生殖堤 genital ridge として生じ，体腔上皮の増殖とその内部にある中胚葉性の細胞群によって形成される。

　原始生殖細胞 primordial germ cell；PGC は，胎生3週以後には卵黄嚢後壁内の内胚葉細胞の間に出現するが，PGC 自体は原始外胚葉 epiblast に由来すると考えられている。PGC は細胞内のグリコーゲン glycogen 含有やアルカリフォスファターゼ alkaline phosphatase 活性により識別でき，その移動が追跡可能である。PGC は卵黄嚢後壁から後腸の上皮内に取り込まれた後，胚の形態形成運動に伴い後腸に沿って移動し，胎生6週には生殖堤に侵入する（図1-10）。PGC が生殖堤に達するまでに，体腔上皮は増殖を続け内部の中胚葉に侵入し，多数の不規則な細胞索である原始生殖索 primitive sex cord を形成する（図1-11）。

図1-10　原始生殖細胞の生殖堤への移動
a 胎生3週。卵黄嚢の基部に原始生殖細胞ができる。
b 胎生4週。原始生殖細胞が移動し（矢印），6週には生殖堤に入る。

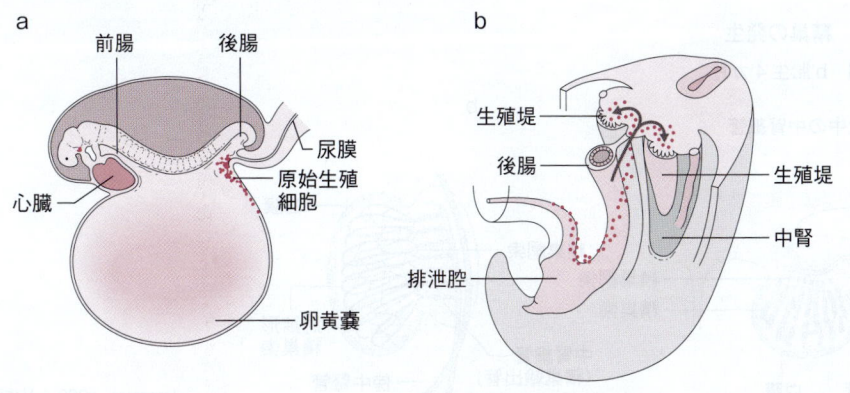

（Langman, 1980 より作図。「改訂版プリンシプル産科婦人科学1」より流用）

I. 生殖医学の基礎

b. 精巣の分化

　Y 染色体の影響下に原始生殖索は増殖を続け，胎生 8 週ごろより髄質 medulla 中で放射状に配列する精巣索 testis cord を形成する（図1-12a）。さらに胎生 18 週ごろには精巣門 hilum of testis に近い部分の精巣索は網様構造を形成し，精巣網 rete testis となる。胎生 4 カ月ごろから精巣索は馬蹄形状になり，精巣網と連絡する（図1-12b）。他方，精巣索は表面上皮との連絡を失い，胎生 20 週ごろには中胚葉由来の線維性結合織の膜である白膜 tunica albuginea によって上皮から分断される。

　胎生 8 週までに，精巣索周囲の間質の中胚葉性細胞群から，ライディヒ細胞 interstitial cells of Leydig が発生し，テストステロン（T）産生が開始される。13 週ごろになるとライディヒ細胞の数は精巣当たり 24×10^6 個にまで増え，精巣間質は多数のライディヒ細胞で満たされる。その後は 24 週までライディヒ細胞の絶対数は変わらず，24 週以後は減少して，出生時には 9×10^6 個になる。T 産生は 12〜14 週がピークで，16 週以降は減退する。精巣の T 合成には hCG が不可欠であると考えられており，T 産生のピークと減退は hCG の分泌の推移と一致する。前述のように，T により Wolff 管が発達し，T が転換されたジヒドロテストステロン（DHT）の作用により外陰の男性化が起きる。また，胎生期のテストステロンサージが脳を男性化する。

　充実性の精巣索は，上皮性のセルトリ支持細胞 supporting cells of Sertoli と PGC で構

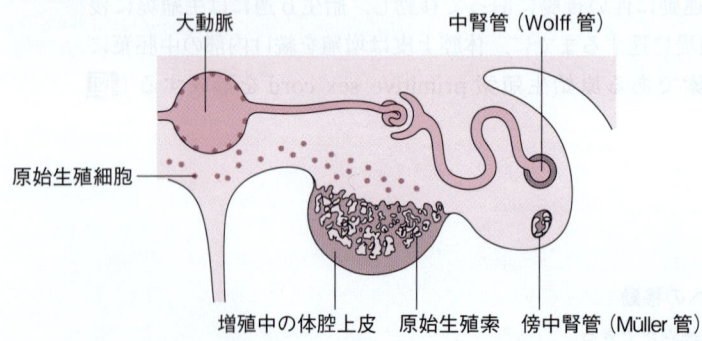

図1-11　胎生 6 週：原始生殖索の形成

（Langman, 1980 より作図。「改訂版プリンシプル産科婦人科学 1」より流用）

図1-12　精巣の発生
a 胎生 8 週　b 胎生 4 カ月

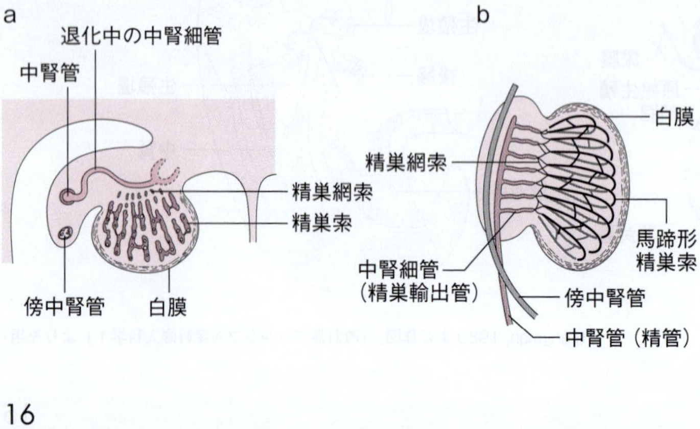

（Langman, 1980 より作図。「改訂版プリンシプル産科婦人科学 1」より流用）

成されている。セルトリ細胞は規則正しい上皮様配列をとり，その中にPGCが挟みこまれるように存在する。胎生期のセルトリ細胞はMüller管抑制因子を産生し，男性においてMüller管は退縮し精巣の頭側端の小部分である精巣垂 appendix testis としてのみ遺残する。精巣索に取り込まれたPGCはグリコーゲン含有などの特徴を失い前精祖細胞 prespermatogonium（または胎児期精祖細胞 fetal spermatogonium）となった後に，胎生9週以後に活発な体細胞分裂により加速度的に増殖する。以後の精子形成については次章で述べる。▶p.23

　生殖堤の腹腔側細胞が上皮様に分化し，白膜を形成する（女性では形成されない）。

　中腎が退縮すると少数の中腎細管は精巣網と接触し，精巣輸出管 ductulus efferentes を形成する。精巣網と接触しなかった精巣下端部分の中腎細管は痕跡的な精巣傍体 paradidymis となる。

　Wolff管（中腎管）は残存し生殖管を形成するが，最も頭側では退縮して精巣上体垂 appendix epididymidis となる。精巣輸出管開口部の下方で生殖管は著しく伸長屈曲し，精巣上体 epididymidis を形成する。精巣上体の尾部から精嚢 seminal vesicle の原基にかけて，Wolff管は厚い筋性の被膜をもつ精管 ductus deferens となり，精嚢より先では射精管 ejaculatory duct となる。

　思春期の少し前に精巣索は腔を生じ精細管 seminiferous tubule になる。精細管は精巣網を経て，精巣輸出管と連絡し，さらに精管につながる。

> **精巣の下降**
> 　正常では精巣は胎生期のうちに下降し，鼠径管を通過して胎生33週までに陰嚢内に達する。精巣の下降に先立って精巣の尾側から細胞外基質に富んだ間葉組織からなる精巣導帯 gubernaculum が形成され，その下端は最初，鼠径部で終わっているが，精巣の下降とともに精巣導帯の腹腔外部が形成され，精巣の下降を導く。

c. 卵巣の分化

　Y染色体がない場合，原始生殖索は中胚葉性の細胞に離断されて不鮮明となり，次第に退化消失する。これに対して表層上皮は増殖を続けて，胎生7週には二次的な皮質索 cortical cord を形成する（図1-13a）。PGCから分化した卵祖細胞 oogonium は細胞分裂を繰り返して数を増した後，減数分裂第一分裂前期で分裂を休止し，卵母細胞となる。胎生18週ごろからは，結合組織と血管が髄質から皮質へと侵入し，皮質索は多くの独立した細胞塊に分かれる。髄質索は消失し，また，精巣のように白膜が形成されることはない。卵祖細胞周囲の上皮性細胞は卵胞上皮細胞 follicular cell となり，卵祖細胞を個別的に取り囲み，直径40〜50μmの原始卵胞 primordial follicle を構成し，皮質の表層部に偏在する（図1-13b）。卵胞上皮細胞は後に顆粒膜細胞 granulosa cell，莢膜細胞 theca cell に分化する細胞である。原始生殖索の退化消失により，中腎細管と連結する細管系は形成されず，卵子は卵巣外への輸送管を欠く結果，性成熟期に至って卵巣表面から「排卵」によって排出されることになる。

　PGCへの運命決定やPGCからの精子形成・卵子形成の詳細については次章で述べる。▶p.19

I. 生殖医学の基礎

> **卵巣の下降**
> 女性でも導帯は形成されるが，卵巣の下降は少なく，骨盤内にとどまる。卵巣の頭側に伸びる上生殖靱帯から卵巣提索が，卵巣の尾側に伸びる下生殖靱帯から固有卵巣索と子宮円索が形成され，子宮円索は大陰唇内に伸びる（図1-2 参照）。　▶p.3

② 性腺分化に関与する諸因子

a. 未分化性腺の形成に関与する遺伝子

すでに SRY の上流遺伝子の項で述べた WT-1, SF-1 のほかに，Lim-1, Emx-2, Lhx9 といった遺伝子のノックアウトマウスにおいて性腺の無形成が生じることが報告されている。

b. PGC の移動に関与する遺伝子

PGC の移動に，マウスでは c-kit proto-oncogene（white spotting locus または W gene ともよばれる）が関与しているといわれている。c-kit は platelet-derived growth factor receptor family に属する膜貫通型のレセプター型チロシンキナーゼの一員である。PGC には c-kit 遺伝子の発現が認められる。一方，そのレセプターに結合する kit ligand（steel factor, stem cell factor, mast cell growth factor, hematopoietic cell growth factor などともよばれる）の遺伝子である Sl gene の発現が，PGC の移動経路に認められる。W gene または Sl gene の異常をもつマウスで，PGC が性腺まで到達しないことが知られておりヒトでも類似の機序が働いていると推測されている。

c. 精巣の形成にかかわる遺伝子

精細管の形成に関して，XX の性染色体をもつ細胞と XY の細胞とでキメラマウスを作製すると，XY の細胞数が全細胞の 25％を超えるときにのみ性腺は精巣に分化する。そして，形成された精巣においてセルトリ細胞はほとんど XY 細胞からなる。これに対して，

図1-13 卵巣の発生
　　a　胎生7週　　　　　　　　　　　b　胎生4カ月

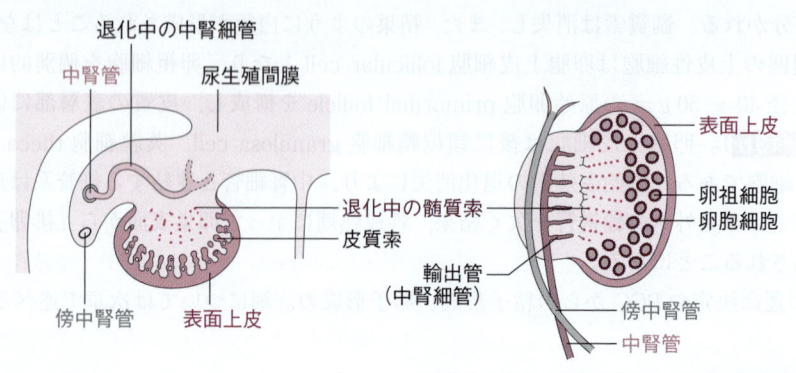

（Langman, 1980 より作図。「改訂版プリンシプル産科婦人科学1」より流用）

セルトリ細胞以外では，生殖細胞を含めた精巣の細胞のXX細胞とXY細胞の比率は，全身のXX細胞とXY細胞の比率と同じであることが知られている．セルトリ細胞に分化するにはY染色体（もしくはY染色体上の遺伝子）を保有することが必要であることを示す事実である．一方，前述のようにSRYを注入された受精卵からXX雄マウスが発生する．従って，これらの結果からSRYによる細胞の変化が，未分化支持組織がセルトリ細胞に分化するための必要条件であると推定される．

　精細管の形成に関して，マウスでは一群の細胞が中腎から性腺へ移行することが不可欠であるといわれている．中腎とともに培養された雄の性腺原基は精巣に分化するのに対して，中腎との間をフィルターで隔絶されると精巣が形成されない．この結果の解釈として以下のことが考えられている．すなわち，中腎由来の細胞群はperitubular myeloid cell；PTCに分化するが，セルトリ細胞の分化にはPTCが必要で，また，PTCの分化にはpreセルトリ細胞の存在が必要であるという相互関係になっていると考えられている．ヒトにおいても類似の機序が働いている可能性がある．SRY遺伝子の項で前述したFGF9は，マウスにおいてSRYの支配下に，中腎細胞の生殖堤への移動を誘起し，精巣の分化を促進する．

　なお，生殖細胞の存在は精細管の分化には必須ではない．そのことは，W geneまたはSl geneの異常をもちPGCが性腺原基に移動できないマウスや，放射線照射により生殖細胞の破壊されたマウスでも精細管が分化することからもわかる．

　精巣の下降にかかわる遺伝子としてINSL-3やHOXA-10が知られており，これらの変異により停留精巣が生じる．

d. 卵巣の形成にかかわる遺伝子

　女性において生殖細胞はX染色体の再活性化の後，減数分裂に入り，相同染色体の対合が始まるが，これらのステップの障害は卵巣形成異常の原因となる．例えばX染色体を不活化しているXIST遺伝子の機能亢進は卵巣形成異常を生じる．また，相同染色体の対合不全が生じるとアポトーシスによる生殖細胞の喪失をきたし，卵巣の形成異常を生じる．

　前述したWnt-4の異常では，卵巣内のステロイドホルモン産生亢進，卵母細胞の喪失，精索形成が生じる．また，FOXL2遺伝子の欠失では，眼裂狭小と卵巣形成不全をきたす．

C 卵の形成と精子の形成

1 卵の形成

a. 卵子発生 oogenesis

　卵巣の分化とともに，原始生殖細胞由来の卵祖細胞は有糸分裂mitosisにより，急激にその数を増し，胎生3カ月の末には皮質索中で扁平上皮細胞に囲まれて集落状に配列する．

　また，同時期に若干の卵祖細胞は有糸分裂を停止して，1次卵母細胞primary oocyteに分化しDNAを複製（44＋XXの染色体と4nDNA）した後，第1減数分裂（第1成熟分裂）の前期に入る（図1-14）．胎生4カ月から個々の卵母細胞が一層の扁平上皮細胞で取り囲まれた原始卵胞primordial follicleが形成されるようになる．扁平上皮細胞と周囲間質との境界には，基底膜basal laminaが認められる（図1-15）．出生時には，1次卵母細胞は第1減数分裂前期の複糸期以前の分裂をほぼ完了するが，思春期に至るまでこのま

I. 生殖医学の基礎

ま dictyate 期（網糸期）とよばれる長い休止期に入る（図1-16）。

卵巣中における卵子数は、胎生5～6カ月までに最高となり約700万個になる。しかし、その後この数も自然に減少し出生時には約200万個、思春期には20～30万個になる（図1-17）。このような卵子の急激な消失の主な原因は閉鎖卵胞の出現によるものである。閉鎖卵胞の発生機転について、いまだ結論は得られていないが、原始卵胞期以降のすべての時期で閉鎖卵胞が生じうるとされている。

b. 卵胞の発育

胎生5～6カ月ごろから一部の原始卵胞は成熟を開始し、1次卵胞 primary follicle になる（図1-18）。この時点で、卵母細胞を取り囲む上皮細胞は立方状の顆粒膜細胞に分化する。卵母細胞の遺伝子は活性化し転写されるようになる。1次卵胞はこのときに FSH レセプターを発達させる。

図1-14 卵子形成の模式図
1個の1次卵母細胞から1個の成熟卵子を生じる。DNA 量は基本的状態では 2nDNA と表現され第1減数分裂の前に DNA 複製が起こり 4nDNA となる。第2減数分裂前には DNA の複製は起こらない。

卵祖細胞

↓

1次卵母細胞
(44 + XX, 4nDNA)

第1減数分裂 →

2次卵母細胞　　　　第1極体
(22 + X, 2nDNA)　(22 + X, 2nDNA)

第2減数分裂 →

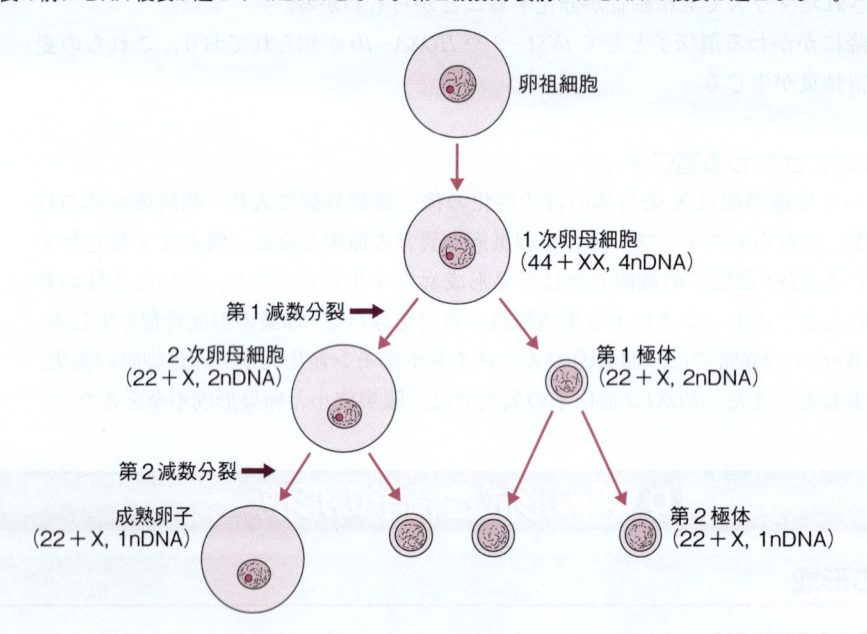

成熟卵子　　　　　　　　　　第2極体
(22 + X, 1nDNA)　　　　(22 + X, 1nDNA)

図1-15 原始卵胞

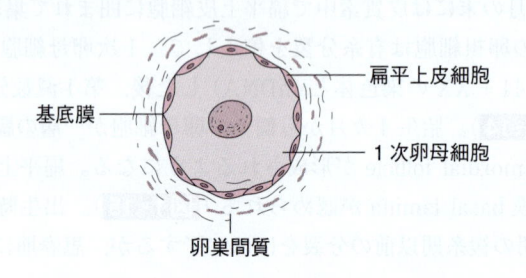

扁平上皮細胞
基底膜
1次卵母細胞
卵巣間質

図1-16 卵子の減数分裂過程

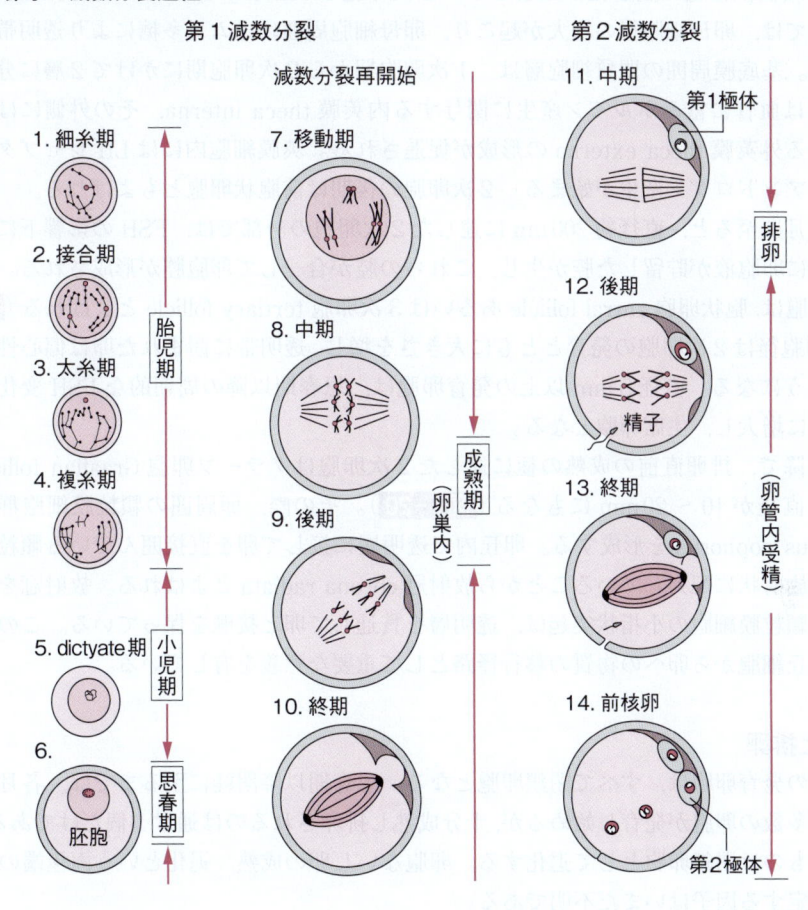

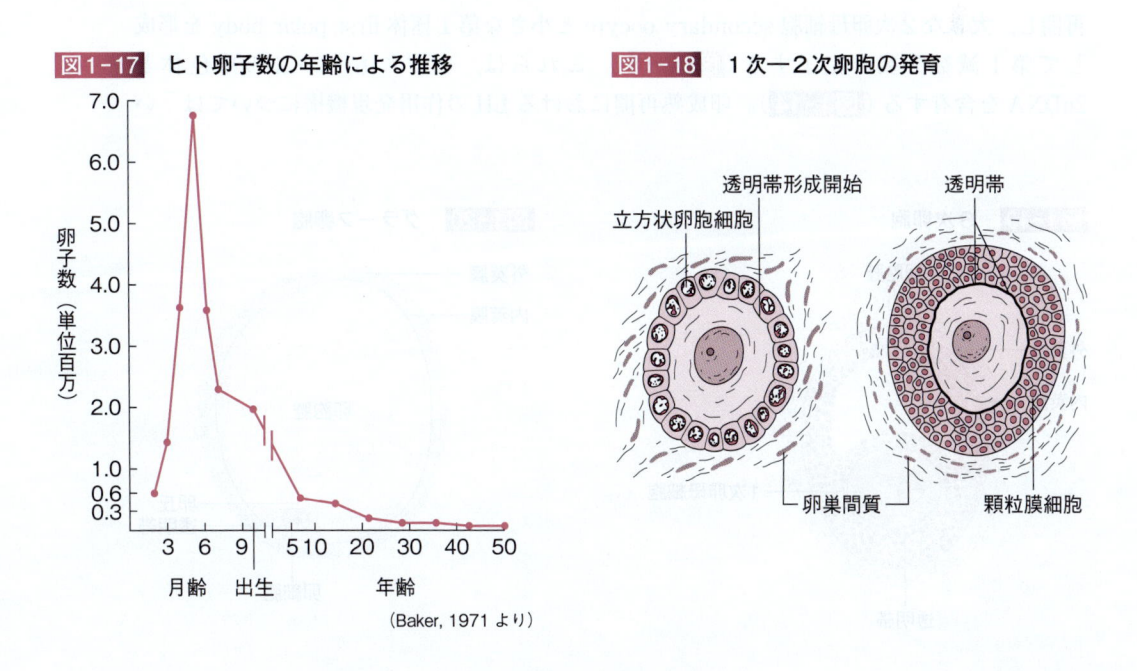

第1減数分裂

1. 細糸期
2. 接合期
3. 太糸期
4. 複糸期
5. dictyate期
6. 胚胞

- 1〜4:胎児期
- 5:小児期
- 6:思春期

減数分裂再開始

7. 移動期
8. 中期
9. 後期
10. 終期

(卵巣内)成熟期

第2減数分裂

11. 中期 — 第1極体
12. 後期
13. 終期 — 精子
14. 前核卵 — 第2極体

排卵 → (卵管内受精)

図1-17 ヒト卵子数の年齢による推移

縦軸:卵子数(単位 百万) 0.3, 0.6, 1.0, 2.0, 3.0, 4.0, 5.0, 6.0, 7.0
横軸:3, 6, 9 月齢 / 出生 / 5, 10, 20, 30, 40, 50 年齢

(Baker, 1971 より)

図1-18 1次—2次卵胞の発育

透明帯形成開始、立方状卵胞細胞、卵巣間質、透明帯、顆粒膜細胞

続いて，顆粒膜細胞の重層化が始まると，2次卵胞 secondary follicle に至る．2次卵胞期においては，卵母細胞径の増大が起こり，卵母細胞周囲にはムコ多糖により透明帯が形成される．基底膜周囲の間質細胞層は，1次卵胞期から2次卵胞期にかけて2層に分化し，内側には血管に富みホルモン産生に関与する内莢膜 theca interna，その外側には結合織からなる外莢膜 theca externa の形成が促進される．莢膜細胞内には LH レセプターが発達し，アンドロゲン産生が始まる．2次卵胞の後期は前胞状卵胞ともよばれる．

胎生7カ月に至ると，直径約 200μm に達した2次卵胞の一部では，FSH の影響下に顆粒膜細胞間に卵胞液が貯留した腔が生じ，これらの腔が合一して卵胞腔が形成される．このような卵胞は，胞状卵胞 antral follicle あるいは3次卵胞 tertiary follicle とよばれる（図1-19）．卵胞径は2次卵胞の発育とともに大きさを増し，透明帯に囲まれた卵は偏心性に位置するようになる．直径5mm 以上の発育卵胞は，思春期以降の周期的な FSH 変化を受け，さらに増大し，主席卵胞となる．

思春期以降で，排卵直前の成熟の極に達した2次卵胞はグラーフ卵胞 Graafian follicle とよばれ，直径が 10〜20mm にもなる（図1-20）．その際，卵周囲の顆粒膜細胞群は卵丘 cumulus oophorus を形成する．卵丘内で透明層に接して卵を直接囲んでいる顆粒膜細胞層は，放射状に配列していることから放射冠 corona radiata とよばれる．放射冠を形成している顆粒膜細胞の小指状突起は，透明層を貫通して卵と接触を保っている．この小突起は，卵丘細胞から卵への物質の移行径路として重要な意義を有している．

c. 卵成熟と排卵

思春期前の発育卵胞は，すべて閉鎖卵胞となる．思春期以降閉経に至るまでは，各月経周期ごとに多数の卵胞が発育し始めるが，十分成熟し排卵されるのは通常1個だけである．そのほかのものは閉鎖卵胞として退化する．卵胞ないし卵の成熟，退化という両極端の運命づけを決定する因子はいまだ不明である．

LH サージ（LH surge）が起きると，グラーフ卵胞内の1次卵母細胞は第1減数分裂を再開し，大きな2次卵母細胞 secondary oocyte と小さな第1極体 first polar body を形成して第1減数分裂を完了する（図1-16）．これらは，いずれも 22＋X の染色体と 2nDNA を含有する（図1-14）．卵成熟再開における LH の作用発現機構については，い

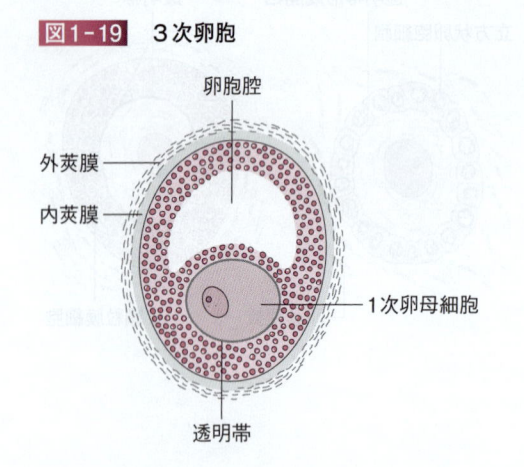

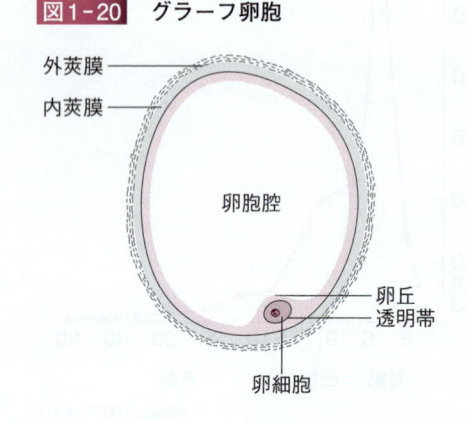

図1-19　3次卵胞

図1-20　グラーフ卵胞

まだ不明な点が多いが，現在，次のように考えられている。
　すなわち，LH 刺激前は，顆粒膜細胞で産生される cyclic AMP をはじめとする卵成熟抑制因子が，卵丘細胞の小突起を経由して卵内に移行し卵の成熟を抑制しているが，LH 刺激後はこの小突起が消失するため抑制因子の卵内への移行がなくなり，卵の成熟が再開されるというのである。
　2次卵母細胞は形成されると，休止期に戻らずに直ちに第2減数分裂中期に至る（図1-16）。この時期に排卵が起こるが，減数分裂は受精するまで再び停止状態となる。排卵直前は，卵丘細胞は互いに離散し，卵は放射冠に囲まれた状態で卵胞液中に浮遊している。菲薄化した卵胞斑 follicular stigma が破裂すると，放射冠に囲まれた卵が卵巣から腹腔内へ放出され，その後卵管内に入る。LH サージ開始から排卵までは平均 30～36 時間とされている。受精後，2次卵母細胞は第2極体 second polar body を放出して，第2減数分裂（第2成熟分裂）を完了する。このとき，卵は 22＋X の染色体と 1nDNA を含有する（図1-14）。受精に至らなかった卵は，排卵後約 24 時間で退化する。
　排卵した箇所には，24～96 時間以内に黄体 corpus luteum が形成される。妊娠が成立した場合には，黄体は増大し妊娠 16 週ごろには最大（10～20 mm）となり，その後次第に縮小する。妊娠7カ月には消失する。

② 精子の形成

a. 精子発生 spermatogenesis

　精細管内で，原始生殖細胞由来の精祖細胞 spermatogonium から精子が形成される。この過程は，大きく次の3つに分けられる。
①精祖細胞の増殖，分化。
②精母細胞 spermatocyte の減数分裂。
③精子細胞 spermatid の分化。
　思春期に入ると，精祖細胞は有糸分裂を開始して増殖し，幹細胞としての A 型精祖細胞を生じる。A 型精祖細胞には少なくとも3種類があるとされている。これらはさらに分裂を続け，より分化した B 型精祖細胞を生じる。B 型精祖細胞の分化により1次精母細胞が形成されるが，これは前細糸期にあり DNA を複製（44＋XY の染色体と 4nDNA）した後，第1減数分裂の前期に入る。2個の2次精母細胞 secondary spermatocyte が形成されて第1減数分裂は終了する。2次精母細胞は数時間で第2減数分裂を終了し，2個の精子細胞を生じる。結局，減数分裂によって1個の精母細胞から，22＋X または 22＋Y の染色体と 1nDNA を含有する4個の精子細胞が形成されることになる（図1-21）。

> **精子成熟過程**
> 　精子細胞は，細胞分裂を経ないで一種の変態によって成熟生殖細胞としての精子 spermatozoon に分化する。この一連の形態的変化は精子完成 spermiogenesis とよばれており，次のような過程からなる。
> ①ゴルジ体の中に PAS 濃染性の先体顆粒 acrosomal granule が形成され，核膜に接するようになる。
> ②先体顆粒は扁平化し，核の表面の半分を頭帽状に覆うようになり，先体 acrosome を形成

する。
③先体顆粒が形成されるころ，中心粒 centriole はその反対極に移動し，2個のうち1個から細い糸が生じ，後に精子の軸糸を形成する。
④精子細胞は，先体 acrosome を精細管の基底膜のほうに向けるようになり，細胞質は尾側部に移動し大部分が管腔側へ集まる。これとともに核は濃縮し，扁平かつ楕円形になっていき，精子の頭部を形成する。ゴルジ体は細胞質内に遊離し，細胞質の移動とともに管腔側へ移る。
⑤ミトコンドリアは核に近い軸糸の周囲に集まり，その末端は中心粒由来の輪状構造物で仕切られて精子の中片を形成する。
⑥精子細胞が成熟するとともに，その細胞質は大部分が離脱し，脱落部はセルトリ細胞に取り込まれる。
⑦十分に成熟した精子は細胞管内へ遊離するが，まだ運動能がないのでセルトリ細胞からの分泌液に浮遊して，精細管壁平滑筋の収縮により精巣網および精巣状態へと運ばれる。

ヒトの精子完成は，先体の形態的変化を基に Sa, Sb_1, Sb_2, Sc, Sd_1, Sd_2 の6つの分化過程に分けられている（図1-22）。

精細管の横断面には，分化の段階の異なる精細胞がみられ，一定の規則性をもって各世代の精細胞が組み合わさっている。精細管の特定部位において，精細胞の組み合わせが再び同じ組み合わせを示すまでの一連の変化を精上皮周期 seminiferous epithelial cycle という。ヒトの精上皮周期の期間は16日である。この期間は動物種により異なり，短いほ

図1-21　精子形成の模式図
1個の1次精母細胞から4個の精子細胞を生じ，精子完成により4個の精子となる。

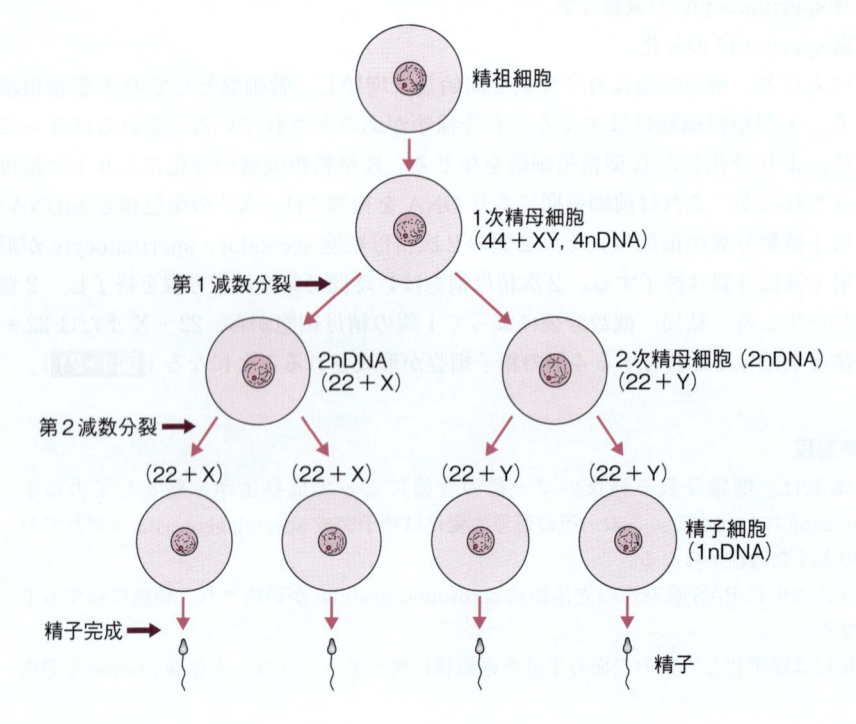

ど精子形成効率がよいということを意味している。

多くの哺乳動物では，A型精祖細胞の分裂から精子形成までの所要期間は4精上皮周期からなり，一般には精上皮周期の期間に約4を乗じた日数をもって精子形成期間としている。ヒトの精子形成期間は70±4日であるが，そのうち精母細胞の分裂に約25日，さらに精子完成に20数日を要するとされている。

b. セルトリ細胞と血液・精巣関門

セルトリ細胞は，精祖細胞とともに精細管の全周にわたり基底膜に接しており，不規則な形をとり，その深い皺襞の間に精祖細胞以外の精細胞を入れている。基底膜近くでは，セルトリ細胞間に特異的なタイトジャンクション tight junction がみられる（図1-23）。これは間質側から精細管内への物質の移行を制限して，いわゆる血液・精巣関門 blood-testis barrier を形成している。この生理学的意義は現在も不明であるが，自己免疫による精子形成障害を防止している可能性がある。実際，無精子症または精子減少症患者の一部の血清中に抗精子抗体が認められている。

精母細胞は前細糸期から細糸期に移行する際，血液・精巣関門を通過し基底膜側から管腔側へと移動する。この際，精母細胞と基底膜との間のセルトリ細胞間には新しいタイトジャンクションが形成され，血液・精巣関門は維持される。このようにして，精細胞は成熟するとともに管腔側へ移動していく。基底膜から遊離した精祖細胞以外の精細胞は，セルトリ細胞を介して血液と物質交換を行っている。

c. 精子形成のホルモン調節機構

下垂体ゴナドトロピンが精子形成に必須であることは，従来の研究により明らかである。

図1-22　精子成熟過程

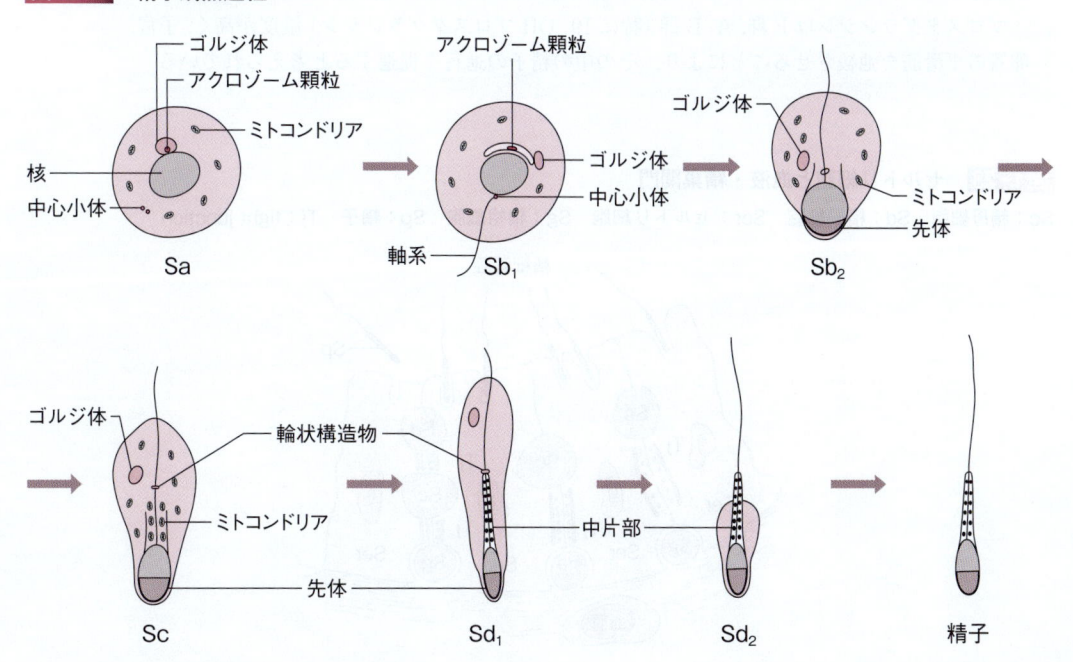

精子発生は思春期に開始されるが，この際，テストステロンとFSHの両者が必要であるとされている。ライディヒ細胞においてLHにより産生が促進されるテストステロンは，精祖細胞の分化と精母細胞の減数分裂に関与し，FSHは精子完成の段階で精子細胞の成熟に必要であると考えられている。また，睾丸摘出後の男性の血中LH, FSH値が上昇すること，テストステロンを投与された男性の血中LH値が抑制されることなどから，精巣は下垂体性ゴナドトロピン分泌に対し，negative feedback機構を有していると考えられている。最近，FSHによりセルトリ細胞で産生される糖蛋白のインヒビンが，下垂体におけるFSH分泌に抑制的に作用し血中FSH値を正常に保つことが報告されている。

精液 semen, seminal fluid

精液は精子と液状成分である精漿 seminal plasma とからなる。精細管内で形成された精子は精巣上体に送り込まれるが，その頭部から尾部に至る間に代謝能，運動能および受精能が高まるとされている。精漿は精巣上体，精管膨大部，精囊腺，前立腺，尿道球腺などの副生殖腺からの分泌液に由来している。精子はこの精漿と混合されて体外に射出される。精漿は精子輸送の役割を果たしているだけでなく，その含有成分が精子の成熟に関与している可能性もあるが，詳細はいまだ不明である。

射出精液は容量が2〜6 mL（平均3 mL），精子濃度が50〜150×10^6/mL（平均90×10^6/mL）である。精液は射精時，経時的に大きく2つの分画に分けられる。第1分画は尿道球腺，前立腺からの分泌液および精子の大部分からなり，平均0.6 mLである。第2分画は主に精囊腺液からなり，平均2.4〜2.9 mLである。ヒトでは精囊腺液と前立腺液の性状がよく知られている（表1-1）。

精囊腺液は精液の46〜80%を占め，主な含有成分としてフルクトース fructose，プロスタグランジン，ホスファチジルコリン phosphatidycholine，アスコルビン酸 ascorbic acid，フラビン flavin などがある。

フルクトースは精漿中に高濃度に含まれ，精子のエネルギー代謝の基質として重要である。精液中にフルクトースが存在しない場合，精囊腺の先天性欠損が疑われる。

プロスタグランジンはE群, A, B群（特に19-OHプロスタグランジン）濃度が高く，子宮，卵管の平滑筋を弛緩させることにより，その中の精子の進行を促進すると考えられている。

図1-23 セルトリ細胞と血液・精巣関門

Sc：精母細胞　Sd：精子細胞　Ser：セルトリ細胞　Sg：精祖細胞　Sp：精子　Tj：tight junction

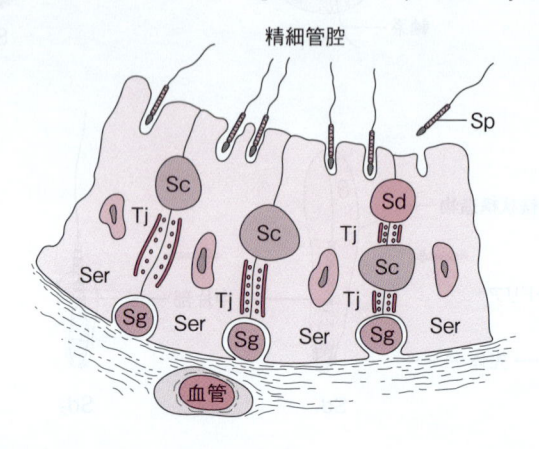

表1-1 ヒト精漿の化学組成

含有成分（mg/100 mL）	平均濃度	主な分泌源
無機イオン		
sodium	281（240〜319）	
potassium	112（56〜202）	
calcium	28	前立腺
magnesium	11	
zinc	14（5〜23）	前立腺
chloride	155（100〜203）	
炭水化物		
fructose	222（46〜638）	精嚢腺
inositol	50（54〜63）	精嚢腺
sorbitol	10	精嚢腺
glucose	7（0〜99）	
含窒素化合物		
phosphatidylcholine	315（250〜380）	精嚢腺
spermine	273（50〜350）	前立腺
urea	72	
glycerylphosphatidylcholine	66	精巣上体
creatine	20	
uric acid	6	
ammonia	2	
prostaglandin（μg/mL）		
E群	48.8	
F群	6.8	精嚢腺
A＋B群	12.7	
19-OH A＋B群	48.5	
酵素		
acid phosphatase（sigma U/mL）	66（49〜72）	前立腺
alkaline phosphatase（sigma U/mL）	6（1〜12）	
β-glucuronidase（fishman U/mL）	39（26〜42）	
lactate dehydrogenase（sigma U/mL）	3808	
seminin（μg% trypsin equivalent）	30（20〜50）	前立腺
遊離アミノ酸	1258	
総蛋白質	4000	
その他		
cholesterol	103（70〜120）	
sialic acid	124（64〜219）	
glutathione	30	
citrate	376（96〜1430）	前立腺
ascorbic acid	13	精嚢腺

（Coffey, 1970. Cenedella, 1975 より）

ホスファチジルコリンは射精後，前立腺からの酸性ホスファターゼ acid phosphatase により分解が進み，その結果精液中の遊離型 choline が増加する。

前立腺液は精液の13〜30％を占め，主な含有成分としてクエン酸 citrate, ポリアミン，亜鉛，酸性ホスファターゼなどの各種酵素，セミニン seminin などがある。citrate の生理学的意義については，カルシウム結合能による精液の凝固防止作用あるいは浸透圧維持作用などが考えられているが，いまだ詳細は不明である。

精液中の結晶物質として知られているポリアミンの一種であるスペルミン spermine は前立腺から分泌された後，酸性ホスファターゼの作用を受けてホスファチジルコリンから遊離した無機リン酸と結合して存在する。

精液の特異な臭気はスペルミンがジアミンオキシダーゼ diamine oxidase により酸化され産生されるアルデヒド aldehyde によるものである。そのほかのポリアミンであるスペルミジン spermidine やプトレシン putrescine の濃度はスペルミンの1/10以下にすぎない。

ポリアミンの生理学的意義は不明であるが，精漿中において抗菌的役割を果たしている可能性がある。

前立腺から，亜鉛はほかの臓器に比べてかなり高濃度（7.2 mg/gm dry weight）に検出される。亜鉛の生理学的意義もいまだ推測の域を出ないが，ポリアミンと同様に抗菌的役割を果たしていると考えられている。前立腺液にはさまざまな酵素がほかの血中に比べてはるかに高濃度に存在する。特に酸性ホスファターゼは臨床的にも前立腺機能のマーカーとして重要であり，前立腺癌患者の血中レベルは高いことが知られている。

射出直後の精液は凝固しており，5〜20分後にいわゆる液化 liquefaction が起きる。この凝固化現象はヘパリン heparin やクエン酸により阻止できないことから，血液とは異なるメカニズムが想定される。液化はセミニンをはじめとする前立腺由来のいくつかの線維素溶解酵素により促進されると考えられている。

精子は液化が起きるまで凝固した精液の中に保持され運動を停止している。凝固—液化の生理的意義は不明であるが，1つの可能性として凝固は，膣内に射出された精液の逆流防止に役立つと考えられる。また一方では，精液の液化障害は男性不妊の原因の4〜9％を占めるとされている。

③ 受精と着床

a. 受精 fertilization

1）概念

受精とは，成熟した雄性配偶子である精子 sperm と雌性配偶子である卵子 ovum が融合することによる，新しい個体発生の第1段階である。

2）受精までの過程

①排卵 ovulation（図1-24）：成熟女性の卵巣では，間脳および下垂体前葉から分泌される各種ホルモンにより，内分泌的調節が行われ，約1カ月の周期（28日型が最も多い）で排卵が起こる。胎生期に第1成熟分裂前期で停止していた卵母細胞 primary oocyte は，思春期発来以降，卵胞刺激ホルモン follicle stimulating hormone；FSH の刺激により成熟を再開する。また，これに伴い，卵胞の顆粒膜細胞，莢膜細胞の共同作業により，卵胞ホルモン（エストロゲン）も産生が増大する。そして，視床下部への positive feedback により，黄体化ホルモン luteinizing hormone；LH のサージが起こり，成熟

卵胞は，卵胞斑の部位で破裂し，排卵が起こる。また，排卵に伴い卵子は第1極体を放出し，第1成熟分裂を終える。LHサージのピークから排卵までの時間は，16～24時間と考えられている。

排卵後の残された顆粒膜細胞と一部の莢膜細胞は黄体細胞に変化し，黄体 corpus luteum が形成される。黄体は，黄体ホルモン（プロゲステロン）を分泌し，初期妊娠の維持に関与すると考えられている（妊娠黄体）。また，妊娠の成立しない周期では，黄体は第14日前後で退縮する（月経黄体）。

排卵された成熟卵は，卵管運動により卵管采 tubal fimbria から卵管内へ取り込まれ，卵管上皮細胞の線毛運動により輸送され，やがて卵を囲んでいた顆粒膜細胞を失う。受精は卵管膨大部 ampulla で行われるが，排卵された卵が受精能を有するのは，数時間から24時間にすぎないといわれる（注：排卵された卵は，例外的に対側卵管に入ることが知られており，これを外遊走という）。

②精子の受精能獲得（図1-25）：射精された精子は，直後には受精能を有さないが，精子が腟から卵管に到達する間に受精能獲得 capacitation が行われるといわれる。これは，射精直後の精子では，精漿中に存在する受精能抑制因子 decapacitation factor が，精子表面を被覆し，受精能を抑制するためと考えられている。

各種の動物実験では，形態学的に，先体反応 acrosomal reaction とよばれる精子頭部先

図1-24 排卵

卵母細胞（原始卵胞）(a) は，卵胞刺激ホルモン（FSH）による発育卵胞 (b) を経て成熟卵胞 (c) となる。卵胞で産出された卵胞ホルモンにより誘起されたLHサージによる排卵が起こり (d)，残された顆粒膜細胞莢膜細胞は黄体を形成する (e)。

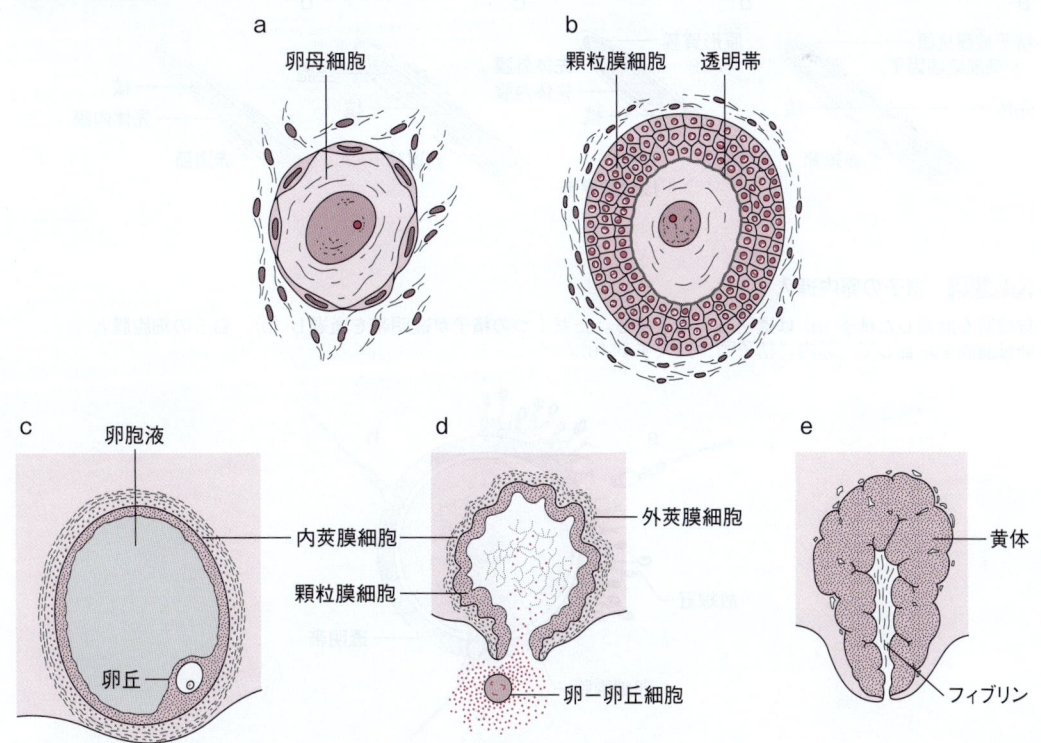

体外膜の膨潤化，胞状化が起こる。これにより卵透明帯 zona pellucida を通過するための酵素（ノイラミニダーゼ様物質，放射冠通過酵素，ヒアルロニダーゼ，アクロシンなど）を放出することが可能になると考えられている。運動精子は，射精後85時間後も卵管にみられるとする報告があるが，一般的には受精能力を有するのは射精後72時間程度といわれる。

3）受精現象の形態学および生理学

腟内に射精された2億〜3億の精子のうち，早いものは5分後に，すでに卵管内まで上昇し，最終的に200個以下が卵管膨大部に到達するといわれる。そして，そのうち1個が卵と受精する。

受精能を獲得した精子は，まず卵を取り巻く卵丘細胞・放射冠を通過し，透明帯に接近する（図1-26）。精子は先体反応を起こし，先体から遊離した酵素の作用で透明帯を通過する。透明帯を完全に通過した精子は，ついには卵細胞膜に到達し，精子と卵は融合し，さらに精子は卵内に取り込まれる。精子の進入に伴い，卵は第2成熟分裂中期で停止していた成熟分裂を再開し，第2極体を放出し，女性前核を形成する。女性前核は精子由来の雄性前核と融合し，染色体数は再び2n（44XX または44XY）となって受精は完了する。

図1-25 ウサギの精子の受精能獲得
a 新鮮精子は糖蛋白の被膜で全体が覆われている。
b 子宮卵管を通過中にこの被膜は除去され受精能が獲得される。
c 卵管膨大部に到達した精子は，頭部に空胞を形成しアクロシンを放出，放線冠を通過する。
d さらに先体酵素により透明帯を通過し，受精に至る。

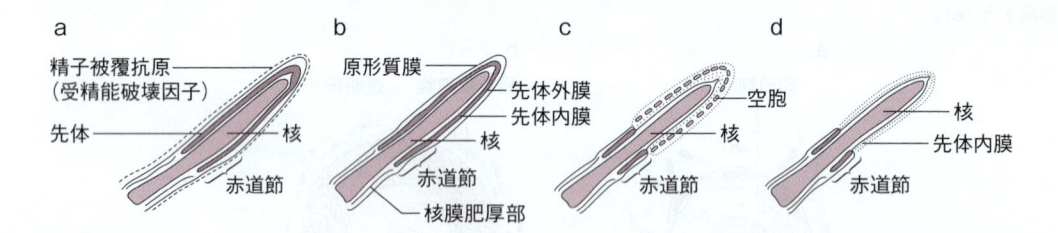

図1-26 精子の卵内進入
放線冠を通過した精子（a）は透明帯に接近する。ただ1つの精子が透明帯を通過し（b），自らの細胞膜と卵細胞膜を融合して，卵内に精子頭は進入する（c）。

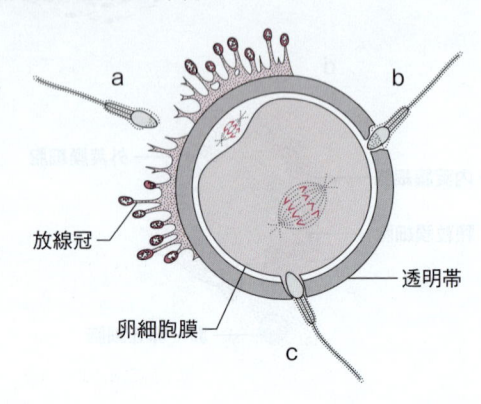

以後，受精卵は体細胞分裂 mitosis へ移行する．また，受精卵の性は，この時点で決定される（図1-27）．

受精に際しては，上記の形態的な変化のみならず，卵細胞内でダイナミックな生理学的変化が起こることが知られている．すなわち，精子からのシグナルによりイノシトール3リン酸が産生され，これを介して，反復性かつ一過性の卵細胞内カルシウム増加反応（以下"受精カルシウム反応"）がみられる．これは種によって反応様式に多少の差異はあるものの，種を超えた普遍的な現象であるといえる．

受精カルシウム反応の生理的意義としては，以下のことが挙げられる．まず卵細胞膜直下に存在する表層顆粒の開口分泌を誘起し，その結果として透明帯反応が起きる．これにより透明帯の透過性が変化し，ほかの精子の進入を妨げ，結果として多精子受精を阻止する．第2に受精以降の卵の賦活に関与する．すでに述べたように，受精により卵は第2成熟分裂中期で停止していた成熟分裂を再開するが，これは受精カルシウム反応により誘起されることが知られている．

b. 着床前初期胚
1）概念
受精卵は体細胞分裂に移行し，卵割を行いつつ細胞数を増やす．この受精以降着床に至

図1-27　受精の経過と性の決定
排卵直後までに第1成熟分裂（減数分裂）を終了し染色体数22, X となった卵は，受精により，22, X または 22, Y の染色体を獲得し，前者では女性，後者では男性として発生していく．

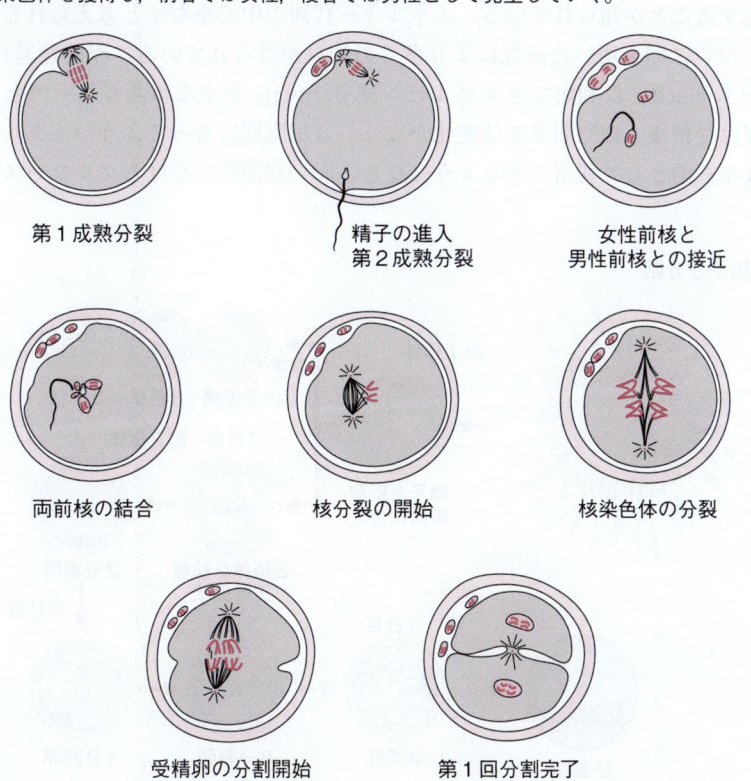

第1成熟分裂　　精子の進入 第2成熟分裂　　女性前核と男性前核との接近

両前核の結合　　核分裂の開始　　核染色体の分裂

受精卵の分割開始　　第1回分割完了

るまでの状態を初期胚とよぶ。この時期には，単に細胞数の増加がみられるだけではなく，機能的な分化も認められるようになる。

2）受精卵の卵割と輸送

受精卵は，受精後30時間で2細胞，40時間で4細胞，約3日で12から16細胞に分割され，桑実胚 morula になる。受精後4から5日で，卵は子宮腔内に到達し，内部に胞胚腔 germinal cavity を形成した胞胚 blastocyst となる（図1-28）。この時点で卵を構成する細胞は内細胞塊 inner cell mass と栄養膜 trophoblast に分化してくる。そして，受精6日後にハッチング hatching を起こし，着床を開始すると考えられている。

卵の輸送は，卵管の平滑筋収縮および卵管内上皮の線毛運動によると考えられ，エストロゲンやプロゲステロンなどの性ステロイドや，プロスタグランジン prostaglandin；PG の影響を受けている。例えば，PGE_2 は卵管運動を抑制し，$PGE_2\alpha$ は亢進させることが知られている。

卵の卵管内輸送の生物学的意義として，着床に最も好適な子宮内環境の整備を待つこと以外に，卵管内環境が卵の成熟を助ける可能性などが指摘されているが，詳細は明らかではない。

子宮腔内に到達した胞胚は，着床のために透明帯から脱出する（hatching）。透明帯は糖蛋白から構成され，おそらく内圧の上昇と酵素的溶解により脱出が行われると思われる。また，この過程にプロスタグランジンが必要なことはよく知られているが，そのほかの子宮内腔液由来の物質の関与する可能性も指摘されている。

3）初期胚におけるエネルギー代謝

卵成熟過程から受精・初期発生の段階にかけて，卵の物質代謝とりわけエネルギー代謝が大きく変化することが知られている。エネルギー代謝の中心をなすと考えられる糖代謝については，マウス卵を用いた研究により多くの知見が得られている。卵成熟過程では，卵はグルコース glucose は利用できずピルビン酸 pyruvate を主なエネルギー源としている。この状況は受精後4細胞期までは変化がなく，8細胞期になってようやくグルコースを主なエネルギー源として利用できるようになる。卵・初期胚におけるグルコースの取り

図1-28 受精から分割

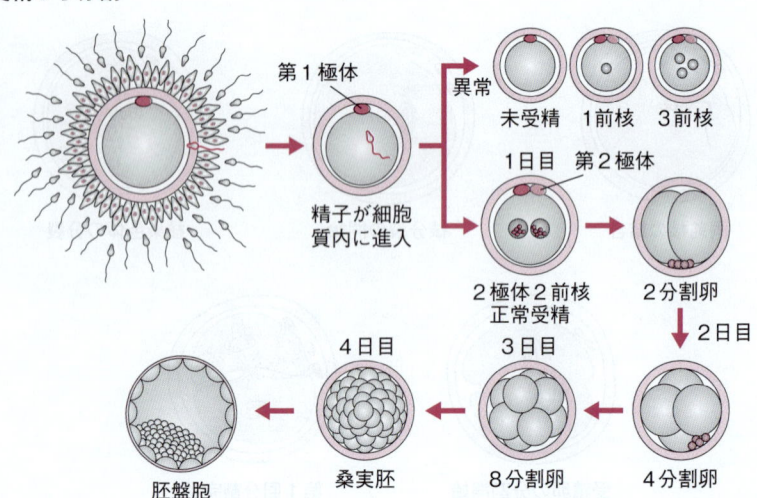

込みおよび利用の両面から，この現象を裏付ける知見が得られている。

4）初期胚におけるゲノム活性化

受精の初期においては，細胞質内に存在する mRNA やタンパク質は卵子由来であり，初期胚の発生はこの母体由来の因子（maternal factor）により制御される。発生が進むと胚自身のゲノムからの転写，翻訳が進み，母体由来因子からの切り替わりが起こる。これを胚ゲノムの活性化とよぶ。ヒトにおいては4細胞期に切り替わりが起こるとされている。

c. 着床 implantation

1）概念

受精卵が子宮内腔に到達後，子宮内膜と接着し進入する過程を着床とよび，哺乳類に特有である。ヒトでは受精後6〜7日目に，胞胚となった受精卵が透明帯から脱出（hatching）し，着床を開始する（図1-29）。

2）子宮側の変化

①脱落膜化と pinopode：分泌期の子宮内膜は増殖期より肥厚し，血管透過性が亢進する。内膜腺は発達し，入り組んだ形態となる。これらの変化は排卵後7日目に最大に達する。内膜の脱落膜化は，胞胚周囲でより顕著であり，胚由来のサイトカインの影響を受けていると考えられている。

排卵後7〜9日間の，着床時期に一致して，pinopode とよばれる内膜の突出構造がみられる。pinopode はプロゲステロンの刺激により出現し，エストロゲンにより抑制される。pinopode は，子宮内分泌物を取り込み，子宮内容積を減少させることで，内膜と胞胚の接着に関与していると考えられている。

②内膜上皮腺からの分泌：初期胚は，子宮内腔に到達してから着床まで約72時間，内腔に留まっている。この間，内膜細胞からアルブミン，脂溶性ビタミン，ステロイド依存性タンパク，コレステロールなどのさまざまな分泌物の供給を受けている。

3）着床の過程とメカニズム（図1-30）

① zona hatching：胞胚の発育に従って径は増大し，透明帯は徐々に伸展，菲薄化する。胞胚自身の収縮―拡張による物理的な力と，内膜細胞から分泌されるプラスミン

図1-29 胞胚の模式図
a 子宮腔に到達した胞胚の模式図
b 着床を開始した胞胚の模式図

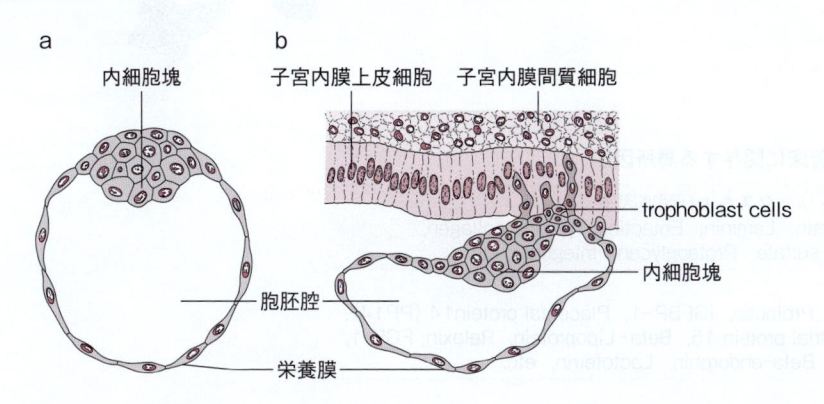

plasmin などの融解酵素の作用により，胞胚は透明帯から脱出する。

②胚の対位 apposition：hatching 後の胞胚は，将来胎児となる内細胞塊 inner cell mass と，将来胎盤となる栄養膜 trophoblast からなるが，内細胞塊側（動物極）の栄養膜表面と子宮内膜上皮細胞が向き合う形となる。子宮内膜側には胞胚を包むように窪みが生じ，接着面を広くする。

③接着 attachment：胞胚は子宮内膜上皮と接着し，栄養膜細胞が子宮内膜内に進展していく。この過程で，内膜上皮と胚は相互に作用し，その際に種々の接着因子が発現することが知られている。また，内膜細胞が産生するムチン類，種々の細胞外マトリックス，成長因子，サイトカインも，この段階に関与するといわれている（表1-2）。

④浸潤 invasion：接着後，栄養膜細胞は各種のマトリックスメタプロテナーゼ（MMP）を産生し，局所的に子宮内膜細胞をタンパク融解して浸潤すると同時に組織構造の再構築を促す。この時期の栄養膜細胞は，内膜細胞内に浸潤していく多核の合胞体栄養細胞 syncytiotrophoblast と，合胞体栄養細胞に囲まれた栄養膜芽層の内部および内細胞塊を取り囲む細胞性栄養膜細胞 cytotrophoblast に分化する。合胞体栄養細胞は最終的に内膜間質内に浸潤し，胞胚全体が内膜内に取り込まれ，母児間の酸素や栄養の運搬に関与するようになる。

胞胚は母体細胞とは遺伝子的に半分が異なっているため，着床の過程では免疫抑制因子

図1-30　着床過程の模式図

透明帯脱出後，卵は内細胞塊側の栄養膜側を内膜に向けて対位し（③），接着後（④），子宮内膜細胞と細胞融合する（⑦）。やがて卵は子宮内膜内に浸潤し（⑧），周囲を血管に取り囲まれる。

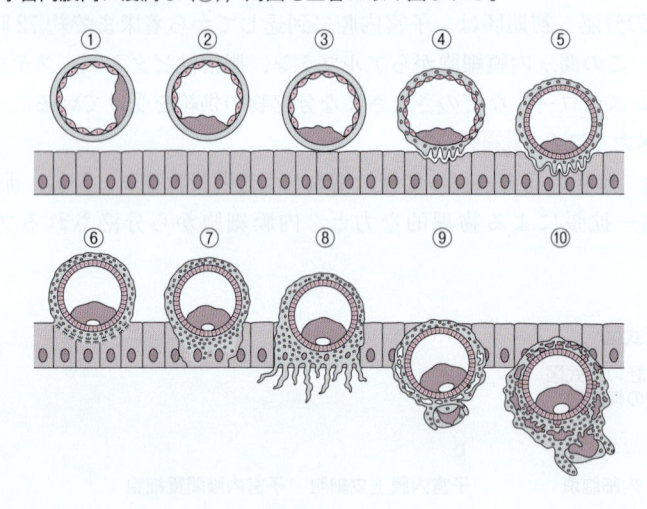

表1-2　着床に関与する局所因子

細胞外マトリックスおよび関連因子
Fibronectin, Laminin, Entactin, Type-IV collagen, heparan sulfate, Proteoglycan, Integrins, etc.
他の因子
Mucins, Prolactin, IGFBP-1, Placental protein14 (PP14), endometrial protein 15, Beta-Lipoprotein, Relaxin, FGF-1, FGF-2, Beta-endorphin, Lactoferrin, etc.

の関与が必要である。この免疫抑制に関与する因子として，Platelet activating factor, hCG, PGE$_2$, IL1-α, LIF, CSF が知られている。

D 生殖器系の局所解剖

臨床医学を理解するためには解剖学の知識は不可欠である。とりわけ，外科的手技が治療に占める比重が高い産科婦人科では，詳細な局所解剖学の知識が要求される。図1-31に骨盤の断面図を示す。

1 卵巣 ovary

卵巣は女性生殖系の中心をなすもので，卵子の生成，成熟，排卵を行う生殖器官であるとともに，各種のステロイドホルモンを分泌する内分泌器官である。

卵巣は骨盤腹腔内の両外側，子宮の両側に対称になる形で，卵巣窩（fossa ovarica＝総腸骨動脈が外腸骨動脈と内腸骨動脈の分岐点に当たる三角形の腹膜陥凹部）に位置する前後に扁平な楕円形に近い灰白色臓器である。卵巣の大きさは，日本人の成熟女性では長さ2.5～4cm，幅1.0～2.0cm，厚さ0.6～1.1cmで重量は約5～6gとされているが，大きさ，形ともかなりの個人差がみられる。

小児期では，柔軟，表面平滑であるが，性成熟期には卵胞や黄体の半球状隆起や，排卵のための陥凹がみられ表面不整となり，弾力性をもつ。閉経期以後になると萎縮し，表面は細かい皺が著明で，線維性強靱となる。

卵巣は子宮広間膜後葉上に，ちょうど"指輪についた宝石"のようにみえる。卵巣と子宮広間膜を連結しているのが卵巣間膜 mesovarium で，これの卵巣付着部位は卵巣門 hilus ovarii とよばれ，卵巣と分布する血管，神経，リンパ管などが出入する。この部分

図1-31 骨盤の断面図

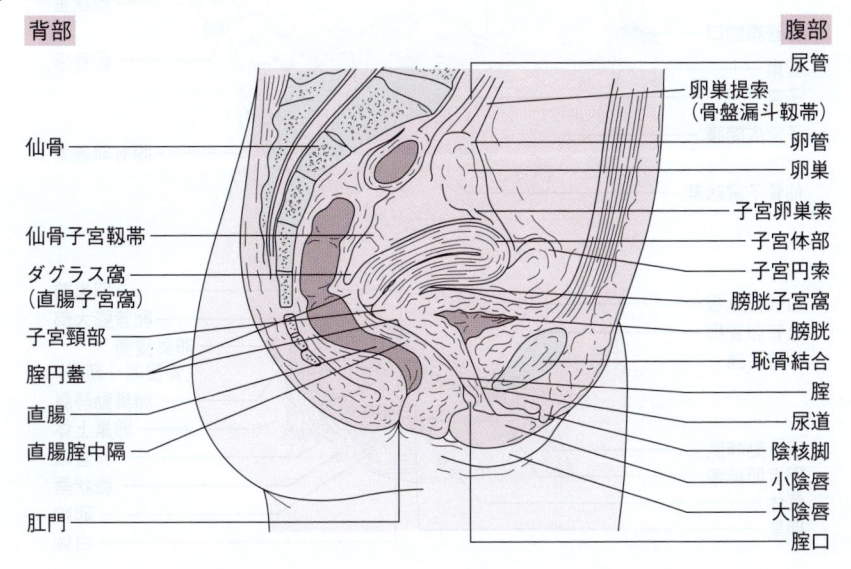

I. 生殖医学の基礎

以外の卵巣表面は腹膜に覆われることなく，腹腔内に露出している。

子宮とは固有卵巣索（卵巣固有靱帯）ligamentum ovarii proprium により，また骨盤側壁とは卵巣提索（骨盤漏斗靱帯）ligamentum infundibulopelvicum により連絡している。両者とも結合組織と平滑筋線維からなり，卵巣提索には卵巣動静脈が神経とともに走っている（図1-32）。

a. 卵巣の組織構造（図1-32, 33）

卵巣は外側の皮質層 cortex とその内側の髄質 medulla とに区別される。皮質は卵細胞や卵胞を含み，実質帯 zona parenchymatosa ともよばれ，髄質は血管が豊富で血管帯 zona vasculosa とよばれている。

1）卵巣皮質層 cortex ovarii, ovarian cortex

皮質の被膜は，1層の円柱上皮である胚上皮 germinal epithelium である。この上皮から胚細胞が供給される。胚上皮は卵巣門で腹膜に移行するが，両者の間には比較的はっきりした境界があり，これを卵巣間膜縁 margo mesovaricus あるいは Farre-Waldeyer 線という。つまり，卵巣は腹膜に覆われていない唯一の腹腔内臓器である。胚上皮の直下には卵胞を有しない結合組織層が続き，紡錘形細胞が密に配列している。これが卵巣白膜 tunica albuginea ovarii である。

卵巣皮質には多数の卵胞 follicle が存在する（卵胞帯 zona follicularis ともよばれる）。この数は新生児期には約 200 万個，小児で約 30 万個，思春期では 20 万～30 万個とされているが，そのうち成熟し排卵に至るのは 400～500 個でほかは卵巣内で閉鎖，退縮する。性成熟期には，原始卵胞，発育卵胞，成熟卵胞，閉鎖卵胞など，発育諸段階の卵胞が黄体

図1-32 卵巣付近の解剖図
a 外観 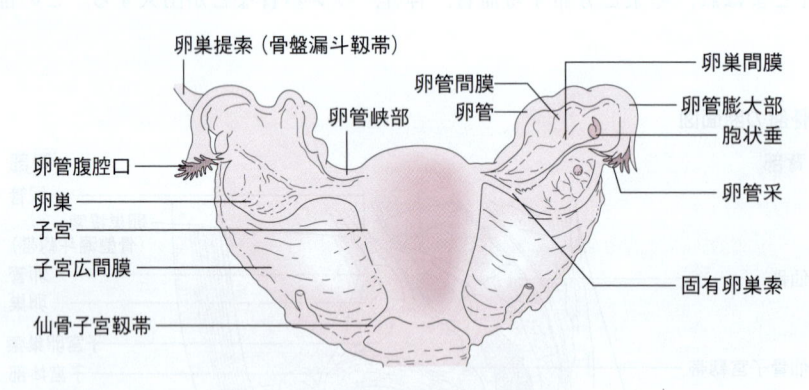
b 割面

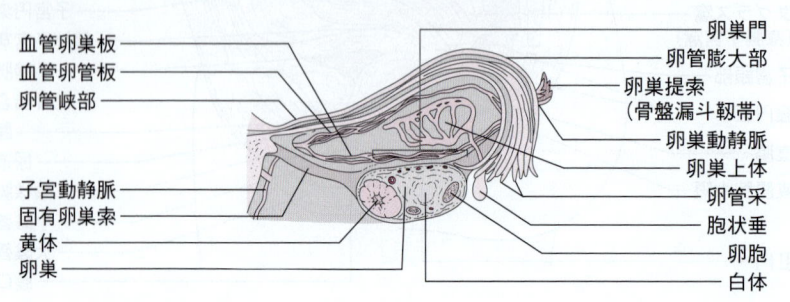

corpus luteum や白体 corpus albicans とともに1つの卵巣内に観察される。各卵胞の間をなす結合組織は白膜の続きで，卵巣間質 stroma ovarii とよばれる。卵巣間質は髄質層にも共通であるため，実際には皮質層と髄質層の区分は明瞭にはできない。

2）卵巣髄質層 medulla ovarii

卵巣髄質は卵巣の中心部で，卵胞はまったくみられず，血管に富み血管帯とよばれている。疎な紡錘形結合組織からなり，その中に卵巣に出入する多くの血管平滑筋組織と弾力線維およびリンパ管，神経線維を有する。卵巣門に近い髄質中に卵巣網 rete ovarii がみられることがまれにある。これは胎生期の生殖索の遺残で，男子では発達し精細管になるが，女子では胎生期に消失することが多い。また卵巣門には，アンドロゲン分泌能をもつ門細胞 hilus cell とよばれる間質性細胞が存在し，男性の睾丸のライディヒ細胞に相当すると考えられている。

b. 卵巣の血管

卵巣に入る動脈は卵巣動脈 a.ovarica と子宮動脈 a. uterina の卵巣枝 ramus ovaricus の2つである。卵巣動脈は腎動脈分岐部直下で大動脈から分岐し，卵巣提索内を通り卵巣に達する。静脈もほとんどこれに並行している（注：卵巣動脈の起始部の高さは左右で差がみられる。また両側の卵巣動脈が共通幹をなしていたり，一側だけが腎動脈から起始することもある）。

子宮動脈は子宮壁に沿うように上行して卵管角に至り，ここで卵管枝と卵巣枝に分岐し，卵巣枝は固有卵巣索に沿って走る。この両動脈は互いに吻合して卵巣門から卵巣髄質に入り，多数の枝に分かれる。これらの動脈枝は，らせん状に走行して（螺行動脈 A. helicinae）髄質の周辺部で血管叢を形成し，ここから小さな分枝となり卵胞周囲で毛細管網をつくり，卵胞莢膜層に侵入して卵胞を養った後，静脈に移行する。静脈も卵巣静脈叢 ovarian plexus（蔓状静脈層 plexus pampiniformis）を形成して卵巣静脈となり，一般に

図1-33 卵巣の組織構造および卵胞の発育の模式図
注：実際にはこのような各種発育過程の卵胞・黄体が同時に観察されることはない。

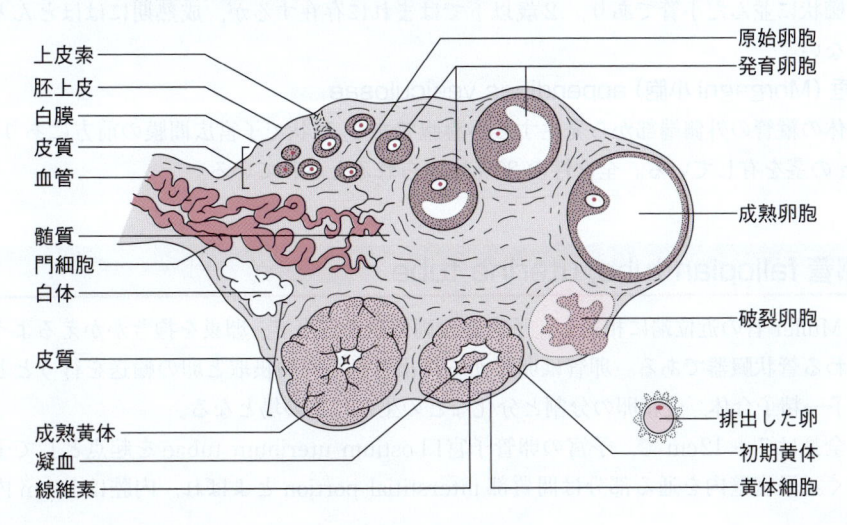

ラベル：上皮索，胚上皮，白膜，皮質，血管，髄質，門細胞，白体，皮質，成熟黄体，凝血，線維素，原始卵胞，発育卵胞，成熟卵胞，破裂卵胞，排出した卵，初期黄体，黄体細胞

右側は下大静脈に，左側は左腎静脈に注ぐ。また子宮静脈を通じて内腸骨静脈に帰流する（図1-32b）。

c. 卵巣のリンパ系

卵巣内部には無数のリンパ管があり，成熟卵胞および黄体にはきわめて密なリンパ網が存在する。これらのリンパ網は血管網と同様に卵巣周期と密接な関係をもって，新生・退行を繰り返す。

卵巣を出たリンパ管は卵巣下リンパ叢 plexus lymphaticus subovarica を形成した後，大部分は卵巣脈管に沿い，腰リンパ節 lymphonodi lumbales に注ぐ。また卵巣のリンパ管と子宮のリンパ管には吻合がみられる。

d. 卵巣の神経

卵巣には自律神経と知覚神経が分布する。自律神経線維は卵巣神経叢 plexus ovaricus と子宮腟神経叢 plexus uterovaginalis から分岐する。自律神経は卵胞にまで及んでいるが，神経線維は卵胞壁を貫通しないとされている。

知覚神経線維は第10胸椎部から第1腰椎にわたる脊髄部から送られてきて，神経終末形成の多くは髄質内にみられる。

e. 卵巣の付属物（図1-32a, b）

1) 卵巣上体（副卵巣）epoophoron, parovarium

卵巣上体は原腎 Wolff 体の頭部と Wolff 管の遺残物で，男性の精巣上体（副睾丸）epididymis に相当する。卵巣と卵管の間の卵管間膜に楔状の形で存在し，卵巣上体横小管と卵巣上体縦管（Gartner 管）からなる。卵巣上体縦管は卵巣と平行して走り，6～15本からなる横小管を集約する。縦管の外側端は盲管となるが，まれに小囊胞をなし胞状垂（Morgagni 小胞）となる。卵巣上体は思春期までは発育を続けるが性成熟期には退縮する。まれに囊腫（卵巣上体囊腫，副卵巣囊腫）が発生することがある。

2) 卵巣傍体（傍卵巣）paroophoron

卵巣傍体は原腎尾部の遺残で，男性の精巣傍体 paradidymis に相当する。子宮側の卵巣間膜に櫛状に並んだ小管であり，2歳以下ではまれに存在するが，成熟期にはほとんど認められない。

3) 胞状垂（Morgagni 小胞）appendices vesiculosae

卵巣上体の縦管の外側端部から発生する小囊胞である。球状で子宮広間膜の前方にあり，1～3 cm の茎を有している。全女性の20％にみられるとされている。

② 卵管 fallopian tube, uterine tube

卵管は Müller 管の近位端に相当し，子宮底の両側角から出て，卵巣を抱きかかえるようにして終わる管状臓器である。卵管は卵巣から排出された卵の摂取と卵の輸送を行うとともに，卵子─精子合体，受精卵の分割と分化などの生殖現象の場となる。

卵管の全長は7～12 cm で，子宮の卵管子宮口 ostium uterinum tubae を起点として子宮壁を貫く。子宮壁内を通る部分は間質部 interstitial portion とよばれ，内腔は1 mm 内

外ときわめて細い。子宮壁を出て2～3cmのまだ内腔の狭い部分は峡部isthmusである。この部分より外側に至ると卵管は急速に太さを増して膨大部ampullaとなる。卵管は卵巣の近くで漏斗状に拡張して漏斗infundibulumとなり腹腔に開口する。漏斗の周縁には6～10個の房状の突起が存在し，これは卵管采fimbriaeとよばれる。排卵時には，卵管采は卵巣を取り囲むように運動して，卵管内に卵を取り込む。

卵管端にはMorgagni小胞が細い茎によって付着していることがある（図1-34）。

a. 卵管の組織構造

卵管の内面には多数の縦走する襞（ひだ）（卵管襞 plicae tubariae）が存在し，これに副襞がついている。この襞は膨大部で最も発達しており，卵子と精子，そして受精卵の移動速度を調節している。

卵管の壁は卵管内膜endosalpinx，筋層，外膜の3層から構成される。

卵管内膜の上皮は1層の円柱上皮細胞からなり，上皮細胞は線毛細胞ciliate cell，分泌細胞secretory cell，小桿細胞peg cellの3種類に分類される。小桿細胞は線毛細胞と分泌細胞の間に存在し，両細胞の退行形と考えられている。

卵管内膜は卵巣機能に応じて周期性の変化をするが，子宮内膜の変化に比べれば軽度である。卵が卵管内を移送される時期には分泌細胞の数が非常に増加するが，逆に線毛細胞の数は減少する。これはこの時期には線毛細胞が分泌細胞に変化するためと考えられている。分泌細胞からの分泌物は卵子の栄養素となると考えられている。

筋層は内膜の外側にあり，3層に分類される。外層は漿膜下に沿って縦走する筋層であり，中層は卵管を輪状に取り巻く血管と平行に走行する輪状筋からなり（vascular layer），内層はらせん状に等間隔に並ぶ筋束からなっている。縦走する筋層は卵管采に達しており，卵管口の上下に2つのフォークが向かいあったように配置されている。

図1-34 卵管の構造
aは外観，bは内面図，cは断面図。卵管の各部分の太さが違うことに注目。

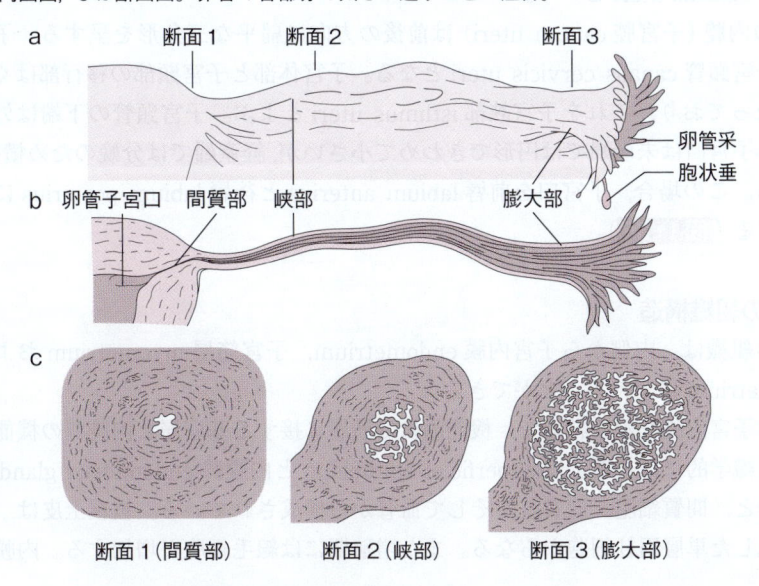

I. 生殖医学の基礎

卵管外膜は子宮外膜（漿膜）に連なる広間膜の一部で，卵管口を除いた峡部，膨大部，漏斗部の外側を覆った後，卵管間膜 mesosalpinx を形成し，その中に多くの血管，神経を含む。

b. 卵管の血管と神経

卵管間膜には卵巣動脈と子宮動脈の動脈吻合，および卵巣静脈と子宮静脈の静脈吻合からなる血管弓があり，卵管，動・静脈を分岐している。卵管の神経系は卵巣と同様，卵巣神経叢と子宮腟神経叢からの自律神経と，第10胸椎から第1腰椎にわたる脊髄部から送られてくる知覚神経から構成される（図1-32）。

③ 子宮 uterus

子宮は膀胱の後方，直腸の前方に位置し，前後に扁平な西洋梨の形をした平滑筋からなる空洞器官であって，子宮体部（後述）の外側は腹膜で覆われ，内腔は粘膜で覆われている。子宮はその中に受精卵を着床させ，発育させて胎外生活が可能となった胎児を排出する器官であり，また卵が着床しなかった場合にはその内膜を月経として排出する。子宮の大きさは成人の経産婦で，長さ約7〜8cm，最大幅4cm，最大厚は3cmと，ほぼ鶏卵の大きさである。

子宮は胎児を育成する子宮体部 corpus uteri と胎児の通過管である子宮頸部 cervix uteri の2つの部分に大別することができる。子宮体部はエストロゲンの標的器官であり，思春期前には小さく，頸部との比率は1：1であるが，初経開始後は増大し，その比率は2：1となる。

子宮の上前端の最も幅の広い部分は子宮底 fundus uteri といい，その両側に卵管が付着している。

子宮頸部は子宮の下方の細い部分で，その下半分は腟腔に突出しており，この突出部を子宮腟部 portio vaginalis uteri という。子宮腟部から上方の子宮頸部の部分を子宮腟上部 portio supravaginalis uteri という。

子宮体部の内腔（子宮腔 cavum uteri）は前後の方向に扁平な三角形を呈する。子宮頸部の内腔は子宮頸管 canalis cervicis uteri となる。子宮体部と子宮頸部の移行部はくびれてやや細くなっており，これを子宮峡部 isthmus uteri とよぶ。子宮頸管の下端は外子宮口である。外子宮口は未産婦では円形できわめて小さいが，経産婦では分娩のため横裂し，口唇状となる。この場合，子宮口を前唇 labium anterius と後唇 labium posterius に分けることができる（図1-35）。

a. 子宮体部の組織構造

子宮体部の組織は，内側から子宮内膜 endometrium，子宮筋層 myometrium および子宮外膜 perimetrium に分けることができる。

子宮内膜は子宮内腔を覆う粘膜で，機能的には筋層に接する基底層と内腔側の機能層に分けられ，組織学的には被覆上皮 superficial epithelium と内膜腺 endometrial gland からなる上皮部分と，間質細胞，間質基質そして血管から構成されている。被覆上皮は，腺上皮細胞に類似した単層円柱細胞からなる。また増殖期には線毛細胞が増加する。内膜腺は

単層円柱上皮からなり，腺腔の高さは月経直後では6μm程度であるが，排卵期ごろでは20μmにもなる．間質細胞は多分化能をもった細胞で，増殖期には楕円形の核を有する小細胞であるが，分泌期後半には大型で円形の脱落膜様細胞 predecidual cell と，小型で細胞質内に小顆粒を有する内膜顆粒球 endometrium granulocyte に分化する．間質基質は主に線維性組織になっており，月経周期によりその粘性が変化する．着床時に粘度は最低となり，着床後は粘度が増加する．間質にはコイル状細動脈が分岐している．

　子宮筋層は子宮壁の大部分を占める平滑筋層である．縦走，斜走，輪状と種々の走行をとる．筋線維の一部は卵管，子宮円索，基靱帯，仙骨子宮靱帯などと連結している．

　子宮体部の最外層は腹膜の一部である子宮外膜によって覆われており，子宮前壁の外膜は解剖学的内子宮口の高さで前方に反転して膀胱子宮窩 vesicouterine pouch を形成し，膀胱の底部から前腹壁腹膜に移行する．

　また，後腟は後腟円蓋部で反転して直腸子宮窩 rectouterine pouch（ダグラス窩 Douglas pouch）を形成する．左右は子宮体前後の腹膜が合して子宮広間膜に移行する（図1-31）．

b. 子宮峡部，頸部の組織構造
1）子宮峡部
　子宮内腔が子宮頸管に移行する部を内子宮口といい，最も狭い部を解剖学的内子宮口 ostium internum uteri anatomica，子宮体部内膜が頸管内膜に移行する部を組織学的内子宮口 ostium internum uteri histologica とよぶ．両者の間が子宮峡部である．非妊時には数mmの長さであるが，妊娠時には大きく伸展する．

　子宮峡部の内膜も子宮体部内膜と同様に周期的変化を行うが，体部内膜のそれに比較し

図1-35 子宮の形態

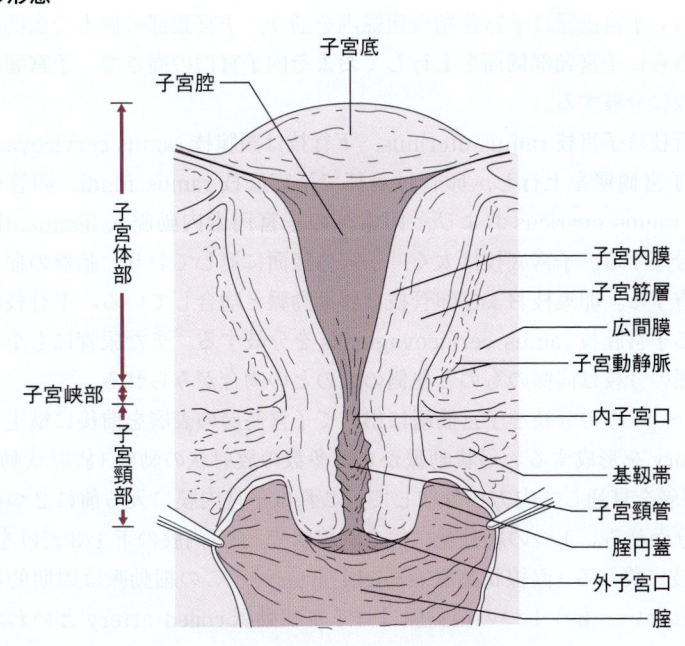

てはるかに軽度である。機能層と基底層との区別は明瞭ではない。しかし，月経時には剝脱によって軽度に出血する。

2）頸部

子宮頸部は子宮峡部に続く円柱状の部分で，長さは2.5〜3.0cmである。

子宮頸部の内腔である頸管は，最大横径は7mm，前後径は4mmである。頸管内面には多くの斜走する襞があって前後両壁の斜めの襞は各1本の縦の襞に合している。このような襞は棕状襞 plicae palmatae または活樹 arbor vitae という。この襞は分娩時の頸管の伸展に役立っている。

頸管内膜 endocervix は丈の高い円柱上皮細胞からなり，それは分泌細胞と線毛細胞の2種類に分類される。粘膜は頸管壁内に深く侵入して腺状をなしているが，これは頸管腺 endocervical gland といわれている。

子宮頸部の基質は平滑筋線維や結合組織からなっている。結合組織細胞のほうが筋線維よりはるかに多い。頸部では弾力線維が発達している。弾力線維と結合組織線維が縦走束として存在し，その間に輪状線維がみられる。子宮腟部では輪状線維が発達し隆起している。

3）外子宮口の扁平・円柱上皮接合部

外子宮口では子宮頸管内膜が子宮腟部粘膜に移行しており，子宮頸管内膜のこの移行部を扁平・円柱上皮接合部 squamocolumnar junction という。

子宮腟部粘膜は，腟粘膜の延長で20〜30層の重層扁平上皮からなる。しかし，子宮頸管粘膜は1層の円柱上皮からなる。円柱上皮からなる頸管粘膜が，重層扁平上皮からなる子宮腟部粘膜に直ちに移行する場合もあるが，多くは両者の構造が共存する移行帯 transitional zone を経て移行する。この移行帯は子宮頸癌の好発部位である。

c. 子宮の血管系（図1-36）

子宮は主として内腸骨動脈 a. iliaca interna から分枝した子宮動脈 a. uterina によって血液が供給される。子宮動脈は子宮傍結合組織内を通り，子宮頸部の側方で広間膜の尿管の上を交差し，さらに子宮頸部側面を上行しておよそ内子宮口の高さで，子宮頸部の側縁に入って上下2枝に分岐する。

子宮動脈の上行枝は子宮枝 ramus uterinus，下行枝は頸腟枝 ramus cervicovaginalis とよぶ。上行枝は子宮側壁を上行し，卵管付着部で子宮底枝 ramus fundi，卵管枝 ramus tubaris，卵巣枝 ramus ovaricus および，円索への子宮円索内動脈 a. ligamenti rotundi uteri interini に分岐する。子宮底枝は太く，子宮体後面に達しており，胎盤の血行路として重要な意義を有する。卵巣枝および卵管枝は卵巣動脈と吻合している。下行枝は子宮頸部と腟に分布する子宮腟枝 ramus cervicovaginalis を分岐する。また尿管にも小枝を出している。子宮動脈の分枝は同側のものと他側のものとの吻合がみられる。

子宮動脈は10〜14本の分枝を子宮筋層に出して子宮筋層の表層を前後に横走する弓状動脈 arcuate artery を形成する。弓状動脈からは多数の放射状の動脈（放射状動脈 radial artery）が子宮筋層を貫通して内方へ分枝して，これは子宮内膜に入る前に2つの異なった型の細動脈に分かれる。1つの細動脈は短く直線状で，子宮内膜の下1/3だけを栄養し，少数の水平な分枝に終わる（直線状動脈 straight artery）。この細動脈は周期的なホルモン変化に影響されない。もう1つの細動脈はコイル状動脈 coiled artery といわれ，コイ

ル状を呈し内膜の表面に達する。その分枝は腺を囲み，間質を栄養する。この部分には動静脈吻合および静脈静脈吻合がみられる。表層に広がる動静脈毛細血管網は静脈洞に終わっている（図1-37）。

　子宮静脈血は上部では卵管，卵巣，子宮円索および広間膜の静脈から，蔓状静脈叢 plexus pampiniformis を経て卵巣静脈 v. ovarica に入る。中部では主として子宮静脈 v. uterina に集まり内腸骨静脈に注ぐ。この間に子宮側壁およびその周辺部に著しい静脈叢をつくる（子宮中部静脈叢）。子宮頸部および腟の静脈はそれぞれ複雑な静脈叢をつくり，これらが連結して子宮腟静脈叢をつくる。この静脈叢は膀胱の側方と下方に形成された膀胱静脈叢と吻合する。これらの静脈叢は子宮中部静脈叢と吻合して内腸骨静脈に注ぐ。

d. 子宮の神経系
　子宮は主として骨盤神経叢の分枝である子宮腟神経叢から，神経線維を供給される。それ以外にも，内臓神経から仙骨子宮靱帯を経由しての経路と卵巣動脈神経叢からの経路が存在する。これらの経路により交感神経，副交感神経の遠心路が子宮に到達し，またそれらの求心路と知覚神経が子宮から胸椎，腰椎，仙椎に達する。

e. 子宮のリンパ系
　子宮のリンパ管は，子宮内膜基底部，子宮筋層と子宮漿膜下の3つのリンパ管網から発生する。
　子宮底からのリンパ管は，卵巣リンパ管とともに直接大動脈周囲のリンパ節に入る。そのほかの子宮体部と子宮頸部からのリンパ流は，基靱帯リンパ節から閉鎖リンパ節，内腸骨リンパ節，外腸骨リンパ節などの骨盤リンパ節に至り，総腸骨リンパ節から大動脈リンパ節へと上行する。

図1-36　子宮の血管系

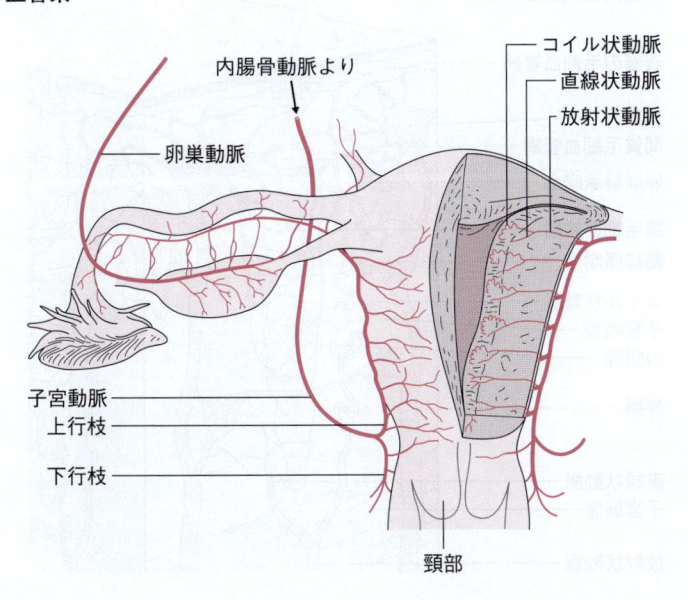

f. 子宮の支持組織

子宮は多くの腹膜性，靱帯性，線維性，線維筋性の組織によって支持されている（図1-38）。

1) 広間膜 broad ligament

子宮の表面を包む腹膜は，子宮の外側縁から子宮広間膜となり骨盤壁に達している。広間膜は2枚の腹膜からなり，前葉と後葉に分けられる。上端は卵管を取り巻いており，卵管を越えて卵巣提索として骨盤壁に連続している。卵管下流から下方に走り卵巣付着部に至るが，その間は卵管間膜といわれる。卵管間膜の内部には卵巣上体や卵巣傍体が存在する。

2) 子宮円索（円靱帯）round ligament

子宮底部の側面の卵管付着部のすぐ前直下から起始し，広間膜間を外方に走行して内鼠径輪に達する。鼠径管を通過した後，外鼠径輪を出て扇状に広がり鼠径部の組織と一緒になる。円索は子宮を前方へと固定している。従って，子宮の位置の矯正手術の場合，子宮円索の短縮や腹壁への固定などが術式の一部として選ばれる。

3) 固有卵巣固有索（卵巣固有靱帯）ligamentum ovarii proprium

子宮広間膜の中にあって卵管の子宮端直下の子宮外側角に始まり，卵巣の下縁に向かって下方に走る索状物で，卵巣の固定装置となる。

子宮卵巣索と子宮円索は発生学的に中腎の下部が退化したものであり，男性の精巣導体 gubernaculum testis（精巣下端と陰嚢との間に存在する）に相当するものである。

4) 卵巣提索（骨盤漏斗靱帯）infundibulopelvic ligament

子宮広間膜は卵管膨大部から卵巣提索を形成して仙腸関節の側方を走行し，骨盤側壁に至る。卵巣動静脈を含んでいる。

図1-37 子宮内膜の腺構造と血管系

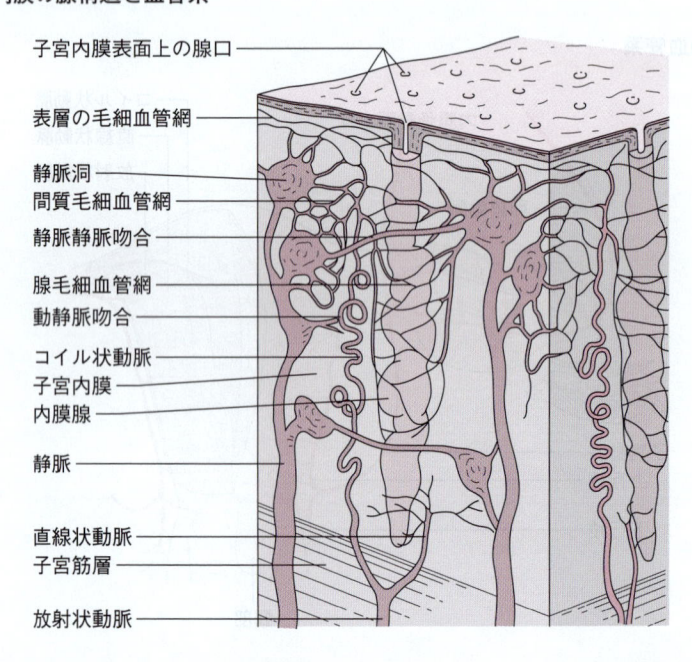

5) 子宮支帯 retinacula uteri

子宮下部の保持装置として重要であり，膀胱子宮靱帯，基靱帯および仙骨子宮靱帯からなっている。一連の板状組織であるため，これらをそれぞれ前部支帯 pars anterior，中部支帯 pars media および後部支帯 pars posterior とよぶこともある。これらの支帯の間隙には疎性結合組織が存在する。この結合組織と子宮支帯を含めて子宮傍結合組織 parametrium とよぶ。

膀胱子宮靱帯 vesicouterine ligament は，子宮頸部前面の両側縁および腟の前より膀胱の後面に達し，その間に尿道，膀胱動静脈，リンパ管が通過している。膀胱を取り巻いて走行した後，恥骨膀胱靱帯 pubovesical ligament を介して恥骨後面に付着している。

基靱帯 cardinal ligament は子宮支帯のなかで最も強力なもので，両側子宮頸および腟壁から骨盤側方へ向かう。子宮静脈，リンパ管，神経線維などを有し，子宮動脈はこの上縁を走行している。

仙骨子宮靱帯 uterosacral ligament は内子宮口の高さで子宮後壁から発し，直腸をはさんで第2，3仙骨結合部のところで仙骨盤に広がる。緊密な結合組織を混じえた平滑筋からなり，直腸と子宮間の血管およびリンパ管の通路となる。知覚神経線維が含有されており，これが刺激されると月経困難症が生じるという説もある。

④ 外陰・腟

a. 外陰 vulva, pudendum

女性の外部生殖器（外性器）external genitalia を外陰といい，一般に処女膜より外側にある器官の総称である。以下の部分から構成されている（図1-39）。

図1-38 子宮の支持組織

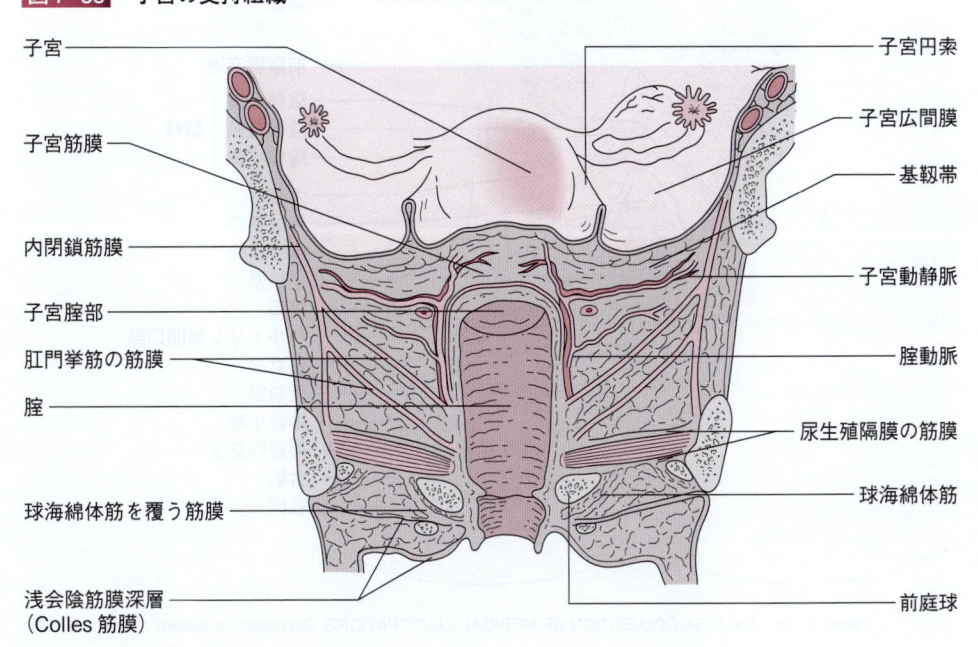

外陰の外観は小児期，性成熟期，老年期とによって大きく変化する。

1) 恥丘 mons pubis

恥骨結合の上方を覆う軟部組織は恥丘 mons pubis とよばれ，思春期以後に脂肪沈着が著明となり皮膚に陰毛が生じる。

2) 大陰唇 labia majora

大陰唇は，恥骨結合の上縁から後方は会陰に達する一対の厚い皮膚の襞であり，外陰構築の中心となる。男性の陰嚢に相当する。左右の大陰唇は前方で合して前陰唇交連 anterior commissure となり，後方で合して後陰唇交連 posterior commissure を形成する。

成人女性の大陰唇は組織学的には乳房に類似し，表皮は厚くて色素を沈着し，皮脂腺や汗腺が多数存在する。また，発毛（陰毛）を認める。内面は口唇の粘膜に似た皮膚で多数の皮脂腺，汗腺が存在する。皮下組織は脂肪に富んだ結合組織からなる。胎生期には腹膜の突起が浅鼠径輪から現れて，大陰唇の側縁に沿って下行しているが（腹膜鞘状突起），これが閉鎖しなかった場合には腹腔内容物が入り込み，腟陰唇ヘルニアが発生することがある。大陰唇内には平滑筋線維が存在するが，これは男性の陰嚢の肉様膜に相当するものである。また大陰唇は血管に富み，特に静脈叢が発達している。

3) 小陰唇 labia minora

大陰唇の内側に接し，左右二葉の薄い皮膚の襞で，男性の陰茎の皮膚に相当する。小陰唇の前端は2つに分かれ，1つは陰核包皮 prepuce of the clitoris となり，ほかはその下方で左右結合して陰核小帯 frenulum of the clitoris となる。小陰唇は後方にいくに従って

図1-39 外陰部の外観（性成熟期の経産女性）

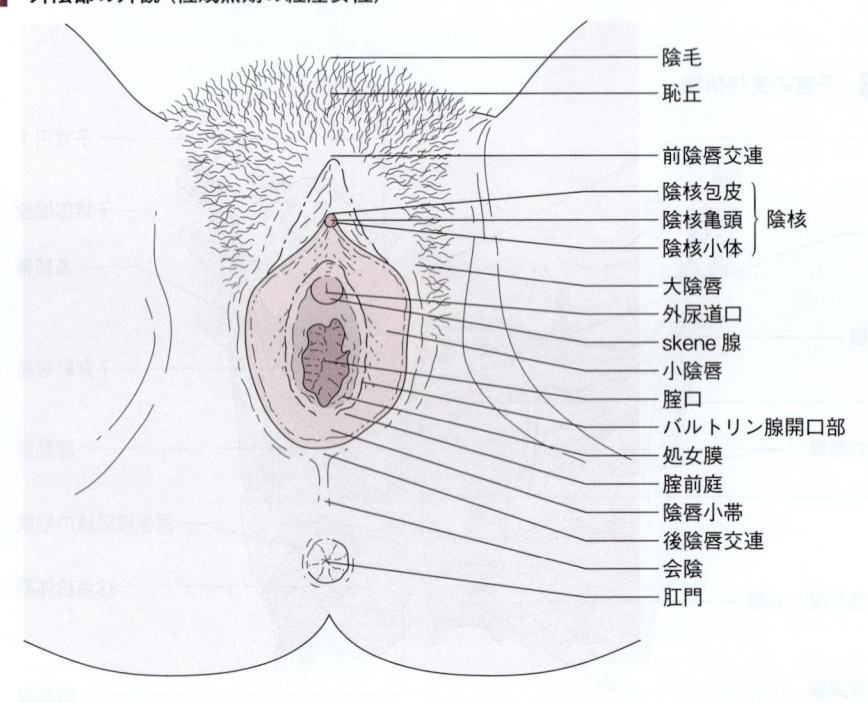

(Netter, F. H.：The CIBA COLLECTION OF MEDICAL ILLUSTRATIONS. Reproductive system, 2. より改変引用)

次第に大陰唇に移行するが，後陰唇交連の直前で陰唇小帯 frenulum of the labia pudendi という薄い横走するひだを形成する．

　小陰唇の皮膚は滑らかで色素沈着がみられ，陰毛はない．汗腺は乏しいが皮脂腺は豊富に存在し，恥垢 smegma preputii は落屑表皮と皮脂腺分泌物によって形成されたものである．小陰唇には神経と小血管が豊富に存在する．

4）陰核 clitoris

　恥骨弓の下面から陰核脚 crus clitoridis をもって起こり，左右結合して陰核体 corpus clitoridis となり，陰核亀頭 glans clitoridis をもって終わる．発生学的に陰核は男性の陰茎海綿体に相当する．両側の陰核脚は陰核海綿体からなり，左右共同の陰核筋膜に包まれ左右の陰核海綿体は陰核海綿体中隔で結合している．陰核体の基部は恥骨結合と陰核提挙帯 lig. suspensorium clitoridis で結合している．

　陰核上皮は重層扁平上皮からなり，皮脂腺はない．陰核包皮には汗腺や皮脂腺は豊富に存在する．陰核亀頭の真皮には神経終末が密集し，神経乳頭，自由神経終末や Meissner 神経小体がみられる．

5）腟前庭 vestibulum

　左右の小陰唇に囲まれた舟型のくぼみで，そのなかに腟口，外尿道口，スキーン管 Skene's duct およびバルトリン腺 Bartholin's gland の開口部が存在する．腟口は，処女では扁平上皮に覆われた硬い結合織性の襞である処女膜 hymen によって部分的に塞がれている．性交や分娩によって破綻退縮した処女膜は処女膜痕 carunculae hymenales という．

　腟前庭から腟入口部の両側に前庭球 vestibular bulbs がある．前庭球は前端が細く，後端が広くて丸い棍棒状の海綿体で静脈叢が発達しており，前庭球は性的興奮時にうっ血をきたして膨張する．男性の尿道海綿体に相当する．

① Bartholin 腺 greater vestibular gland：バルトリン腺は大前庭腺ともよばれるエンドウ豆大の分泌腺で，左右の前庭球の後端に位置し，腟口の両側中央部に開口する．腺腔は円柱上皮に覆われ，その核は基底部にあり細胞質は明るい．排出管は長さ1～2 cm，太さ2mmで腟前庭の開口部に近づくにつれて円柱上皮から重層扁平上皮に移行する．男性のCowper腺（尿道球腺）に相当する．

② 小前庭腺 lesser vestibular glands：腟前庭に散在し，腟粘膜の潤滑作用を有する．ブドウ状の形で分枝型である．この腺の粘液分泌細胞は背の高い円柱上皮から成り立つ．排出管は肉眼では見えない．

6）尿道 urethra

　尿道は膀胱から出て腟の前壁に沿い，腟口の前方で腟前庭に外尿道口として開口する．女性の尿道の長さは3.0～4.0cmで男性に比較して著しく短い．

　尿道粘膜は重層立方上皮から構成されているが，外尿道口付近では重層扁平上皮からなる．筋層は内層が縦走，外層が輪状筋から成り立ち，外膜は腟との間で硬い尿道腟中隔を形成している．尿道は尿道周囲腺 paraurethral gland によって囲まれている．これは男性の前立腺に相当するもので，導管の大部分はスキーン管へ，一部は尿道へ開口している．尿道周囲腺は，淋菌の感染巣となりやすく，感染により，嚢腫状に拡張して尿道下憩室を形成することがある．

　外尿道口の両側にスキーン管（傍尿道管 paraurethral duct）が開口している．この管は尿道下をそれと平行に1.5cmの長さにわたって走行する．

7) 会陰 perineum

会陰は陰唇後交連と肛門との間の部分をいい，皮膚は薄く陰毛も乏しい。分娩時に裂傷を起こしやすい。

8) 外陰の血管，神経，リンパ系

外陰は内腸骨動脈の分枝である内陰部動脈 a. pudenda interna と大腿動脈の分枝である外陰部動脈 a. pudenda externa から動脈供給を受ける。

外陰の神経支配は以下の3群に大別される。

①恥丘と前外陰部は腰部神経叢から一部は鼠径管を経由し，一部は陰部大腿神経の陰部枝として到達する神経路により支配，②陰核，陰唇の大部分，腟前庭は陰部神経により支配，③会陰と後外陰部は仙骨神経叢から分枝する後大腿皮膚神経により支配。

この知識は外陰小手術時の神経ブロックに必要である。

外陰のリンパ系は，主として外陰部より，浅鼠径節から深鼠径節を経由して骨盤リンパ節へと流入する。

b. 腟 vagina

腟は外陰と子宮を結ぶ長さ約7.5cmの粘膜に覆われた筋膜性の管であり，交接器と産道を兼ねる。腟の長軸は仙骨の下部とほぼ平行であり，子宮の長軸と約60°の角度をなしている。子宮の頸管は腟内に突出しているので，前腟壁は後腟壁より1.5～2cm短い。後腟壁は前腟壁より伸展性に富む。腟の上端は円形の盲端で腟円蓋 fornix という。腟円蓋は前腟円蓋 anterior fornix，後腟円蓋 posterior fornix および左右の側腟円蓋 lateral fornices の4つの部分に分類することができる。

腟の前方には膀胱，尿管および尿道があり，腟の前壁と膀胱との間には疎な結合組織の膀胱腟中隔 vesicovaginal septum が存在する。これはさらに下方に延びて強固な尿道腟中隔となる。

後腟円蓋はダグラス窩と接しているので，後腟円蓋から容易に腹腔に達することができる。従って，穿刺や腟式手術の経路として利用される。後腟円蓋より下方の後腟壁は，直腸と直腸腟中隔 rectovaginal septum によって接している。腟壁と直腸を剥離することは比較的容易である。

腟の側壁に小さな管腔または索状物として Gartner 管 Gartner's duct を認めることがある。これは胎生期の Wolff 管 Wolffian duct の下半部の遺残で，ときに嚢腫や腺腫が発生することがある。

腟の前壁と後壁には腟褶 rugae vaginales とよばれる横走する襞がある。これらは正中部で集合し，前褶柱および後褶柱 columna rugarum anterior, posterior とよばれる縦走した隆起を形成する。褶柱は経産婦よりも未産婦により著明に認められる。

1) 腟の組織構造

腟壁は粘膜層と筋層，外膜の3層から成り立っている。粘膜は重層扁平上皮で表層細胞は角化傾向を示す。腺はなく，リンパ節を多数認める。粘膜と筋層の間には薄い結合組織があり，筋層に近づくにつれて疎となる。

筋層の内側は主として輪状筋，外側は縦走筋から成り立っている。後者は前者よりも強靭で子宮漿膜下の筋層に続いている。筋層の外側には結合組織性の外膜が存在し，前方では膀胱・尿道腟中隔の一部に，後方では直腸腟中隔の一部となる。

1．生殖器の発生・解剖

2）腟の血管，神経，リンパ系

　腟への動脈供給としては，子宮動脈の分枝の腟動脈，下膀胱動脈および下直腸動脈，内陰部動脈があり，静脈は子宮静脈叢および腟静脈叢を経て内腸骨静脈に入る。

　神経は子宮腟神経叢および陰部神経から供給され，外膜中には神経叢をつくる。

　腟の上方2/3のリンパ管は，子宮頸部のそれとほぼ同じ走行をする。腟の下方1/3，外陰，会陰のリンパ管は吻合して網目状をなし，鼠径リンパ節に入る。

I. 生殖医学の基礎

2. 生殖器系の生理

A 性周期

① 月経周期

　日常の産婦人科臨床では，月経異常に関するさまざまな疾患が多いが，その病態を正確に診断し，適切な治療方針を立てるためには，月経周期を制御している機構を正しく理解することが必要である．月経周期の調節機構は，血中ホルモンの radioimmunoassay；RIAの開発，神経内分泌学における新知見，視床下部の各種ペプチドの構造決定や合成，分子生物学の応用などによって，近年大きく進歩し，各ホルモンの動態やそれを修飾する成長因子やサイトカインなども詳細に解析されてきた．

a. 月経周期の特徴

　月経周期は，生体リズムのなかで最も調和のとれた代表的なリズムの1つである．これは，視床下部—下垂体—卵巣系といわれるシステムの有機的な統合によりコントロールされているが，それを作動させている基本メカニズムは feedback 機構であり，この系を構成する3つのエレメントが情報面で互いに閉鎖回路を形成し，自動制御が行われている．

図1-40 視床下部—下垂体—副腎皮質系における ACTH とコルチゾールとの feedback 調節

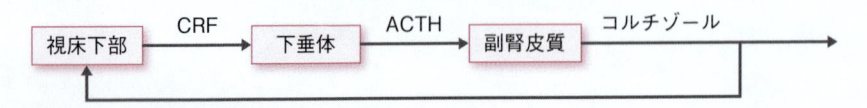

視床下部 →CRF→ 下垂体 →ACTH→ 副腎皮質 →コルチゾール→

図1-41 視床下部—下垂体—卵巣系におけるゴナドトロピンと卵巣ステロイドホルモンの feedback 調節

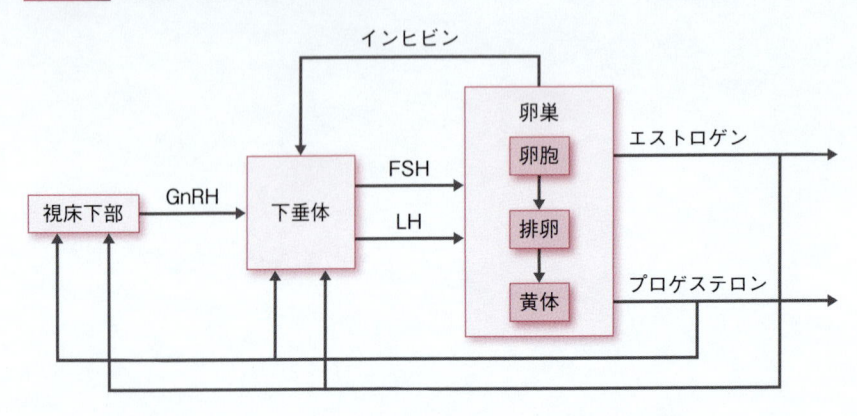

視床下部 →GnRH→ 下垂体 →FSH, LH→ 卵巣（卵胞→排卵→黄体）→エストロゲン，プロゲステロン
インヒビン

feedback 機構によるホルモンの分泌調節は生体内で多くみられるが，月経周期における feedback 機構の大きな特徴は，多重調節性と動態性（dynamicity）であるといえる．このことは，下垂体―副腎皮質系における，ACTH―コルチゾールという比較的シンプルな関係と比較すると明らかである（図1-40）．

図1-41 に示されるように，月経周期の調節においては，下垂体からはゴナドトロピンとして，FSH と LH という 2 種類のホルモンが分泌される．一方，卵巣においても，エストロゲンとプロゲステロンという異なる卵巣ステロイドホルモンが分泌されるため，関係するホルモンの情報が多種類である．そのほか，下垂体からプロラクチンが，また卵巣からはアンドロゲンやインヒビンがそれぞれ分泌されており，このシステムを一部修飾している．さらにホルモンの分泌動態のみでなく，形態学的にも卵巣においては，卵胞の発育，排卵，そして黄体形成という一連の変化が連続的に進行している．しかも，これらの機能的あるいは形態的な変化に関与する構成要素のあらゆる情報が，決して静止しているのではなく，時々刻々とダイナミックに変化するという動的な性格も同時にもっている．

b. 月経周期におけるホルモン分泌動態

月経周期は，通常，卵胞期，排卵期，そして黄体期に分けられる．これら各相におけるホルモンの分泌を 図1-42 に示す．

図1-42　性成熟期女性の月経周期における各ホルモン血中濃度の変動

横軸は LH サージのピーク時からの日数を示し，赤色のバーは月経を表す．最下段の白色のバーは受精卵の着床時期を示している．

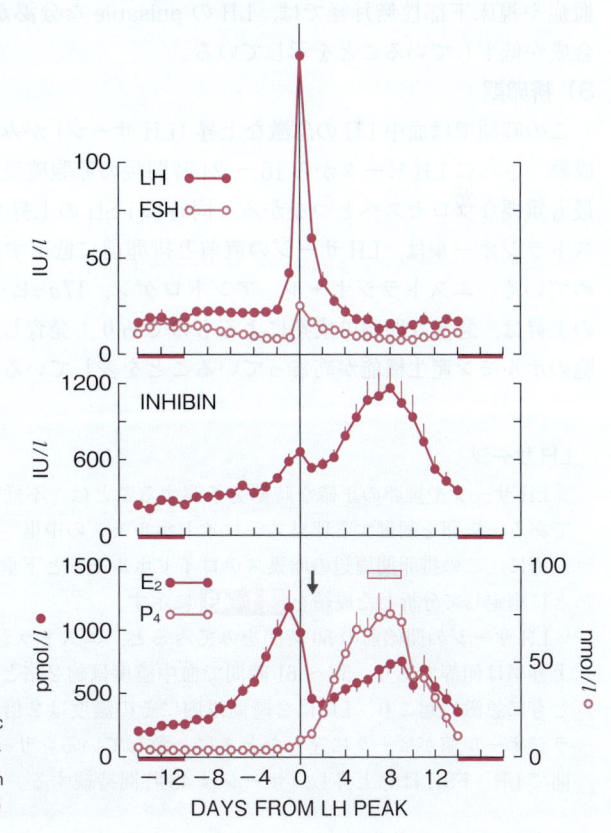

(Roseft SJ, Bangah ML, Kettel LK, et al. Dynamic changes in circulating inhibin levels during the luteal-folliculer transition of the human menstrual cycle. J Clin Endocrinal Metab 1989 ; 69 : 1033-39)

1）卵胞前期

卵胞前期では，前の月経周期の黄体後期から始まっている血中 FSH 値の上昇が引き継がれ，これに伴って卵胞発育が進行している．LH 値も上昇するが，FSH よりも1～2日遅れる．一方，卵巣でのエストロゲン，プロゲステロン，アンドロゲンの分泌は比較的一定である．

2）卵胞後期

この時期は，LH サージが起こる7～10日前から始まるが，特徴的なことは，卵巣からのエストラジオールとエストロンの分泌増加である．エストラジオールの上昇は，初め緩徐であるが，その後急激となり，LH ピークの前日に最高値に達する．この血中エストロゲンの上昇は，血中 FSH 値の低下と血中 LH 値の軽度の上昇をもたらす．エストロゲンによるゴナドトロピンの抑制作用は，LH よりも FSH に強く作動し，また成熟卵胞からのインヒビン分泌も FSH 抑制に影響している．この時期のほかのステロイドホルモンの分泌をみると，アンドロステンジオン（androstenedione），テストステロン，17α-ヒドロキシプロゲステロン，20α-ジヒドロプロゲステロンの血中レベルは上昇し，これらのホルモンは LH ピークの日に最高値に達する．

血中 LH 値を経時的に採血して詳細に測定してみると，一定のレベルではなく，細かく変動し，いわゆる律動的（pulsatile あるいは episodic）な分泌をしていることがわかっている．パルスの大きさは，中間期の LH ピークのときに最大であり，また黄体期にも大きなパルスを認める．LH のパルスは視床下部からの GnRH 分泌と一致し，サルの実験で，下垂体門脈への GnRH の分泌もパルス状であることが観察されている．高プロラクチン血症や視床下部性無月経では，LH の pulsatile な分泌が消失し，視床下部での GnRH の合成が低下していることを示している．

3）排卵期

この時期では血中 LH の急激な上昇（LH サージ）がみられ，これは成熟卵胞の最終的な成熟，さらに LH ピークから16～24時間後の卵胞破裂，排卵という月経周期のなかでは最も重要なプロセスへとつながる．同時に FSH の上昇もみられる（図1-42）．一方，エストラジオールは，LH サージの直前と排卵前に低下するが，プロゲステロンは上昇し始めていく．エストラジオール，アンドロゲン，17α-ヒドロキシプロゲステロンの排卵前の上昇は，急激な卵胞の成熟によるものであり，発育している卵胞で莢膜細胞や顆粒膜細胞のホルモン産生機能が高まっていることを表している．

LH サージ

LH サージや排卵の正確な時期を予測することは，不妊治療の成功率を上げるために重要である．排卵を制御する卵巣ステロイドホルモンの中枢へのシグナルをより詳細に検討するために，この排卵期周辺の卵巣ステロイドホルモンと下垂体ホルモンの分泌動態を2時間ごとに測定して分析した成績を図1-43に示す．

LH サージの開始前の50時間をみてみると，エストラジオール，プロゲステロン，LH の上昇率は同等であり，57～61時間で血中濃度は約2倍となる．LH サージ，FSH サージはともに急激に起こり，LH は2時間以内にその濃度は2倍となる．サージの開始は，エストラジオール値がピークに達したときに一致している．サージの起こり方をみると，約14時間で LH，FSH は急上昇し，サージは48時間持続する．この間，エストラジオールは急激

に低下していくが，プロゲステロンは上昇し続ける。
　このように，LHサージのピークの有無以外に，サージの開始，立ち上がりにも焦点を当てて，卵巣ステロイドホルモンとゴナドトロピンとの関連を検討することが必要となってきている。そして，いかに正確に，このゴナドトロピンのサージの開始をとらえることができるかが，不妊治療などの臨床においては重要である。

図1-43 月経周期の中間期におけるFSH，LH，エストラジオール，プロゲステロンの動態

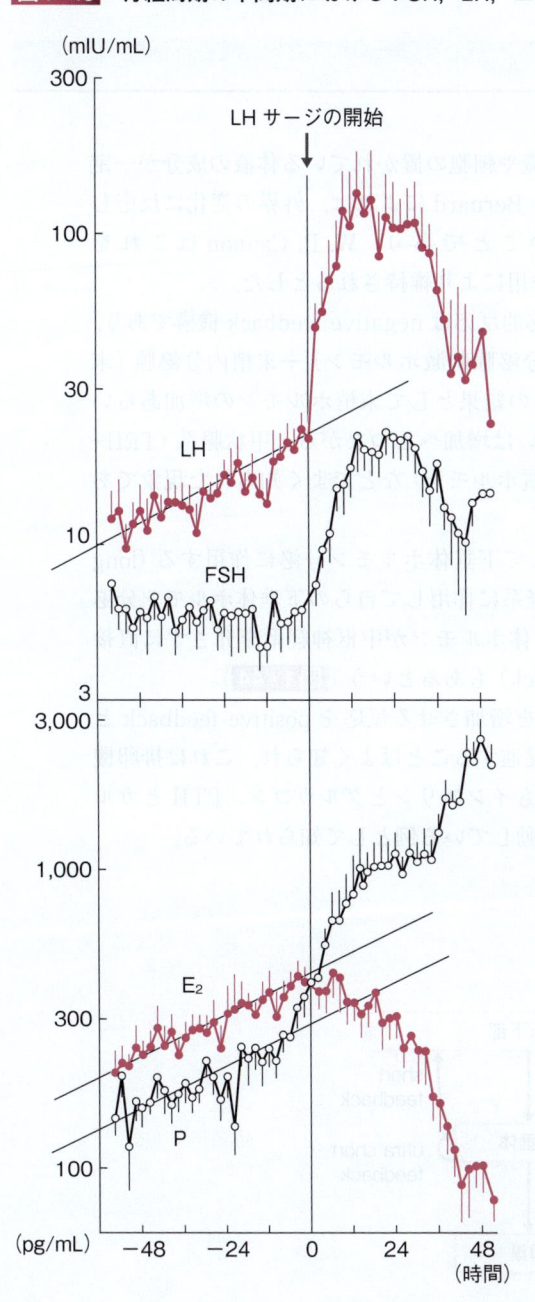

ゴナドトロピンサージを時間0とし，2時間ごとに測定。
(J. D. Hoffより)

4）黄体期

　黄体期における最大の特徴は，いうまでもなく黄体からのプロゲステロン分泌の著明な上昇である。プロゲステロンの分泌は，LHサージ後約8日目で最高値に達する。このプロゲステロン分泌に伴って，17α-ヒドロキシプロゲステロン，エストラジオール，そしてエストロン値の上昇もみられるが，プロゲステロンに比較すると軽度である。これらの卵巣ステロイドホルモンの分泌増加により，LHとFSHは黄体期では減少していくが，FSHは黄体期の終わりのころから次周期の卵胞発育開始のために上昇していく（図1-42）。

❷ feedback 機構

a. feedback の概念

　生体の機能が正常に営まれるためには，各組織や細胞の置かれている体液の成分が一定に保たれていなければならない。これはClaude Bernardによれば，外界の変化に反応した内部環境 milieu interieur の恒常性を保つことであり，W. B. Cannon はこれを homeostasis とよび，神経系と内分泌系の相互作用により維持されるとした。

　一般にこの homeostasis を維持する神経内分泌的反応は negative feedback 機構であり，中枢神経系（releasing ホルモン）―下垂体（内分泌腺刺激ホルモン）―末梢内分泌腺（末梢ホルモン）の間に作動し，negative feedback の結果として末梢ホルモンの増加あるいは減少は，それぞれ下垂体ホルモンの減少あるいは増加へとつながる。甲状腺系（TRH-TSH-T4），副腎皮質系（CRH-ACTH-副腎皮質ホルモン）などでよく知られた現象である。

　一般的には末梢ホルモンが中枢神経系を介して下垂体ホルモン分泌に作用する（long feedback）が，下垂体ホルモンが直接に中枢神経系に作用して自らの下垂体ホルモン分泌に影響する（short feedback）現象，および下垂体ホルモンが中枢神経系を介さずに直接下垂体に作用するような現象（ultrashort feedback）もあるという（図1-44）。

　末梢ホルモン増加が逆に下垂体ホルモン分泌を増加させる反応を positive feedback という。エストロゲンの上昇が下垂体LH分泌を促進することはよく知られ，これは排卵機構ではきわめて重要な現象である。そのほかにもインスリンとグルカゴン，PTHとカルシトニンの分泌も相互に positive feedback が作動している例として知られている。

図1-44　feedback の種類

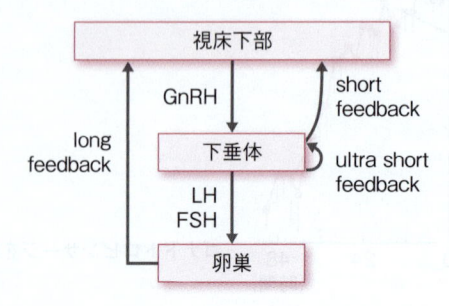

homeostasis 維持の基本的機構としての feedback 現象は内分泌系に限られたものではなく，細胞内における生合成，代謝，酵素反応にもみられることである．酵素活性が一連の代謝過程の最終産物によって特異的阻害を受けるのは一般的現象であり，これによって代謝が自動的制御を受ける．また，高等動物に限られることはなく，内分泌・神経系のような機構をもたない単細胞生物にも存在する．

b. 排卵機構における feedback 現象

排卵機構におけるステロイド feedback の概念は，Moore と Price（1932）のステロイドと下垂体ホルモン分泌との逆相関（negative feedback）関係の発見にまでさかのぼるが，その後まもなく Hohlweg はステロイドが positive にも feedback し，この作用は中枢神経系の性中枢 sex center を介することを明らかにした（Hohlweg 効果）．G. Harris は多くの実験結果からこの性中枢は視床下部にあり，視床下部はゴナドトロピン releasing factor を介して神経体液性に調節されていることを明らかにし，Schally, Guillemin らによる GnRH*の構造決定，合成となった．

---

* gonadotropin releasing hormone；GnRH は以前 luteinizing hormone-releasing hormone；LH-RH とよばれていた．LH-RH が LH の分泌を促進し，FSH の分泌促進には別の未発見の分泌促進因子が存在すると考えられていたためである．その後，LH の分泌も FSH の分泌も同一の物質 LH-RH により促進されるという結論に達したため，現在では LH-RH に代わり GnRH という名称が広く用いられている．

---

negative と positive の feedback

排卵の上位中枢は視床下部に存在する GnRH pulse generator であり，これが卵巣からの性ステロイドホルモンの feedback により GnRH の分泌調節を行っている．また，卵巣ホルモンは視床下部だけでなく下垂体にも作用し，ゴナドトロピン分泌を下垂体レベルでも調節している．feedback には negative feedback と positive feedback のまったく相反する調節様式が存在し，これらにより排卵周期が形成される．feedback 作用を受けて作動している中枢は，ラットにおいては視床下部に存在すると考えられているが，ヒトをはじめとする霊長類においては，Knobil らの実験結果から，下垂体も同様の中枢機能を有している可能性が高いと考えられる．

Knobil らは，去勢サルの視床下部内側底部を破壊し，LH 基礎値の低下を確認した後，GnRH をポンプにより律動的に投与すると LH 基礎値の上昇がみられ，次いでエストロゲンの投与により LH 分泌の抑制（negative feedback）を起こしたり，逆に LH の爆発的放出すなわち LH サージ（positive feedback）を起こすことができたと報告している．

1）negative feedback

ゴナドトロピンの基礎分泌は，negative feedback により調節されていると考えられている．正常月経周期を有する女性が両側卵巣摘出術を受けると，卵巣ホルモンの作用が消失し，その結果 negative feedback が作動しなくなり，ゴナドトロピンは急激に上昇し始め，3 週間で手術前の約 10 倍のレベルにまで達する．この女性にエストロゲンを補充すると，上昇したゴナドトロピンはもとの値に回復する．去勢によるゴナドトロピンの上昇はパルス頻度の増加によるものではなく，振幅の増大によるものと考えられ，エストロゲンの補充により増大した振幅はもとに回復する．去勢女性にプロゲステロンを補充しても上昇し

I. 生殖医学の基礎

たゴナドトロピンにはあまり影響を与えないが，黄体期女性やエストロゲン投与に引き続くプロゲステロン投与ではLHパルス頻度，振幅ともに減少がみられる。これはプロゲステロンが，視床下部においてβ-エンドルフィンを介してGnRHのパルス頻度を抑制しているためと考えられている。

2) positive feedback

排卵直前に起こるLHサージは，エストラジオールのpositive feedbackの結果である。血中エストラジオール値が低い時期にエストラジオールを投与して，排卵期後期にみられる300 pg/mL程度にまでその濃度を高め，それを2～3日間維持させると，LHサージを人工的に起こすことができる。また，排卵前の卵胞から分泌されるプロゲステロンはLHサージの持続を長くし，また増幅すると考えられている。このようにLHサージは，排卵前の卵胞からの信号による中枢（視床下部/下垂体）の刺激の結果であるが，最近，視床下部での作用部位の詳細が明らかになってきた。

c. 性ステロイドと視床下部

去勢による雌ラット視床下部GnRH，血中LH，下垂体LH含量の変化をみると 図1-45 のように視床下部GnRH含量は減少し，同時に血中LH，下垂体LH含量は増加する。雄ラットで血中GnRH濃度を検討した報告によると，去勢により血中GnRH濃度は増加し，視床下部GnRH含量は減少するが，これにテストステロンを投与すると血中GnRHは減少し，視床下部GnRH含量は増加する。

去勢雌ラットにエストラジオールを投与すると，血中LHは24，48時間後に低下，72時間後に逆に増加し，エストロゲンによるnegative feedbackが先行し，続いてpositive feedbackが出現する。一方，視床下部GnRH含量は血中LH値の変動とは逆に24，48時間後に増量し，72時間後には前値にもどり，視床下部GnRHと血中LHは逆相関の関係を示した（図1-46）。連続切片による視床下部GnRH分布の検討では（図1-47），弓状核一正中隆起部 arcuate-median eminence region；ARC-MEのGnRHのみがエストラ

図1-45 去勢による視床下部GnRH含量，下垂体LH含量，血中LHの変化（雌ラット）

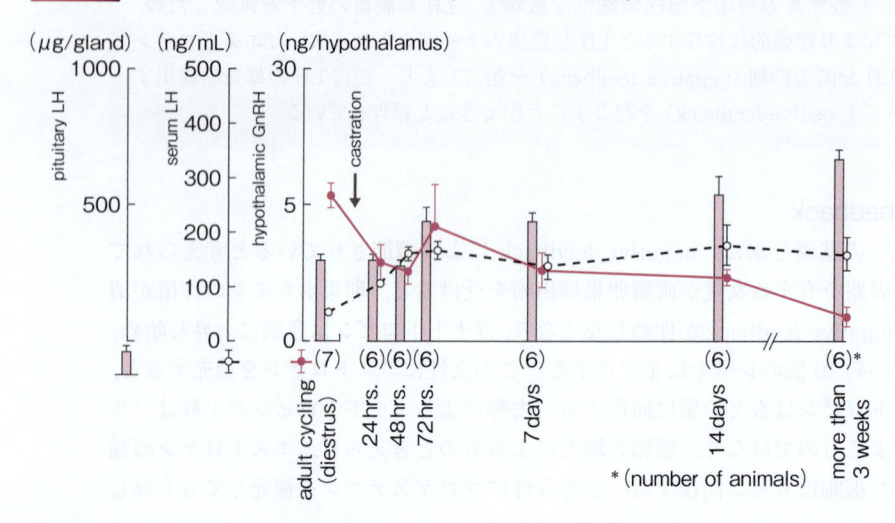

ジオールに反応して変動し，視束前野 preoptic area；POA をはじめとするほかの部位の GnRH は変動しない．このことから，エストロゲンは ARC-ME からの GnRH 放出を抑制し，この結果として ARC-ME の GnRH が一過性に集積し，このエストロゲンの放出抑制効果が消退すると二次的に GnRH が放出され，positive feedback が出現するものと考えられた．

　一方，視床下部の前方を切断した anterior hypothalamic deafferentation；AHD 群ではエストラジオール投与により血中 LH 値は 96 時間まで抑制され，positive feedback 相は認められなくなる（図1-48）．ARC-ME の GnRH 含量はエストラジオール投与後 24, 48, 72 時間で増加するが，その増加量は AHD 非施行群と比較してわずかであり（図1-49）．AHD ラットで positive feedback が欠如したのは POA と ARC-ME の神経線維連絡が切断されたため，エストロゲン投与後の正中隆起部における GnRH 蓄積が障害されたためと考えられた．このように，エストロゲンの positive feedback 機構発現には POA と ARC-ME の神経線維連絡が必要であり，さらに AHD ラットでも negative feedback 機構は作動することから，エストロゲンの negative feedback には ARC-ME が関与することが明らかとなった．

　一方，サル，おそらくヒトでも同様であると思われるが，霊長類では視床下部前方の

図1-46 去勢雌ラットにおけるエストロゲンの血清 LH 値および ARC-ME の GnRH 含量に及ぼす影響

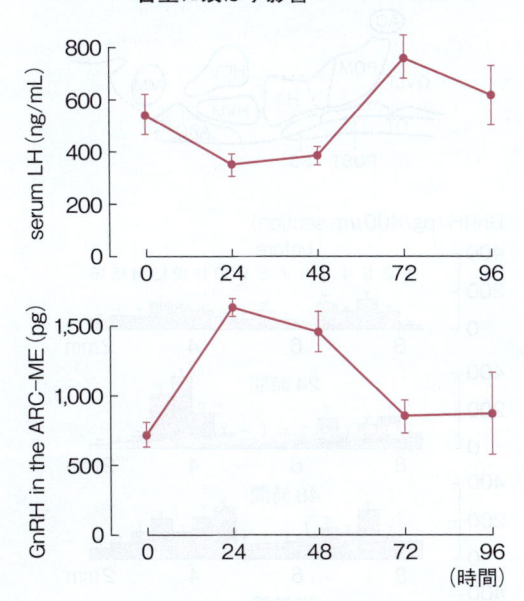

図1-47 去勢雌ラットのエストロゲン投与後の GnRH 分布の経時的変動

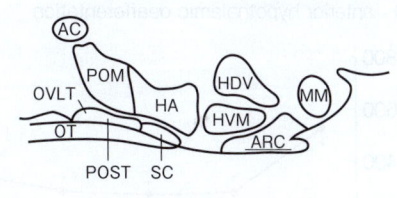

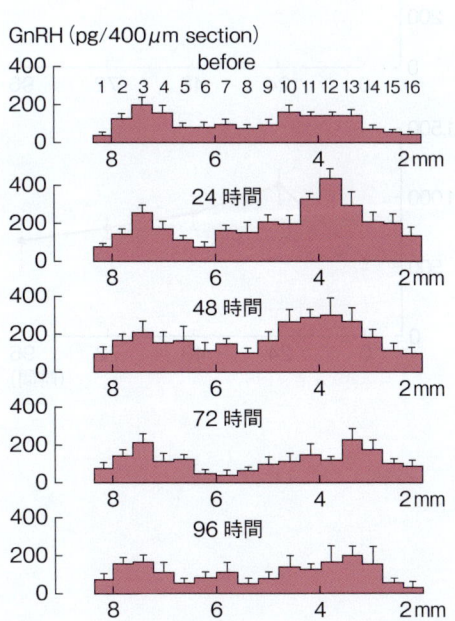

I. 生殖医学の基礎

POA，終板器管 organosum vasculosum lamina terminalis；OVLT などを完全に破壊しても性周期は発現し，medial basal hypothalamus；MBH のみが主として性周期調節機構に関与する。また，ARC-ME から分泌される GnRH が存在すれば，ステロイドは下垂体に直接作用して negative および positive feedback の両反応が発現することが明らかとなっている（「月経周期」の項を参照）。　▶p.50

下垂体 FSH 分泌の調節に関しては，このようなエストロゲンの feedback 以外に，卵巣から分泌されるインヒビンの作用も考慮しなければならない。卵胞発育に伴い顆粒膜が増殖することによりインヒビン産生量が増加し，これが下垂体に直接作用して FSH 分泌を抑制する feedback 機構がある。

③ 中枢における性機能調節

a. GnRH の分泌調節

1）視床下部における性ステロイド receptor の所在

脳内の視床下部内側底部にはエストロゲン receptor とプロゲステロン receptor が GnRH ニューロンとは無関係に散在している。最近の免疫組織学的研究や in situ

図1-48 AHD 去勢ラットにおけるエストロゲンの血清 LH 値および ARC-ME の GnRH 含量に及ぼす影響

AHD：anterior hypothalamic deafferentation

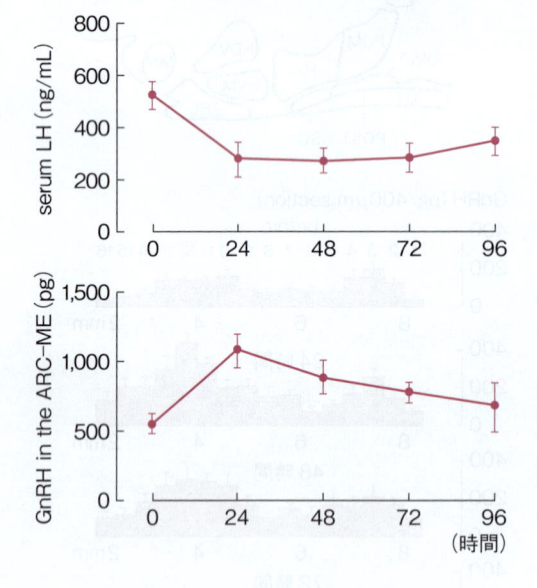

図1-49 AHD 去勢ラットのエストロゲン投与後の GnRH 分布の経時的変動
点線は切断部位を示す。

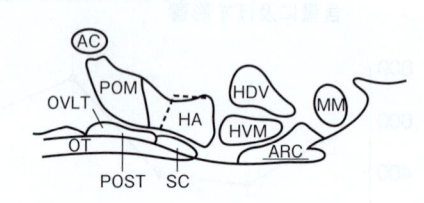

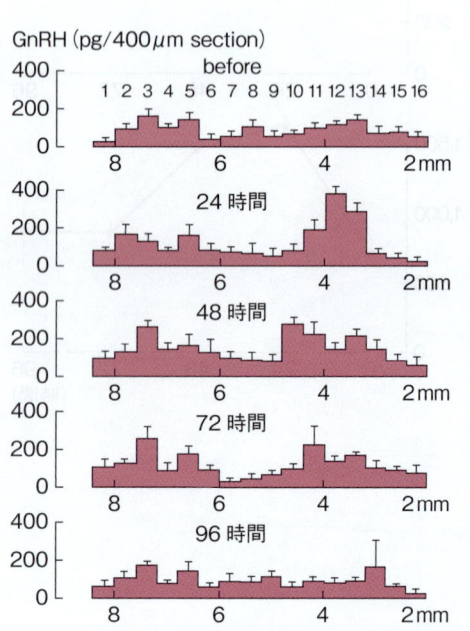

hybridization により，細胞内にエストロゲン receptor とプロゲステロン receptor をもつ神経細胞の存在が明らかになった。弓状核のドパミンニューロン，β-エンドルフィンニューロンには両 receptor の存在が証明されているが，GnRH ニューロンにはそれらの存在は証明されていない。卵巣ホルモンが GnRH ニューロンに直接作用しないとするなら，GnRH ニューロンに隣接する視床下部内側底部のほかのニューロンを介して作用する可能性が高い。ドパミンニューロン，β-エンドルフィンニューロンは GnRH ニューロンと軸索—軸索結合によりコミュニケートしているので，これらを介して feedback 機構を調節していると考えられてきた。

2) キスペプチンニューロンの証明

近年，低ゴナドトロピン性性腺機能低下症のため性成熟に至らず，その原因が G protein-coupled receptor 54；GPR54 の遺伝子の異常にあると考えられる家系が発見されたこと，GPR54 ノックアウトマウスで性腺が著しく萎縮し性成熟が起こらないことなどが報告された。GPR54 は 5 つのエキソンをもち，G protein-coupled receptor をコードする遺伝子である。このレセプターは視床下部に多く存在し，GnRH ニューロンにも発現している。さらに，GPR54 の内因性リガンドが強力なゴナドトロピン分泌促進効果をもつことが解明され，GPR54 の GnRH 分泌調節への関与が明らかとなった。この内因性

図1-50 キスペプチンは性ステロイドによるフィードバック作用を仲介する

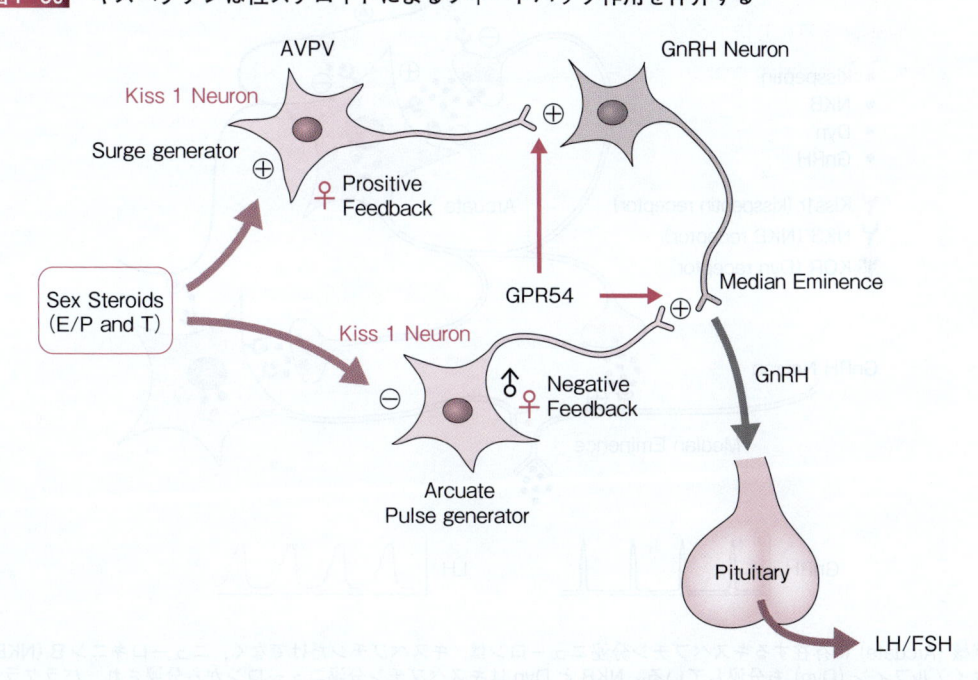

キスペプチンニューロン（Kiss 1 Neuron）は前腹側室周囲核（AVPV）と弓状核（Arcuate）に存在しており，AVPV の Kiss 1 Neuron は視索前野の GnRH ニューロン細胞体に，また，Arcuate の Kiss 1 Neuron は正中隆起部（Median Eminence）の GnRH ニューロン軸索に作用し，それぞれ GPR54 を介して GnRH 分泌を促進する。エストロゲン（E），テストステロン（T）などの性ステロイドは，Arcuate の Kiss 1 Neuron に negative に作用し GnRH の分泌を抑制するように働く（negative feedback）。エストロゲンは，AVPV の Kiss 1 Neuron に対しては positive に作用し GnRH の分泌を促進する（positive feedback）。

(Gottsch MI, et al：Mol Cell Endocrinol 2006；254-255：91-6 改変引用)

I. 生殖医学の基礎

リガンドはキスペプチン（kisspeptin）とよばれる神経ペプチドであるが，同定された当初は，腫瘍転移抑制効果に着目され，メタスチン（metastin）と命名されていた。キスペプチンを発現するキスペプチンニューロン（kiss 1 ニューロン）の脳内分布には 2 つのグループがあり，1 つは視床下部弓状核，もう 1 つは前腹側室周囲核である。この両方の核の kiss 1 ニューロンにエストロゲン receptor（ER α）の存在が確認され，卵巣ホルモンによる GnRH ニューロンへの作用は，キスペプチンおよびその receptor である GPR54 を介していることが明らかとなった。

エストロゲンによる kiss 1 ニューロンに対する作用は kiss 1 ニューロンの存在する神経核により正反対である。すなわち，視床下部弓状核の kiss 1 ニューロンではエストロゲンは kiss 1 遺伝子の発現を抑制するのに対し，前腹側室周囲核ではエストロゲンは kiss 1 遺伝子の発現を促進する。これらのことから，キスペプチンによる GnRH ニューロンへのエストロゲンの情報伝達機構は次のように考えられている（図 1-50）。多くの動物種において，視床下部の弓状核では Kiss 1 ニューロンがエストロゲンによる negative feedback を伝達することにより，GnRH のパルス状分泌を制御する。一方，前腹側室周囲核では Kiss 1 ニューロンがエストロゲンによる positive feedback を伝達し，GnRH の

図 1-51　弓状核のキスペプチンが GnRH パルスを形成する機序

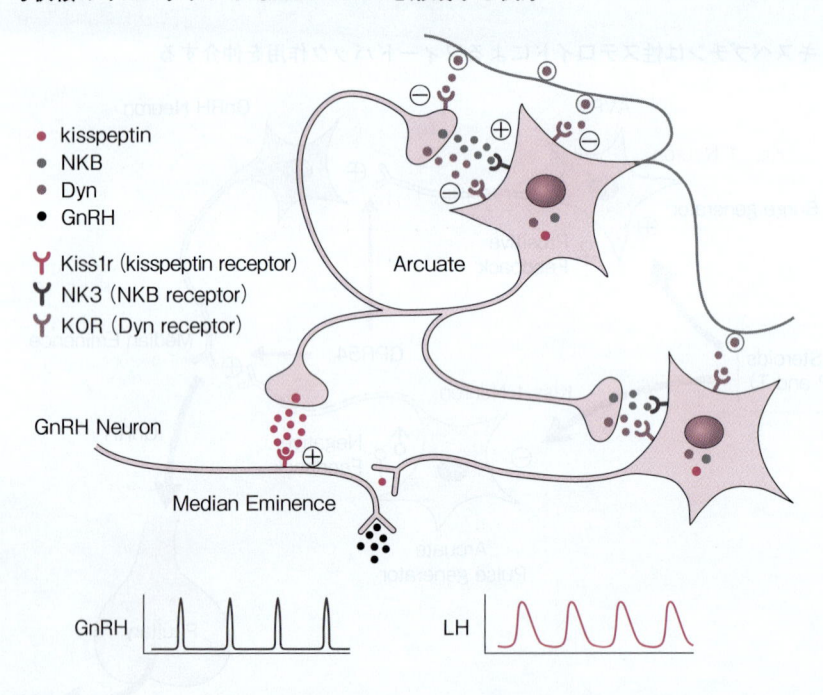

弓状核（Arcuate）に存在するキスペプチン分泌ニューロンは，キスペプチンだけでなく，ニューロキニン B（NKB）とダイノルフィン（Dyn）も分泌している。NKB と Dyn はキスペプチン分泌ニューロンから分泌され，パラクライン，オートクラインの様式で弓状核内のキスペプチンニューロンに作用し，NKB はキスペプチン分泌を促進し，Dyn はキスペプチン分泌を抑制する。キスペプチンニューロンからのキスペプチン分泌が NKB と Dyn の修飾を受ける結果，キスペプチン分泌により促進される GnRH ニューロンからの GnRH 分泌はパルス状となる。弓状核のキスペプチンニューロンは，NKB と Dyn も分泌することから，KNDy ニューロンともよばれる。
NK3R：neurokinin B receptor
KOR：κ opioid receptor（Dyn receptor）

（Wakabayashi Y, et al：J Neurosci 2010；30（8）：3124-32 より改変引用）

サージ状分泌を惹起すると考えられる．このことは，ラットにおいて GnRH パルスジェネレーターが視床下部弓状核付近に存在し，GnRH サージジェネレーターが視索前野付近に存在するとの従来の推定にほぼ一致するが，動物種による違いのある可能性もある．

3）キスペプチンによる調節の機序

弓状核においてキスペプチンによる GnRH ニューロンへの刺激が GnRH のパルス状分泌を形成することについては，次のような機序が推定されている．弓状核に存在する kiss 1 ニューロンではキスペプチンのほかに，神経ペプチドであるニューロキニン B（Neurokinin B；NKB），オピオイドペプチドであるダイノルフィン A（Dynorphin A；DYN）を同時に発現している．このことから弓状核における kiss 1 ニューロンを KNDy

図1-52 GnIH (RFRP) の脳内・下垂体における作用機序

E₂：estradiol
ME：median eminence（正中隆起）
ERα：estrogen receptor α
GC：glucocorticoid
GC-R：glucocorticoid receptor
Mel-R：melatonin receptor

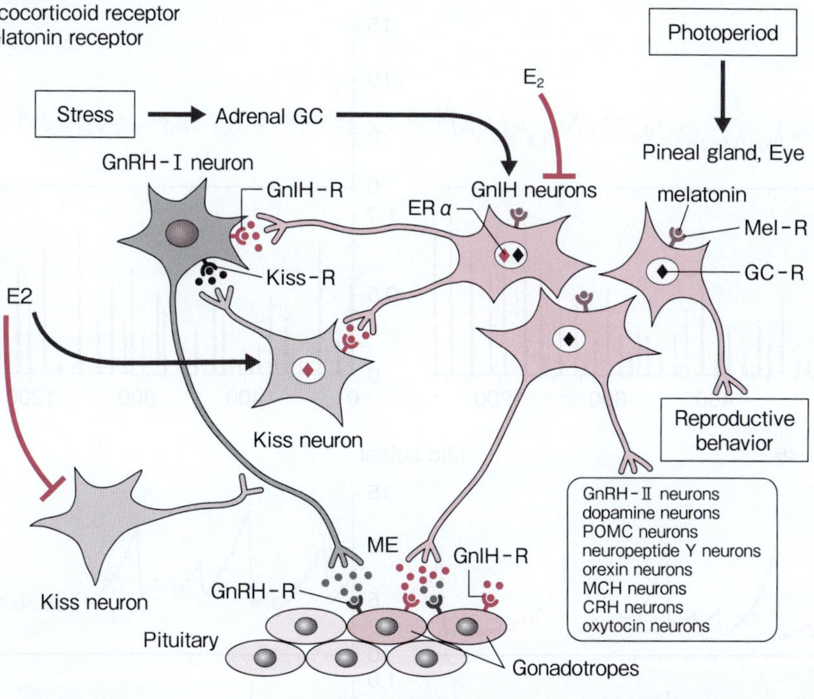

脳内において GnIH（RFRP）ニューロンは，その軸索を GnRH-Ⅰニューロンおよび正中隆起に向けて放射している．GnRH-Ⅰニューロンおよび下垂体のゴナドトロピン分泌細胞には，GnIH receptor である GPR147 が発現している．GnIH の作用は次のように考えられている．GnIH は，GnRH-Ⅰニューロンの活性を抑制すること，および下垂体のゴナドトロピン分泌細胞に直接作用することによりゴナドトロピン分泌を抑制する．GnIH はキスペプチンニューロンの活性を調節することによっても GnRH-Ⅰニューロンに影響を与える．このほか GnIH ニューロンは，脳内においてその軸索を GnRH-Ⅱ，ドパミン，propiomelanocortin（POMC），ニューロペプチド Y，オレキシン，melanin-concentrating hormone（MCH），conrticotropin-releasing hormone（CRH），オキシトシンそれぞれの分泌ニューロンに向けて放射している．GnIH はまた，生殖行動の抑制にも作用している可能性がある．GnIH の合成は，メラトニン，ストレス，E₂ により調節されている．GnIH ニューロンに，メラトニン receptor，グルココルチコイド receptor，エストロゲン receptor α の発現が確認されている動物種もある．日照時間や光周期は，松果体や眼によって認識され，メラトニンを分泌することにより GnIH へと伝えられる．ストレスは，副腎においてグルココルチコイド分泌を促進し，脳内での GnIH 分泌亢進につながる．これらの仮説には動物種により差がある可能性もある．

（Ubuka T, et al：Front Endocrinol 2012；3：148 より改変引用）

I. 生殖医学の基礎

図1-53 ヒト月経周期におけるLH分泌パターン

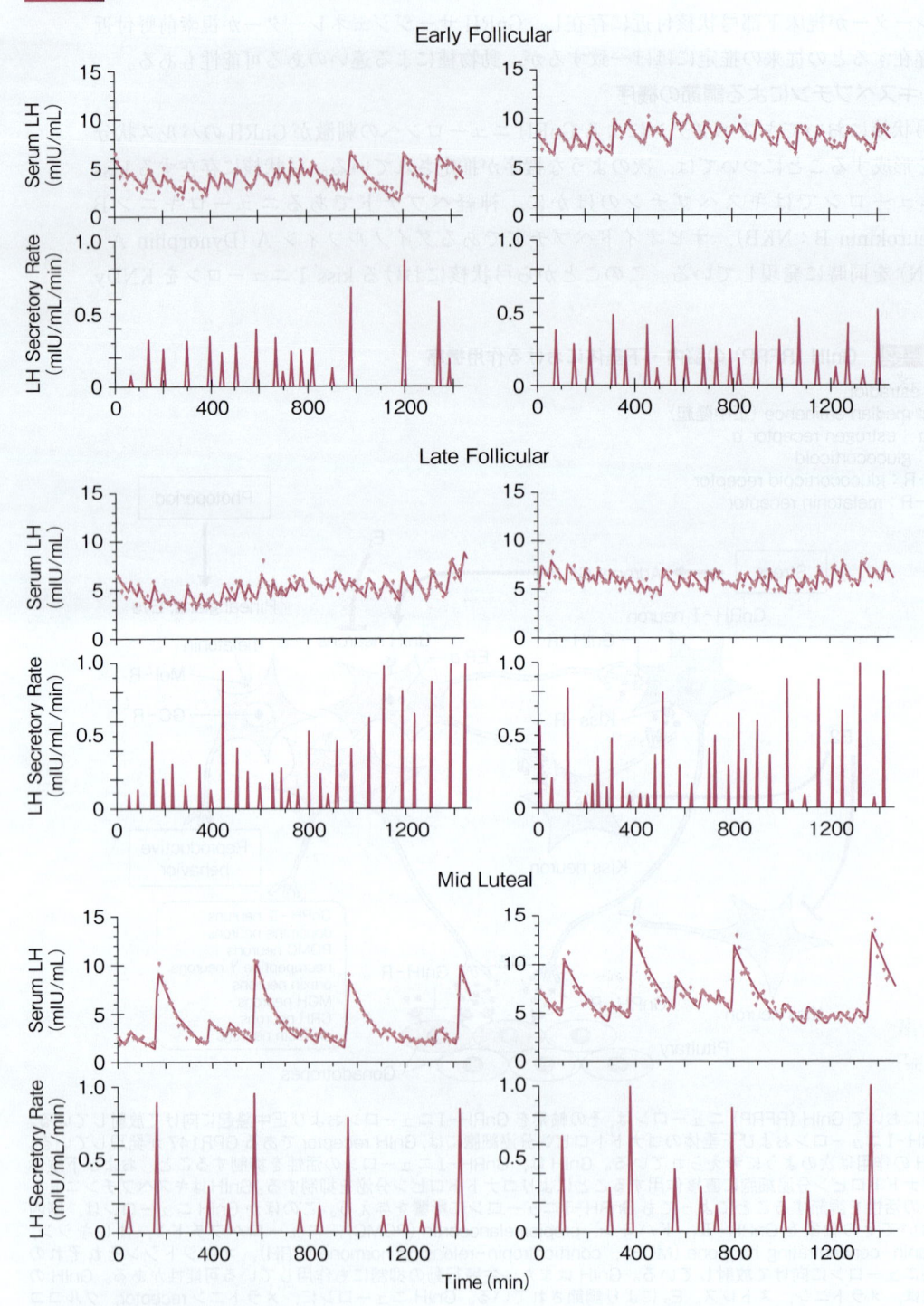

ヒトの卵胞期早期，卵胞期後期，黄体期中期における血清 LH 値（mIU/mL）および LH 分泌速度（mIU/mL/min）を示す（表1-3 参照）。横軸は時間（分）。

(Sollenberger MJ, et al：J Neuroendocrinol 1990；2（6）：845-52 より)

ニューロンとよぶことも提唱されている。NKB と DYN は，KNDy ニューロンから分泌され，弓状核内でパラクラインおよびオートクライン機序を通じて KNDy ニューロンに作用する。KNDy ニューロンから分泌され KNDy ニューロンに作用する NKB は，KNDy ニューロンからのキスペプチンの分泌をさらに促進し，同時に DYN 分泌を促進する（図1-51）。DYN は KNDy ニューロンに対し，キスペプチン分泌を抑制する働きをし，これらの協調により KNDy ニューロンからのキスペプチンの分泌はパルス状となり，その結果，GnRH ニューロンからの GnRH のパルス状分泌が形作られるとするものである。現在のところ，いくつかの動物においてこのような機序を推定しうる成果が得られている。ヒトにおいては，NKB をコードする遺伝子である TAC3 遺伝子や NKB receptor をコードする遺伝子の TACR3 遺伝子の変異により NKB 機能が抑制され低ゴナドトロピン性の性機能障害を示す例が報告されており，中枢における NKB の役割が示唆されている。

KNDy ニューロンにはレプチン受容体の存在も確認されており，脂肪組織や食欲など食事や体重の性機能への影響を中継する可能性も示唆されている。

表1-3　ヒト月経周期における LH 分泌の特徴

	Number (24 hr)	Periodicity (min)	Amplitude † (mIU/mL per min)	Half-duration † (min)	Total Daily Secretion (mIU/mL per 24 hr)
Early follicular	17.5 ± 1.4[a]	80 ± 3[a]	0.43 ± 0.02[a]	6.5 ± 1.0[a]	49 ± 6[a]
Late follicular	26.9 ± 1.6[b]	53 ± 1[b]	0.70 ± 0.03[b]	3.5 ± 0.9[b]	56 ± 8[a]
Midluteal	10.1 ± 1.0[c]	177 ± 15[c]	0.26 ± 0.02[c]	11.0 ± 1.1[c]	52 ± 4[a]
		395 ± 37[d]	0.95 ± 0.05[d]		

ヒトの卵胞期早期，卵胞期後期，黄体期中期における LH 分泌の違い：1日のパルスの数，パルスの周期，振幅，ピークから半減までの時間，1日総分泌量を示す（図1-53 参照）。
黄体期中期の周期，振幅は，上段に small pulse（＜0.65 mIU/mL/min），下段に large pulse（＞0.65 mIU/mL/min）を示す。
Mean ± SEM。異なる文字（a-d）は有意差（p＜0.05）を示す。

(Sollenberger MJ, et al：J Neuroendocrinol 1990；2 (6)：845-52 より)

図1-54　弓状核の微小電流と血中 LH

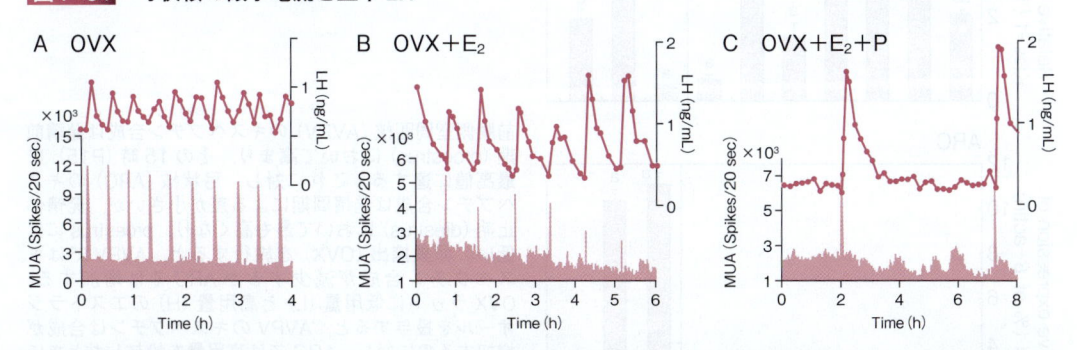

A　OVX

B　OVX＋E₂

C　OVX＋E₂＋P

卵巣摘出（OVX）後のヤギの視床下部弓状核尾側に電極を刺入し，multiple unit activity（MUA）を測定（下段），同時に血中 LH 濃度（上段）を測定した（A）。これにエストラジオール（E₂）単独（B）またはエストラジオール（E₂）＋プロゲステロン（P）（C）を皮下に埋め込み，同様に MUA と血中 LH 濃度を測定した。微小電流のスパイクに合わせて LH 濃度の上昇がみられる。これは E₂ により周期がやや延長し，E₂＋P により周期は大きく延長する。

(Wakabayashi Y, et al：J Neurosci 2010；30 (8)：3124-32 より改変引用)

4) GnIH の同定

近年，ウズラの脳内にゴナドトロピン分泌を抑制する作用を有する神経ペプチドが同定され，ゴナドトロピン抑制ホルモン gonadotropin-inhibitory hormone；GnIH と命名された。その後の研究から，GnIH の存在が哺乳類，さらにヒトにおいても確認され，その分泌細胞の所在や作用機序が明らかにされつつある。後れて同定された哺乳類における直系分子は RFamide-related peptide-3；RFRP-3 とよばれるが，GnIH と同等の作用を有する物質である。GnIH ニューロンの細胞体は，鳥類では室傍核に，哺乳類では視床下部背内側領域に分布しており，さまざまな部位に神経線維を放射している。GnIH の receptor とみなされる G protein-coupled receptor 147；GPR147 が，げっ歯類において，下垂体のゴナドトロピン分泌細胞や視索前野の GnRH ニューロンに発現していることから，GnIH の作用は次のように考えられている。下垂体正中隆起部へ延びる GnIH ニューロン神経線維はゴナドトロピン分泌細胞に作用し，ゴナドトロピン分泌を抑制する。また，視索前野や弓状核への GnIH ニューロン神経線維は，GnRH ニューロンの作用を抑制することによりゴナドトロピン分泌を抑制すると同時に，kiss 1 ニューロンにも作用して GnRH 分泌を調節する。また，GnIH ニューロンにエストロゲン receptor α；ERα が存在し，摘出視床下部に対しエストラジオールを作用させると GnIH ニューロンの細胞活性が高まることがハムスターにおいて観察されたことから，エストロゲンによる negative feedback の一部は GnIH を介していることも考えられる（図1-52）。

b. 中枢における性周期

ゴナドトロピン分泌の最も主要な調節因子は視床下部からの GnRH である。GnRH の

図1-55 ラット発情周期におけるキスペプチン合成の視床下部部位による違い

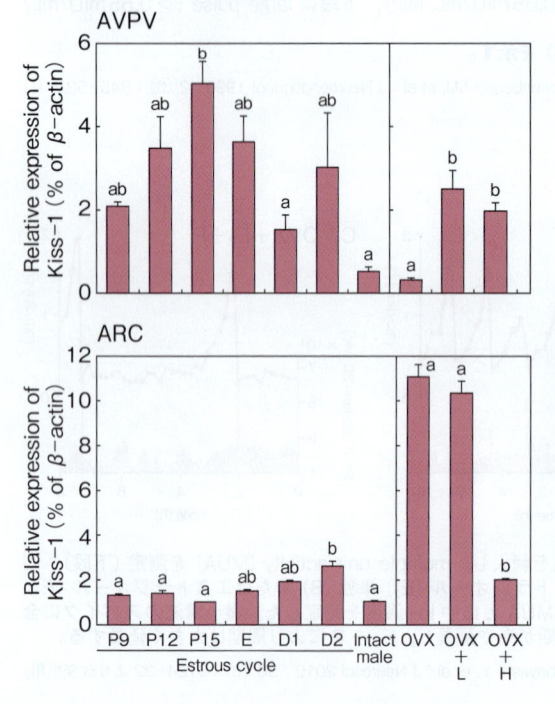

前腹側室周囲核（AVPV）のキスペプチン合成は発情前期（proestrus）において高まり，その15時（P15）に最高値に達する。これに対し，弓状核（ARC）のキスペプチン合成は発情周期による差が小さいが，発情休止期（diestrus）において最も高くなり，proestrus には低い。卵巣摘出（OVX）を施行すると，AVPV ではキスペプチン合成が減少するが ARC では増加する。OVX ラットに低用量（L）と高用量（H）のエストラジオールを投与すると，AVPV のキスペプチンは合成が増加するのに対し，ARC では高用量を投与したときにキスペプチン合成が有意に減少した。
（同一の文字〔a, b〕の付されているものは有意差がない）

（Adachi S, et al : J Reprod Dev 2007；53（2）：367-78 より改変引用）

パルス状の分泌がそのままゴナドトロピンのパルス状分泌に反映されるが，このパルス状分泌はゴナドトロピンのうち，特にLHにおいて著明に出現する．LHのパルス状分泌の月経周期内における変化を観察すると，卵胞期初期にはパルスの振幅は小さくパルスの周期は長い．卵胞期後期になると振幅は大きく，また周期は短くなり，パルスの頻度は高くなる（図1-53，表1-3）．これは，エストロゲンの作用によりGnRHパルスの振幅と頻度に変化が生じるためとされている．ところが卵巣を摘出したヤギの視床下部弓状核尾側に電極を刺入し微小電流を計測しながら血中LHを測定する実験では，エストラジオールを皮下投与したほうが微小電流の周期が延長，すなわち頻度が低下する（図1-54）．このことは視床下部弓状核においてはエストロゲンがGnRHパルスに対してその頻度を低下させることでnegativeに作用することを示唆するものである．LHサージの起こるころには，エストロゲンのpositive feedbackも加わり，LHの基礎分泌も高まっているが，これは主として前腹側室周囲核のkiss 1ニューロンを介した変化なのかもしれない．このようにエストロゲンの影響はGnRHのパルス状分泌についても視床下部の部位によって異なることも考えられ，LHサージを発現させるという目的に合致していることになる．ラットを用いた実験においても，前腹側室周囲核のkiss 1ニューロンの発現が性周期の

図1-56 ハムスターの発情前期における血清LH濃度とRFRP細胞活性の関係

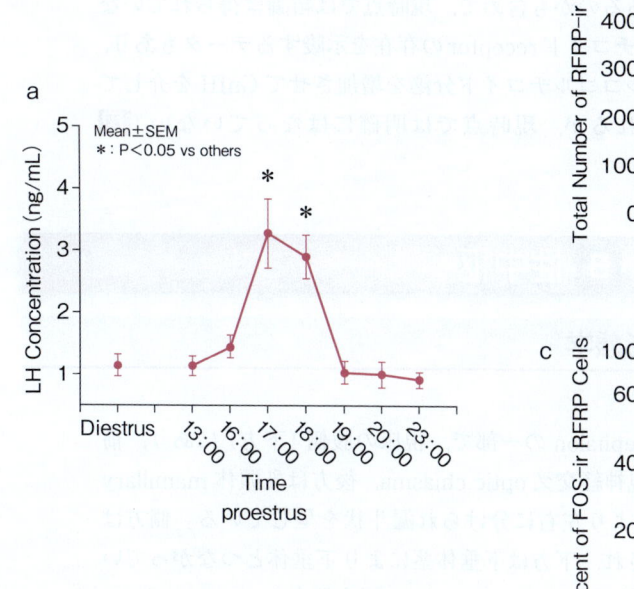

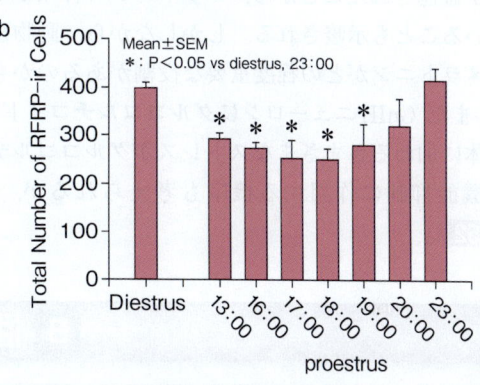

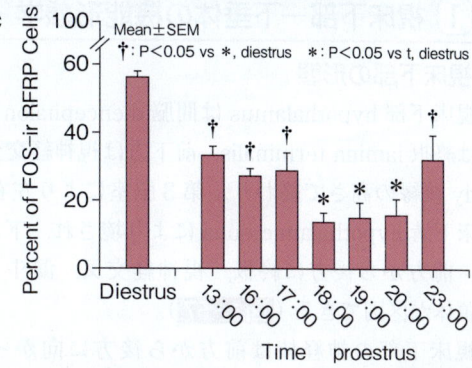

発情前期（proestrus）の17時から2時間に起こるLHサージ（a）に合わせて背内側視床下部のRFRP免疫活性を示す細胞数をカウントすると，proestrusの午後に低くなり，23時には発情休止期（diestrus）レベルまで回復する（b）．RFRP細胞の活動を示すFOS活性を示す細胞の数も同様の動きである（c）．
RFRP：RFamide-Related Peptide

(Gibson EM, et al：Endocrinology 2008；149 (10)：4958-69 より)

I. 生殖医学の基礎

うちの発情前期（proestrus）の午後にピークを迎えること，および弓状核ではkiss 1ニューロン発現の変化は小さいものの発情休止期（diestrus）には有意に高くなることが観察されている．また，卵巣摘出，および卵巣摘出後のエストラジオール投与時のkiss 1ニューロン発現の増減が前腹側室周囲核と弓状核とで逆になっていることも観察され，中枢における性周期におけるキスペプチンの関与がうかがわれる（図1-55）．

黄体期中期にはLHパルスの周期は大きく延長するが，これはプロゲステロンの作用と考えられる．視床下部弓状核に電極を刺入したヤギの実験においても，エストラジオールとともにプロゲステロンを添加した場合には，微小電流の頻度は低下する（図1-53, 1-54）．

ハムスターを用いた実験からは，発情前期（proestrus）のLHサージに一致して背内側視床下部のRFRP細胞の活性が低下することが観察され，LHサージの形成にはGnIH-RFRPの系も関与している可能性がある（図1-56）．

動物種によっては季節の推移により生殖行動に変化の現れる場合がある．この生殖行動の季節による変化は日照時間の多寡に起因するものとして，夜間に分泌が増すメラトニンが関与するとされている．ウズラに対して16時間の日照を与える長日飼育と8時間日照の短日飼育とで比較すると，短日飼育のほうがGnIHの産生が有意に促進され，精巣の重量は有意に軽くなることが観察されている．GnIHニューロンにメラトニンreceptorの存在が確認されたことから，メラトニンの作用がGnIHを介してゴナドトロピン分泌に及んでいることも示唆される．しかしながら，動物種により作用が一定ではなく，ヒトにおいてメラトニンがどの程度重要な役割があるのかも含めて，現時点では結論は得られていない．また，GnIHニューロンにグルココルチコイドreceptorの存在を示唆するデータもあり，生体に加わるさまざまなストレスがグルココルチコイド分泌を増加させてGnIHを介して性機能抑制に作用する機序も考えられるが，現時点では明確にはなっていない（図1-52）．

B 性中枢

1 視床下部─下垂体の機能形態学

a. 視床下部の形態

視床下部 hypothalamus は間脳 diencephalon の一部で，視床の腹側（下方）にあり，前方は終板 lamina terminalis，前下方は視神経交叉 optic chiasma，後方は乳頭体 mamillary body 後縁の高さで終わり，第3脳室により左右に分けられ漏斗状を呈している．側方は視床下溝 hypothalamic sulci により境され，下方は下垂体茎により下垂体とつながっている．前方から後方に終板，視神経交叉，漏斗 infundibulum，灰白隆起 tuber cinerium，乳頭体が区別できる（図1-57）．

視床下部の神経核は前方から後方に向かって3群に分けられ，前群には視索上核 supraoptic nucleus，室傍核 paraventricular nucleus，前視床下核 anterior hypothalamic nucleus が含まれる．中群には，腹内側核 ventromedial nucleus，背内側核 dorsomedial nucleus，室周核 periventricular nucleus，弓状核 arcuate nucleus，隆起核 tuberal nucleus が含まれる．後群には乳頭体内の核と後核 posterior hypothalamic nucleus が含

まれる。これらの神経細胞相互間には複雑な神経線維による連絡があり，また脳のほかの部位（大脳辺縁系，視床，脳幹網様体，大脳皮質など）との間にも神経線維による連絡がある。このなかにはモノアミン性の神経線維も含まれ，ノルエピネフリン (NA)，エピネフリン (A)，ドパミン (DA)，セロトニン (5-HT) などの神経線維の存在が明らかにされている。NA，A，5-HT のニューロンは脳幹部に始まり，視床下部に分布している。DA ニューロンのなかで，視床下部腹側系は弓状核に始まり正中隆起に終わっている。モノアミン線維の一部は正中隆起の神経分泌軸索末端へ axo-axonal シナプスを形成している。一方，視床下部から下垂体への神経線維は，後葉に向かう経路と前葉に向かう経路の2種があり，前者は視床下部下垂体系 hypothalamohypophyseal system とよばれ，室傍核下垂体路および視索上核下垂体路に分けられ，後葉でオキシトシンとバゾプレッシンを軸索末端 axon terminal から神経分泌する。後者は視床下部漏斗系 hypothalamo-infundibular system とよばれ，腹内側核，弓状核などの主として腹側視床下部神経細胞からの線維が視床下部灰白隆起の正中隆起 median eminence で，下垂体門脈の第一次毛細血管網のループ状血管へ視床下部ホルモンの神経分泌を行う。

中枢の性周期において中心的役割を果たしている視床下部ホルモンは，GnRH である。発生解剖学的には，GnRH 産生ニューロンのオリジンは内側鼻板 olfactory placode にあり，これが胎生期に視床下部へ移動していくという事実がマウス胎仔で証明され，ヒトにおいてもまったく同様であると考えられている。無嗅覚症を伴った原発性無月経は臨床的に Kallmann 症候群 hypogonadotropic hypogonadism with anosmia として知られているが，GnRH 発現ニューロンの移動経過の解明により，本症候群での GnRH の欠損のメカニズムが説明できたことになる。

b. 下垂体の形態

下垂体 hypophysis (pituitary gland) は，発生解剖学的には第3脳室底の隆起として発生した外胚葉性の神経性下垂体と，口腔原基のラトケ嚢 Rathke's pouch から発生した外胚葉性の腺組織からなる腺性下垂体とで構成される。すなわち，視床下部の漏斗から下垂した 10 × 13 × 6 mm の楕円体状の内分泌器官でトルコ鞍に存在する（図1-58）。

図1-57 視床下部の矢状断面図

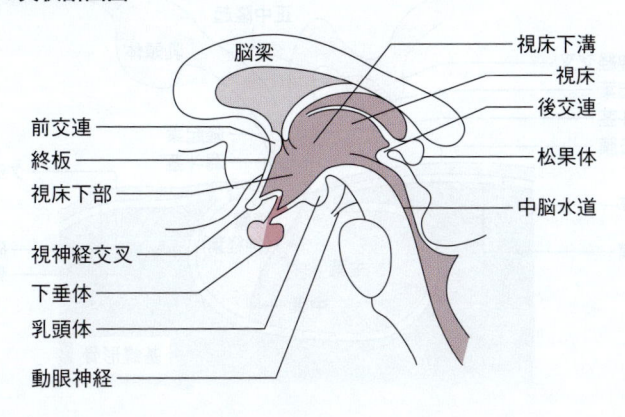

1) 神経性下垂体 neurohypophysis

視床下部そのものの一部に属し，神経葉，漏斗茎（漏斗柄），正中隆起からなる。

①神経葉または後葉 pars nervosa, neural lobe, posterior lobe：神経軸索と神経分泌軸索終末 neurosecretory axon terminal とグリア細胞である後葉細胞 petui-cyte および間葉性要素からなり，軸索内には視索上核および室傍核で合成されたバゾプレッシンとオキシトシンの神経分泌顆粒が充満している。

②漏斗茎 infundibular stem：下垂体茎ともいわれ，腺性下垂体の隆起葉により前面を覆われ，視索上核，室傍核から後葉に至る神経線維で構成されている。

③正中隆起 median eminence：視床下部灰白隆起の一部であり，直接第3脳室底に接した面から順番に上衣細胞層，上衣下層，後葉に向かう神経分泌線維（軸索）を主とする内層と，モノアミン線維，向前葉神経ホルモン含有線維および上衣細胞の突起からなる外層とが区別され，外層の外側には，腺性下垂体の隆起葉が存在する。正中隆起の上衣細胞は，外層の下垂体門脈第一次毛細血管網のループ状血管に長い突起で接続して，第3脳室と門脈血管の間を相互に連絡させており，神経内分泌調節に果たす役割が注目されている。

2) 腺性下垂体 adenohypophysis

①主葉 pars distalis または前葉 anterior lobe（狭義）：広義の前葉 anterior lobe のほとんどを占め，下垂体中で最も大きく（重量で75％を占める），下垂体門脈系の第二次毛細血管網が洞性血管 sinusoidal capillary として，前葉内を環流している。前葉の細胞は免疫組織化学的研究により，ⅰ）GH細胞（顆粒径300〜500nm），ⅱ）プロラクチン細胞（同150〜250nm），ⅲ）TSH細胞（同50〜100nm），ⅳ）ゴナドトロピン細胞（同275〜375nm），ⅴ）ACTH−リポトロピン細胞（同375〜550nm），ⅵ）非分泌細胞，の6種に分類される。ⅰ）〜ⅲ）は1細胞1ホルモン分泌であるが，ⅳ）はLH・FSHの2つを分泌し，ⅴ）はACTH，β-，γ-リポトロピン，β-エンドルフィンを同時に分泌する。

②隆起葉 pars tuberalis：広義の前葉の一部であるが，神経性下垂体の漏斗茎の前面を覆い正中隆起の下面に接する。正中隆起との間に下垂体門脈第一次毛細血管網がみられ

図1-58 ヒト下垂体の矢状断面図

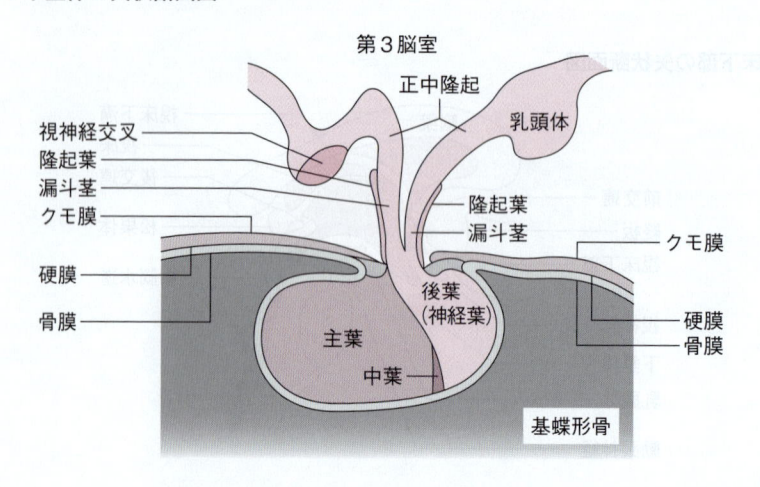

る．内分泌学的役割は不明である．

③中葉 pars intermedia：主葉と後葉の間に存在し，主葉との間に Rathke 嚢遺残の下垂体腔がみられる．中葉は胎児期には存在し，ACTH-リポトロピン細胞から α-MSH，corticotropin like intermediate lobe；CLIL，β-MSH，β-エンドルフィンを分泌するが，出生後は退化する．

3）下垂体の血管系（図1-59）

　左右内頸動脈由来の上下下垂体動脈のうち，上下垂体動脈は正中隆起に入り第一次毛細血管網 primary plexus を隆起葉との間で形成し，一部はループ状血管となって正中隆起外層に入り，ここで視床下部漏斗系の神経分泌物を受けた後，数本の長下垂体門脈 long portal vein となり漏斗茎を下行し，下垂体前葉に入り第二次毛細血管網 secondary plexus の洞性血管となり，神経分泌物を前葉細胞に伝達する．また，下下垂体動脈の一部は正中隆起下部で第一次毛細血管網を形成し，短下垂体門脈となり同様に前葉洞性血管に注ぐ（下垂体門脈系 hypophyseal portal system）．

　一方，下下垂体動脈の大部分は直接下垂体後葉に入る．前・後葉でそれぞれのホルモンを受けた静脈は合同して下垂体静脈となり，硬膜の海綿静脈洞 cavernous sinus に注ぎ，全身循環に入る．

c. 視床下部─下垂体系の機能

　図1-59 は各種ニューロンによる下垂体の制御を示す．

　後葉ホルモンを分泌するニューロンの細胞体の存在部位は視索上核および室傍核と考えられており，視索上核には主としてバゾプレッシンを，室傍核には主としてオキシトシンを産生する神経細胞が存在するといわれている．向前葉視床下部ホルモン産生細胞の存在部位は確定していないが，LH・FSH 細胞を刺激する GnRH ニューロンの細胞体は tonic

図1-59 下垂体の血管系および各種ニューロンによる下垂体の制御

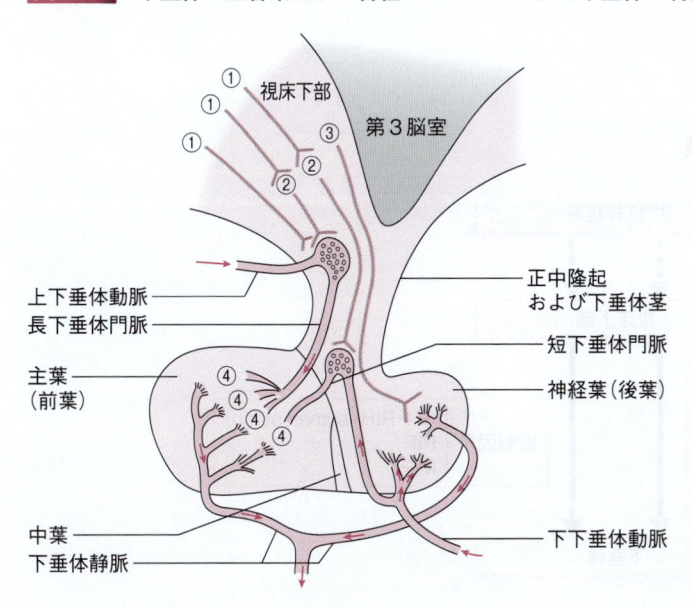

①：モノアミンニューロン
②：視床下部漏斗系のニューロン
③：視床下部下垂体系のニューロン
④：主葉（前葉）細胞

な分泌に関しては腹側視床下部，月経周期をもたらすcyclicな分泌に関しては，前または上視交叉部付近に存在すると考えられている．プロラクチン分泌を抑制するPIFは，現在ドパミンと考えられており，PIFニューロンの細胞体は弓状核，GH分泌を刺激するGHRHニューロン（GRHニューロン）の細胞体は弓状核，GH分泌を抑制するソマトスタチンニューロンの細胞体は視索前野 preoptic area，TSH分泌を刺激するTRHニューロンの細胞体は室周核，ACTH-リポトロピン細胞を刺激するCRHニューロンの細胞体は室傍核にあると考えられている．以上の8種の視床下部ホルモンの一次構造は決定されているが，プロラクチン分泌刺激ホルモン（PRF）は，今日なお明らかではない．

視床下部―下垂体系の基本的な機能は次の2点である（図1-59）．①種々の刺激に対応して，上位中枢からの神経刺激が視床下部のホルモン産生ニューロンおよびモノアミン産生ニューロンに影響を与えて，正中隆起および後葉よりのホルモン分泌を調節する．②正中隆起で放出された視床下部漏斗系のホルモンが，下垂体門脈系を経て下垂体前葉での前葉ホルモン分泌を刺激または抑制する．

しかし，同時に血中の下垂体ホルモン濃度に視床下部のホルモン産生細胞が反応するshort feedback機構，および下垂体ホルモンの標的器官から分泌された性ステロイド，副腎皮質ステロイド，甲状腺ホルモンの血中濃度に視床下部が反応したり（long feedback），下垂体が反応するいわゆるfeedback機構もその大きな機能の1つである．

さらに，視床下部には，上記の視床下部ホルモン以外のさまざまな神経ペプチドやアミノ酸が高濃度に存在し，これらも神経伝達物質 neurotransmitter，または神経伝達調節物質 neuromodulator として，視床下部ホルモンニューロンやモノアミンニューロンと複雑な相互関係のもとに下垂体ホルモンの分泌調節に関与している．

d. 放出因子，抑制因子
1）種類

下垂体前葉ホルモンの分泌は間脳，特に視床下部から下垂体門脈系を介して神経体液性に調節されていることは周知のことであるが，この調節因子には放出因子と抑制因子がある（図1-60）．

図1-60　放出因子と抑制因子の種類

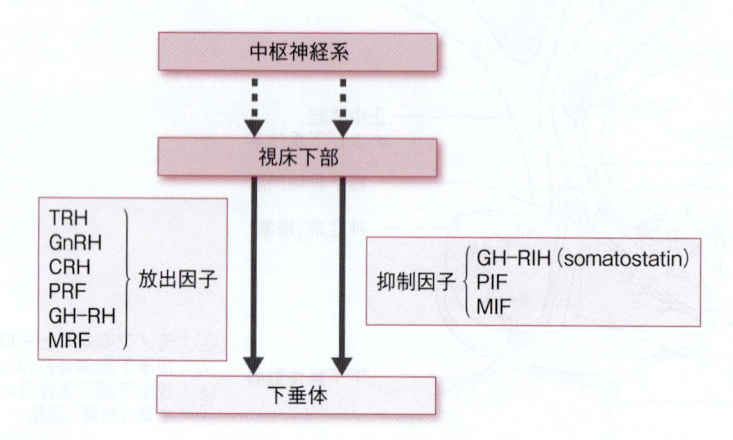

①放出因子：視床下部抽出液から放出因子が分離精製されて構造が決定したのは TRH が最初であるが（Guillemin, 1962），その後 GnRH の構造決定，合成が行われ（図1-61），CRH の構造決定，合成も行われた。このほかにも，prolactin releasing factor；PRF，GH-RH (GH releasing hormone, somatoliberin), MRF (MSH releasing factor, melanoliberin) などが分離されている。

②抑制因子：抑制因子としては GH-RIH (GH release inhibiting hormone, somatostatin) の構造が決定され，合成された。そのほかにも，prolactin inhibiting factor；PIF，MIF (MSH inhibiting factor, melanostatin) などが分離されている。

GnRH と LH，FSH 分泌

GnRH は LH，FSH いずれもの分泌・産生を刺激するが，LH に対する効果のほうが強い。実際に LH と FSH は必ずしも連動して分泌しておらず，GnRH（LH-RH）以外に FSH-RH が存在するか関心がもたれてきた。下垂体門脈血中の GnRH を測定してみるとパルス状に分泌されており，これに一致して血中 LH にもパルス状のパターンが起こる。Knobil らの実験結果ではこのパルスの頻度，門脈血中 GnRH の濃度，さらには血中ステロイドの下垂体作用による GnRH 反応性の変化を通じて血中 LH，FSH の比率が変化することなどが明らかにされている。従って，LH，FSH の異なった生理的分泌は GnRH 単独であったとしても可能であると考えられる。

PIF に関しては，ドパミンが生理的 PIF の1つとして作用することには異論がない。下垂体門脈血中には 0.25〜18 ng/mL と高濃度のドパミンが認められ，生理的下垂体プロラクチン分泌とある程度までは逆相関の関係があるが，ドパミン以外の PIF，または PRF を想定しないと説明できない。PRF としては TRH, vasoactive intestinal peptide；VI，セロトニン，ガラニンなどにプロラクチン分泌促進の作用があり，PRF の1つと考えられているが，生理的に主要な働きをしているものが何であるかはいまだ解決していない。1998年にウシ視床下部から分離された，G protein-coupled receptor 10；GPR10 の

図1-61 GnRH の一次構造

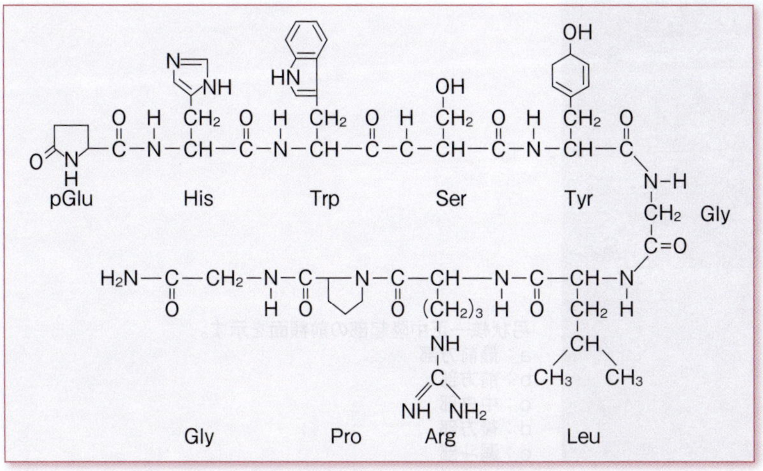

pGlu — His — Trp — Ser — Tyr — Gly — Leu — Arg — Pro — Gly

I. 生殖医学の基礎

内因性リガンドであるペプチドに強力なプロラクチン分泌促進作用のあることが見出され，プロラクチン放出ペプチド prolactin-releasing peptide；PrRP と命名された。しかしその後研究が進み，PrRP のプロラクチン分泌促進作用発現には条件が限られていることが明らかになるに及び，PrRP もほかの多くの PRF と同等であると考えられるようになった。現在，PrRP の主な生理作用はホメオスタシス維持やストレスへの対応にあるとされている。

2）放出因子の臨床応用

TRH，GnRH などは現在主として下垂体機能検査の負荷試験として用いられ，投与後の下垂体ホルモンの反応性は下垂体予備機能を示す。治療への GnRH の応用としては，少量（5～20μg）の GnRH を一定間隔（1～2時間）でパルス状に長期間投与することによる視床下部性無月経の排卵誘発がある。成功率が高く，また従来ゴナドトロピン療法でみられた卵巣過剰刺激症候群，多胎妊娠などの副作用がないといわれている（GnRH アナログについては次項を参照）。

図1-62 ラット視床下部における GnRH の局在（酵素抗体法）

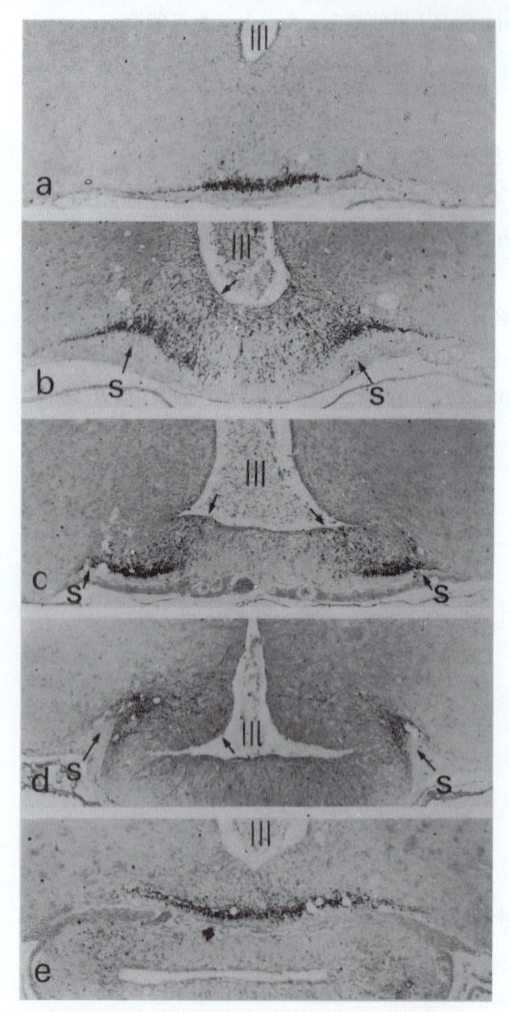

弓状核—正中隆起部の前額面を示す。
a：最前方部
b：前方部
c：中央部
d：後方部
e：漏斗部

② GnRH と FSH・LH, GnRH agonists, antagonists

a. GnRH の合成，分泌

　視床下部における GnRH の存在部位に関しては，RIA あるいは免疫組織化学的に多くの研究がなされてきた。GnRH は正中隆起部の軸索突起末端に最も多く局在し，視索前野，視交叉上核，弓状核，その他の部位にも存在し（図1-62），一部は神経細胞体にも存在するものと推定されている。この視床下部前部と正中隆起との連絡を切断すると，正中隆起部 GnRH 含量は減少し，切断部の前方で GnRH が増加する。このため，正中隆起部に存在する GnRH は弓状核神経細胞などでも合成されるが，大部分視床下部前方の細胞体で合成され axonal transport で運ばれてきたものと考えられる（図1-63）。性周期の発情前期，ゴナドトロピンの放出の直前に正中隆起部 GnRH は一過性に増加し，サージ後に低下するが，視床下部前方の視索前野，視交叉上核などでも同様の傾向を示すことが明らかにされており，これら preoptic-suprachiasmatic tuberoinfundibular system；PSTS は1つの単位として GnRH の合成，運搬，貯蔵，放出に機能することを示唆している。

GnRH mRNA

　一方，GnRH の合成は分子レベルでも明らかにされてきている。成熟雌ラットの脳から mRNA を抽出して Northern blot を行うと，GnRH mRNA が単一バンドとして確認される。さらに GnRH 産生細胞の局在を検討するために *in situ* hybridization を行うと，GnRH mRNA を銀粒子として検出することができ，GnRH 産生細胞が視索前野と対側角に局在することが明らかにされている（図1-64）。さらに，それらの message の量が性周期により変動していることもすでに知られている。

図1-63 視床下部 GnRH 分布の anterior hypothalamic deafferentation；AHD による変化

ARC：弓状核　AC：前交連　HA：前視床下核　HDV：背内側核　HVM：腹内側核　MM：乳頭体核
OT：視神経　OVLT：終板器官　PIT：下垂体　POA：視索前野　POM：内側視索前野　POSC：前視交叉上核
SC：視交叉上核

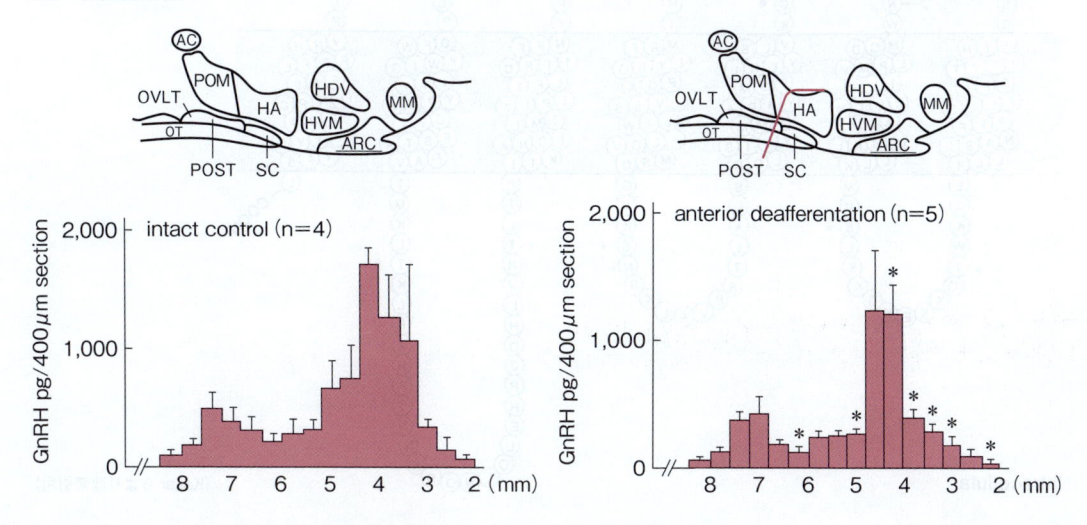

I. 生殖医学の基礎

b. GnRH receptor

視床下部から分泌された GnRH が下垂体ゴナドトロピン産生細胞に作用して効果を発現させるためには，その最初のステップとして GnRH receptor に結合しなくてはならない。GnRH receptor 蛋白は 60kDa で，その大部分は細胞膜に存在し，その結合定数は 2.5×10^{-9} M とされる。最近，GnRH receptor がクローニングされ，その構造も明らかにされた。図1-65 はヒト GnRH receptor のアミノ酸構造を示す。GnRH receptor は7回膜貫通型の G プロテイン共役型 receptor で，328個のアミノ酸から構成されている。

図1-64 GnRH mRNA の局在（ラット）

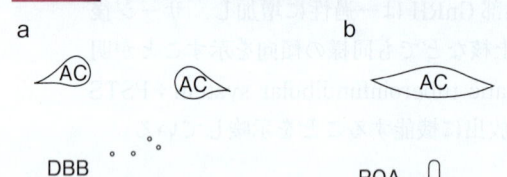

点は *in situ* hybridization で銀粒子の集積が認められた細胞を示す。
AC：anterior commissure 前交連
OC：optic chiasm 視交叉
DBB：diagonal bands of Broca 対側角
POA：preoptic area 視索前野

（池田より改変引用）

図1-65 ヒト GnRH receptor のアミノ酸構造
Y：糖鎖付着部位　＊：PKC によるリン酸化部位　◀：細胞外ループシステイン残基

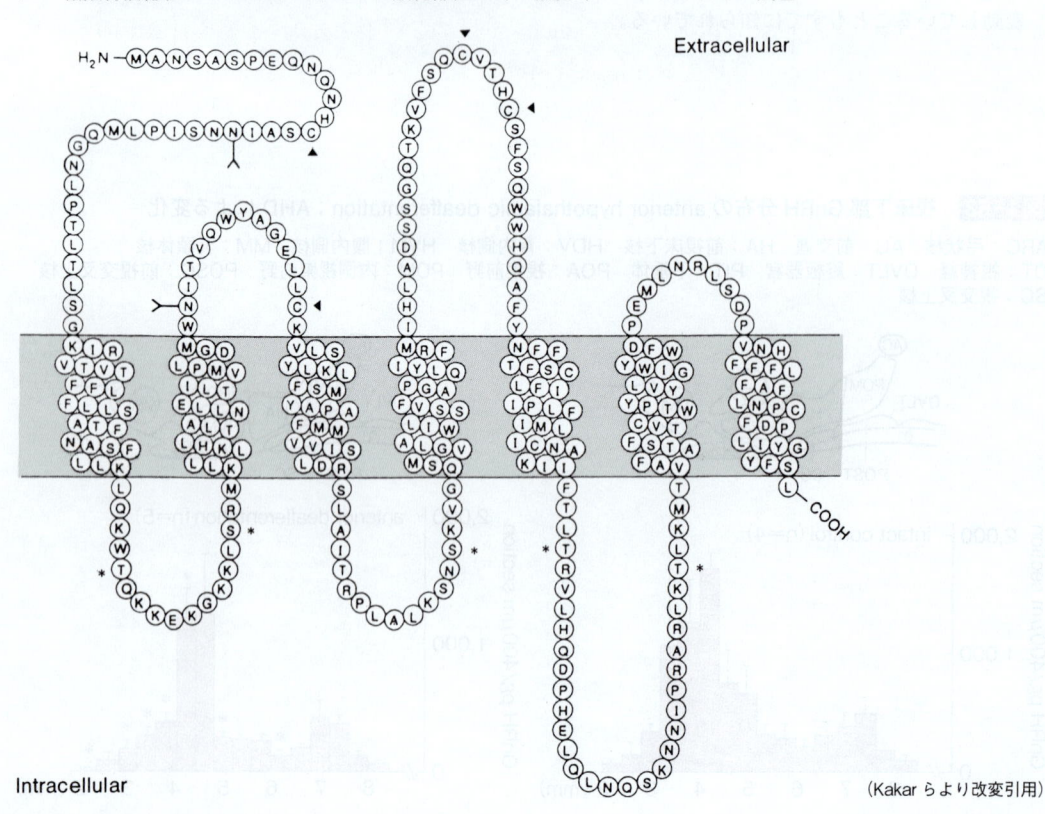

Extracellular

Intracellular

（Kakar らより改変引用）

c. GnRH の作用機序

　GnRH のゴナドトロピン分泌細胞における作用発現に主な役割を担っているものはイノシトールリン脂質代謝回転と Ca^{2+} の動員であり，LH 分泌，LH 生合成，GnRH の receptor の調節など GnRH の異なった作用ごとにこの情報伝達系のうちの異なった経路が使われていることも示唆されている。

下垂体 GnRH receptor の調節

　下垂体 GnRH receptor は性ステロイドや GnRH 自体によってその数や機能の調節を受けている。卵巣摘出によりラット下垂体 GnRH receptor 数は著明に増加するし，エストラジオールを補充することによりこの増加を阻止することができる。ラット性周期においても下垂体 GnRH receptor 数は変動を示す。血中エストラジオール増加に伴い下垂体 GnRH receptor 数は 2 倍に増加し，LH サージまでその量を維持した後急速に減少する。これは GnRH receptor が下垂体の GnRH に対する感受性調節に関与していることを推測させる。

　GnRH 自身も下垂体 GnRH receptor 数を二相性に調節している。生理的濃度で律動的に投与されると下垂体 GnRH receptor 数は増加し (up-regulation)，高濃度で持続的に作用させると receptor 数の減少を招く (down-regulation)。この GnRH の up- と down-regulation の調節機序については，多くの研究成果が報告されている。

d. GnRH agonists, antagonists

　GnRH は 10 個のアミノ酸から構成されるペプチドであるが，GnRH の構造決定以後その構造の一部を変化させたアナログが多数合成された。GnRH アナログには，その作用によって作動性物質の agonist と拮抗性物質の antagonist の 2 種類があり，それぞれ臨床応用の試みがなされ，agonist はすでに産婦人科領域では子宮内膜症や子宮筋腫の治療，体外受精におけるゴナドトロピンによる調節卵巣刺激時での併用などに広く使用されている。一方，antagonist については，その最大の問題点であるヒスタミン遊離作用が克服され，現在，産婦人科領域では，agonist 同様に体外受精におけるゴナドトロピンによる調節卵巣刺激に併用されている。

　GnRH agonist と antagonist の構造を 図 1-66 に示す。GnRH の N 末端側は効果発現に関係しており，また N・C 両末端側は GnRH receptor との結合に必要な分子配列である。6 位のアミノ酸のグリシン (Gly) は，効果発現と receptor 結合に直接かかわらない部位なので置換可能である。この部位を D 型アミノ酸で置換すると，GnRH 分解酵素への抵抗性が増し，また 10 位の Gly を置換すると，酵素抵抗性が上昇すると同時に receptor 結合力が増すので，GnRH 作用が高まる (agonist)。図 1-66 の天然型 GnRH の 1，2，4，9 位のアミノ酸が agonist として必須のものであり，スミ網の部分に置換されたアミノ酸を示す。一方，N 末端側を置換すると，効果発現が阻止されるので，antagonist となる。

　現在，GnRH agonist が臨床に用いられるのは，そのゴナドトロピンと性ステロイドホルモンの分泌抑制作用 (逆説的性腺抑制作用) を利用したものが多い。生体内では GnRH はパルス状に分泌されているが，この律動性がゴナドトロピン分泌に重要である。強力なゴナドトロピン分泌作用を有する GnRH agonist が持続的に下垂体に作用すると，かえって反応性は逆に低下し (脱感作，desensitization 現象)，ゴナドトロピンの分泌は抑制され，結果的に性ステロイドホルモンの分泌も低下する。このような GnRH agonist の作用は，

子宮内膜症や子宮筋腫などエストロゲン依存性の疾患の治療に広く用いられる。

一方，GnRH antagonist が臨床応用できれば，下垂体の脱感作を利用した agonist の利用法をすべて代行できるし，agonist の投与初期にみられる flare up（一過性のゴナドトロピン分泌の刺激とそれに伴う血中エストロゲン濃度の上昇をさす）に伴う症状の悪化もなく，臨床的意義は大きい。現在のところ，antagonist の臨床応用は，体外受精における調節卵巣刺激への併用に留まっている。

③ 下垂体ホルモン

下垂体は形態学的にも機能的にも異なる前葉と後葉の2つの部分に分かれる。

下垂体前葉は中枢神経系から直接支配されるため視床下部の近くに位置し，隆起部 pars tuberalis で正中隆起に接する。下垂体前葉は多数のペプチドホルモンを分泌し，末梢内分泌器官の機能調節や代謝に関与する。

前葉ホルモンは大きく分類すると3つのファミリーに分かれる。

第1は，体や臓器の成長，代謝に関与する成長ホルモン growth hormone, somatotropin と，乳腺の発育，乳汁分泌に作用するプロラクチンである。

図1-66 GnRH アナログの構造

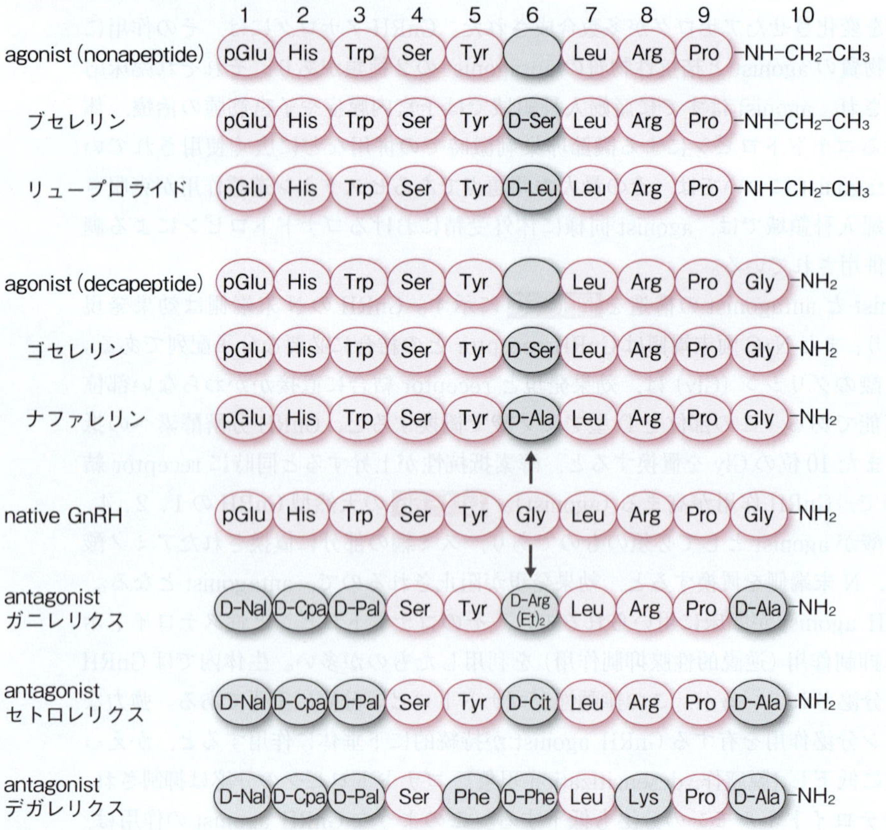

	1	2	3	4	5	6	7	8	9	10
agonist (nonapeptide)	pGlu	His	Trp	Ser	Tyr		Leu	Arg	Pro	-NH-CH$_2$-CH$_3$
ブセレリン	pGlu	His	Trp	Ser	Tyr	D-Ser	Leu	Arg	Pro	-NH-CH$_2$-CH$_3$
リュープロライド	pGlu	His	Trp	Ser	Tyr	D-Leu	Leu	Arg	Pro	-NH-CH$_2$-CH$_3$
agonist (decapeptide)	pGlu	His	Trp	Ser	Tyr		Leu	Arg	Pro	Gly -NH$_2$
ゴセレリン	pGlu	His	Trp	Ser	Tyr	D-Ser	Leu	Arg	Pro	Gly -NH$_2$
ナファレリン	pGlu	His	Trp	Ser	Tyr	D-Ala	Leu	Arg	Pro	Gly -NH$_2$
native GnRH	pGlu	His	Trp	Ser	Tyr	Gly	Leu	Arg	Pro	Gly -NH$_2$
antagonist ガニレリクス	D-Nal	D-Cpa	D-Pal	Ser	Tyr	D-Arg(Et)$_2$	Leu	Arg	Pro	D-Ala -NH$_2$
antagonist セトロレリクス	D-Nal	D-Cpa	D-Pal	Ser	Tyr	D-Cit	Leu	Arg	Pro	D-Ala -NH$_2$
antagonist デガレリクス	D-Nal	D-Cpa	D-Pal	Ser	Phe	D-Phe	Leu	Lys	Pro	D-Ala -NH$_2$

(森より改変引用)

第2は糖蛋白のグループであり，甲状腺刺激ホルモン（TSH），卵胞刺激ホルモン（FSH），黄体化ホルモン（LH）である。

第3のグループは副腎皮質刺激ホルモン（ACTH），および下垂体でACTHと共通の生合成過程を有するペプチドであり，MSHもこのグループに属する。

各種の下垂体ホルモンはそれぞれ別個の下垂体細胞から分泌されるが，FSHとLH，およびACTH，MSH，β-lipotropinはそれぞれ共通の細胞から分泌される。ホルモンは小胞体 endoplasmic reticulum で合成され，ゴルジ装置で分泌顆粒となる。

古くから下垂体細胞は，この分泌顆粒の組織化学的染色性により分類されている。すなわち，顆粒の少ない色素嫌性細胞 chromophobes と顆粒の多い色素好性細胞 chromophils に分類し，後者は酸好性細胞 acidophils と塩基好性細胞 basophils に分ける。acidophils からはGH，プロラクチンが，basophils からはLH，FSH，TSH，ACTHが分泌される。

一方，下垂体後葉は神経分泌系である。中枢神経系の一部であり，漏斗茎（漏斗柄）infundibular stalk で間脳底につながる。

後葉ホルモンであるバゾプレッシンとオキシトシンは視索上核 supraoptic nucleus と室傍核 paraventricular nucleus で合成され，分泌顆粒として神経線維内を正中隆起，下垂体茎（漏斗茎），後葉に運ばれる。視床下部には同様の神経分泌系として下垂体前葉ホルモンの放出因子を産生する神経細胞も存在する。

これら下垂体ホルモンのなかでも性周期の調節に関係の深いゴナドトロピン（FSH，LH），およびプロラクチンについて以下に概説する。

a. ゴナドトロピン（FSH，LH）
1）ゴナドトロピン分泌細胞
下垂体前葉の塩基好性細胞の一種であり，275～375 nm の分泌顆粒を有する。免疫組織化学的に検索すると大部分の細胞はFSH，LHをともに含有するが，一部には一方のみを有する細胞もあるという。去勢により数が増加し，ゴルジ体は大形となり，分泌顆粒は増加し，いわゆる去勢細胞となる。

2）化学構造
糖蛋白 glycoprotein であり，TSH，FSH，LH，hCG は構造的に近似して1つのファミリーを形成する。共有の原始構造蛋白から遺伝子の進化により誘導されたものと考えられる。いずれも α-subunit と β-subunit の2つのペプチド結合からなり，これに15～31％の糖質が結合した構造を有する。糖質としては fucose，mannose，galactose，glucosamine，galactosamine などであり，sialic acid が含まれることが特徴である。分子量はFSH約37,000，LH約28,800である。

α，β-subunit はそれぞれの遺伝子から mRNA に転写され，precursor 蛋白合成，糖質との結合，α-subunit と β-subunit の結合という一連の過程でホルモンが生合成されて血中に分泌されるが，subunit の型で下垂体から分泌されるものもある。

最近の分子生物学の進歩により，ゴナドトロピン遺伝子およびその発現調節機構も次第に明らかにされてきた。

ゴナドトロピンを構成する3種の遺伝子（FSH/LH-α鎖，FSH-β鎖，LH-β鎖）は，ヒトではそれぞれ6番，11番，19番染色体上にマップされている。これらサブユニット

をコードする cDNA ならびにゲノムの塩基配列がヒト，ウシ，ブタ，ラット，マウス，サケのゴナドトロピンで相次いで決定された。図1-67 は，このうちブタゴナドトロピンサブユニットの遺伝子構造を示す。遺伝子構造が明らかにされて以後，ゴナドトロピン分泌の調節機構が分子レベルで明らかにされてきた。例えば，GnRH や性ステロイドなどのゴナドトロピン分泌調節因子の，より詳細なゴナドトロピン mRNA レベルでの調節機構も明らかにされてきたし（表1-4），in situ hybridization 法では，ゴナドトロピンの3種のサブユニット遺伝子は同一の下垂体前葉ゴナドトロピン産生細胞で合成されていることも判明した。

図1-67 ゴナドトロピンサブユニット遺伝子（ブタ）の構造

□：exon　―：intron

α鎖　cap　−24　9　　10　71 72 96
　　　　　>13kb　　1.3kb　　0.5kb

FSHβ鎖　cap　−20　32　　33　　111
　　　　　0.8kb　　1.6kb

LHβ鎖　cap/−20 −16 −15　41　42　121
　　　　　0.3kb　　0.3kb

（加藤より改変引用）

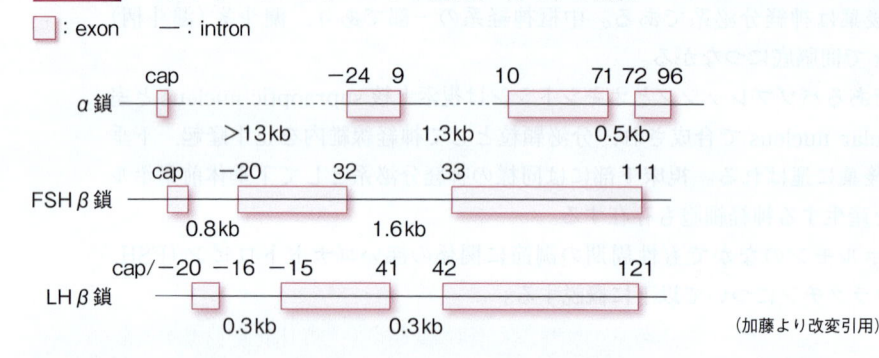

表1-4 ゴナドトロピンの mRNA 量を変動させる細胞外シグナルとその作用機序

シグナル	標的遺伝子	mRNA	機序
GnRH	α, LH-β, FSH-β	増	転写
律動的分泌*	LH-β	増	転写
脱感作状態*	LH-β	減	転写?
cAMP/PK-A	α, FSH-β, (LH-β**)	増	転写
Ca	α, FSH-β	増	転写
エストロゲン	α	減	転写
	LH-β	増	転写
アンドロゲン	FSH-β	増	転写後
	hFSH-β***	減	?
	LH-β	減	転写
	GnRH receptor	減	―
プロゲステロン（+E₂）	LH-β	減	?
アクチビン	FSH-β****	増	非転写
インヒビン	FSH-β*****	減	非転写

*：GnRH の異なる作用状態に関しての成績。
**：mRNA が長くなる。
***：hFSH-β の発現はラットのものと異なる。
****：情報伝達は膜 receptor を介するが，mRNA の不安定化を引き起こしているらしい。
*****：receptor ならびに細胞内の伝達系は不明である。

（加藤より改変引用）

3）生物作用

　LHとFSHは協同的に作用して性成熟と生殖過程を調節する．標的臓器は性腺であり，睾丸または卵巣の標的細胞にはLH，FSHそれぞれの特異的receptorが存在するが，細胞内伝達機構はともにcAMPを介するものである．

①睾丸における作用：睾丸においてLHはライディヒ細胞（間質細胞）の分化と機能に作用し，ステロイド，特にアンドロゲン分泌を刺激する．FSHはセルトリ細胞に作用し，ライディヒ細胞からのアンドロゲンと協同的に作用して精細管の分化を促進し，精子形成を維持する．

> **睾丸 LH receptor，FSH receptor**
> 　ライディヒ細胞には細胞膜分画にKd約5×10^{-11}Mの特異的LH receptorが存在する．可溶化した睾丸のLH receptor蛋白は分子量約200,000である．LHは細胞膜receptorと結合してadenylate cyclase活性を亢進し，cAMP，cAMP-dependent protein kinaseを介し，コレステロールからpregnenoloneへの転換を促進する．一方，FSH receptorは主としてセルトリ細胞にあり，FSHは同様にcAMPを介して蛋白合成を促進させる．FSHの作用によりセルトリ細胞で合成されるandrogen-binding proteinは精細管内に分泌され，精子形成に必要なアンドロゲンを局所で高濃度に保つのに作用すると考えられている．

②卵巣における作用：LHは莢膜および間質細胞に作用してその分化とステロイド，特にアンドロゲンを産生し，また，成熟卵胞の顆粒膜に作用して排卵，黄体化を促進する．FSHは主として顆粒膜に作用して卵胞の発育，分化，エストロゲン産生を促進する．FSHとエストロゲンの作用により顆粒膜はLHに反応するようになり，FSH，LH，エストロゲンの協同作用により排卵が誘発される．
　黄体の機能はヒトではLH，またはhCGにより刺激されてプロゲステロンを分泌するが，ラットではプロラクチンがluteotrophicに作用する．

> **卵巣 LH receptor，FSH receptor**
> 　FSH receptorは顆粒膜のみにあるが，LH-hCG receptorは莢膜，間質細胞，成熟卵胞の顆粒膜，黄体に存在する．LH receptorのKdは$10^{-10} \sim 10^{-11}$Mであり，LHは睾丸におけると同様にadenylate cyclase，cAMPを介してコレステロールからpregnenoloneへの転換を促進する．ゴナドトロピンreceptorがクローニングされて，アミノ酸構造が明らかにされてきた．ゴナドトロピンreceptorの構造は，7回細胞膜を貫通するG蛋白結合型receptorに属するが，G蛋白結合型の多くのreceptorに比べて，細胞膜外ドメインがきわめて長いことが特徴的である．図1-68はヒトLH receptorの構造を示す．

　LHの作用により莢膜細胞で産生されるアンドロゲンは顆粒膜でのFSH-induced aromatizing enzymeの基質となり，エストロゲンが産生される．一方，FSHの作用は顆粒膜に局在し，同様にcAMPを介して顆粒膜におけるLH receptor，aromatizing enzymeの産生を促進する．

4）ゴナドトロピン製剤

　排卵障害の女性で卵巣のゴナドトロピン反応性が認められるような，いわゆる中枢性無

I. 生殖医学の基礎

月経（間脳性または下垂体性）では，ゴナドトロピン製剤を投与することにより排卵誘発が可能である。

ゴナドトロピン製剤としては，① human menopausal gonadotropin；hMG，② human pituitary gonadotropin；hPG，③ recombinant FSH，④ hCG，などがある。排卵誘発剤として臨床的に使用されるのは従来は hMG と hCG であった。hMG は FSH，LH 両活性を有するが，LH 活性の低い purified hMG も使用されている。遺伝子工学により作成される recombinant FSH は純粋に FSH 活性のみを有している。recombinant FSH に従来の hMG を加えた各種ゴナドトロピン製剤を症例に応じて使い分けることが必要である。hCG はその LH 活性に期待して，LH サージの代用として使用される。

妊馬血清由来の pregnant mare serum gonadotropin；PMSG が FSH 作用をもつ薬剤としてヒトに使用されていたことがあるが，異種蛋白であるために現在は使用されなくなった。現在では動物実験に用いられる程度である。

図1-68　ヒト LH receptor の構造

● システイン残基　　＄：N-link 糖鎖結合可能部位
＊，○：細胞内セリン，スレオニン，チロシン；リン酸化可能部位

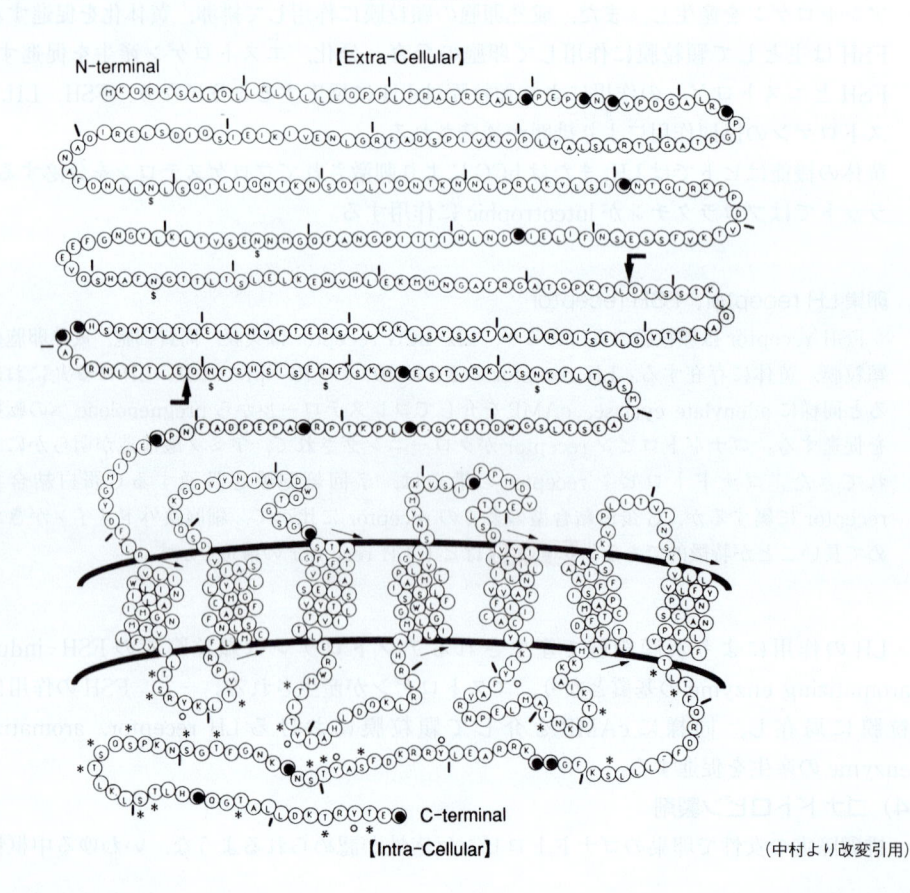

（中村より改変引用）

b. プロラクチン

プロラクチンと GH, human placental lactogen；hPL は類似したホルモンであり，1つのファミリーを形成する。生物活性としては成長促進作用と乳汁分泌促進作用があり，これらのホルモンはある程度両作用を共有する。

1) 化学構造

現在考えられているアミノ酸配列は 図1-69 のとおりであり，198個のアミノ酸のポリペプチド結合で，分子量は約 21,500 である。化学構造は GH に類似するが，3個の S-S 結合をもつ。

> ヒト下垂体のプロラクチン含量は GH の 1/100 であり，hGH 自体も乳汁分泌促進作用があるため，ヒトで下垂体にプロラクチンが存在するかどうかは明らかではなかった。しかし，免疫学的には hGH とプロラクチンの交叉反応はなく，また hPL とプロラクチンの交叉反応もないため，hGH 抗体または hPL 抗体による immunoabsorbent column を用いた affinity chromatography で hGH が除かれ，純化された。ヒツジプロラクチンに対する抗体のある種のものは hPRL と反応する。

プロラクチンの分子構造と生物活性の関係についてはまだ十分明らかではないが，S-S結合を切断すると乳腺刺激作用は消失し，S-S結合が生物活性には重要である。chymotrypsin による部分的消化により小さいペプタイド fragment でも生物活性があり，GH と同様に作用発現に必要な部分 (active core) が存在する。また，血中あるいは下垂

図1-69 プロラクチンの分子構造

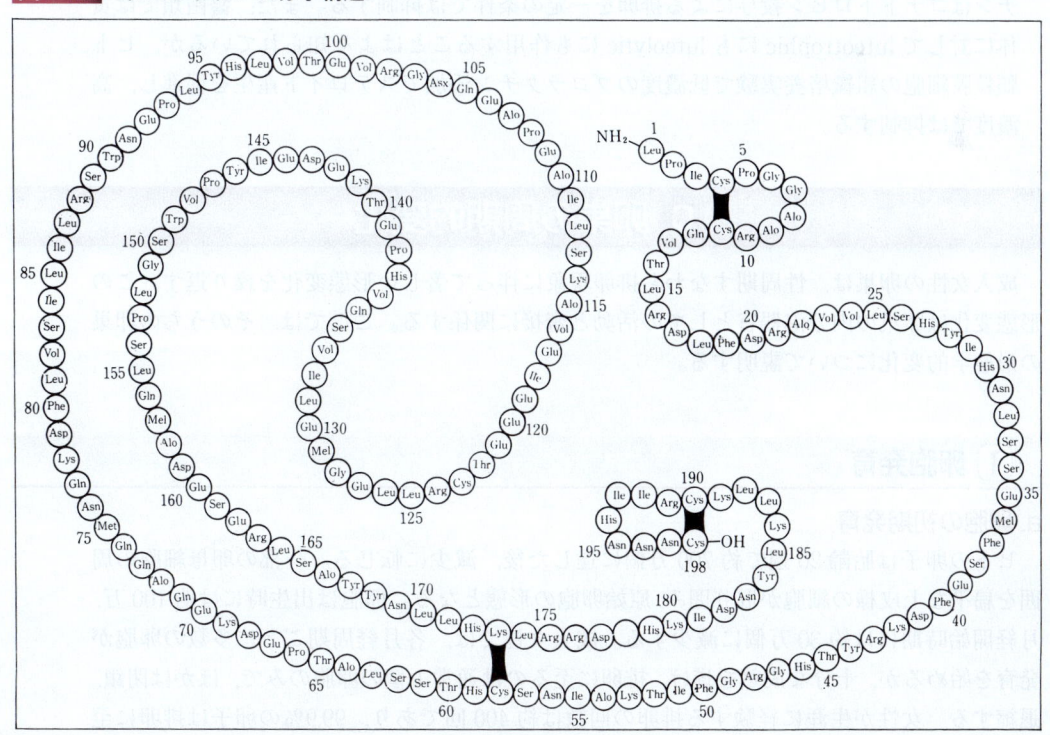

体抽出物中のプロラクチンには big, medium, small プロラクチンなどの分子量の異なるプロラクチンが存在し，GH と同様に heterogeneity が存在する。big プロラクチンの性状はまだ十分明らかではないが，small プロラクチンの重合，あるいは血中蛋白との結合，糖の付加などが推定されている。また，下垂体から抽出した messenger RNA による cell-free の反応系での蛋白合成では，GH 合成の場合と同様に，29 個のアミノ酸を過剰にもつプロラクチンの prohormone が合成され，下垂体細胞にはこの過剰ペプチドを切断する酵素のあることが証明されている。

2）生物活性

①乳腺に対する作用：乳腺の発育と乳汁分泌に重要な作用をもち，ほかのホルモンと協同的に作用する。下垂体・卵巣・副腎摘除ラットでの乳腺発育にはプロラクチン以外に，副腎皮質ホルモン，エストロゲン，プロゲステロン，GH が必要である。乳腺発育が十分であれば，乳汁分泌はプロラクチンと副腎皮質ホルモンで維持できる。乳腺の発育に必要なホルモンは動物の種により異なり，ヒトでは GH 単独欠損症の女性でも正常な乳腺発育がみられる。

②生殖機能に対する作用：プロラクチンはヒトを含めた各種の哺乳類で過剰に分泌されると，生殖機能を抑制する作用がある。この作用機序はまだ十分明らかではないが，視床下部のレベルで作用すると考えられている。

産褥期に血中プロラクチンが高値である間は血中 LH，FSH 値は低値であり，血中プロラクチンが低下するに従ってエストロゲンが増加し，排卵が起こる。病的な高プロラクチン血症による排卵障害については後述するが，生理的には授乳期間に乳児が小さいとき次の妊娠を避けるための合目的的機序である。

プロラクチンは性腺のレベルでも生殖機能に抑制的に作用する可能性がある。プロラクチンはゴナドトロピン投与による排卵を一定の条件では抑制する。また，齧歯類では黄体に対して luteotrophic にも luteolytic にも作用することはよく知られているが，ヒト顆粒膜細胞の組織培養実験で低濃度のプロラクチン添加でステロイド産生を促進し，高濃度では抑制する。

C 卵巣の周期的変化

成人女性の卵巣は，性周期すなわち排卵現象に伴って著しい形態変化を繰り返す。この形態変化は卵巣の内分泌器官としての活動と密接に関係する。ここでは，そのうちの卵巣の形態学的変化について説明する。

① 卵胞発育

a. 卵胞の初期発育

ヒトの卵子は胎齢 20 週で約 700 万個に達した後，減少に転じる。一部の卵母細胞の周囲を扁平な上皮様の細胞が取り囲み，原始卵胞の形態となる。卵胞は出生時には約 100 万，月経開始時期には約 30 万個に減少する。成人女性では，各月経周期ごとに多数の卵胞が発育を始めるが，十分な成熟を遂げ，排卵に至るのは通常 1 個の卵胞のみで，ほかは閉鎖，退縮する。女性が生涯に経験する排卵の回数は約 400 回であり，99.9％の卵子は排卵に至

らずに閉鎖することとなる。原始卵胞から成熟卵胞までの過程は以下のとおりである（図1-33, 70）。Gougeon は卵胞発育を卵胞構成細胞である，顆粒膜細胞 granulosa cell, GC 数により8段階に分類した（図1-71）。

　卵胞の発育は主として顆粒膜細胞の細胞増殖による。原始卵胞 primordial follicle の直径は 45μm で，卵細胞と単層扁平な顆粒膜細胞からなる。原始卵胞が活性化され，一次卵胞へ成長するようになると（recruitment），扁平な顆粒膜細胞は，次第に増殖肥大して立方形状となり，単層の立方顆粒膜細胞で覆われた卵胞は一次卵胞 primary follicle，重層化すると二次卵胞 secondary follicle とよばれるようになる。この一次卵胞から二次卵胞への発育は緩徐であり，120 日以上かかるとされる（図1-71）。二次卵胞の周囲には結合組織細胞である莢膜細胞や血管が誘導されるようになる。莢膜細胞は2層を形成するようになり，血管に富んだ内莢膜細胞層 theca interna とその外側の線維成分の多い外莢膜

図1-70　成熟卵胞の構造

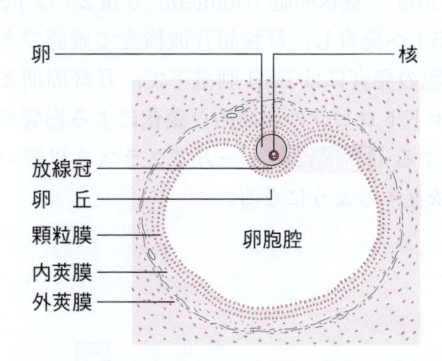

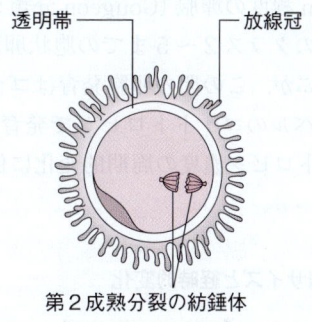

図1-71　ヒト卵胞の発育段階

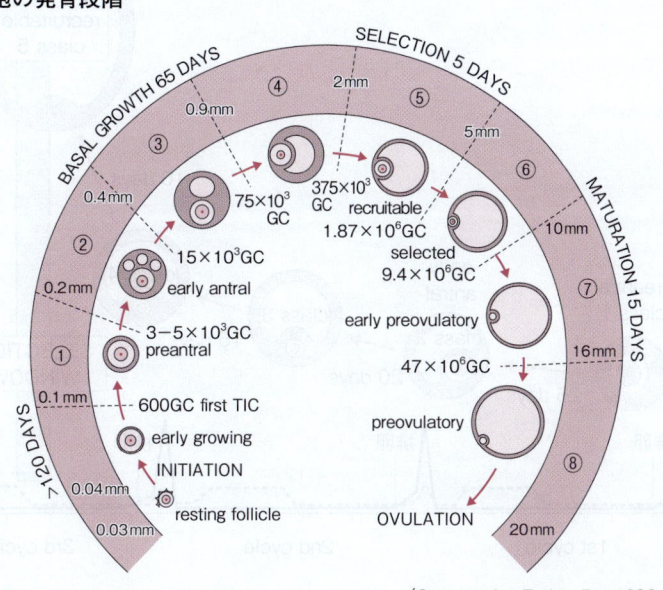

（Gougeon A.: Endocr Rev 1996 17 (2); 121-55：より）

細胞層 theca externa とよばれる（図1-70）。卵胞発育時，顆粒膜細胞層には血管はなく，栄養や酸素は莢膜細胞層に存在する血管から基底膜を介して供給されている。

下垂体から分泌されるFSH（卵胞刺激ホルモン）に対する受容体が顆粒膜細胞に発現する時期は二次卵胞の後半であり，それ以前の卵胞はFSH非依存的に発育することが知られている。前述したとおり，FSH非依存的に発育する初期段階の卵胞周囲には血管が誘導されていないことから，同時期の発育には卵巣局所で産生される調節因子が重要になる。特に，transforming growth factor (TGF)-βスーパーファミリーサイトカインに属し，卵子にのみ発現することが知られている growth differentiated factor (GDF)-9 や bone morphogenetic protein (BMP)-15 が初期卵胞発育に重要であることが知られている（基礎知識の項を参照）。一方，FSH受容体を獲得した二次卵胞後半以降では，卵胞は血中FSHによる発育刺激を受けることとなる。

発育卵胞がさらに発達すると，顆粒膜細胞層に卵胞腔 antrum folliculi が生じ，卵胞液で満たされるようになり，三次卵胞 tertiary follicle，胞状卵胞 antral follicle とよばれる。これに対し，卵胞腔が形成される以前の卵胞は前胞状卵胞 preantral follicle とよばれる（図1-71 Gougeon 分類1）。さらに直径約0.4mmの胞状卵胞（Gougeon 分類2）はFSH刺激により5mm程度の卵胞（Gougeon 分類5）へ発育し，経腟超音波検査で確認できるようになる。このクラス2～5までの胞状卵胞の発育にはFSH刺激下で，月経周期として約3周期に及ぶが，この間の卵胞発育はゴナドトロピンの周期的な変化による影響を受けず，基礎値レベルのゴナドトロピンで発育する（図1-72）。一方でクラス5以降の卵胞発育はゴナドトロピン濃度の周期的変化に依存するようになる。

図1-72 卵胞サイズと経時的変化

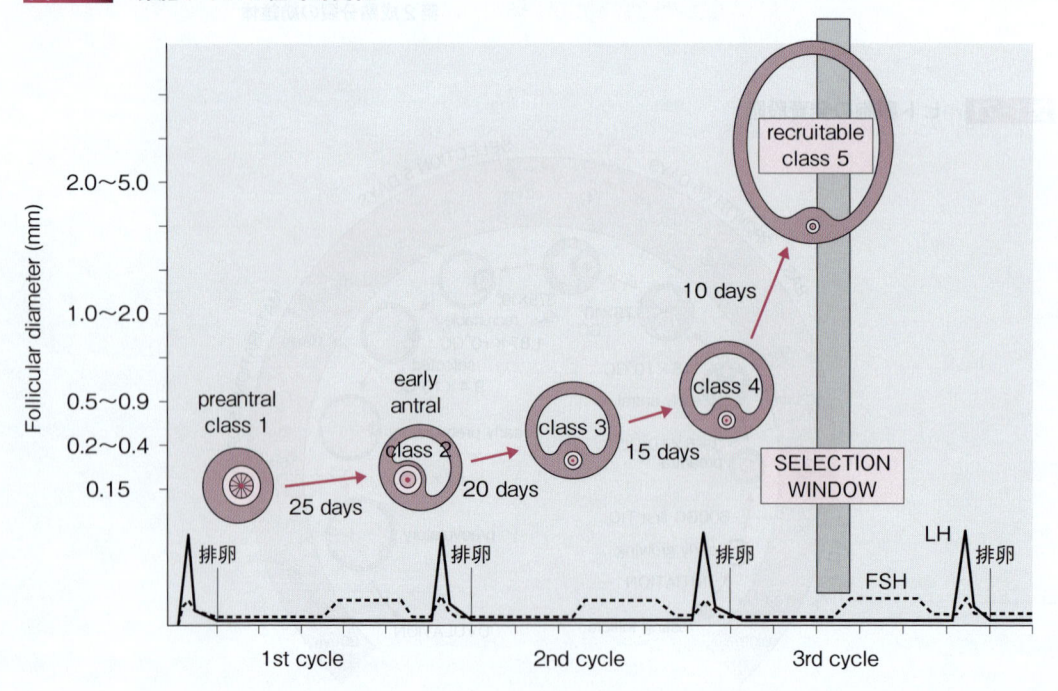

(Gougeon A.: Endocr Rev 1996 17 (2); 121-55 より)

b. 卵胞の選択と卵胞閉鎖

5 mm 以降の胞状卵胞は FSH 刺激によりさらに発育，成熟し約 20 日かけて排卵可能な卵胞（Gougeon 分類 8）となる．排卵に至る卵胞は主席卵胞とよばれ，原則として毎月 1 個のみである．ヒトでは複数の卵胞の直径が 5 mm（クラス 5）程度の大きさに達すると，主席卵胞への選択が始まる．黄体期後期に黄体からのエストロゲン，プロゲステロン産生が低下し，下垂体への negative feedback が解除されて FSH の分泌が亢進すると，この時期までにクラス 5 に達していた卵胞群が次周期の排卵に向けて発育を開始する（図1-72）．ヒトにおいて，基本的に排卵に向けて 1 個のみの卵胞が選択される機序として，FSH の血中濃度変化が関与することが知られている．卵胞期中期には卵胞からのインヒビン B 産生が上昇する．インヒビン B は下垂体に作用し，FSH の分泌が抑制され，血中 FSH 濃度は軽度低下する．このときまでに FSH 受容体を獲得し少量の FSH でも発育することができる卵胞だけが選択されて主席卵胞へと成長し，それ以外の卵胞は閉鎖に至る．この不完全な成熟段階で発育を停止し，退縮する卵胞を閉鎖卵胞 atretic follicle とよぶ．閉鎖卵胞では卵は変性し，顆粒膜細胞層は退行し消滅する．

c. 排卵時

成熟した卵胞は成熟卵胞，グラーフ卵胞（Graafian follicle）とよばれる．この時期の卵胞では顆粒膜細胞層と卵細胞は周辺部に偏在し，卵は顆粒膜細胞が卵胞腔に半島状に突出した部分，すなわち卵丘 cumulus oophorus, germinal hill に存在する．卵丘部では，数層の顆粒膜細胞が卵細胞を中心とする規則正しい放射状配列をなし，放線冠 corona radiata とよばれる．放線冠の直下には糖蛋白より構成され，非薄な屈折性をもつ透明帯 zona pellucida が認められる（図1-70）．この透明帯は受精時に精子の活性化（先体反応）に重

図1-73　黄体の組織構造

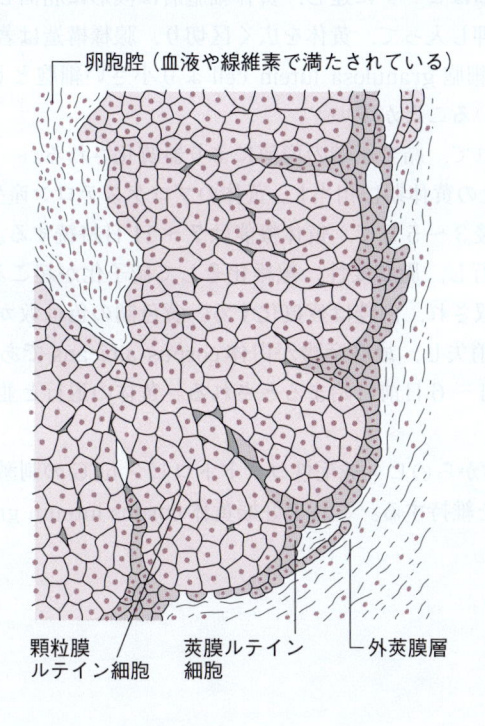

卵胞腔（血液や線維素で満たされている）

顆粒膜ルテイン細胞　　莢膜ルテイン細胞　　外莢膜層

要な役割を果たし，また多精子受精を阻止する役割を果たす。

発育が極限にまで達した成熟卵胞は直径が約 20 mm まで成長し，卵巣遊離面から著明に膨隆する。成熟した卵胞では，FSH 作用により顆粒膜細胞において LH 受容体が誘導され，下垂体からの排卵刺激である LH サージに反応できるようになる。排卵が近づくに従い，卵胞内圧は上昇し，卵胞壁は非薄化する。そしてついに卵胞壁が破綻して排卵に至る。

② 黄体の形成（図1-33, 73）

排卵を境にして，卵巣はエストロゲン分泌優位からプロゲステロン優位の内分泌臓器へと移行する。このプロゲステロンを産生するのが黄体 corpus luteum である。 ▶p.37 ▶p.85

排卵により卵細胞とその周囲の顆粒膜細胞が放出されたあとの卵胞は萎縮し，卵胞腔内に出血をみることが多い。これを血体 corpus haemorrhagicum とよぶ。卵胞破裂部はやがて線維素 fibrin で閉鎖されるが，残った顆粒膜細胞と内莢膜細胞は急速に肥大・増殖を始め，黄体を形成する。

黄体の形成は Meyer らにより以下の4期に分類されている。

① 増殖期：卵胞破裂後，残留した顆粒膜細胞層，莢膜細胞層は肥大・増殖を始め，黄体細胞 lutein cell として知られる胞状の核をもち，脂肪滴とリポクロームの色素顆粒を含んだ大型の多角形細胞となる。顆粒膜細胞と莢膜の間には顆粒膜周囲血管輪とよばれる血管層がある。ただし顆粒膜細胞と内莢膜細胞の黄体細胞化は，実際は緩徐な移行であり，成熟卵胞と初期の黄体の区別は肉眼的にも組織学的にも困難な場合が多い。

② 血管新生期：この時期は血管が急速に新生されて莢膜層から黄体細胞層に向かって侵入する。内腔への出血も一般に認められる。この時期には黄体は直径 1.0～1.2 cm の大きさとなり，卵巣表面に丘状に突出している。

③ 成熟期：黄体細胞の増殖はピークに達し，黄体細胞層は波形に屈曲しながら卵胞内を満たす。莢膜は黄体層に押し入って，黄体を広く区切り，腺様構造は著明となる。莢膜細胞は通常は顆粒膜黄体細胞 granulosa lutein cell より小さい細胞として認められるが，同様に黄体化を示していることが多い。

卵胞内の凝血は吸収されて，結合組織の増殖により器質化される。

この時期は，月経周期上の黄体期に相当し，黄体のプロゲステロン産生能は最高となる。成熟期に達するのは排卵後3～5日で，黄体機能は7～11日持続する。

④ 退行期：黄体細胞は退行し，脂肪変性，線維化そして硝子化が起こる。黄体は縮小し，変性した黄体細胞は吸収され，内腔は瘢痕化する。黄色調の色は数カ月間持続することもあるが，最終的には消失し，最終産物が白体 corpus albicans である。黄体の退行開始期は次回月経発現の4～6日前に始まるとされる。黄体の退行と並行して，性ステロイド産生も低下する。

妊娠が成立すれば，胎盤からのヒト絨毛性ゴナドトロピン hCG の刺激により，黄体は妊娠7～8週ごろまで機能を維持する。これを妊娠黄体 corpus luteum graviditatis という。

D 子宮の性周期

① 子宮内膜の周期変化

　生殖年齢の女性において，子宮内膜は受精卵の着床に都合のよい形態と機能を周期的に調整している．妊娠のない場合，この周期的な変化はおよそ 25～38 日の間隔で認められる．この周期を月経周期 menstrual cycle とよび，増殖期，分泌期，月経期の 3 つに大きく分類される．この周期のうち，月経から排卵までの前半期（約 14～21 日）は主にエストロゲンによって，排卵後から次の月経までの間（約 14 日）は主に卵巣からのエストロゲンとプロゲステロンの作用によって子宮内膜の状態が調節されている．これらの卵巣ホルモンは，主に視床下部の GnRH や下垂体の FSH・LH によってその周期性が調節されている．月経周期の期間は 25～30 歳ごろに最長となり，年齢が上がるにつれ徐々に短縮する傾向になる．20～40 歳の年齢が最も月経周期の変動が少なく，初経後 5～7 年および閉経前 10 年が周期ごとの変動が大きくなる．

a. 形態的変化

　子宮内膜は筋層に接する基底層 basal layer と内腔側の機能層 functional layer に分けられる．機能層は基底層に接する海綿層 spongy layer と内腔側の緻密層 compact layer に分けられる．機能層は卵巣ホルモンの影響の下で周期的な変化を示す（図1-74）．

1) 増殖期 proliferative phase

　エストロゲンの作用によって，腺と間質が著しく発育し，子宮内膜厚が増大する．子宮内膜の機能層の再生は月経 3 日目には一部に始まり，月経 6 日目までに機能層全層がほぼ形成される．この時期には腺は狭くて屈曲していないので，組織学的には丸くて小さな輪として観察される．腺上皮細胞の低い円柱状で，核は小さく濃染性である．この時期を再生期という．

図1-74　子宮内膜の周期的変化

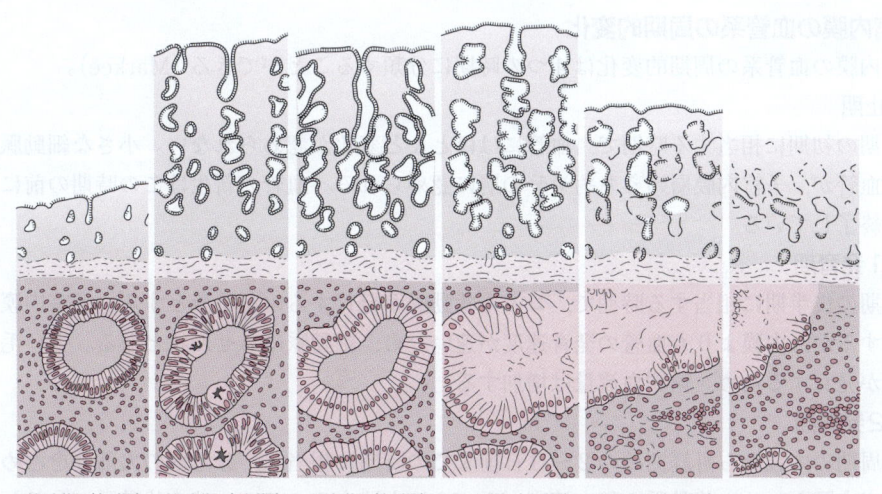

増殖期（初期）　増殖期（後期）　分泌期（初期）　分泌期（中期）　分泌期（後期）　月経

卵胞期中期以降は，腺は迂曲してらせん状に発達し，組織学的には海綿状を呈する。腺上皮細胞の丈は高く円柱状となって偽重層を呈し，核分裂像が多くみられる。

2）分泌期 secretory phase

排卵後，エストロゲンに加えてプロゲステロンの作用が加わって子宮内膜がさらに肥厚し，後には 7.0 mm 以上の厚さになる。子宮腺は強く迂曲し，腺腔は著明に拡大する。腺細胞は大きく高さも増し，核は丸く，細胞中央にほぼ 1 列に配列する。基底にグリコーゲンが蓄積するため，ヘマトキシン・エオジン hematoxylin-eosin 染色では核の下に空胞が見える。これを核下空胞という。分泌期中期からは腺細胞は活発な分泌活動を行い，細胞内や腺腔内に分泌物が認められるようになる。この時期が着床に有利な時期である。間質細胞は肥大して円形状になり，細胞質は淡染性となり，脱落膜細胞類似の形態を示す。間質の浮腫が著明で，らせん動脈の肥厚がみられる。これを類脱落膜変化という。

月経直前の分泌期後期では，間質の浮腫が消失するため子宮内膜厚が減少する。腺腔は拡張し，分泌物と剝脱した腺細胞で満たされる。月経が近づくにつれて赤血球と白血球の広範囲な滲出が間質に認められるようになる。

3）月経期 menstrual phase

月経はエストロゲンおよびプロゲステロンの両者が消退するために起こる（消退出血）。月経時にははじめに表面上皮下の細胞間隙に血球が貯留し，次いで表面が破綻し，間質部と破壊した腺組織が剝離する。月経 3 日目には子宮内膜の機能層はすべて剝脱し，剝脱組織は粘膜に含まれる酵素の作用により自家融解し血液とともに流出する。基底層は残り，腺細胞や間質細胞は再生を開始する。

4）子宮内膜日付診 endometrial dating

子宮内膜は月経周期を通じて特徴的な形態学的変化を示すことから，逆にその組織を観察することにより月経周期の何日目に相当するかを診断することができる。Noyes らにより提唱された子宮内膜日付診の判定基準を示す（図1-75）。実際には子宮内膜形成の異常や着床不全の診断に用いられることが多く，子宮内膜の黄体期中期～末期に子宮内膜組織診を施行し，±2 日以上の日付診のずれがある場合は異常とし，黄体機能不全あるいは着床期子宮内膜形成の異常と判断される。

b. 子宮内膜の血管系の周期的変化

子宮内膜の血管系の周期的変化は 4 つの時期に分類することができる（Markee）。

1）休止期

増殖期の初期に相当する時期で，血管にはほとんど変化が認められない。小さな細動脈や毛細血管が，子宮内膜層のうち約半分の層に認められる。血管の新生はこの時期の前にすでに終了している。

2）第 1 発育期

増殖期の後半期に相当する時期で，コイル状動脈が発育するのを特徴とする。子宮内膜も発育するが，内膜よりも血管の発育速度が速いため，細動脈はらせん状となる。太い毛細血管が発育するため，循環血流量は増加する。

3）第 2 発育期

月経周期の中程から月経開始の 2～3 日前までの時期に相当し，分泌期の大部分を占める。子宮内膜とコイル状動脈の発育速度が 1：10 にも達するので，コイル状動脈のねじれ

がさらに著しくなる。

4) 退行期

　月経前期，月経期および月経後期に相当する時期である。この時期のはじめには血流量の急激な減少によって子宮内膜厚が減少する。動脈と静脈の血流量の減少によって毛細血管の血流は停止する。続いて血管は拡張するが，その程度はまちまちである。著しい白血球浸潤が血管周囲にみられる。次いでコイル状動脈の強い血管収縮が起こる。コイル状動脈が収縮すると，細動脈床から出血が開始する。コイル状動脈の残存部の先端が再生して閉じると止血する。コイル状動脈の残存部から新しい毛細血管が発育し，血液の循環や組織の代謝状態が正常に復すると月経は終了する。

図1-75　子宮内膜日付診の基準となる形態学的変化

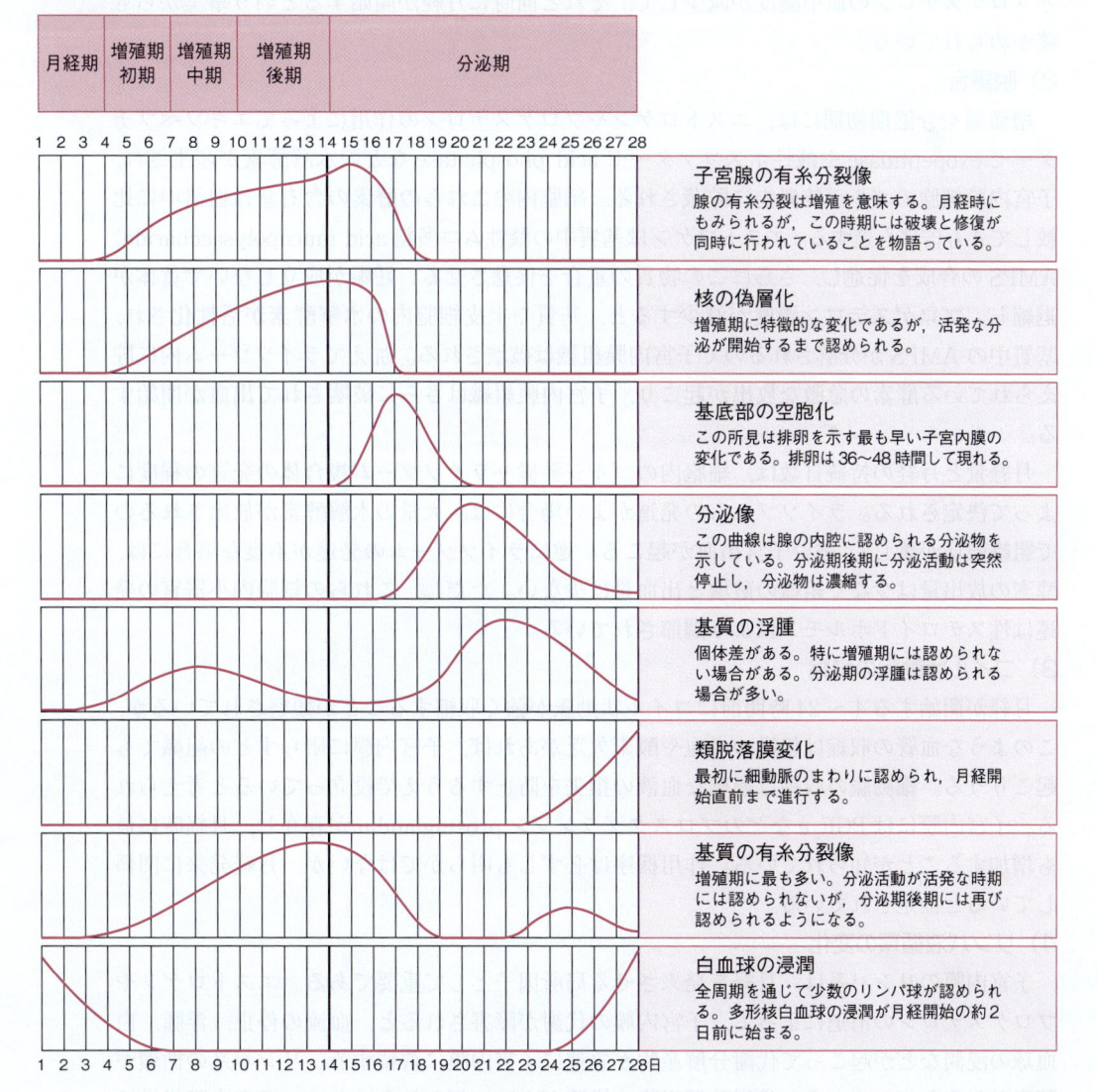

月経期	増殖期初期	増殖期中期	増殖期後期	分泌期

子宮腺の有糸分裂像
腺の有糸分裂は増殖を意味する。月経時にもみられるが，この時期には破壊と修復が同時に行われていることを物語っている。

核の偽層化
増殖期に特徴的な変化であるが，活発な分泌が開始するまで認められる。

基底部の空胞化
この所見は排卵を示す最も早い子宮内膜の変化である。排卵は36～48時間して現れる。

分泌像
この曲線は腺の内腔に認められる分泌物を示している。分泌期後期に分泌活動は突然停止し，分泌物は濃縮する。

基質の浮腫
個体差がある。特に増殖期には認められない場合がある。分泌期の浮腫は認められる場合が多い。

類脱落膜変化
最初に細動脈のまわりに認められ，月経開始直前まで進行する。

基質の有糸分裂像
増殖期に最も多い。分泌活動が活発な時期には認められないが，分泌期後期には再び認められるようになる。

白血球の浸潤
全周期を通じて少数のリンパ球が認められる。多形核白血球の浸潤が月経開始の約2日前に始まる。

(Noyes RW, Hertig AT, Rock J：Dating the endometrial biopsy. Fertil Steril 1950, 1；3-25 より引用)

c. 月経の機序

　月経 menstruation とは一定の間隔，すなわち周期をもって規則正しく反復する生理的子宮出血をいい，子宮内膜から出血するものである．月経が発来する正確な機序については，多数の研究が行われているにもかかわらず不明な点が多い．子宮内膜の組織学的変化は月経周期に応じて卵巣から分泌される2種類のホルモン，すなわちエストロゲンとプロゲステロンにより調節されており，月経の発来機序においてもこれらのホルモンがきわめて重要である．しかし，月経血の量や月経の持続日数などには局所因子も大きな影響を及ぼしている可能性がある．

1) エストロゲンとプロゲステロンの消退

　月経は排卵周期において，妊娠が成立しなかった場合に発来する．妊娠が成立しないと，黄体が退縮するためにエストロゲンとプロゲステロンの血中濃度が減少し，そのために子宮内膜において出血が起こり，月経となる．このことは黄体を摘出すると，エストロゲンとプロゲステロンの血中濃度が減少して，それと同時に月経が開始するという事実からも確かめられている．

2) 脱重合

　増殖期や分泌期初期には，エストロゲンやプロゲステロンの作用によってエキソペプチダーゼ exopeptidase や酸性ホスファターゼ acid phosphatase などの水解酵素が産生され，子宮内膜細胞のゴルジ装置内に貯蔵される．細胞内のこれらの酵素の含有量は血清中に比較して4万倍にも達する．エストロゲンは基質中の酸性ムコ多糖 acid mucopolysaccharide；AMPS の合成を促進し，さらにこの物質の重合を促進させる．妊娠が成立しないで黄体が退縮し，プロゲステロン濃度が減少すると，基質や上皮細胞内の水解酵素が活性化され，基質中の AMPS が分解されるので子宮内膜組織は破壊される．加えてライソゾーム内に貯えられている酵素の急激な放出が起こり，子宮内膜組織はさらに破壊されて出血が開始する．

　月経量と月経の持続日数は，細胞内のゴルジ装置―ライソゾーム複合体の発達の程度によって決定される．ライソゾームの発達がよい場合には，大量の水解酵素が放出されるので組織破壊が著しく，強い子宮出血が起こる．逆にライソゾームの発達が不良な場合には，酵素の放出量は少なく組織の破壊と出血量は少ない．ただし，これらの細胞内小器官の発達は性ステロイドホルモンにより調節されている．

3) コイル状動脈の攣縮

　月経が開始する4～24時間前にコイル状動脈が強く収縮することが観察されているが，このような血管の収縮は組織の虚血や酸素欠乏があれば，子宮内膜に限らずどの組織でも起こりうる．細動脈の収縮は過剰な血液の損失を防止するうえで役立っていると考えられる．子宮内膜には $PGF_2\alpha$ などのプロスタグランジン prostaglandin が存在し，月経時に最も増加することが知られている．作用機序は必ずしも明らかではないが，月経発来に関係していると推定されている．

4) リンパ液循環の変化

　子宮内膜のリンパ系は，月経を発来させる局所因子として重要である．エストロゲンやプロゲステロンの消退によって，子宮内膜の代謝が障害されると，血流の停止，浮腫，白血球の浸潤などが起こって代謝分解産物が急速に子宮内膜に蓄積する．リンパ系の循環が障害されると，このような代謝分解産物の排除が十分に行われないため，子宮内膜組織は

壊死をきたして出血する。

d. 子宮頸管内膜の周期的変化

　子宮頸管内膜は卵巣ホルモンに反応して周期的変化を示す。子宮内膜上皮細胞はエストロゲンによってその高さが増加し，排卵後，プロゲステロンの働きによって徐々に高さが低くなる。

　排卵期には頸管粘液 cervical mucus の分泌量が増加し，頸管粘液は無色透明となり粘度は低下して牽糸性が増加する。牽糸性の増加時には粘液のつくる糸の長さは 10cm にも達する一方，増殖期の初期や黄体期の後期では牽糸性は少なく，1～2cm 以下に留まる。頸管粘液の性状の変化やそれに伴って変化する精子の通過性は，頸管粘液の化学的および物理的な性質の変化によってもたらされる。頸管粘液には粘度の低い成分と高い成分の 2 種類がある。低粘度性成分にはアルブミンやグロブリンなどの蛋白質，塩類および低分子の有機質（炭水化物と脂質）などが含まれている。高粘度性成分は主として糖蛋白質（ムチン）からなっており，ゲル形成にあずかる成分である。この糖蛋白は長いポリペプチドの巨大分子で多数の炭水化物の側鎖を有している。これらの巨大分子が縦に長く線維状に結合しており，これらの線維状構造物が集まってミセルを形成している。

　頸管粘液は，頸管上皮線毛細胞の線毛運動によって生じる流動によって，高粘度性成分と低粘度性成分の 2 成分に分離する。排卵期になると，エストロゲン濃度は最高となるが，それに伴って高粘度性成分は長さ数 mm の粘液柱となり，粘液柱がお互いに平行に配列するようになる。各粘液柱はおそらく各頸管腺に由来するものと推定されている。線毛の運動によって，低粘度性成分は高粘度性成分からなる粘液柱の間を流動し排卵直前には頸管内を充満する。精子は低粘度の頸管粘液を通過する。頸管粘液はアルカリ性であるが，これも精子の生存にとって好条件な性質である。増殖期の初期ならびに黄体期の全体にわたって，高粘度性成分は密な網状構造（ミセル）を形成するので精子の貫通は妨げられる。

　排卵期の頸管粘液をスライド・グラス上にとり，薄く引き伸ばした後，乾燥させて検鏡すると，羊歯状の結晶形成が観察される。これは排卵時にはエストロゲンの作用によって，頸管粘液中の食塩の含有量が増加するために起こる。プロゲステロンは，この結晶形成を阻止する作用を有する。

② 子宮内膜細胞の機能

a. 子宮内膜の組織化学的変化

　DNA や RNA は，細胞を構成する蛋白や酵素の合成に際して重要な役割を演じるが，子宮内膜の増殖とともにその含有量は増加し，月経周期の第 17～19 日目にピークに達する。

　アルカリホスファターゼは全周期にわたって子宮内膜に認められるが，排卵時にピークとなる。増殖期の初期には腺上皮細胞のほかに間質細胞内にも存在し，子宮内膜の再生に当たって重要な役割を演じるものと考えられている。その後，アルカリホスファターゼは主として腺上皮細胞内に含まれるようになるが，細胞膜の透過性を変えてグルコースの腺上皮細胞内への移動を容易にしたり，グリコーゲンの腺腔内への移動を容易にしたりすると考えられている。

酸性ホスファターゼは子宮内膜の腺上皮細胞内に存在し，蛋白融解や自家融解の役割を担っている．排卵時およびそれ以後の時期に高値を示すようになる．

β-グルクロニダーゼβ-glucuronidase は，粘液多糖類を分解しウリジンジホスホグルクロン酸 uridine diphosphoglucuronic acid に変化させる酵素である．ウリジンジホスホグルクロン酸は，グリコーゲンやグルコース-1-ホスファターゼ glucose-1-phosphate となり細胞の成長にあずかる．この酵素の含有量は排卵時にピークとなる．

子宮内膜細胞が増殖や分泌を行うためには大量のエネルギーを必要とする．このようなエネルギーは，グルコースやグリコーゲンなどの炭水化物が分解されることによって供給される．グルコースの分解は好気性ならびに嫌気性の両者の経路で行われる．グルコースはそのままでは細胞膜を通過することができず，ヘキソキナーゼ hexokinase の作用によってグルコース-6-ホスファターゼとなって細胞内に入る．グルコース-6-ホスファターゼはグルコース-6-ホスファターゼの働きでグルコースとなり，分解されて豊富なエネルギーが産生され，またグリコーゲンが合成される．

ヘキソキナーゼは性周期の第14〜18日目にピークとなるが，不妊症患者ではこの酵素が低下しているという報告がある．また，グルコース-6-ホスファターゼは排卵時と着床時にピークとなる．グルコース-6-ホスファターゼの活性値は，子宮内膜のグルコース濃度と平行して変化する．

グリコーゲンは排卵時に腺上皮細胞内に核下空胞として出現し，続いて腺内腔に近づいて腺腔内に分泌される．排卵時における腺腔内のグリコーゲンは精子によって利用され，また排卵後6〜7日目のグリコーゲンは受精卵の着床のために利用される．月経周期におけるグリコーゲン含量は分泌期に増量し，特に分泌期中期にピークとなるが，黄体機能不全の患者では分泌期中期の子宮内膜グリコーゲン含量が減少しているとの報告がある．

グルコースが代謝されて生じた乳酸は，乳酸脱水素酵素の作用によってピルビン酸となる．このピルビン酸はグリコーゲンを再生産するために使用される．乳酸脱水素酵素の活性は月経周期の第17〜18日目に最高となる．不妊症患者ではこの酵素活性が低いという報告がある．

不妊症や反復流産をきたす患者のかなりの部分に子宮内膜の代謝異常が認められるとの報告がある．しかし，大部分は子宮内膜自体の異常ではなく，性ステロイドホルモンによる調節の失調と考えられる．

b. 子宮内膜の機能と局所因子

サイトカインとは，リンパ球や単球，マクロファージなどの細胞から産生され，生体機能を制御している液性の生理活性物質である．近年の報告では，各種の成長因子やサイトカインが子宮内膜細胞において産生され，エストロゲンやプロゲステロンがこれらの物質の発現や機能調節にかかわっていることが示されている．このように，サイトカインや成長因子が局所機能制御因子として，子宮内膜の周期的な変化や着床における重要な役割を果たしているという知見が集積されつつある．

着床期の子宮内膜においては，白血病阻害因子 LIF，インターロイキン（IL）-6，IL-11，IL-1，マクロファージコロニー刺激因子（M-CSF）などのサイトカインが重要な役割を果たすものと考えられている．ここに挙げられているサイトカインのうち，LIF，IL-6，IL-11 は IL-6 ファミリーのサイトカインとよばれ，各々 LIF 受容体，IL-6 受容体，

IL-11受容体というリガンド結合能を有する受容体と，gp130という細胞内シグナルを司る共通の受容体で複合体を形成し，gp130による細胞内シグナルJAK-STAT系が活性化を介して作用をもっている。さらに，遺伝子改変マウスによる解析の結果などから，子宮内膜におけるSTAT3の活性化が着床に重要であることが示されている。このように，現在までの知見では，LIF，IL-11を中心としたIL-6ファミリーのサイトカインが着床期の子宮内膜において重要な役割を果たしていることが推測されている。

c. 子宮内膜の胚受容能

着床の成立には受精卵の発育と子宮内膜の形態的・機能的変化との同調が必要である。動物モデルの解析から，子宮内膜には受精卵の受容を容認する特定の時期（受容期）があると考えられており，これが"implantation window"の概念とよばれている。体外受精の開始によって，ヒトにもこの概念が適応できることが強く示唆されている。ヒトの場合，受容期は排卵後5～7日と考えられている。この期間を過ぎると子宮内膜は受精卵を受け入れない不応期に入る。

受容期に一致して，子宮内膜管腔上皮表面にピノポッドpinopodesとよばれる表面平滑な突起構造が認められ，子宮内膜の胚受容能の1つの指標と考えられている。飲作用によって子宮内腔液を取り込み，子宮内腔を狭小化して胚の子宮内膜への接着を促進していると推測されている。また，子宮内膜管腔上皮の$\alpha v \beta 3$インテグリンintegrinも，受容期に一致して発現が増強し不妊症女性ではその発現が低下することから，胚受容能の指標になると考えられている。

E 性器外の変化

月経周期は内分泌的な制御機構により巧妙に調節されており，当然のことながら内分泌環境は刻々とダイナミックな変化を遂げている。特に卵巣ステロイドの主要なターゲットである生殖器系は性周期と関連して著明な変化が認められる。月経周期に伴う変化は生殖器系のみならず，全身的に及ぶ。全身的な性周期に伴う変化は卵巣由来の性ステロイドホルモンであるエストロゲン，プロゲステロンの性器外作用としてとらえることができ，自律神経系，精神情緒面，種々の物質代謝，または内分泌臓器への影響など多彩な現象が認められる。これらの現象は相互に密接な関連性を有しており，性器外周期として系統的に把握することができる。

1 体温の変化

性器外周期のなかで最も代表的なものであり，正常に排卵周期を有するすべての女性に認められる。すなわち，卵胞期には低温相を，黄体期には高温相を示す。ときに排卵直前に体温が急激に低下すること（体温陥落）がある。黄体期での体温上昇は黄体から分泌されるプロゲステロンによるものであり，プロゲステロンは視床下部前方の体温調節中枢に作用し体温上昇をもたらす。プロゲステロンを卵巣切除後の女性あるいは閉経後の女性に投与しても体温上昇作用が認められる。早朝覚醒時の口腔内温度は基礎体温basal body temperature；BBTとよばれ，これを連日記録することで排卵の有無，黄体機能などの推

定が可能であり，不妊症の治療，妊娠の早期診断，さらには受胎調節などにも利用される。

② 乳房の変化

　乳腺は卵巣ステロイドの標的臓器であり，月経周期によりさまざまな変化がみられる。乳腺上皮はプロゲステロンの作用の強い黄体期に最も高い増殖能をもつことが知られている。排卵期に乳頭過敏を訴えたり，黄体期，特に黄体中後期に乳房痛や乳房腫脹感が出現したりすることがある。月経前に上記症状が強度に現れ，乳房痛やときに乳房の硬結を伴う場合をマストディニア mastodynia とよぶこともある。

③ 精神神経系

a. 精神的変化

　性周期に伴う内分泌環境の変動により精神面への影響がある。特に黄体期から月経前にイライラしたり怒りっぽくなったりなど，不安定な心理状態となり，さらには憂うつや集中力低下もしばしば認められる。

b. 血管運動神経系

　月経時はもちろんのこと，月経前からめまい，心悸亢進，浮腫，片頭痛などの症状を呈することがある。

c. 月経前緊張症候群 premenstrual tension syndrome, premenstrual syndrome

　ほとんどの女性は月経前になんらかの心身の変調を感じるが，そのために日常生活に支障をきたす場合，月経前緊張症候群と診断される。具体的には情動不安定，集中力低下，乳房痛，頭痛，下腹部膨満感，むくみなど多彩な症状を呈する。これらは卵巣ステロイドホルモンの全身作用（主としてプロゲステロン）による副作用として説明されるものであり，治療法としては排卵抑制療法や精神安定剤・利尿薬などの対症療法が行われる。

④ その他

a. 血液系

　月経前に末梢血の赤血球数が減少し白血球数が増加するという報告がある。また，月経時に凝固能低下，線溶系亢進，毛細血管の脆弱化による軽度の出血傾向などを生じることがある。

b. 免疫系

　気管支喘息などのアレルギー性疾患がしばしば月経前に増悪したり，Behçet 病が月経時に増悪したりすることが報告されており，免疫関連疾患や免疫能が性周期の影響を受けると考えられる。月経前にアレルギー反応が高まるのは，エストロゲンの免疫系への刺激効果によるという考えもある。

c. 内分泌系
1) 甲状腺
　基礎代謝率が月経前に一過性に上昇することや，黄体期の血漿蛋白結合ヨウ素が卵胞期に比べ高値であることなどから，性周期と甲状腺機能との関連は注目されてきたが，エストロゲンの作用には，代謝率を増加させたり，自律神経系に影響を及ぼしてみかけ上甲状腺機能亢進と類似した状態を出現させたり，という作用があることがわかってきたため，現在では甲状腺機能は性周期を通じ，著明な変化は存在しないというのが定説である。

2) 副腎皮質
　動物では去勢により副腎皮質の構造が変化するという報告や，エストロゲン投与で副腎皮質の網状層，プロゲステロン投与で索状層が肥厚するという報告があり，性ステロイドホルモンと副腎皮質機能との関連は古くから検討されてきた。しかし，ヒトにおいては，性ステロイドの副腎皮質の形態に及ぼす変化はまだ明白ではなく，現在では性周期に伴う副腎皮質機能の変化は否定的である。

3) 膵
　インスリン分泌，耐糖能などに明らかな変化はない。しかし，性ステロイド避妊薬などにより糖尿病が増悪することもときにあり，病的な場合には性ステロイドが糖代謝に影響する可能性もある。

d. 代謝系
　月経前には水やナトリウムの貯留が起こる。性ステロイドの電解質調節への作用は非常に複雑であり，エストロゲンのレニン，アンギオテンシン，アルドステロン系の関与も知られている。エストロゲンは最初にナトリウム排泄を促進し，その後にナトリウム貯留を起こすといわれている。

　エストロゲンはそのほか血清中のコルチゾールやサイロキシンの結合蛋白を増加させたり，HDL-コレステロール，トリグリセライド値を上昇させたりする効果がある。また，LDL-コレステロール値を下げるため抗動脈硬化作用がある。

F 乳房の変化

　女性の乳房はヒトを含めた哺乳動物の象徴ともいうべき器官であり，生殖において重要な役割を担う。乳房の主な構成要素である乳腺は胎生期に皮膚付属腺から分化し乳分泌の能力を備えるようになるが，出生後さらに思春期，妊娠，産褥といった生殖サイクルの各時期において形態学的，機能的に劇的な変化を遂げる。また乳房は月経周期においても変化することが知られる。このような乳腺の発達や周期的変化はエストロゲン，プロゲステロンを中心としたホルモンや局所の成長因子により複雑な調節を受ける。乳房は生殖器には位置付けられないが乳房の変化についての知識は，生殖を理解するうえで欠かせないものである。

a. 乳腺の発生
　乳腺は外胚葉由来で，表皮が落ち込んで生じる皮膚付属腺の一種である。胎齢4週ごろから上下肢間に上皮細胞の増殖が起こり，腋窩から鼠径部にかけて左右対称に線状の外胚

葉肥厚が出現する。これを乳腺堤 mammary ridge, crista mammae とよぶ（図1-76）。胎齢9週ごろまでに乳腺堤は胸部に一致して乳野 milk field を形成し，ほかの部位は退縮する。乳野ははじめ膨隆しているが，乳腺原器となる外胚葉細胞塊は間葉組織側へ落ち込むように浸潤性に増殖する（1次乳腺原器）。この「落ち込み」は乳腺上皮，間葉組織相互のシグナル伝達により誘導され，形態形成において重要な役割をもつヘッジホッグシグナルを担う遺伝子 Gli3 などが関与することが示唆されている。

落ち込んだ細胞塊は胎齢 13～20 週でさらに次々と腺組織を発芽させ，多数の乳腺組織が形成される（2次乳腺原器）（図1-77）。腺組織の発育には，やはり発生において重要な BMP シグナルが特に関与すると考えられている。乳腺上皮からの PTHrP 分泌が周囲間葉細胞の BMP 受容体 1A を増加させ，間葉細胞自体が産生する BMP4 に対する反応を高めることが乳腺の伸展を促す。さらにこのシグナル活性により間葉細胞での発現が誘導される MSX2 の作用によって将来の乳輪の位置に相当する周囲皮膚の毛包形成が抑制される。この時期，乳野は皮膚表面から陥没する。なお哺乳動物のなかでも乳野の発育部位は種により異なり，ウシやイヌでは下腹部の数対の乳野が発達するがヒトでも乳野が複数残存して発育することがあり，これを副乳 accessory breast, mamma accessoria とよぶ（図1-78）。

胎齢8カ月ごろには乳腺原器内に腺腔が生じ，乳腺を覆う部分の皮膚は真皮とともに乳輪 areola of the nipple, areola mammae に変化する。出生直後に乳輪の中央部に乳口 pori lactiferi が開口，間葉組織の増加によりこの部が盛り上がり乳頭 nipple, papilla mammae が形成される。乳腺は妊娠末期には分泌機能を獲得し，早期新生児期に乳汁分泌を生じる（奇乳 witch's milk）ことがある。出生以後，乳腺は思春期まで休止状態にあり，出生時の状態に留まる。

なお，男性では乳腺組織はごく小さな分岐管状の上皮細胞に留まる。

b. 思春期における乳房の発育

8～10歳前後から乳腺が再び変化を開始し，いわゆる乳房が形成される。乳房の発育

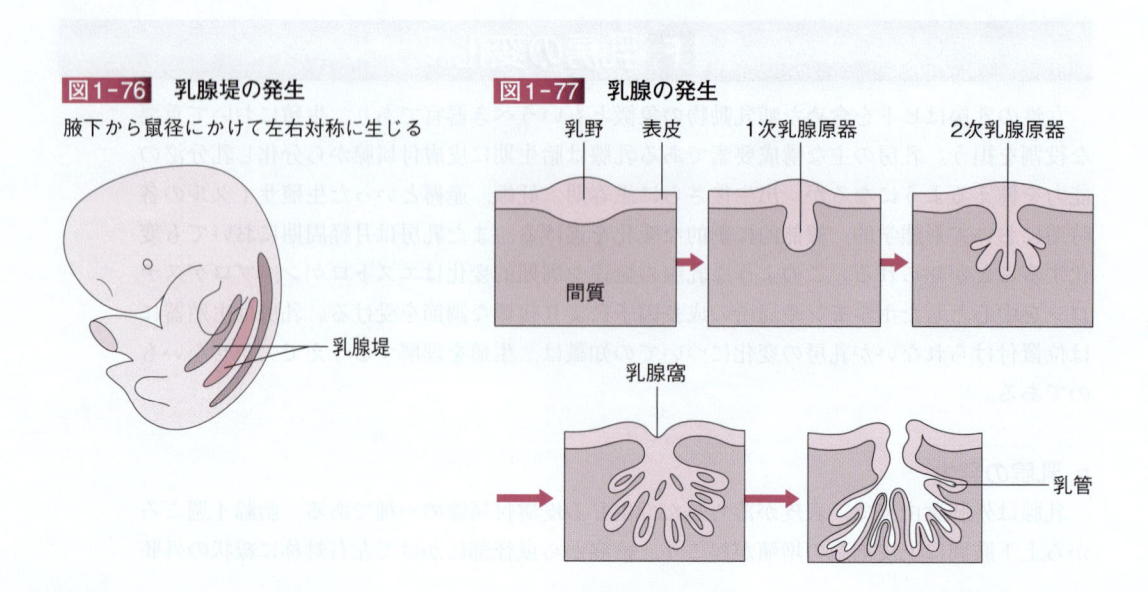

図1-76　乳腺堤の発生
腋下から鼠径にかけて左右対称に生じる

図1-77　乳腺の発生

肥大 thelarche は女性の第2次性徴の代表的な事象であり，乳頭，乳輪と乳房全体の形状が変化しながら発育する（図1-79）。

思春期の乳房の発育にはエストロゲンが重要な役割を担う。エストロゲンは乳腺の分枝を促進することが知られるが，その機序は乳腺上皮の幹細胞の分化調節によることが示唆されている。乳腺上皮の幹細胞は自己再生能をもつが，さらに乳管や腺房の細胞に分化す

図1-78 副乳の分布

図1-79 乳房の発育

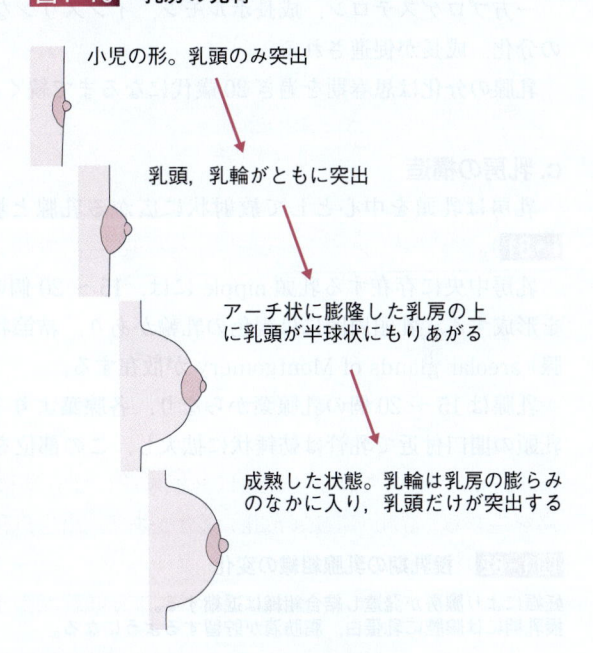

小児の形。乳頭のみ突出

乳頭，乳輪がともに突出

アーチ状に膨隆した乳房の上に乳頭が半球状にもりあがる

成熟した状態。乳輪は乳房の膨らみのなかに入り，乳頭だけが突出する

図1-80 乳房の構造

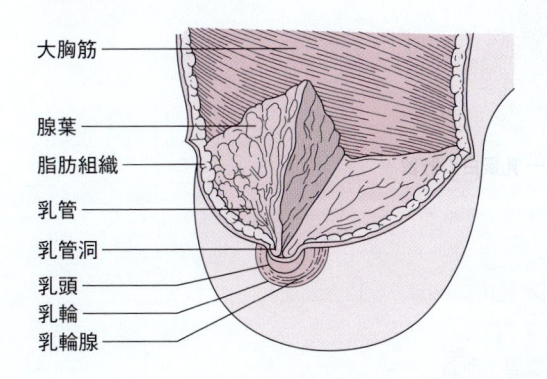

大胸筋
腺葉
脂肪組織
乳管
乳管洞
乳頭
乳輪
乳輪腺

図1-81 乳房の構造（縦断図）

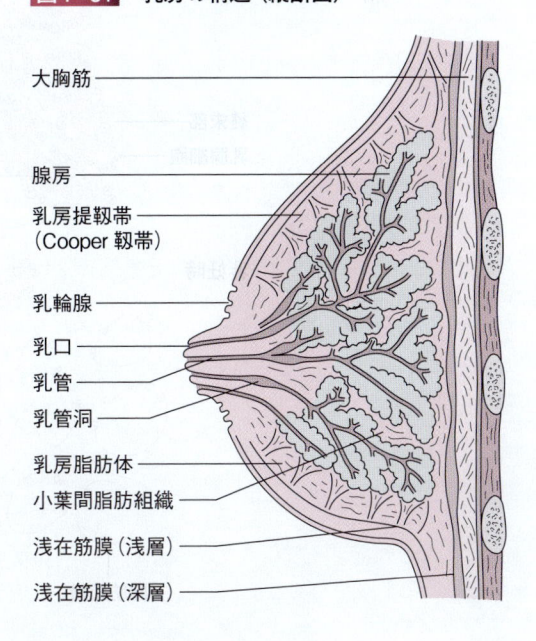

大胸筋
腺房
乳房提靭帯（Cooper靭帯）
乳輪腺
乳口
乳管
乳管洞
乳房脂肪体
小葉間脂肪組織
浅在筋膜（浅層）
浅在筋膜（深層）

る前駆細胞と腺房を取り囲む筋上皮細胞に分化する前駆細胞の2方向への分化能がある。エストロゲンが上皮細胞のエストロゲン受容体αに結合すると転写因子GATA3の転写が起こり，前者への分化が促されると考えられている。さらにTGFαやTGFβ1などの局所の成長因子も乳腺の分枝を調節する。枝の中央の細胞がアポトーシスを起こすことで管腔が形成され乳管となる。エストロゲンの影響により乳腺組織の周囲の間質に脂肪が沈着し，乳房全体は半球状の膨らみに成長する。脂肪細胞自体も乳腺の分枝や管腔形成に寄与する。

　一方プロゲステロン，成長ホルモン，インスリンなどの作用により，腺管の先端の腺房の分化，成長が促進される。

　乳腺の分化は思春期を過ぎ20歳代になるまで続く。

c. 乳房の構造

　乳房は乳頭を中心として放射状に広がる乳腺と脂肪，支持組織からなる（図1-80, 1-81）。

　乳房中央に存在する乳頭 nipple には，15〜20個の乳管 lactiferous duct が開口し乳口を形成する。乳頭周囲には褐色の乳輪があり，結節状に隆起する乳輪腺（モントゴメリー腺）areolar glands of Montgomery が散在する。

　乳腺は15〜20個の乳腺葉からなり，各腺葉より1本ずつ乳管が出て乳頭につながる。乳頭の開口付近で乳管は紡錘状に拡大し，この部位を乳管洞 mammary sinus とよぶ。腺

図1-82　授乳期の乳腺組織の変化
妊娠により腺房が発達し結合組織は退縮する。
授乳期には腺腔に乳蛋白，脂肪滴が貯留するようになる。

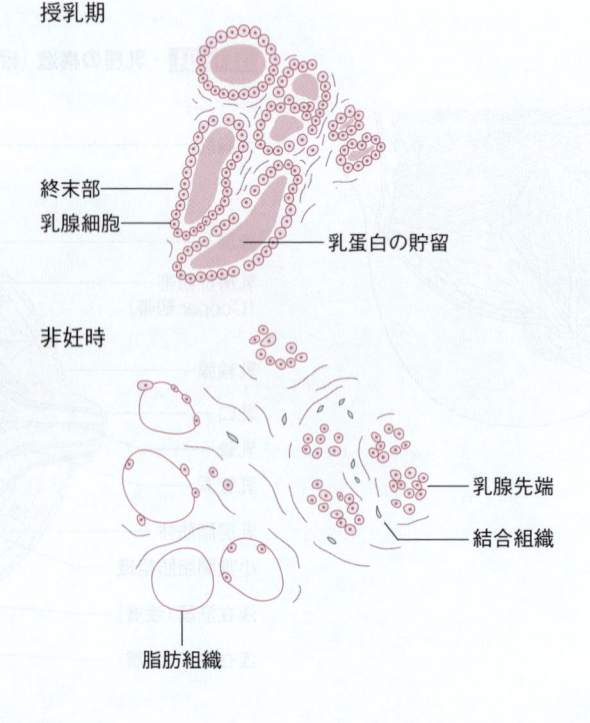

葉はさらに乳腺小葉に分かれ，その末端は腺房となり，末梢乳管を含む。腺房では単層円柱上皮が腺腔を形成し，その外側を扁平状の筋上皮細胞の層が囲む。各腺房は基底膜により取り囲まれ，周囲は小葉間脂肪組織で占められる。一方，乳管は単層立方上皮とその外側を取り囲む筋上皮細胞からなる。乳管は開口部へ近づくと単層円柱上皮を経て多列円柱上皮へと変化し，乳頭部では重層扁平上皮に移行する。

乳房の皮膚と乳腺組織の間に皮下脂肪が存在し，この皮下脂肪の浅い位置に浅在筋膜の浅層が存在する。テント状の乳房堤靱帯（Cooper 靱帯）によって乳腺組織は浅在筋膜浅層に固定される。乳腺の深部には乳腺後隙とよばれる疎性結合組織領域があり，ここに浅在筋膜の深層が存在し，さらに深部には大胸筋が存在する。

d. 月経周期における変化

乳房は月経周期に伴い規則的な変化を示す。

乳房の容積は卵胞期に最小となり，周期後半で増大し月経時に最大となる。月経前の変化が最も著明で乳房の増大に伴い乳房緊満感，乳房痛などが自覚されることもある。

組織学的には増殖期に乳管上皮細胞の増殖，管腔形成がみられ，分泌期に腺房上皮細胞の増殖，肥大が起こる。これらの変化にはエストロゲン，プロゲステロンがかかわると考えられる。

e. 妊娠・産褥期の変化

妊娠に伴い乳房は授乳に備えて，さらなる形態的・機能的変化を遂げる。

乳頭，乳輪の色素沈着は増強し，乳輪腺が膨隆する。乳房は全体として増大，緊満し，皮下の静脈は怒張し，表皮の断裂（妊娠線）が認められるようになる。また副乳が膨隆することもある。

妊娠初期に乳管終末の上皮細胞が増殖し乳管の分枝が起こり，先端の腺房の発育も促進され終末部 terminal end bud を形成する。これにはエストロゲン，プロゲステロン，プロラクチンなどがかかわる。特にプロラクチン受容体と Stat5 を介するシグナルは妊娠中の腺房発育に必須であると考えられている。周囲の結合組織や脂肪組織は乳腺に取って代わられ退縮する。妊娠4カ月末から上皮細胞の分泌能が開始し，腺腔内に大小の脂肪滴（乳球）や蛋白性の乳汁成分（カゼイン）が貯留するようになる。妊娠後期に入ると，腺腔は蛋白質を主体とし免疫グロブリンを多く含む初乳で充満し拡大する。上皮細胞は扁平化し，授乳期に備えた状態となる。

授乳期には乳腺上皮は乳汁の分泌，貯留，排出に伴う周期的変化を繰り返すが各腺房により周期は異なる。プロラクチンの刺激により上皮細胞で合成された乳蛋白と脂肪は腺房内に貯留する（図1-82）。児の乳頭吸啜により乳頭，乳輪皮膚内の神経が刺激されると下垂体後葉からオキシトシンが分泌され，腺房周囲の筋上皮細胞の収縮を促し乳汁を放出させる。

授乳を終了し，プロラクチン分泌が減少すると大部分の上皮がアポトーシスにより消失することで腺房は消退し，腺管は非妊時の状態に戻る。

G 思春期

　思春期 puberty は，ヒトのライフサイクルのなかで小児期と成熟期の間に位置し，個体がさまざまな身体的発達を経て生殖能力を獲得していく時期といえる。女性では性機能が未発達な状態から初経を経て排卵性月経周期の確立に至り，妊娠・分娩が可能な状態となる。日本産科婦人科学会では思春期を「性機能の発現開始，すなわち乳房発育ならびに陰毛発生などの第 2 次性徴出現に始まり，初経を経て第 2 次性徴の完成と月経周期がほぼ順調になるまでの期間」と定義しており，年齢的には 8～9 歳ごろから 17～18 歳ごろまでが相当する。心身ともに成人していく過程であり，英語では puberty（ラテン語で「成人」を意味する pubertas から派生）が主に身体的変化を，adolescence（adult から派生）が精神的，社会的側面を指して用いられることが多い。

　身体的・精神的に成熟していく思春期の過ごし方は将来の健康にも大きく影響する。この時期の生理的な発達過程および背景にある内分泌学的変化を正しく理解することは，女性の一生にわたるヘルスケアを担ううえで重要なことである。

① 思春期の神経内分泌環境

　思春期の身体的変化の多くが性ホルモンの作用によることは広く知られるところである。性ホルモンの分泌を担う視床下部―下垂体―性腺（女性では卵巣）系において視床下部からの GnRH の律動的分泌が開始することが思春期発来の鍵となる。さらに視床下部―下垂体―副腎系や成長ホルモンなども思春期の変化と密接にかかわる。

a. 思春期発来機序

　思春期の発来の根幹は GnRH の律動的分泌の駆動に伴う視床下部―下垂体―性腺系の賦活化である。この機序は十分解明されていないが，GnRH ニューロンの調節因子であるキスペプチンの役割が注目されている。また副腎からのアンドロゲン分泌の増加も思春期に関連する重要な変化である。

1）視床下部―下垂体―性腺系 hypothalamic-pituitary-gonadal (HPG) axis

　視床下部―下垂体―性腺（以下は卵巣とする）系 hypothalamic-pituitary-gonadal (HPG) axis は胎児期の早い段階に確立し性器の形成などに関与するが，胎生期後半では母体のエストロゲンにより抑制される。出生後母体エストロゲンの消退により，生後数カ月までの間，一時的に活性化し，性器の増大，乳房の発達など一時的な変化をきたすが，その後徐々に活動が低下し，2 歳までの間に休止期に入る。GnRH 分泌の振幅と頻度が増すことによりこの系が再び賦活化し思春期が発来する。

　思春期の視床下部―下垂体―卵巣系の賦活化にはエストロゲンによる negative feedback 機構の調節性変化が関与すると考えられている。すなわち，思春期前には視床下部の negative feedback における性ホルモンに対する閾値が低く，少量の性ホルモンで視床下部―下垂体系は抑制されるが，思春期においては閾値が増加して GnRH が増加しその結果，性ホルモンの産生，分泌が増加するというものである（図1-83）。ほかに GnRH ニューロンの成熟，GnRH 抑制因子の解除，さらにエストロゲンによる positive feedback の発現などが思春期の視床下部―下垂体―卵巣系の賦活化に関連することが示

唆されているが，その機序や相互の関係は十分解明されていない。

近年エストロゲンの刺激を GnRH ニューロンへ仲介する神経ペプチドとして発見されたキスペプチンとその受容体は，思春期に増加することが明らかとなっている。キスペプチンを産生するキス 1 ニューロンはエストロゲン受容体をもち，成人では視床下部の弓状核と前腹側腹周囲核の 2 カ所においてそれぞれエストロゲンの negative feedback および positive feedback を仲介する。思春期では 2 カ所いずれにおいてもキスペプチンの増加が認められ，キスペプチンの変化が前述の negative feedback 機構および positive feedback 機構の変化とかかわる可能性が示唆される。さらに，マウスではキスペプチン受容体遺伝子のノックアウトにより思春期が発来せず，恒常的に活性化すると思春期が早発することから，キスペプチン系は思春期の GnRH 駆動に必要十分であると考えられる。

性ホルモンと独立した GnRH 抑制因子が思春期の GnRH 駆動に関与する可能性も考えられている。思春期前に性腺摘除を行った動物では GnRH 分泌が増加せず，思春期発来時に増加がみられる事実は性ホルモンと独立して GnRH ニューロンを抑制，刺激する因子が思春期発来に関与することを示唆する。しかし GnRH の抑制因子として知られる GABA やニューロペプチド Y，刺激因子として知られるグルタミン酸，ノルアドレナリン，レプチンなどの思春期における役割は明らかになっていない。

2）視床下部—下垂体—副腎系 hypothalamic-pituitary-adrenal（HPA）axis

副腎からのホルモン分泌は視床下部から分泌される CRH が下垂体からの ACTH 分泌を促すことによって生じ，視床下部に対する negative feedback 機構も存在する。胎児期の副腎皮質は盛んに性ステロイドの dehydroepiandrosterone sulfate；DHEAS を合成するが出生後数カ月で消退する。DHEAS の分泌は 8 歳以降年齢とともに増加し，これは副

図 1-83 視床下部—下垂体—卵巣系の相互関係の推移

視床下部の性ステロイドホルモンに対する感受性（negative feedback 機構）が変化し，思春期中期に成人型の相互関係が確立する。

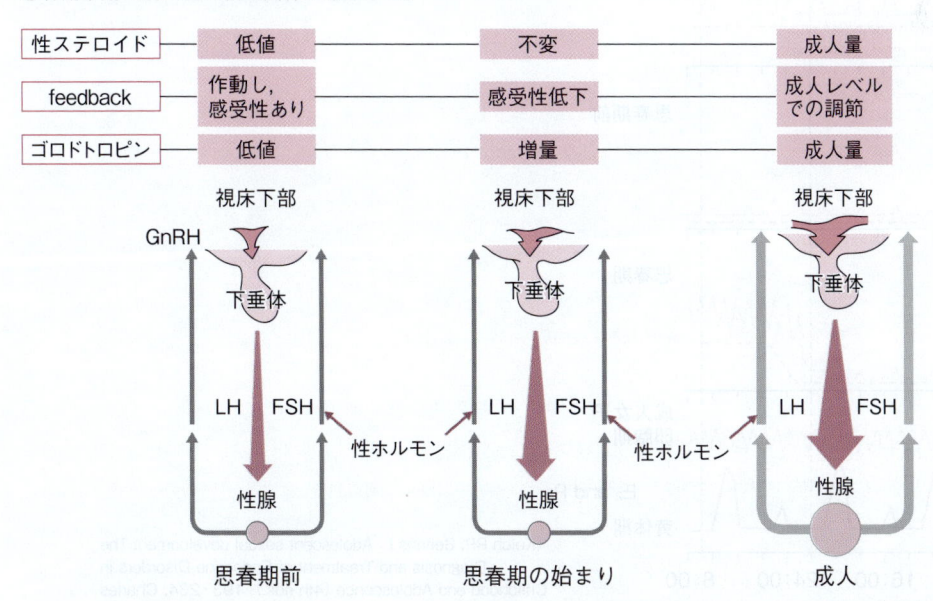

性ステロイド	低値	不変	成人量
feedback	作動し，感受性あり	感受性低下	成人レベルでの調節
ゴナドトロピン	低値	増量	成人量

思春期前 ／ 思春期の始まり ／ 成人

（Edward より改変引用）

腎皮質の網状帯の発達と一致する．DHEASの変化に代表される副腎機能の発動 adrenarche は思春期開始に先駆けるものであり，思春期発来に関与する可能性もあるが関係は明らかでない．副腎からの性ステロイド分泌は第2次性徴の恥毛の発達に寄与すると考えられている．

b. 思春期のホルモン変化
1）下垂体ホルモン

下垂体からのLH，FSHの分泌は出生時には抑制されており，乳児期に断続的に上昇するものの以後低いレベルに留まる．思春期2年ほど前から睡眠中の律動的なLH分泌が増加し日中は少ないという日内変動を示すが，思春期には夜間の律動性分泌の振幅，頻度がさらに増加し，LH分泌が著明に上昇する．FSHはLHより高値で，LHと並行して増減するが振幅変化はより少ない（図1-84）．

思春期の進行とともに，日中のFSH，LHも増加する．FSHは年齢とともに増加し9～10歳に急増するが13歳をピークとして以後一定の値を維持する．一方，LHは10歳ごろまで低値を持続するが11歳ごろから急増する．日中のホルモン分泌の上昇により，二相性の変化は不明瞭となり，初経発来後消失する．LH，FSHはそれぞれ卵巣の莢膜細胞，顆粒膜細胞に作用しエストロゲンの産生を促す．

プロラクチンの分泌も思春期後半に上昇する．

図1-84　年齢別のLHと性ホルモン

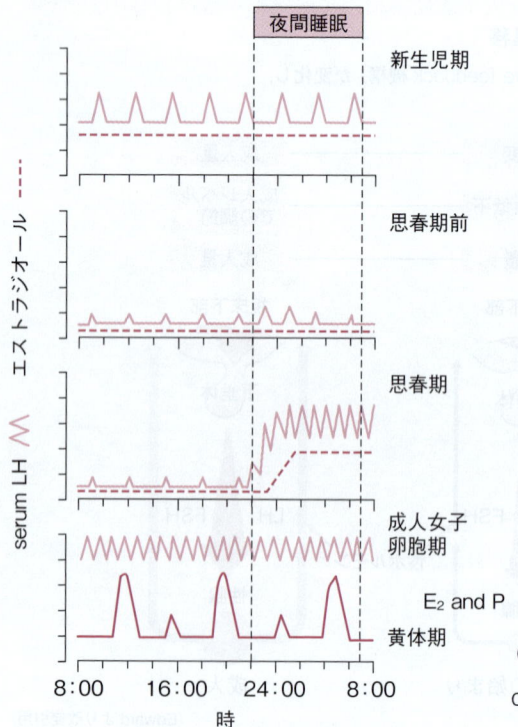

（Kelch RP, Beitens I：Adolescent sexual development.The Diagnosis and Treatment of Endocrine Disorders in Childhood and Adolescence（4th eds.）. 193-234, Charles C Thomas, 1994 より改変引用）

2）卵巣ホルモン

　主なエストロゲンであるエストラジオールの出生時の血中レベルは非常に高く，5,000 pg/mL であるが，まもなく低下し，思春期まで 7 pg/mL 程度で経過する。LH の律動的分泌が開始すると卵巣からのエストラジオール分泌が増加するがピークは日中である。エストラジオールは 1 年当たり 20 pg/dL 程度ずつ増加し，成人レベルに達する。エストラジオールの日中上昇のパターンは持続し，排卵の確立に伴い月経周期における周期的変化が確立する。エストロゲンは後に述べる思春期の性器の発育や発育急進，第 2 次性徴に影響する。

　プロゲステロンも上昇し，月経周期に伴う周期的変化を示すようになる。

　FSH の刺激により卵巣顆粒膜細胞から分泌されるインヒビン B はエストラジオール同様，思春期早期に増加する。インヒビンは FSH に対し negative feedback の作用をもつ。

3）成長ホルモンおよびインスリン様成長因子 Insulin-like growth factor；IGF

　思春期において成長ホルモンの分泌は性ステロイドの影響を受け増加し，これにより思春期後半に IGF が急激に増加する。成長ホルモン–IGF の系は性ホルモンとともに思春期の発育急進に大きく寄与し，性腺の発達や第 2 次性徴の発現にもかかわる。

　思春期の発達が完了すると両者は減少する。

② 第 2 次性徴

　性染色体に由来する内・外生殖器の男女差を指す第 1 次性徴に対し，第 2 次性徴 secondary sex character は，思春期に性ホルモンの作用の差によって生じる性器以外の男女それぞれの特徴と定義される。第 2 次性徴の発現は思春期の始まりを示すものであり，女性では乳房発育 thelarche，陰毛発生 pubarche，皮下脂肪蓄積による丸みを帯びた体型，骨盤形態の変化などが含まれる。

a. 乳房発育 thelarche

　乳房発育度を示すものとして，1960 年代に Tanner により記述された 5 段階の分類がよく知られている（図 1-85）。最初乳頭が平坦な胸壁の上に突出し，乳輪の広がりと乳房の膨らみが生じる（2 度）。その後，前項でも述べたように段階的に乳頭，乳輪，乳腺実質の発育が進行し（3 度・4 度），成人型に達する（5 度）。

　この発育段階には個人差があり，4 度に留まる者や 4 度を経ずに 3 度から 5 度に進む者もある。

b. 陰毛発生 pubarche

　陰毛の発育に関しても Tanner により 5 段階に分類されている（図 1-86）。最初は陰唇に沿ってわずかに着色した柔らかい直毛が発生し（2 度），次第に範囲を広げながら着色が濃くなり縮剛毛へ変化する（3 度・4 度）。成人型では逆三角形の分布に拡大するが（5 度），男性のように臍部へ進展することはほとんどない。

c. その他の第 2 次性徴と思春期段階

　10 歳ごろから腰部，殿部，大腿，乳房に脂肪が沈着し，丸みを帯びた体型となる。顔，

Ⅰ. 生殖医学の基礎

図1-85　乳房の発育度の分類

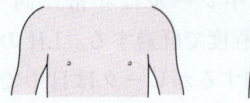

1度　性徴発現のない時期，乳頭だけが突出している。

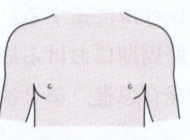

2度　つぼみの時期ともいい，乳頭が突出し乳輪の直径も少し広がり，乳房が小さい高まりを形成している。

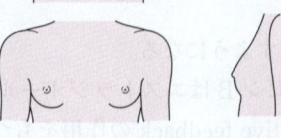

3度　乳房と乳輪がさらに膨隆しているが，乳輪部とほかの部分との間に段がない。

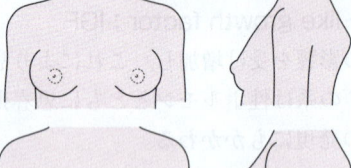

4度　乳頭と乳輪が乳房の上に2つの目の山として突出してくる。

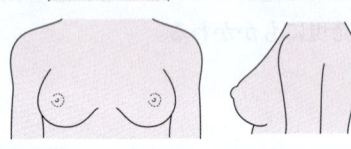

5度　丸みをもった半球状の乳房を形成し，乳房の全輪郭に対して乳輪と乳頭の間にくぼみをつくり，このため乳頭だけが突出した成人型となる。

(Tannerより改変引用)

図1-86　陰毛の発育度の分類

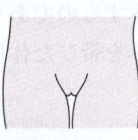

1度　性徴発現のない時期，陰毛の発生なし。

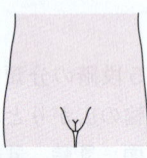

2度　大陰唇に陰毛が発生するが，きわめてわずかしかなく，正面方位では発毛状態がわからない。

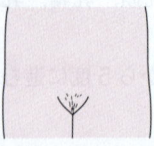

3度　恥丘にも発毛が広がり，正面方位で発毛状態が明らかに認められる。

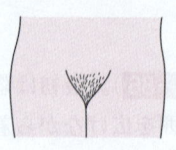

4度　ほぼ成人型であるが，大腿内面には発毛がみられず，また発毛の範囲も成人より狭い。

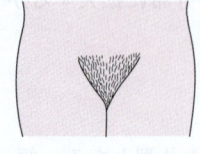

5度　大腿内面の発毛がみられ，量的にも型のうえでも成人型となり逆三角形をしている。

(Tannerより改変引用)

鎖骨下，下腹部にも脂肪の沈着が起こる．11歳ごろから骨盤の大きさ，形に男女の差が認められるようになる．

　このような第2次性徴のなかで客観的評価が容易なのは乳房発育および陰毛発生であり，Tannerの分類で2度に相当する段階がすなわち思春期の開始と判断される．陰毛発生は乳房発育に遅れて開始することが多いが個人，人種により逆のこともある．Tannerの分類は思春期における性成熟の進行段階を示す指標として用いられ，思春期のホルモン変化とも相関する．さらに手根骨のX線写真などで評価される骨年齢は暦年齢に比し性成熟度とよく関連する（図1-87）．

③ 思春期の身体発育

　思春期には第2次性徴の出現とともに特徴的な体格の変化がみられ，性器にも種々の変化が起こる．これらの変化はかつてより思春期の進行段階または初経発来とのかかわりが意識されてきた．

a. 体格の変化

　身長と体重にそれぞれ急速な発育がみられる．

1) 身長

　ヒトの身長発育においては胎児期と思春期に急激な増加，発育急進 growth spurt がみられる．身長の年齢変化を示す発育曲線 growth curve は細長いS字型を2つ組み合わせたパターンを示し，年間の発育増加量の変化を示す発育速度曲線 velocity curve には2つのピークが現れる（図1-88）．思春期における身長発育急進の発現は女子では平均12歳で男子よりも2年程度早い．しかし女子の発育速度のピークは男子より低く平均8 cm/年であり，成人の最終身長では女子のほうが約12 cm低くなる．

　身長の発育は骨格の成長によるところが大きいが，身体の各部位の骨の発育には順序が

図1-87 女子の思春期発達段階別FSH，LHとエストラジオール

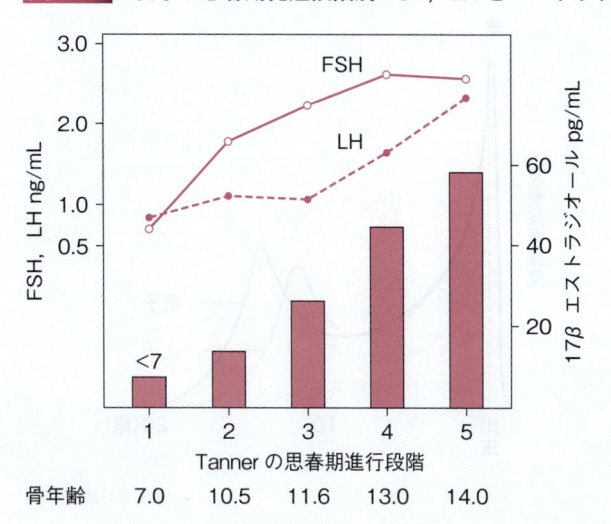

（Grumbach MM：Onset of Puberty. In：Berenberg SR, ed. Puberty, Biologic and Social Components. Leiden-The Netherlands：p1-21, H.E. Stenfert Kroese, 1975 より改変引用）

あり遠位から近位へと進むことが知られる。下肢では足，下腿，大腿の順に発育がみられ，上肢でも同様に手から発育が始まる。四肢の発達に続いて体幹の伸長が起こり，胸壁の前後径が増大する。

これらの変化には成長ホルモンおよび性ホルモンが寄与する。エストロゲンは骨の成長に大きく影響するほか，骨端の閉鎖にもかかわる。

2) 体重

体重の増加にも身長と同様のパターンが認められ，女子では発育急進ピーク期の体重増加速度は6～7kg/年に達する。前述のように局所の脂肪沈着による体脂肪量の急激な増加は体重の増加に大きく影響する。

b. 性器の発育 gonadarche

新生児期の女児では，性器は母体に由来するエストロゲンの影響により不相応に発達しているが，その後エストロゲンの影響がなくなると急速に萎縮し，7～8歳ごろまでほとんど発育しない。その後，思春期にかけて内性器・外性器ともに大きく変化し，生殖機能獲得の準備が進むことになる。これら性器の発育は思春期の内分泌学的変化と密接にかかわる。

1) 卵巣

新生児期の卵巣は細長い卵形を呈し，表面はざらざらしている。形は多様で分葉を示すことも多い。長さは0.5から1.0cm，幅は0.3から0.5cm，厚みは0.3から0.4cmである。表面の性質は次第に変化し，小児期初期には白桃色で平滑な状態となり，光沢をもつようになる。大きさは年齢に比例して増加し，小児期後期には成長が加速し，初経前には特に急速な増大がみられる。長さより幅と厚みの増加が顕著である。思春期開始後の卵巣増大はTannerの思春期進行段階と正の相関を示す。初経時には成人と同様の大きさ，すなわ

図1-88 身長の年齢変化

胎児期と思春期前期に発育急進が認められる。

a 発育曲線

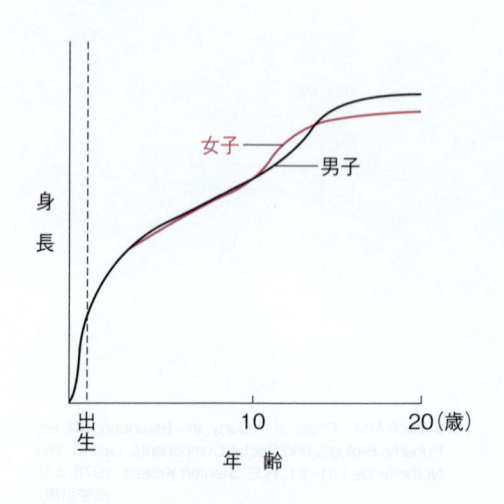

b 発育速度曲線

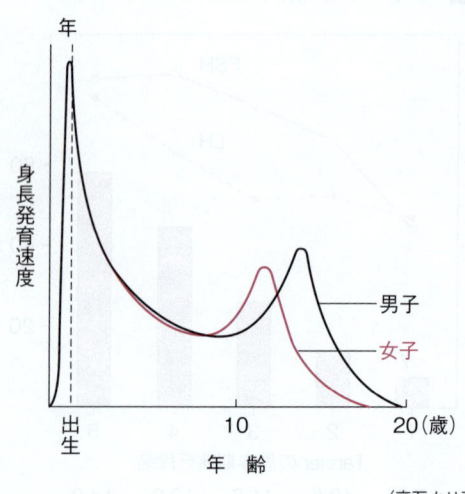

（高石より改変引用）

ち長さ27〜35mm,幅15〜24mm,厚み8.5〜13.5mmとなる。

新生児期の卵巣の皮質には原始卵胞primordial cellが充満し,その数は100万〜200万に上るが,その多くは卵胞閉鎖により6,7歳までに消失する。初経開始時には約50万になる(図1-89)。卵巣の皮質は次第に薄くなり,間質の占める割合が増加する。これら原始卵胞は小児期には,直径0.25mm程度までしか発育せず機能しないまま閉鎖卵胞となり消失する。0.25mmまでの発育はゴナドトロピンの作用を受けない。2〜5mmを超えて成熟卵胞に近づく発育はゴナドトロピンの作用によるが小児期にもある程度起こり,7歳で著明に増加する。思春期になると卵胞成熟は加速し,月経が開始すると周期によりさまざまな大きさの卵胞が観察されるようになるが,規則的な排卵が確立するまで数年を要する。

2) 子宮

子宮は新生児期早期には胎児期の母体からのエストロゲン等の影響により比較的大きく頸部は分泌能をもつが,ホルモンの消退により生後1カ月で退縮し分泌能も消失する。6歳ごろまで変化しない。この時期の子宮長は2.5cmで径は1cmである。7歳ごろから子宮は次第に増大を始め12歳を過ぎるころから増大傾向が加速し,17歳では子宮長は7.0cmに達する。思春期発来前は子宮重量の増大は年齢に規定されるが,思春期発来後はTannerの思春期進行段階と正の相関を示し,特に3度から4度の間の増加が著明で,初経発来前後でも有意に変化する。初経発来後の増大は初経後の経過年数と有意に関連する。

子宮の発達においては重量の増加のほか形状の変化も特徴的である。新生児期には頸部と体部の長さ・径の比は2:1で,小児期には子宮頸部と子宮体部の径は同等であるが次第に体部の増大が頸部の増大を上回り,子宮全体は洋ナシ型を呈する(図1-90)。頸部・体部の径を超音波診断法で計測した解析では頸部と体部の径の差がTannerの分類の乳房

図1-89 ヒト卵巣生殖細胞数の年齢に伴う変化

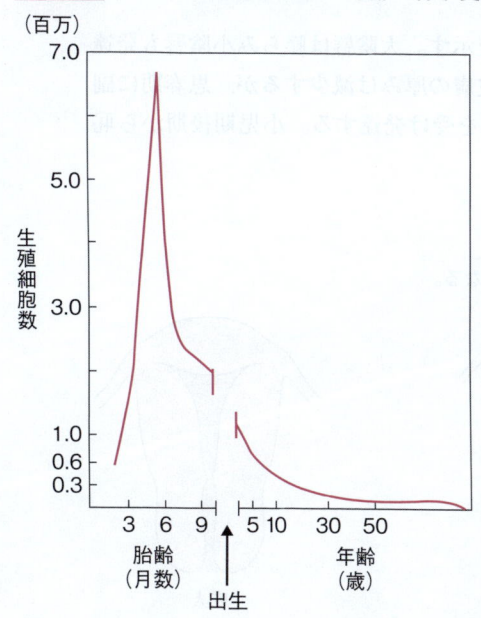

(Baker TG: A Quantitative and cytological study of germ cells in the human ovaries. Proc R Soc Lond B Biol Sci. 1963; 158: 417-33 より)

発育度2度で現れることが示され，子宮の形状変化が思春期の開始を予測する指標となりうると考えられる。

頸管上皮は新生児期に活発に増殖し分泌もみられるが生後1カ月で消失し，頸管内は粘液や血液，落屑物で充満する。初経のころには性ホルモンの刺激に反応して再び頸管上皮の働きが活発化し粘液を産生するようになる。

子宮内膜腺は胎児期から小児期後期にかけて徐々に増殖し深さを増す。思春期には筋層まで到達する。血流も豊富になり，思春期段階に応じて肥厚し，分泌能を獲得する。

3) 卵管

卵管は出生時には著しく迂曲して腹膜のひだの中に存在し，径は糸のように細い。卵管を形成する輪状の内層，縦走の外層の平滑筋二層構造は出生時から存在する。年齢とともに卵管の長さ，径は徐々に成長し，骨盤の増大に伴ってまっすぐになりながら側方へ伸展する。小児期後期には卵管上皮を構成する単層円柱上皮は高さを増し，線毛が出現，卵管壁の蠕動が認められるようになる。これらの卵管の発達はホルモンの影響をあまり受けていないと考えられる。

4) 腟

出生時の腟は狭く，奥行きの平均は4cmで，薄いピンク色の粘膜がアコーディオンのような襞を形成している。重層扁平上皮からなる腟上皮は厚く40層もの細胞が重なり，最上層は角化している。細胞はグリコーゲンを豊富に含み，これが乳酸桿菌の存在により乳酸に分解され，腟内は酸性に保たれる。母体のエストロゲンが消退すると上皮の細胞は5～6層まで薄くなり，出生後2週間で一様な状態となり，角化が消失し，細菌叢の変化により腟内は中性からアルカリ性になる。小児期後期に，腟は身体全体の発育に比例して発達する。思春期には腟の奥行きは5.5～8.5cmとなり，腟上皮は再び肥厚し，全体の5～15%が角化を示し，分泌液も増す。細胞質内のグリコーゲン産生が開始し，乳酸桿菌が再び優勢となり腟内は酸性になる。また腟と子宮腟部の大きさが増し，腟円蓋が形成される。初経に向けて腟内腔はさらに増大し，襞が著明となり壁の伸展性が増す。

5) 外陰

新生児期には，やはり母体のエストロゲンの影響を示す。大陰唇は膨らみ小陰唇も発達している。母体エストロゲンの消退により外陰部の皮膚の厚みは減少するが，思春期に副腎機能の発動 adrenarche および性腺の活性化の影響を受け発達する。小児期後期から恥

図1-90　子宮の形状の変化
子宮体部と頸部の大きさの比は思春期が進むにつれて成人型となる。

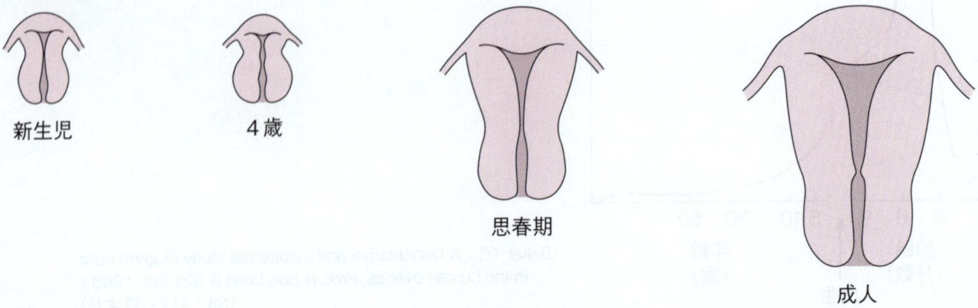

新生児　　4歳　　思春期　　成人

丘および大陰唇の皮下に脂肪が沈着し始め，外陰上皮の厚さが増す。外陰部の毛包は出生時から存在するが思春期にホルモンの影響を受けて陰毛が発生する。大陰唇は初経発来1，2年前から発達し始め，初経時には厚みと丸みをもつ。小陰唇も同様の変化を示し，次第に血流が豊富になる。陰核は出生時に比較的大きく6歳で成人とほぼ同等の大きさとなるが思春期には突出がより著明になる。腟前庭腺も活発化する。処女膜も出生時，比較的肥厚した状態からいったん菲薄化し，小児期に再び厚みを増す。処女膜の開口部は通常三日月状であるが，さまざまな形態が存在する。開口部の径は出生時には0.4 cm，小児期初期では0.5 cm，小児期後期では0.8 cm，初経発来時には1.0 cmに達する。

④ 初経発来

　初めて月経が発来することを初経 menarche という。初経発来は女性の思春期を特徴付ける一大事象であり，生殖能力獲得へ向けて第一歩を踏み出したしるしといえる。初経発来は第2次性徴の開始に遅れて起こり，子宮と卵巣の変化，すなわち子宮内膜の肥厚と成熟卵胞の萎縮に伴う現象であるが，その時期は身体発育のほか種々の要因に規定される。月経はほかの身体変化よりも容易に認識されることから，初経に関する異常が性分化異常や内分泌疾患を見出すきっかけとなることも多い。

a. 初経年齢の推移

　19世紀後半から20世紀にかけての産業化諸国においては広く思春期開始の早まりがみられ，ことに初経年齢に関しては，この間10年ごとに3カ月低年齢化したといわれる。わが国でも同様に初経発来の若年化がみられていたが（図1-91），1977年以降はほとんど変化がみられず安定している。また，以前顕著だった地域による差も明らかでなくなっている。

　わが国の初経発来の平均年齢は満12歳で，その前後の年齢で漸減する正規分布を示す。現在では10歳から15歳までを正常範囲とし，これより低年齢で初経が発来するものを早発

図1-91 **初経年齢の推移**
わが国では1977年以降初経年齢の若年化はみられず，地域差もなくなっている。

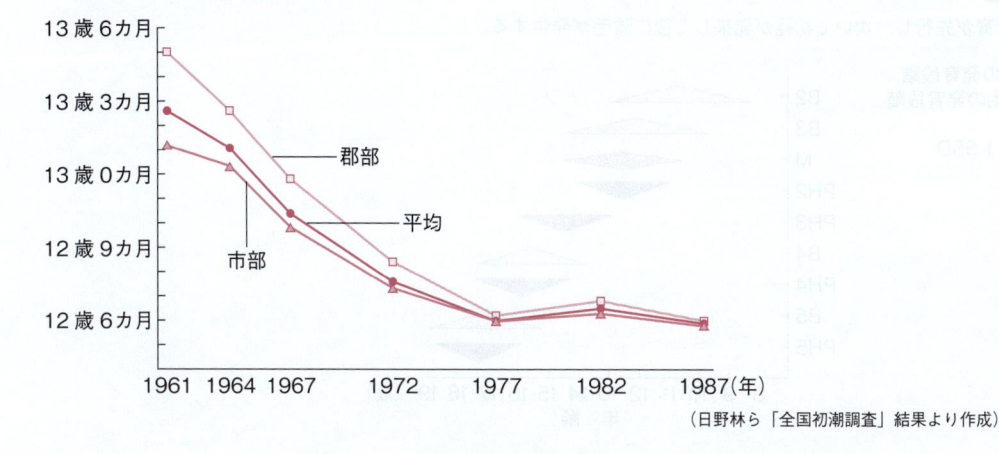

（日野林ら「全国初潮調査」結果より作成）

月経 premature menstruation（または早発初経 premature menarche），15歳以上18歳未満で初経が発来するものを遅発月経 delayed menstruation，満18歳になっても月経が発来しない場合を原発性無月経 primary amenorrhea とよぶ。

b. ホルモン環境と初経発来

FSH は初経前の9～10歳にかけて急増するが初経発来後は一定の値を維持する。一方，LH は初経発来期から急増する。エストラジオールは初経発来前から急増し，初経発来した者のほうが高値を示す。

c. 第2次性徴と初経発来

第2次性徴の発現後に初経が発来することは普遍的と考えられるが，前述のように乳房発育と陰毛発生の順序に差があるのと同じく，第2次性徴の進行状況と初経発来時期も調査により差がみられる。Tanner の記述では乳房発育，陰毛発生がある程度進んだ状態で初経発来のピークが現れているが，最近の日本人の調査では乳房発育，初経発来，陰毛発生の順に分布する（図1-92）。

このことからも第2次性徴の出現，すなわち思春期開始時期と初経年齢との間には厳密な関連性はないと考えられる。事実1920年代～1960年代に生まれた女性の調査では思春期開始年齢と初経年齢に強い関連がみられたが，1970年代に生まれた女性を対象とした調査では関連が弱くなっている。初経発来には思春期の発来以上に複雑な機序が関与すると考えられる。なお思春期の精神的社会的な成熟に関しては社会の複雑化に伴い遅れる傾向にあり，身体的成熟との乖離がみられるようになっている。

d. 身体発育と初経発来

従来から身長，体重の発育と初経の発来には関連があると推察され，それぞれの絶対値や発育速度と初経年齢についての検討が数多くなされた。

身長に関しては特に発育速度のピークとの関連が着目され，ピーク後6カ月から2年で初経が発来するとされる。初経発来時の身長は成人期の95％との報告があるように，初

図1-92 第2次性徴と初経発来

乳房の発育が先行し，次いで初経が発来した後に陰毛が発生する。

B：乳房の発育段階
PH：陰毛の発育段階
M：初経
mean ± 1.5SD

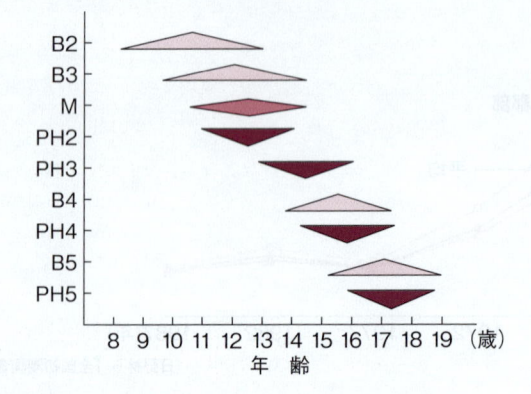

経後身長の発育は急速に減少する。これはエストロゲンの作用により長管骨の骨端線閉鎖が促されることと関連がある。身長の絶対値と初経年齢の間には相関はみられない（図1-93）。

一方，体重に関しては1年間の体重増加が6kgを超えると，その前後半年ぐらいの間に初経が発来するとの報告がある。さらに一定の体重に達すると初経が発来するというcritical weight説もあり，図1-94 に示すように，初経時の体重はいずれの年齢においても43kg前後であり，35～49kgが全体の85％を占め10パーセンタイル値は36kgである。

体重に占める脂肪の量（体脂肪率）も初経発来に影響すると考えられ，Frischらによると初経発来時には17％の体脂肪率が必要であり，16歳以上で月経周期を維持するには最低22％程度であることが望ましいとされている。

e. 初経発来に影響するほかの因子

初経発来が身体発育のみに規定されるわけではなく，思春期の進行と完全に連動するものではないことは前述のとおりである。人種による差は特にアメリカで研究され，黒色人種のほうが白色人種より思春期発来が早いことが知られている。大規模研究により初経発来も黒色人種のほうが白色人種より早く，人種が体格などと独立して初経発来と関連する因子であることが示唆された。この背景には遺伝的要因が関連することが推察される。ヨーロッパにおいては南部のほうが北部よりも初経発来が早いことから緯度，温度，湿度，日光照射などの地理的要因が関与することも推察される。特に光の刺激はメラトニンを介して視床下部—下垂体—性腺系にも影響を与える機序が検討されている。

前述した都市部と郡部の差が示すように社会的要因も初経に影響を与えるとされる。このほか，栄養状態，家族構成，経済状況，教育レベルなども初経年齢と関連すると報告されている。疾患や戦争などのストレスは視床下部—下垂体—性腺系を抑制することで初経を遅らせる。最近では内分泌攪乱物質の影響も注目されている。

f. 月経周期の確立

初経発来時には通常，卵巣からの排卵は伴っていない。初経発来後エストラジオールは

図1-93 初経年齢別の身長
初経発来年齢が高くなるに従い，身長も高くなっている。

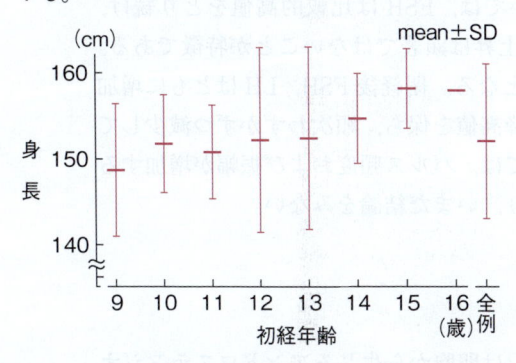

図1-94 初経年齢別の体重
初経発来年齢にかかわらず，そのときの体重はほぼ一定である。

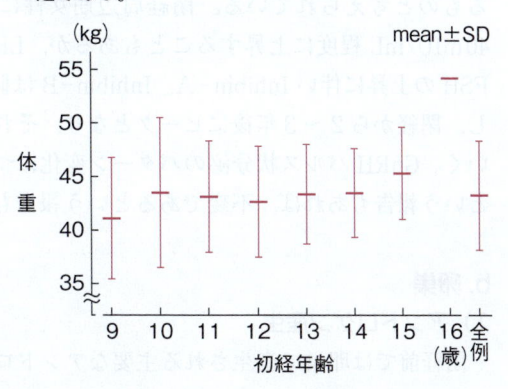

増加するが，無排卵周期や黄体機能不全周期などの不完全な月経周期を経て排卵を伴う完全な月経周期の確立に至る．初経後1年以内では無排卵周期は80％にみられる．森らは，基礎体温による月経周期の観察から初経発来後7年でおおむね成熟に達すると推定している．

H 加齢による変化

① 閉経

閉経は，加齢とともに卵胞が枯渇するため，卵巣からのエストロゲンの分泌が減少することで起こる．閉経の前後には，更年期（閉経周辺期）とよばれる移行的な時期があり，更年期には体内のエストロゲン濃度が大きく変動する．この変動が更年期症状の発現に関連していると考えられている．12カ月以上の無月経を確認するか，黄体ホルモン剤を投与しても消退出血を認めないことにより診断する．わが国の女性の閉経年齢は平均50.5歳であり，閉経に至る年齢は，人種，経妊回数，経口避妊薬の使用，初経年齢などとの関連は少ない．40歳より前に閉経が起こる場合を早発閉経という．

② 卵巣のライフサイクル

原子卵胞の個数は胎生期20週ころに約700万個となりピークを迎えるが，出生時に約200万個，初経期に約30万個と著減していき，30代後半には約25,000個，閉経期にはほぼすべてが消失する．1回の月経において約50個前後の卵胞が消失する（卵胞閉鎖）ものと推測されており，結果として，女性は生涯において400〜500個の卵胞のみを排卵するにすぎない．卵胞閉鎖の機序は不明だが，細胞死メカニズムが作用しているものと推測されている．

③ 加齢に伴う生殖内分泌系の変化

a. 視床下部—下垂体

更年期にみられる月経不順の多くは視床下部—下垂体—卵巣系の変化による．閉経が近づくにつれ，月経周期の短縮ないし延長などの変化がみられるが，短縮する場合，卵胞が発育する期間が極端に短縮して排卵まで至る一方，延長する場合には卵胞期のみが延長するものと考えられている．閉経周辺期女性においては，FSHは比較的高値をとり続け，40 mIU/mL程度に上昇することもあるが，LHの上昇は顕著ではないことが特徴である．FSHの上昇に伴いInhibin-A，Inhibin-Bは低値となる．閉経後FSH，LHはともに増加し，閉経から2〜3年後にピークとなり，それ以降高値を保ち，順次わずかずつ減少していく．GnRHパルス状分泌のパターン変化については，パルス頻度および振幅が増加するという報告もあれば，不変であるという報告もあり，いまだ結論をみない．

b. 卵巣
1) アンドロゲン産生

閉経前では卵巣で産生される主要なアンドロゲンは卵胞から生じるアンドロステンジオ

ンである。閉経後女性ではアンドロステンジオンの血中濃度は閉経前の半分に減少するため，その由来は副腎が主となり，約2割が卵巣由来とされる。一方，閉経後の卵巣は，テストステロン産生能は比較的維持される。テストステロンの産生部位は，閉経前では卵巣25％，副腎25％，アンドロステンジオンの末梢性変換が50％であるが，閉経後では卵巣由来のテストステロンは50％に増加する。閉経後では，増加したゴナドトロピンにより間質細胞が反応してテストステロンを産生すると考えられている。

2）エストロゲン産生

加齢によるFSH上昇に伴いエストラジオール濃度は一過性に上昇するが，その後本格的な閉経に伴って減少する。閉経後血中エストラジオール濃度は急激に減少し，閉経後2～3年をかけて10pg/mL以下に近づく。それ以後は副腎由来のアンドロステンジオンが末梢性に変換されて生じたエストロンが主要なエストロゲンになる。またエストロンとアンドロステンジオンは，脂肪組織などのアロマターゼの作用によりエストラジオールに変換される。脂肪組織の多い肥満女性では，るいそう女性よりアロマターゼによるエストロゲン産生が多く，血中エストロン値はやや高値を示すこともある。これが肥満女性の子宮内膜癌発生リスクが高い一因となる。

3）プロゲステロン産生

閉経女性の血中プロゲステロン濃度は，生殖可能年齢女性の卵胞期のそれの約30％の濃度に低下する。閉経により卵巣には卵胞から生じる黄体が形成されないため，このプロゲステロンは卵巣に由来するものではないと考えられている。閉経女性のプロゲステロンはデキサメタゾン投与により減少し，ACTH投与により増加すること，さらにHCG投与では変化しないことから副腎由来と考えられている。

3. 生殖器系の診察・検査

A 問 診

　すべての診察は，患者との問診から始まる．医師は問診を通して，診察する前にどの部位に，どのような変化あるいは異常があるかを想起することが大切であり，患者から正確な情報を得ることが不可欠である．

1）医師の姿勢

　問診あるいは患者との面接を行う前に，医師と患者との基本的な関係を理解しておかねばならない．

　医師を訪れる患者は誰でも言葉で表現しなくとも，あるいは一見平静にみえても，内心では不安感，恐怖心，さらには差恥心でいっぱいであることを認識していなければならない．言い換えれば，医師はどの患者も抱いているおそれの気持ちを無言のうちに汲み取るだけの広い心をもつことが求められる．

　一方，問診では患者の身体的あるいは心の秘密を聞き出すことになるだけに，医師は患者の秘密を守るプロフェッショナルでなければならない．

　医師は謙虚で，落ち着きがあり，よき聞き手であり，その言葉づかい，物腰から患者に安心感，信頼感を与えるように努めなければならない．患者から正しい情報を得るためにも，医術以前に医師は常に人格を磨くことが肝要である．

2）進め方

　問診は通常，①主訴，または受診の目的，②現病歴，③月経歴，④妊娠分娩歴，⑤既往歴の順に尋ねる．産婦人科疾患に関係した症状の数は多くないだけに，問診表を利用すると短時間に要領よく要点を聞き出すことができるので便利である（図1-95）．

　しかし，来院時に腹痛や出血などの症状が強い場合，あるいはショック状態で搬送された場合にはゆっくり問診ができない．直ちにvital signsをチェックし，静脈を確保し，内診や応急処置をしつつ，意識があれば主訴と現病歴を手短に要領よく聴取する．あるいは，付き添いの家族から必要な情報を得ることが重要である．

3）注意事項

①誰に対しても，清潔な白衣と落ち着いた服装で，常に丁寧に，わかりやすい表現で尋ねること．
②訴えやその経過から，疾患や病態を思い浮かべつつ，関連した症状の有無を聞くこと．
③患者の話がときに不自然であったり，不愉快であってもストレートに感情を表情や言葉に表してはならない．
④性に関することや夫や親に知られたくない個人の秘密に関する内容でも，よき聞き手であり，秘密の守護者である態度を貫くこと．
⑤前医の診断，治療経過に関して患者に誤解を与えるような批判をしてはならない．事実

図1-95　問診カード

問　診　カ　ー　ド

〔お手数ですが、わかる範囲で結構ですから御記入ください。〕

氏名＿＿＿＿＿＿＿＿＿＿＿＿　　年齢満＿＿＿＿歳（未婚・既婚）

身長＿＿＿＿cm　体重＿＿＿＿kg　職業（内容がわかるように）：＿＿＿＿＿＿＿＿＿＿

　　　　　　　　　　　　　　　宗教＿＿＿＿＿＿＿＿＿＿＿＿（輸血：可・否）

1）御来院の目的
　妊娠・不妊症・月経異常・不正出血・腹痛・腰痛・子宮筋腫・卵巣のう腫・おりもの・かゆみ・子宮癌検診・
　その他（　　　　　　　　　　　　　　　）

2）家族について
　｛夫の年齢＿＿＿歳（健在・死去）　　｛実父＿＿＿歳（健在・死去：高血圧・糖尿病・〔　　　〕癌）
　　子供＿＿＿人　　　　　　　　　　　実母＿＿＿歳（健在・死去：高血圧・糖尿病・〔　　　〕癌）

3）月経について
　　　初潮は　満＿＿＿歳，閉経は　満＿＿＿歳
　　　生理は…｛順調　約＿＿＿日周期，持続は＿＿＿日間
　　　　　　　不順
　　　生理の量は　（多い・普通・少ない）
　　　生理痛は　（無・有〔下腹痛・腰痛・その他〕）
　　　一番最近の生理は何日からありましたか　平成　　年　　月　　日より　　月　　日まで　　日間

4）結婚したのは　　　　　　　　｛満＿＿＿歳のとき（昭和・平成　　年　　月　　日）
　　　　　　　　　　　　　　　　未婚（性交の経験〔あり・なし〕）

5）今までの妊娠および出産について
　　｛妊娠は全部で＿＿＿回　　　　　　　　｛自然流産＿＿＿回
　　　そのうち分娩＿＿＿回　　　　流産　　　人工中絶＿＿＿回
　　　正常分娩＿＿＿回　　　　　　子宮外妊娠
　　　異常分娩＿＿＿回　　　　　　胞状奇胎

6）最近服用した薬について
　　種類＿＿＿＿＿＿＿＿＿　　　　服用期間　　月　　日から　　月　　日まで

7）今までにかかった病気などがあれば○印をして下さい。
　　腎疾患（　　）　　肝疾患（　　）　　喘　息（　　）　　胃腸病（　　）
　　心疾患（　　）　　糖尿病（　　）　　性　病（　　）　　甲状腺（　　）
　　高血圧（　　）　　結　核（　　）　　虫垂炎（　　）　　膠原病（　　）
　　その他（　　　　　　　　　　　　　　　　　　　　　　　　　　　　　　）
　　輸血を受けたこと（無・有〔昭和・平成　　年　　月〕）
　　　　受けた手術　1）　　　　　　　　　（満　　歳，または　　年　　月　　日）
　　　　　　　　　　2）　　　　　　　　　（満　　歳，または　　年　　月　　日）

8）薬などによりアレルギー症状を経験したことがありますか。
　　（なし・あり）　　薬などの種類と症状
　　（　　　　　　　　　　　　　　　　　　　　　　　　　　　　　　　　　　　　　　）

を正確に記載するに留めること。
⑥問診は時間をかければよいわけではない。短時間で要点を聞き出す訓練をすること。
⑦子供や学生の場合は，母親が付き添ってくることが多い。内診に対する恐怖心が強いだけに，問診の内容によっては内診せず腹式超音波で診察してもよい。内診が必要と認められた場合は，直腸診と経直腸超音波で診察することを，親と患者によく理解させることが重要である。

B 診察法

① 準備

1）診察室

診察室には最小限のものを備えておかなければならない。
①一般診察用：診察ベッド，血圧計，体重計，メジャー，身長計，机，椅子，シャウカステン，諸伝票，筆記具，聴診器，パソコンの端末など。
②内診用：内診台，診察ユニット，顕微鏡，内診用諸器具（図1-96），手袋，経腟超音波機器。

2）患者

内診または経腟超音波検査では排尿させ，膀胱を空虚にさせておくことが大事であるが，経腹超音波検査が必要な場合や，導尿を必要とするものは排尿させないでおく。尿中hCGや蛋白，糖の検査が必要と考えられるものは中間尿をコップに採らせ，名前を書いておく。

② 婦人科的診察法

注意事項

①患者にとっては羞恥心や不安感を克服しなければならない診察法であることを医師は十分わきまえ，患者が心身ともにリラックスし，かつ診察に協力的であるように配慮する必要がある。
②医師は必ず看護師に介助させ，若年者，老齢者などの母親や娘などの付き添いがある場合は，患者の側へ立ち合わせるようにしたほうがよい。
③婦人科を初めて受診する場合には，下着を取らせて診察台に上ることを看護師は親切に教えること。
④診察台では砕石位とする。
⑤腹壁を弛緩させ，リラックスして待つようにするが，台上の患者を長時間待たせたりすることのないように注意する。導尿の必要なものは内診の前に行っておく。
⑥わが国では，診察台上ではカーテンで患者の顔が見えない状態になっていることが多い。従って，診察の順番を間違えて台に載っている患者を診察することがあるため，必ず名前を確認して診察すること。
⑦また，子宮内膜生検やダグラス窩穿刺など，疼痛を伴う検査の際は必ずカーテンをどけて，患者の顔色と表情を見ながら検査をする必要がある。ときに疼痛でショックを起こ

図1-96 内診用器具

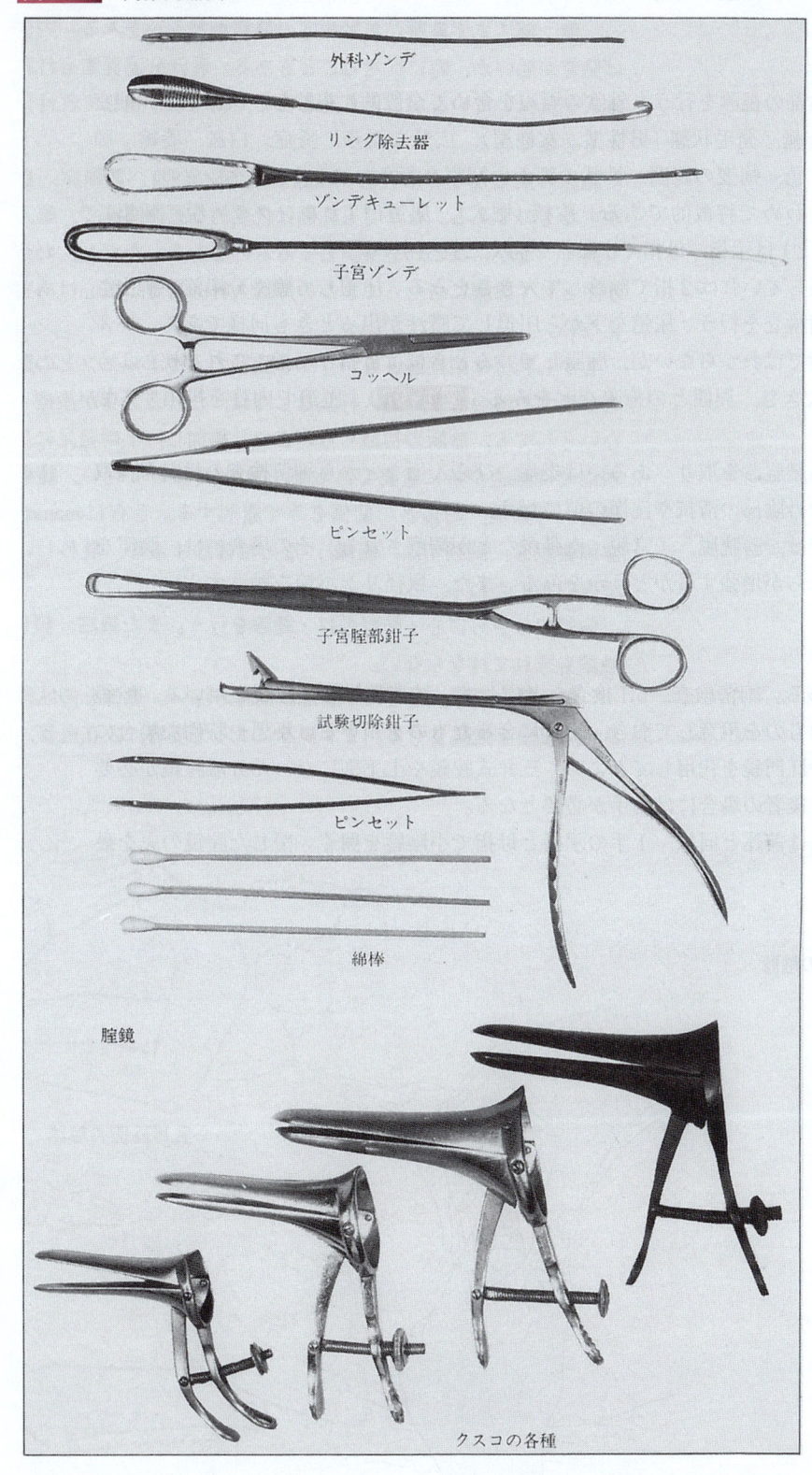

外科ゾンデ
リング除去器
ゾンデキューレット
子宮ゾンデ
コッヘル
ピンセット
子宮腟部鉗子
試験切除鉗子
ピンセット
綿棒
腟鏡
クスコの各種

すことがあるので、注意が必要である。

a. 外陰部の診察

まず最初に外陰部の視診を行う。外陰の周辺を含めて全般的に視診し，次に細かい観察に移る。陰毛の有無，発毛状態（男性型，女性型），広範な湿疹，炎症，白斑，萎縮，腫瘤などがあれば，色，病変の範囲，性状の細かい観察を行う。コンジローマ，ヘルペス，Paget 病などはきわめて特徴的である。陰核（肥大），尿道口（カルンクラ，脱，腫瘍），Skene 腺（腫脹など）は示指，母指で小陰唇を開くと見やすい。

Skene 腺が腫脹していれば2指で触診して大きさをみる。圧迫して膿や分泌液が排出されるときには細菌検査を行う。尿道を下から圧迫して膿汁が出るときも同様である。バルトリン腺は正常者ではわからないが，腫脹しているときには母指，示指でこれを挟むようにして触診し，大きさ，周囲との癒着などをみる（図1-97）。圧迫で内容を排出する場合もある。

腫瘍の表面から細胞診を取り，あるいは炎症，びらん面などから細菌検査の材料を採取するが，これらは外陰部の清拭や洗浄の前に行う。

さらに外陰部では，膀胱脱，子宮脱，直腸脱などが観察される。その場合には，腹圧をかけさせて，それらが増強するかどうかをみる。また，鼠径リンパ節を触診する。

b. 腟鏡診

次に腟鏡診に移る。細菌検査，pH 検査を考慮して，滅菌乾燥した腟鏡を用いる。腟鏡は数種のサイズのものを用意しておき，患者に合ったものを用いる。小児や特殊な場合には耳鼻科用鼻鏡や肛門鏡を代用してもよい。三弁式腟鏡や上下別になった分離腟鏡が必要な場合もあるが，後者の場合には助手が必要となる。

腟鏡をかけるには前述と同様，1手の示指と母指で小陰唇を開く。閉じた腟鏡の先を最

図1-97 外陰部の触診

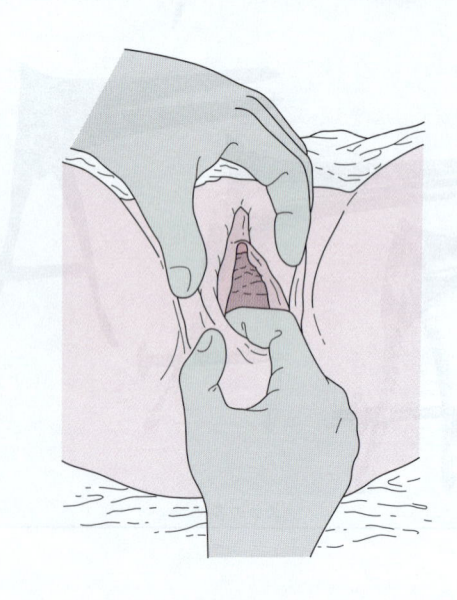

初縦にし，腟の後壁に沿って2cmほど進めてから横にし，静かに押し進める。十分進めてから両葉を開き，子宮腟部が両葉の間に位置してよく見えるようにして固定する。

子宮腟部が著しく変位して露出が困難なときには，一度抜去して指で子宮腟部を確認してから入れ直すとよい。ここで子宮腟部，腟壁，分泌物を観察するが，分泌物の採取は清拭や消毒の前に行う。この材料で培養，塗抹，または生食水懸濁の検査を行う。細胞診検査は子宮腟部，頸管内から綿棒またはヘラなど適切な器具で擦過採取してガラスに塗抹し，直ちに固定液に入れる。

ホルモン検査のためには腟側壁を擦過するが，もし炎症が強かったり，出血が混ざるときには治療した後のほうがよい。

腟鏡診では子宮腟部（腫瘤，びらん，ポリープなど），腟壁では炎症，腫瘍（囊腫など），コンジローマ，癌浸潤などを観察する。腟中隔，双頸子宮などを見逃さないよう注意する。

腟の前後壁は腟鏡をかけているときには観察できないので，腟鏡の抜去時に忘れずに行う。すなわち腟鏡の抜去をゆっくり行い，順次，露出してくる前後壁を観察するようにする。

c. 内診

婦人科の最も基本的診察法といってよく，種々の検査法が登場した今日でも，それらに頼ってこの診察法をゆるがせにすることは許されない。婦人科医は内診の腕を十分に磨き，自信をつけることが必要である。

1）腟の診察

腟鏡診が終わったら，続いて指で左右の小陰唇を開いて腟口を確認し，腟内に静かに内診指を挿入する。陰核や尿道口周辺は特に敏感な部位であるので，その部を刺激しないように注意する。

内診指としては，通常利き手の示指と中指を用い，第4指，第5指は折り曲げておく。内診指は最も感覚の鋭い利き手の指がよい。また，付属器などの診察では左右両方が使えるほうが便利なこともあり，他手による内診も訓練しておくほうが望ましい。

内診は示指，中指の2指で行うほうが所見をとりやすいが，患者によっては2指挿入が困難な場合もあり，その際は示指のみによる内診を行う。1指挿入すら困難な患者では，無理をせずにほかの方法（直腸診など）にするか，または麻酔下で行うのがよい。

診察は順序だてて行う。すなわち腟口から深部へ，内診指を時計方向あるいはその逆方向に回旋させながら挿入し，腟壁全体を系統的に診察するようにする。観察のポイントは処女膜の状態，腟の伸展性，硬結，癌性浸潤，腟外からの圧迫，腫瘤，異物，圧痛，腟中隔などである。

2）双手診

図1-98 のように，挿入内診指と腹壁上の外診指で双手的に診察する方法で，腟の診察に次いで行う。

砕石位の患者の下肢を十分に開かせ，腹壁の力を抜かせる。そのためには口で呼吸したり，また腹式深呼吸をさせたりする方法もある。膀胱を空虚にしておくのは前述のとおりであるが，尿閉や残尿の多いときには導尿，排尿を行う。

双手診の目的は，子宮，付属器，ダグラス窩，骨盤壁などを詳細に触診することであるから，折り曲げた第4，5指で会陰を圧することにより，内診指はできるだけ腟の深部まで進める必要がある。これも正確な所見をとるために重要なことである。

①子宮：診察は通常，次のような順で行う。まず子宮腟部を触診するが，これは正常例では表面円滑，円形で鼻尖の硬さを有し，多少可動性がある。

次に子宮体部について位置，大きさ，形，硬さ，可動性をみる。正常の成人子宮体部は鶏卵大（約60g），充実性で前傾前屈であるが，大きさには多少個人差があり，経産婦は未産婦より大きめである。炎症，癒着，癌浸潤では可動性が損なわれ，また周囲からの圧迫，癒着などで著しく偏位することもある。

②付属器：次に内診指を子宮腟部から側方にずらし，付属器の触診をする。付属器（卵管，卵巣）は通常触知しないが，腹壁が薄く，抵抗が弱いときには正常の卵巣を触知することがある。腫瘤を触知するときにはその大きさ，形，可動性，表面性状，周囲，特に子宮との関係をみる。また，充実性か囊腫かなどもみる。

③ダグラス窩：付属器の触診が終わったら，内診指を前腟円蓋，後腟円蓋に移し，子宮の前後を触診する。ダグラス窩の状態の観察は特に重要である。

腸管内の糞塊を腫瘤と見誤らないように注意する。内診指の届く範囲にはおのずから限界があり，また触診としての限界もあるが，小骨盤内のかなりの部分の触知は可能である。このためには双手診の利点を生かし，腹壁の弛緩を図り，内診指をより深く挿入するために，内診指の手の肘を自分の腰に当てるなどの工夫もする。疼痛の強すぎるときには正確な所見が得られないので，強行せずに麻酔下で行う。また卵巣囊腫や異所性妊娠が内診中に破裂すると，出血したりショックを起こしたりすることがあるので，粗暴であってはならない。

④経腟超音波検査：次いで，内診所見を参考にして経腟超音波で子宮，付属器，ダグラス窩，骨盤内腫瘤につき観察する。

d. 直腸診

キシロカインゼリーまたはワセリンなどを塗った指囊を用いて行う。あらかじめ患者に

図1-98　双手診

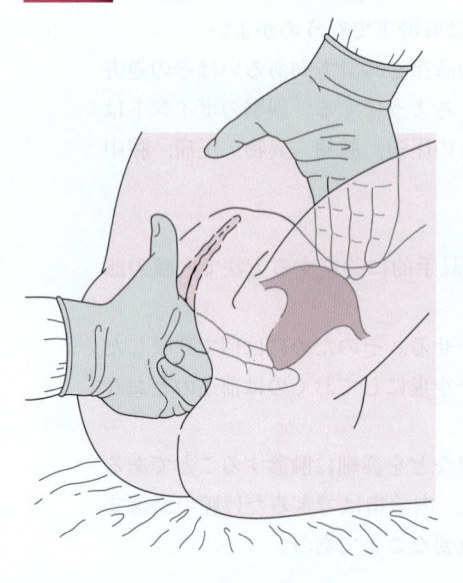

図1-99　腟・直腸診

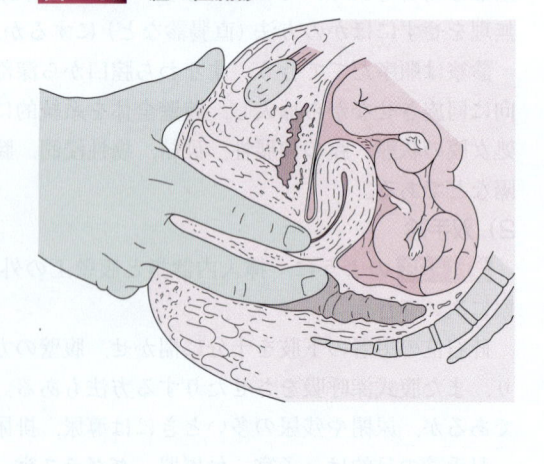

直腸診をすることを告げ，口を開け，力を抜かせる．まずに肛門括約筋，直腸粘膜の性状，内痔核などを触診し，指をさらに進めて，前述の双手診と同様の方法で診察を行う．子宮周辺，傍結合組織（基靱帯など），ダグラス窩など，特に骨盤腔の後方の病変をみるのによい．子宮頸癌の進行期，子宮内膜症，ダグラス窩の病変には不可欠の診察法である．通常，示指を用いるが，小児で示指が入らないときは小指を使用する．

e. 腟・直腸診

図1-99のように，直腸・腟のそれぞれに中指，示指を挿入して行う方法で，ダグラス窩腫瘍の所見を得るのに役立つ．

f. その他

子宮消息子で子宮腔の長さ，方向を知るが，経腟超音波の普及によりゾンデ診を省くことが多くなった．しかし，ゾンデの尖端の感触を用いて子宮腔の隔壁，変形，狭窄，閉塞，異物などを推測することもできる．

ダグラス窩穿刺は異所性妊娠，腹水，膿瘍などの診断に有用である．

③ 全身の診察

外来診療では，内外性器の診療が中心となることが多いのは事実である．しかし，局所のみにとらわれて全身状態の診察を怠ってはならない．特に入院患者は必須である．

全身状態の診察は，他科のそれと異なるところはないが，婦人科疾患に関連して現れやすい徴候には特に注意する．例えば，肥満は内分泌異常や子宮体癌などと関係が深く，るいそうも内分泌疾患，消耗性疾患，悪性腫瘍などと関係が深い．また染色体異常では特有の顔貌，体格，姿勢などが有力な診断根拠となる（詳細は各論参照）．▶p.220

①頭・頸部：上記のほかに甲状腺，リンパ節を触診する．
②胸部：まず乳房が年齢相応の発育かどうかをみる．内分泌異常ではしばしば発育がわるいか，ときに反対のこともある．乳汁分泌異常も性腺機能と関係が深い．本人が気付いていないこともあるので，乳房を圧迫して乳汁分泌の有無をみることも必要である．

乳房の疾患としては，炎症（乳腺炎―各論参照），乳腺症，良性・悪性腫瘍などが主なものである．特に乳癌の検診は，婦人科で希望する女性が増えてきた．触診は図1-100のように行い，腫瘤の部位，大きさ，硬度，可動性，周辺との関係をみる．腫瘍を触知しなくともマンモグラフィ，超音波で異常の有無をみられるように習熟することが望ましい．疑わしいものは適当な段階で専門医に委ね，穿刺細胞診，試験切除（組織）などで確診する．▶p.134

胸部ではさらに心・肺野の打・聴診を行う．また腋窩，鎖骨上窩のリンパ節の触診も忘れてはならない．
③腹部：患者を仰臥位とし，下肢を屈曲させ，腹壁を弛緩させる．まず視診によって皮膚，表在血管，腹壁の膨隆，弛緩，緊張，手術創，ヘルニア，恥毛などを観察する．

触診はまず第一段階として，拳を広げて柔らかいタッチで腹部全体に行い，次いで第二段階として局所の詳細な触診を行う．疼痛のある場合は最初は柔らかく，無痛の領域から始め，有痛部は後にする．筋性防御 defense musculature は腹腔内の炎症，結石な

どでみられる。

　腎臓の触診には1手を背部，1手を腹部に当て，呼吸に合わせてみると特有の抵抗として触れる。

　肝・脾は肋骨下縁で触診し（正常では触れない），腫大の程度，性状をみるが，打診を併用する。鼠径ヘルニアなどはヘルニア門を触診し，環納の難易，ヘルニアの大きさをみてから，患者を立て膝で立たせ，増大するかどうか，またこの部の静脈瘤との鑑別をする。イレウスの診断には聴診も必要である。

　腹部の詳しい診察には種々の検査法（X線，CT，MRI，超音波，穿刺など）があるが，外来での診察で利用できるのは超音波断層法ぐらいで，後はそれぞれの場所で予定を組み，準備したうえで行われることになる（各論参照）。これらの検査法，ことに画像診断（CT，MRI，超音波）は近年長足の進歩を遂げ，少ない侵襲で貴重な情報を提供するようになった。ことに肥満者，腹水貯留，深部病変などの症例で威力を発揮する。ただし，どの方法にも限界があり，また判断にも熟練を要するので，これらを適切に組み合わせてそれぞれの長所を生かして利用するとともに，従来の視・触診でもその能力を向上させる努力をしないと，思いがけない失敗をする危険がある。1枚の画像から違った結論が導き出されることもありえるし，その画像から読み取れる情報量は，担当者の能力に比例する。▶p.383

④背部：必要に応じて背部をみる（褥創など）。
⑤四肢：下肢では浮腫，静脈瘤，膝関節反射など。鼠径部，大腿のリンパ節なども触診する。

図1-100　乳房の触診

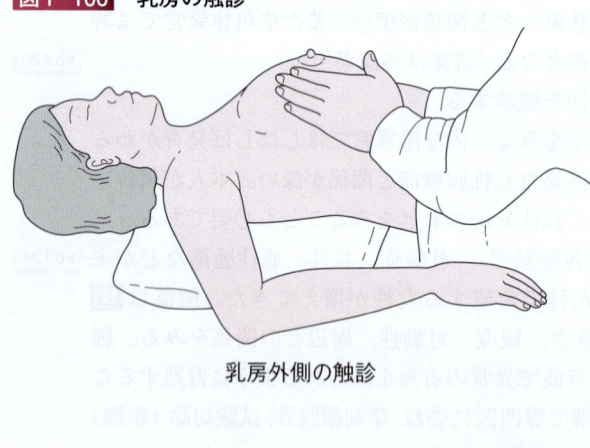

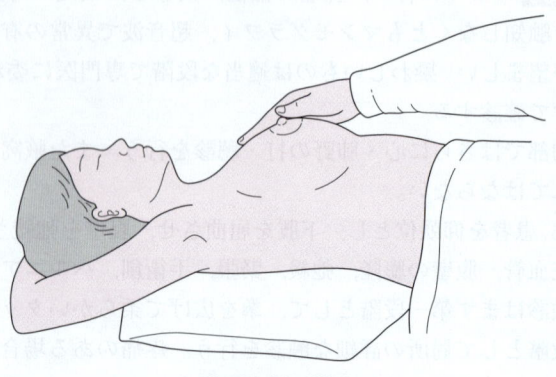

乳房外側の触診

乳房内側の触診

C 所見の記載と診断

　以上の診断で得られた所見を病歴に記載するが，主要所見を骨格として，初診では特に診断の根拠，または今後の方針に役立つ所見に重点をおいて簡潔に記載する．例えば，①外陰，②腟，子宮腟部，③子宮，④付属器，⑤腟鏡診，⑥分泌物性状，⑦その他，の順で書き，さらに必要な所見（直腸診，全身状態）を追加する．略図があったほうがわかりやすい例も多くあるので，積極的に活用する．

　問診と診察を総合的に判断して診断をつける．

　確定診断がつかないことも多い．この場合は，鑑別診断名を最も考えられる順に列挙する．次いで，症例の診断上あるいは治療上の問題点を箇条書きにして，それぞれにつき，今後の方針を記述しておく．

　診断の結果は，患者および家族によく説明する．また，必要ならば他科へ紹介する．医師から紹介された患者については，診断，所見など丁寧に返事をするのが礼儀である．

D 症候

1 月経異常

　月経とは，通常25～38日ごとに周期的に繰り返される子宮からの出血であり，これは性ステロイドホルモンの消退により，子宮内膜が剥脱するために起こるものである．

　従って月経異常とは，月経の周期，量，持続期間，開始あるいは閉止などの異常，さらに随伴症状などを含んでおり，その症候別分類は 表1-5 のとおりである．

　これらの月経異常の成因は，間脳—下垂体—卵巣系の機能異常に基づく排卵障害，あるいは黄体機能障害，または卵巣，子宮，腟の器質的病変による．

a. 無月経

　性機能の成熟がみられる年齢になっても月経が発来しないもの，また整順な月経周期を

表1-5　月経異常の症候別分類

1. 月経周期の異常
　①無月経 amenorrhea
　②希発月経 oligomenorrhea
　③頻発月経 polymenorrhea
2. 経血量の異常
　①過少月経 hypomenorrhea
　②過多月経 hypermenorrhea
3. 持続期間の異常
　①過短月経
　②過長月経
4. 月経の開始（初経）あるいは閉止（閉経）の異常
　①早発初経 menarche praecox と晩発初経 menarche tarda
　②早発閉経 menopause praecox と晩発閉経 menopause tarda
5. 月経随伴症状の異常
　①月経前症候群 premenstrual syndrome あるいは月経前緊張症 premenstrual tension
　②違和月経（狭義の dysmenorrhea）あるいは月経痛 algomenorrhea

もつ女性が予定月経発来日を過ぎても月経が発来せず，本人が異常と感じたものを無月経という。無月経の定義はいろいろあるが，本人が異常を自覚したものを無月経と扱うのが実用的である。無月経であっても，妊娠や産褥授乳期のものは，生理的無月経であり，そのほかの原因によるものは，病的無月経であって治療の対象となる。

　病的無月経は，18歳になっても初経をみない原発性無月経と，月経発来後に無月経となった続発性無月経に分類される。

　それぞれの原因を検索するには，体型，性徴，各種ホルモン定量，ホルモン負荷テスト，染色体分析，頭部X線検査，超音波断層法による卵巣の検索などを行う。それによって明らかとなる原発性無月経，続発性無月経の原因および病態は別項を参照されたい。▶p.247

b. 希発月経と頻発月経

　周期が25日未満である場合を頻発月経，39日以上3カ月以内であれば希発月経という。
　月経周期異常の場合は，基礎体温の記録，また超音波検査による卵胞発育と排卵の有無，さらに末梢血中LH，FSH，エストラジオール，プロゲステロンの測定により，排卵性か，無排卵性かを検討する。希発月経も頻発月経も，月経周期は一定しないこともあり，排卵障害に基づく場合が多い。この際，子宮腫瘍，頸管ポリープ，子宮腟部びらんなどによる性器出血との鑑別も必要である。また，排卵障害のなかには，みかけの月経が規則的である場合もあり，これは無排卵周期症という。

c. 過多月経と過少月経

　月経血の量が異常に多いか，または少ない場合をいう。それぞれ過長月経（8日以上）や過短月経（2日以下）を伴っていることが多い。粘膜下筋腫，腺筋症，子宮内膜癌など子宮の器質的疾患，あるいは性ステロイドホルモン分泌異常に基づく子宮内膜増殖症によるのか，さらに全身疾患，特に血液疾患の一症状かどうかの鑑別を要する。

d. 過長月経と過短月経

　この場合も過多月経・過少月経に準じた病態が考えられ，排卵性周期かどうか，さらに器質的異常の有無を検討する。

e. 初経の時期の異常

　早発月経とは，10歳未満に発来する月経をいい，卵巣ステロイドホルモンの早期分泌開始によるものと考えられる。これを早発思春期と診断するが，その原因として体質的早熟，中枢神経系，特に下垂体の器質的障害，卵巣のエストロゲン産生腫瘍（莢膜細胞腫，顆粒膜細胞腫）などの鑑別を要する。

　一方，月経の発来が18歳まで起こらなければ，原発性無月経としてその原因検索を要する。また，15歳以上で月経発来をみるものを遅発月経という。しかし，最近初経年齢が低齢化しており，15歳を過ぎても初経をみないものはなんらかの検索をしたほうがよい。

f. 早発閉経と晩発閉経

　40歳未満に閉経となったものを早発閉経という。卵巣の萎縮，卵巣の自己免疫による病態も考えられているが，その詳細は不明である。卵巣機能欠落症状の予防・治療の目的

でホルモン補充療法を行うのが一般的である．一方，正常女性の閉経は平均 50.5 歳である．55 歳以後に閉経となるものは晩発閉経であるが，55 歳以後まで月経が認められる例では，子宮の悪性腫瘍およびホルモン産生卵巣腫瘍などの器質的病変の検索を要する．

g. 月経随伴症状

月経周期に随伴し，月経 7 日前ぐらいから頭痛，不眠，不安感，悪心，嘔吐，腰痛，心悸亢進，顔面の浮腫，乳房の緊満などの不快な全身症状が出現するが，月経の開始とともに消失する病態がある．これを月経前症候群 premenstrual syndrome または月経前緊張症 premenstrual tension という．

また，月経の開始に伴って激しい下腹部痛，腰痛，下肢に放散する痛み，いわゆる月経痛を主とする局所症状と，頭痛，発汗，興奮，悪心，嘔吐，乳房痛，唾液分泌亢進などの全身症状を伴う場合がある．これを月経困難症 dysmenorrhea という．ただし，月経困難症は厳密にはあくまでも骨盤を中心とする疼痛を指す．

この原因については，器質的疾患を伴わない原発性月経困難症と，子宮内膜症，子宮腺筋症，子宮筋腫などの器質的病変に基づく続発性月経困難症との鑑別を要する．

② 性器出血

月経以外の出血は異常と考えておくべきである．従って，性器出血の訴えに対し，
①出血が始まった日は最終月経の第 1 日目から数えて何日目か．
②出血の持続期間は何日間か．
③出血量は，月経に比べ多いか少ないか，凝血が混じってないか，流れるように出たか，または少量か，色調は暗赤色か，それとも鮮血か．
④出血は，今回初めてか，あるいは各月経周期の同じころに繰り返し起こるか．
⑤出血に伴い，下腹部痛，腰痛，尿路系症状，あるいは消化器症状はないか．
⑥性交時に出血したかどうか．
⑦現在，妊娠中かどうか．
⑧手術後ではないかどうか．
⑨経口避妊薬（OC）や薬剤の服用がないか．
などにつき，詳細な問診が出血の原因を追求するうえで必要である．

a. 分類（図 1-101）

1）非妊時

外陰，腟および子宮腟部からの出血は，視診，細胞診，組織診などにより診断がつく．

外陰，腟出血の原因は，外陰潰瘍，ヘルペス症，外陰癌，老人性腟炎，腟癌，性交外傷などが多い．患者の訴えは，性器出血でも，膀胱炎，尿道カルンクラによる尿道からの出血や，痔による肛門からの出血であることもある．

子宮腟部出血は，びらん，頸管ポリープ，頸管炎，子宮筋腫分娩，子宮頸癌などによる．

出血が子宮腔内から認められる場合は，器質的病変によるかどうかの鑑別が重要である．子宮筋腫，子宮腺筋症，筋腫分娩，内膜ポリープ，子宮内膜炎などの良性疾患から，子宮内膜癌，子宮肉腫，絨毛性疾患などの悪性疾患を考える．これら器質的病変が認められな

い場合は，性ステロイドホルモンの分泌異常に基づいて，子宮内膜からの出血が考えられ，これを機能性子宮出血と総称する（「機能性出血」の項を参照）。　▶p.258

2）妊娠時

妊娠時でも外陰，腟，子宮腟部からの出血は，非妊時と同様の病変による場合が多い。子宮腔内からの出血は，妊娠初期では流産，異所性妊娠，胞状奇胎などを考える。

特に，自然流産のため子宮内容除去術を受けた後，あるいは人工妊娠中絶術後に出血が続く場合，また，いったん止血した後，再び出血をみる場合は子宮内絨毛組織，または脱落膜遺残，子宮内膜炎，異所性妊娠，双角子宮妊娠，絨毛性疾患を考える必要がある。

b. 診断を進めるうえでの注意点

外陰，腟，子宮腟部からの出血は，視診によりその原因を推定できる。しかし，子宮腔内からの出血に関しては，診断を進めるうえで留意すべき点がある。

①初経後数年以内の若年者の場合：最も頻度の高いものは無排卵性機能性出血であり，超音波による卵胞発育観察とともに内分泌背景の精査が必要である。十分な診察所見がとれない場合も多く，粘膜下筋腫やエストロゲン産生卵巣腫瘍の場合もあるので，MRや超音波断層法による器質的病変の検索を要する場合もある。また血液疾患が背景にある

図1-101 性器出血の分類

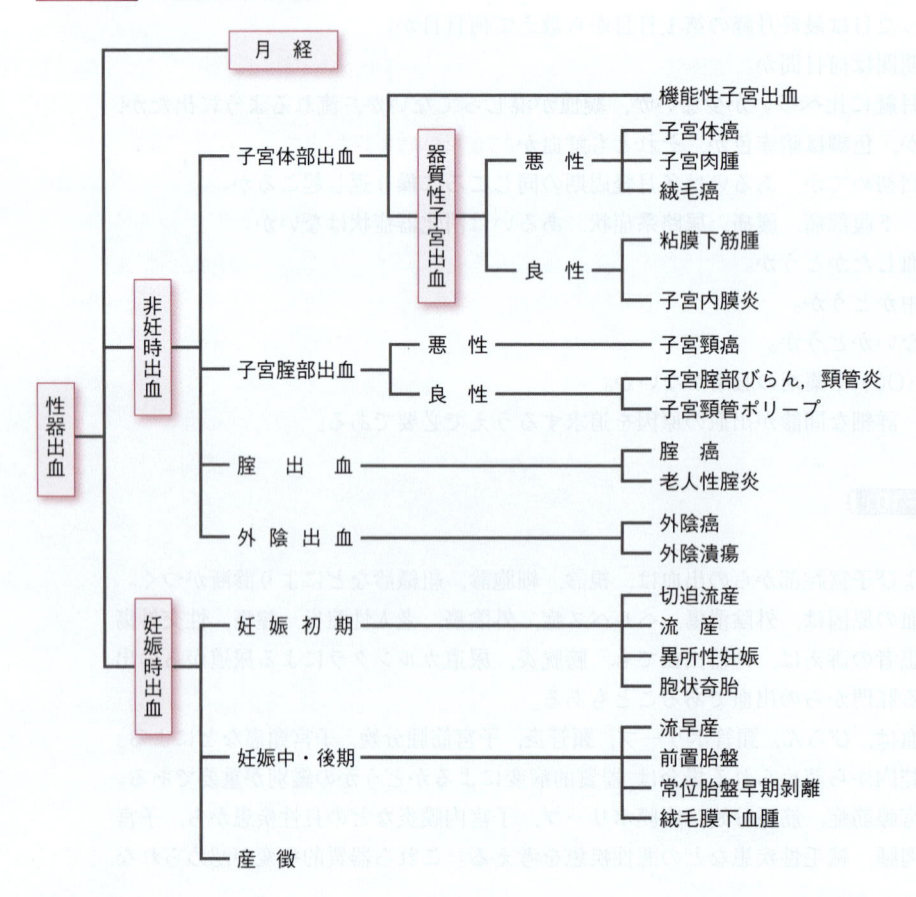

性器出血
- 非妊時出血
  - 子宮体部出血
    - 月経
    - 器質性子宮出血
      - 機能性子宮出血
      - 悪性
        - 子宮体癌
        - 子宮肉腫
        - 絨毛癌
      - 良性
        - 粘膜下筋腫
        - 子宮内膜炎
  - 子宮腟部出血
    - 悪性
      - 子宮頸癌
    - 良性
      - 子宮腟部びらん，頸管炎
      - 子宮頸管ポリープ
  - 腟出血
    - 腟癌
    - 老人性腟炎
  - 外陰出血
    - 外陰癌
    - 外陰潰瘍
- 妊娠時出血
  - 妊娠初期
    - 切迫流産
    - 流産
    - 異所性妊娠
    - 胞状奇胎
  - 妊娠中・後期
    - 流早産
    - 前置胎盤
    - 常位胎盤早期剝離
    - 絨毛膜下血腫
  - 産徴

こともあり，血液一般検査は必須の検査項目である。
② 閉経後の女性：子宮内膜癌の可能性につき常に考慮しなければならない。従って，子宮内膜厚を計測し，子宮内膜スメアに加え，内膜生検，必要に応じ全面掻爬を行う。この際，ヒステロスコープで直接子宮腔内を検察することも有効である。
③ 成熟女性：予定月経の発来が遅れているときに，性器出血をみた場合は，妊娠しているか否かの診断が最も重要である。尿中hCG定性検査（妊娠反応）を必ず施行する。また，必要に応じて血中hCG定量検査を行う。
　妊娠であれば，異所性妊娠，流産，絨毛性疾患の可能性を考えなければならないし，妊娠でなければ子宮内膜生検を行い，機能性出血か，器質的病変によるかを検討する。
④ 予定月経発来前の出血：その時期が子宮内膜増殖期か，排卵期か（中間期），または分泌期であるかを考慮し，子宮内膜生検，超音波断層法，またはヒステロスコープなどにより機能性か器質性出血かの鑑別を行う。

③ 帯下，外陰搔痒，外陰痛，外陰潰瘍

a. 帯下

　帯下は，外陰，腟，頸管，子宮腔からの分泌物が，生理的にあるいは病的に増加したものであり，いわゆる「おりものが多い」として自覚される。
　健康女性の腟内容物は，白色，粘稠性で腟壁，子宮腟部に薄く付着する程度であり，外陰に流出することはない。

1) 血性帯下
　帯下に血液が混じっている場合で，血性漿液性，肉汁様などさまざまな色調を呈する。不正出血として鑑別を進めるが，通常，子宮・卵管の炎症性または腫瘍性疾患であることが多い。

2) 膿性帯下
　黄色，緑黄色を呈し，クリーム状で悪臭を伴うことが多い。子宮・卵管の細菌感染，特に淋菌による頸管炎，また腟内異物による二次感染，トリコモナス腟炎，腫瘍性疾患が疑われる。

3) 白色帯下
　白色牛乳様で，悪臭があり，帯下にしばしば泡沫が混じるときは，トリコモナス腟炎であることが多い。白色でも，米かす状，粥状または粒子状で，帯下が小片を形成し腟壁に付着しているときは，カンジダ腟炎が疑われる。

4) 液状帯下
　漿液性，水様，牛乳様，希薄膿汁様などの液状である場合をいう。各種腟炎，老人性腟炎，子宮肉腫，子宮内膜癌で認められる。

b. 外陰搔痒症 pruritus vulvae

　外陰に頑固な搔痒を伴うものをいい，以下のものが日常よくみられる。

1) 皮膚性疾患
　皮脂，アポクリン腺，毛嚢などの皮膚炎によるもので，このなかで最もよく見受けられるものは毛嚢炎や間擦疹である。特に肥満女性に発生しやすい。これらは，湿潤した条件が長時間持続する場合に起こりやすく，また乾燥しにくいので容易に治癒しないことが多い。

127

2）腟炎から続発的に発症するもの

トリコモナス腟炎，カンジダ腟炎が最も多く関与し，しかも長期化した症例に続発することが多い．特にカンジダ外陰腟炎は，妊婦，抗菌薬投与例などによくみられる．糖尿病合併の有無に注目する必要がある．頑固な経過をとると掻痒の段階からやがて疼痛や潰瘍形成へと移行することが多く，初期の段階で原因療法が必要である．

3）ウイルス性疾患

単純ヘルペスウイルス（HSV）感染症による外陰腟炎の初期症状として，外陰炎性掻痒があり，さらに進展するに従い疼痛が持続し潰瘍形成に及ぶ．寛解期を経ても反復性のある疾患である．

ヒトパピローマ［乳頭腫］ウイルス（HPV）感染による尖圭コンジローマは外陰・肛門周囲全般に出現し，大きさは小豆大のものが散在性に発生し，やがて融合する．表面は湿潤し，悪臭の分泌物を出す．熱感や掻痒感を訴える．

4）アレルギー性外陰炎

アレルギー性外陰炎は合成製品の下着や洗剤，あるいは薬剤が誘因となって発症するもので，初期症状として発赤や腫脹，掻痒を伴う．特に脱臭剤として使用するエアゾール噴霧剤や腟内タンポン使用の女性が掻痒を訴えることがある．

5）真性外陰掻痒症 essential pruritus

特別な原因がなく，頑固な掻痒感を訴える場合をいい，神経性素因との関連が指摘されている．しばしば神経質な女性にみられる．

6）外陰白斑症 white lesion of the vulva

卵巣機能の消失により，外陰皮膚や粘膜の色が脱出して白い斑点を形成する．初期に掻痒を訴えることが多い．

c. 外陰痛，および潰瘍

外陰痛の原因となるものには外陰の炎症性疾患，外陰潰瘍，外陰白斑症，外陰萎縮症，良性腫瘍，悪性腫瘍，外陰の損傷などがある．それぞれの臨床経過と密接な関連を有する．

1）炎症性疾患

①単純性外陰炎 vulvitis simplex：子宮や腟などの炎症，外傷や不潔な状態から発症し，局所的発赤，腫脹，疼痛などを伴う．毛囊炎や間擦疹，膿疱および潰瘍などを形成し，起炎菌として連鎖球菌，ブドウ球菌，大腸菌などが一般的である．

②バルトリン腺炎 bartholinitis：バルトリン腺の化膿性炎症で排泄管が閉鎖されると，化膿巣が腺腔を満たしバルトリン腺膿瘍を形成する．発赤性腫瘤は外陰部まで及び激痛を伴う．起炎菌は連鎖球菌や大腸菌が多く，両側性に発症する場合には淋菌を考慮する．

③単純ヘルペスウイルス感染症：本疾患は性交により感染し，腟入口部粘膜，小陰唇内側などから，外陰に波及することがある．膿疱や浅い潰瘍を形成するので局所の疼痛は激しく，しばしば発熱を伴う．ウイルスの分離，細胞診所見，抗体価測定などが診断的意義を有する．

④梅毒性外陰炎

ⅰ）第Ⅰ期：感染3～4週後に感染と一致した部位に硬性下疳 hard chancre を形成し，指頭大に及ぶ潰瘍をつくる．潰瘍からの分泌物中に treponema pallidum を検出する．鼠径リンパ節の腫大を伴うが無痛性である．

ⅱ）第Ⅱ期：扁平コンジローマ flat condyloma とよぶ無痛性の丘疹が陰唇，会陰，肛門周囲に出現し，表面は潰瘍を形成し分泌物が増量する。
ⅲ）第Ⅲ期：ゴム腫，または潰瘍を形成する。
⑤急性外陰潰瘍 Lipschütz-Scherberi acute ulcer of the vulva：感染と同時に潰瘍は腟腔下方，あるいは外陰に発生し，大豆大から母指頭大の円形潰瘍を形成する。発赤，腫脹を伴って有痛性である。一過性の発熱があり，同時に口腔粘膜にアフタ潰瘍を生じることがある。病態が Behçet 症候群と類似しているため鑑別診断が困難な場合があるが，慢性化することは少なく，その多くは3週間以内に治癒する。

2）外陰白斑症，および外陰萎縮症 white and atrophic lesions of the vulva

更年期以降にエストロゲン分泌量が減少すると，外陰の皮膚，または粘膜の色調が消失し，弾力組織の消失により外陰は萎縮傾向を示す。その状態で白斑を生じるものを外陰白斑症といい，皮膚は乾燥して容易に損傷されやすく，掻痒や熱感，疼痛などの原因となる。現在は外陰ジストロフィー vulvar dystrophy と総称されることが多い。

3）外陰の良性腫瘍

ときに認められるものに線維腫 fibroma がある。年齢層と関係なく出現し，発生部位は大陰唇が最も多い。まれに肉腫を合併することがある。そのほか，乳頭腫 papilloma，脂肪腫 lipoma，血管腫 hemangioma などがある。

4）外陰の悪性腫瘍

外陰癌は初期悪性病変として外陰上皮内腫瘍（VIN）があり，扁平上皮癌（Bowen 病）である。また腺癌は Paget 病で，診断上注意を要する。外陰癌は広い潰瘍を形成し，周囲に深く浸潤するので疼痛，出血，潰瘍などを生じやすい。また比較的早期に鼠径リンパ節転移を起こす。外陰の白斑や萎縮症を経て発症することがあり，早期の組織学的検討が必要である。

そのほか，外陰肉腫，黒色腫，外陰混合腫などは外陰に発生することがあるがまれである。

5）外陰の損傷

①外傷による損傷：外陰血腫 hematoma vulvae は表層に外傷はなく，皮下血管の損傷により皮下出血を起こす。皮膚は暗赤色に腫脹し疼痛が強い。主として分娩後に生じるが，思春期の女性では運動時，あるいは強姦 rape による場合がある。
②会陰裂傷：分娩時に生じるものは程度により第Ⅰ度，第Ⅱ度，第Ⅲ度，第Ⅳ度に分類される。分娩時に十分な修復縫合が行われない場合には，陳旧性会陰裂傷の原因となり，帯下の増加，外陰湿疹，便失禁，性感異常などの原因になる。

④ 下腹痛，腰痛

a. 下腹痛

産婦人科領域の疾患のなかには，下腹部痛や腰痛の原因となるものはきわめて多く，日常，訴えが婦人科疾患に起因するか否かの判断が重要であり，ほかの領域にまたがる疾患をできる限り除外していくことが大切である。

疼痛の発端となる部位は腹膜内・外にわたるが，主として2つの神経系の支配下にある。その1つは体神経由来の疼痛（somatic pain）で，感受性が亢進した腹膜刺激の状態に代

表されるものであり，他方は個々の臓器，すなわち子宮や卵巣，卵管などを支配する交感神経や副交感神経に基づく疼痛（visceral pain）である．疼痛や腰痛の原因となるものには種々の生活歴に関与する因子が加わり，妊娠，分娩，産褥の影響や，更年期女性にみられるような自律神経失調による疼痛など，年齢や生活の推移により特徴を異にしていることも事実である．

以下に疼痛の種類，および疾患との関連について代表的なものを挙げる．

1）疼痛の種類
① 限局性疼痛，放散性疼痛
② 発作性疼痛，持続性疼痛
③ 浅在痛，深部痛
④ 自発痛，圧痛
⑤ 激痛，鈍痛，疝痛

2）婦人科疾患と疼痛
① 炎症性疾患と関係の深いもの：頸管炎などが発端となり，子宮周囲の傍結合組織に炎症性浸潤が及び，結合組織の増殖，組織化，瘢痕化などにより，子宮頸部の移動性が制限され，内診時や性交時に圧痛を生じる状態をいう．子宮内膜症による場合がしばしばある．
② 子宮筋腫による疼痛：子宮筋腫核が変性した場合，あるいは筋腫核内に出血した場合などは子宮自体に自発痛を訴えたり，筋腫の部位に圧痛を認める．

また，子宮筋腫の腫大増殖によって骨盤内臓器を圧迫して生じる圧痛，靱帯内発育や頸部筋腫のように骨盤腔内に限局しているものは早期から疼痛を伴うことがある．そのほか隣接臓器の膀胱や直腸を圧迫すると排尿障害や排便痛を，骨盤神経を圧迫すると下腹痛，腰痛，下肢の牽引痛を惹起する．
③ 子宮腺筋症 adenomyosis による疼痛：月経開始の2〜3日前からほぼ月経最終日まで，激しい腹部痛や腰痛，嘔吐を訴え，ときには失神を伴う．本症は30歳代中期から発症することが多く，激痛の原因は子宮筋層内に発育した子宮内膜組織が卵巣ステロイドホルモンの影響を受けて，周期的変化を起こすことによる．特にプロスタグランジン産生が高まり，それによる子宮収縮などが主因とされている．
④ 子宮頸癌，体癌の浸潤による疼痛：頸癌の末期になって，癌性浸潤が骨盤壁に及ぶと骨盤神経叢を圧迫して激痛を発する．子宮体癌の進行により癌性増殖の結果，内子宮口が狭窄し，出血や分泌物が子宮内に貯留すると，子宮留血腫または子宮留膿腫となり，強い下腹部痛を訴える．
⑤ 卵巣，卵管疾患による疼痛：卵巣囊腫の旋回によって茎捻転を生じると，急激な腹膜刺激症状が発来する．急性の捻転の場合は症状も激しい．

卵管妊娠中絶による下腹部疼痛は，軽い鈍痛から激痛に至るまで，その程度はさまざまである．

b. 腰痛

腰痛を訴える女性は多いが，直接の原因は婦人科疾患によるものは少なく，腰椎，仙骨，関節，筋膜，腱などの炎症による場合が多い．妊娠時の増大子宮による強制姿勢や仙腸骨関節の弛緩が原因となることがあるが，子宮支持靱帯の肥厚や子宮周囲炎，傍結合組織炎などの炎症の影響も少なくない．外性子宮内膜症では，骨盤壁と子宮および付属器間に強

い癒着を生じるため，激しい腰痛の原因となる．

そのほか，子宮頸癌の末期，更年期自律神経失調症や心因性不定愁訴性腰痛なども原因として考慮する．

下腹部痛，腰痛を主訴として来院した場合は，既述の婦人科に関連した疾患以外の消化器系，泌尿器系，あるいは筋肉骨系の疾患を常に念頭に置き，鑑別診断を行わなければならない．

⑤ 不妊，不育症

不妊症 infertility とは生殖可能な年齢層のカップルが，正常な性生活を営み，避妊を実施しないにもかかわらず1年間妊娠しない状態をいう．

不育症とは，妊娠は成立してもすべて流産や早産，あるいは死産などを繰り返し，一度も生児を得ない状態をいう．原因検索などに関しては各論を参照されたい． ▶p.319

⑥ 腫瘤，腹部膨満，腹水

a. 腫瘤 tumor

腫瘤は一般的に限局性腫瘤として触知されることが多い．触知部位によって消化器，泌尿器などの領域疾患を除外することが大切であるが，診断に困難を極めることがある．

心窩部に腫瘤が触知される場合には，胃，膵の腫瘍，右上腹部では肝や腎の腫瘍，右下腹では上行結腸癌，遊走腎，Crohn 病，左下腹部では S 状結腸癌，中央下腹部では子宮筋腫，卵巣腫瘍，妊娠子宮，尿貯留膀胱などを局在的な所見として挙げることができる．

さらに，腫瘤表面の性状，圧痛の有無，拍動性，移動性（呼吸性移動の有無），波動，腹壁との関連などについて追求する．また，腫瘤の由来臓器に関しては常に臨床症状との兼ね合いが大切で，消化器症状，泌尿器症状，月経歴との関連性が重要な意義を有する．

腫瘤としての輪郭が不明瞭な場合に，触診や内診所見で抵抗を触知する，という表現を用いることがある．

産婦人科領域ではときおり，腹壁やダグラス窩との関係が重要な場合があり，特に悪性腫瘍の転移巣では腹壁の所見上，皮膚をつまみ上げると凹状に周囲との癒合を示す．内診所見上，ダグラス窩の境界不鮮明，非可動性の固い腫瘤に触れることがある．

b. 腹部膨満 abdominal full feeling

腹部膨満は日常，しばしば見受けられる不定愁訴であるが，臨床的意義を有するものには鼓腸，腹水，腹部腫瘤によることが多く，それぞれとの鑑別が重要である．

鼓腸 meteorism はガスによる腹部の膨隆で，異常発酵による腸内ガスの増加や停滞，腸管の通過障害などの原因によることが多い．腹膜炎や急性伝染病，神経性疾患では腸の運動の低下や，腸麻痺のため腸ガスの停滞が生じやすい．

消化機能の低下による異常発酵はガスの増加を促進させ，空気嚥下症でも増量する．

最も注目すべき点は胃・十二指腸潰瘍，虫垂炎などの穿孔による急性腹症で，この場合は高度の膨腸のほか，嘔吐や激しい腹痛，腹壁緊張性の強い圧痛を伴う．

c. 腹水 ascitic fluid

　腹水は腹腔内に液体が貯留した状態をいい，その性状は漏出液 transudate と滲出液 exudate の場合がある。漏出液貯留の原因は，漿膜を灌流する血液中の水分を，血管内に保持する機構になんらかの異常があり，そのため腹腔内に漏出する量が増加し，吸収量を上回る結果となる。この原因は門脈圧上昇（門脈および下大静脈の血流障害）や，血漿膠質浸透圧の低下（低蛋白血症），血管壁透過性の亢進，腎糸球体濾過値の減少，アルドステロンなどの抗利尿物質の増加による水電解質貯留などが複雑に関与して生じるものである。漏出液由来の腹水には，肝硬変，うっ血性心不全，低蛋白血症，悪液質，ネフローゼ症候群などにみられる。

　一方，滲出性腹水は漿膜自体の炎症や，悪性腫瘍の腹膜転移により，血漿成分が腹腔内に能動的に送り出される場合である。腹水は腹腔内の移動が自由であるので，体位変換により容易に濁音領域の変化が認められる（shifting dullness）。仰臥位では腹水は側腹部に移り，波動を示し，鼓腸性の腸管はその上部に浮くので臍周辺に鼓音，側腹部に濁音を示す。巨大卵巣嚢腫では濁音を有するが，体位変換による濁音差は認められない。

　腹水は良性腫瘍でも伴うことがあり，特に卵巣腫瘍，腹水，胸水が証明され，腫瘍の摘出により消失するものを Meigs 症候群という。卵巣の線維腫に合併することで注目されてきたが，ほかの卵巣腫瘍でも伴うことが知られている。腹水の性状は漿液性，漿液血性，血性などを呈するが，必ずしも良・悪性を区別できない。卵巣過剰刺激症候群は排卵誘発剤，特にゴナドトロピン製剤による卵巣過剰刺激によって生じる医原性疾患であり，卵巣腫大，腹水，胸水のほか，腹部膨満，体重増加，消化器症状，電解質異常などを伴う。

⑦ 排尿障害，尿路症状

　産婦人科領域で排尿障害を訴える場合は，泌尿器に直接原因がある場合と，子宮や付属器の腫瘍や骨盤内腫瘍などの圧迫によるもの，また術後や放射線療法後に起こる場合があり，それぞれの状況下で原因の追求が必要である。

a. 排尿障害

　排尿に関連して，なんらかの異常により障害を伴うものを総称する。

1）頻尿 pollakisuria

　1日の正常人における排尿回数はほぼ5～6回であるが，1日で10回以上の場合は明らかに頻尿である。主として激しい膀胱刺激症状によるもので，膀胱炎，尿道炎（淋疾によることが多い）などの炎症や，尿道カルンクラ，尿道脱，膀胱脱，あるいは子宮筋腫，付属器腫瘍，骨盤腫瘍や妊娠初期などの膀胱の圧迫に起因することが多い。これらは主として膀胱容量が減少したために生じる頻尿である。一方，多尿 polyuria のために起こる頻尿は糖尿病，尿崩症，萎縮腎などが原因となる場合が多い。膀胱炎などの炎症がないにもかかわらず，少量の尿貯留で尿意を強く催すものに神経性尿意頻数 pollakisuria nervosa がある。

2）排尿困難 dysuria, 尿閉 urinary retention

　排尿困難とは膀胱内に尿の貯留があるにもかかわらず，排尿が円滑に行われず長時間を要する場合をいう。尿閉とは排尿がまったく不可能な場合をいい，排尿困難が極度に陥った状態をいう。尿閉は腫瘍などで膀胱頸が強く圧迫されたときや産褥期に起こり，また膀

胱神経の損傷による神経因性膀胱麻痺 neurogenic bladder は子宮頸癌の術後に起こる場合がある。急性の尿閉では膀胱の充満が著しく，臍高部に達することがあり，腹壁上から腫瘤状に触れ，強い苦痛を訴える場合がある。

自力排尿で少量しか排尿できず，なお膀胱内に尿が残る状態を残尿 residual urine という。この状態を特に不完全尿閉 incomplete urinary retention といい，神経因性膀胱麻痺の際にみられ，頑固な膀胱炎や，上行性尿路感染の原因となる。尿の生成が不十分で，その結果尿量が減少した状態を乏尿 oliguria といい，まったく尿の生成をみないものを無尿 anuria といい，腎機能障害に起因する。

3) 尿失禁 incontinence of urine

無意識に尿が漏れる状態をいう。奇異性尿失禁 paradoxical incontinence とは尿閉の状態が長く，尿の膀胱内充満が続くと内圧が上昇し，少量ずつ尿が流出する状態をいう。腹圧性尿失禁 stress incontinence とは，常に無意識の漏れはないが，咳嗽などで腹圧が加わったときに，突然少量の尿が漏れる状態をいう。経産婦の約半数，老人によくみられ，膀胱括約筋の機能低下によるものであるが，膀胱腟脱の症状である場合が多い。

切迫性尿失禁 urgent incontinence とは，尿が多量に貯留され，または頻尿で便所に行くまでに少量の尿を漏らす状態をいう。尿道狭窄や，神経因性膀胱の際に利尿筋の収縮力が低下し，その結果尿線は勢いよく排出されず，滴下する状態をいう。

尿線中絶とは，健康状態では排尿は開始から終了まで連続的であるが，膀胱結石，膀胱頸部の腫瘍，膀胱内血塊などにより，尿が急に中断されるものをいう。

4) 尿瘻 urinary fistula

尿管や膀胱，尿道から腟や腟断端から絶え間ない尿の漏出が認められる場合をいい，子宮癌の根治療法後や進行期癌，および再発癌の末期に，あるいは放射線療法の合併症として見受けられる。また，産科手術（高位鉗子や無理な吸引遂娩術）の後に尿道や膀胱の損傷が合併し，本症の誘因となることがある。

⑧ 発熱

発熱とは，疾病が原因となって末梢，中枢の障害のため，体温調節中枢に異常をきたし，体温が正常より高い状態で維持されていることをいう。

1) 程度による分類

微熱 slight fever：37～37.9℃
中等度発熱 middle grade fever：38～38.9℃
高熱 high fever：39℃以上

2) 熱型による分類（図1-102）

①稽留熱 continued fever：日差1℃以内の持続性高熱をいう。腸チフスにみられる。
②弛張熱 remittent fever：日差1℃以上であるが，平熱まで下らない高熱をいう。感染症による発熱性疾患が主である。
③間欠熱 intermittent fever：高熱であるが，1日のうち正常体温まで下降するものをいい，特に日差が著しく大きい場合を消耗熱 hectic fever，または敗血熱 septic fever という。敗血症，悪性リンパ腫，粟粒結核などに認められる。
④回帰熱 recurrent fever：無熱期と有熱期が交代して出現するものをいう。マラリア，

鼠咬症，胆道感染などにみられる．
3) 発熱による症状
全身症状（熱感，全身倦怠，不快感），悪感，口唇ヘルペス，せん妄，痙攣など．

⑨ 乳房症状

乳房は炎症（静脈炎も含めて），乳汁漏出，乳腺症，腫瘍など種々の臨床像を伴いやすい．

a. 乳房の炎症性疾患
1) 急性乳腺炎
　ほとんどの場合，産褥時に発症する．細菌感染ではないが，乳汁排泄が不十分なため，乳汁が乳腺内にうっ滞した状態をうっ滞性乳腺炎 stagnant mastitis という．また，乳頭の皸裂などから細菌感染（黄色溶血性ブドウ球菌，大腸菌などが多い）が波及し，乳管内感染や，リンパ行性に乳腺実質に炎症が及ぶものを急性化膿性乳腺炎 acute purulent mastitis という．治療が不完全で，慢性的経過をとるものを慢性乳腺炎 chronic purulent mastitis といい，硬結形成や臨床症状が緩慢なため腫瘍性疾患と鑑別を要する場合がある．

図1-102　熱型の分類

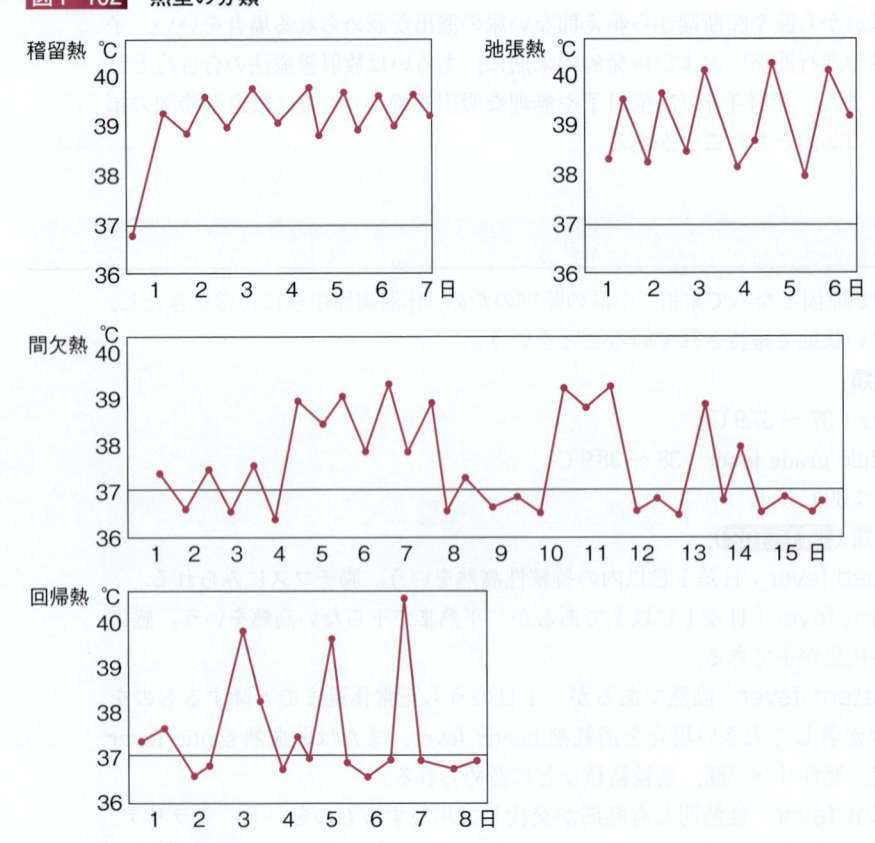

2) Mondor病 Mondor's disease
　乳房の表層静脈に発する血栓性静脈炎で，乳房を中心に索状の硬結を触れ，軽度の自発痛を訴えるが自然治癒することが多い．

b. 乳汁漏出 galactorrhea
　しばしば月経異常を伴う．詳細は別項を参照のこと． ▶p.280

c. 慢性乳腺症 chronic mastopathy
　妊娠期から更年期にかけて乳房の硬結，または腫瘤を形成し，組織学的に嚢胞形成，硬化性腺症，輸出管乳頭症を呈するものをいう．少量の異常分泌物が乳頭から排出し，悪性疾患との鑑別が重要である．内分泌異常が原因とされている．

d. 腫瘍
1) 良性腫瘍
　線維腺腫 fibroadenoma が最も多く，単発または多発性に境界鮮明，表面平滑な3〜4cm径の球状腫瘤を形成する．硝子化や石灰化が進むとマンモグラフィが診断的意義を有する．30歳以下の比較的若い女性に発症する．
2) 悪性腫瘍
　乳癌が圧倒的に多く，乳腺腫瘤，乳頭の変化，乳頭からの異常分泌，皮膚との軽度癒着のため，乳房の左右非対称を示し，発生母地としては輸出管乳頭症の悪性化が重視されている．特殊なものに，乳頭・乳輪のびらんに乳癌を合併するものをPaget癌という．

⑩ 体型の異常，性徴の異常
　身体，またはその一部の発育が正常より促進，または遅延した状態を体型の異常として扱う．
　これらの原因は発育期に起こった内分泌・代謝異常などにより，生体に影響を与え，その結果発育，体型の異常をきたす．そのなかには小人症（発育の遅延，もしくは停止）と巨人症（発育の過剰），そして性的発育異常（青春期発来の異常）に分けられる．これらの異常は遺伝的要因によるもの，染色体異常，胎生期の母体の疾患（皮疹，ビタミン欠乏症），出生後消化管や心・血管系，肺，腎，内分泌などの疾患によって招来される．

⑪ 肥満とるいそう

a. 肥満 obesity
　脂質の過剰沈着を特徴とするものをいい，通常標準体重より20％以上増量した状態をいう．標準体重の表し方には以下のような方法がある．
① 「日本人の肥満とやせの判定表」（厚生労働省）による．
② 日本肥満学会は body mass index；BMI を基準とし，
　ⅰ）標準体重は BMI＝22 の体重とし，身長$(m)^2 \times 22$で計算する．
　ⅱ）普通の体重は BMI 18.5≦〜＜25 の体重とする．

135

ⅲ) 肥満の判定は4段階に分かれ，肥満1度は BMI 25 ≦〜＜ 30，肥満2度は 30 ≦〜＜ 35，肥満3度は 35 ≦〜＜ 40，肥満4度は 40 ≦の体重とする．
ⅳ) 肥満症の診断は BMI 25 以上のもののなかで，肥満に起因または関連する健康障害の合併としている．

　肥満女性では，月経異常や無排卵が正常女性と比較して多い．エストロゲンは脂肪組織により沈着しやすく，血中エストロゲン値が低下することに起因するという見方がある．また，内分泌環境の異常に加えて，肥満に合併しがちな高血圧，糖尿病などとともに，子宮体癌発生の素因として考慮される．
　肥満には，遺伝的体質によって発来する単純性肥満 simple obesity と，種々の疾患によって発来する症候性肥満 symptomatic obesity とに分けられ，そのほとんどは単純性肥満に属するので，肥満を病的状態と即断してはならない．

b. るいそう emaciation
　維持されている一定の体重が急速，あるいは徐々に減少していく状態をいう．臨床的には，標準体重より 20％以上少ないものをるいそうという．
るいそうの原因
①食事摂取量の減少：精神的影響により摂取が抑制されるもの（神経症，抑うつ症，神経性食欲不振症）と，器質的な消化器疾患（食道癌，胃癌，肝癌など）によるものが挙げられる．
②摂取された食事の吸収障害：主に消化器疾患の原因によるもので，胃や腸の炎症，腫瘍，膵疾患などにより，食事の消化や吸収，あるいはその両者がともに障害された場合．
③エネルギー消費の増大，または利用の障害：内分泌異常，代謝の亢進，消耗性疾患，内因性・外因性中毒などによりエネルギー消費の増大，あるいは利用の障害が生じる場合に起こる．内分泌，代謝疾患のなかで，るいそうが認められる疾患として，甲状腺機能亢進症，汎下垂体機能低下症（Simmonds 病），Addison 病，副甲状腺機能亢進症，糖尿病などが挙げられる．若い女性にしばしば神経性食欲不振症 anorexia nervosa がみられ，著しいるいそうや月経異常を伴う．まれではあるが，女性に起こる疾患に脂肪萎縮症がある．小児期から発症し，皮下脂肪の萎縮が身体下方に向かい，左右対称性に進行する．身体のほかの皮下脂肪はほぼ正常か，増加する．悪性腫瘍の末期，それに先行してるいそうが生じることもある．原発巣や転移巣の発見は比較的容易であり，早晩悪液質に陥る．成人性 celiac 症候群 idiopathic steatorrhea は大量の脂肪便を伴い，脂肪の吸収不全と糖負荷試験では低い血糖曲線を示す．

⑫ 精神・神経症状

　精神状態の異常には感情状態の異常，心身症や神経症，さらに意識障害，見当識障害，妄想や幻覚などが挙げられ，それぞれ症候との関係も深いが，かなり精神医学の分野に属する．また，神経症状としては痙攣を挙げるに留める．

a. 心身症 psychosomatic disease
　日本精神身体医学会によると，「身体症状を主とするが，その診断や治療に心理的因子

についての配慮が特に重要な意義をもつ病態」として扱われている。精神身体状態の異常として対応する場合には，その発生的背景に心理的原因が大きく関与しているものと考えられ，それらは大脳皮質や視床下部，その配下にある自律神経系，内分泌機構などによる異常が複雑に絡んで成立しているものと考えられている。本来，心身症は身体症状が主体で，疾患は器質的なものに属するが，疾患によっては機能的障害と併合されている場合も多い。診断基準は，はなはだ困難を伴うことが多い。

産婦人科領域において心身症として扱われる疾患のなかには，月経異常，不妊症，腟や外陰の搔痒や潰瘍，流早産による不育症，月経前症候群，不定愁訴症候群，不感症，妊娠悪阻，想像妊娠，乳汁分泌異常などきわめて多岐にわたる。

b. 神経症 neurosis

神経症は精神症状が主で，疾患としては機能的障害として扱われる。若・壮年層に発症し，身体症状が多発し，特定の器官に限定されることなく，むしろ意志によって支配されやすい手や足にヒステリー様の症状を示す。発作は主として人前においてのみ起こり，強い性格的な特徴が出現し意識障害を伴うことはない。瞳孔反射は常に維持され，病的反射などの神経学的異常や，脳波に異常所見をきたすことはない。痙攣発作を起こす場合には発作時間は長く，作為的であって身体症状を伴わないのが特徴である。

c. 痙攣 cramp

痙攣は中枢性または末梢性に起こる運動神経の刺激状態で，その原因は多くの因子による。これらは脳炎，髄膜炎，腫瘍，動静脈瘻による脳の局所障害，低酸素血症，アルカローシス，低血糖，低Ca血症，頭蓋内圧の亢進などで，痙攣誘発因子として考慮される。痙攣の発作は以下の2つに分けられる。

1）緊張性痙攣 tonic cramp

一肢，または全身筋肉の持続性収縮で，伸筋優位の場合は弓そり緊張 opisthotonus，屈筋優位の場合は屈曲位をとり，全身の緊張性痙攣では呼吸不能となる。

2）間代性痙攣 clonic cramp

伸筋と屈筋が交互に収縮するために関節運動（肘・膝関節など）を示す。しばしば緊張性痙攣から間代性痙攣へ移行，または両方を繰り返す。

痙攣を起こす主要疾患は一次性痙攣としては特発性てんかんで，ほかのほとんどは二次性痙攣による。これを主徴とする疾患は，脳腫瘍，脳外傷，脳血管障害（特に動静脈瘻，血管腫），脳炎など，脳内の器質的疾患によるものや，子癇や高血圧性脳炎，無酸素血症にみられる脳循環障害，水電解質代謝異常による脳浮腫，アルカローシスによる反復性嘔吐，低カルシウム血症のほか，代謝性疾患（糖尿病，肝疾患）や中毒性痙攣（CO_2ガス中毒，破傷風毒素），熱性痙攣などが挙げられる。

3）末梢性痙攣

末梢神経または筋の興奮性増大によって起こる痙攣をいう。原因は周囲組織の外傷や炎症，虚血性拘縮などによる。臨床的に顔面神経（顔面筋痙攣），三叉神経（咀嚼筋痙攣），副神経（痙性斜頸），横隔神経（吃逆）などが日常見受けられる。

⑬ 消化器症状

a. 妊娠の影響

　妊娠により消化器は器質的ならびに機能的障害がもたらされる。基本的には妊婦の多くは遊離塩酸とペプシンの分泌が減少し，胃の運動性も全体として低下する。中・後期には増大子宮によって胃は左上方に圧迫され，腸管の緊張は低下する。以下に消化器症状を簡単に述べる。

1）歯肉炎 gingivitis

　妊婦の歯肉は一般に肥厚し，脆弱化し，炎症を起こしやすい状態になり，刺激に対して容易に出血する。ビタミンＣの欠乏と関連性が深いとされ，分娩後には回復する。

2）流涎 hyperptyalism

　妊娠初期に唾液分泌が亢進し，多量の場合には 1L/日を超える場合がある。妊娠中期には自然に軽減することが多い。分泌過多にはアトロピンやベラドンナチンキ剤が使用されることがあり，多量や長期持続は悪心，嘔吐の原因となる。

3）悪心，嘔吐 nausea and vomiting

　本症は妊娠初期の女性の約半数が経験し，その程度も空腹時に一時的に感じる程度の悪心や，頑固な嘔吐に至るまで個人差が大きい。症状は予定の月経から約 2 週間経過したころから出現し，その後 2 週間が最盛期で，10〜12 週で症状は軽減する。14 週までにほとんどの妊婦は消失するが，まれに妊娠全期間を通して続く場合がある。12 週を過ぎても症状の改善が認められない場合には，内在性の胃腸疾患を除外する必要がある。同女性でも妊娠の都度出現し，その後の妊娠の場合が症状が激しいことが多い。症状が 1 日中持続し，反復性の悪心や頻回嘔吐で水分も摂取不可能な状態を重症妊娠悪阻 hyperemesis gravidarum という。重症例では脱水や電解質の不均衡，体重の減少などの結果，重篤な生理機構の悪化を招き，血中尿素窒素は上昇し，代謝性アシドーシスに陥ることがある。

　重症妊娠悪阻例の剖検所見では，肝小葉中心部の脂肪変性や，壊死，腎糸球体の変性や脳・網膜下の点状出血，末梢神経系の変性神経炎などを示す。

> **妊娠性の悪心，嘔吐の原因**
> 　まだ十分に解明されていない。妊娠によるビタミン摂取量の低下や，内分泌機構の急激な変化によって発症するという説，妊娠を契機として身体に新たな要素が加わり身体の調節に破綻をきたす説などがあるが，後者に関連して，かねてから絨毛の増生期や脱落膜内侵入期，あるいは hCG 分泌の最盛期に一致して妊娠初期に toxic な作用が働く説が有力視されている。その理由として，発症が妊娠の初期であること，多胎や奇胎ではいっそう症状が悪化する点などが指摘されている。また，悪心，嘔吐の発来には精神的要因が関連し，妊娠と関連して精神情緒が強く刺激されるという心身症とのかかわりを強調する説もある。

4）便秘 constipation

　妊娠によって腸管蠕動の低下による緊張性の減少は腸管内食物残渣の停滞を招き，便秘をきたす。加えて妊娠初期には子宮によるＳ状結腸や直腸の圧迫により増強されやすい。

b. 婦人科疾患との関連

　巨大卵巣腫瘍や子宮筋腫による下部消化管の物理的圧迫や，付属器炎，子宮内膜症による隣接消化器との密な癒合によってガスの停滞，鼓腸，腹痛などの消化器症状を伴う。さらに進展するとガス，糞便の排出停止や嘔吐を生じ，原因疾患と症状から閉塞性，絞扼性，機能性イレウスとの鑑別が重要である。

　悪性腫瘍の浸潤，転移により消化器症状は増強され，特に直腸浸潤による血便，頑固な便秘は狭窄症状の結果である。悪性腫瘍に対する放射線療法の副作用として，直腸肛門炎は初期症状として激しい血便を繰り返し，狭窄症状からイレウスを発症することが多い。腹水を伴う消化器症状は，癌性腹膜炎では腹痛を伴うが，結核性腹膜炎やMeigs症候群では癒着や捻転がない限り症状は比較的緩やかである。

II 不妊・生殖内分泌

1. 生殖器系の検査法

A 内分泌検査法

1 間脳（視床下部）・下垂体・卵巣系の機能検査法

　間脳（視床下部）・下垂体・卵巣系は有機的な相互調節下にあり，生理的・病的状態のいずれにおいても，この3者の関係を意識しなければいけない。また，これらから分泌されるホルモンは月経周期により変化し，プロラクチン（PRL）など日内変動がみられる場合もあるので，採血時期（図2-1）と採血時間を考慮する必要がある。日内変動や律動的分泌パターンの解析が可能であれば貴重なデータとなるが，通常の機能検査法としては比較的測定しやすいホルモンを特定の月経周期日にポイントをしぼって血中・尿中濃度を測定したり，負荷試験を行ったりして判断する。内分泌の機能検査法は以下のように分類される。

1）非刺激試験
　生体内で，ありのまま（*in situ*）の状態の変化をみるもの。
①分泌基礎値の変化を観察：ホルモンの経日的変化を観察するもの。
　実際の臨床の現場ではホルモン基礎値を特定のポイントでのみ測定し，評価する。測定時期として，下垂体ホルモンは月経3～5日目の卵胞期前期の午前中に，卵巣性ステロイドホルモンは黄体期7日目ごろに行うことが多い。
②日内変動の観察：ホルモンの夜間放出などを観察する必要がある場合に行う。
③律動的分泌の観察：分泌変動の振幅や周期性を観察する場合に行う。

2）刺激試験
　薬物投与により反応性を観察するもの。精査が必要な場合に行われる。
①間脳（視床下部）刺激試験：主として視床下部に作用すると考えられる薬物を投与し，

図2-1 基礎体温でみる月経周期と検査（28日周期の場合）

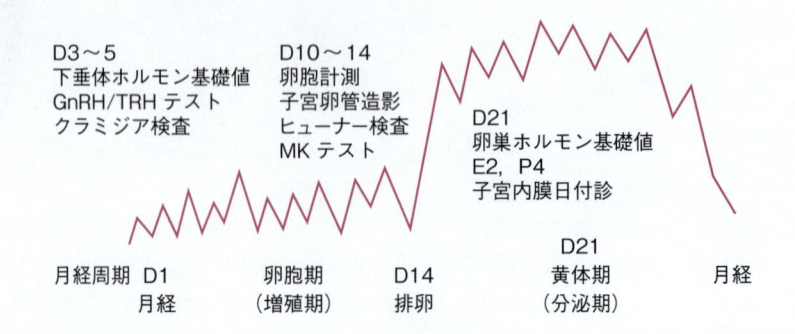

D3～5
下垂体ホルモン基礎値
GnRH/TRH テスト
クラミジア検査

D10～14
卵胞計測
子宮卵管造影
ヒューナー検査
MK テスト

D21
卵巣ホルモン基礎値
E2，P4
子宮内膜日付診

月経周期 D1　　卵胞期　　D14　　D21　　　　月経
月経　　　（増殖期）　排卵　黄体期
　　　　　　　　　　　　　（分泌期）

下垂体性ゴナドトロピン（LH/FSH）の変化を観察するもの。クロミフェンテストとエストロゲン負荷試験がある。

②下垂体刺激試験：主として下垂体に作用する薬物を投与し，下垂体性ゴナドトロピンの変化をみるもの。GnRH テストと TRH テストがある。エストロゲンは下垂体にも作用してゴナドトロピン分泌にも影響するが，エストロゲン負荷試験は間脳試験として分類されることが多い。

③卵巣刺激試験：卵巣に作用する性腺刺激ホルモンを投与し，卵巣性ステロイド（エストラジオール，プロゲステロン）分泌の変化を観察するもの。hMG 負荷試験がある。

ほかにホルモンの測定が容易でなかったころから，その生物学的効果をパラメーターとして機能を判定しようとする方法も広く行われている。基礎体温測定，頸管粘液の性状変化の観察，子宮内膜日付診，腟スメアなどの検査法は性ステロイドの変化を反映するため，ホルモン量や内分泌臓器の機能を推定することが可能である。現在，これらは機能検査としては補助的な意味合いが強いが，その簡便さから臨床の場ではまだまだ用いられる。無月経の系統的診断法として現在も行われる Kuppermann 方式によるホルモン負荷試験（無月経をエストロゲン負荷試験とエストロゲン・プロゲステロン負荷試験による反応で分類するもの）もホルモンの生物学的効果を利用した機能判定法の1つである。

現在，多くのホルモンは測定可能となったが，通常測定されるのは下垂体ホルモンならびに性ステロイドである。最近になって前胞状卵胞由来のホルモン，抗 Müller 管ホルモン（AMH）なども検査されるようになってきた。GnRH は分泌が律動的であること，測定法に未解決な問題が多いこと，視床下部・下垂体・門脈系という限られた場所で作用するホルモンを全身血中濃度で測定する意義が不明なことからほとんど測定されていない。下垂体という，いわば増幅装置を介して間接的に判定されるだけである。

a. 間脳（視床下部）試験

視床下部から律動的に分泌されるゴナドトロピン放出ホルモン gonadotropin-releasing hormone；GnRH，LH-RH は上記理由から測定されていない。基本的に視床下部機能は下垂体機能から間接的に判定される。負荷試験としてはクロミフェンテストがよく行われる。

1）エストロゲン負荷試験

エストロゲンを負荷して血中 FSH，LH を測定する検査。エストロゲンに対する性中枢の positive feedback 機能をみる。無月経や排卵障害の障害部位を推定できる。ルーチン検査ではないが，反応を理解しておく必要はある。

①適応：無月経，無排卵症，排卵障害，生殖器異常などの性機能異常。間脳および下垂体の機能異常，腫瘍などの器質性疾患。

②方法：エストラジオール安息香酸エステルを 100μg/kg 筋注（以前は結合型エストロゲン 20mg 静脈注射）し，前値，24，48，72 時間目の血中 FSH，LH を測定する。

③正常な反応：図2-2 のような濃度変化を示す血中エストラジオール（E2）値に反応して血中 FSH，LH は投与後 24～48 時間にはともに低下し，72～96 時間後に FSH は前値に復し，LH は反跳を示して前値より高値となる（図2-3）。この反応は卵胞期のほうが黄体期より明瞭であり（図2-3, 4），排卵前期では positive feedback により抑制相をみることなく，24～48 時間後に LH と FSH の放出をみる（図2-5）。プロラク

チン（PRL）は微増するものが多い。
④意義：大量エストロゲンに対して性中枢の positive feedback 機能が働くかどうかを観察し，機能異常部位を判定する場合に行う（図2-6～8）。ゴナドトロピン分泌はエストロゲン投与により初期には抑制され，エストロゲン低下に一致して反跳的に亢進する。この分泌亢進がエストロゲン低下への反応性によるものか，エストロゲンの positive feedback によるものかは明らかでないが，排卵前期の抑制相を伴わない分泌亢進は positive feedback によると考えられる。
⑤判定：以下の反応パターンから機能異常部位を判定する。
ⅰ）前値が低く，無反応型：下垂体原発および視床下部機能低下に続発する下垂体機能低下状態にみられる（下垂体障害型）（図2-6）。
ⅱ）前値が高く，著しい抑制相がみられる型：卵巣性ステロイド分泌の著しい低下による高ゴナドトロピン状態にみられる（卵巣障害型）（図2-7）。
ⅲ）前値が比較的低く，抑制相，反跳相ともにみられるが，その程度が少ない型：著しい場合には下垂体型に近いものもあるが，視床下部機能障害と考えられる。反跳相，抑制相の両者が不全のものと，反跳相が不全のものとに分けられ，視床下部機能の障害

図2-2　estradiol benzoate 100μg/kg 筋注時の血中エストラジオールの変化

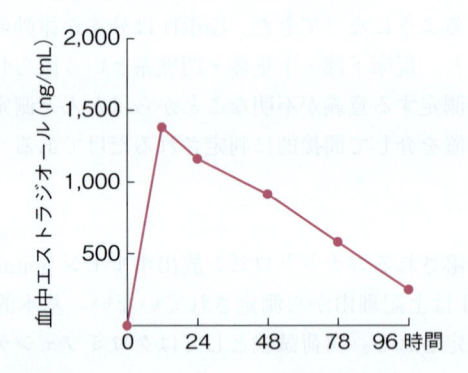

図2-3　エストロゲン負荷試験（正常卵胞期）

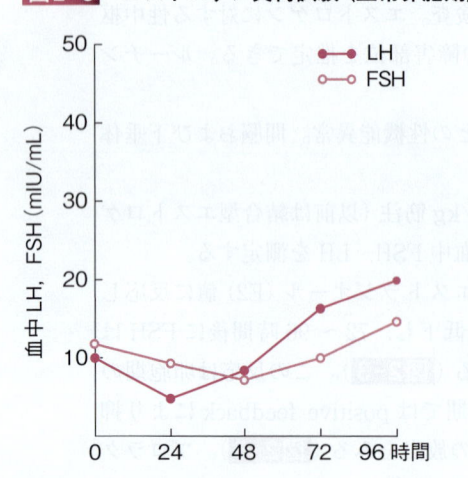

図2-4　エストロゲン負荷試験（正常黄体期）

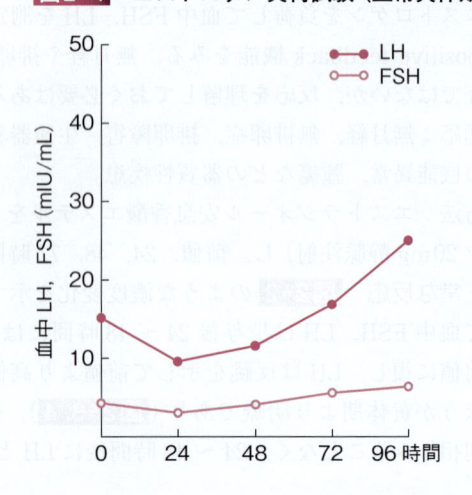

の型が negative feedback 障害型と positive feedback 障害型に分類される（視床下部障害型）（図2-8）。

iv）正常反応型：視床下部性の排卵障害のなかに正常反応型を示すものもある。多嚢胞性卵巣症候群の反応性は比較的良好であるが，LH の前値が中等度に高い。血中 PRL の上昇はわずかである。

2）クロミフェンテスト

視床下部の LH-RH 分泌予備能，卵巣予備能をみる検査。排卵障害に対する治療を兼ねて行われることが多い。クロミフェン clomiphene は抗エストロゲン作用を有する非ステロイド性化合物であり，視床下部のエストロゲンレセプターに競合的に結合し，いわゆる negative feedback より視床下部から LH-RH 分泌を促進させて，結果的に LH，FSH，さらにはエストロゲン分泌を促進させ，排卵をもたらす。排卵障害の治療薬としても頻用されている。月経3〜5日目からクロミフェン 100 mg を5日間内服し，LH，FSH 分泌

図2-5 エストロゲン負荷試験（正常排卵前期）

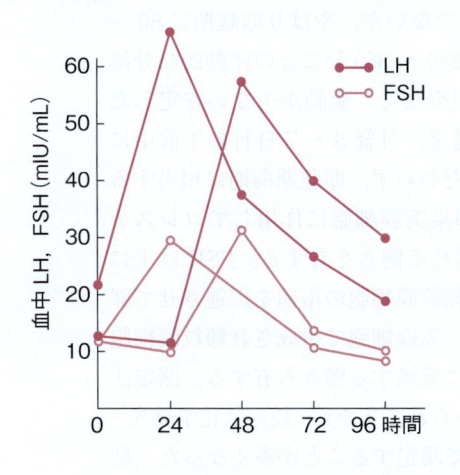

図2-6 エストロゲン負荷試験（下垂体障害型）

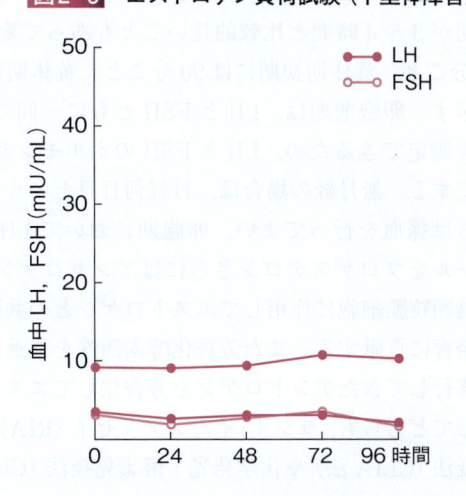

図2-7 エストロゲン負荷試験（卵巣障害型）

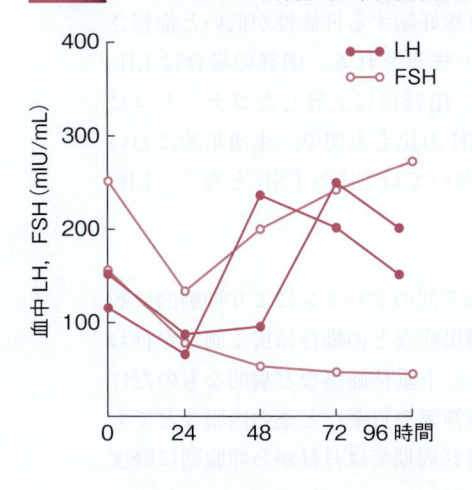

図2-8 エストロゲン負荷試験（視床下部障害型）

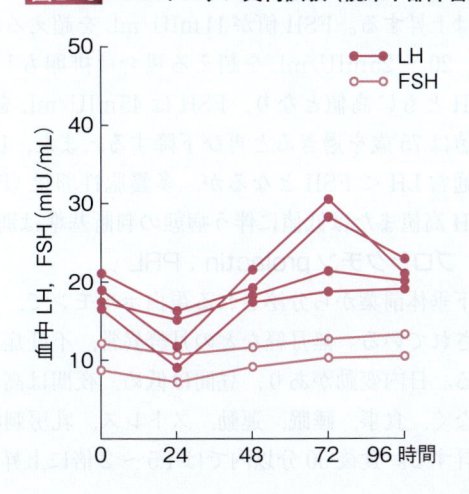

上昇，エストロゲン分泌増加や排卵などの反応があれば陽性，反応がなければ陰性とする。クロミフェンテスト陰性で GnRH 負荷テスト（次項参照）に反応があれば視床下部機能障害と診断する。

b. 下垂体検査

まずは下垂体から分泌されるゴナドトロピン（LH と FSH）の基礎値を測定して評価する。GnRH 負荷試験はスクリーニング検査としての意義は低くなり，基礎値の LH，FSH が低値の場合などにおいて下垂体性排卵障害かどうかを確定するために行う。

1）性腺刺激ホルモン（ゴナドトロピン gonadotropin）：黄体化ホルモン luteinizing hormone；LH，卵胞刺激ホルモン follicle stimulating hormone；FSH

ゴナドトロピンは下垂体前葉から分泌される糖蛋白ホルモンで，LH と FSH の 2 つがある。無月経などの月経異常，不妊症，生殖機能の評価などの場合に広く測定が行われる。LH と FSH，どちらも主として，視床下部から律動的に分泌される GnRH により促進的に制御される。LH は半減期が 20 分と短いこともあって，GnRH 分泌に同調して卵胞期に 1～2 時間ごと，黄体期に 4～6 時間ごとの律動的な分泌パターンを呈する。FSH は半減期が 3～4 時間と比較的長いこともあって変動は著明でないが，やはり卵胞期に 60～90 分ごと，黄体期初期には 90 分ごと，黄体期後期には 240～360 分ごとの律動的な分泌を示す。卵胞前期は，LH と FSH ともに一回の放出量が少なく，変動が少ない安定した値を測定できるため，LH と FSH のホルモン基礎値は通常，月経 3～7 日目の午前中に測定する。無月経の場合は，月経何日目ということにこだわらず，卵胞期前期に相当するならば採血を行ってよい。卵胞期において LH は主に卵巣莢膜細胞に作用してコレステロールをプロゲステロンさらにはアンドロゲンに転換させる働きを有する。FSH は主に卵巣顆粒膜細胞に作用してエストロゲンとの共同作業で顆粒膜細胞の増殖を促進させて卵胞発育に貢献する。また芳香化酵素活性を促進するため，莢膜細胞で生成され顆粒膜細胞に移行してきたアンドロゲンを芳香化してエストロゲンに変換する働きも有する。測定法としてどちらも，ラジオ・イムノアッセイ（RIA）法が用いられてきたが，最近は化学発光・免疫法（CLIA 法）や化学発光・酵素免疫法（CLEIA）法で測定することが多くなった。結果の評価は年齢を考慮する必要があり，正常値は，生殖年齢においては LH 1.8～7.0 mIU/mL，FSH 5.2～14.4 mIU/mL であるが，年齢が上昇し，卵巣機能が衰えるとともに FSH 値は上昇する。FSH 値が 11 mIU/mL を超える場合は自然妊娠する可能性が低いと推察され，20～25 mIU/mL を超える場合は排卵もしづらいと推察される。閉経の場合は LH，FSH ともに高値となり，FSH は 45 mIU/mL を超える。閉経後に上昇したゴナドトロピン値は 75 歳を過ぎると再び下降する。また，LH と FSH の比も大切で，生殖年齢において通常 LH ＜ FSH となるが，多囊胞性卵巣（PCO）においては LH ＞ FSH となる。LH，FSH 高値または低値に伴う病態の判断基準は別に示す。

2）プロラクチン prolactin；PRL

下垂体前葉から分泌される蛋白ホルモンで，主に視床下部のドパミンにより抑制的に制御されている。無月経などの月経異常，不妊症，乳汁漏出症などの場合に広く測定が行われる。日内変動があり，昼間は低め，夜間は高めとなる。下垂体腫瘍など病的なものだけでなく，食事，睡眠，運動，ストレス，乳房刺激，向精神薬や胃薬など薬の内服などでも上昇する。食後 30 分以内では 1.5～2 倍に上昇する。月経周期では月経から卵胞期に軽度

増加し，排卵期に高くなり，分泌期はやや高めを維持するので，基礎値はやはり月経3〜7日目の卵胞前期午前中に測定する．無月経の場合は高PRL血症により卵胞発育が障害されている可能性もあり，月経何日目ということにこだわらずに採血を行ってよい．高PRL血症になると視床下部のドパミン代謝回転が亢進されGnRHの律動的分泌抑制を介してLH，FSH分泌を抑制したり，卵巣に対する直接作用も発揮したりして卵胞発育が障害される．またエストロゲンのpositive feedbackも障害し，LHサージも抑制するために排卵も障害される．PRLの測定法は，WHOの標準品1st IRP-PRLを用いたIRMA法が用いられてきたが，最近は放射線を用いない化学発光・酵素免疫法EIA（CLEIA）法が主流になりつつある．正常値は，従来のIRMA法ではPRL 15 mIU/mL未満であったが，最近のEIA（CLEIA）法では計測値が約2倍になってPRL 27〜30 mIU/mL未満とされる．PRL 30〜50 mIU/mLでは下垂体微小腺腫や薬剤性高PRL血症，50 mIU/mL以上では下垂体腫瘍または薬剤性高PRL血症の可能性が高い．PRL値が低くて臨床的に問題になることはほとんどないが，高PRL血症は排卵障害，月経異常，不妊症，乳汁漏出症，下垂体腫瘍など臨床的に問題を起こす．

　注意すべきこととして，甲状腺機能低下症ではnegative feedbackにより視床下部からTRH分泌が亢進してPRL分泌が促進されるため，また腎不全で透析中の患者の60〜70％においてもなんらかのPRL放出促進因子が腎臓から排泄されないため，また乳癌手術後でも授乳中と同様な神経反射が起こるために高PRL血症を呈することがある．従って，高PRL血症を認めた場合は甲状腺機能，腎機能，手術歴なども確認する．また最近，マクロPRLというPRLに対して自己抗体が結合しているために活性がなくなってしまった大きなPRLの存在が高PRL血症の約10％に存在することが報告されている．マクロPRL血症では症状が出現しないため，治療の必要はない．マクロPRLを測定しないようにする新しい測定法が検討・導入されつつある．

3）GnRH負荷試験
①適応：無月経，無排卵症，排卵障害などの性機能系の異常
②方法：月経3〜5日目の卵胞期初期の午前中に合成GnRH（LH-RH）100 μgを静注し，前値，15，30，60，120，180分後に採血しLH，FSHを測定する．簡便法として前値，15，30，60分後だけ測定するやり方や30分後までだけ測定するやり方もあるが，まれに120分後にLHのピークがくる場合もある．具体的な手技として，なるべく正確な量の薬剤が投与されるように，また採血と薬剤の投与が一回の手技で済むように，筆者は初回採血時に翼状針を用いている．採血後の注射器の交換が容易であるし，薬剤を投与する注射器には空気をわざと少量入れておいて，空気がルート内の薬剤をぎりぎりまで押し出してくれる．生体内においてGnRHは視床下部からおよそ90分に1回律動的に分泌され，2〜3分遅れて下垂体からLHが分泌されるが，合成薬剤では静注後15〜30分で最大反応値が観察される．検査を行うに当たり，排卵障害例では排卵前期でないかどうかチェックが必要である．また，無月経症例などでエストロゲン製剤やピル投与により消退出血を起こした直後の場合はnegative feedbackでゴナドトロピンが抑制されるため，1カ月間の休薬をおいてから行うようにする．
③判定
ⅰ）正常反応型（図2-9a）：15〜30分で最大反応値を示す．FSHよりLHが早く大きく反応する．増加率としては通常LH 5〜10倍，FSH 1.5〜2.5倍である．

ⅱ）視床下部障害型：LH，FSH の基礎値が低く，反応が良好である。
ⅲ）下垂体障害型（図2-9b）：LH，FSH の基礎値が低く，反応は不良である。ただし高度な視床下部障害例が長期経過した場合は下垂体障害型を呈することもある。この場合，GnRH の連日投与あるいは律動的投与により反応が回復するので鑑別される。
ⅳ）卵巣障害型（図2-9c）：LH，FSH の基礎値が高く，過剰反応を示す。
ⅴ）多嚢胞性卵巣症候群（図2-9d）：LH の基礎値が高く，反応性が亢進している。

4）TRH 負荷試験

TRH は TSH のみならず，下垂体への直接作用による PRL 分泌促進作用を有する。TRH 投与を PRL 分泌予備能をみる検査として行うことがある。TRH 500μg を GnRH 負荷試験と同時に行うことが多いが，TRH 負荷試験の成績を正しく評価できなくなるという意見もある。

①適応：排卵障害一般，乳汁漏出症，下垂体，視床下部の機能的器質的疾患。
②方法：TRH 500μg を筋注または静注し，前値，15，30，60 分後に採血し PRL を測定する。
③判定：正常者では 15～30 分後にピークを有する増加反応を示す。前値 30 ng/mL 以上は高 PRL 血症と定義されるが，TRH による増加反応に乏しい場合は下垂体腫瘍・プロラクチノーマの可能性がある。PRL の基礎値は正常だが，TRH に対して PRL が過剰反応を示すもののなかに，夜間に PRL 分泌が亢進するものがあり，排卵障害や黄体機能不全など軽度卵巣機能不全を起こすことから，TRH 負荷試験の 30 分後採血にて PRL 値が IRMA 法で 70 ng/mL 以上（測定法が EIA や CLEIA 法に替わってからの正式な基準は発表されていないが，30 分後 PRL 値 140 ng/mL 以上に相当）を示す症例を潜在性高 PRL 血症とよび，治療の対象とするが，排卵障害や黄体機能不全などがなければ，治療対象としないことも多い。

図2-9 各種無月経・排卵障害における GnRH 負荷テスト
注：視床下部型は正常反応型，下垂体障害型あるいはその中間のパターンを示す。

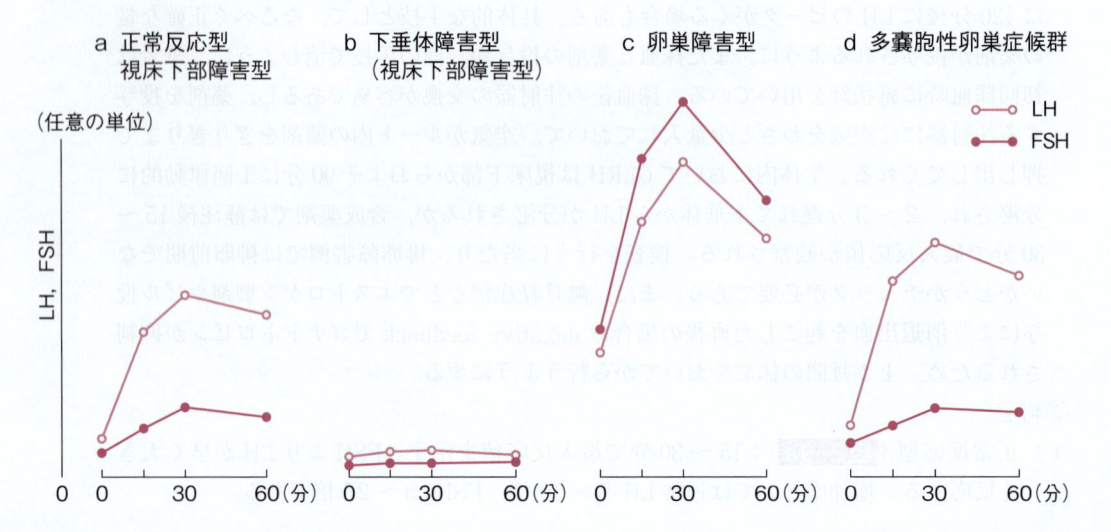

a 正常反応型 / 視床下部障害型　　b 下垂体障害型（視床下部障害型）　　c 卵巣障害型　　d 多嚢胞性卵巣症候群

○ LH　● FSH
（任意の単位）LH, FSH　　0, 30, 60（分）

c. 卵巣検査
1）卵胞ホルモン，エストラジオール 17β-estradiol (E2)
卵胞の顆粒膜細胞や黄体細胞から分泌されるステロイドホルモン。卵胞期と黄体期の二峰性を呈する。尿中 E2 値を半定量する測定法もあるが，現在は主に血中 E2 値を CLEIA 法で測定する。①視床下部・下垂体・卵巣系，②卵胞成熟，③黄体の機能評価に用いる。基礎値の測定は，①視床下部・下垂体・卵巣系の評価のためには無月経の患者では来院時，月経がある患者では月経 3～7 日目の卵胞前期午前中に，②卵胞成熟の評価のためには卵胞後期の排卵直前に，③黄体機能評価のためには黄体期 7 日目ごろに行う。正常値は，①年齢を考慮すべきであり，一般に生殖可能年齢では 30～80 pg/mL，閉経期では 10 pg/mL 以下（測定感度以下）になる。25 pg/mL 以下で P test 陰性になることが多い。20 pg/mL 以下で骨量が低下する危険があると判断される。②排卵が近い卵胞は 1 個当たり 150～400 pg/mL になる。卵胞が複数あって 2,000 pg/mL を超えた場合は卵巣過剰刺激症候群（OHSS）の発症リスクが高いと判断する。③黄体期では 100～200 pg/mL が正常である。E2 が正常なのに P4 が低値の場合，排卵は良好であるのに黄体機能不全と判断する。E2，P4 ともに低値の場合，排卵不良に基づく黄体機能不全と判断する。

2）黄体ホルモン，プロゲステロン progesterone (P4)
黄体細胞から分泌されるステロイドホルモン。主に血中 P4 値を CLEIA 法で測定する。①排卵の確認，②黄体の機能評価に用いる。基礎値として，①排卵の確認を目的とするには，採血を適宜行い，1 ng/mL 未満（測定感度以下）ならば排卵前，1 ng/mL 以上分泌されている状態ならば排卵後と診断できる。②黄体機能の評価を目的とするには，黄体期 7 日目前後（3～8 日目）に測定する。P4 が 10 ng/mL 未満の場合に黄体機能不全と診断する。

3）テストステロン testosterone
強力な男性ホルモン作用を有するステロイドホルモンで，卵巣で 1/4，副腎で 1/4，末梢組織で 1/2 が作られる。卵巣では LH が莢膜細胞に作用しコレステロールからプレグネノロン，アンドロステンジオンを経由して作られ，顆粒膜細胞に移行して FSH の作用下においてアロマターゼによりエストラジオールに変換される。末梢血液や末梢組織においてもアンドロステンジオンの一部が転換される。血液中では 65% が sex hormone binding globulin；SHBG に強く結合した非活性型として存在するが，アルブミンに緩く結合したもの（33%）と遊離テストステロン（1～2%）が活性型として存在する。すなわち血清テストステロン濃度が必ずしもテストステロン活性を反映するわけではないが，電気化学発光免疫測定法（ECLIA 法）で測定され，異常値を認める場合は副腎由来のものはまれで，卵巣由来の場合が多い。肝疾患などで SHBG に変動が予想される場合は RIA 固定法による遊離テストステロン値の測定が行われる。テストステロン値の採血は，副腎機能に日内変動があって夕方は低めになるため，また LH により制御され卵胞期や排卵期に軽度上昇するため，月経 3～7 日目の午前中に行ったほうがよい。テストステロン値は 20～30 歳に高値で，年齢とともに低下傾向を示し，測定キットにより異なるが，生殖年齢においてテストステロン値 0.8 ng/mL 以上は高値と判断する。強力なアンドロゲン作用を有するが，卵巣でエストラジオールに変換されたり，多嚢胞性卵巣や卵巣腫瘍など一部の病態で高値を示したり，女性機能にとっても重要な意味をもつ。

4) 抗 Müller 管ホルモン anti-Müllerian hormone；AMH

卵巣の前胞状卵胞後期から胞状卵胞初期までの卵胞の顆粒膜細胞から分泌されるホルモン。Müller 管抑制因子 Müllerian inhibiting substance；MIS ともいわれ，AMH/MIS と記載することもある。72 kDa の分子が 2 つジスルフィド結合した糖蛋白質のダイマーで，TGF-β スーパーファミリーに属する。月経周期で変動はほとんどないとされる。保険適用はなく自費検査になるが，血中 AMH 値は残存する原始卵胞数を反映し，FSH よりも優れた卵巣予備能の指標であるとされる。ELISA 法で測定するが，測定値に標準化がなされておらず，単位にも pM (pmol/L) と ng/mL の 2 種類があり，1 ng/mL は 7.14 pM に相当する。卵巣年齢の基準値は年齢とともに低下し，38 歳以下でおよその正常値は 2.0〜6.8 ng/mL（14.3〜48.6 pM）を示す。AMH がたとえ 2 ng/mL 程度の少なめであっても生殖補助医療などにより妊娠は可能で，卵子の質には関係しない。42 歳未満で long 法の体外受精による検討では，妊娠群の AMH は平均 2.4 ng/mL（17.1 pM）であったのに対して，非妊娠群の AMH は平均 1.1 ng/mL（7.9 pM）と有意に低値を示したという報告がある。また，自然妊娠に関しては AMH が 1.5 ng/mL 未満では，妊娠が成立する確率が低いとする報告がある。AMH は男性にとって精巣のセルトリ細胞から分泌され，Müller 管を退縮させて生殖器を誘導するために重要な働きを発揮するが，女性にとっても原始卵胞の発育を抑制し，周期的な FSH 刺激を受けないよう調整して発育卵胞への成熟を抑制する。動物実験から AMH がないと卵胞が早期に損失され，早発閉経になってしまうことが明らかになった。AMH 値は，PCO の場合は胞状卵胞数が多いために高めを示し，閉経が近い場合は低値を示す。生殖補助医療における卵巣の反応性や採卵数の予測，早発閉経の早期診断，卵巣過剰刺激症候群（OHSS）の予測，卵巣手術前の卵巣予備能の評価などに用いられている。

5) hMG 負荷試験

閉経婦人尿から抽出されたヒト閉経期尿ゴナドトロピン human menopausal gonadotropin；hMG を投与して卵巣の反応をみる検査。

①方法：hMG 150（〜300）IU を連日筋注し（通常は 3〜7 日間），適宜採血を行い，血中エストラジオール E2 を測定する。

②判定：健常者では hMG 投与に伴い，血中エストラジオールは上昇する。卵巣性無月経の場合には，まったく反応がみられない。下垂体性あるいは視床下部性の比較的重症の排卵障害例では，前値は低いが hMG 投与量の増加とともに徐々に反応がみられる。

② 間脳・下垂体・副腎系の機能検査法

a. 副腎皮質機能検査

成人の副腎皮質は，組織学的に 3 層（外層の球状層，中央の束状層および内層の網状層）に区別され，内側の 2 層は 1 つの機能単位として働く。球状層はアルドステロンを産生するが，17α-hydroxylase 活性を欠くためコルチゾールやアンドロゲンの産生は行えない。

1) 糖質コルチコイド

ヒトの糖質コルチコイドはコルチゾールに代表され，糖代謝調節，抗アレルギー作用，抗炎症作用など生体防御に重要な役割を果たす。分泌調節は間脳・下垂体・副腎系で行われ，ストレスによりコルチゾールの分泌は増加する（図 2-10）。また，日内リズムがあり，

早朝には高値，深夜は低値を示す。

①基礎値

ⅰ）尿中 17-hydroxycorticosteroids（17-OHCS）：C-17 位に OH 基を有するステロイドの総称であり，そのほとんどが副腎皮質から分泌されるコルチゾールとその前駆体の代謝産物である。24 時間尿中 17-OHCS 値は，日内変動の影響を受けず，糖質コルチコイド（コルチゾール）の分泌状態を知るよい指標である。測定法は Porter-Silber 反応（硫酸酸性でフェニルヒドラジンと C-17 位の dihydroxyacetone が反応し黄色を呈する）による。高値の場合はクッシング症候群，低値の場合はアジソン病，下垂体機能低下症が疑われる。

ⅱ）血漿コルチゾール：前述したように日内変動があり，しかも分泌は律動的でかつ，ストレス，運動，食事の影響を受けるので，原則として早朝，空腹時，安静 30 分後に採血する。

ⅲ）尿中遊離コルチゾール：分泌されたコルチゾールは，その約 1/200 がそのまま尿中に排泄される。24 時間蓄尿して尿中の遊離コルチゾールを測定する。

ⅳ）血漿 ACTH：ACTH の分泌は，主として視床下部ペプチド CRH により促進され，コルチゾールによる negative feedback を受ける。従って，視床下部または下垂体障害によって血中 ACTH は低下し，ACTH 産生腫瘍，CRH 産生腫瘍で増加する。また，原発性の副腎皮質障害で増加し，自律性のコルチゾール産生病変や外因性ステロイドの投与により低下する。

②刺激試験

ⅰ）迅速 ACTH 試験：副腎皮質の分泌予備能を検索する試験である。下垂体ホルモンである ACTH 刺激に対する副腎皮質の反応を血中コルチゾールまたは尿中 17-OHCS を指標として判定する。実際には前値を採血後，合成 1-24 ACTH（コートロシン®）0.25 mg を静注し，30，60 分後に血漿コルチゾールを測定する。正常では前値の 2 倍以上に増加する。増加しないときは副腎皮質機能不全（原発性あるいは続発性）が疑

図2-10 間脳・下垂体・副腎系の分泌調節

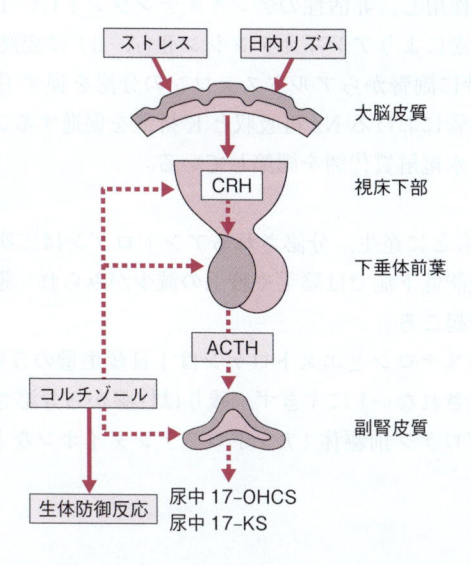

われる。

ⅱ）ACTH連続刺激試験：負荷前値として2～3日間24時間尿中17-OHCSおよび血漿コルチゾールを測定した後，持続性コルチコトロピン（コートロシンZ®）0.5または1mgを毎朝1回3日間筋注し，その間の尿中17-OHCS，血漿コルチゾールを測定する。アジソン病では増加反応はみられず，続発性副腎皮質機能低下症では遅延反応がみられる。

ⅲ）メトピロン試験（メチラポン試験）：メチラポン（メトピロン®）は，副腎皮質内において11-デオキシコルチゾールからコルチゾールを合成する11β-hydroxylaseを阻害する作用を有し，コルチゾール産生減少をきたす。その結果，feedback機構によりACTHの分泌が亢進し，コルチゾールの前駆体である11-デオキシコルチゾールが増加する。11-デオキシコルチゾールの産生増加をみるか，その代謝産物であるtetrahydro Sの尿中排植を17-OHCSとしてみる。実施方法は，メトピロン500mgを4時間ごとに6回，2日間投与し，前後の血漿11デオキシコルチゾールと17-OHCSを比較する。クッシング症候群の副腎過形成例ではnegative feedback機構が保たれているので正常または過反応を示し，副腎腫瘍例では無反応である。

③デキサメサゾン抑制試験：合成糖質コルチコイドであるデキサメサゾンを投与すると，健常者ではnegative feedback機構が働き，下垂体からのACTH分泌が抑制され，二次的にコルチゾールの分泌は低下する。デキサメサゾンは1日2mg（0.5mg，6時間ごと）2日間，さらに1日8mg（2mg，6時間ごと）2日間経口投与する。正常では2mg/日のデキサメサゾンで尿中17-OHCSは2.5mg/日以下に低下する。クッシング症候群の副腎過形成例では，8mg/日投与により初めて尿中17-OHCSの減少がみられる。副腎腫瘍型クッシング症候群と異所性ACTH産生腫瘍では抑制がみられない。

2）鉱質コルチコイド

鉱質コルチコイドで最も重要なのはアルドステロンであり，レニン-アンギオテンシン系（図2-11）により分泌調節されている。ACTHは重要な役割を演じていない。レニンは腎臓の傍糸球体細胞内の顆粒に貯蔵されていて，腎血流量減少により血中に分泌される。レニンは蛋白分解酵素の一種で，血漿中のα_2グロブリン分画に存在するレニン基質（アンギオテンシノーゲン）に作用し，非活性のアンギオテンシンⅠ（A-Ⅰ）を生成する。A-Ⅰは肺循環において変換酵素によりアンギオテンシンⅡ（A-Ⅱ）に変換される。A-Ⅱは血管収縮作用を有すると同時に副腎からアルドステロンの分泌を促す（図2-11）。アルドステロンは腎臓の遠位尿細管におけるNa再吸収とK排泄を促進することにより細胞外液を増加させる作用をもち，水電解質代謝を調節している。

3）副腎性ステロイド

副腎でACTHの支配のもとに産生，分泌されるアンドロゲンは二次性徴の発達と維持に必要である。副腎皮質機能低下症では陰毛や腋毛の減少がみられ，逆に副腎性アンドロゲン分泌過剰では男性化が起こる。

副腎で産生されるテストステロンとエストロゲンは1日産生量の5％以下（男性ではエストロゲンは副腎では産生されない）にすぎず，残りは性腺から分泌されるものと副腎や性腺から分泌されたアンドロゲン前駆体（アンドロステンダイオンなど）から末梢で転換されたものである。

①基礎値
ⅰ）尿中17-ketosteroids（17-KS）：C-17位のCO基がZimmermann反応により生じる発色を比色して定量する。尿中17-KSは思春期に増加し始め，30～40歳代でプラトーに達し，以後減少する（表2-1）。副腎癌で最も増加し30 mg/日以上となる。先天性副腎皮質形成でも増加し，治療経過の判定に役立つ。多嚢胞性卵巣症候群では正常または軽度高値を示す。
ⅱ）血中デハイドロエピアンドロステロン・サルフェート（DHEA-S）：デハイドロエピアンドロステロン（DHEA）およびDHEA-Sは，その90％以上が副腎で産生されるアンドロゲン前駆体とその代謝産物で，そのアンドロゲン活性はきわめて低い。DHEAはアンドロステンダイオンのさらなる前駆物質で，血中では半減期が短く不安定であり，速やかに代謝産物であるDHEA-Sへと変換される。DHEA-Sは半減

図2-11　レニン-アンギオテンシン・アルドステロン系

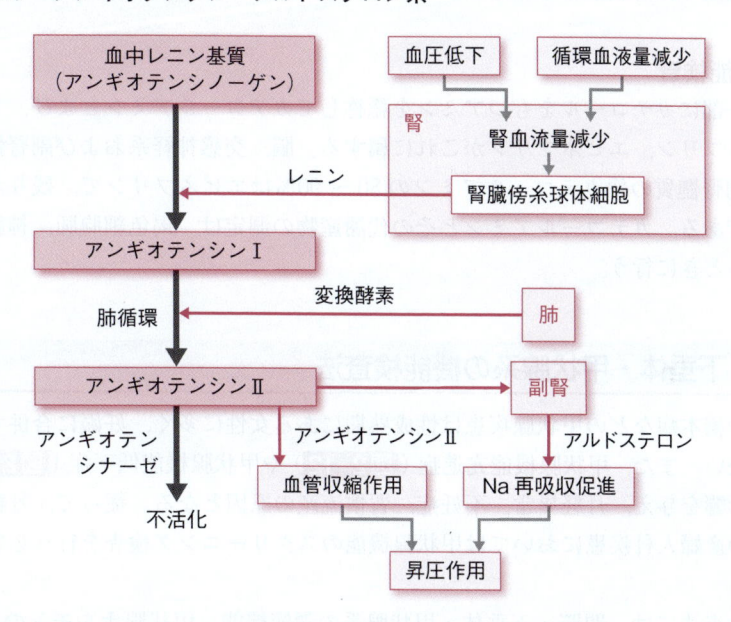

表2-1　尿中17-KSの正常値（mg/日）

年　齢	男　子	女　子
2～9	0.14～ 0.74	0.03～ 1.0
10～14	1.2 ～ 6.2	1.6 ～ 3.8
15～19	4.3 ～12.3	8.2 ～14.2
20～29	6.6 ～14.6	12.3 ～24.3
30～39	5.3 ～ 8.7	5.1 ～17.5
40～49	4.0 ～ 9.2	9.0 ～19.0
50～59	4.7 ～17.1	4.4 ～11.2
＞60	3.5 ～ 6.1	3.6 ～11.6

（Kentman, E.A. より）

期が長いので，副腎機能の評価にしばしば用いられる。テストステロンの変化が主に卵巣由来であるのに対して，DHEA-S は主に副腎由来であり，男性化や多毛症の原因が副腎由来か性腺由来かを判定する指標となる。DHEA-S は副腎由来ではあるが，多囊胞性卵巣では約 10％に高値を認める。

iii）血清 17α-ヒドロキシプロゲステロン（17α-OHP）はアンドロゲンの前駆体であり，21-hydroxylase，さらには 11β-hydroxylase によりコルチゾールにも変化する。先天性副腎過形成症の約 90％を占める 21-hydroxylase deficiency（21-OHD）では，21-hydroxylase 酵素が欠損または活性低下しているので，コルチゾール産生が減り，feedback により下垂体から ACTH 産生が亢進する。これにより副腎は過形成となるため，基質である 17α-OHP は蓄積され，血中濃度が著明に増加する。これは診断および治療の指標とされ，わが国では新生児マス・スクリーニングの検査項目として用いられている。

②抑制試験：デキサメサゾン抑制試験が，副腎腫瘍と先天性副腎皮質過形成との鑑別に用いられる。腫瘍では抑制がみられない。

b. 副腎髄質機能検査

分子構造の一部にカテコールをもつアミンを総称してカテコールアミンとよび，ドパミン，ノルエピネフリン，エピネフリンがこれに属する。脳，交感神経系および副腎髄質で合成される。副腎髄質の総カテコールアミンの 80～90％はエピネフリンで，残りがノルエピネフリンである。カテコールアミンとその代謝産物の測定は，褐色細胞腫，神経芽細胞腫が疑われるときに行う。

③ 間脳・下垂体・甲状腺系の機能検査法

バセドウ病や橋本病などの甲状腺疾患は性成熟期にある女性に多く，妊娠に合併することもまれではない。また，甲状腺機能亢進症（図2-12）や甲状腺機能低下症（図2-13）は性腺機能に影響を与え，月経異常，不妊症，習慣流産の原因となる。従って，月経異常や不妊症などの産婦人科疾患においては甲状腺機能のスクリーニング検査を行う必要がある。

甲状腺機能検査法には，間脳・下垂体・甲状腺系の調節機能，甲状腺ホルモンの合成・分泌，血中甲状腺ホルモンの測定，免疫学的異常などに関する検査などがあるが，基本のスクリーニング検査は視診と触診と血清中 TSH，FT4，FT3 である。

a. 間脳・下垂体・甲状腺系の調節機能に関する検査
1）甲状腺刺激ホルモン（TSH）

TSH の合成・分泌は thyrotropin releasing hormone；TRH により促進され，甲状線ホルモンによる negative feedback 機構を介して調節を受けている。

血清 TSH の測定は，現在では高感度免疫測定法により低値でも正確に測定でき，各キットにより多少異なるが，正常値は 0.5～5μU/mL である。日内変動により夜間（19～5時）で高値となり，ストレス，食事，運動による影響はほとんど受けない。TSH は FT3，FT4 と異なり，約 10 倍も感度よく変動するため，甲状腺機能のスクリーニング検査項目

1. 生殖器系の検査法

として欠かせない。TSHが異常高値を呈する病態としては原発性甲状腺機能低下症，TSH産生腫瘍，甲状腺ホルモン不応症（Refetoff症候群の下垂体型，全身型）が挙げられる。一方，視床下部性および下垂体性甲状腺機能低下症，甲状腺機能亢進症，甲状腺ホルモン服用例では低値を示す。TSHが正常値とされる範囲内にあっても，不妊症治療時で3μU/mL以上，妊娠時で2.5μU/mL以上を示し，かつFT4が正常値を示す病態を潜在性甲状腺機能低下症といい，甲状腺ホルモンの必要量が増える不妊症例や妊娠初期症例では治

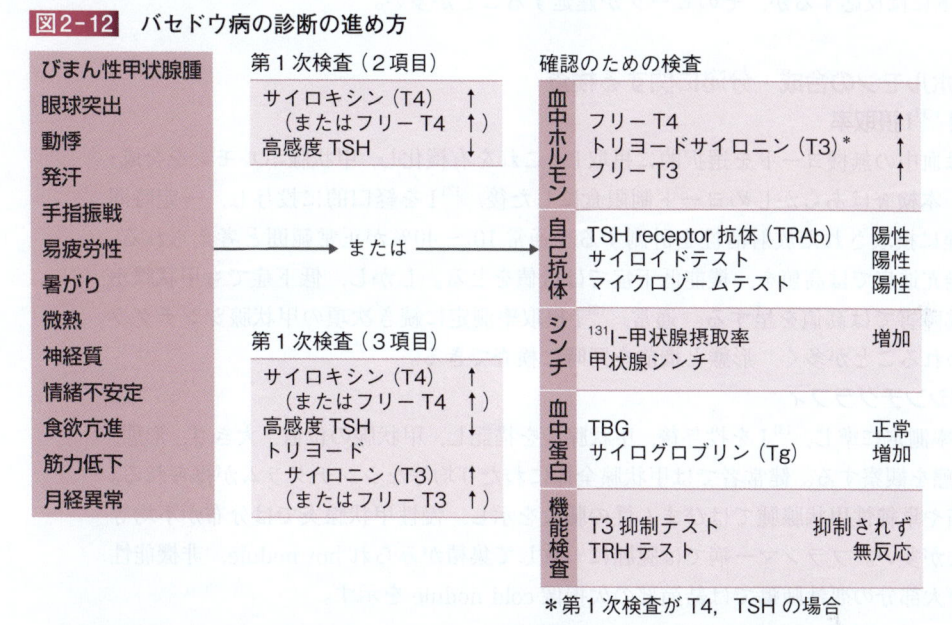

図2-12 バセドウ病の診断の進め方

びまん性甲状腺腫 眼球突出 動悸 発汗 手指振戦 易疲労性 暑がり 微熱 神経質 情緒不安定 食欲亢進 筋力低下 月経異常	第1次検査（2項目） サイロキシン（T4）↑ （またはフリーT4↑） 高感度TSH ↓ または 第1次検査（3項目） サイロキシン（T4）↑ （またはフリーT4↑） 高感度TSH ↓ トリヨードサイロニン（T3）↑ （またはフリーT3↑）	確認のための検査

	確認のための検査	
血中ホルモン	フリーT4 トリヨードサイロニン（T3）* フリーT3	↑ ↑ ↑
自己抗体	TSH receptor 抗体（TRAb） サイロイドテスト マイクロゾームテスト	陽性 陽性 陽性
シンチ	131I-甲状腺摂取率 甲状腺シンチ	増加
血中蛋白	TBG サイログロブリン（Tg）	正常 増加
機能検査	T3抑制テスト TRHテスト	抑制されず 無反応

＊第1次検査がT4，TSHの場合

（日本臨床病理学会：日常初期診療における臨床検査の使い方―臓器系統別検査―内分泌疾患（案）［中井，屋形担当］．より改変）

図2-13 慢性甲状腺炎（橋本病）の診断の進め方

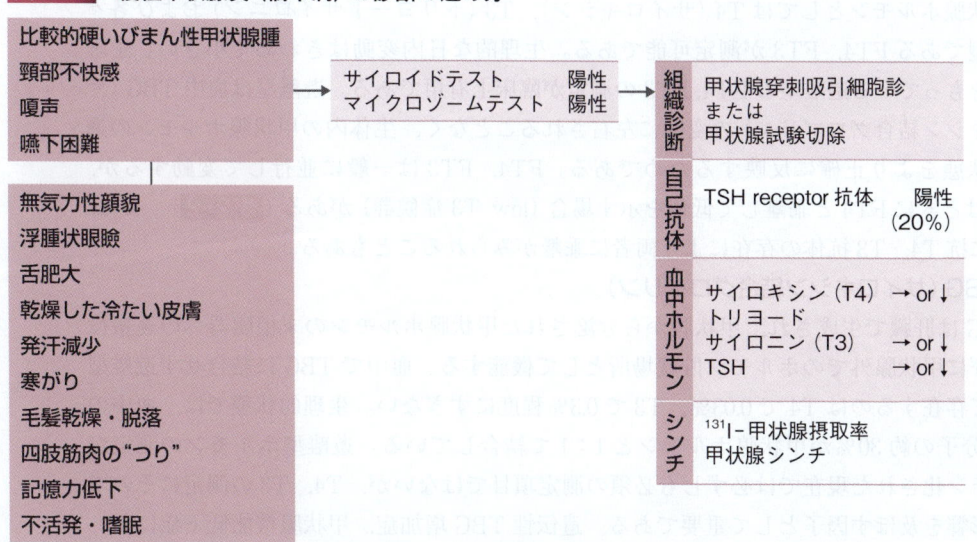

比較的硬いびまん性甲状腺腫 頸部不快感 嗄声 嚥下困難	サイロイドテスト 陽性 マイクロゾームテスト 陽性	
無気力性顔貌 浮腫状眼瞼 舌肥大 乾燥した冷たい皮膚 発汗減少 寒がり 毛髪乾燥・脱落 四肢筋肉の"つり" 記憶力低下 不活発・嗜眠		

組織診断	甲状腺穿刺吸引細胞診 または 甲状腺試験切除	
自己抗体	TSH receptor 抗体	陽性（20%）
血中ホルモン	サイロキシン（T4） トリヨードサイロニン（T3） TSH	→or↓ →or↓ →or↓
シンチ	131I-甲状腺摂取率 甲状腺シンチ	

（日本臨床病理学会：日常初期診療における臨床検査の使い方―臓器系統別検査―内分泌疾患（案）［中井，屋形担当］．より改変引用）

2) TRH 試験

合成 TRH を投与し，下垂体 TSH の分泌反応をみることにより下垂体の予備能を検査する。前採血後，TRH 500 μg を緩徐に静注，(15)，30，60，(90)，120 分後の TSH を測定する。ピークは 15 分から 30 分で極値の 10〜40 μU/mL 程度に上昇する。反応低下を示す病態として下垂体性甲状腺機能低下症と甲状腺機能亢進症が挙げられる。逆に反応が大きくなるのは原発性甲状腺機能低下症の場合である。視床下部性甲状腺機能低下症では TRH テストには反応するが，そのピークが遅延することが多い。

b. 甲状腺ホルモンの合成・分泌に関する検査

1) 甲状腺 ^{131}I 摂取率

甲状腺は血中の無機ヨードを選択的に摂取し，これを有機化し，甲状腺ホルモンを合成・分泌する。本検査はあらかじめヨード制限食にした後，^{131}I を経口的に投与し，一定時間後に甲状腺に摂取された放射活性を計測する。通常 10〜40％が正常範囲と考えられる。甲状腺機能亢進症では高値を，機能低下症では低値をとる。しかし，低下症でも甲状腺ホルモン合成障害では高値を呈する。通常，^{131}I 摂取率測定に続き次項の甲状腺シンチグラフィが行われることが多く，形態と機能を同時に検査できる。

2) 甲状腺シンチグラフィ

^{131}I 摂取率測定に準じ，^{131}I を投与後，甲状腺像を描記し，甲状腺の位置，大きさ，形態，^{131}I 集積状態を観察する。健常者では甲状腺全体にわたり均等なシンチグラムが得られる。バセドウ病や単純性甲状腺腫ではびまん性の腫大を示し，慢性甲状腺炎では分布が不均等となることが多い。プランマー病では腺腫に一致して集積がみられ hot nodule，非機能性腺腫および大部分の悪性腫瘍では結節部の欠損像 cold nodule を示す。

c. 血中甲状腺ホルモン濃度および結合グロブリンに関する検査

1) 血中 T4，T3 および遊離型 T4，T3（FT4，FT3）

甲状腺ホルモンとしては T4（サイロキシン），T3（トリヨードサイロニン）および各々遊離型である FT4，FT3 が測定可能である。生理的な日内変動はきわめて小さい。生理活性をもっている遊離型の FT4，FT3 の測定が臨床上有用である。遊離型は血中 TBG（サイロキシン結合グロブリン）の変動に左右されることなく，生体内の甲状腺ホルモンの過不足状態をより正確に反映するためである。FT4，FT3 は一般に並行して変動するが，FT3 はときに FT4 と乖離して低値を示す場合（low T3 症候群）がある（表2-2）。また，まれに抗 T4，T3 抗体の存在により両者に乖離がみられることもある。

2) TBG（サイロキシン結合グロブリン）

TBG は肝臓で生成され，甲状腺から分泌された甲状腺ホルモンの末梢臓器への運搬役ならびに甲状腺外でのホルモン貯蔵場所として機能する。血中で TBG に結合せず遊離型として存在するのは T4 で 0.03％，T3 で 0.3％程度にすぎない。生理的状態では，血中の TBG 分子の約 30％が甲状腺ホルモンと 1：1 で結合している。遊離型ホルモンの測定がルーチン化された現在では必ずしも必須の測定項目ではないが，T4，T3 の測定にその増減が影響を及ぼす因子として重要である。遺伝性 TBG 増加症，甲状腺機能低下症において TBG は高値を示すが，産婦人科関連としては妊娠，経口避妊薬，エストロゲン産生腫

瘍などエストロゲン上昇に伴う状態が重要である。エストロゲンによりTBGはシアル酸含量の高い成分の割合が増加する。このようなTBGの血中半減期は延長することが示され，これがTBG増加の原因と考えられ，現在ではエストロゲンのTBG合成促進作用説は否定されている。TBG低値を示す場合として，遺伝性TBG欠損症，甲状腺機能亢進症のほか，肝疾患，ネフローゼ症候群，蛋白喪失性腸炎などの生成障害あるいは喪失をきたす多くの重症疾患において認められる。

d. 免疫学的検査

自己免疫性甲状腺疾患（バセドウ病，橋本病）の存在を知るための検査である。一般に自己抗体が陽性の患者は重症化しやすいとされ，内科に相談すべきである。

1）抗サイログロブリン抗体（TgAb）

甲状腺濾胞内に存在するサイログロブリンに対する自己抗体である。ECLIA法などで測定する。28IU/mL以上を陽性とし，陽性率はバセドウ病では30〜40％程度だが，橋本病で40〜70％と高い。

2）抗甲状腺ペルオキシダーゼ抗体（抗TPO抗体）

甲状腺マイクロゾーム分画にある甲状腺ペルオキシダーゼに対する抗体である。抗サイログロブリン抗体と同様に測定される。甲状腺細胞に対する障害性があって，自己免疫性の甲状腺疾患を疑う場合に測定する。バセドウ病と橋本病で陽性率は約90％前後と高い。

3）TSH receptor抗体

TSH receptorに対する自己抗体を検出する方法には，主にTBII（TSH binding inhibitory immunoglobulin）とTSAb（thyroid stimulatory antibodies）の2種類が知られている。

TBIIはTSHのTSH receptorへの結合のTSH receptor抗体による阻害をみるもので，最も広く用いられている。正常は15％以下または定量にして1.0IU/L未満である。TSAbは刺激型TSHレセプター抗体をバイオアッセイで測定するものだが，いまだTBIIほど一般的ではない。

表2-2 low T3症候群の原因

- 急性心筋梗塞
- 敗血症
- 悪性腫瘍
- 肝硬変
- 慢性腎不全
- コントロール不良の糖尿病
- AIDS
- その他のあらゆる急性，慢性疾患
- 断食・飢餓
- 神経性食欲不振症
- 外傷，外科手術
- 胎児

（河合 忠：SRL宝函．1995；Vol.19 No.2 より）

B 不妊検査

① 卵巣検査

　性成熟期の卵巣の機能は卵胞や黄体からの性ステロイドホルモンの産生分泌と卵の排出すなわち排卵であり，これらは卵胞の発育から排卵，そして黄体形成へと相互に関連する一連の現象からなる。卵胞発育不全ならびに排卵障害に代表される卵巣の機能不全は，卵巣性不妊として女性不妊の主要因子であり，排卵の有無の診断は不妊症診療での基本をなすものである。また，排卵時期の推定は不妊症の治療計画をたてるうえで必須であり，体外受精などの治療法の進歩に伴い，リアルタイムで正確な推定が要求されている。黄体は胚の子宮内膜への着床や初期の妊娠維持に重要な役割を演じていると考えられている。これらにかかわる不妊因子として黄体機能不全という概念が提唱されている。しかしその病態はいまだに明確ではなく，臨床的には黄体ホルモンの分泌能と子宮内膜の形態学的所見から黄体機能の推定がなされている。

a. 排卵の有無の診断

　排卵は卵子自体が非常に小さく，しかも腹腔内という体表から隔てられた場で行われる現象であるために，そのものを検査で直接とらえることは困難であり，厳密には妊娠の成立をもって排卵の確証とするほかはない。一方，正常の性周期では排卵に続いて卵胞の黄体化が惹起されることから，現実的には黄体から分泌されるプロゲステロン自体やその作用による変化をとらえて間接的に排卵の有無の診断とし，基礎体温の測定や子宮内膜組織検査などがこれに該当する。卵胞の発育・消失過程や子宮内膜の変化を超音波検査で視覚的にとらえることによって，排卵の直接的診断を行うのが一般的である（表2-3）。

1）基礎体温 basal body temperature；BBT の測定

　基礎体温は朝，起床前の舌下で測定された体温であり，目盛りの細かい（0.01℃刻み）女性体温計により測定すると，月経から排卵前の時期は低く（低温相），排卵後から次回月経直前まで 0.3～0.5℃ 程度高い時期（高温相）を観察できる。これは，排卵後にできる黄体からプロゲステロンが産生・分泌され体温中枢へ作用することによる。低温相最終日とその前後数日間に排卵が起こっていることが多い。血中プロゲステロン濃度は排卵前においては測定感度以下だが，黄体から 2.5ng/mL 以上分泌されると基礎体温が上昇する。基礎体温の高温相が存在すると，排卵の成立と卵胞の黄体化を間接的に推測することができ，基礎体温が 1 相性であれば無排卵性であり，2 相性であれば排卵性周期と考えることができる。判定上，低温相と高温相の温度差は 0.3℃ 以上であり，高温相の長さは 12～16 日間である。高温相が 10 日以内では黄体機能不全と診断され，特に 7 日以内では排卵

表2-3　排卵の有無の診断法

検査法	診断基準
基礎体温測定	2 週間前後の高温相の存在
血中プロゲステロン測定	10ng/mL 以上
子宮内膜組織検査	分泌期像
超音波検査	卵胞の消失と子宮内膜像の変化

を伴わずに卵胞の黄体化が起こっていることが多い。

なお黄体化未破裂卵胞症候群 luteinized unruptured follicle syndrome；LUF のように排卵を伴わずに卵胞の黄体化が生じる場合も知られているため，排卵の診断の確定には超音波検査による形態的な確認も必要である。

2）血中プロゲステロン progesterone (P4) 測定

血中プロゲステロン濃度は黄体化の直接的な指標であるため，単独ないしは基礎体温との併用で排卵の診断に用いられる。黄体中期（高温相の7日目前後）で測定し，10ng/mL 以上であれば排卵があったと考えてよい。

3）子宮内膜日付診

子宮内膜は卵巣から分泌されるエストロゲンとプロゲステロンの影響を受け，月経周期を通じて機能的・形態学的な変化を示す。子宮内膜の反応が正常であれば，子宮内膜組織像から月経周期の日付を間接的に類推することが可能で，基礎体温上の排卵後7～8日目に組織診を行い，基礎体温の日付との日数差2日以内を正常とする。3日以上ずれる場合を黄体機能不全内膜と診断する。子宮内膜日付診でプロゲステロンの影響を示す分泌期像を認めることで排卵の診断になるが，血中プロゲステロン値測定と比較して，その評価はばらつきがみられ，侵襲的な検査でもあり，全例に行うべき検査ではない。

4）経腟超音波検査

超音波検査は画像・形態的な情報から排卵の診断を行うものである。経腟プローブによる走査法は高周波（5.0～7.5 MHz）により卵巣や子宮内膜のリアルタイムな描写を可能にする。経腟プローブを腟から挿入すると，通常，前傾前屈子宮の場合は後腟円蓋部に，後傾後屈子宮の場合は前後腟円蓋部にプローブの先端が当たる。さらにゆっくりとまっすぐ奥に進めると子宮体部がプローブに近接してきて子宮内膜を間近に観察できる。子宮頸部から子宮体部まで矢状断で子宮内膜を観察する。次に左右側方へプローブをずらすと通常，外腸骨動静脈と子宮後壁の間に卵巣を確認できる。卵巣内に卵胞や黄体も観察でき，卵胞径が平均20～22mmに達するころになるとLHサージが起こって排卵が起こる（図2-14）。典型的な排卵の所見は発育卵胞の消失であるが，卵胞が確認されていないと難しい場合もあり，表2-4 に示した所見を基礎体温の上昇などの所見とともに総合的に診断する。

b. 排卵時期の推定

排卵時期推定の指標として従来は基礎体温の変化や頸管粘液量の増加が用いられてきた。近年では尿中LH半定量によるLHサージの検出や超音波検査での卵胞の発育・消失過程の観察によって，精度の高い排卵予定時期の推定が可能となっている（表2-5）。しかしながら，表に列記した検査法はそれぞれ簡便性・正確性・迅速性に一長一短があり，実際には複数の検査法を組み合わせて評価する。

1）超音波検査

経腟超音波検査によってリアルタイムに卵巣を観察して発育卵胞をとらえる。卵胞径の増大速度は1日に1～2mmであり，卵胞径が20～22mmになったところで排卵が起きるため，発育卵胞径の測定から排卵時期の予知が可能である。

2）尿中エストロゲンの測定

卵胞の発育とともに卵胞内のエストラジオールの産生分泌は急激に増加し，それにとも

なって血中エストラジオール濃度は排卵前日にピークに達する。血中エストラジオールの急激な上昇は下垂体からのLHサージを惹起するが，LHサージ開始後，血中エストラジオール濃度は急激に減少する。血中エストラジオール濃度やLH濃度をモニターすれば排卵時期の推定を行うことができるが，頻回な採血は現実的でないため，実際にはその尿中代謝物である尿中エストロゲンやLH濃度を指標とし，エストロゲンは60〜75ng/mL以上となった時点で24〜48時間後に排卵が起きると考え，判定量キットが使用されている。

3）頸管粘液検査

子宮頸管内膜の頸管腺から分泌される頸管粘液はエストロゲンによりその性状や量が変化するため，その変化の程度から排卵日を推測することができる。卵胞から分泌されるエストロゲンにより，排卵前2〜3日ごろより頸管粘液の粘液量が増え，粘稠度が低下し，牽糸性（後述）が増加し，羊歯（シダ）葉状結晶形成（後述）がみられ，精子の穿通性を向上させるための準備がなされる。排卵日には0.3mL以上の透明な水様性粘液になり，牽糸性も10cm以上になる。排卵後，血中エストロゲン濃度はまだ比較的高いが，黄体から分泌されるプロゲステロンによりエストロゲンの効果が打ち消されるため，頸管粘液は直

図2-14　超音波画像

a　内膜

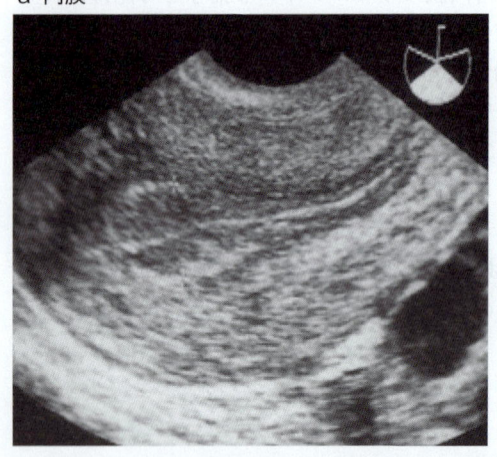

b　卵胞

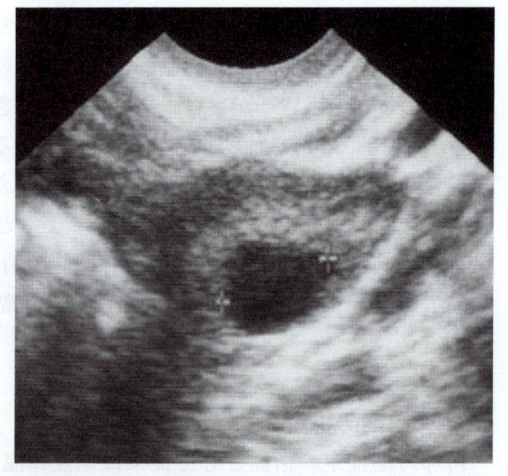

表2-4　排卵の超音波所見

卵胞	発育卵胞の消失 卵胞径の縮小と卵胞の不整化 黄体の出現（卵胞内点状エコーの出現）
ダグラス窩	少量の腹水の出現
子宮内膜	分泌期像（hyperechoicな像）への変化

表2-5　排卵時期の推定法

*すでに起きた排卵に対してretrospectiveに推察する場合にのみ可能。

検査法	診断基準
超音波断層法	卵胞径が18〜20mm以上
尿中エストロゲン測定	60〜75ng/mL以上
頸管粘液検査	0.3mL以上，牽糸性10cm以上，結晶形成（＋＋＋）
尿中LH測定	40〜50mIU/mL以上
基礎体温測定	低温相の最終日*

ちに粘液量が減り，粘稠度が増加し，牽糸性も低下し，シダ葉状結晶形成が消失して精子の穿通性は低下してしまう。頸管粘液のこれらの変化はエストロゲン活性の指標となり，卵胞成熟度を推測する検査法として応用されている。

①検査法の実際：針を付けないツベルクリン用の注射筒を用いて頸管粘液を吸引採取し，量を測定する。続いて粘液をスライドグラス上に押し出しながら一部を注射筒の中に残して静かに引き上げ，透明度と粘稠度を観察しつつ，どこまで頸管粘液が切れないか（牽糸性 spinnbarkeit）を目測する。最後に粘液をスライドグラス上に塗布してホットプレートなどで加熱乾燥させ，100倍くらいの低倍率で鏡検下に観察してシダ葉状結晶形成を判断する。

②羊歯（シダ）葉状結晶形成 fern leaf phenomenon, ferning；FLP：排卵期に頸管粘液をスライドグラス上で乾燥させると卵胞からのエストロゲン分泌量に並行して特有のシダ葉状結晶形成がみられる。この結晶は粘液中に含まれる NaCl などの電解質とムチンとが一定の比率で存在する場合に形成される。結晶の形態は，定形的にはシダ葉状になり（図2-15），判定は結晶のないものからシダ葉状のものまで0度（−）〜4度（++++）に分類する（表2-6）。

国際的には細胞濃度，子宮口の状態，pH などの項目も加えた WHO のマニュアル中の cervical mucous test；CMT も利用される。

③診断的意義：頸管粘液量 0.3 mL 以上，牽糸性 10 cm 以上，結晶形成（+++）以上などをもって卵胞成熟の徴候とする。頸管粘液検査は個体差が大きく，また頸管腺の炎症やエスト

図2-15 シダ葉状結晶形成

a 結晶形成（+）

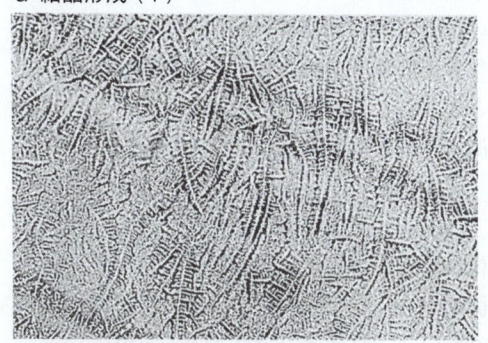

b 結晶形成（++）

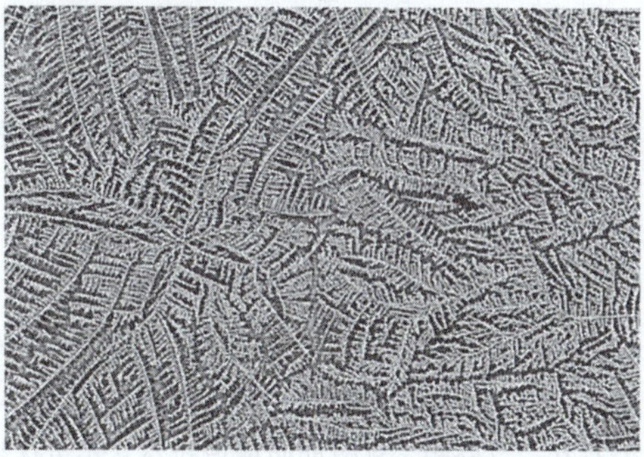

c 結晶形成（+++）

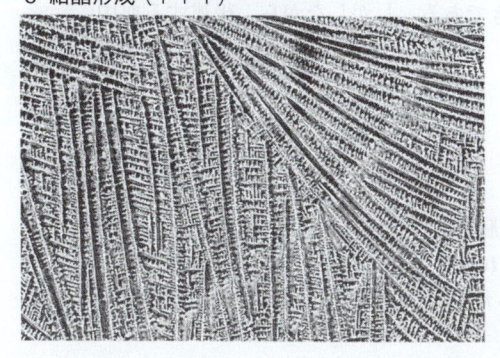

ロゲンに対する反応性低下などで変化が乏しい場合もあるが，簡便性という点では排卵時期推定のための優れた検査法である．

4）尿中LHの測定

卵胞の発育とともに卵胞内でのエストラジオールの産生分泌が急激に増加し，血中濃度がピークに達するとLHサージが引き起こされる．通常LHサージ開始の34～42時間後，LHサージのピークの10～12時間後に排卵が起きるので，LHサージの開始をとらえれば排卵時間を予測できる．血中LHを排卵の推定に用いるのは，頻回の採血の必要性や測定キットが迅速性に欠けることなどの理由により実際の診療では不向きであり，一般には尿中LHをLHサージ検出用の定性または半定量キットを用いて測定する．実際には尿中LHを12時間ごとに測定して，2回連続して陽性（40～50 mIU/mL以上）であればLHサージと考え，その1～2日後に排卵すると推定する．

5）基礎体温の測定

基礎体温の変動と超音波断層法による卵胞の形態的変化を比較した成績によれば，排卵日は低温相最終日とその前後の3日間にほぼ一致する．従来，体温陥落日や最低体温日を排卵日とする説があったが，前者は認められないことも多く，後者は体温測定の誤差を考慮すると信頼性に欠けるため，いずれも排卵日の推定に用いるには不適切である．低温相最終日に関しても，日々基礎体温を測定しながら，その日が低温相の最終日であるか否かを判断するのは困難であり，基礎体温からの排卵予定日の推定は不可能といってよい．しかしながら，すでに起きた排卵日を推察する場合には有効であり，超音波検査や内分泌検査の補助検査項目としては大切である．

c. 黄体機能の評価

黄体はプロゲステロンを産生分泌することにより子宮内膜を増殖期から分泌期へと誘導し，胚の着床の準備を整える働きがある．黄体機能の低下は黄体機能不全として知られていて，これは狭義には黄体からのプロゲステロン産生分泌の低下を指すが，子宮内膜自体の異常による着床障害を含めて広義に黄体機能不全とよぶこともある．

黄体機能の評価法としては，血中プロゲステロン測定，基礎体温測定，子宮内膜日付診などがある．

1）基礎体温の測定

基礎体温は黄体から分泌されたプロゲステロンの体温中枢への作用によって高温相を形成するため，黄体機能を反映した検査法といえる．従来から，高温相の持続日数，高温相のパターン分類，高温相面積指数などが黄体機能の指標として論じられてきており，実際に高温相が10日以下の場合は黄体機能不全を疑うべきである．しかしながら，後述する血中

表2-6 シダ葉状結晶形成度

0度（−）	結晶形成まったくなし
1度（＋）	結晶形成しかかっているが，不明瞭
2度（＋＋）	一部にシダ葉状結晶形成があるが，結晶形成が不定形
3度（＋＋＋）	全体に良好なシダ葉状結晶形成が認められる
4度（＋＋＋＋）	全体に良好なシダ葉状結晶形成が認められるが，その中に少しくずれかけた十字状の結晶がみられる

プロゲステロン値や子宮内膜日付診の成績と比較すると，これらの指標が必ずしも黄体機能を正確に反映しているとはいえず，基礎体温での判定には限界があると考えるべきである。

2) 血中プロゲステロン，エストラジオール測定

黄体から産生分泌されるプロゲステロンの血中濃度は，黄体機能を直接的に表しており，黄体機能不全の診断に頻用されている。黄体期中期（高温相の7日目前後）で血中プロゲステロンを測定し，10 ng/mL以上であれば黄体機能は正常と考え，10 ng/mL未満では黄体機能不全を疑う。ただし，症候群としての黄体機能不全のなかにはプロゲステロンに対する子宮内膜の反応性低下が原因であるものもある。この場合には血中プロゲステロン濃度は正常であるにもかかわらず，子宮内膜の形態や反応が異常を呈するものである。しかし，このようなことは臨床的にきわめてまれである。

また，黄体からのエストラジオール産生分泌不全またはプロゲステロンとエストラジオールの血中濃度の不均衡が着床障害の原因とみる説があり，黄体期中期での血中エストラジオールの測定も行う意味がある。

3) 子宮内膜日付診

排卵の前後で子宮内膜の組織像は増殖期内膜から分泌期内膜へと変化するが，さらに詳細に組織学的所見を観察することにより経日的な診断が可能である。これは子宮内膜日付診とよばれるもので，内膜の8項目の組織学的所見を28日型月経周期に対応させたNoyesらの基準を用いる（「子宮の性周期」の項の 図1-75 参照）。黄体機能検査としての子宮内膜日付診では，黄体期の中期から後期にかけて子宮内膜を採取し，得られた組織の日付と排卵日または次回月経開始日から算出した日付とを比較する。両者の間に3日以上のずれがあると異常と診断するが，診断確定には2回以上の検査が必要とされている。また診断の精度を高めるためには，基礎体温，LHサージ，卵胞観察などにより排卵日を確定しておく必要がある。前述のように子宮内膜の評価は容易ではなく，また評価自体にも問題があり，必須の検査とはなり難い。

▶p.89

② 卵管検査

卵管の機能には，精子の通路と受精能獲得 capacitation の場，卵の捕獲と卵管膨大部への輸送，受精および受精卵の初期発生の環境，受精卵の子宮への輸送などがある。これらの機能を行うために，卵管は配偶子や受精卵の移動・輸送に対して管腔構造を有し，卵の捕獲に対して卵管采の運動性を備えており，さらに卵や受精卵の輸送に対して卵管上皮の線毛運動や輪状筋の収縮・弛緩がかかわっている。また，卵管液中にはステロイドホルモンやプロスタグランジンなどの生理活性物質やピルビン酸・乳酸・グルコースなどのエネルギー基質が含まれ，受精や初期胚発生の環境としての役割を果たしている。

このように卵管は妊娠成立過程においてさまざまな現象に関与しており，その機能の評価は不妊症の原因検索にとって重要な位置を占めるはずであるが，実際の臨床の場で評価可能なのは疎通性に代表される形態的な異常の有無に限られている。

卵管疎通性の検査法では，卵管通気検査や卵管造影検査が古くから日常臨床でスクリーニング検査として行われている。前者は外来で簡易な設備で実施可能であるが，両側性の卵管通過障害の場合のみに診断可能という点で精度上の限界があり信頼性は低い。後者は日常臨床では子宮卵管造影法として行われ，子宮内腔から卵管内および卵管采周囲までの

形態学的な情報が豊富に得られるためスクリーニング検査として有用である。卵管通過障害の確定診断は選択的卵管造影法や腹腔鏡検査・卵管鏡検査を駆使することにより可能となるが，それぞれ特別な機器・器材が必要であり，専門的な知識と技術が要求される。

卵捕獲機能の検査法としては，卵管采の運動性に関する知見が少ないため満足すべき方法がない。ただ卵管周囲癒着のために卵管采の動きが制約され卵の捕獲障害をきたしている場合は，卵管造影検査からの推定や腹腔鏡検査での診断が可能である。

a. 卵管通気検査（Rubin test）

1）実施方法

卵管通気通水用バルーンカテーテルかゴム製の子宮頸管カニューレを用いて，子宮口から気体（二酸化炭素）を一定速度で子宮内に注入し，その気体が卵管采から腹腔内に抜けていく際の子宮内圧の変化を数十秒間グラフに描記する。二酸化炭素の注入から子宮内圧の描記は専用の卵管通気装置を用いる。

2）実施時期と禁忌

月経終了後から推定排卵日の数日前までの卵胞期に行う。生殖器にクラミジア感染など炎症性疾患が存在するときは禁忌である。

3）判定

正常では，子宮内圧は平均50〜100 mmHgであり，10〜30 mmHgの振幅で律動する波形を呈する。子宮内圧のグラフは 図2-16 のように，正常型，攣縮型，癒着型，狭窄型，閉鎖型の5型に分類するが，いずれにも属さないものを混合型という。判定に際しての注意として，これらの分類と子宮卵管造影法や腹腔鏡検査で得られる所見が異なる場合があることを念頭に置くべきである。例えば，閉鎖型であっても実際には卵管間質部での攣縮による一時的な閉鎖であり，後日，子宮卵管造影法で正常と診断される症例をたびたび経験する。また，逆に卵管閉鎖があっても卵管水腫などの場合は典型的な閉鎖型を示さない

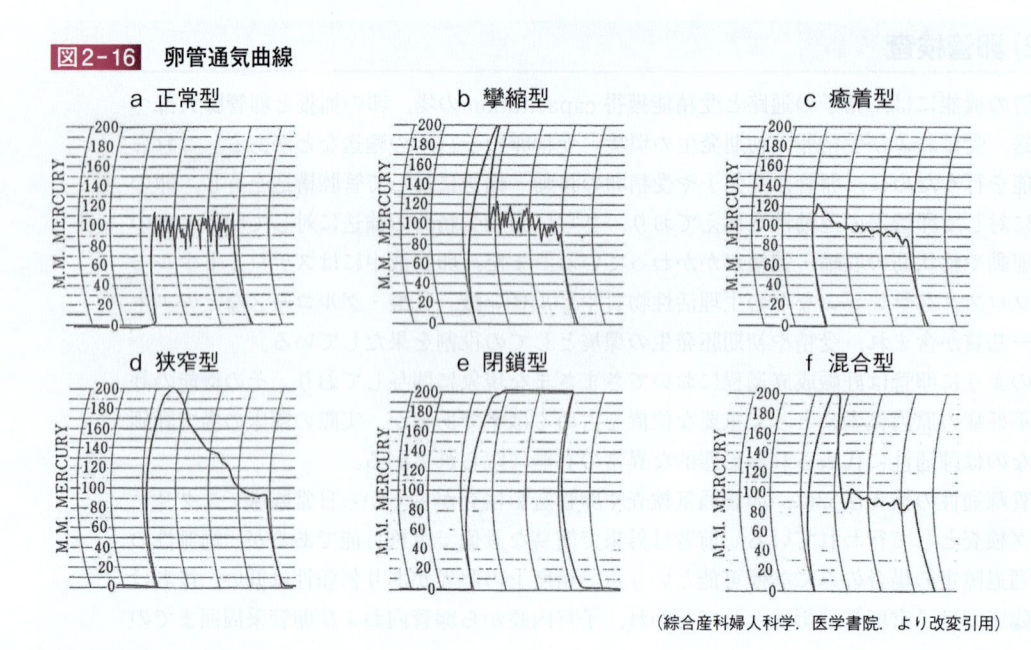

図2-16　卵管通気曲線

a　正常型　　b　攣縮型　　c　癒着型
d　狭窄型　　e　閉鎖型　　f　混合型

（綜合産科婦人科学．医学書院．より改変引用）

こともある。左右いずれかの卵管通過性が正常ならば，反対側の卵管が閉鎖していてもグラフは正常型を呈してしまう。

4）注意事項

潜在性の子宮頸管炎の存在に気付かずに検査を行うと，感染を顕在化して子宮卵管炎を誘発してしまう。特にクラミジア感染で起こりやすく，卵管性不妊を惹起することになるので注意が必要である。不妊症の女性は一般女性と比べて子宮頸管内のクラミジア保有率が高い傾向にあるため，あらかじめクラミジア抗原の有無を検査し，必要なら治療しておく。また，通気検査に際しては，クラミジアにも有効な抗菌薬を予防的に投与するとよい。

また，まれに月経と判断した性器出血が妊娠初期の出血である場合があるため，実施に際しては基礎体温にて低温相であることを確認すべきである。

検査の際，子宮内圧が高まると被験者は強い下腹痛を訴え，なかには副交感神経反射のために血圧低下をきたすことがある。また，子宮内の気体が子宮壁の静脈に入り肺塞栓を発症することがあるため，空気など血液への溶解度が低い気体の使用は危険である。

5）長所と短所

ほかの検査と比較して高価な装置が不要，外来の診察室で実施可能，下準備がほとんど不要，X線被曝がない，合併症が少ないなどの長所であるが，判定の項で述べたように診断上の特異性が低いという短所がある。これらの特性を考慮すると，卵管通気検査は不妊症の一次スクリーニングとして行うか，不妊治療のなかで反復して卵管通過性を調べる場合に行うのがよい。

b. 超音波検査

正常の卵管は経腟超音波検査でも画像として描出し難い。ただし，卵管采の癒合などによって生じた卵管溜水腫の場合は内腔にヒダ状の構造物の突出がある嚢腫状パターンを呈するため，卵巣嚢腫や傍卵巣嚢胞との鑑別に留意する必要があるものの，検出は容易である。また，通水検査との併用により左右の卵管の疎通性を選択的に評価する手技も開発されている。

c. 卵管造影検査（子宮卵管造影法）（Hysterosalpingography；HSG）

卵管造影法はX線撮影装置（できれば透視下）があれば容易に実施でき，検査結果がX線像として得られるため，診断上の情報量が豊富であり，記録性にも優れている（図2-17）。このような長所から通気検査で卵管通過性の異常を疑われた症例に対し二次検査として行われる一方，不妊症の一次スクリーニング検査として実施している施設も多い。実施時期や禁忌・実施上の注意事項は通気検査と同様である。通常，子宮内に小さなバルーンを膨らませてカテーテルを留置した状態で油性または水性の造影剤を注入するが，卵管の通過性だけでなく，一定時間後の撮影から卵管周囲癒着や腹腔内癒着も推定できる。

卵管造影法の限界として造影剤が閉塞部位から先には進まないため，片側卵管における複数箇所の閉塞の診断や閉塞側卵管の周囲癒着の診断には適さない。卵管間質部での攣縮による機能的な閉塞と器質的な閉塞との鑑別も困難である。両側とも疎通性が保たれているにもかかわらず，抵抗の差により片側の卵管のみが描出されることもある。また，個々の医師の診断技量にも依存するが，卵管造影法で正常と判定される症例のなかにも卵管周囲癒着例が存在する。

d. 選択的卵管造影法

卵管造影法で卵管間質部閉鎖が疑われる症例に対しては，卵管開口部から直接造影剤を注入する選択的卵管造影を行い，診断を確定する。使用する器材により子宮ファイバースコープの先端を卵管開口部に押し当てて直接造影剤を流す方法と卵管用カテーテルを卵管間質部に挿入してインジゴカルミン色素を注入したり，造影したりする方法があり，後者はさらに子宮ファイバースコピー下に卵管開口部を観察しながら挿入する方法とX線透視下に手探りで挿入する方法がある。

e. 腹腔鏡検査

子宮卵管造影検査で卵管通過障害や卵管周囲癒着が疑われる症例では，腹腔鏡で卵管外からの観察を行い，診断を確定する。クラミジアの場合は特徴的な線維性の癒着を認める。また子宮内に留置したカテーテルや子宮操作鉗子からインジゴカルミン色素を注入する色素通過試験も同時に行って，卵管の通過性を確認する（卵管通色素法）。卵管周囲癒着や卵管留水腫がある例では癒着剥離や卵管形成術など同時に治療を行うことも可能である。近年の腹腔鏡関連機器の進歩により，卵管性不妊に対する腹腔鏡も診断から腹腔鏡下手術へと適応が拡大している。

f. 卵管鏡検査

腹腔鏡が卵管をその管外から観察するのに対して，卵管鏡は卵管を管腔側から観察するものである。卵管鏡検査には経腹的な方法と経子宮腔的な方法とがあるが，通常は腹腔鏡下または単独で子宮側からアプローチされる。卵管は軟らかい組織でカメラのような器具の挿入により容易に穿孔してしまう。そこで考え出されたのが，伸長性の円筒状のバルーンカテーテルの内側にフレキシブルなカメラがついたFTシステム（後述）である。ちょっと構造が異なるが，イメージとしてはお祭りで売られている吹き戻しにカメラが付いているようなものである。空気圧・水圧で卵管をなるべく傷つけないようにして観察と水圧に

図2-17 子宮卵管造影像

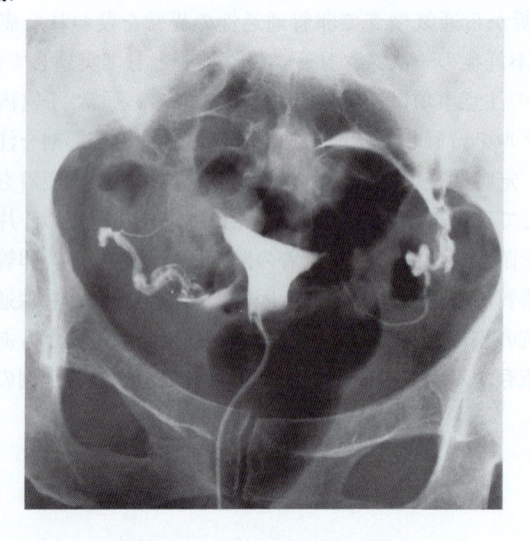

よる卵管形成を行う。

　卵管の閉塞部位の確認と閉塞原因の推定，卵管内の器質的病変の診断，卵管粘膜の観察とそれに基づく卵や初期胚の環境としての卵管機能の評価などへの応用が期待される。

> **卵管鏡下卵管形成システム（FTシステム）**
>
> 　卵管鏡下卵管形成 falloposcopic tuboplasty；FTシステムは，1992年に米国Imagyn社で開発された経子宮腔的卵管鏡であり，子宮鏡を用いずに卵管形成用カテーテルと卵管鏡を誘導でき，また卵管内の観察と同時に卵管形成を行えるシステムである。
>
> 　システムは卵管鏡システムと卵管形成カテーテルキットから構成されており，卵管形成用カテーテル（図2-18）は外径1.2mmでアウターボディとインナーボディからなり，インナーボディ内に外径0.6mmの卵管鏡（ファイバースコープ）を挿入して用いる。カテーテルの先端はフレキシブルで図2-19のような構造であり，アウターボディとインナーボディの間隙の先は円筒状のバルーンカテーテルとなっている。卵管鏡でまずは子宮内腔の卵管口を確認し，アウターボディの先端を卵管口の位置に固定して，生理的食塩水を注入したバルーンを加圧しながらインナーボディを少しずつ進めると，円筒状のバルーンカテーテルが卵管内を徐々に進んでいくという仕組みである（図2-20）。バルーンカテーテルの進行に合わせて卵管鏡を押し進めて卵管内の観察を行う一方，バルーンを加圧しながら進める際の力によって卵管腔内の軽度癒着を剝離するため，症例によっては卵管閉塞に対する再開通（卵管形成）を行うことが可能である。

③ 子宮検査

　生殖生理上，子宮の果たす役割は，精子の通過管，胚の着床の場，胎児を保持する容器としての機能である。これらの機能に影響を与える病態として，子宮頸管粘液の分泌不全，

図2-18 卵管形成用カテーテル

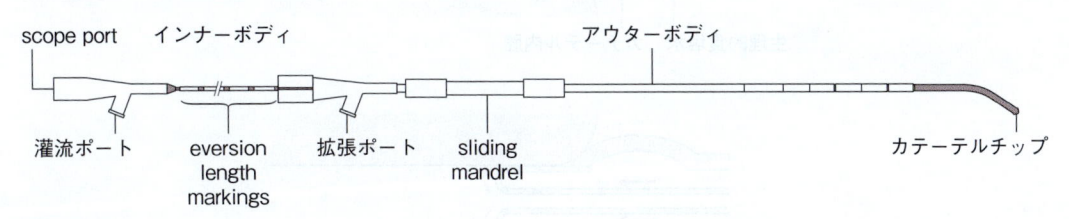

図2-19 卵管形成用（FT）カテーテルキットの断面構造図

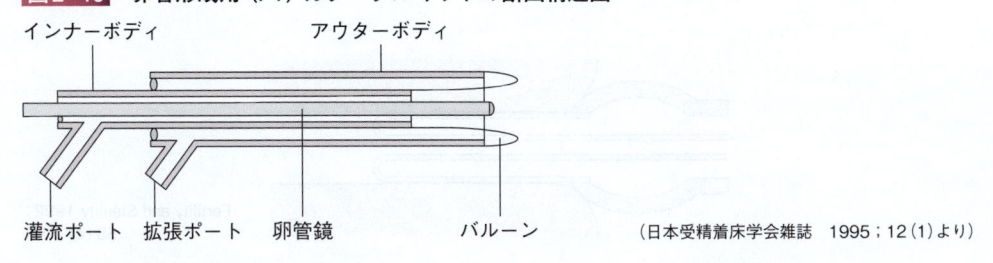

（日本受精着床学会雑誌　1995；12(1)より）

子宮の形態異常，子宮内腔の狭窄，子宮内膜の機能不全などがある。

a. 超音波検査

　超音波検査は侵襲が少ないため子宮壁や子宮内腔の形態異常のスクリーニング検査として有用である。経腹プローブは大きな子宮筋腫などの診断に，経腟走査プローブは卵胞とともに子宮内膜も観察の対象とし，子宮内腔や内膜の変化をきたす器質的な疾患の診断はもとより，子宮内膜の機能状態についても推測できるようになった（図2-21）。最近さらに子宮腔内の病巣を診断する目的で超音波下卵管通水法 sonohysterography；SHG を行うことがある。子宮内にカテーテルを留置した状態で20mLの生理食塩水を注入しながら経腟超音波検査を行う方法で子宮内に突出した病巣の突出度，大きさ，茎の位置と太さなどの有用な情報が得られる。

1）子宮筋腫

　大きな子宮筋腫の診断は経腹超音波検査が有効で，あまり大きくない子宮筋腫の診断は経腟超音波検査が有効で，筋腫核による子宮内腔の変形や拡大・圧排の程度を知ることができる。ただし，経腟超音波検査だけでは漿膜下子宮筋腫を見逃すおそれがあるので，内診や経腹超音波検査を組み合わせたほうがよい。

2）子宮内膜ポリープ

　子宮内腔に突出する紡錘形または円形の hyperechoic lesion として摘出される。卵胞期

図2-20　カテーテルの卵管内への進入

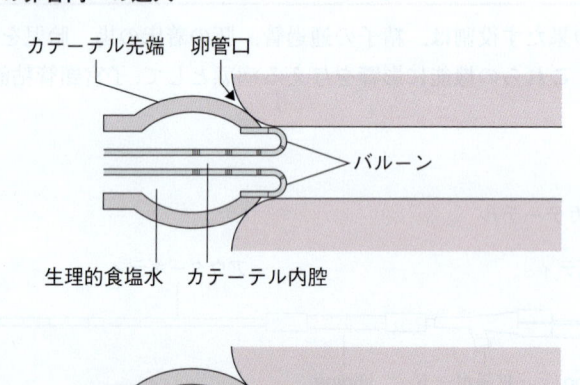

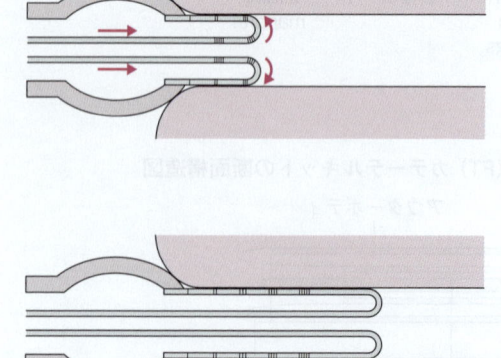

（Fertility and Sterility 1992；58(4)より）

（増殖期）は背景にある子宮内膜がhypoechoicなので，病変を確認しやすい。
3）子宮奇形
　経腟走査プローブによる超音波検査では子宮内膜が明瞭に描出されるので，中隔子宮や単角子宮・双角子宮など子宮内腔の形態異常を呈する奇形のスクリーニング検査として適している。子宮や子宮内膜が2つあるような所見から見つかることが多い。
4）子宮内膜の周期性変化
　経腟走査プローブを用いて月経周期における子宮内膜の厚みの変化や内膜像のパターンの変化を観察する。これらの所見は卵胞の変化とともに排卵の有無の診断，排卵時期の推定に寄与する。通常，排卵前の内膜はhypoechoicで，木の葉状に肥厚してみえるが，排卵後の内膜は血管が増生した影響などからhyperechoicに変化する。また長めに観察すると子宮の蠕動運動も観察できる。

b. 子宮造影検査
　通常は子宮卵管造影検査として子宮から卵管采までの形態や卵管の通過性を調べる目的で，子宮内にバルーンで留置固定したカテーテルから造影剤を注入して行われる。子宮頸管や内腔の検索を目的に行う場合は，造影剤の注入は子宮頸管カニューレを用いたほうがよい。子宮頸部をマルチン鉗子で固定しながら，子宮頸管カニューレを子宮口に押し付けるようにしながら造影剤を注入するものであり，子宮内腔に影響しないことから子宮内腔の変化をきたす粘膜下子宮筋腫や子宮内膜ポリープ，子宮奇形，子宮腔内癒着症の診断に有用である。

c. 子宮鏡検査
　子宮造影法と同じく，粘膜下子宮筋腫や子宮内膜ポリープ，子宮奇形，子宮腔内癒着症の診断に用いられる。子宮内を生理食塩水などで灌流しながら直径3.5mm程度の軟性鏡を子宮内に挿入して子宮腔内を観察できる。突出した腫瘤の表面の性状などから子宮筋腫なのか子宮内膜ポリープなのかを判断することも可能で，卵管口の状態や子宮内膜の性状も観察できる。子宮鏡下に組織生検や選択的通色素も可能である。さらに，検査直後に経

図2-21　超音波画像

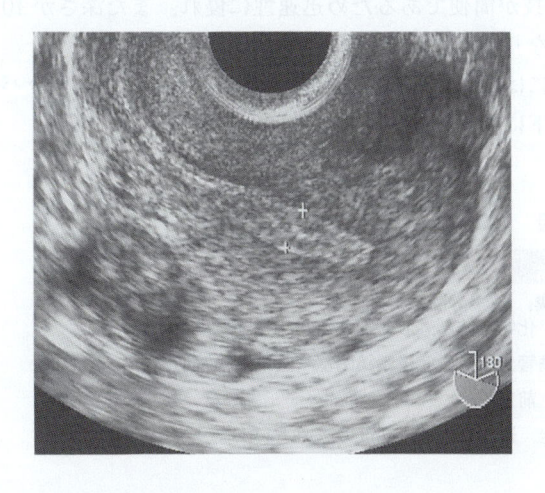

腔超音波検査を追加すると，超音波下卵管通水法（SHG）と同様に子宮内に突出した病巣の突出度，大きさ，茎の位置と太さなどの情報を得ることができる。

d. 子宮内膜組織検査

不妊症診療では，黄体機能検査法として子宮内膜日付診が行われることがある。詳細は卵巣検査の黄体機能の評価の項を参照されたい。 ▶p.163

e. 腹腔鏡検査

子宮奇形や痕跡子宮など先天的な子宮形態異常の診断に有用である。

④ 精子検査

不妊原因として男性側の因子が関与している割合は，40〜50％とされており，不妊診療に際しては男性因子についても検査を進める必要がある。男性不妊の病因は主として造精機能障害，精路通過障害，副性器障害，性機能不全に分けられる（表2-7）。その疾患と診断法の多くは泌尿器科領域に属するため，泌尿器科領域の成書を参照していただきたいが，精液検査，精子機能検査，精子頸管粘液適合試験に関しては男性の妊孕能を調べるための基本的な検査であり，男性不妊症のスクリーニング検査として実際に産婦人科で行われることが多いため，精液検査を含めた精液と精子に関する検査について述べる。

a. 一般精液検査
1）検査方法

2〜7日間の禁欲期間を設ける。用手法により射精させ，全量を広口の容器に直接採取させる。射精後は37℃に15〜60分間放置し，精漿中の蛋白分解酵素によりゼリー状の物質が溶けて精液が均一に液化してから検査に移る。液化が終了していない精子は運動性を確認できないことがある。精子の運動性は射精後，時間の経過とともに低下し，また温度にも影響されるため，採取後60分以内に顕微鏡用透明加温板の上で測定することが望ましい。

精子濃度の算定用器具には血球計算盤を用いることになっているが，精子の運動性が同時に観察できるマクラー計算盤を用いることも多い（図2-22）。この精子計算盤は精液希釈の必要がなく，手技が簡便であるため迅速性に優れ，また深さが10μmに設定されているために精子の重なりがなく正確な算定が可能である。

精子の運動率の評価には10μLの精液をスライドガラスに滴下してカバーガラスをかけて400倍以上の顕微鏡下に行う。

表2-7 男性不妊の病因

病因	関連因子
造精機能障害	停留精巣，精索静脈瘤，klinefelter症候群，内分泌異常，精巣炎，化学療法剤，放射線，温熱，重金属，精巣捻転症
精路通過障害	先天性精管欠損，炎症後精路閉塞，医原性精管切断
副性器障害	精嚢炎，前立腺炎
性機能不全	勃起不全，逆行性射精，高度の尿道下裂

精液性状の各所見は，禁欲期間（射精間隔），過労やストレスを含めた健康状態，採取・輸送条件などに影響を受けてかなりの変動を示すので，1回の検査で診断するのではなく，1カ月以内に少なくとも2回，複数回の検査成績をもとに評価することが必要である。

2）正常精液所見（表2-8）

①透明度・色調：正常は乳白色不透明であり，精子濃度が低くなるにつれ透明度は高くなる。副性器の炎症では血性の色調（血精液症）となることがある。

②量：比重を1として1.0g = 1.0mL にて重量法で量を換算する。日本人の標準精液量は2〜6mLである。精液が，まったく出ない場合を無精液症 aspermia という。精液量が少ない場合は，採取時の逸失，副性器や精路の異常，逆行性射精などを疑う。

③pH：正常では，pHは7.2〜7.8の間にある。pHが7.0以下では慢性の前立腺炎，精嚢炎，精巣上体炎や精管閉塞が考えられ，8.0以上では急性の前立腺炎，精嚢炎，精巣上体炎が考えられる。

④数：精子数は精子濃度で表す。正常の精子濃度は 20×10^6/mL 以上であり，これ未満のものを乏精子症 oligozoospermia と診断する（WHO）。臨床的には 40×10^6/mL 未満の場合を治療の対象としていることが多い。精子がまったく認められないものは無精子症 azoospermia という。

⑤運動性：精子の運動性は，精子運動率と運動様式の両者で表す。運動率は動いている精子の全精子に対する百分率を計算する。運動様式については以下に示すWHOの4段階の分類がある。

A：速度が速く，直進する精子
B：速度が遅い，あるいは直進性が不良な精子
C：頭部あるいは尾部の動きを認めるが，前進運動していない精子
D：非運動精子

精子運動率は，A + Bの占める割合（％）で示し，前進運動精子（WHO分類のAとB）

図2-22 マクラー精子計算盤

金属でできた基盤の中央の平板（D）の上に検体（S）を置く。基盤の表面4点に中央部表面を10μmの厚みに保つ水晶研磨ピン（P）があり，カバーグラス（C）が置かれたとき，基盤面とカバーグラス間の10区画は正確に 0.0001mm³ であり100万分の1mLとなる。

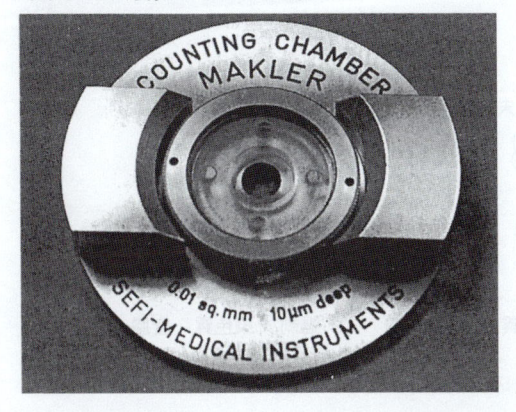

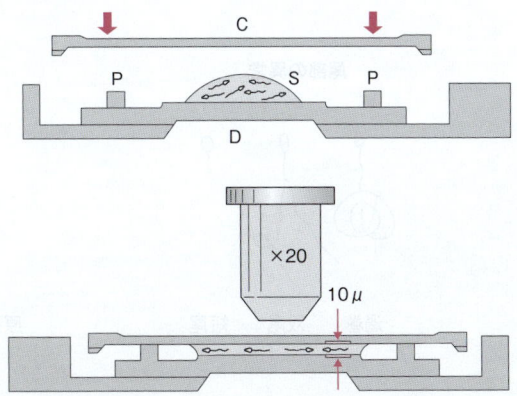

171

が50％以上，または高速直進精子（WHO分類のA）が25％以上あれば正常と評価する。この条件以下の場合は精子無力症 asthenozoospermia と診断する。

⑥形態：精子の形態は，Kruger strict criteria を用いて評価する。精液スメアを Diff-Quick 染色し，頭部が卵型のなめらかな外形を示し尾部まで欠損を認めない正常形態率を求める。精子を塗抹固定したのち，ギムザ，メチレンブルーなどで染色して観察する。形態異常の主なものを 図2-23 に示すが，正常な形態をとる精子が15％以上あれば正常とし，これ未満の場合は奇形精子症 teratozoospermia とよぶ。

⑦生存性：精子生存性の検査は，運動性が著しく低い症例で，運動していない精子の生存の有無を判定する場合に重要である。0.5％エオジンY溶液による supra-vital staining を行うと，生存している精子は染色されず，死んでいる精子のみがピンク色に染色されて生存の有無を判定できる。

表2-8 WHO2010マニュアルによる新規正常下限値

精液量	1.5（1.4〜1.7）mL
総精子数	39（33〜36）×10^6
精子濃度	15（12〜16）×10^6/mL
総運動率（前進＋非前進）	40（38〜42）％
前進運動率	32（31〜34）％
生精子率	58（55〜63）％
正常精子形態率	4（3.0〜4.0）％

※（ ）内は5パーセンタイル値と95％信頼区間

図2-23 異常精子の種類

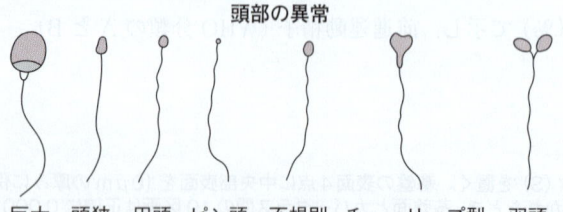

頭部の異常
巨大　頭狭　円頭　ピン頭　不規則　チューリップ型　双頭

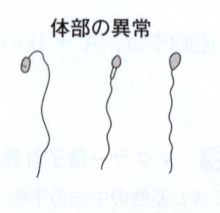

体部の異常
曲折　体部肥　体部欠如

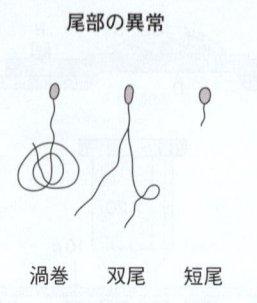

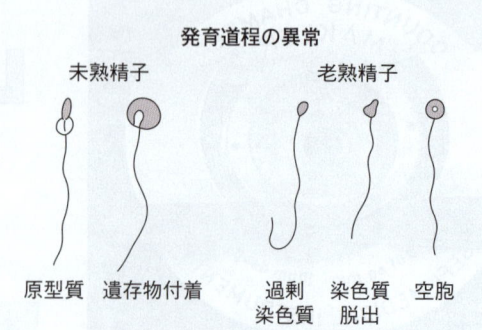

尾部の異常
渦巻　双尾　短尾

発育道程の異常
未熟精子：原型質　遺残物付着
老熟精子：過剰染色質　染色質脱出　空胞

（不妊症の診断と治療．日本母性保護医協会，1987より改変引用）

b. 精子機能検査

一般精液検査所見が正常でも，精子の女性生殖器内上昇能や受精能に問題がある場合は男性不妊となりうる。精子のこれらの機能面での評価を行う検査としては精子尾部膨化試験 hypo-osmotic swelling test；HOST やハムスターテストなどがある。

1）精子尾部膨化試験 hypo-osmotic swelling test；HOST

精液に低浸透圧負荷（150 mOsmol）を加えても，正常精子は負荷に耐え変化が起こらないが，未熟な精子や奇形精子では細胞膜の膨化が起きる。精子尾部細胞膜の形態学的な変化の観察から細胞膜の機能を判定する簡便な検査法である。この検査法の成績と受精率との相関には定まったものがあるとはいえないが，一般精液検査の運動率との間には有意な相関があるとされる。

2）ハムスターテスト zona-free hamster oocyte test

透明帯を除去したハムスター卵に先体反応を終了したヒト精子が侵入できることを応用して，精子の受精能を調べる検査法である。swim up 法で回収した良好精子を前培養したのち最終精子濃度 $5〜10 \times 10^6$/mL で透明帯除去ハムスター卵 20〜40 個とともに 3〜6 時間培養する。位相差顕微鏡で精子の進入を観察して受精能を評価するが，一般に進入率 30〜40％を境界値とすることが多い。ハムスターテストの成績は受精能をよく反映していると報告とされる。

c. 精子−頸管粘液適合試験

不妊症の約 5％に頸管粘液中に抗精子抗体が存在して精子の運動性を不良にして子宮頸管内上昇を防いでしまう病態がある（免疫性不妊）。精子頸管粘液適合試験（精子貫通試験）はこの抗体の存在をスクリーニングする検査であり，腟内に射精された精液が in vivo で頸管粘液に進入しているかと精子が運動性を維持しているかを確認する性交後試験と精子と頸管粘液を in vitro で接触させて顕微鏡下に精子が頸管粘液へ進入するかと頸管粘液内での運動性を維持するかを検討するミラー・クルツロックテストの 2 つが代表的である。これらの結果が陰性の場合は通常の性行為では子宮内に精子は上昇しにくいことを意味するので，早期に人工授精や ART へのステップアップが必要となる。

1）性交後検査，フーナー試験 Huhner's test, post coital test；PCT

あらかじめ卵胞成熟や頸管粘液の増量を確認しておき，排卵と考えられる日の朝またはその前日の晩に性交を指示し，その後に頸管粘液を採取して粘液中の精子の数と運動率，運動性を 200〜400 倍で鏡検する。頸管粘液の一部は性状の観察に用い，牽糸性や結晶形成なども記録する。同時に腟分泌物を採取しておき，頸管粘液中に精子を認めなかったときなどに腟分泌中の精子数を確認して，腟内に精子が排出されたのかを確認する。

判定基準には大きく 2 種類あって，数が少なくても直進運動精子が存在すれば陽性（正常）とする WHO のマニュアルの方法と，400 倍視野で 1 視野に 5〜20 個以上の直進運動精子がいれば陽性（正常）とする比較的普及している方法がある。どちらも基準に合わない場合，すなわち精子数の過少あるいは運動性の低下や欠如を認める場合を陰性（不適合）と判定する。ただし，頸管粘液の性状が不良の場合は判定保留とし，粘液性状がよい時期に再検査する。検査は複数回行うべきである。頸管粘液と腟分泌物のいずれにも精子が認められない場合は，無精子症，性交障害，射精障害を疑う。

検査当日の朝に性交を行うのが望ましいが，スクリーニングとしては前日の夜でも差し

II. 不妊・生殖内分泌

支えない．陰性の場合は再度当日に実施し再検するなど，1回目の成績が不良の場合には検査条件を整えて再度実施する．性交後試験は，その結果が一般精液検査成績とよく相関するため，男性の妊孕能の推定用として精液検査に先立って行われることもある．

2）ミラー・クルツロックテスト Miller-Kurzrok test；MK test

スライドグラス上に排卵日の頸管粘液と精液を隣接して滴下し，上からカバーガラスを乗せると2つの液がきれいな境界面を作って接触するので，その接触面を200〜400倍で鏡検する．両者の接触面から精子が頸管粘液内に進入すると陽性，進入しないと陰性と判定する．精子の進入の様子を動的に観察できるという特徴があるが，診断的意義は性交後検査を超えるものではない．

C 染色体検査・遺伝子診断

① 染色体検査

a. 染色体の基礎知識

ヒトの染色体は46本（23対）あり，22対の常染色体と1対の性染色体からなる．常染色体には，ほぼ大きさの順に1〜22の番号が付けられ，A〜G群の7群に分けられている（図2-24）．1〜3がA群，4〜5がB群，C群染色体は7対，D群染色体は3対，E群染色体は3対，F群染色体は2対，G群染色体は2対からなる．各染色体は2本で1対をなし，相同染色体とよばれる．

染色体は動原体の位置により中部動原体型（または中部着糸型 metacentric），次中部動原

図2-24 染色体の模式図（イディオグラム）とG分染法による染色体
各染色体の左側はバンドの模式図で，それぞれのバンドには番号が付けられている．
右側はG分染法によるバンドの実際である．

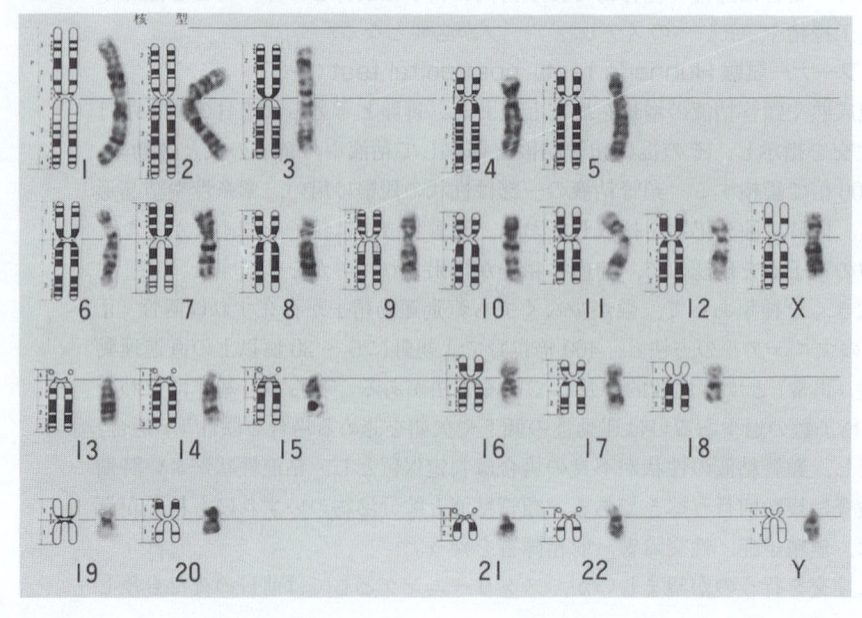

型（または次中部着糸型 submetacentric），末端動原体型（または端部着糸型 acrocentric）とよばれ，形のうえからは中部動原体型と次中部動原体型は X 型，末端動原体型は Y 型ともいわれる。

性染色体は女性の場合 XX，男性の場合 XY からなる。女性の 2 本の X 染色体のうちの 1 本は胎生の早い時期に不活性化され（X-inactivation），特定の染色法により X 染色質または Barr 小体としてみられる。このため，Turner 女性（45, X）では X 染色質はみられず，47, XXX では 2 個の X 染色質が認められる。

b. 染色体分析法

染色体は特定の染色液によって処理することで，特有の縞模様（バンドパターン）を描き出すことが可能である。バンドのパターンにより各染色体を識別できる。さまざまな染色法が開発され，複雑な染色体異常の同定も可能となってきている。また，最近では FISH 法や CGH アレイなどの DNA 技術を用いて微細な染色体異常の発見も可能となってきている。

1）Q バンド法

染色体標本を蛍光色素のキナクリンマスタードで染色し蛍光顕微鏡で同定する方法である。300 程度のバンドが識別でき，Y 染色体の末端部が強く蛍光を発する。染色体標本をつくらずに細胞を固定してキナクリンマスタードで染色しても，Y 染色体の末端部が強い蛍光を発するため性別判定によく使われる（図2-25）。

2）G バンド法

染色体標本を加熱やトリプシンで処理した後にギムザにより染色する方法で，安定したバンドが得られるため現在では最も広く行われている基本的な染色法である。コントラストが明瞭で識別が容易であり，400〜500 の多くのバンドが観察できる利点がある。

3）R バンド法

G バンドと逆のパターンでバンドが出現するために，このように命名されている。G バ

図2-25　Q 染色法による Y 染色体の証明
a：Q 染色法による核板で Y 染色体の末端部（矢印）が強い蛍光を発しているのがわかる。
b：分裂間期細胞においても Y 染色体は強い蛍光を発する（矢印）。

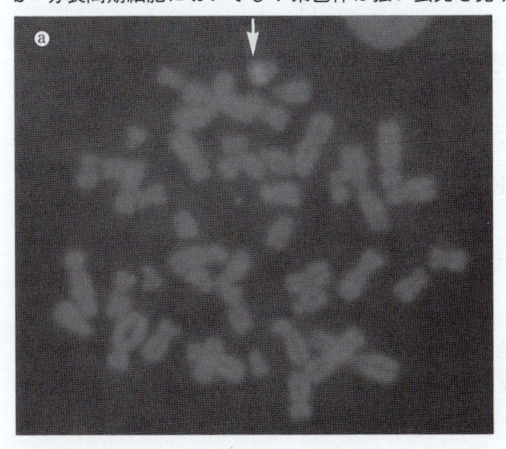

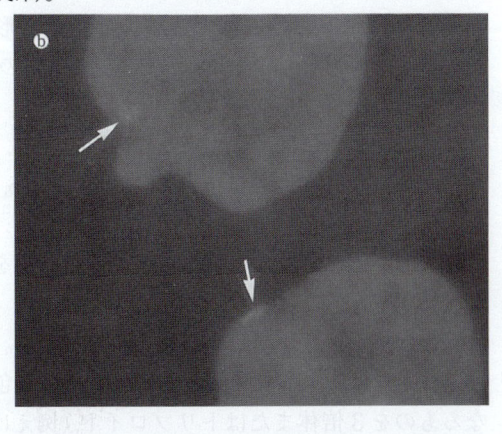

ンドでは染色体の末端部が薄く染色されるため，末端部の異常が判別できないことがある．Rバンドでは染色体の末端部が濃く染色されるため，末端部に転座や欠失がある場合に有力な診断法となる．

4）Cバンド法

動原体近傍やY染色体長腕に存在する異質染色質（ヘテロクロマチン）を染色する方法である．1番，9番，16番およびY染色体の異質染色質が濃く染まる．9番染色体の異質染色質を含む領域の腕間逆位の判定にはこのCバンド法が有効である．またCバンド法では2つの動原体をもつ染色体において機能を有する動原体と有さない動原体がどこに存在するかを決めることができるため，dicentric X染色体の動原体判定に用いられる．

分染法により46本の染色体上には，合計600本近いバンドを染め出すことができるので，染色体の同定や構造的な異常の精密な分析が可能となった．通常，最初にGバンド法が実施され，さらに精査が必要な場合にQバンド，Rバンド，Cバンドが実施される．現在その命名法は，1971年のParis Conference on Standardization of Human Cytogeneticsの推奨した方法に従っている．

5）高精度分染法

培養細胞にエチジウムブロマイドethidium bromide；EBやブロモデオキシウリジン5-bromodeoxyuridine；BrdUなどを添加し，染色体のバンドの数を増やしてさらに染色体を細かく観察する方法である．EB法が簡便であるためこの方法がよく用いられる．染色はGバンド法と同様に行われる．この方法によればバンドの数は850以上と画期的に増加する．G分染法よりも微細な欠失，重複，挿入などの構造異常や切断点同定に役立つ．また最近はDNAプローブと併用して遺伝子座の染色体上へのマッピングに用いられている．

6）FISH法

FISHとはfluorescence *in situ* hybridizationの略で，DNAプローブを蛍光標識して染色体を染色する方法である．遺伝子診断に用いられるほか，顕微鏡下で染色体の小部分を切り取りDNAプローブをつくることによって，小さな欠失や重複を調べることができる（染色体顕微切断彩色法）．24種類の染色体をすべて異なる色素で染色し，各染色体を同定する方法（SKY法）など，応用範囲が広まっている．

c. 染色体異常とその記載法

染色体は動原体付着部で2つに分かれる形をしており，短いほうを短腕（pと表す），長いほうを長腕（qと表す）とよぶ．染色体の各バンドには動原体付着部から末端部に向かって番号が付けられている（図2-24）．

核型の記載方法は，まず染色体の数を書き，コンマの後に性染色体を記載する．正常女性であれば46, XX，Turner女性であれば45, X，Klinefelter症候群であれば47, XXYとなる．

代表的な染色体異常とその核型の記載方法を示す．

1）数の異常

正常の染色体数の半分をハプロイドとよぶ．染色体が2組のハプロイドからなる場合を2倍体またはディプロイドとよび，正常の染色体数をもつものは2倍体である．3組からなるものを3倍体またはトリプロイド（例えば69, XXX），4組からなるものを4倍体ま

たはテトラプロイド（例えば92, XXYY）とよぶ．3倍体は流産胎児や部分胞状奇胎でみられる．4倍体は主に標本作製時の人工産物としてみられる．

各染色体は正常では2本が対をなしているが，1本少ないものをモノソミー，1本多いものをトリソミー，2本多いものをテトラソミーとよぶ．常染色体に過不足がある場合には染色体数，性染色体に続いて数が少ない場合には−，多い場合には＋を書き，少ない染色体または多い染色体の番号を書く．

例：20番染色体モノソミー；45, XX, −20
　　21番染色体トリソミー；47, XY, ＋21
　　22番染色体テトラソミー；48, XX, ＋22, ＋22

常染色体モノソミーのほとんどは流産し，モノソミーで生児に至るものは性染色体モノソミーの45, Xのみである．常染色体トリソミーの多くも流産し，生児としてみられるのは21トリソミー，18トリソミー，13トリソミーがほとんどである．テトラソミーも生児ではほとんどみられない．

2）転座 translocation

転座にはロバートソン転座，相互転座，挿入転座がある．D群染色体とG群染色体の長腕同士が転座を起こしたものをロバートソン転座とよび（図2-26），2つ以上の染色体の一部がお互いに入れ替わる形で転座したものを相互転座（図2-27），染色体の一部が他の染色体に組み込まれる形で転座したものを挿入転座 insertion とよぶ．tの次に括弧を書いて転座している染色体を書く．相互転座の場合は，さらに括弧を書いて染色体の断裂が起こった場所を書く．挿入転座の場合はinsと書いて転座を起こしている染色体を記載する．

例1：45, XX, der（13；14）（q10；q10）；13番染色体と14番染色体の長腕同士がロバートソン転座を起こしていることを示す．短腕を失っただけでは表現型に影響しないので便

図2-26 13番染色体と14番染色体のロバートソン転座
13番染色体の長腕と14番染色体の長腕が転座を起こして1本の染色体となっている．

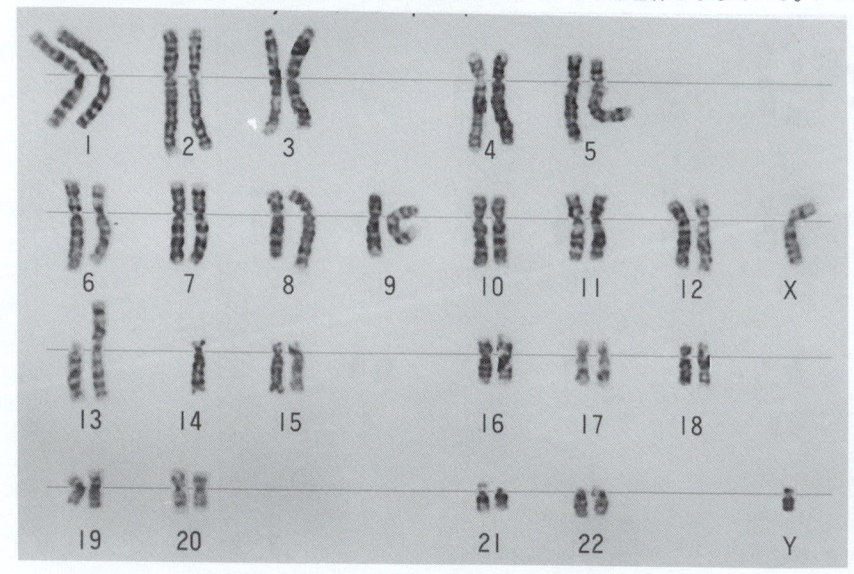

宜的に均衡型転座と呼ぶが，細胞遺伝学的には不均衡なので der (derivatives) を付ける．q10 は長腕が関与していることを示す理論上のバンドである．

例2：46, XY, t (7；9) (q21.2；p22)；7番染色体長腕の 21.2 から末端までと，9番染色体短腕の 22 から末端までが相互転座を起こし入れ替わっていることを示す．

例3：46, XX, ins (7；4) (p15；q21q22)；4番染色体長腕の 21 から 22 までの部分が，7番染色体短腕の 15 に挿入転座を起こしていることを示す．

転座保因者では生殖細胞が成熟分裂を行う際に特殊な分裂を行うため，異常な染色体構成をもつ配偶子がつくられる（図2-28）．このため，夫婦の一方が転座保因者である場合，習慣流産となりやすい．習慣流産夫婦において染色体異常の占める割合は 10％弱である．また，転座保因者から生まれる子供で親と同様の均衡型転座をもつものは，親と同様に表現型は正常となると考えてよい．転座によってできる派生染色体は der で表され，父親由来であれば pat，母親由来であれば mat と最後に記す．

3) 欠失 deletion
染色体の一部が欠けている状態をいい，Prader-Willi 症候群で 15 番染色体長腕の 11 から 13 を欠失している場合には，46, XY, del (15) (q11q13) のように表される．5番染色体の短腕が欠失する猫鳴き症候群 cat cry syndrome がよく知られている．

4) 逆位 inversion
1本の染色体の中でその一部が正常とは逆の配列になっているもので，1つの腕の中で逆位が起こっている腕内逆位 paracentric inversion と動原体を含んで短腕と長腕の間で逆位が起こっている腕間逆位 pericentric inversion がある．9番染色体の腕間逆位は正常人のなかでしばしばみられるため正常変異とされ，46, XX, inv (9) (p13q21) のように表される．

5) マーカー染色体 marker chromosome
由来不明の小さな染色体がみられることがあり，これをマーカー染色体とよぶ．47, XY, +

図2-27 7番染色体と9番染色体の相互転座
7番染色体の長腕の約半分と9番染色体短腕の末端部が転座を起こして入れ替わっている．

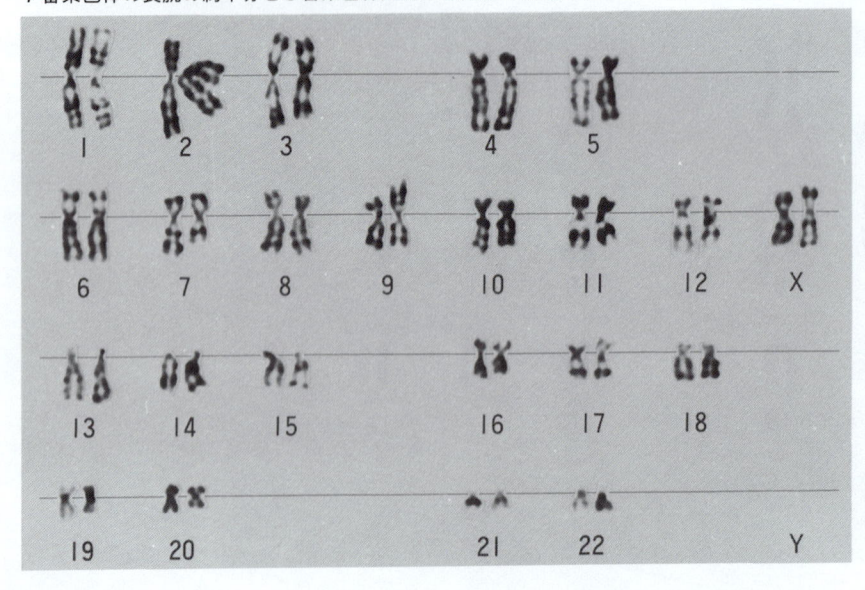

marと書く。
6) モザイク，キメラ mosaic, chimera
45, X/46, XX のように，／で区切って表す。

d. 標本作製法
1）検体の採取と培養
①血液：ヘパリン採血管あるいはヘパリン処理した注射器で1〜5mL採血する。培養液は10〜20％牛胎仔血清添加RPMI1640培地を使用する。血液0.5〜1.0mLを，あるいは遠心する場合は白血球層0.5mLを培養液10mLに加える。血清と赤血球を少し混ぜるとよい。刺激剤PHA（phytohemagglutinin-M）を10μg/mL加えて72時間培養する。臍帯血と胎児血の培養時間は48〜72時間である。

②組織：流・死産絨毛・胎盤などは1g以上無菌的に採取し，基礎培地に抗菌薬を添加した洗浄液で洗浄後，新たな洗浄液に入れて冷蔵輸送する。無菌的に母体の脱落膜や血液などを取り除き，絨毛を無菌的に細切してトリプシンを加えて37℃で60分加温する。遠心分離後に上清を捨て培養液を加えて3つに分けて37℃5％炭酸ガス湿潤培養液内で培養する。2週間程度で分析に十分な細胞増殖をみる。

③羊水：一般に15〜20mLの羊水を無菌的に採取する。培養液は羊水細胞の初代培養用に開発された多種類のホルモンと細胞成長因子を含む培地が用いられる。羊水を300×g

図2-28 相互転座における成熟分裂時の染色体分離様式

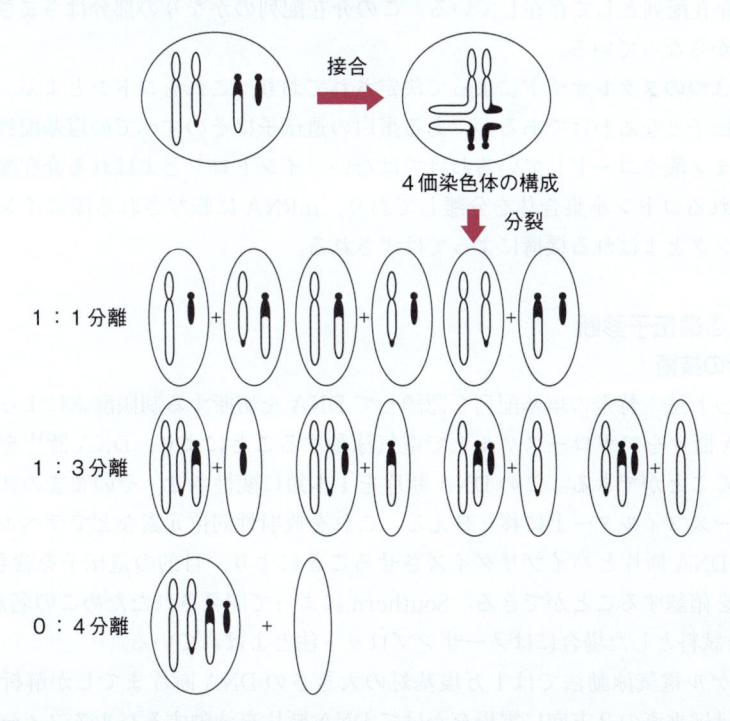

左上の相互転座を起こした2組の染色体は，成熟分裂時に右上のように対合して4価染色体を構成し，下のように分離する。1:1分離は交互分離と隣接分離に分けられる。交互分離以外のものはすべて異常である。

10分間遠心し，0.5mLの沈渣に2mL程度の培養液を入れる．25mLフラスコまたはディッシュを用いて37℃5％炭酸ガス湿潤培養器内で培養を行う．4～5日後に増殖細胞が確認されたら半量ずつ培養液を交換し，その後2日おきに半量ずつ培養液を換える．10日から2週間で分析に十分な細胞増殖が得られる．

2）標本作製

血液の場合は培養終了1～2時間前にコルセミド0.02～0.05μg/mLを添加する．組織および羊水の場合は培養終了2～3時間前にコルセミド0.05～0.1μg/mLを添加する．血液の場合はそのまま遠沈し，細胞を回収する．組織および羊水の場合はトリプシン処理により細胞をフラスコまたはディッシュから剥がし，遠沈して細胞を回収する．

回収した細胞は低張液（0.075M KCl）により10～30分以上低張処理し，カルノア液（酢酸：メタノール＝1：3）で10～15分固定する．その後遠心し沈渣0.5mLを残して上清を捨てカルノア液を加えるという作業を上清が無色になるまで2～3回繰り返す．最後に遠沈された細胞にカルノア液を適量加えて細胞浮遊液とし，きれいなスライドグラスに20μL程度を滴下し展開する．

② 遺伝子診断

a. 遺伝子の基礎知識

ヒトのゲノムは$3×10^9$の塩基対をもっており，すべてのヌクレオチドがヘモグロビン遺伝子の大きさの蛋白をコードしているとすると，300万もの遺伝子が存在することになる．しかし，実際に機能している遺伝子はわずか22,000個程度と推定されており，大部分のDNAは介在配列として存在している．この介在配列のかなりの部分はさまざまな長さの反復配列からなっている．

アミノ酸は3つのヌクレオチドによって決定されており，これをコドンとよぶ．コドンの集合体が遺伝子となるわけであるが，ある蛋白の遺伝子はそのすべての塩基配列が蛋白を構成するアミノ酸をコードしているわけではない．イントロンとよばれる介在配列がエクソンとよばれるコドン小集合体を分離しており，mRNAに転写される際にイントロンはスプライシングとよばれる機構によってはずされる．

b. DNAによる遺伝子診断

1）DNA解析の技術

①サザンブロット法：特定の塩基配列を認識してDNAを切断する制限酵素によって切断されたDNA断片をアガロースゲル上で電気泳動することにより，DNA断片を大きさの順に並べることができる．このDNA断片を1本鎖に変性させ，そのままの状態でニトロセルロースフィルター上に移し替える．これを放射性同位元素などでラベルした既知の1本鎖DNA断片とハイブリダイズさせることにより，目的の遺伝子を含むDNA断片の位置を確認することができる．Southernによって開発されたためこの名がある．RNA断片を試料とした場合にはノーザンブロット法とよばれている．

アガロースゲル電気泳動法では1万塩基対の大きさのDNA断片までしか解析できなかったが，ほぼ垂直の2方向に電場をかけてDNA断片を泳動するパルスフィールド電気泳動（PFGE）法により，数千万塩基対までの巨大なDNA断片をそのまま解析するこ

とが可能となっている。

② PCR法（図2-29）：PCRはpolymerase chain reactionの略で，PCR法はDNAの増幅技術である。増幅対象（テンプレート）のDNA，DNAポリメラーゼ，プライマーとよばれる目的のDNAの一部に相補的な短いDNAをあらかじめ混合しておく。まずDNA断片を熱変性させて1本鎖にし，その一端にプライマーをハイブリダイズさせる（アニーリング）。ここにDNAポリメラーゼを反応させ，DNAを伸長させる。これを何回も繰り返すことにより，目的とするDNAを選択的に10万倍にまで増幅することが可能である。この技術の開発により極少量のDNAでDNA解析が可能となり，また放射性同位元素を用いず蛍光色素によって標識したDNAプローブによる解析が可能となった。

③ FISH法：FISHとはfluorescence in situ hybridizationの略で，DNAプローブを蛍光標識して染色体を染色する方法である。染色体標識に異なった蛍光色素でラベルしたDNAプローブをハイブリダイズすることにより，遺伝子の位置関係を確認することができる。染色体異常の検出にも用いられる。

④ DNAシークエンシング：DNAの塩基配列を直接決定することで，1977年に開発されたサンガー法を基にした手法が改良を施されながら使われている。標的となるDNAをPCR法により増幅する際に，DNA合成を停止する低濃度のターミネーターを入れておくことで，さまざまな長さのDNA断片を作成する。この際，A, T, G, Cのターミネーターを別々の色で蛍光標識するダイターミネーター法が現在主流である。自動のDNAシークエンサーの登場により，大量の配列データを自動的に処理することが可能となっている。

図2-29 PCR法の原理

この反応を繰り返すことにより，DNAを10^5倍にも増幅できる。

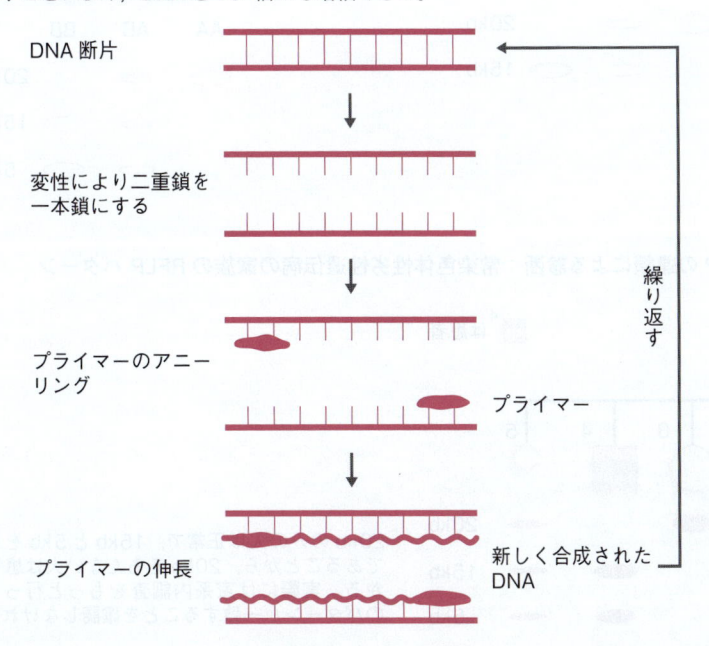

2) DNA による遺伝子診断法

① **RFLP 直接的診断法**：制限酵素の切断によってできる制限酵素断片の長さには個人差がみられ，これを制限酵素断片長多型 restriction fragment length polymorphisms；RFLP とよぶ。疾患の責任遺伝子が特定されている場合には，異常が DNA の欠失，挿入ならば制限酵素断片の長さが変わるため，RFLP として反映される。図 2-30a に示すように，責任遺伝子をプローブとして RFLP のパターンを調べることにより診断できる。点突然変異により新たに制限酵素によって切断される部位が生じた場合にも RFLP が生じ，図 2-30b に示す方法で直接的な診断が可能である。

図 2-30　変異が同定されている場合の DNA 診断
a：A の DNA 断片がホモの場合には 20 kb のみとなり，AB のヘテロ接合の場合には 20 kb と 15 kb の両方のバンドが現れる。BB のホモの場合には 15 kb のみのバンドとなる。
b：B の DNA 断片は変異により新たに切断部ができ，15 kb と 5 kb に分かれる。A 断片がホモとなっている場合には 20 kb のバンドのみとなり，AB のヘテロとなっているときは 3 つのバンドが現れる。15 kb と 5 kb の 2 つのバンドのみのときは B 断片のホモの状態である。

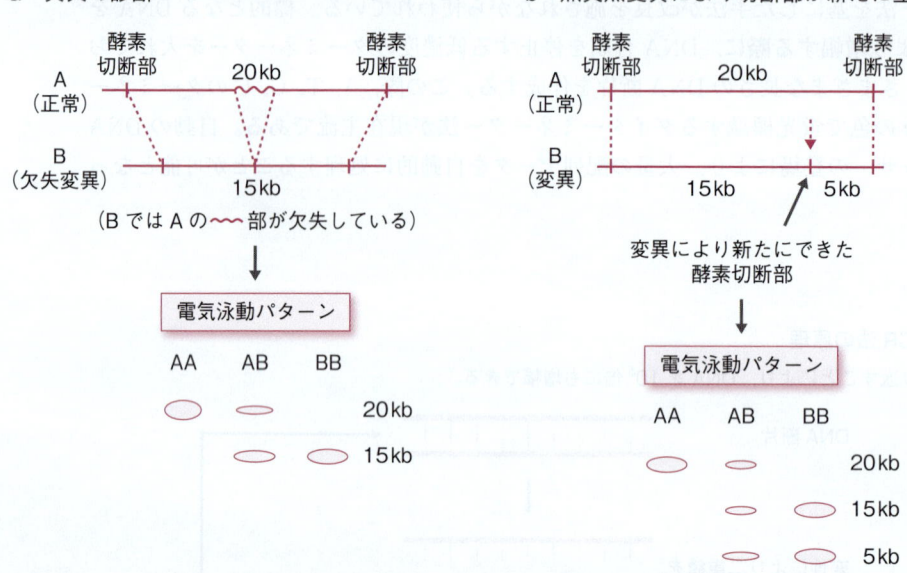

図 2-31　RFLP の連鎖による診断：常染色体性劣性遺伝病の家族の RFLP パターン

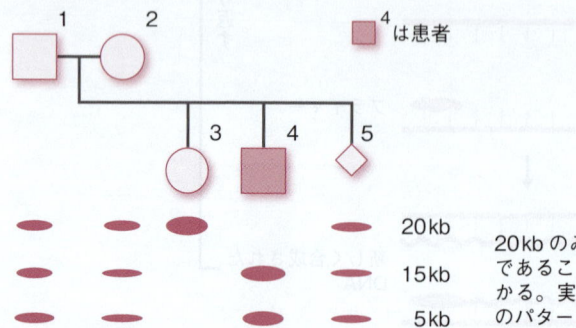

20 kb のみの人は正常で，15 kb と 5 kb をもつ人は患者のみであることから，20 kb をもたない人は患者となることがわかる。実際には家系内調査をもっと行って，疾患と RFLP のパターンが一致することを確認しなければならない。

②RFLPの連鎖を用いた診断：責任遺伝子のDNA配列が特定されていなくても，RFLPと疾患の間に密接な関係が認められる（連鎖不平衡にある）場合には，RFLPにより診断が可能である．また，ある家系で疾患とRFLPが明らかな関係をもって遺伝していくことがわかれば，そのRFLPを調べることによって診断が可能である（図2-31）．

③連鎖解析：遺伝子が特定されていなくても，遺伝子座の近くに位置する（連鎖する）DNAマーカーが存在すれば，そのDNAマーカーを指標に診断を行うことが可能である．

ある優性遺伝を示す疾患の遺伝子座に連鎖して多型性DNAマーカーが存在し，このDNAマーカーはBとbの2つのパターンを示すとする．ある家系を調べて図2-32aのような分離パターンが得られた．この結果からは母親のBが正常な遺伝子Aと連鎖し，bが異常な遺伝子aと連鎖して図2-32bのような形で遺伝していることが推定される．この夫婦から生まれる次の子供がBbを示せば正常，bbを示せば患者となることがわかる．

また，別の家系で図2-32cのような分離パターンが得られた．この結果からは母親のbが正常遺伝子Aと連鎖し，Bが異常な遺伝子と連鎖していることが推定される．この夫婦から生まれる次の子供は，bbであれば正常，BBであれば患者，Bbであれば1/2の確率で患者となる．

この診断法を用いる場合，疾患の遺伝子座とDNAマーカーとの間で組換えが起こると誤診となる．この組換えが起こる確率は組換率θで表され，θが非常に小さければ疾患の遺伝子とDNAマーカーの間で組換えが起こることはほとんどないと考えられ，この2つは連鎖不平衡の状態にあるという．ある疾患遺伝子座に連鎖不平衡を示すDNAマーカーがみつかれば誤診はほとんどなくなる．

図2-32 遺伝子連鎖を用いた診断
多型性DNAマーカーの分離パターンから，a→b，c→dのような連鎖が推定される．

a 多型性DNAマーカーの分離パターン　　b 遺伝子連鎖の推定

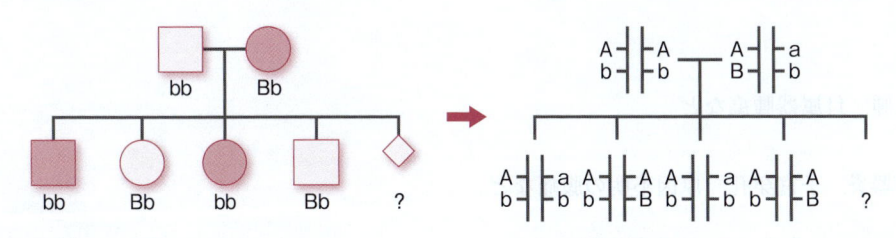

c 多型性DNAマーカーの分離パターン　　d 遺伝子連鎖の推定

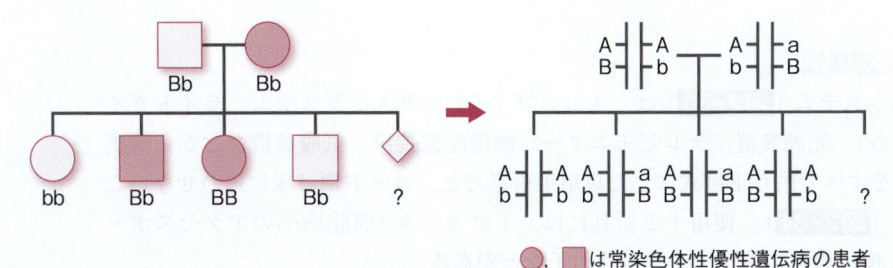

●，■は常染色体性優性遺伝病の患者

④VNTR・STRによる診断：染色体の中には短いDNA配列（数十塩基対）の繰り返しが多く存在し，variable number of tandem repeat；VNTRとよぶ。このVNTRの長さには個人差があり多型を示す。さらに短いDNA配列（2〜7塩基対）の繰り返しであるSTR（マイクロサテライト）も反復回数に多型を示し，VNTRに比べて多く存在し，突然変異による変化する率が高いことから，個人識別や連鎖解析に応用されている。

⑤トリプレットリピートによる診断：三塩基反復配列（トリプレットリピート）の長さの異常によって起こる疾患がいくつか知られている。脆弱X症候群ではXq27.3に位置するCCG反復配列が正常では数十回反復しているのに対しこの疾患では数百回反復している。筋強直性ジストロフィーでは19q13.3に位置するCTG反復配列の増加が，ハンチントン舞踏病では4p16.4に位置するCAG反復配列の増加が確認されている。これらの疾患では，トリプレットリピートの数を調べることにより診断が可能である。

⑥点突然変異のDNAシークエンスによる診断：遺伝子のDNA配列が確定していて疾患が点突然変異によるものであれば，塩基配列を直接シークエンスすることで診断できる。点突然変異に由来する疾患の場合は，シークエンスの結果をもって確定診断とする。

D 内視鏡検査

1 腹腔鏡検査

腹腔鏡検査 laparoscopy は，内視鏡を経腹的に腹腔内に挿入して，腹腔内，子宮，卵管，卵巣など骨盤内臓器を観察する検査法である。

a. 適応
検査，診断または治療を目的として，あるいはそれらを兼ねて用いられる。
①不妊症：卵管閉塞や卵管留症などの卵管通過障害，卵管周囲癒着，卵管采癒着，子宮奇形，多嚢胞性卵巣症候群など。
②子宮内膜症
③異所性妊娠
④腫瘍：子宮筋腫，付属器腫瘍など。
⑤性分化異常
⑥その他：付属器炎，子宮穿孔，原因不明の腹痛など。

b. 禁忌
重症の心肺疾患，腹膜炎，人工気腹ができない状態（腹壁もしくは横隔膜ヘルニアなど）。

c. 機器ならびに器具類
腹腔鏡の基本システム（図2-33）は，スコープ（ビデオカメラシステム，ライトガイドケーブルを含む），光源装置，テレビモニター，画像記憶装置，気腹装置などから構成される。機器類をすべて吊り下げ式にした専用手術室だと，コード類は床に這わせないことが可能である（図2-34）。使用する器具には，トロカール（腹腔内へのアクセスポート），操作鉗子，吸引灌流用鉗子，子宮操作鉗子などがある。

1. 生殖器系の検査法

1) スコープ

①光学視管（硬性鏡）（図2-35）：硬性鏡は中央に観察した像が伝わる間腔と，その周囲に光源からの照射光を腹腔内に伝える光ファイバーが同心円上に組み合わされている。像が伝わる管腔内には，複数のロッドレンズが配置され，ビデオカメラシステムとライトガイドケーブルを接続して用いる。

②電子内視鏡：電子内視鏡は内視鏡先端に電荷結合素子 charge coupled device；CCD を内蔵し，ライトガイドケーブルと一体となっているので，取り回しがよく，ピント調整が不要である。硬性タイプとフレキシブルタイプがあり，単孔式腹腔鏡の場合は，5mm 径のフレキシブルタイプを用いると作業空間を確保しやすい（図2-36）。

図2-33 腹腔鏡の基本システム

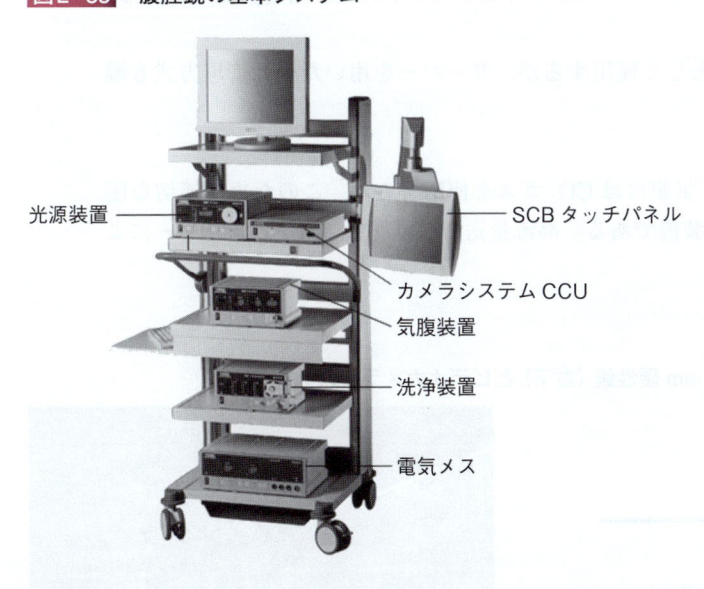

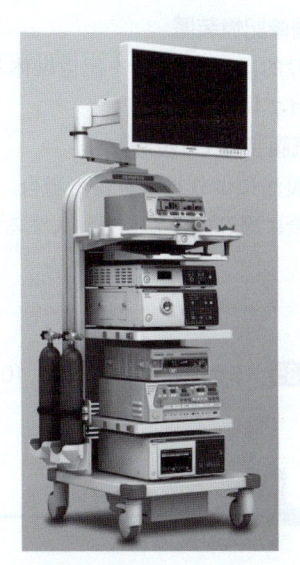

図2-34 専用手術室

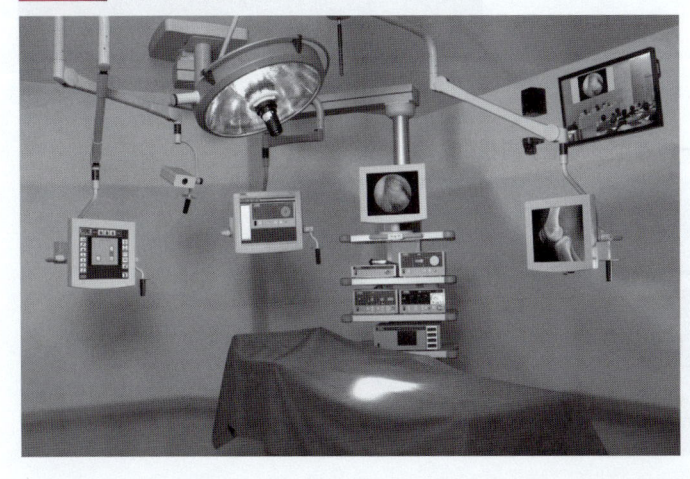

機器類を吊り下げ式にして，周辺機器を統合することにより，すべての電子機器を集中管理することができるようになった

185

2) 光源

光源装置は，高輝度のキセノン電球となり，ビデオカメラシステムに連動した自動光量調節機構がついている。これによりハレーションを防止し，一定の光量で観察が可能となった。最近は，長寿命の LED を採用した光源装置もある。

3) ビデオカメラシステム

ビデオカメラは，レンズとそれによって得られる像を電気信号に変える CCD とよばれる半導体部品からなっている。電気信号がビデオカメラコントロールユニットに送られて処理された後，ビデオモニターで画像として再生される。現在は，3CCD カメラが主流である。3CCD は対象物からの光を 3 原色（red, green, blue）に分解し，それぞれを別々の CCD で処理するため，鮮明で高精度の像を得ることが可能である。

4) テレビモニター

テレビモニターは，液晶タイプが主流であり，高解像度のハイビジョンシステムも普及してきた。3D 立体映像システムが開発され，3D ハイビジョンシステムも導入されている。

5) 画像記憶装置

一般的には，DVD を記憶媒体として使用するが，サーバーを用いた一元管理方式も導入されている。

6) 気腹装置（気腹法）

気腹法により視野を得る場合，気腹には CO_2 ガスを使用するが，このために適切な圧で安全に腹腔内にガスを注入する装置である。高流量送気が可能で，コンピューターによ

図 2-35　5 mm 硬性鏡（左上），10 mm 硬性鏡（左下）とビデオカメラシステム

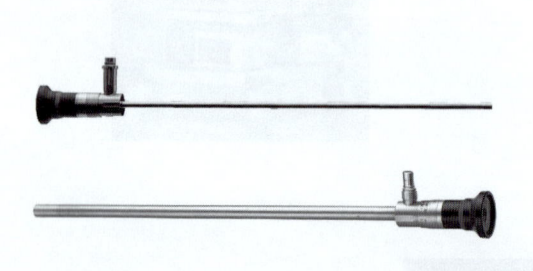

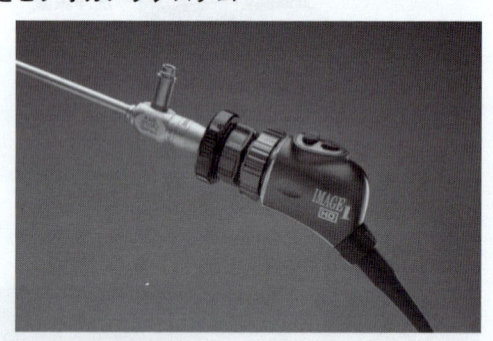

図 2-36　ライトガイドケーブルと一体となった電子内視鏡

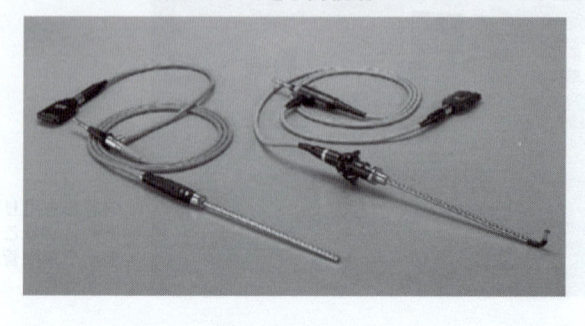

り腹腔内を一定に保つ機構が備わっている。

7) 腹壁吊り上げ装置 (吊り上げ法)

吊り上げ法により視野を得る場合には，キルシュナー鋼線を皮下に通し，これを吊り上げることにより空間を作る皮下鋼線吊り上げ法と，腹腔内に専用機器を挿入し腹壁全体を吊り上げる腹壁全層吊り上げ法がある。気腹法に比べて視野の確保は劣るが，気腹ガスによる合併症がなく，高価な気腹装置や消耗品を使用しないため，経済性に優れるなどの利点がある。

8) トロカール

①ハッソン式トロカール：小切開を加えて腹腔内に入ったことを確認して第1トロカールを挿入するオープン法の際，スコープを挿入するために使用する。管の外側にくさび状の部分があり，気腹が漏れないようになっている。この部分は可動性で，トロカールの腹腔内に入る部分の長さを調節できる (図2-37)。

②トロカール：腹壁に種々の鉗子類などを腹腔内に挿入するためのルートをつくるための器具である。腹腔内のガス喪失を防ぐために内部にバルブ機構が設けられている。また，ディスポーザブルのものはたいてい腹腔内臓器を損傷しないように先端が鈍なノンブレートタイプとなっている (図2-38)。

9) 手術器具

①鉗子類：把持，剝離，切開，吸引灌流鉗子など種々の鉗子類がある (図2-39)。

②子宮操作鉗子：経腟的に子宮を把持し操作する。子宮内腔を通じての卵管通水ができるようになっていて，卵管通色素検査が施行できる (図2-40)。

③洗浄吸引装置：短時間で高流量の洗浄を送水するために専用の洗浄吸引装置を用いる。

10) 切開・止血凝固装置

腹腔鏡検査においても癒着剝離や子宮内膜症焼灼などを行う場合があるので，高周波電流によるモノポーラーやバイポーラー，また CO_2, Nd/YAG, KTP などのレーザー，超音波凝固切開装置なども，必要に応じて準備する (図2-41)。

図2-37 第1トロカールに使用するハッソン式トロカール

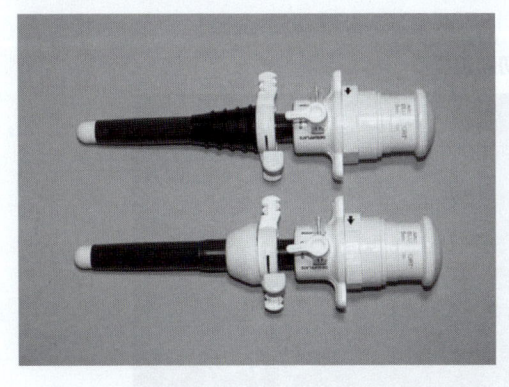

図2-38 先端が鈍なブレードレスタイプのトロカール

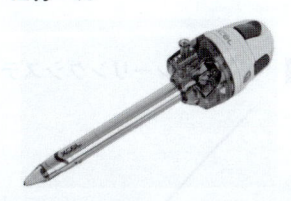

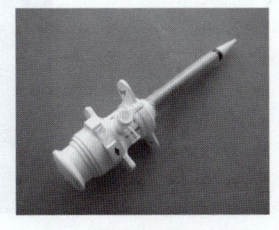

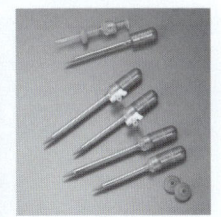

Ⅱ．不妊・生殖内分泌

d. 手技
1）術前
　一般の婦人科手術に準じた術前検査を行う。前日には腸管内を空虚にしておく処置（浣腸など）を行う。
2）術中
①麻酔：気管内全身麻酔が最も一般的である。患者により硬膜外麻酔や脊椎麻酔，あるい

図2-39　把持，剝離，切開など種々の鉗子類

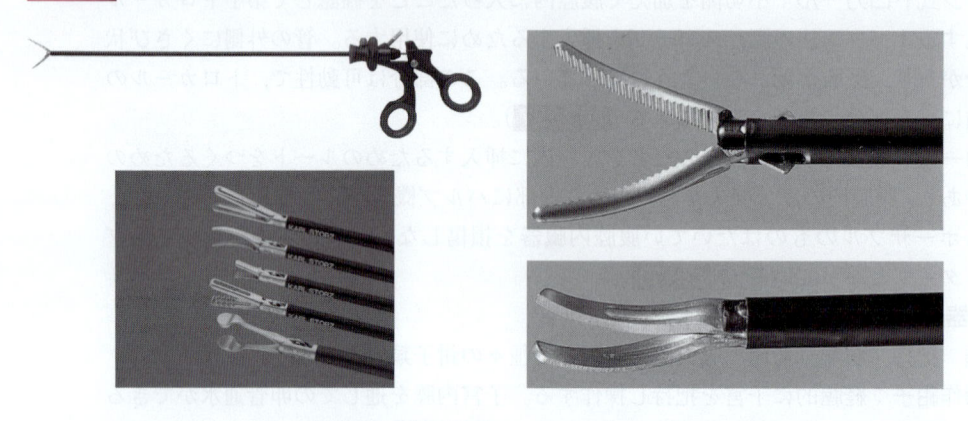

図2-40　子宮操作鉗子

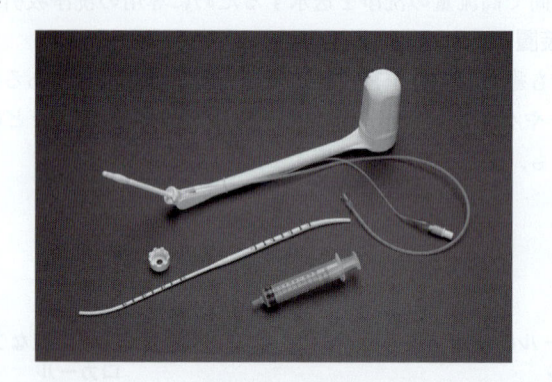

図2-41　ベッセルシーリングシステムや超音波凝固切開装置

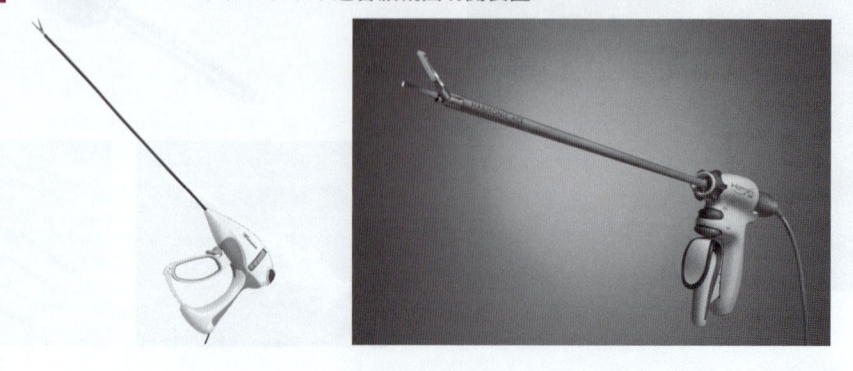

は局所麻酔で行うことも可能だが，血管損傷や腸管損傷などの合併症に対し直ちに対処できる体制が必要である。腹腔鏡は呼吸器系に影響を及ぼす。腹腔内に送り込まれた炭酸ガスは体内に吸収されるので，高炭酸症を防止するために換気量を増やす必要がある。また，トレンデンブルグ体位と腹腔内圧上昇により横隔膜が挙上され呼吸が障害されるので，呼気終末炭酸ガス濃度をモニターしながら麻酔をするのがよい。また，ラリンジアルマスクを使用した全身麻酔を行う場合は，誤嚥を予防するため腹腔内圧の過度な上昇を避け，急激な体位変換をしないことが大切である。

②消毒と子宮鉗子装着：一般に砕石位を採った後，型のように消毒，導尿（膀胱内カテーテル留置），布掛けを行う。腟鏡により子宮腟部を展開し，子宮操作鉗子を装着する。モニター類は通常，患者の足方に配置する（図2-42）。

③第1トロカール挿入：スコープ挿入用の最初のトロカールを挿入するのに大別して2つの方法がある。1つは臍部から直視下に手術的に腹腔内に到達した後に第1トロカールを挿入する方法で，オープン法とよばれる。もう1つは，皮膚に小切開を加えた後にトロカールにより筋膜，腹膜を直接穿刺し腹腔内に至る方法で，クローズド法あるいはダイレクト法とよばれる。

ⅰ）オープン法：臍直下に約1.5cmの皮膚切開を加える。次に，筋膜を露出し把持し切開を加える。筋膜に糸をかけておく。腹膜を展開し把持。腸管癒着などがないことを確認し，切開し腹腔内に至る。S字レトラクターなどで創部を圧排しながら直視下にハッソン型トロカールを挿入する。筋膜にかけた糸の対側をトロカールにかけるとトロカールが腹壁に固定される（図2-43）。

ⅱ）クローズド法：臍部もしくは癒着のなさそうな部分から気腹針を穿刺し，気腹針が正しく腹腔内に入っていることを確認した後，気腹を行う。気腹針法ともよばれ，気腹針は腹腔内臓器を損傷しないような装置が付いているもの（ベレス針）を用いる。臍直下に約1.5cmの皮膚切開を加え，腹壁を術者の手で挙上し第1トロカールで腹壁を貫通する。

ⅲ）ダイレクト法：上述の気腹針による気腹を行わずに，直接第1トロカールで腹壁を貫通する。この方法は，ブラインド操作なので，スコープ挿入直後に大網や血管からの

図2-42 器機・モニターの配置

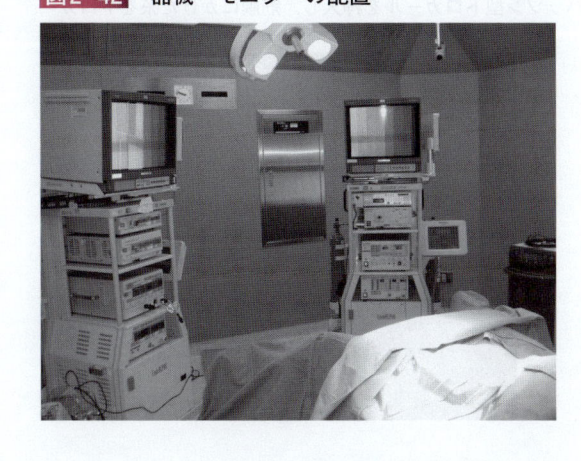

モニター類は通常，患者の足方に配置する。

出血をよく確認する必要がある。
　　ⅳ）オプティカル法：ブラインド操作であるダイレクト法の欠点を補う方法として，ブレードレストロカールにスコープを装着し，穿入している層を視認しながら，トロカールを直接穿刺する方法である。トロカールの先端部は常にモニターで確認しているので，クローズド法やダイレクト法よりも安全である。
④視野の確保：気腹で行う場合，オープン法もしくはクローズド法の直接法では，スコープを用いて第1トロカールが正しく腹腔内に挿入されているのを確認してから気腹を開始するのが望ましい。気腹圧は通常8mmHg前後とする。3〜5L炭酸ガスで十分な視野が得られる。
⑤体位：腸管を骨盤内から頭側に収納するため，一般的には砕石位で，15〜30°の骨盤高位（Trendelenburg体位）とする。
⑥操作鉗子用トロカール挿入：通常，下腹壁動静脈の走行が腹腔内に観察されるので，その位置を避けて，スコープ先端を挿入しようとする位置に近づける。腹腔内からの照明光により血管が透見されるので，血管のない部分に皮膚小切開を加える。トロカール先端の入ってくるのを腹腔内から観察しながらトロカールを挿入する。
⑦観察の手順：一定の手順で観察を行うと見落としが少なくてよい。下腹部全体につき癒着の有無の確認と子宮の大きさ，形状の観察。子宮を後屈にして，膀胱子宮窩の観察。子宮を前屈にして左右付属器，ダグラス窩，仙骨子宮靱帯などの観察。この際，直腸を十分に圧排しておくと観察しやすい。最後に上腹部，特に肝臓前面を観察する。クラミジア感染既往を疑わせる肝周囲炎（Fitz-Hugh-Curtis症候群）による肝表面の線維状癒着を認める場合がある（図2-44）。
⑧卵管通色素試験：インジゴカルミンを生理食塩水で希釈して子宮内腔に注入する。左右の卵管采部を観察し，卵管腹腔口からインジゴカルミンの流出が認められれば卵管の通過性があることが確認される（図2-45）。
⑨生検：必要に応じ生検を行う。

3）記録
　　DVDなどで動画や静止画を保存するとともに記録用紙に模式図を記録する。子宮内膜

図2-43 オープン法
S字レトラクターなどで創部を圧排しながら直視下にハッソン型トロカールを挿入し，筋膜にかけた糸をトロカールにかけて腹壁に固定。

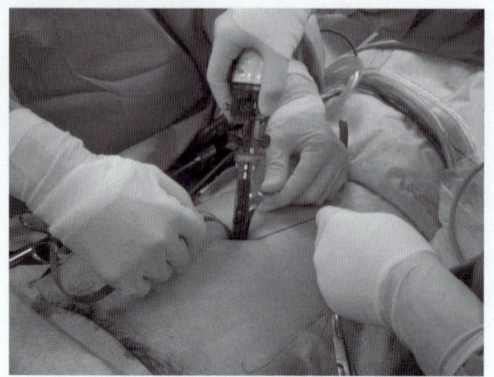

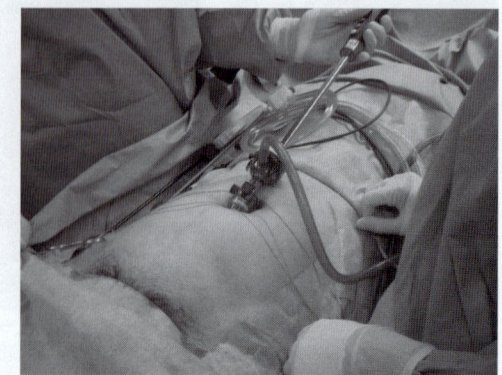

症（図2-46）などスコアリングシステムの存在するものは各々の様式で記録する。

e. 合併症と対応
1）皮下気腫
　誤って腹膜外に気腹した場合に起こる。気腹圧を下げる（10 mmHg 以下）ことにより予防できる。腹部触診により捻髪音を聴取する。できるだけ脱気しておけば，通常数日のうちに特別の症状なく治癒する。ただし，大量にガスを注入すると縦隔気腫となり心機能に影響を及ぼす可能性もある。

2）血管損傷
　腹腔内臓器の血管損傷による出血はクローズド法の気腹針，もしくは第1トロカールの誤った挿入により起こりやすい。腹壁を十分に挙上し，正しい方向に穿刺することが重要である。微小な出血や血腫であれば放置して操作を進めてよいが，必ず操作の終了時に止血していることを確認しなければならない。それ以外の場合には腹腔鏡下，もしくは開腹により止血操作を行う。また，血管損傷を放置したまま気腹を行うと空気塞栓により死亡することもある。心臓前面で特有の心雑音が聴取されることもあり，麻酔科医により迅速な対応が必要である。腹壁からの出血は第2以下のトロカール穿刺の際に起こりやすい。下腹壁動静脈の走行は腹腔内から観察できるのでこれを避け，腹腔内からの照明光により腹壁の血管を透見しながら血管を避けて穿刺することが大切である。

3）内臓損傷
　トロカールの無謀な挿入，乱暴な操作鉗子の使用により起こりやすい。必ず，直視下にトロカールもしくは操作鉗子の先端を確認しながら操作することが大切である。電気メスや超音波凝固切開装置などが周囲の組織に触れることにより熱損傷を起こすため，常に周囲の臓器を確認しながら操作する。S状結腸から直腸の損傷が疑われる場合は，骨盤内を生理食塩水で満たして，S状結腸を腸鉗子でクランプし，200 mL の空気を肛門から注入してリークテストを行う。また，尿管損傷を疑う場合は，インジゴカルミン5 mL を静注して，膀胱鏡で数分後に尿管口からインジゴカルミンブルーの流出を確認して，尿管損傷のないことを確かめる。損傷の程度により腹腔鏡下，もしくは開腹のもと修復する。

図2-44　肝周囲炎（Fitz-Hugh-Curtis症候群）による肝表面の線維状癒着

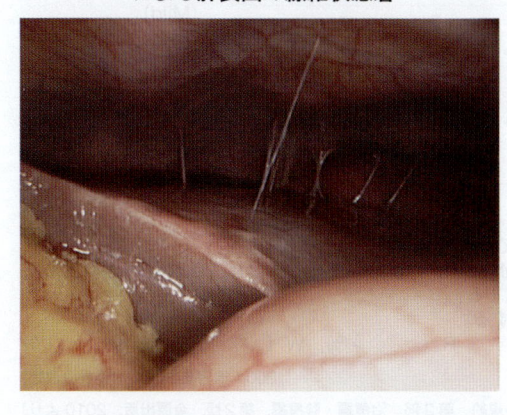

図2-45　卵管通色素試験
卵管腹腔口からインジゴカルミン希釈液の流出を認め，卵管の通過性があることを確認。

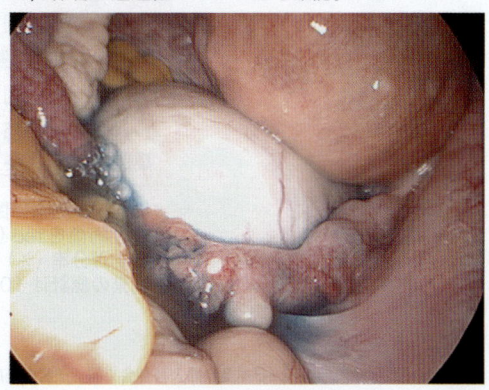

f. 各論
1) 子宮内膜症の診断

腹腔鏡検査は，子宮内膜症の確定診断に重要である．子宮内膜症取扱い規約（第1部）によると，子宮内膜症直視的病変は子宮内膜症により直接引き起こされる所見（一次所見）と間接的に生じる所見（二次所見）に大別され，一次所見は色素性病変と非色素性病変に分類される（表2-9）．

The American Fertility Society；AFS によるR-AFS分類は，子宮内膜症病変の大きさ，ダグラス窩の閉鎖状態，癒着の程度のスコアリングシステムによりⅠ～Ⅳ期までの4段階に分類され，国際的に使用されてきた．しかし，R-AFS分類の進行期と疼痛および妊娠率に有意な関係が認められず，また，病変の質的な問題を評価するために，The American Society for Reproductive Medicine；ASRMと改名後にR-ASRM分類に改編された．R-ASRM分類（表2-10）では，以下の点が追加された．

①卵巣チョコレート囊胞は，組織的に診断されるか，あるいは大きさが12cm未満，骨盤壁・広靱帯への癒着，卵巣表面の子宮内膜症病変の存在，チョコレート様内容液の存在を確認できる．

②ダグラス窩閉塞は，子宮内膜症あるいは癒着によりダグラス窩の一部が閉塞しているも

図2-46 R-ASRM分類表

病巣		<1cm	1～3cm	>3cm	Points
腹膜	表在性	1	2	4	
	深在性	2	4	6	
卵巣 右	表在性	1	2	4	
	深在性	4	16	20	
卵巣 左	表在性	1	2	4	
	深在性	4	16	20	

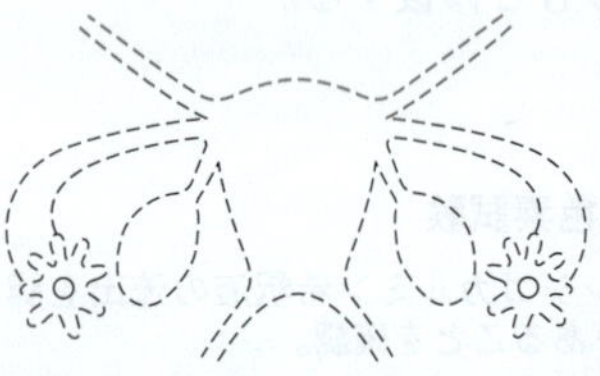

癒着		<1/3	1/3～2/3	>2/3	Points
卵巣 右	フィルム様	1	2	4	
	強固	4	8	16	
卵巣 左	フィルム様	1	2	4	
	強固	4	8	16	
卵管 右	フィルム様	1	2	4	
	強固	4*	8*	16	
卵管 左	フィルム様	1	2	4	
	強固	4*	8*	16	
ダグラス窩閉塞	一部		4		
	完全		40		

Total
- □ 1～5；微症 STAGE Ⅰ (Minimal)
- □ 6～15；軽症 STAGE Ⅱ (Mild)
- □ 16～40；中等症 STAGE Ⅲ (Moderate)
- □ >41；重症 STAGE Ⅳ (Severe)

＊卵管采が完全に閉塞している場合は16点とする．
表在性病巣を red (R)，white (W)，black (B) に分類し，これら病巣の占める割合を百分率（％）で記載する．
各病巣の総計は100％とする．
R (　) %，W (　) %，B (　) %

（2004年 子宮内膜症小委員会改定）

（日本産科婦人科学会／編：子宮内膜症取扱い規約 第2部 治療編・診療編. 第2版. 金原出版，2010より）

1. 生殖器系の検査法

ので，仙骨子宮靱帯の下方に正常腹膜が見える場合は部分閉鎖とし，正常腹膜が見えない場合に完全閉鎖とする。
③腹膜と卵巣の表在性病変の色調の違いを red (red, red-pink, clear), white (white, yellow-brown（図2-47），peritoneal defect), black (black, blue（図2-48）) に分

表2-9 子宮内膜症の直視的所見分類

Ⅰ．一次所見　　　primary findings
　1．色素性病変　　　pigmented lesions
　　①ブルーベリー斑　　　blue berry spot
　　②血性囊胞　　　blood bleb
　　③散布状黒斑　　　powder burn
　　④ヘモジデリン沈着　　　hemosiderin stain
　　⑤点状出血斑　　　ecchymosis
　　⑥漿膜下出血　　　subserous hemorrhage
　　⑦卵巣チョコレート囊胞　　　ovarian chocolate cyst
　2．非色素性病変　　　non-pigmented lesions
　　①小水疱　　　vesicle
　　②漿液性囊疱　　　serous bleb
　　③充実性隆起　　　surface elevation
Ⅱ．二次所見　　　secondary findings
　　①癒着　　　adhesion
　　②ひだ状瘢痕　　　puckering scar

（日本産科婦人科学会／編：子宮内膜症取扱い規約　第1部　診断および進行度分類基準とカラーアトラス．第1版．金原出版，1988 より）

表2-10 Revised ASRM classification：1996

（American Society for Reproductive Medicine：Revised American Society for Reproductive Medicine classification of endometriosis: 1996. Fertil Steril 1997；67(5)：817-821 より）

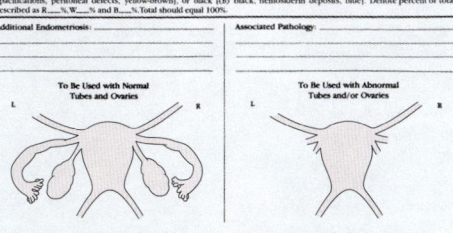

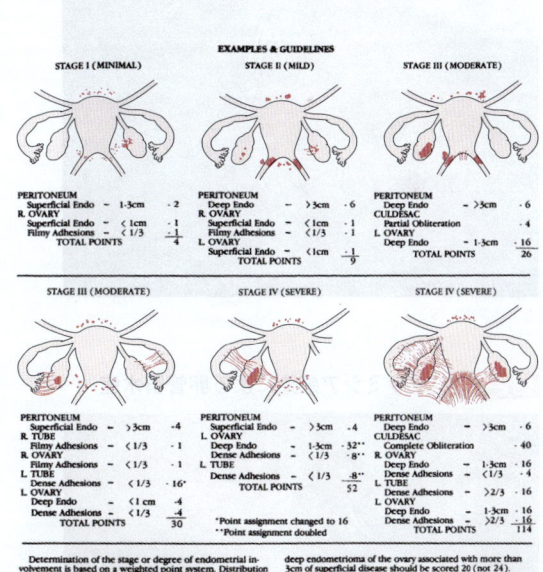

193

類し，病巣の占める割合を百分率で表す。

さらに，腸管，泌尿器，腟などに子宮内膜症が存在する場合は，その他の子宮内膜症として記載し，卵管閉塞，子宮筋腫，子宮奇形などは，不妊に関連した病変として記載する。

2) 不妊症の診断

卵管周囲の癒着は，手術の既往，骨盤内感染による炎症などにより起こる。卵巣や卵管が癒着に覆われる程度により排卵，卵管采への卵の取り込み，卵の輸送に影響を与える。HSG によるスクリーニングの後に，卵管の通過性と卵管周囲癒着の診断のため，腹腔鏡検査による骨盤内観察が行われる。卵管性不妊症の原因として，クラミジア感染が重要であり，クラミジア抗体陽性例では卵管周囲癒着や卵管閉塞などの卵管障害の頻度が高い（図2-49）。従って HSG で卵管の疎通性が確認された場合でも，クラミジア抗体陽性例では卵管周囲癒着の診断をするうえで重要な検査であり，軽度の癒着であれば腹腔鏡下手術後の妊娠率の改善が期待できる。子宮付属器の癒着の程度を表すスコアリングシステムは（表2-11），子宮内膜症の R-AFS 分類の付属器癒着の部分を改変したものであり，現状において必ずしも予後と相関するとはいえないが，客観的な記述の示標となりうる。

3) 多囊胞性卵巣症候群（PCOS）

肉眼的に白膜の肥厚と多数の卵胞が卵巣表面に存在する腫大した卵巣が認められる。

図2-47　yellow-brown

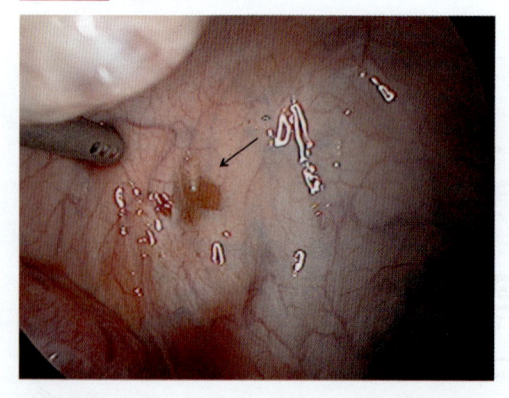

図2-48　blue

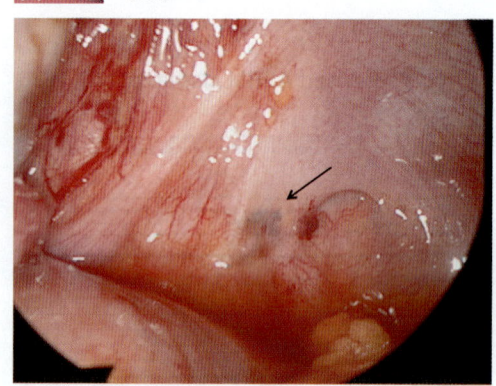

図2-49　クラミジア感染による卵管留水症

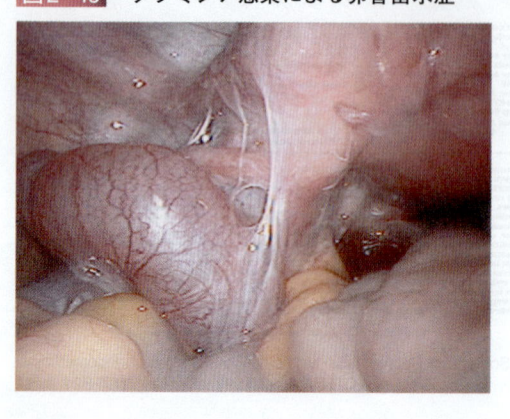

図2-50　痕跡子宮

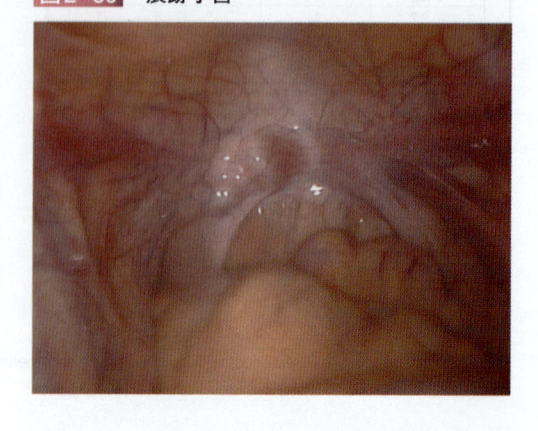

4）子宮奇形の診断

重複子宮，単角子宮，双角子宮，痕跡子宮（図2-50）などを確認できる（図2-95 参照）。▶p.234

5）性腺の確認

卵巣無形成，索状性腺などを確認できる。精巣性女性化症候群において精巣が腹腔内に存在するか否かを診断する。

6）卵巣出血の診断

卵巣出血は，貧血の進行する例や腹痛など症状の軽快しない場合に，腹腔鏡検査で出血部位を確認する。

7）異所性妊娠の診断（図2-51）

経腟超音波断層法により非侵襲的に診断がなされることもあるが，診断困難な例もあり腹腔鏡による診断が最も一般的である。異所性妊娠の部位，大きさ，卵管破裂の有無，腹腔内出血量を正確に診断できる。

8）原因不明の下腹部痛の診断

子宮内膜症や骨盤内の癒着が観察されることがある。

② 子宮鏡検査

子宮鏡検査 hysteroscopy は，内視鏡を経頸管的に子宮内腔に挿入し，観察する検査法である。細径のファイバースコープが開発されたことにより，麻酔や頸管拡張を必要としなくなり，非侵襲的な検査となった。

a. 適応

子宮内膜ポリープ，粘膜下子宮筋腫，子宮奇形，子宮腔内癒着症，子宮内膜肥厚・萎縮・子宮体癌，胞状奇胎，子宮内容物遺残などの診断，およびIUDの部位確認など，子宮腔内に異常が予想される症例はほとんどすべて適応になる。また，ファイバースコープにカテーテルを挿入し，卵管子宮口に留置したカテーテルからインジゴカルミン希釈液を注入することにより，卵管の疎通性検査（選択的卵管通色素検査）も可能である。

表2-11 付属器癒着スコア

	ADHESIONS	< 1/3 Enclosure	1/3〜2/3 Enclosure	> 2/3 Enclosure
OVARY	R Filmy	1	2	4
	Dense	4	8	16
	L Filmy	1	2	4
	Dense	4	8	16
TUBE	R Filmy	1	2	4
	Dense	4*	8*	16
	L Filmy	1	2	4
	Dense	4*	8*	16

* If the fimbriated end of the fallopian tube is completely enclosed, change the point assignment to 16.

(The American Fertility Society. Revised American Fertility Society classification of endometriosis：Fertil Steril 1988；49（6）：944-55 より)

b. 禁忌

妊娠継続を希望する妊婦，骨盤内の急性炎症，子宮穿孔の危険があるとき，大量出血があり検査操作が出血をなお助長させるおそれがあるとき．

c. 機器（図2-52）

スコープ（ビデオカメラシステム，ライトガイドケーブルを含む），光源装置，テレビモニター，画像記憶装置以外に子宮内を灌流するための灌流液を準備する．子宮鏡には，ファイバースコープと硬性鏡がある．硬性鏡は高度に屈曲した頸管では操作性が悪く，痛みも強いため，ファイバースコープが多く用いられている．ファイバースコープは操作性に優れ，3 mm径の電子内視鏡であれば，画像の解像度は硬性鏡と同等である．

d. 子宮拡張用溶媒

子宮腔内は生理的状態では空間がないので，子宮腔内を拡張させるために使用する．重力で自然落下させる場合とポンプを用いて強制的に灌流させる場合がある．
①生理食塩水：観察用には適している．電気を使う手術には禁忌．
②ブドウ糖液：良好な視野が得やすく，最も多く用いられている．

図2-51 異所性妊娠の診断
右卵管膨大部妊娠　　　　　　　　　　腹膜妊娠

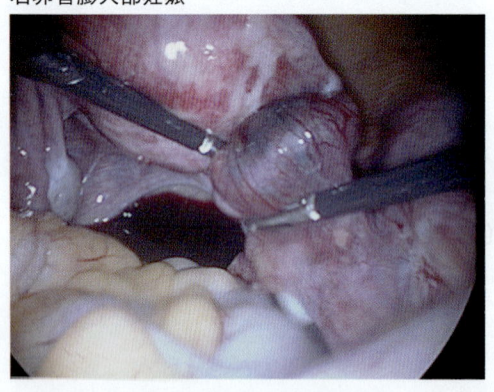

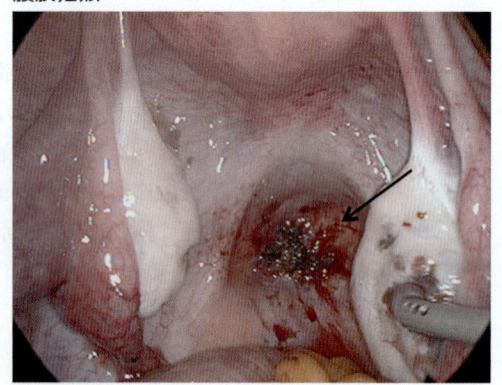

図2-52 子宮鏡：3 mm径の電子内視鏡

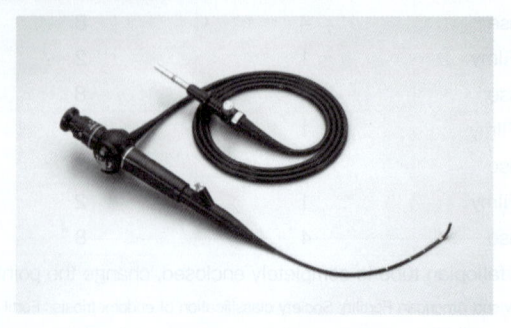

③二酸化炭素：子宮鏡下手術用には禁忌。観察用に使用する。最大流量は100mL/分以下で40mL/分程度が適当である。
④デキストラン70：血液の拡散が少なく良好な視野が得やすいが，器具に付着しやすい。まれに，致命的なアナフィラキシーショックを起こすことがある。
⑤グリシン，ソルビトール：通電性がなく電気を使った手術に向くが，大量に静脈内に入ると電解質異常，代謝異常をきたすことがある。

e. 手技

1) 準備
施行時期は月経直後あるいは卵胞期初期に行う。排卵期前後や分泌期は，子宮内膜が肥厚し，出血しやすく検査時期には適さない。

2) 検査
①体位：内診台上の砕石位でよい。モニターを使用する際には，患者の横に置くと見やすい。
②麻酔：無麻酔で可能であるが，必要な場合はキシロカインなどで傍頸管ブロックをする。場合によっては静脈麻酔をすることもある。
③頸管拡張：多くの例で頸管拡張は不要であるが，使用する子宮鏡の直径に応じヘガールで頸管拡張を行う。
④挿入：子宮穿孔などの合併症を予防するためにも外子宮口から内腔の方向を子宮鏡で確認しながら挿入する。生理食塩水や10％ブドウ糖液を，患者の体から約75cm上方から落下することにより，子宮内腔を拡張し，灌流しながら観察する。
⑤観察：まず子宮口付近より子宮内腔全体の状態を俯瞰した後に卵管子宮口，内膜の状態，病変部の状態などを観察する。灌流液の種類，圧により見え方が異なることに留意する。必要に応じ生検などを行う。
⑥選択的卵管通色素検査：ファイバースコープの処置用チャネルから挿入したカテーテルを患側卵管子宮口に付着し，インジゴカルミン希釈液を注入する。疎通性のある場合は，容易に注入できる。閉塞していれば痛みを訴えるとともに，インジゴカルミン希釈液が逆流し，子宮腔内がインジゴブルーに着色される。
⑦終了：子宮内膜や頸管の損傷を避けるため，観察しながらゆっくりと抜去する。
⑧記録：子宮前面からの図と卵管子宮口から俯瞰した図を記録する。

f. 各論

1) 子宮筋腫（図2-53）
粘膜下子宮筋腫は子宮内腔に突出する病変として観察される。筋腫核の内腔への突出の程度により半球状のものから有茎性のものまでさまざまである。多くの場合，表面には伸展され拡張した血管が走行している。筋層内子宮筋腫の場合は子宮内膜への圧迫の程度により子宮内腔全体の変形として観察されることもある。

2) 子宮内膜ポリープ
肉眼的に粘膜下子宮筋腫と鑑別が困難なこともあるが，通常は形態的に周囲の子宮内膜と緩やかに連続しており，血管の性状も周囲の内膜とほぼ同様であることから診断できる（図2-54）。

Ⅱ. 不妊・生殖内分泌

3）子宮奇形
　中隔子宮では左右に内腔が分かれている。中隔の程度は症例により卵管子宮口に達するものから弓状子宮（図2-55）に近いものまでさまざまである。双角子宮では内子宮口付近から左右に子宮腔が分かれる。中隔子宮と鑑別困難なときは超音波断層法または腹腔鏡の補助診断が必要である。単角子宮では単一の卵管子宮口を認める。

4）子宮腔内癒着症（図2-56）
　膜状，線維状のものから強固な癒着まで，さまざまなものがある。

図2-53　粘膜下子宮筋腫

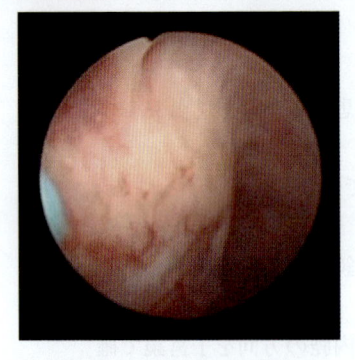

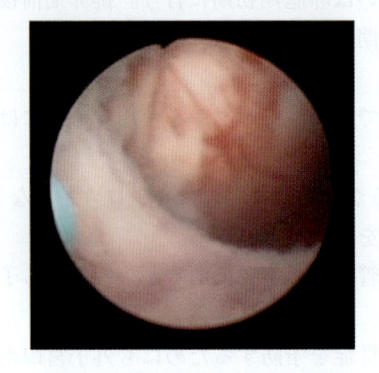

図2-54　子宮内膜ポリープ

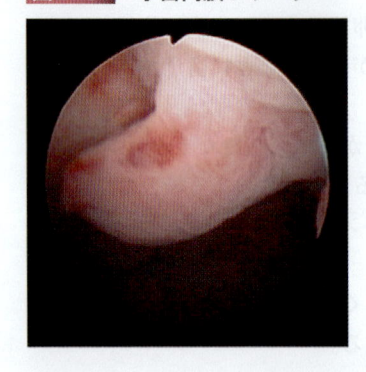

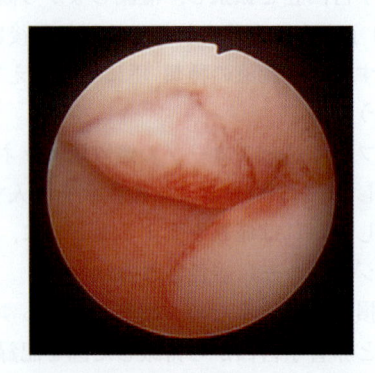

図2-55　弓状子宮

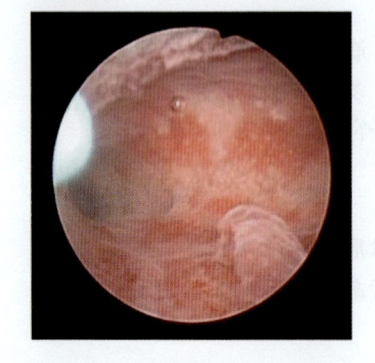

5）IUD

　抜去用のIUDに付着する糸が見えないときは超音波断層法により子宮内に存在することを確認するが，正しい位置に存在しないことが疑われる際には子宮鏡下で確認，位置の修正または抜去する．

g. 合併症
1）子宮穿孔
　十分な子宮拡張溶媒を灌流させているにもかかわらず子宮内腔が拡張されない場合や，予想される以上に子宮鏡が深く挿入される場合に穿孔を疑う．出血量が少量であり，骨盤内臓器の損傷がない場合は自然治癒を待つが，それ以外の場合は外科的に修復を行う．疑わしい場合には，腹腔鏡を施行し確認するのもよい．高齢者では，子宮頸管が狭小化し子宮も萎縮していることが多く，子宮鏡を無理に挿入すると子宮穿孔を起こすことがある．

2）急性骨盤内感染
　子宮鏡操作に伴い経卵管的に骨盤内に病原菌を散布するために起こる．十分な清潔操作と予防的抗菌薬の投与により予防できる．

3）出血
　子宮内膜もしくは筋層の損傷により起こる．子宮鏡下に電気凝固を行い止血するか，少量であれば自然に止血する．小児用Foleyカテーテルを子宮内で膨らませて止血する方法もある．

4）頸管裂傷
　粗暴な頸管拡張操作により起こる．出血が少量であれば特別な処置は必要としない．

5）炭酸ガス塞栓
　子宮拡張のため炭酸ガスを使用する際に起こりうる．通常の子宮鏡用の圧モニター，流量モニターの付いている装置を使用することが重要で，不適当な炭酸ガス注入器を使用することは非常に危険である．

③ 卵管鏡検査

　卵管鏡検査 falloposcopy, salpingoscopy は，卵管性不妊症の診断に用いる．卵管内腔に内視鏡を挿入し卵管内腔を観察する．経腟的に子宮内の卵管子宮口から卵管鏡を挿入して観察する方法と腹腔鏡下に卵管采・卵管腹腔口から卵管鏡を挿入して観察する方法とがある．

a. 経腟的に子宮内の卵管子宮口から行う卵管鏡（falloposcopy）

　子宮内からの場合は，FT（falloposcopic tuboplasty）カテーテル卵管鏡下卵管形成システム（FTカテーテルシステム）を用いるが，極細径のファイバースコープを使用するため画像の解像度はやや鮮明性に欠ける．ただし，FTカテーテルシステムは，伸縮性のバルーンを卵管子宮口から挿入し卵管内腔を観察し，同時にバルーンを押し進め卵管内腔の閉塞部位や狭窄部位を拡張することにより通過障害の改善を図ることが可能である．主に卵管間質部や狭部の閉塞，通過障害の診断に有用である．

1) 機器

光源装置，ビデオカメラシステム，ライトガイドケーブル，テレビモニター，画像記憶装置以外に，FTカテーテルシステムでは，バルーンカテーテル（図2-57）と極細径ファイバースコープ（卵管鏡）（図2-58），卵管内を灌流するための灌流ポンプからなる。

2) 手技

卵管鏡を装着したバルーンカテーテルを子宮内に挿入し，子宮底部に到達した後，患側の卵管子宮口側にバルーンカテーテルを回転し，卵管鏡で卵管子宮口を確認する。バルーンカテーテル外筒を専用腟鏡に固定した後，バルーンの拡張，収縮を繰り返しながら前進し，卵管内腔を観察する。この操作により卵管内腔の閉塞部位の解除や狭窄部位の拡張を行う。

3) 合併症とその予防

前進操作を行う際に，卵管鏡がバルーン先端を越えて飛び出していると，卵管穿孔を起こす。卵管穿孔を予防するには，卵管鏡の位置とカテーテル先端の位置を常に意識しながら前進操作を行うことが重要である。腹腔鏡施行時に卵管周囲癒着や卵管采の状態，子宮内膜症の有無などを検索した後に，腹腔鏡で観察しながら行うと，卵管内のカテーテルを鉗子で補助することができる。

b. 腹腔鏡下に卵管采・卵管腹腔口から行う卵管鏡（salpingoscopy）

腹腔鏡下に卵管采・卵管腹腔口から卵管鏡を挿入して，卵管内腔を観察する。主に卵管膨大部の観察となるが，硬性鏡を用いるため，卵管内腔の微細な形態的変化の評価も可能である。

1) 機器

腹腔鏡下の卵管鏡では，腹腔鏡一式と卵管鏡に用いる3mm径の硬性鏡を使用する。

2) 手技

腹腔鏡観察後，患側と反対側のトロカールから挿入した把持鉗子で，患側の卵管采を把持する。続いて，患側のトロカールから挿入した卵管鏡で卵管采を観察した後，卵管腹腔口から卵管内に卵管鏡を挿入して，卵管膨大部までの卵管内腔を観察する。このとき，子宮内に挿入した通水用のカテーテルから生理食塩水を注入することにより，卵管口を容易に見つけることができる。

図2-56　子宮腔内癒着症

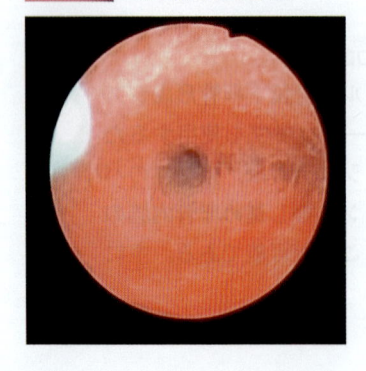

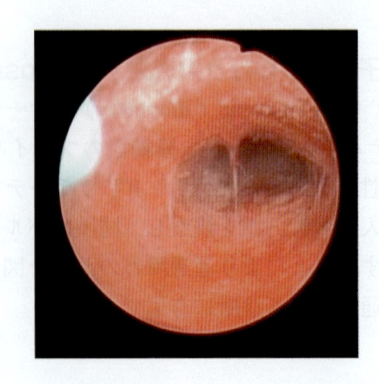

c. 経腟的内視鏡検査（transvaginal hydrolaparoscopy；THL, transvaginal endoscopy；TVE）

経腟的にダグラス窩から挿入したスコープで，骨盤内を観察するものである。視野の確保は，骨盤内に生理食塩水を注入することにより得るので，局所麻酔下で行うことが可能であり，気腹操作を行わないため全身麻酔や呼吸管理の必要がない。ただし，視野は子宮後面の一部，卵管の一部，卵管采，卵巣，子宮広間膜後葉ならびに骨盤側壁などに限られる。最も大きな利点は，卵管の疎通性のみでなく，卵管采の微細な形態や卵管周囲癒着，卵巣周囲癒着などの多様な情報が得られることである。これは卵管や卵巣に近接して観察することが可能であることと，生理食塩水中での観察が効果的と考えられ，卵管性不妊症や原因不明不妊症のスクリーニング検査として最適な検査法といえる。

1）機器

光源装置，スコープ（ビデオカメラシステム，ライトガイドケーブルを含む），テレビモニター，画像記憶装置以外に，経腟的内視鏡用に開発されたガイドニードル付きトロカールと細径硬性鏡（図2-59），灌流用の生理食塩水からなる。

2）手技

砕石位の体位で腟内を十分消毒し，まず，硬性鏡により子宮鏡検査を行う。続いて，子宮鏡を抜去し，子宮腟部後唇より約2cm下方の後腟円蓋部に局所麻酔を施行する。経腟的内視鏡用に開発されたガイドニードル付きトロカールをダグラス窩に押しつけ，弾性スプリング機構の付いたニードルでダグラス窩腹膜を穿破する。拡張器を抜去し，硬性鏡と

図2-57 バルーンカテーテル

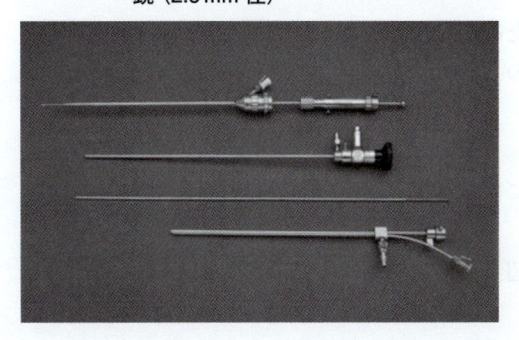

図2-58 極細径ファイバースコープ（卵管鏡）

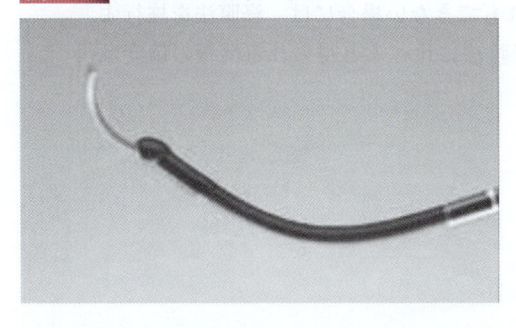

図2-59 経腟的内視鏡用に開発されたガイドニードル付きトロカールと細径硬性鏡（2.9mm径）

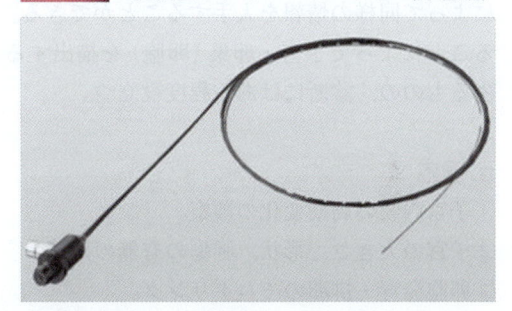

図2-60 通色素検査によりインジゴブルーに着色した卵管采

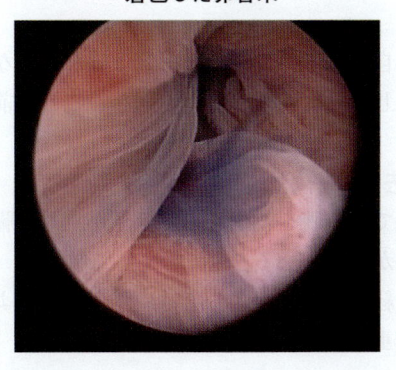

灌流用シースを挿入し，生理食塩水で灌流しながら，骨盤内を観察する．子宮内にカテーテルを留置しておけば，インジゴカルミン希釈液による通色素検査が可能である（図2-60）．

3）合併症とその予防

高度子宮内膜症によるダグラス窩閉塞例には，直腸損傷の危険があるので本検査の適応はない．それ以外に，腟の狭窄例や高度な子宮後屈，腹腔内出血，ダグラス窩腫瘍などは禁忌と考えられる．経腟超音波にてダグラス窩に echo free space として，貯留液を認めるときには検査は可能である．

E 画像診断

① 超音波断層法

超音波断層法 ultrasonography は，不妊検査で用いられる画像診断としては最も頻繁に行われる検査法である．婦人科診察時にルーチンに施行される経腟法によって子宮・卵巣に関するさまざまな情報を得ることができる．特に不妊症治療の分野では，排卵誘発時の子宮内膜・卵胞発育のモニタリングとしての診断意義はきわめて高く，その役割は重要である．現在では経腟法での血流測定なども行えるようになっており，用途により応用範囲は広い．

内分泌異常が疑われるような症例で経腟法での検査ができない，例えば性交経験を有さない症例では，本人の了解を得ることができれば経腟プローブを経直腸的に使用することによって同様の情報を入手することができる．それもできない場合には，経腹法を施行することによって子宮・卵巣（卵胞）を描出する．経腟法に比べると得られる情報の精度は劣るものの，診断にはある程度役立つ．

a. 適応
① 子宮内膜の周期変化の観察．
② 子宮の大きさ，形状，腫瘍の有無の確認．
③ 卵胞発育・排卵のモニタリング．
④ 卵巣の大きさ，形状，腫瘍の有無の確認．
⑤ 超音波断層法を用いた卵管疎通性（通水）検査．

b. 禁忌
超音波自体は人体に有害な影響はほとんどないため，絶対禁忌はない．性交経験のない患者に対しては経腟法が施行できないことは前述のとおりであり，この点には留意する．

c. 実施法
経腟法では膀胱を空虚にしたほうが，対象臓器にプローブ先端を近づけることができるため観察が容易になる．

一方，経腹法を施行する際は，腸管ガスによる超音波遮断を避けるため膀胱を充満させることが重要である．

d. 所見
1）子宮内膜の周期変化
　子宮内膜は月経時に基底膜層を残して剥脱した後，増殖期（卵胞期）にはエストロゲンの作用によって再度増殖・肥厚を再開する。この時期には子宮内膜は全体としてhypoechoicに描出され，基底層および緻密層の再外層のみがhyperechoicに縁取りされた"木の葉"状の超音波像を呈する。排卵が近づくにつれて次第に厚みを増し，排卵直前には1.0〜1.5cm程度にまで肥厚する（図2-61）。

　分泌期（黄体期）に入ると，子宮内膜は全体がhyperechoicとなり，均一な像に変化する。その厚さは排卵直前の厚みとほぼ同様，やや厚めであることが多い（図2-62）。

2）子宮内腔の異常所見
　不妊・生殖内分泌分野に関連した子宮内腔の異常所見の代表的なものとして，①粘膜下子宮筋腫，②子宮内膜ポリープ，③子宮奇形などが挙げられる。これらの異常は妊卵の着床障害となったり，不育症の原因となったりするため必ず検索する必要がある。正常な子宮内膜は矢状断面・横断面のいずれにおいても対称形を呈しているが，これらの異常が存在する場合には，この対称性が失われていることが多い。

①粘膜下子宮筋腫 submucosal myoma：粘膜下子宮筋腫核は均一な円形のhypoechoicなmassとして描出され，ときに石灰化を伴う。超音波は一般的に筋腫より遮断され，さらに深部には到達しないため，この部分は音響陰影（acoustic shadow）や多重反射を呈する。大きさはさまざまであり，子宮内腔への突出の程度に応じて子宮内膜の圧排・変形像が認められる（図2-63）。

②子宮内膜ポリープ endometrial polyp：子宮内膜ポリープは長径1.0cm程度の紡錘形のhyperechoic lesionとして子宮内膜像の中に認められる。子宮内腔の全体の形状は保たれていることが多い（図2-64）。子宮腔内に生理食塩水を注入して観察すると描出が容易である。

③子宮奇形：子宮内腔が2つに分かれているようなタイプの子宮奇形が存在すると，本来1つであるはずの内膜像もその異常に応じた所見を示す。中隔子宮・双角子宮が代表的

図2-61　増殖期（卵胞期）子宮内膜の経腟超音波断層検査所見

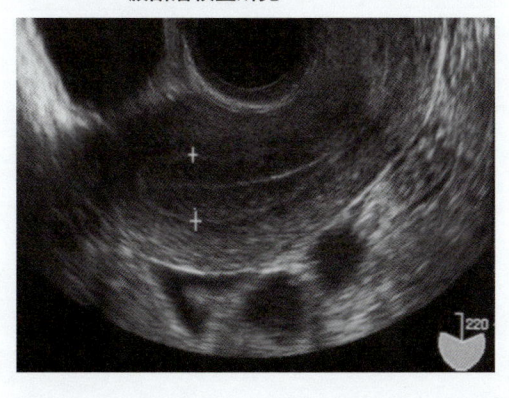

図2-62　分泌期（黄体期）子宮内膜の経腟超音波断層検査所見

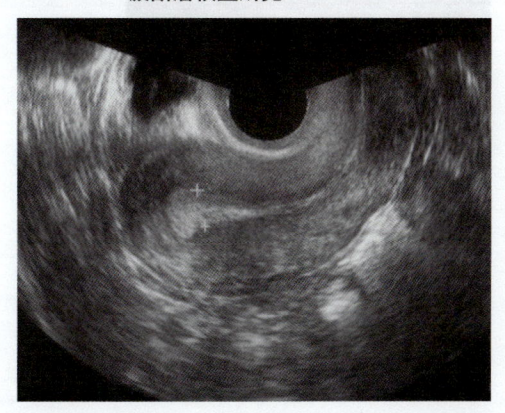

Ⅱ. 不妊・生殖内分泌

図2-63 粘膜下子宮筋腫の経腟超音波断層検査所見（a）とヒステロファイバースコピー所見（b）

a

b

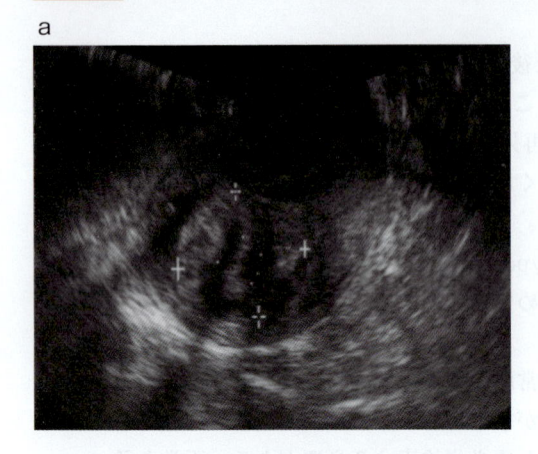

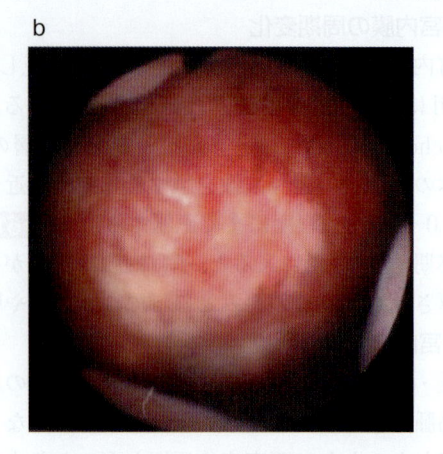

図2-64 子宮内膜ポリープの経腟超音波断層検査所見とヒステロファイバースコピー所見

a 無処置での超音波検査所見

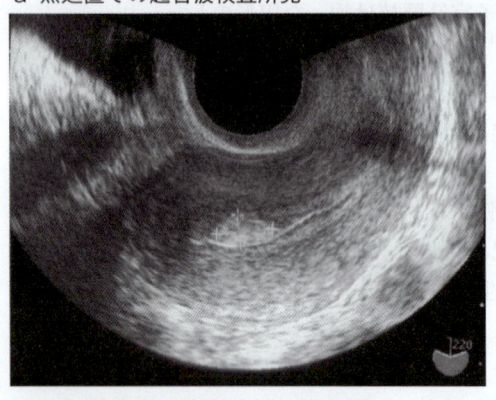

b 子宮内への生食注水後検査所見

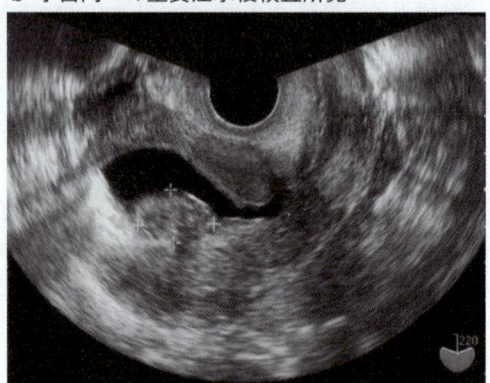

c HFS検査によるポリープ所見

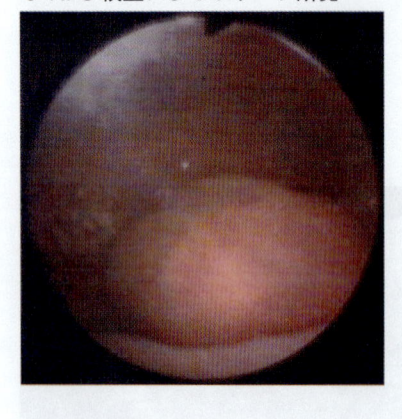

であり，特に横断面での所見が特徴的で内膜は二分されて描出される（図2-65）。

3) 子宮の形状・大きさの異常，腫瘍の有無
子宮筋腫（漿膜下・筋層内）や子宮腺筋症が存在すると，子宮そのものの大きさが腫大して描出される。詳細はそれぞれの項を参照されたい。

▶p.513

4) 卵胞発育・排卵のモニタリング

▶p.516

不妊症治療では，排卵の時期の推定を行い，この時期に合わせて性交を促すタイミング指導が基本となる。この排卵時期の推定には，卵胞の発育を経腟超音波断層検査によりモニタリングすることが最も有効な手段である。

①発育卵胞の観察：卵胞は内腔が音響インピーダンスの均一な卵胞液で満たされているため，周囲との境界が明瞭な球形のhypoechoic areaとして描出される。月経終了時の卵巣には数個の径2～3mm程度の小卵胞が観察されるのみである（図2-66a）が，その後10日足らずの間に主席卵胞は1日1～2mmの割合で径が増大し，排卵直前には20～22mm程度にまで発育する（図2-66b, 67）。

②排卵後の卵胞の変化：発育した主席卵胞が排卵すると卵胞液も排出されるため，超音波画像上は発育卵胞の消失・縮小が観察される。また，卵胞液の貯留のため子宮後方のダグラス窩に液体貯留像も観察され，これらによって排卵があったことが確定される。

超音波断層検査による連続的観察から，排卵の過程は瞬時に起こるのではなく，ゆっくりと縮小し約3分かけて消失することが知られている。また，尿中LHを4時間ごとに半定量した場合，卵胞の消失はLHサージ開始後約30時間，LHピーク後約17時間で起こることも観察されている。

排卵に引き続いて2cm程度の黄体が形成されるが，この過程において，ときにさらに増大して出血性黄体嚢胞 hemorrhagic corpus lutein cyst となることがある（図2-68）。この出血性黄体嚢胞は直径5～6cm以上にまで達することもあり，卵巣腫瘍との鑑別を必要とする場合もある。

5) 卵巣の形状・大きさの異常，腫瘍の有無
特徴的な内分泌動態を示し，不妊症の原因になることが知られている多嚢胞性卵巣症候

図2-65 中隔子宮の子宮内膜所見

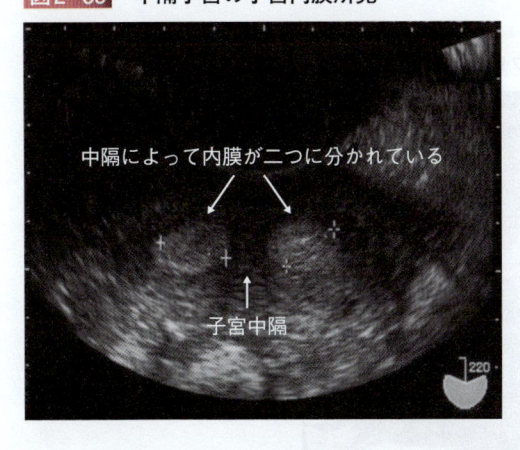

中隔によって内膜が二つに分かれている
子宮中隔

図2-66 月経周期による卵巣の経腟超音波断層検査所見の違い
a 月経期卵巣　　b 排卵前期卵巣

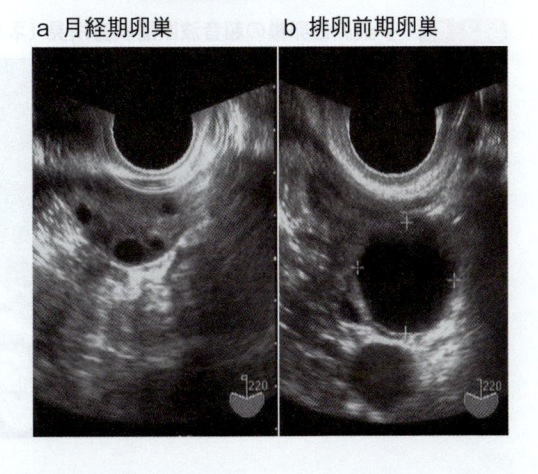

群では，経腟超音波所見がその診断基準の1つに挙げられている．小卵胞がほぼ正常な大きさの卵巣の最外層に数珠状に並んでいる所見が特徴であり，ネックレスサインともよばれる（図2-69）．

それ以外にもさまざまな卵巣腫瘍が合併して，これが不妊・内分泌異常の原因になっていることもある．生殖年齢に多く認められるものとして，皮様囊腫，漿液性囊胞腺腫，子宮内膜症性囊胞（チョコレート囊腫）などが挙げられる．詳細はそれぞれの項を参照されたい．▶p.539

6）超音波断層法を用いた卵管通水検査 hysterosalpingo-contrast sonography；HyCoSy

卵管疎通性検査には従来から行われているものとして，描写式卵管通気法（ルビンテスト）kymographic uterotubal insufflation, Rubin's test と子宮卵管造影法 hysterosalpingography がある．しかし，前者は左右卵管別の疎通性診断には不適であり，また後者はX線被曝の問題やヨードアレルギーの患者には施行できないといった問題点がある．超音波断層法

図2-67 正常月経周期における卵胞発育 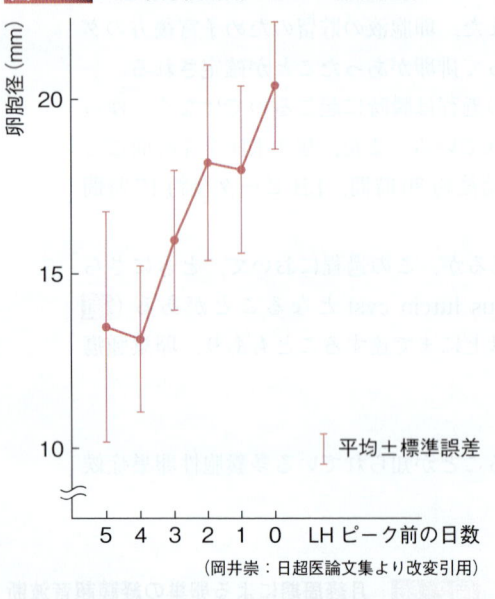
（岡井崇：日超医論文集より改変引用）

図2-68 出血性黄体囊胞

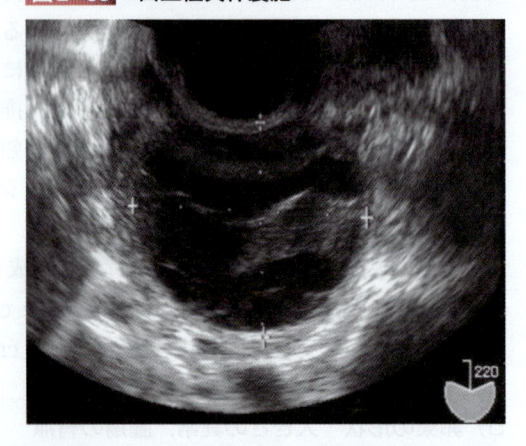

図2-69 多嚢胞性卵巣の超音波断層検査所見（ネックレスサイン）

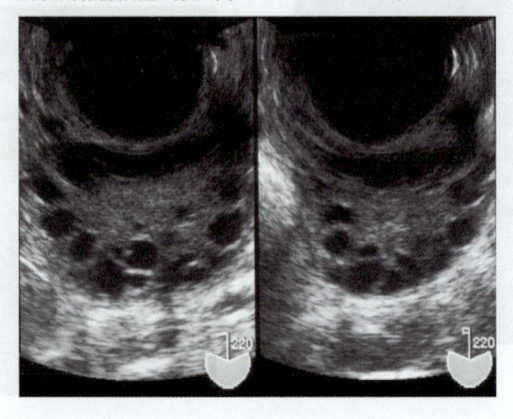

を用いた卵管通水検査ではこれらの問題点が解決される。

検査は子宮内に卵管通水用カテーテルを留置した状態で経腟超音波プローブを腟内に挿入し，通水用溶媒を注入して卵管内への流入状態を画像上に描出する。マイクロバブルを含む超音波造影剤を用いると卵管の描出が容易であるが日本では保険適用がない。また，経腟でのカラードプラ法を用いる方法も簡便である。しかしながら，画像上の明確な記録が残しづらい，技術にも熟練を要するなどの問題点もある。

② 子宮卵管造影

子宮卵管造影法 hysterosalpingography；HSG は子宮の形状，卵管の疎通性・走行および骨盤内癒着の有無などの異常を診断するために行われる検査である。造影剤を子宮口より逆行性に子宮腔内に注入して撮影を行う。

以前は卵管疎通性検査として，描写式卵管通気法（ルビンテスト）に異常がみられた場合や不妊治療をある程度施行しても妊娠に至らない患者に行うことが多かったが，最近では卵管の一次スクリーニング検査として施行されるようになっている。

a. 適応
①子宮疾患：子宮奇形，子宮筋腫（粘膜下），子宮内膜ポリープ，Asherman 症候群など。
②卵管疾患：卵管疎通性検査，卵管留水症，卵管癒着。
③卵巣疾患：卵巣腫瘍。
④骨盤腔疾患：骨盤内腫瘍，骨盤内癒着。

b. 禁忌
①腟炎・子宮内膜炎がある場合。
②妊娠の可能性がある場合。黄体期（分泌期）には避けるべきである。
③子宮・卵管の悪性腫瘍症例。
④性器出血が多量な時期（月経中など）。
⑤ヨードアレルギーの患者。

c. 実施法
1）実施時期
　原則として，月経終了時から排卵数日前までの卵胞期に施行する。
2）前処置
　必須ではないが，検査による子宮内感染，骨盤内感染を予防する目的で2〜3日前より抗菌薬を投与することが多い。
　検査前の食事は軽めのほうが望ましい。
3）造影剤注入器の装着
　造影剤を子宮内に注入するために使用される器具は2種類ある。1つはバルーン型の卵管通気通水用カテーテルであり，もう1つがねじ込み式の頸管カニューレ（図2-70）である。バルーン型カテーテルは腟鏡を装着せずに検査を施行できるため，撮影中でも体位変換が容易という利点があり，最近ではこれを使用している施設が多い。しかしながら，

子宮頸管像の所見が得られないこと，中隔子宮など子宮内腔異常を伴う症例では正確に所見が得られないという欠点もあり，このようなときには頸管カニューレを使用する。

4）造影剤

造影剤には油性と水溶性の2種類がある。それぞれ若干の特性の違いがある（表2-12）ため，その特徴を理解して選択することが望ましい。

一般には油性造影剤のほうが造影能はsharpであり卵管の描出には適している。また吸収が遅いため骨盤腹膜の観察に適しているものの，薬液が数ヵ月〜1年の単位で骨盤内に残存するという不利もある。さらに後述するようなoil embolismの危険もあり注意を要する。

一方，水溶性造影剤は拡散や吸収が速い。そのため油性造影剤に比べ造影能がやや劣るが1日で診断できる利点がある。原則的に梗塞を生じる心配がない。

使用する造影剤の量は正常大の子宮であれば7〜10mL程度で十分である。子宮腔内が拡張している症例では適宜増量して撮像する。

5）撮影方法

造影剤注入後，一定時間に撮影する方法もあるが，透視下に造影剤を注入しながら撮影を行ったほうが，よりよい情報を得ることができる。透視装置のない場合には造影剤の分割注入（2〜3mL）によって撮影する。

造影剤注入前にコントロールとして骨盤部の単純撮影を施行する。これは骨盤内の石灰化像などの異常所見の有無を確認する目的である。注入された造影剤は，まず子宮腔内に充満する。この時点で陰影欠損がないかどうかに留意する。造影剤は続いて卵管内に流入し，疎通性が保たれている場合はさらに卵管采から腹腔内に排出される。撮影のタイミングとしては卵管采からの造影剤が出てきた時点が適している。

子宮は多くの場合，前後いずれかの方向に屈曲している。そのため子宮内腔の形状を描出するに当たっては子宮を牽引するなどの操作を加えて，子宮の冠状断面がX線の照射方向に対して直角に位置するように工夫する。また，両側の子宮卵管角が確実に描出されるように撮影する。ときに卵管角付近の気泡が造影剤の卵管への流出を阻害することもあ

図2-70 子宮卵管造影用頸管カニューレ

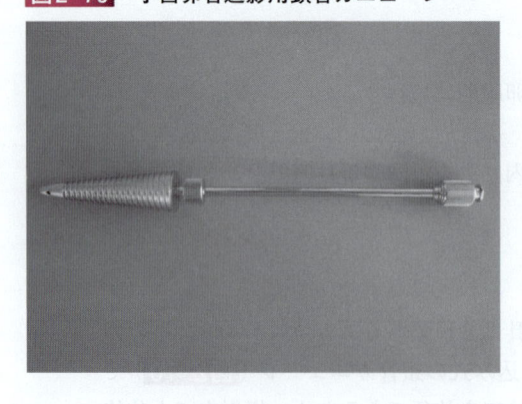

表2-12 水溶性造影剤と油性造影剤の特徴

	水溶性造影剤	油性造影剤
粘稠性	低い	高い
拡散能	速い	遅い
検査所要日数	1日	2日
組織親和性	良好	不良
吸収速度	30〜40分	数ヵ月〜1年
腹腔内への残存	残さない	長期間残る
腹腔内癒着	なし	起こりうる
異物肉芽腫（Oil granuloma）	なし	起こりうる
Oil embolismの発生	なし	起こりうる
造影能力	やや不良	良好

るからである。このようなときは体位変換により気泡を移動させて撮影を行う。

　卵管が描出され始めたら，その走行に注意する。子宮の後面の方向に向かう場合には体位を斜位にするなどして卵管全長にわたって撮影できるようにする。

　卵管の疎通性についての診断がつけばいったん透視は終了して，子宮内に装着されている注入器を外す。そのうえで，水溶性造影剤では10～15分後，油性造影剤では24時間後に造影剤の骨盤内への広がり（拡散像）をみる目的で後撮影を行う。

d. 副作用とその対策

1）疼痛

　造影剤注入による子宮内腔の拡大・子宮腟部の挟鉗（頸管カニューレ使用時）・造影剤の腹膜刺激などにより生じる。子宮腔内の拡張による疼痛はバルーン型通気通水用カテーテル挿入時のバルーンによるものや，卵管閉塞症例における造影剤による内腔拡張が主な原因である。腹膜刺激は造影剤の浸透圧比に基づき生じるが，現在HSGに使用されているものはいずれも浸透圧比は1に近く等張性のため刺激性は低い。

2）炎症

　造影剤自体による化学的炎症と，子宮内操作や造影剤注入処置に伴う上行感染が原因として挙げられる。前者は一過性であり鎮痛剤の投与で対処できる。後者に対しては，検査前の腟内消毒・無菌的操作，検査前後の抗菌薬投与によって予防することに十分努めなければならない。このほか吸収が遅い油性造影剤を使用した場合には，異物反応として肉芽腫 oil granuloma や腹膜多発嚢胞 multiple cyst formation を生じることがある。

3）ヨードアレルギー

　最近の造影剤では頻度は以前より減少しているが，いったん生じると程度によっては生命にかかわることもあるため細心の注意を必要とする。過去におけるアレルギー素因の問診は必ず行う。HSGに使用される造影剤は，水性のものは非イオン性であり副作用の発現率は3％程度，油性のものでは1％未満と発現率は低い。しかしながら，特に心疾患や喘息を合併している患者は重篤な合併症が生じる頻度が高いので検査の施行について慎重であるべきである。

　副作用の7割は検査中に生じるため，検査中は必ず医師が，検査終了も1時間程度は看護スタッフが患者の状態に異常がないかの観察をすることが必要である。また，検査後24時間以上経過して発症する遅発性の副作用も生じうるので注意を要する。X線検査室には呼吸困難・ショック症状に対して直ちに対応できるように救急物品が常時準備されていなければならない。

4）造影剤による塞栓症 oil embolism

　HSGでは，ときに造影剤が子宮内膜から吸収されることにより卵巣静脈・子宮静脈に侵入することがある（図2-71）。このとき使用した造影剤が油性造影剤であった場合に本合併症が生じうる。頻度はきわめて低いとされるが症状は重篤であり注意を要する。油性造影剤使用時には強圧による注入は避け，また，性器出血時や直前に子宮腔内操作を行ったときには検査を控えることが望ましい。

5）リスクマネジメント

　子宮卵管造影はヨード剤を使用するため，ほかの造影検査同様に検査前に文書による検査同意書を得る必要がある。医療機関には検査に関する説明義務，問診義務もあり，それ

それについて文書で周知しなければならない。

e. 読影の要点と実際の所見
1）読影の要点
①子宮内腔像：内腔の形状・大きさ・偏位・陰影欠損の有無
②子宮頸管像：頸管の長さ・太さ
③卵管像：走行・疎通性の有無・閉塞部位・膨大部の拡張像の有無・拡散像での膨大部内の造影剤残存像
④骨盤腔像：poolingの有無・石灰化・腫瘤の輪郭・油滴（腹水）
などを判読し読影する。

2）子宮内腔像
　正常子宮内腔像は，両側卵管口と内子宮口の3点を頂点とする逆三角形に似た形を呈する（図2-72）。子宮奇形や子宮内腫瘤，子宮内癒着などがある場合には，それぞれ特徴的な所見を示す。図2-73〜77に代表的な子宮内腔異常をきたすX線写真を示した。

3）子宮頸管像
　頸管像はバルーンカテーテルでの撮像では描出できないため，頸管カニューレを使用して撮影する。通常は頸管の長さは約3cm程度である。
　最近ではみられないが，50年ほど前に欧米で多くみられた薬剤性の先天奇形の1つにdiethylstilbestrol；DESによる奇形がある。この場合には子宮内腔は狭小化し，頸管がきわめて長い像を呈する（図2-78）。

4）卵管像
　正常卵管では細く緩やかな弧状の走行の峡部がまず描出され，続いて蛇行した径の太い膨大部に移行して采部から腹腔内に流出する（図2-72）。閉塞例では，閉塞部位により先の卵管が描出されない（図2-79a, b）。卵管留水症では明らかな膨大部の拡張像とし

図2-71　造影剤の脈管侵入像
両側の卵巣静脈が描出されている

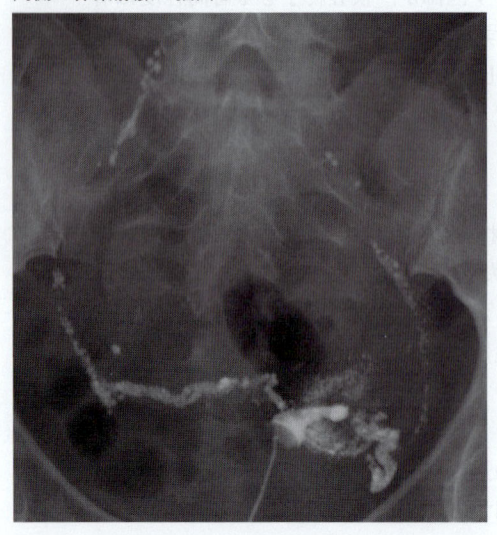

図2-72　正常子宮卵管造影像

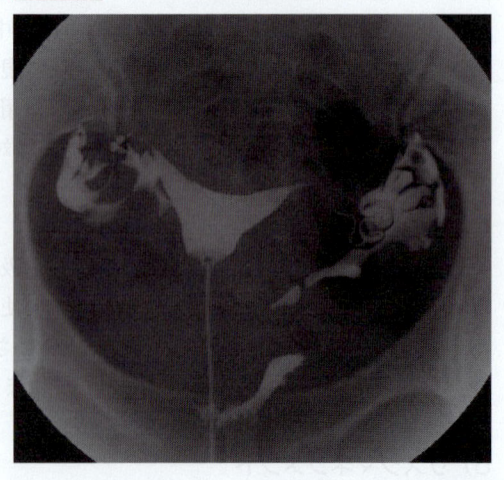

1. 生殖器系の検査法

て描出される（図2-79c）。
5）骨盤腔像

拡散像によって診断する。正常な場合，骨盤腔内に一様に造影剤が拡散している（図2-80）が，骨盤内癒着などが存在する場合には特定の一部分への集積像 pooling が観察される。また，漿膜下子宮筋腫の場合にも特徴的な像を呈する（図2-77a）。

③ 選択的卵管造影法 selective salpingography

子宮卵管造影で卵管閉塞と診断された卵管のうち false negative である率は報告によって異なるが，おおむね 15～20% 前後といわれている。この原因として左右の卵管抵抗が同一でない場合も多く，抵抗の少ない側のみが描出されることがあること，卵管角付近の

図2-73 完全中隔子宮の子宮卵管造影所見

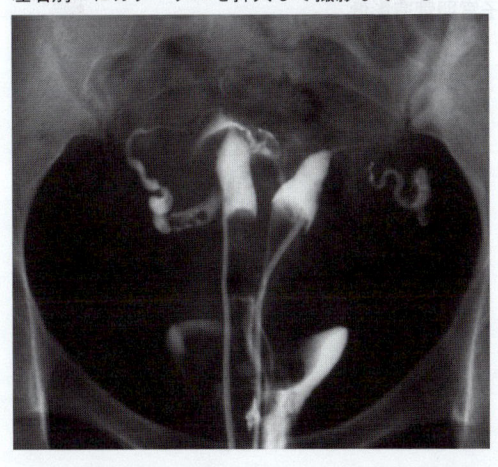

図2-74 不全中隔子宮の子宮卵管造影所見

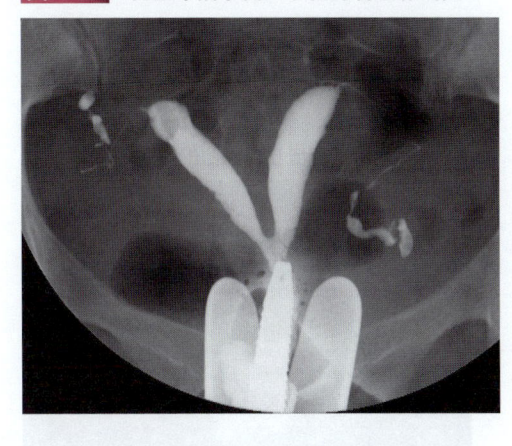

図2-75 重複子宮の子宮卵管造影所見
左右別々にカテーテルを挿入して撮影している

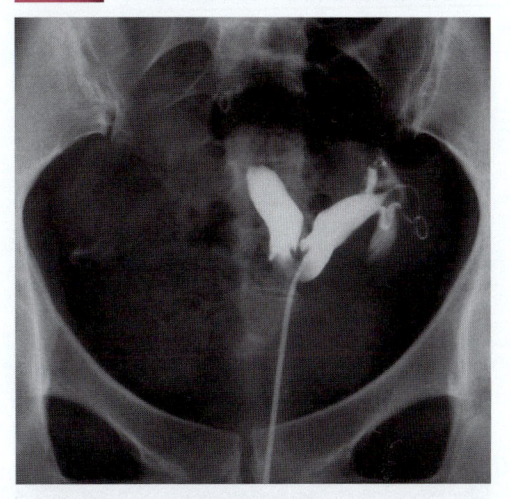

図2-76 Asherman 症候群（子宮内腔癒着症）の子宮卵管造影像

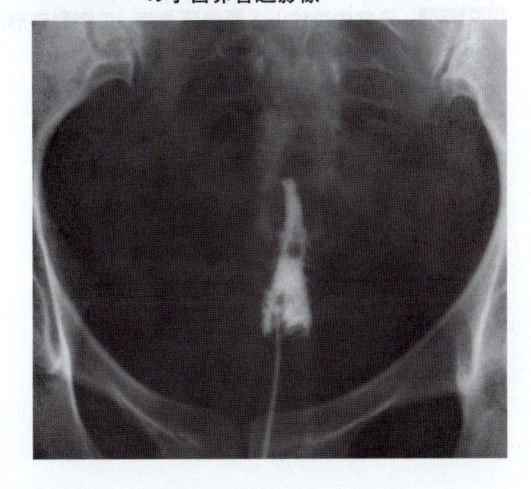

気泡によって造影剤の流出を阻害されることなどが挙げられる。

このような症例では，不妊症例に対して積極的に腹腔鏡検査を行っていた十数年前までは通色素検査によって直視下に最終診断を下していた。しかしながら，観察だけが目的の腹腔鏡は近年施行数が減少しており，それ以外の方法として卵管を選択的に造影することによる疎通性検査を施行できる。ただし，時間を費やし技術的にも熟練を要すること，患者の負担が大きいことなどから実施施設は少ない。また，卵管鏡で卵管閉塞治療を行う場合にも術中に疎通性回復の確認目的で本法が施行される。

実際には子宮鏡下に卵管口からカテーテルを挿入して造影剤を注入し，一側ごとの卵管の疎通性を検査する。

a. 適応
①子宮卵管造影で卵管閉塞と診断された卵管の疎通性検査
②卵管鏡下卵管形成術後の疎通性の確認検査

図2-77 子宮筋腫合併時の子宮卵管造影像
a 漿膜下筋腫
腹腔内の造影剤が筋腫の外周に沿って貯留する。

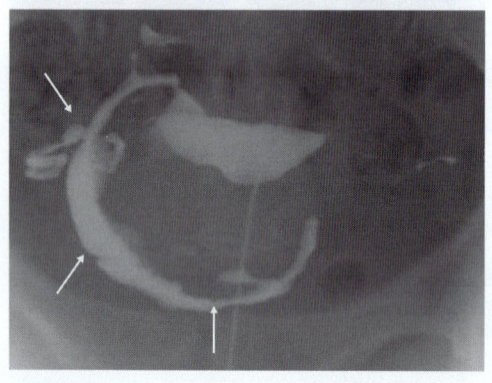

b 粘膜下筋腫
子宮腔内の陰影欠損として抽出される。

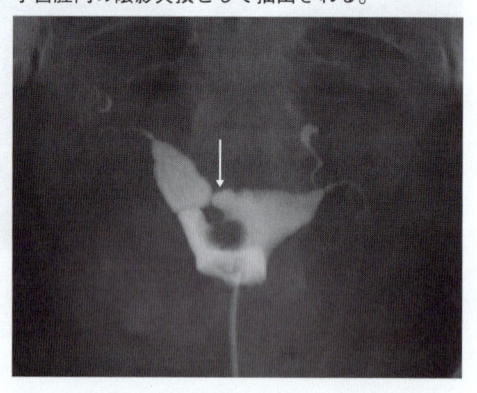

図2-78 子宮内腔狭小・頸管延長症（T字型奇形）の子宮卵管造影像

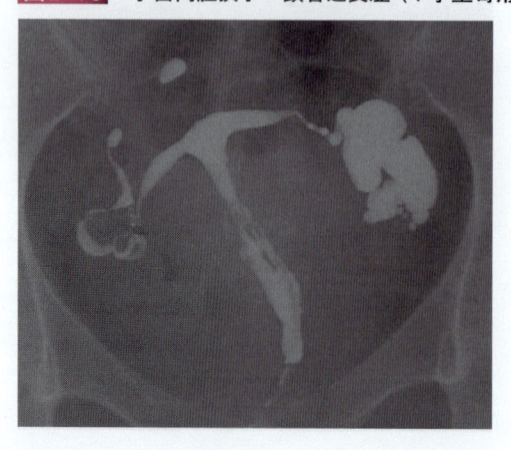

1. 生殖器系の検査法

b. 実施法
1）実施時期および前処置
　実施時期の前処置は HSG 同様子宮内膜の増生が少ない月経終了時から排卵数日前までの卵胞期が望ましい。卵管鏡手術前に GnRH アゴニストを使用して内膜増生をコントロールした場合はこの限りではない。
　卵管鏡手術に付随して行われる場合には，麻酔下（全身麻酔・脊髄くも膜下麻酔）での

図2-79　子宮卵管造影における異常卵管像
a　間質部閉塞

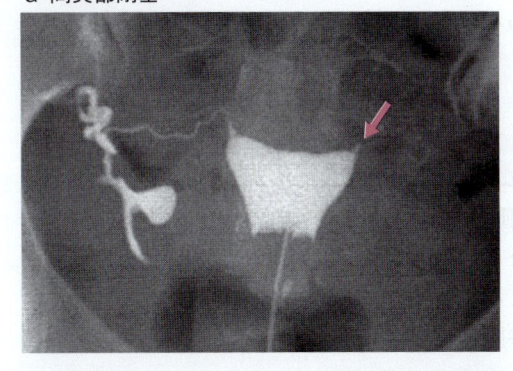

b　峡部閉塞

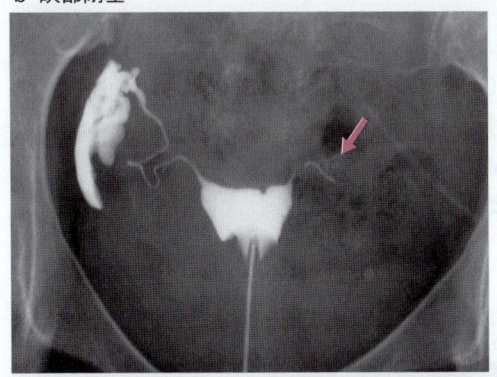

c　卵管留水症（采部閉塞・狭窄）

図2-80　正常拡散像

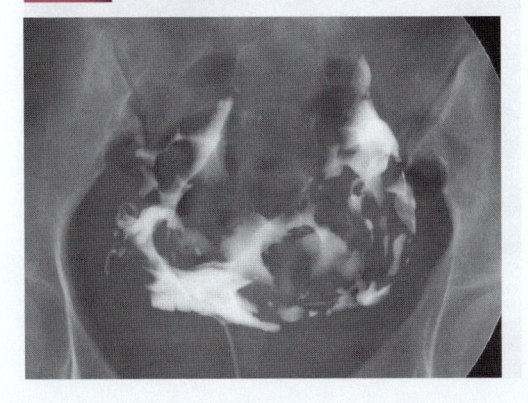

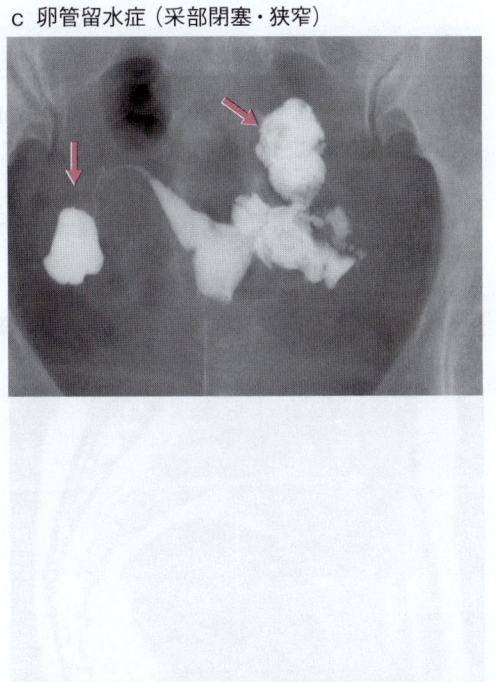

Ⅱ. 不妊・生殖内分泌

処置となる。このため，前日からの禁飲食など通常の麻酔準備としての前処置が必要である。
2) 撮影法
　X線室で行う場合には，まずバルーン型の子宮牽引用カテーテルを子宮内に装着する。続いてこれを通して卵管口に向けてJ-ガイドワイヤーを透視下に進め卵管口内に挿入して，注入用カテーテルを挿入する。この状態で造影剤を注入して左右の卵管ごとに疎通性・走行を撮影する。
　卵管鏡手術時には術中透視の器械を用いて同様の検査を行う。この場合には卵管鏡より直視下にカテーテルを挿入できる。
3) 副作用とその対策
　造影剤を使用するため，子宮卵管造影と同様である。それ以外にガイドワイヤー使用時には，これによる卵管穿孔の危険がある。

④ 核磁気共鳴画像法

　生殖内分泌の分野では子宮因子における子宮筋腫（図2-81）・子宮内膜ポリープや子宮奇形，卵巣因子としての卵巣腫瘍，子宮内膜症などの症例で原疾患の検索目的に核磁気共鳴画像法 magnetic resonance imaging；MRIによるMRI検査が実施されることがある。
　各疾患の画像診断については，それぞれの項を参照されたい。　▶p.202

⑤ コンピュータ断層撮影

　コンピュータ断層撮影 computed tomography；CTが不妊症検査のスクリーニング目的に使用されることは少ない。MRIと同じく合併する婦人科疾患の検索目的に実施される程度である。しかしながら，得られる情報量はMRIのそれとよくて同等あるいはそれ以下であるため，必要であればMRIを施行することが多い。

図2-81　粘膜下子宮筋腫のMRI所見（T1強調像）
a　矢状断　　　　　　　　　　　　　b　水平断

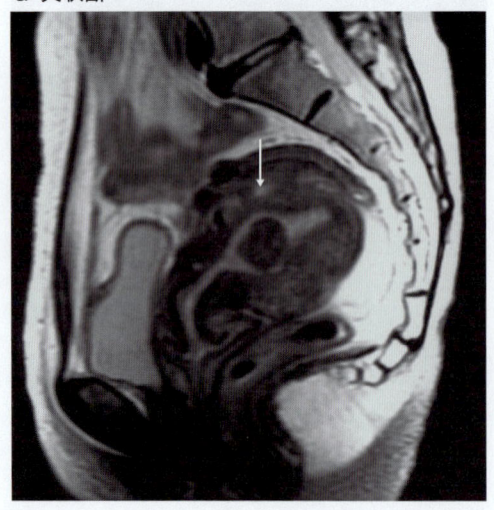

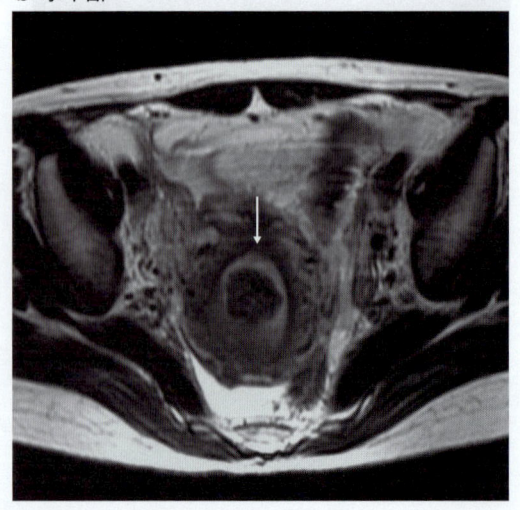

2. 生殖器系の異常（疾患各論）

A 性分化異常

1 性染色体の異常

a. 性と性染色体

　男女両性の分化は性染色体により規定され，胎児における性腺の誘導分化により決定されるということができる。性分化あるいは性腺分化の仕組みについては，分子生物学の応用により，sex determining region Y；SRY が 1990 年に同定されて以降，より深い理解が得られつつある（「性分化の仕組み」の項を参照）。また分化した性腺の胎児期の活動も内性器，外性器の誘導だけでなく後の性機能調節にも重要な役割を果たすことが知られている。特に精巣の分泌するアンドロゲンおよび Müller 管抑制因子 Müllerian inhibiting substance；MIS の働きが注目される。ここでは，性分化異常の理解に必須の性染色体について基礎的知識を示す。

　性の決定と分化はいくつかの段階を踏んで進む。周知のように，個体の性は，まず卵と精子が合一する受精のときに性染色体の組み合わせにより決定される（図2-82）。このときに決定される性は染色体的性 chromosomal sex とよばれるが，その後の性的分化を決定する最も基本的なものである。その後は図2-83 に示したように分化するが，各段階の性が男女いずれともつかない両性的な形をとるか，あるいは各段階の性の間に不一致

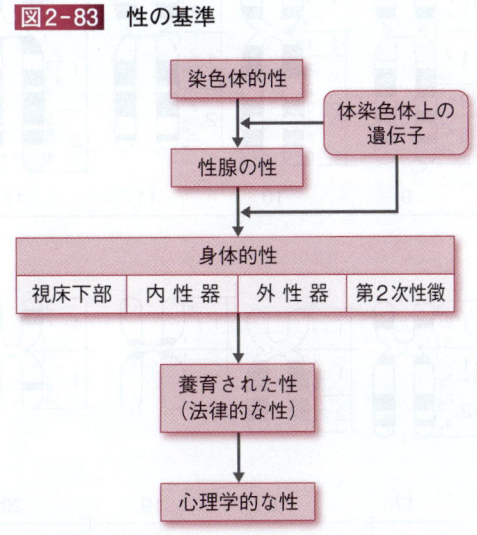

図2-82　染色体的性の決定

図2-83　性の基準

II. 不妊・生殖内分泌

がある場合を disorders of sex differentiation；DSD とよぶ。半陰陽 hermaphrodite も同様の意味に用いられることもあるが，普通は性腺の性と性器の性との間に不一致がある状態のみを指す場合が多い。

> **染色体的性 chromosomal sex**
> 　1個の細胞の分裂中期の染色体を一定の順序に従って配列したものを核型 karyotype とよぶが，ときにはさらに広くその種全体の染色体構成の意味にも使われることがある。
> 　正常な男性は 図2-84 に示した染色体のうち 22 対の常染色体と X，Y という 2 個の性染

図2-84　ヒト染色体模式図（外村）
Q，G および R-染色法によって観察されるバンドの模式図。動原体は Q-染色法による場合だけを表している。
白い部分：Q および G-染色法では染色されないかあるいは淡く染色されるバンドで，R-染色法では濃染する。
黒い部分：Q および G-染色法では濃染し，R-染色法では染色されないバンドを表す。
斜線の部分：染色性に異変のあるバンドを表す。

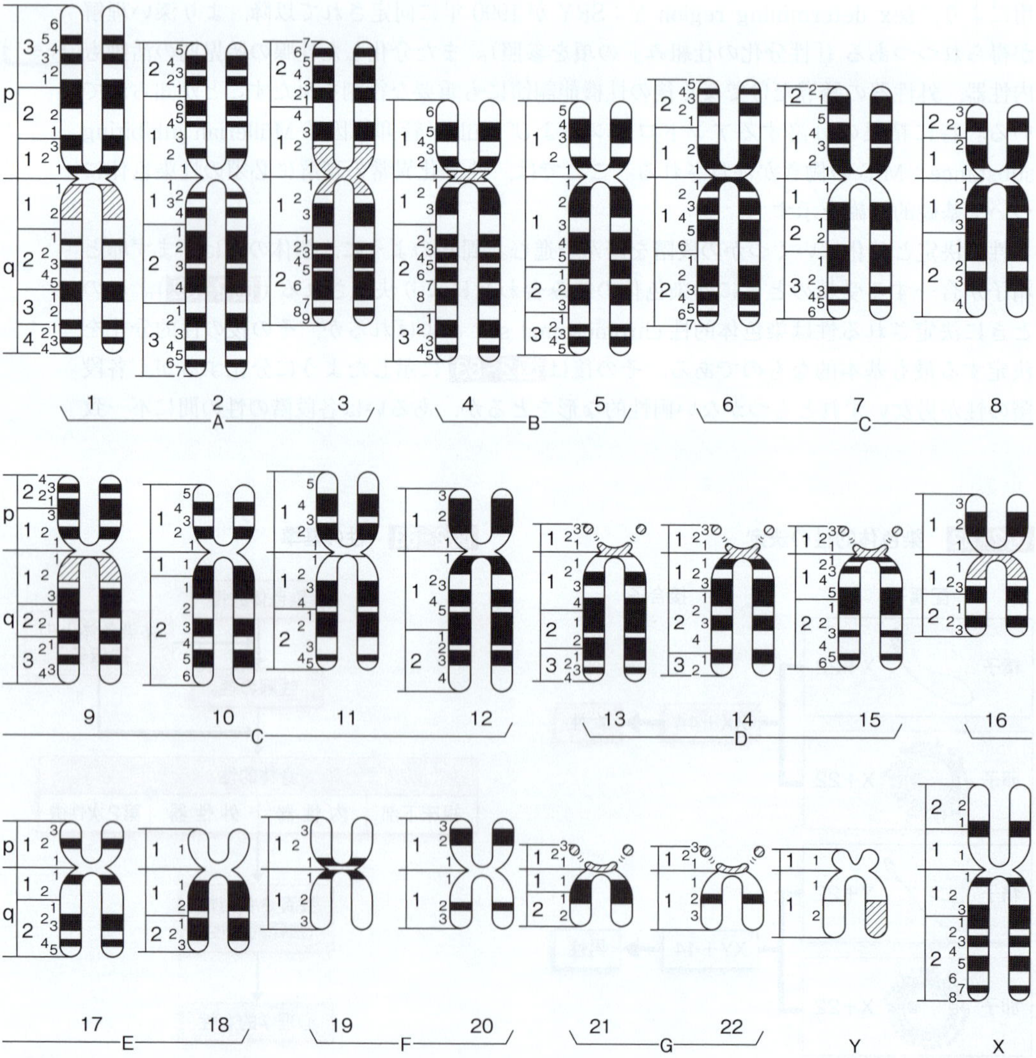

216

色体をもち，正常の女性は22対の常染色体とXXという2個の性染色体を有する．大きさの順に並べるとX染色体はC群（6～12）の常染色体のNo.7とNo.8の間の大きさで，着糸点は染色体のほぼ中央に位置している．Y染色体はG群（21,22）の染色体に似ている．性染色体に関する異常は 表2-13 に要約した．

1）染色体異常発生のメカニズム

染色体異常は，配偶子gamete（精子と卵子をいう）か接合子zygote（受精卵をいう）の複製の異常で起こる．

①異数性 aneuploidy：配偶子のもつ基本染色体数（ヒトでは23）の整数倍を正倍数性 enploidy といい，正常の個体は染色体数nの卵子と精子とが接合することによって2nの染色体数をもつ（2倍体 diploid）．正常の半数性（n）よりも染色体数の多い，または少ない配偶子が接合した場合には，染色体数は2nより多いものや少ないものを生じ，これを異数性とよぶ．この発生のメカニズムとして，不分離 non-disjunction および後期遅滞 anaphase lag がある．不分離は配偶子でも接合子でも起こりうるが，1対の姉妹染色分体 sister chromatids か，あるいは1対の相同染色体が分裂終期に分離して新しい細胞（娘細胞）は1個の過剰染色体をもつようになるのに，もう1つの娘細胞は染色体が1個不足となる．anaphase lag とは娘細胞から1個の染色体が消失する現象で，分裂後期において片方の染色体が紡錘体との結合を失うことによる．

②モザイク mosaicism：モザイクとは，1つの接合子から由来した2種またはそれ以上の数の異なった染色体構成をもつ細胞系列 cell lines を有する個体をいう．これは受精後の体細胞分裂における不分離，および anaphase lag により起こるものである．モザイクは初期の染色体分析から想像されたよりはるかに頻繁に発見され，染色体型と表現型との間に合理的な説明が困難な場合には，常にその存在が疑われる．モザイクは種々の種類の組織の間に存在するのみならず，同一の組織の異なった部分の間にも存在するので，完全に証明または否定することは難しい．

③キメラ chimerism：これはモザイクと同様に，染色体構成の違う2種類以上の細胞系列を含む個体であるが，各細胞系列の起源が遺伝的に異なる．古典的に有名なのはウシのフリーマーチンで，これは2卵性の異性双胎仔胎盤に血管吻合がある場合，血液が混

表2-13　性染色体ならびにその異常に関する命名法

記　号	記号の意味	記　号	記号の意味
46, XX	正常女性の核型	Xp−	Xの短腕の欠損
46, XY	正常男性の核型	Xq−	Xの長腕の欠損
47, XXY	1個の余剰性染色体を含む47個の染色体をもつ個体の核型	i (Xp)	Xの短腕に関するイソ染色体
		i (Xq)	Xの長腕に関するイソ染色体
		r (X)	環状染色体
45, X	1個の性染色体欠損	r (X) (p22q26)	Xのp22とq26の切断点をもつ環状染色体
45, X/46, XY	45, Xおよび46, XYの細胞列からなるモザイクまたはキメラ	t	転座
		46 X, t (Xq−; 9p+)	Xの長腕のNo.9の染色体の短腕への転座
p	短腕		
q	長腕	dic (Y)	着糸点が2つあるY染色体

合し，また内分泌的な影響を受けて半陰陽が発生するものである．ヒトでは，2精子の同時的卵細胞内侵入 dispermy，2個の別々な接合子の着床前における癒合，あるいは別々の精子が卵と極体とに受精したときなどに XX/XY のキメラが生じる可能性がある．

④染色体の構造的異常：これは染色体の切断 breakage または欠失 deletion などにより起こる．欠失（切断した切片が失われた場合）には，末端部欠失との中間部の欠失があり，後者では欠失部分以外の残った染色体が再結合することがある．いずれの場合にも，残った染色体は正常染色体より短くなる．一般的にみられる構造的異常の名称と表現法は 表2-13 に示したとおりである．

⑤染色体異常と遺伝子異常：前者は異常や欠失の範囲が大きく，染色体検査や FISH 法などにより視覚的に検出しうるが，後者は DNA 解析技術によってのみ認めうるという違いである．もっとも，染色体異常があれば多数の遺伝子の欠損などが起きる可能性が大きい．しかしたとえ単一の遺伝子異常であっても，それが重要な酵素などに対応していれば重大な臨床症状を発現する．

性分化の障害をきたす疾患は，必ずしも性染色体異常を伴うわけではなく，さまざまな遺伝子異常が原因となりうる．この異常が，染色体異常と表現型の異常との間の矛盾（例えば，46,XX の個体における男性型表現型）の説明に役立つので，性分化異常の分類においては，染色体異常のみでなく遺伝子の異常をも考慮に入れなければならない（図2-83）．

2）X染色体の生物学的作用

Y染色体はすべての染色体のうちで最も小さいのに対し，X染色体は8番目に大きく，全染色体の5％のDNAを含んでいることからみても，遺伝学的な役割が大きいことが推測できる．性腺原基が卵巣へ分化するために，完全な2つのX染色体が必要であることは，XO の個体の性腺が索状性腺 streak gonad の状態に留まることからも明らかである．種々の患者の観察から，卵巣の分化にはX染色体上の長腕の多数の部位が関与していることが推測されている．

図2-85　腟スミアのXクロマチン
Papanicolaou 染色, ×2,000

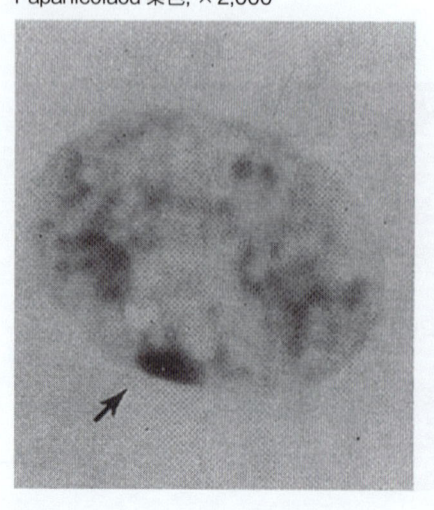

図2-86　ドラムスティック
ギムザ染色, ×1,500

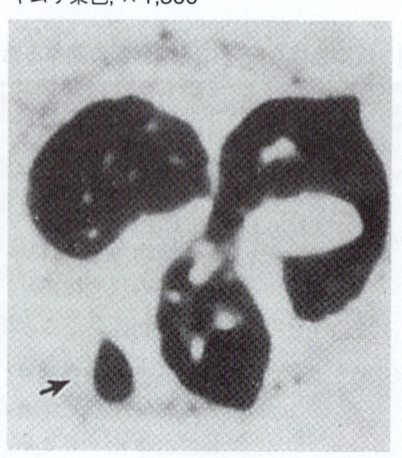

①Xクロマチン（XまたはBarr body）（図2-85）：1949年にBarrとBertramが，雌ネコの休止期にある神経細胞には，核膜に接して濃染するクロマチンが存在するが，雄ネコのそれには存在しないこと，すなわち休止期の細胞核にも性差があることを発見した。その後，これはヒトの組織標本および頬粘膜や腟粘膜の塗抹標本にも存在することがわかり，性染色質 sex chromatin とよばれたが，この発見がその後の細胞遺伝学の発達に大きな刺激を与えた。

②形態ならびに頻度：細胞核の核膜内面に接して存在し，多くはピラミッド型であるが，球型のもの，2つに分かれたものなどもみられ，大きさは約1μmで塩基性色素やDNA染色に濃染する。塗抹標本では組織切片より出現率が低いが，標本がよければ女性では細胞の1/4以上に認められるのが普通である。多核白血球にも性差がある（図2-86）。これは核付属物，特にドラムスティックとよばれるもので，いろいろな形のものがあるが，女性における出現率は10～30％（ドラムスティックだけなら2～3％）である。

③数と大きさ：Xクロマチンの数は（X染色体数-1）である。例えば，XXX女性やXXXY男性では3-1=2個のXクロマチンが認められる。X染色体の1つに欠失（例えば，XXp-）があるとXクロマチンは小さく，X染色体の1つが大きい（例えばXXqi）と，それは大きくなる。

> **Xクロマチンの本態（Lyonの仮説）**
> 　Barrらは，2つのX染色体につき1つの性染色質が出現するのであろうと仮定したが，これは上に述べたX染色体と性染色質の数の関係から正しくないことがわかった。Ohno (1959) は1個のクロマチンが1個のXに由来することを証明した。X染色体のうちの1個が濃縮した部分をもち，それが異染性を示しXクロマチンとして観察されるのである。残りのXは伸展し細い糸状になっているので異染性を示さない。Morishima (1962) らは ^{3}H-チミジンの分裂時における取り込みから，Xクロマチンを形成するX染色体は，もう1個のX染色体よりDNA合成が遅いことを明らかにした。Lyon (1962, 1972) はこれらの研究を発展させ，分裂間期のX染色体のうち1個だけが遺伝的に活性があり，異染性を示すX染色体は遺伝的に不活性化されたものであるという説を提唱した。X染色体はY染色体よりはるかに大きいので，2個のX染色体の両方とも活性があれば，女性は男性より多くの遺伝物質をもつことになるが，1個のXの不活性化によりそのバランスが保たれていると考えられる。しかし，不活性化は1個のXの全体にわたって起こるものではない。例えば，Xgという血液型因子は両方のX染色体上にあることがわかっている。また，XO（1個の活性X）とXXという個体を比べると，ともに活性化したXは1個であるが，性的発育，体型などに著しい差があり，これは不活性化Xに帰せられる。XO例で明らかなように，染色体上には卵巣を決定する因子以外にも多くの遺伝子が存在する。

3）染色体上に存在する遺伝子の種類

①性決定遺伝子：X染色体上の多数の場所に，卵巣の分化・発育に必要な遺伝子が存在する。精巣の分化に必要な遺伝子はY染色体の短腕の着糸点に近い所に存在する。

②相対する身体的遺伝子 paired somatic genes：身体的に同じ効果を発揮する遺伝子が，不活性化されたXの短腕とYの長腕に相対的に並んでいると考えられている（これは性腺形成異常症の核型と表現型の関係から推定される）。

③生化学的および身体的特徴を決定する非相対遺伝子：Y染色体上にあることが明らかなのは身長促進およびhairy earの遺伝子だけである。活性X染色体上には約150個の点（locus）が知られている（これらはglucose-6-phosphate dehydrogenaseその他の酵素，血友病A型，色盲の遺伝子などで，長腕に存在する）。不活性化したX染色体上には，これらの遺伝子は存在しない。

b. Turner症候群

　Turner症候群はTurnerにより1938年，性腺機能不全，低身長，翼状頸，外反肘を主徴として報告された。核型は45, Xを示すものが多いが，45, X/46, XXのモザイクなどもみられる。染色体の基本は，2つのX染色体のうち1つの全欠損かまたは一部の（ほとんどが短腕の一部の）欠損である。生殖細胞内の第1成熟分裂や第2成熟分裂において性染色体の不分離や分裂後期遅滞を起こした場合，または第1体細胞分裂で分裂後期遅滞が起こった場合に，45, Xの核型が成立することになる。

　Turner女性では卵巣は胎生14〜18週ごろまでは正常に発育するが，その後卵細胞が減少し線維化が進み，索状性腺streak gonadとなる。出生時にはすでに卵は枯渇している場合が多い。内性器はMüllerian inhibiting substance；MISの作用を受けず女性型を示し，子宮・卵管は正常に近い形状を示す。子宮内膜はホルモン負荷に反応し，消退出血も認める。

　Turner女性は低身長や身体的特徴により小児期に発見されることもあるが，無月経を主訴に婦人科を受診して発見されることも多い。この場合，FSH，LHは高値で卵巣性の無月経を示す。また，正常に思春期を迎え，初経まで卵が残存している例もあり，妊娠例もある。しかし初経が発来したとしても，閉経は平均30歳ごろと早い。わが国では約30％に自然に思春期発来が認められ，約20％に初経が認められるが，必ずしも正常な性腺機能でない場合が多く，最終的には約90％以上がホルモン療法を必要とする。

　染色体異常と表現型の関係については，Simpsonの多数例の分析がある（表2-14）。この分析から，染色体異常と表現型の関係に，以下のような推測を下すことが可能である。

①45, Xの個体：卵細胞のない索状性腺，短軀，特徴的な奇形が存在するのが原則であるが，まれに希発月経3％，乳房発育5％のみならず妊孕性の報告もある。45, Xの胎児や新生児に卵細胞が存在したという報告もあり，卵巣の退行速度には個人差があると考えられる。低身長，奇形の程度，頻度はほかの染色体構成の個体より著明である。

②X短腕の大部分の欠損（Xp-）あるいは完全な消失（Xqi）：45, Xと同様なTurner女性の徴候を備えている。月経や乳房発育は46, XXp-ではときに報告されているが，46, XXqiでは非常にまれである。

③Xの長腕が欠損（Xq-）あるいは消失（Xpi）：46, XXpiの1例，45, X/46, XXp-の2例に月経の報告があり，46, XXq-の22例中5例には乳房発育がみられた。46, XXpiは全例とも低身長は著明ではない。

④性腺の決定因子はXp（短腕）とXq（長腕）の両方に存在する：短腕もしくは長腕のいずれかのみが欠けても正常な卵巣は形成されないので，長腕と短腕には卵巣発育に不可欠な異なった機能があるものと考えられる。

⑤短腕が欠けると低身長が生じる：短腕には身長を決定する遺伝子があるものと推定され

る。そのほかに Turner の徴候として現れる表現型を決定する遺伝子があるのかもしれない。長腕には身長やそのほかの表現型を左右する遺伝子は存在しないのであろう。
　染色体所見を評価するとき，常に問題になるのはモザイクの存在が見逃されていないかという点である。染色体分析は通常白血球を用いて行うが，その結果は線維芽細胞などのほかの組織での結果とは必ずしも一致しない。すべての組織について染色体を解析することは不可能であり，ことに性腺の組織および卵細胞の染色体分析は困難である。
　Turner 女性に対する治療は，低身長に対する成長ホルモン療法と，性腺機能不全に対

表2-14　染色体と症候

a. 性腺形成異常症における性染色体構成と臨床症状

染色体構成 奇形など	45,X	45,X/ 46,XX	46, XXp-	45,X/ 46,XXp-	46,Xi (Xq)	46, XXq-	45,X/ 46,XXq-	46,Xi (Xp)
原発性無月経	97%	88%	9/12	7/9	21/21	14/15	2/4	5/5
乳房発育欠損	95	82	9/12	7/9	20/21	10/15	2/4	5/5
短躯	95	75	11/13	9/10	21/21	8/16	2/5	0/5
high arched palate	36	29	1/13		3/22			
epicanthal fold	25	17			1/22			
翼状頸	46	26	1/13	0/6	0/22	1/15	1/6	0/5
短頸	74	71	2/13	1/6	3/22	2/15	0/6	0/5
low nucheal hairline	71	48	1/13	2/6	3/22	3/15	0/6	0.5
shield chest	53	55	3/13	1/6	4/22	3/15	0/6	1/5
pigmented nevi	63	49	1/13	3/6	9/22	3/15	0/6	0/5
外反肘	54	54	4/13	2/6	8/22	2/15	1/6	0/5
爪奇形	66	50				2/15		
lymphedema	38	26						
高血圧	35	7						
心奇形	10〜16	5〜7	1/13	0/6	2/22	0/15	0/6	0/5
知能低下	11〜17	16〜22	0/13	0/6	5/22	3/15	0/6	1/5
腎奇形	38	16	0/13	1/6	2/22	0/15	1/6	0/5
視力不全	22	54	1/13	0/6	2/22	0/15	1/6	0/5
聴力不全	48	30	3/13	1/6	3/22	1/15	0/6	0/5
脊椎奇形	16	5	0/13	1/6	1/22	0/15	0/6	0/5
中手骨短縮	48	40	1/13	1/6	8/22	4/15		1/5

b. X 染色体の異常と身長の関係（Simpson）

染色体構成	症例数	身長（平均±標準誤差）
45,X	148	141 ± 0.62 cm
45,X/46,XX	53	147 ± 1.67
46,XXp-	7	142 ± 1.67
45,X/46,XXp-	5	145 ± 3.53
46,XXqi	18	136 ± 1.53
46,XXq-	13	152.5 ± 1.53
45,X/46,XXq-	2	154
46,XXpi	5	161 ± 4.27

する女性ホルモン（エストロゲン）補充療法である。成長ホルモン投与により最終身長を予測身長より約4cm伸ばすことができ，蛋白同化ホルモンを併用することでその治療効果は高まることが示されている。

エストロゲン補充療法は12〜15歳に低用量（成人量の1/8程度）で開始し，約2年をかけて徐々に増量する方法が推奨されている。ただし妊孕性は欠如する場合が多いため，妊娠を望む場合には卵子提供を受けなければならない。子宮自体は適切なホルモン補充療法により正常な機能を果たすことができる。

染色体は45, Xではないが，Turner症候群と同様な低身長，身体的特徴を有する男性（46, XY）および女性（46, XX）症例をNoonan症候群とよぶことがある。現在では12番染色体長腕（12q24）に遺伝子座のある常染色体優性遺伝病と考えられている。

c. Klinefelter症候群

Klinefelter症候群は1942年，Klinefelterらにより外性器は男性型に分化しているにもかかわらず精巣の萎縮による無精子症，女性化乳房，尿中ゴナドトロピン高値などを示す症候群として報告された。その後，性染色体の分析が可能となり，染色体構成が47, XXYであることが明らかになった。Y染色体あるいはSRYの存在下で，未分化性腺は精巣へ分化する（「性分化のメカニズム」の項を参照）。しかし，本症候群にみられるように2個以上のX染色体と少なくとも1個のY染色体をもつとき，性腺は精巣へ分化し内性器，外性器ともに男性型に分化するものの，精巣機能は異常であり，正常なアンドロゲン分泌や精子産生は行われない。

染色体構成としては，47, XXYが最も頻度が高いが，表2-15に示すようにモザイクを含めさまざまなパターンがある。本症の染色体異常の発生要因としては配偶子，すなわち卵または精子の減数分裂の異常，または接合子，すなわち受精卵の卵割時のX染色体の不分離が考えられている。過剰なX染色体は父親からも母親からも由来しうる。卵の減数分裂における不分離は母親由来の過剰なXを生じ，精細胞の減数分裂における不分離は父親由来の過剰なXを生じうる。接合子の分裂ではXYの不分離によりXXYあるいはモザイクが発生しうる。

モザイク型のKlinefelter症例ではXXY（これは典型的な症例の性染色体）以外の染色体構成の種類と，どの組織がそのような異常染色体構成を有するかによって臨床症状が種々に異なってくるが，典型例と比較して一般に症状が軽い。特にモザイク型の精巣の組織像は障害の程度が軽く，XY/XXYモザイクの例などでは最も分化の進んだ精子細胞spermatidが認められる例もあり，妊孕性のあった患者もすべてモザイクの症例である。

これらの事実から，本症における造精障害の原因は過剰なX染色体によるもので，XYを有する細胞が増えるほどその障害の程度は軽くなるものと推測される。

1）臨床症状

Gordon（1972）によれば（表2-16），精子形成不全，精巣萎縮，無精子症などの頻度

表2-15　Klinefelter症候群における染色体パターン

47, XXY　　48, XXYY　　48, XXXY　　49, XXXXY　　49, XXXYY
モザイク：46, XX/47, XXY　　47, XXY/48, XXXY　　48, XXXY/49, XXXXY 46, XY/46, XX/47, XXY　　46, XY/47, XXY/48, XXXY　など

が高く，初めに Klinefelter が報告した女性化乳房は必発でないことがわかってきた。このほか，四肢の長い類宦官症体型や精神異常も特徴ということができる。Y を 2 個有するものは特に YY 症候群とよばれる。また，一般男子での Klinefelter 症候群の発生率は約 1/500 であるが，知的障害のある男児ではその 10 倍に達するという報告もある。性欲の低下は半数の症例にみられるが，多くは性交可能であり，結婚後に不妊症を主訴に診断されることが多い。

2) 精巣

高井によると精巣の長軸は 2 cm 以下，多くは 1.5 cm 以下であって（正常では 2.5 cm），思春期以降は明らかに正常に比べ小さい。容積も正常例では 15 mL であるのに，本症では 5 mL 以下である。組織像は精細管の大小不同，萎縮，硝子化が著明で，Leydig 細胞が集団結節状をなしている。

3) 内分泌所見

①LH, FSH：思春期前にはきわめて低く，正常男性と区別できないが，思春期（11 歳以上）を境に正常例より著しく高くなる。

②テストステロン：正常男性に比べ 1/2 〜 1/20 と低い。

③エストロゲン：正常男性と差はない。

④精巣におけるステロイド生合成：プロゲステロンを前駆物質とする追跡実験では，本症のテストステロンの合成率が老人精巣のそれより低いが，17α-hydroxy-progesterone は明らかに増加しており，これは 17α-hydroxy-progesterone → androstenedione の生合成過程における障害があるものと考えられる。

本症候群では不妊を主訴とすることが多く，逆に男性不妊では染色体検査が必須であるということもできる。治療は，男性ホルモン補充療法が中心となるが，造精能に対する治療法はない。47, XXY 症例から得られた射出精子での FISH 法分析では，異数性精子は 8 〜 24 ％を占めるにすぎず，多くは正常核型精子である。ごくわずかの射出精子や精巣性精子を用いた顕微授精により，健児の妊娠・出産が可能となっている。

表2-16　Klinefelter 症候群の病的所見

病的所見	全症例数	病的所見陽性例数	頻度（%）
睾丸組織学（精子形成不全）	100	100	100
小睾丸	256	253	99
無精子症	60	56	93
女性化乳房	255	141	55
ひげの減少	164	126	77
恥毛の減少	185	113	61
腋毛の減少	136	67	49
小陰茎	164	68	41
性欲減少	85	58	68
テストステロン低下	19	15	79
ゴナドトロピン増加	121	91	75

（Gordon より）

d. ポリソミーX女性（いわゆる super female）

女性における X 染色体のポリソミーには 47, XXX，48, XXXX，および 49, XXXXX などの報告があるが，普通，性的発育異常を伴わない．しかし，性的発育異常の例もまれにあり，また性染色体の機能に関して貴重なデータを提供するので，ここに述べる．

1）47, XXX

この染色体構成自体は，そうまれなものではない．新生女児の X クロマチン検査（本症ではこれが 2 個ある）や，または染色体分析では，おおよそ 1,000～2,000 人に 1 人の割合でこれが発見される．一方，自然流産児にはほとんど発見されないので，この染色体構成が致死的でないことがわかる．

47, XXX の発生機序としては，母側の第 1 減数分裂における不分離が最も多いと考えられる．本症を出産する母親の年齢は平均より高いからである．しかし一方，本症に常染色体（No.18 と No.21）のトリソミーを合併する率が正常女性（46, XX）より高いので，遺伝的な原因の関与も考えられる．

大多数の症例は正常か境界域の知能である．本症の何％に知能低下があるかを正確に推定することは困難であるが，知的障害施設における本症の発見率が高いこと，さらに 48, XXXX や 49, XXXXX ではほとんどの例に知能低下がみられることから，余分な X 染色体は児の知能教育に悪影響をもつと考えられる．このほか，パーソナリティー障害，学習障害の頻度が高い．

本症の性機能については，おおむね正常である．まれではあるが，無月経，遅発月経，早期閉経，不妊症などが報告されている．そのメカニズムは明らかではないが，卵の分裂の異常が疑われる．逆に思春期早発の報告もある．

特徴的な身体的奇形はない．ただし，指尖および指掌紋において隆起線数の減少，蹄状および弓状紋の増加など，45, X と対照的な像がみられる．

2）48, XXXX，49, XXXXX

48, XXXX は約 50 例の，49, XXXXX は 35 例前後の報告があるだけの，きわめてまれな異常である．両者とも 47, XXX に比べ精神発達遅滞の頻度が高く，程度も重い．続発性無月経，卵巣機能不全を伴う例も報告されている．身体的奇形の頻度も 47, XXX より多い．これには Down 症候群類似の顔貌，指蹄奇形，眼の異常，心血管系の奇形などがある．

② 遺伝子異常

a. XX 男性

XX 男性とは染色体は 46, XX でありながら精巣を有するなど，表現型が男性であるものを総称する．その病因は，本来 Y 染色体上にあるべき SRY が X 染色体に乗り換えが生じ，その作用により精巣が分化発生したと考えられる（図 2-87）．ただし，通常 SRY は PCR 法で同定できるが，SRY 陰性の XX 男性例も存在する．XX 男性においては造精機能 spermatogenesis は完全でなく，臨床症状として無精子症 azospermia などを呈する場合が多い．また，尿道下裂などの外性器異常を認める場合もある．

b. XY女性

染色体は 46, XY でありながら，外陰などの表現型が女性となる場合はいくつか考えられる。アンドロゲン不応症候群も広義にはこれに属すると考えることもできる。しかし，一般に XY 女性とは最初に Swyer が記載したように，染色体は 46, XY でありながら内性器，外性器ともに女性型をとり，Turner 症候群の身体的特徴を欠くものを指す（XY pure gonadal dysgenesis）。この病因は SRY の異常で説明される。1 つは，本来 Y 染色体上にあるべき SRY が X 染色体に交差あるいは欠失し SRY を有しない Y 染色体が生じ，結果としてその個体は女性へと分化する（図 2-87）。また SRY は存在しても SRY に点突然変異や frame shift mutation が生じ，精巣が発生しないため女性化が進むこともある（図 2-87）。また，SRY のアミノ酸配列が正常な XY 女性も存在し，性決定には複数の遺伝子が作用していることを示唆する。

XY 女性の症状としては原発性無月経が最も多いが，性成熟期前では卵巣腫瘍で発見さ

図 2-87　SRY の異常による XX 男性と XY 女性の発生
Y 染色体上の SRY が X 染色体上に交差し XX 男性が生じる。SRY の欠損または変異により XY 女性が生じる。

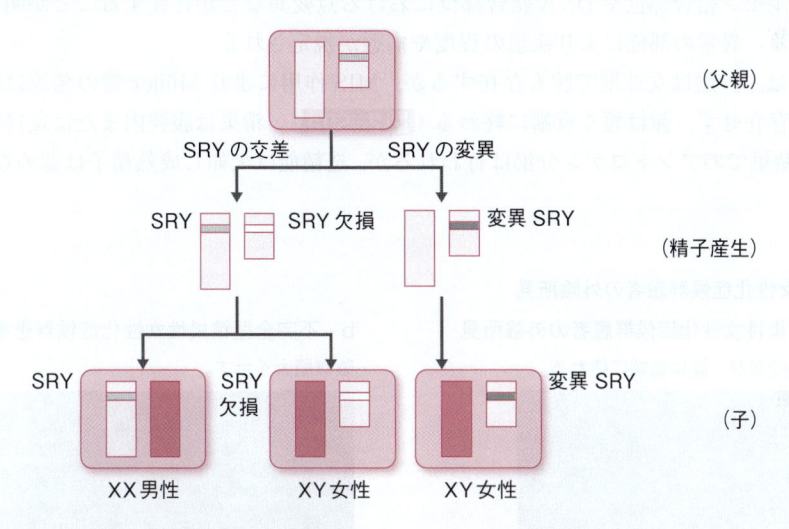

図 2-88　XY 女性の腹腔鏡所見
子宮および左右付属器を認める。

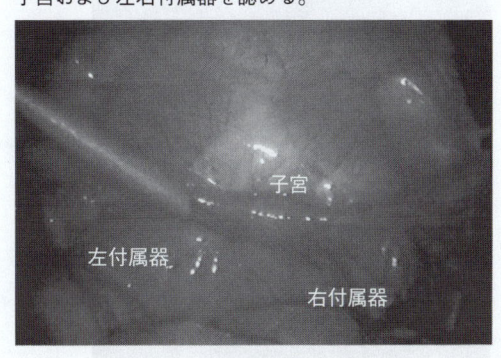

図 2-89　XY 女性の性腺に発生した gonadoblastoma
(HE 染色)

れる場合もある。診断は染色体検査で46, XYを証明しキメラを否定すること，女性内性器（子宮，付属器）を確認することでなされる（図2-88）。ホルモン検査ではエストロゲンは低値で，ゴナドトロピンは高値のいわゆるhypergonadotropic hypogonadismを呈する。エストロゲン，プロゲステロンの負荷で消退出血をみる。本疾患では性腺腫瘍gonadoblastoma, dysgerminomaの発生が25％程度と報告されている（図2-89）。診断の確定および性腺の予防的摘出のために試験開腹または腹腔鏡下手術が勧められる。術後にはホルモン補充療法を行う。Turner女性の場合と同様，子宮の妊孕性自体は適当なホルモン補充療法により機能を果たすということができ，国外では妊卵の移植を受けた出産例の報告がある。

c. アンドロゲン不応症候群

核型が46, XYで性腺は両側精巣であり，テストステロンも分泌されながら，外性器は女性型をとるものをいう。胎生期のアンドロゲン作用の欠如により発生する。その原因としては，アンドロゲン受容体の異常によるものが多いが，5α-reductaseの酵素異常による場合もある。アンドロゲン受容体の異常については分子レベルでの解析に伴い，受容体の欠損，ホルモン結合部位やDNA結合部位における点変異などが存在することが明らかになっている。異常の部位により疾患の程度や病態が規定される。

完全型では，外陰は女性型で腟も存在するが，MIS作用によりMüller管の発達は抑えられ子宮は存在せず，腟は短く盲端に終わる（図2-90a）。精巣は腹腔内または鼠径管内に存在し，精巣でのアンドロゲン分泌は行われるが，造精能は欠如し成熟精子は認めない。

図2-90 女性化症候群患者の外陰所見

a 完全型精巣性女性化症候群患者の外陰所見
外陰部は女性型だが，腟は盲端に終わる。

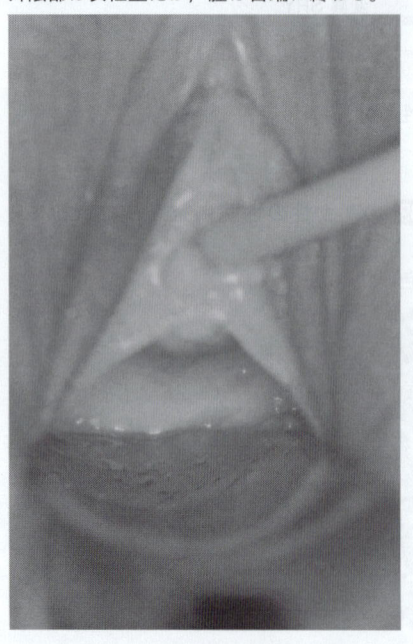

b 不完全型精巣性女性化症候群患者の外陰所見
陰核肥大を示す。

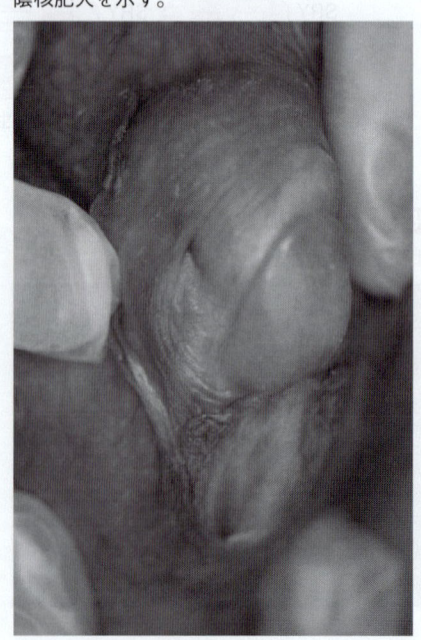

精巣は高頻度で悪性化することが知られている。

不完全型では、外性器は男女の中間型を示す（図2-90b）。体毛、筋骨格型にも男性的な特徴を有する。

治療は、まず予防的性腺摘出のために開腹手術または腹腔鏡下手術が行われる。性腺摘出後は女性ホルモンの補充療法を実施する。不完全型で、中間型の外陰部を有する場合には、外陰部形成術を行う。患者は戸籍上も社会的にも女性であり、診療上もそれを尊重する。

d. 副腎性器症候群

副腎性器症候群はコルチゾール生合成系の酵素障害が原因の遺伝疾患である。障害される酵素は 21-hydroxylase、または 11-β-hydroxylase が主で、いずれの場合もコルチゾール産生が低下し下垂体への feedback が効かず、ACTH が過剰に分泌される。その結果として副腎皮質の過形成が生じ、アンドロゲン分泌過剰状態となる。

本症の症状としては男性化が特徴である。ただし、副腎皮質が活性を示すのは性腺の分化や機能発現より遅く、内性器自体は女性型を示す。酵素欠損の程度にもよるが、男性化の強い典型例では生下時男児と見誤られることがある。軽症例では陰核の肥大のみが目立つ程度のこともある。一般に子宮は存在するが、小さく卵胞も発育せず、原発性無月経を呈する。21-hydroxylase の障害では電解質異常、11-β-hydroxylase では高血圧を伴うこともある。

診断には特異的臨床症状と染色体（46, XX）、ステロイド値が重要である。ステロイド分析ではコルチゾールの低値、尿中 17-ketosteroid；17-KS 高値、デキサメサゾン抑制試験（デキサメサゾン 2 mg を 1 週間投与）による尿中 17-KS の低下を認める。

治療はコルチゾールの補充療法で、尿中 17-KS を指標とし、コルチゾールを 1 日量 15〜20 mg 投与する。これにより ACTH も抑制されアンドロゲンの過剰も防止される。早期に発見し治療を開始すれば、月経も発来し、妊娠も可能である。

e. 腟欠損症

原発性無月経患者で外性器は女性型であるが、腟を認めない場合がある。処女膜閉鎖症または腟閉鎖症では月経血の流出障害が無月経の原因であり、直腸診、超音波診断などによる腟・子宮の確認で診断がなされる。潜伏月経による周期的に反復する腹痛なども参考

図2-91　腟欠損症患者の腹腔鏡所見
卵巣および卵管を認めるが、子宮は欠損する。

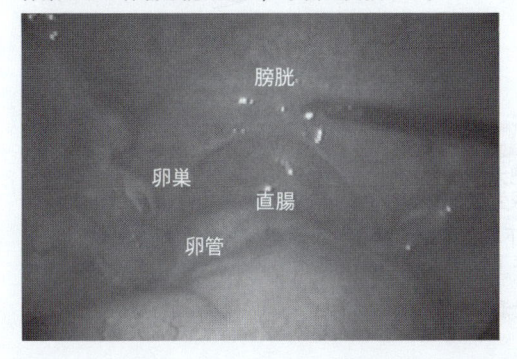

になる．これに対して腟欠損症では，Müller管由来の子宮および腟を欠損する．Rokitansky-Küster-Hauser症候群が代表的である．この場合，子宮も欠如するが卵巣は有しており，卵胞発育を認め基礎体温を測定すると二相性を示す（図2-91）．Müller管の発育を制御する遺伝子の異常と考えられるが，まだ同定されてはいない．尿路系の異常を伴うことも多い．

腟欠損症においては卵巣機能は正常なことが多く，ホルモン補充療法の適応はない．性機能回復のために造腟術が行われることがある．以前，S状結腸により腟再建を行うRuge手術が行われていたが，腹腔鏡を用い骨盤腹膜を利用する方法なども報告されている．術式を図2-92に示した．

③ 半陰陽

a. 半陰陽の定義

半陰陽には，表2-17に示したように女性半陰陽 female hermaphroditism または女性仮性半陰陽 female pseudohermaphroditism，男性半陰陽 male hermaphroditism または男性仮性半陰陽 male pseudohermaphroditism，および真性半陰陽 true hermaphroditism がある．

そもそも，半陰陽は性腺と性器（それも主として外性器）との間の性の分化に矛盾のある個体をよぶものであるが，真性半陰陽は卵巣組織と睾丸組織の両方を有するものを指す

図2-92 腹腔鏡下骨盤腹膜利用造腟術の手順
a：腹腔鏡観察下で腟式に膀胱直腸間の剥離．
b：骨盤腹膜の十分な展開．
c：腟式に腹膜下端と会陰粘膜を縫合し，腹腔鏡観察下に骨盤腹膜に縫合盲端を形成．

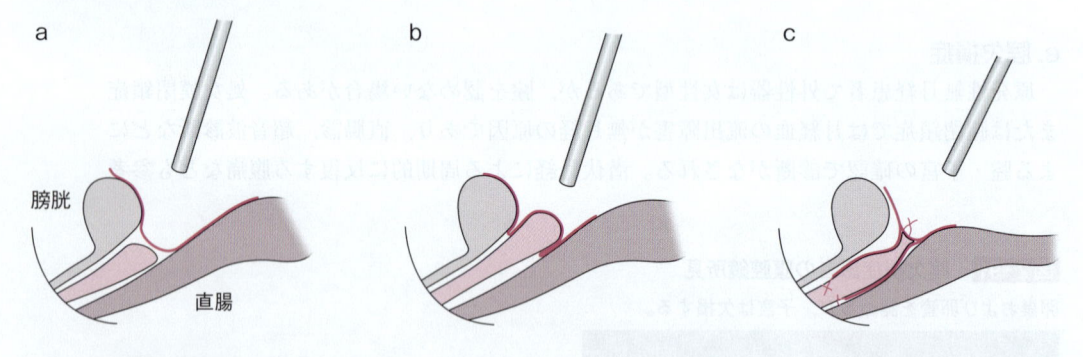

表2-17 半陰陽の分類

分類	性腺	外性器	二次性徴
女性半陰陽	卵巣	陰核の陰茎様肥大 高度のものは尿生殖洞残存	未発達 副腎性器症候群では男性化症
男性半陰陽	睾丸	男性型－尿道下裂程度から腟を有する女性型まで種々	男性型～未発達～女性乳房を有するものまで種々
真性半陰陽	卵巣・睾丸 または卵巣＋睾丸	男女混合型	男女混合型

ので，性腺の性からでは男性とも女性ともいうことができないものである．これに対し，性腺が睾丸のものは性腺の性を基準にする限り男性とよべるし，性腺が卵巣のものは女性とよんでも差し支えないわけであるが，このように性腺の性がどちらか一方に決められること自体，真の半陰陽ではないということで，男性および女性の後に仮性という言葉が付けられてきた．しかし，男性あるいは女性を付ければそれは仮性半陰陽以外にありえないので，最近では男性半陰陽，女性半陰陽とよばれることが多い．

ところが，性染色体や性の決定に関与する遺伝子の研究が進んできて，性腺の性だけで男性または女性とよぶことには，いろいろな不都合が生じてきた．

その1つの例が Turner 症候群（広くは性腺形成異常症）である．この群の性腺は外観からしても，いわゆる卵形 ovoid でなく，白い光沢をもち，固さも正常の卵巣より固く，卵管と平行に走る幅数 mm，長さ 2 cm 前後の索状構造（streak gonad とよばれるゆえんである）をしている．組織学的にみると，皮質部はちょうど卵巣の間質を思わせる波状の結合組織で満たされている．ところが，卵胞成分がまったくない．もともと睾丸も卵巣も胎芽の後腹膜に生じた性腺隆起という同一の原基から分化発育するものであるから，この分化に障害が起これば，卵巣とも睾丸ともつかない未分化な性腺ができあがっても不思議ではないわけである．実際に，性腺で男女の区別をつけることが不可能な例がいろいろ現れてきた．

> **性別の基準**
> 性の基準は性染色体の組み合わせに始まり，心理的な男らしさ，女らしさに至るまで多くの段階が考えられる．例えば正常な女性とは性染色体構成が 46, XX で，卵胞を有し，女性ホルモンを分泌する卵巣をもち，性中枢（視床下部）の活動性に周期性があり，内・外性器ならびに二次性徴が女性型に分化発育し，心理的にも女らしさをもった個体である，ということになる．
>
> Disorders of sex differentiation；DSD という言葉が用いられることが最近多いが，これは上述の性の基準のいずれかが不完全（両性的，あるいは未分化＝中性的）であるか，各基準の間に矛盾・不一致があるもの（例えば性染色体が XY なのに性腺が卵巣）と定義することができる．これには性染色体異常や遺伝子の異常まで含まれることになる．

b. 女性半陰陽

女性仮性半陰陽といわれることもある．概念は性腺が卵巣で内性器も女性型に分化するが，胎児期から内分泌状態が男性化をきたす環境，すなわちアンドロゲン過剰状態となり，外性器が男性化するものである．原因としては胎児の副腎に由来するものと母体側のホルモン環境とに大別される．前者は先に述べた先天性副腎性器症候群 adrenogenital syndrome；AGS である．後者としては母体へのホルモン投与や母体の男性化胚細胞腫などが考えられる．

c. 男性半陰陽

男性仮性半陰陽ということもあるが，性腺が男性すなわち精巣を有するが，内性器および外性器は女性型を示すものである．その代表として先に述べたアンドロゲン不応症候群がある．

d. 真性半陰陽
1) 定義
　同一人が卵巣と睾丸の両方を有する個体を真性半陰陽とよぶ．卵巣と睾丸は同側にあることも対側にあることもあり，卵巣睾丸の形で1つの器官に両方の要素があるなど種々の組み合わせが報告されている（表2-18）．

2) 性染色体
　最も多い組み合わせが正常の女性型（報告例の約2/3）であり，次いで，正常の男性型である．これ以外はモザイクである．セックス・クロマチンも性染色体の型に一致して陽性（46, XX），陰性（46, XY）あるいは中間型の頻度（モザイク）が報告されている．

3) 性腺
　腹腔内から陰嚢内までのいずれの場所にでも存在することがある．一般的に性腺が精巣であると，陰嚢内か鼠径部に存在することが多い．陰嚢内に精巣がある例では，造精能力まであるものがある．卵巣には卵胞成分と卵細胞が必ず存在する．卵巣網には rete ovarii および中腎管の遺残構造がしばしばみられる．月経のみられる例もあり，これらの例では黄体の形成もある．卵精巣 ovotestis はヒトでは半陰陽の個体にのみみられる特異な構造であるが，その卵巣成分と精巣成分は両極に分かれ存在するのが常である．しかし，境界線は必ずしも明確ではなく，卵巣の皮質部分に精細管がみられたり，睾丸の間質組織に原始卵胞が存在したりする．各成分は独立した性腺の組織より形成異常の程度が強い．

4) 内性器
　子宮と片側または両側の卵管が存在することが多い．胎児期の精巣からのMISの分泌の程度に応じて，子宮と卵管の発育には種々な程度がある．卵管の発育は卵巣が存在する側で高度であるが，卵精巣が存在するときにも輸脊管より高頻度に発育する．輸精管および副睾丸は睾丸の存在する側で発達する．

5) 外性器
　陰核の陰茎様肥大を除き女性様であることが多いが，正常な男性型に至るまでの種々の変異がみられる．尿道は陰茎内を通っていないことが多く，陰茎の基部下方に開き，ここから尿や月経血が排出されることが多い．陰唇の皮膚には陰嚢様のひだがみられたり，部分的に左右の陰唇が癒合する場合もある．陰毛は存在する．腟は正常な位置に開口することが多いが，小児様が痕跡的なこともある．ときに尿生殖洞の形が残っていることもある．

表2-18　真性半陰陽における卵巣と睾丸の組み合わせ

グループ		1側性腺	他側性腺
対側性	①	卵巣	睾丸
	②-a	卵巣睾丸	卵巣睾丸
両側性	②-b	卵巣＋睾丸	卵巣＋睾丸
	③-a	卵巣	卵巣，睾丸
	③-b	卵巣	卵巣＋睾丸
片側性	③-c	卵巣	2個の卵巣睾丸
	④	睾丸	卵巣睾丸
	⑤	卵巣＋睾丸	性腺欠如
	⑥	卵巣睾丸	未検査

陰嚢はあっても精巣がないか，あるいは1個しかないことが多い。身長，体格などは正常人と異なるところはない。思春期に至って乳房の発育開始がみられるものが大部分であり，子宮のある例では月経様出血がみられる。

6）性機能
特徴的なパターンはない。卵巣や精巣の組織の量に応じて性ホルモンの分泌もあり，従ってゴナドトロピンが特に高いということもない。排卵および黄体形成は卵巣および卵精巣でみられる。また精子産生もまれにみられるが，男性としてもあるいは女性としても妊孕性があったという報告はない。

7）養育と治療
前述したように，外陰部は種々の程度の間性的発育を示すが，陰茎が目立つことが多いので男性として育てられることが多い。これが染色体構成や性腺の構成と量的に一致していない場合もありうる。このような例で，性腺の性により一致した方向へ性転換する必要が生じることもあろうが，成長後では性転換に心理的に適応することがきわめて難しいので，原則的には育てられた性の方向へホルモン療法や形成外科的治療を行うほうが適当である。

B 生殖器奇形

① 総論

生殖器は生物が有性生殖を営む部位であり，妊孕現象を司る臓器である。生殖器奇形には種々の程度のものがあり，軽度のものまですべて発見することはきわめて困難である。生殖器の奇形が個体の生命維持に影響を及ぼすことはないと考えられるが，不妊症や習慣流産などの妊孕性の異常の原因となりうるため，医学的治療の対象となる。その存在を念頭に置かない限り診断が困難となる場合があるため，日常的な診療の場においても注意深い診察が必要である。

② 生殖器奇形の種類と症状

原発性無月経，周期的に発現する下腹痛，月経痛，性交障害，不妊症，習慣流産などを主訴として来院することが多い。また，子宮筋腫や卵巣腫瘍などの腫瘍性病変と誤られることもある。陰核の肥大，陰唇の癒合した症例では男児として育てられている場合もある。

a. 外陰

外陰部の異常のなかでは幼児期の後天的な炎症により大陰唇，小陰唇が癒着し閉鎖した陰唇癒合が多い。また，アンドロゲン分泌異常やアンドロゲン作用をもつ薬剤の影響により，陰核の肥大，陰唇の癒合などの男性化を示すことが知られている。妊娠初期・中期に19-ノルステロイド系の合成黄体ホルモン剤を長期連用した場合に，陰核肥大や陰唇癒合の例が報告されている。これらの症例では，出生時に女児を男児と見誤る可能性を否定できず慎重を要する。

発生過程において総排泄腔は尿直腸中隔により二分され，会陰により排泄腔膜は尿生殖

膜と肛門膜に分離し，さらに外陰と肛門となる。この過程が障害されることにより，肛門や腟開口部の異常が起こると考えられる。腟の開口部の位置異常としては，尿道，肛門との関係で，腟肛門（正常肛門が同時に存在する場合を腟直腸瘻とよぶ），後処女膜肛門，腟前庭肛門（正常肛門が同時に存在する場合を直腸腟前庭瘻とよぶ）に分類される（図2-93）。

b. 腟

腟の上部1/3がMüller管由来，下部2/3がWolff管由来と考えられている。発生の過程におけるこれらの分化異常により腟の異常が起こりうる。後天的な腟炎や損傷などにより発生することもある。

1）腟閉鎖

腟横隔膜，腟狭窄，処女膜閉鎖の総称である。狭窄，閉鎖とも膜様の薄いものから，腟の大部分に及ぶものまであり，その閉鎖の程度により症状が異なる。

機能を有する子宮がある場合には月経血の排出経路が閉ざされることにより，潜伏月経や周期的に発現する下腹部痛として症状を示す。月経血の逆流により，子宮留血症，卵管留血症，子宮内膜症を合併することがある。月経血の流出路の閉鎖の程度により症状に差が出てくる。これらの症状は月経時に診察を行うことで明瞭になる。

2）腟中隔

腟の隔膜が遺残したもの。完全な遺残は重複腟を呈する。同時に重複子宮を伴うことが多い。月経血の流出路に閉鎖がない場合には，ほとんど症状がない。性交障害などの症状もなく，診察の際に発見されることが多い。

一側が腟入口部に開口せず盲端となっている場合，閉鎖腔内に腟血腫を形成し，腟閉鎖症例と同様に周期的に発現する下腹部痛や子宮留血症，卵管留血症，子宮内膜症の合併を認めることがある。

3）腟欠損

腟の一部または全部が先天的に欠損するもの。腟欠損の程度と機能性子宮の有無で分類

図2-93　腟の開口部の位置異常
a：腟肛門。尿直腸中隔の発育不全で，会陰の形成が障害されたために肛門が腟に開口している。
b：後処女膜肛門。尿直腸中隔の発育がまだ不十分なため，肛門が処女膜の後方にできている。
c：腟前庭肛門。尿直腸中隔が下方に伸びたものである。会陰部の形成はまだ悪く，肛門は完全に分離しないで，腟前庭に残っている。

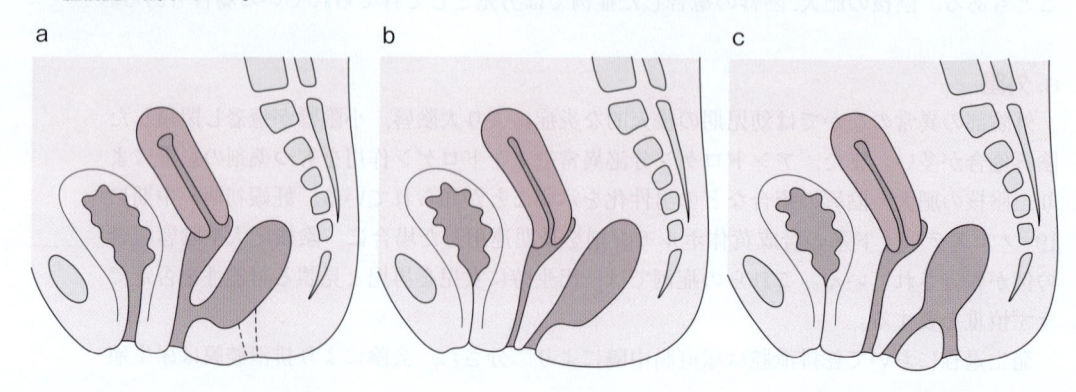

したCapraroの分類（図2-94）が臨床上有用である。

全腟欠損で機能性子宮をもたないものをRokitansky-Küster-Hauser症候群とよぶ。原発性無月経や性交障害を主訴に婦人科を受診することが多い。乳房・外陰などの二次性徴は正常である。子宮は痕跡的で卵管内腔はない。卵巣機能は正常であるので内分泌学的検査では異常を認めない。染色体型は46, XXである。腎泌尿器系の奇形を伴うことが多い。

c. 子宮

胎生期に，女性では受精後10週ごろからWolff管が退化する一方で，Müller管が発達し，卵管，子宮，腟上部1/3が形成される。子宮奇形は，発生の途中で左右のMüller管の癒合不全によって生じる。生殖器奇形の中では最も頻度が高いとされるが，症状がないものもあり妊娠や他疾患を契機に偶然発見されるものも少なくない。そのため，正確な子宮奇形の頻度を検討するのは困難である。報告によりその頻度はさまざまであるが，Müller管に関する異常の有病率は2％〜3％，生殖可能年齢の女性では200〜600人に1人とされる。また，Müller管異常の症例のおよそ25％に不妊症や習慣流産などの妊孕性の問題を抱えているといわれている。また，子宮奇形のある症例では頸管無力症，骨盤位，微弱陣痛，臍帯付着異常，癒着胎盤，回旋異常が多いとされる。発生過程との関連から腎泌尿器系との合併奇形が多いと考えられる。20〜30％に腎泌尿器系との合併奇形があるとさ

図2-94 腟欠損の分類（Capraroの分類）

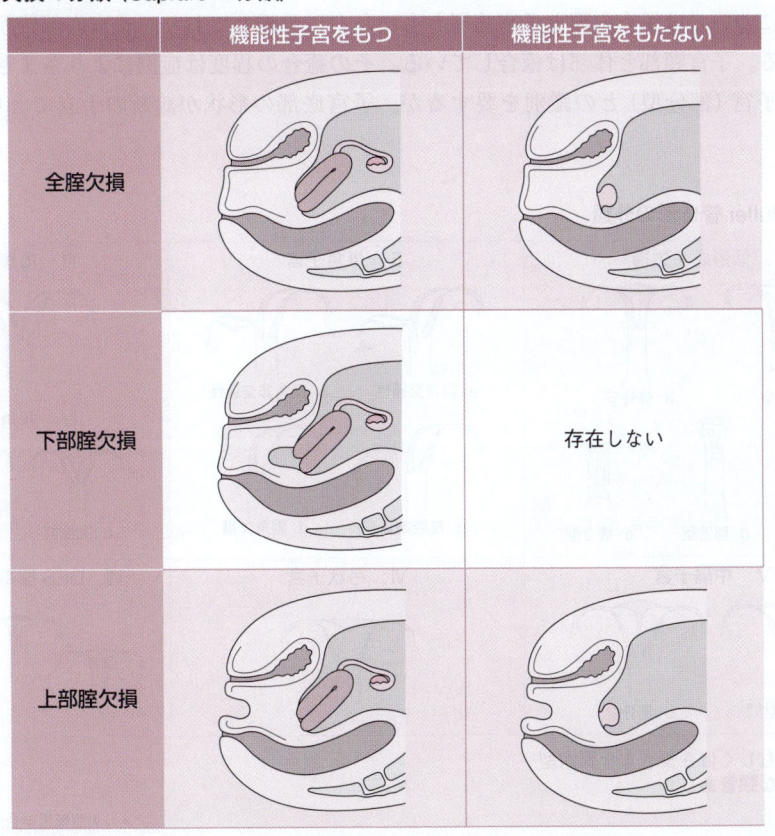

子宮奇形の原因についてはいまだ不明である。ほとんどの子宮奇形症例の染色体型は46, XXである。1950～1960年代に切迫早産治療薬としてアメリカで広く使用されたdiethylstilbestrol（DES）は子宮奇形を引き起こすことが報告された。わが国ではDESが汎用されなかったためにまれである。
　子宮奇形についてはこれまで数多くの分類法が提唱されている。Müller管分化異常として分類されたアメリカ生殖医学会の分類法（図2-95）が現在は広く用いられている。

1）低形成／欠損
　腟，子宮，卵管のいずれか，あるいはすべての低形成，あるいは欠損。

2）単角子宮
　一側のMüller管の発達が障害された場合。単角子宮を指すが，大小の副角をもつものも含める。多くは無症状であるが，副角子宮内に機能のある子宮内膜が存在し子宮本体と非交通性であった場合には，慢性骨盤痛の原因となる。副角に交通性のある場合には副角妊娠を起こすことがある。

3）重複子宮
　両側のMüller管の癒合障害により生じる。しばしば重複腟（腟中隔）を伴う。子宮体部と頸部は，ともに完全に分離して2個認められる。ほとんどの場合が無症状であるが，一側の腟閉鎖を合併していた場合，下腹部痛，腟血腫，子宮留血症，卵管留血症，子宮内膜症の合併を認める。

4）双角子宮
　子宮底部については子宮内膜と子宮筋層ともに左右に分離しており，子宮底部漿膜面は陥凹している。子宮頸部と体部は癒合している。その癒合の程度は症例によりさまざまである。中隔子宮（部分型）との鑑別を要するが，子宮底部の形状が診断の手立てとなる。

図2-95　Müller管奇形の分類

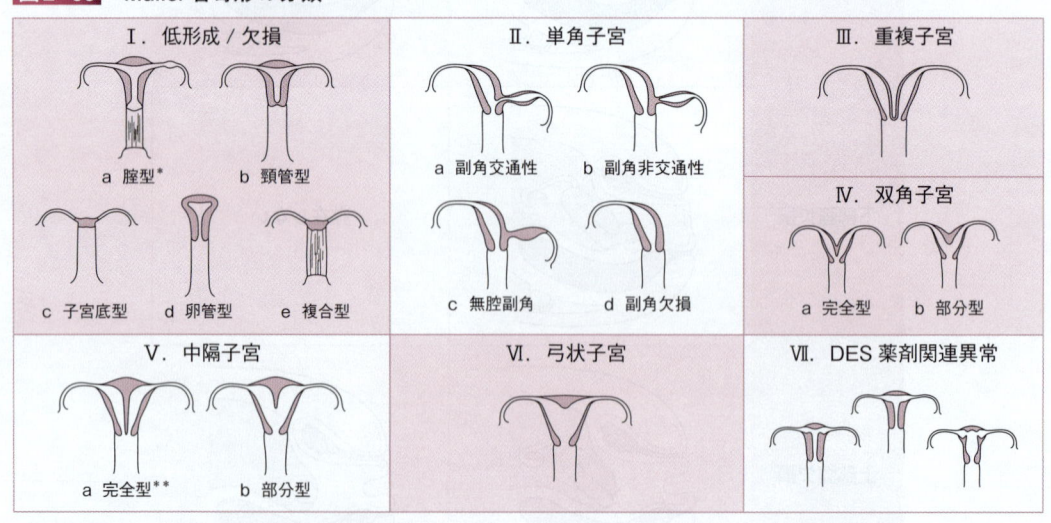

Ⅰ．低形成／欠損
　a 腟型*　　b 頸管型
　c 子宮底型　d 卵管型　e 複合型

Ⅱ．単角子宮
　a 副角交通性　b 副角非交通性
　c 無腔副角　　d 副角欠損

Ⅲ．重複子宮

Ⅳ．双角子宮
　a 完全型　b 部分型

Ⅴ．中隔子宮
　a 完全型**　b 部分型

Ⅵ．弓状子宮

Ⅶ．DES薬剤関連異常

*子宮は正常もしくはさまざまな異常型
**2個の明瞭な頸管あり

（アメリカ生殖医学会，1988より引用）

双角子宮は子宮奇形のなかでは最も多いとされる。

5）中隔子宮

左右のMüller管が癒合後に両者の隔壁が吸収されなかったため，子宮内に隔壁が存在する。子宮底部の形状は正常子宮と同様である。習慣流産との関連が報告されている。

6）弓状子宮

双角子宮の軽症型あるいは中隔子宮の不全型と考えられ，子宮底部中央の筋層が限局的に突出したもの。

7）DES 関連子宮奇形

DESの胎内曝露により生じたもの。子宮筋層に収縮帯を生じ，内腔がT字型に変形している。

d. 卵管

先天的な卵管の奇形は，まれである。卵管と卵巣の位置異常については報告が散見される。また腟閉鎖との合併奇形で片側卵管や卵巣の狭窄や欠失が報告されている。

e. アンドロゲン不応症

アンドロゲン不応症は，精巣性女性化症候群，睾丸性女性化症候群とも呼称されるもので，アンドロゲン受容体（AR）の異常またはARにより発現調節されている遺伝子の活性化障害により起こる疾患である。男性内性器の形成は正常であり，アンドロゲン産生は正常男性レベルである。しかし，アンドロゲンの作用により形作られる部分に異常が生じるため，染色体型は46, XYであるにもかかわらず，完全型アンドロゲン不応症では表現型は女性となる。

外見的には乳房の発育はやや不全，外陰は発育が悪く小児様である。一般に体毛の発育は悪く，特に陰毛は少ない。腟は存在するが正常よりも短く盲端に終わる。内性器はすべて欠如し，性腺は精巣である。

f. 多発奇形症候群

表2-19 に示すように，いくつかの疾患において子宮・腟の奇形を伴う。

表2-19 子宮，腟の奇形を伴う多発奇形症候群

	主要徴候	性器奇形	遺伝性
Klippel-Feil 奇形	中耳骨奇形	Müller 管無形成	不明
Winter 症候群	中耳奇形，腎臓無形成	腟閉鎖	常染色体劣性
Fraser 症候群	外耳奇形	腟閉鎖，双角子宮	常染色体劣性？
Hand-foot-uterus 症候群	中手骨異常	双角子宮	常染色体優位
Meckel 症候群	多指，耳奇形，口蓋裂，嚢胞腎，後頭蓋破裂	双角子宮，男子の外陰部奇形	常染色体劣性
Rudiger 症候群	四肢末端低形成，耳介無形成，短指，尿管膀胱接合部閉塞	双角子宮	常染色体劣性？

③ 診断

a. 問診

月経歴および月経随伴症状の有無，性交障害，既往妊娠分娩歴について十分な問診を行う．加えて排尿あるいは排便障害の有無を確かめる．

b. 視診および触診

全身所見として二次性徴の有無を確認する．局所的には，まず腟入口部の有無，外尿道口の位置，肛門の位置などの外性器の異常を確認する．腟鏡診では腟中隔の有無，腟留血腫の有無，子宮腟部の状態を確認する．月経時には月経血が腟内に貯留し腫瘤を形成するため診断が容易になることがある．内診あるいは直腸診では子宮底部の形などの子宮の形態を確認する．双角子宮など子宮体部が2つある場合，個々の体部は小さく強く彎曲しており，一側の子宮体部が腫瘤性病変と診断されることも少なくない．

c. 画像診断

1) 超音波

超音波検査は現在では一般の診療で広く使われており，子宮および付属器領域の情報を簡便・迅速・安価に得るのにきわめて有用な検査方法である．検査は経腹的，経腟的，あるいは経直腸的に行う．子宮奇形の診断の際には子宮内膜像に注意することが診断の助けとなる．子宮内腔の状態，子宮底部の形態，子宮頸部の数などを注意深く観察することが必要である．子宮留血症，卵管留血症，子宮内膜症の合併の有無を確認することも重要である．また，生殖器奇形では腎泌尿器系の合併が多いため，腎臓の有無の確認も行う．

侵襲が少なく比較的簡便に行える検査法という点が利点であるが，生殖器奇形を念頭に置いて診察を行わないと見逃してしまう可能性がある．習熟の度合いにより診断能力に明らかな差があるという点が不利益な点と考えられる．一般的な診療でも利用されつつある超音波画像の3D表示は，子宮奇形の診断の際に習熟度による診断能力の差を改善する可能性があるものとして有用であると考えられている．

2) 子宮卵管造影

子宮卵管造影は外子宮口から造影剤を注入し，子宮内腔を描出する方法である．子宮内腔の状態のみならず，卵管通過性についての情報を得ることが可能である．また重複子宮において，左右の子宮の交通の有無を確認することができるという利点もある．不利益な点として，X線被曝や造影剤に対するリスクが挙げられる．さらに子宮卵管造影では子宮底部の形態を観察できないため，ほかの画像診断と比べると信頼性が低いと考えられる．

3) MRI

MRIのT2強調画像では，子宮内膜と内腔は高信号で明瞭に描出される．その周囲に低信号の junctinal zone，およびさらにその周囲に中間信号の筋層が描出され，全体として子宮は3層構造として描出される．利点として，X線被曝を伴わない点，子宮内腔の形態に加えて子宮底部の形態を描出可能である点が挙げられる．このことから，中隔子宮と双角子宮の鑑別診断に有用である．また中隔子宮の治療方針の決定に際し，子宮中隔が線維性のものか，筋層を含む組織からなるのかについての情報を得ることができる．さらに子宮留血症，卵管留血症，子宮内膜症の合併も同時に調べることができる点も利点として挙

げられる．生殖器奇形では腎泌尿器系の合併奇形も多いので，生殖器奇形が疑われる際には腎臓レベルまでの検査を行う．

d. 内視鏡
1）腹腔鏡
　内性器（子宮，卵管，卵巣）の形状を直接観察できる．特に子宮底部漿膜面の状態を直接的に観察することができるので，双角子宮と中隔子宮の鑑別が可能である．必要があれば，卵巣生検を行うことが可能である．しかし，侵襲的な方法であり，麻酔や腹腔鏡自体のリスクもあるため，第1選択の検査としては適切ではないと考えられる．
2）子宮鏡
　外子宮口から子宮鏡を挿入し，子宮内腔の形状を直接観察することができる．子宮卵管造影と同様に子宮底部の形態を観察することができない．

e. その他
　生殖器奇形では腎泌尿器系の奇形が合併していることが多いため，腎盂造影を行うことが勧められる．

④ 治療

a. 外陰
　月経血流出路，性交機能などの機能上の理由のみでなく，美容上の観点からも形成が必要な場合がある．陰核肥大例では神経を温存した形成術が必要である．また，腟開口部の位置異常の場合には肛門括約筋の異常を伴う場合が少なくなく，排便機能の獲得を考慮しなければならない．

b. 腟
　月経血流出路の確保，性交機能の改善を目的として治療を行う．
1）非観血液治療
①コルポスタットによる拡張（Frank法）：腟入口部をコルポスタット（プロテーゼ）を用いて圧迫し伸展させる．根気よく繰り返すことで性交可能な腟管を形成しうることが多い．
②偽閉経療法：偽閉経療法によって月経を止めることにより疼痛などの症状を改善することを目的とする．月経血流出路の閉鎖あるいは狭窄がある場合，低年齢などの理由で直ちに手術を行えない場合に観血的治療まで暫定的に行う．
2）観血液治療
①腟中隔切除術：月経痛，性交障害，分娩障害などの場合に腟中隔を切除する．
②造腟術：腟管の形成程度により手術法は異なる．
　腟管の下部のみが形成されていない場合は，前庭部より腟入口部となる切開を入れ，盲端となっている腟管を牽引・伸展させることにより容易に腟管を形成することができる．Rokitansky-Küster-Hauser症候群などの症例のように機能を有する子宮がない全腟欠損の症例では，他臓器などを用いて新たな腟を形成する．造腟術直後は新たに形成された腟内の正常細菌叢はなく感染を起こす危険性があるため，排便後の処理などにつ

いて十分訓練させる必要がある．また，プロテーゼなどを用い術後の再閉鎖予防を必要とする場合もある．
ⅰ）腹腔鏡下造腔術（腹膜利用法）：腹腔鏡下に膀胱・直腸間の腹膜を腟入口部まで牽引し腟管を形成する．以前は開腹下に行われていたが（Davydov 法），近年では腹腔鏡下に行われることが多い．
ⅱ）S 字状結腸利用法（Ruge 手術）：S 字状結腸を腟管として用いる方法．栄養血管をつけたまま S 字状結腸を 12 〜 15cm 切断し，口側の断端を腟入口部となるように反転し固定する．
ⅲ）直腸利用法（Scubert-中山法）：直腸を腟管として用いる方法．栄養血管を付けたまま直腸を切断し，腹側に移動させ断端を腟入口部となるように固定する．
ⅳ）皮膚弁移植法（McIndoe 法）：大腿から採取した皮膚弁をプロテーゼに覆い，剥離した膀胱直腸間に挿入・固定する．その後プロテーゼを抜去し植皮の生着を待つ．しかし，瘢痕を残すなどの問題点があるため，わが国ではあまり行われない．

c. 子宮
子宮奇形が不妊症，習慣流産など妊孕性の障害となっている場合には子宮形成術の適応となる．
1）Strassmann 手術
子宮底に横切開を入れ，これを縦方向に縫合する．主に双角子宮や弓状子宮の形成術として行われる．
2）Jones & Jones 手術
左右の子宮接合部を V 字型に切除する方法．主に双角子宮の形成術として行われる．
3）Tompkins 手術
子宮底に縦切開を入れ，子宮内腔に突出する子宮中隔を切除する．
4）子宮鏡下中隔切除術
子宮鏡下に中隔を切除する方法．

d. 性腺除去術
アンドロゲン不応症では精巣に seminoma などの腫瘍が生じやすい．そのため，性腺除去術が必要となる．性腺由来の悪性腫瘍の発生率は年齢とともに上昇し，そのリスクは 25 歳で 3.5％，50 歳で 33％ といわれている．このため，性腺除去術は第 2 次性徴がみられた後の思春期以降に行うことが多い．

C 月経異常

性成熟期の女性は妊娠時あるいは授乳期を除くと，通常 28 〜 30 日前後の周期で子宮からの出血を繰り返している．これは子宮内膜が卵巣からの性ステロイドホルモンに反応して変化した結果であり，月経 menstruation といわれる．すなわち，女性ホルモンに反応して増殖した子宮内膜がホルモンの消退により剥脱して出血を伴い排出される現象である．月経が開始するのは日本では平均 12 歳ごろであり，これは間脳−下垂体系の機能が一定段階に成熟したことによる．月経が初めて開始することを初経 menarche という．初

経後しばらくは無排卵で月経も不規則な周期なこともある。40歳代になると卵巣機能の低下が認められ排卵も不定となり、月経周期も不規則になってくることが多い。そして、50歳ごろに月経はなくなる。これは卵胞の加齢による減少により卵巣が性腺刺激ホルモンに反応せず性ステロイドホルモンの分泌が低下したためで、閉経 menopause といわれている。

卵巣からの性ステロイドホルモンが周期性に変動しており、月経の周期と女性の内分泌環境の周期性は対応している。性ステロイドホルモンは子宮以外にそのほか多くの組織・臓器に作用する（性器外作用）。従って、女性の体は月経周期に合わせて周期的な変動をしているものである（性器外変化）。この変化は肉体的な変化に留まらず精神的、心理的変化も伴うものである。

月経の異常はさまざまで、周期の異常、月経時の出血の異常、月経開始年齢の異常などがあるが、間脳－下垂体－卵巣系のいずれもの部位の異常で引き起こされるもので、表2-20 のように分類される。これらを概念的にとらえると 図2-96 のようになる。

月経異常を訴えて来院する患者自身は、それが性機能系の調節異常による月経の異常であるか、それともほかの要因による不正な性器出血であるかどうかの判断は当然できない。従って、十分な問診により周期性や量などを聴取し、月経の発来の様式の異常なのか、ほかの要因による出血なのかを区別する必要がある。また無排卵周期症 anovulatory menstrual cycle は、無排卵ではあるがエストロゲンの消退によって内膜の剥脱性の出血が周期性をもって起こるものをいい、病型としては頻発月経や、希発月経の型をとることが多い。これは本態的には無排卵症であるが、無月経などと一括して排卵障害として位置づけられることが多い。

従って、月経の異常を取り扱う場合には、それが無排卵性であるか排卵性であるかにより大まかに区分することが基本で、この意味から基礎体温表の観察は重要である。

表2-20　月経異常の分類

①月経の欠如：無月経 amenorrhea

②月経の周期の異常
　希発月経 oligomenorrhea
　頻発月経 polymenorrhea

③月経の量の異常
　過多月経 hypermenorrhea
　過少月経 hypomenorrhea

④月経持続期間の異常
　過短月経 too short menstruation
　過長月経 prolonged menstruation

⑤月経随伴症状の異常
　違和月経（狭義の dysmenorrhea）
　有痛月経 algomenorrhea
　月経前緊張症 premenstrual tension

⑥月経の開始および閉止の異常
　早発初経 menarche praecox
　晩発初経 menarche tarda
　早発閉経 menopause praecox
　晩発閉経 menopause tarda

図2-96　月経異常の概念

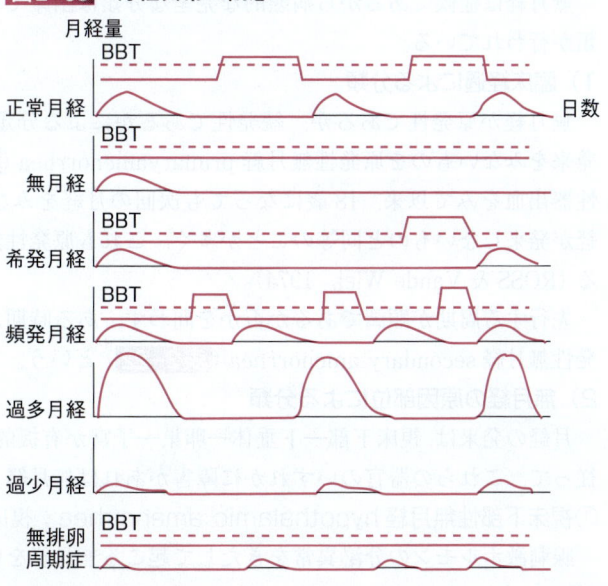

① 無月経

a. 概念

　性機能が成熟する年齢になっても月経が発来しないもの，また規則正しい月経周期を示していた女性が予定月経発来日になっても月経が発来しないものを無月経 amenorrhea, Amenorrhoe という。

　わが国の平均初経年齢は 12 歳とされているが，既潮率からみると 16 歳で 92～100％，17 歳で 98～100％といわれている。従って，18 歳になっても初経の発来をみないものは，なんらかの病的要因により月経が欠如していると考えられ，以後月経が発来する可能性はきわめて少ないと考えられるので，無月経とし，これを原発性無月経といい，他方すでに発来していた月経が二次的に停止したものを続発性無月経という。

> **無月経とは**
>
> 　成熟女性の月経周期は通常 28 日前後であるが，松本ら（1962）によれば平均 30.37 日で 10～90 パーセンタイル値は 25～35 日とされている。連続する 2 周期の周期差が 1 日以内のものは 30％以下で，5 日以内のものが 77％であり，月経周期が規則正しく繰り返すことのほうがむしろまれである。従って，規則正しく反復する月経とは，22～45 日の周期で，7 日以内の変動で反復するものは順調な周期性が保たれているとしてよい。この月経周期は，加齢や季節により変動することもあるが，多くの周期は順調に反復しており，7 日程度の遅延があった場合に周期の異常を主訴として婦人科医のもとを訪れることが多い。このときは便宜的に無月経とすることが多いが，本来，無月経という用語は生理的または病的を問わず，なんらかの変化から生じた症候であって，単に月経周期の変動に含まれるような予定月経の遅延には用いられるべきではないとする意見もあるが，臨床的には単に予定月経の遅延と簡単に考えてしまったほうが実際的である。無月経という用語はなんらかの原因で月経が発来しないという症候であり，排卵の有無，病的か生理的かなどの病因を問わない。

b. 分類

　無月経は症候であるから病態的な完全な分類は困難である。通常，以下のいくつかの分類が行われている。

1）臨床経過による分類

　無月経が原発性であるか，続発性であるかによる分類である。18 歳になっても初経の発来をみないものを原発性無月経 primary amenorrhea（表 2-21）という。1 回の少量の性器出血をみて以来，18 歳になっても次回の月経をみないものがあるが，病態的には初経が発来しないものと同等のことが多く，これも原発性無月経のなかに入れる考え方もある（ROSS & Vande Wiel, 1974）。

　先行する周期が順調であるか否かを問わず，ある時期から月経をみなくなったものを続発性無月経 secondary amenorrhea（表 2-22）という。

2）無月経の原因部位による分類

　月経の発来は，視床下部─下垂体─卵巣─子宮が有機的に機能することによりなされる。従って，これらの器官のいずれかに障害があれば無月経となる。

①視床下部性無月経 hypothalamic amenorrhea：視床下部機能が障害された結果，性腺刺激ホルモンの分泌異常をきたして起こる無月経をいう。全身因子によるもの，心因

性無月経も視床下部性無月経となる。
②下垂体性無月経 pituitary amenorrhea：下垂体ゴナドトロピン分泌細胞の脱落や機能低下により，ゴナドトロピン分泌が低下することによって起こる無月経をいう。Sheehan 症候群，Simmonds 病などの下垂体疾患，腫瘍のほか，神経因性食欲不振症などで病状が進み二次的に下垂体性無月経の形をとることもあるが，一次的原因は視床下部にあると考える。
③卵巣性無月経 ovarian amenorrhea：卵巣機能の欠如，機能低下や失調により性ステロイドの分泌に異常をきたすことによる無月経をいう。生理的なものでは閉経などを含む。また，手術や放射線療法などによる機能の廃絶などもこれに含まれる。
④子宮性無月経 uterine amenorrhea：卵巣性ステロイドの消長に反応する子宮の内膜

表2-21　原発性無月経の分類

1. 正常ゴナドトロピン性 (eugonadotropic form) 　子宮性無月経 　　1) Rokitansky 症候群 　　2) その他の子宮・腟欠損症 2. 高ゴナドトロピン性 (hypergonadotropic form) 　a. 卵巣形成障害 　　1) pure gonadal 　　　ⅰ) dysgenesis 　　　ⅱ) 46XX のもの 　　　ⅲ) 46XY のもの 　　2) mixed gonadal 　　　ⅰ) dysgenesis 　　　ⅱ) 46XY/46XX 　　3) Turner 症候群 　　　　46X0, モザイク型 　b. 精巣性女性化症候群 　　46XY 　c. 卵巣のゴナドトロピン感受性障害：46XX 　　1) ゴナドトロピン抵抗性卵巣 　d. 炎症・外傷・放射線・手術などによる二次的卵巣機能の欠落：46XX	3. 低ゴナドトロピン性 (hypogonadotropic form) 　a. 性成熟の遅延 　　1) 遅発思春期 　b. 下垂体機能障害 　　1) 先天性ゴナドトロピン欠損症 (Kallman syndrome) 　　2) 炎症・外傷・放射線・手術などによる二次的下垂体機能障害 　c. 視床下部機能障害 　　1) 視床下部性原発性無月経 　　2) Marfan 症候群 　　3) Frölich 症候群 　　4) Laurence-Moon-Biedle 症候群 　d. 内分泌系の異常に伴うもの 　　1) 先天性副腎過形成（副腎性器症候群） 　　2) 甲状腺機能低下症 　e. 全身的・精神的原因によるもの

表2-22　続発性無月経の分類

1. 生理的無月経 　a. 妊娠 　b. 産褥無月経，授乳性無月経 　c. 閉経 2. 病的無月経 　a. 子宮性無月経 　　1) 炎症性子宮性無月経（結核性子宮内膜炎など） 　　2) 外傷子宮性無月経（Asherman 病） 　b. 卵巣性無月経 　　1) 早発閉経 　　2) ゴナドトロピン抵抗性卵巣 　　3) 多嚢胞性卵巣* 　c. 下垂体性無月経 　　1) Sheehan 症候群	2) 下垂体腫瘍，supra-sellar tumor 　　3) 視床下部機能低下に引き続く二次的下垂体機能低下** 　d. 視床下部性無月経 　　1) 原因不明の視床下部機能障害 　　2) 神経性食欲不振症 　　3) 医原性（薬物性）無月経 　　　 (post pill amenorrhea を含む) 　　4) 心因性無月経 　　5) 乳汁漏無月経症候群のうち 　　　 Chiari-Frommel 症候群 　　　 Argonz-del-Castillo 症候群 　　6) Frölich 症候群などの視床下部疾患 　　7) 全身性・消耗性疾患，内分泌疾患に伴うもの

(注1)　＊卵巣性であるかどうかは議論が多い。
　　　＊＊本来は視床下部性であるが，二次的に下垂体機能が障害され下垂体性無月経の形をとるもの。
(注2)　子宮・卵巣・下垂体などの手術，放射線などによる臓器機能の欠落については除いた。

組織の欠損により無月経となるものをいう。子宮欠損や炎症性・外傷性などによる子宮腔の癒着などが含まれる。

3）無月経の重症度による分類

ゲスターゲン投与に対して消退出血を起こすかどうかにより判定し，分類する方法である。これはゲスターゲンが単独で消退出血は起きないが，内因性エストロゲンが存在して，子宮内膜の増殖が起こっていれば消退出血を起こすことを利用している。

従って，ゲスターゲンを投与し，消退出血がみられるときはある程度のエストロゲンが生体内にあり，重症度は比較的軽いことを意味する。通常，エストラジオールの血中濃度が 50〜70 pg/mL 以上保たれていることを示している。Kuppermann の原法では 100 mg の天然プロゲステロンを注射するものであるが，わが国では 10〜50 mg のプロゲステロンを注射で投与，もしくは経口のゲスターゲンが用いられる。

この際，用いられるゲスターゲンが体内でエストロゲンに転換する可能性のある estrogenic progestogen（例えば 19-nor 系の合成ゲスターゲン）であると判定が狂うので，体内でエストロゲンに転換する可能性のない non-estrogenic progestogen を用いなければならない。

①第 1 度無月経 1st grade amenorrhea：ゲスターゲン投与により消退出血をみるもので，卵巣性エストロゲン分泌がある程度みられるにもかかわらず無月経となる。その原因は主として視床下部にあるものが多い。

②第 2 度無月経 2nd grade amenorrhea：ゲスターゲン投与により消退出血がみられないもので，その障害部位は視床下部・下垂体・卵巣・子宮などいずれの場合でもありうる。このうち視床下部・下垂体・卵巣性無月経については，エストロゲンとゲスターゲンの併用投与により消退出血を起こすことができる。

4）無月経の原因が生理的であるか，病的であるかによる分類

①生理的無月経 physiological amenorrhea：無月経ではあるがその原因が，生理的であるものをいう。妊娠・産褥・授乳に伴う無月経，閉経後の無月経などが含まれる。

②病的無月経 pathological amenorrhea：原発性無月経や無排卵による無月経など，その原因が病的であり治療の対象となる無月経をいう。

c. 原発性無月経の取り扱い方

18 歳になっても月経が発来しないものはなんらかの病的な原因があると考えられ，原発性無月経と定義されている。原発性無月経は染色体異常や性発生，性発育の異常などの重大な原因が潜んでいることが多い（図 2-97）。そこでなるべく早期に診断して治療を開始することが重要であると考えられ，15 歳になっても月経が発来しない女性は原発性無月経の疑いをもって検査を進める必要がある。

1）診断

①既往歴，家族歴：pure gonadal dysgenesis (chromatin positive gonadal dysgenesis) は家族的に発生する。精巣性女性化症候群も家系内に多発する。伯叔母・姉妹の月経歴，妊娠・分娩歴は詳細に聴取する。母親の妊娠歴については特に注意し，双胎や原因不明の流早産の有無について情報を得るようにする。Chromatin negative gonadal dysgenesis にはしばしばこのような既往がみられることがある。患者の子宮内での状況，分娩・新生児期での状況，ことに外因性の薬物（ステロイドなどの使用）についても聴

取を心がける。発育・発達および性徴の出現や，男性化徴候の出現などに注意を払う。性徴の発育の速度にも注意する。

また，潜伏月経では周期的に反復する月経痛様の腹痛を訴えることがあり，特徴的である。基礎体温を測定している症例では，二相性を示すにもかかわらず月経をみなければ，性管の発生・発育の異常が疑われる。

②全身所見：身長・体重などの計測が必要である。Turner 症候群のような特徴ある体型を示すものは，一見して疑診をおくことができる。体毛の有無や発毛状態は男性ホルモンの生物効果を示しているので多寡や形状に注意する。副腎性器症候群や精巣性女性化症候群の不全型，年齢の進んだ症例では男性化徴候がみられるので疑診をおくことができる。そのほか，Marfan 症候群や Frölich 症候群，Laurence-Moon-Biedle 症候群，甲状腺機能低下症なども特徴ある体型を示す。乳房・乳腺・乳頭の状況も注意し観察する。基礎体温の測定も重要である。

③性器所見：外陰の形態が女性型であるか，男性型であるかにまず注意する。男性型であるものは副腎性器症候群などアンドロゲンの過剰によるものである。女性型であれば，腟口の有無，腟の有無，子宮腟部の有無，子宮の有無を視診・内診・ゾンデ診などにより確認する。

性器の観察には超音波断層法が簡便で有用である。腹腔鏡検査は観察と同時に生検を行う目的で行われる。性器が女性型であってもエストロゲン産生能が低い場合は未発達で，腟上皮の角化や，頸管粘液の存在が認められず，全身所見も女性特有の丸みを帯びた体型を示さない。また乳房も未発達である。性毛の欠如は精巣性女性化症候群が疑われ，多毛や男性型発毛は副腎性器症候群のようなアンドロゲン分泌の過剰を疑わせる。

④鑑別診断：全症例にまず必要な検査は染色体の異常の有無による性発生の異常のチェックである。全身・性器所見から鑑別を進め，図2-98 のような方法で診断を進める。外性器が男性型に近ければ，まずアンドロゲン過剰症を考え，血中テストステロンや DHA-S，プロゲステロン，コルチゾール尿中の 17-KS を測定し，高ければ副腎性器症候群を疑う。

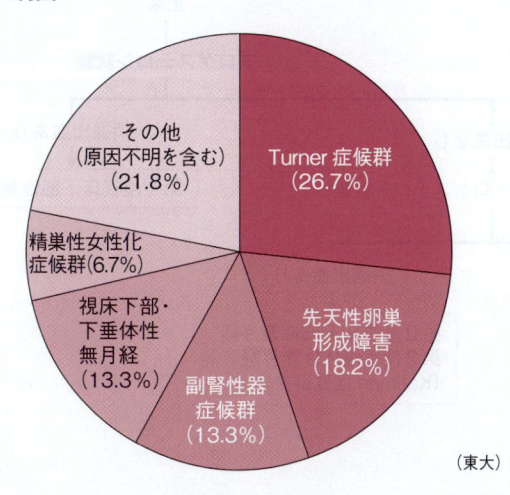

図2-97 原発性無月経の病因

- Turner症候群（26.7%）
- 先天性卵巣形成障害（18.2%）
- 副腎性器症候群（13.3%）
- 視床下部・下垂体性無月経（13.3%）
- 精巣性女性化症候群（6.7%）
- その他（原因不明を含む）（21.8%）

（東大）

II. 不妊・生殖内分泌

図 2-98 原発性無月経の鑑別診断法

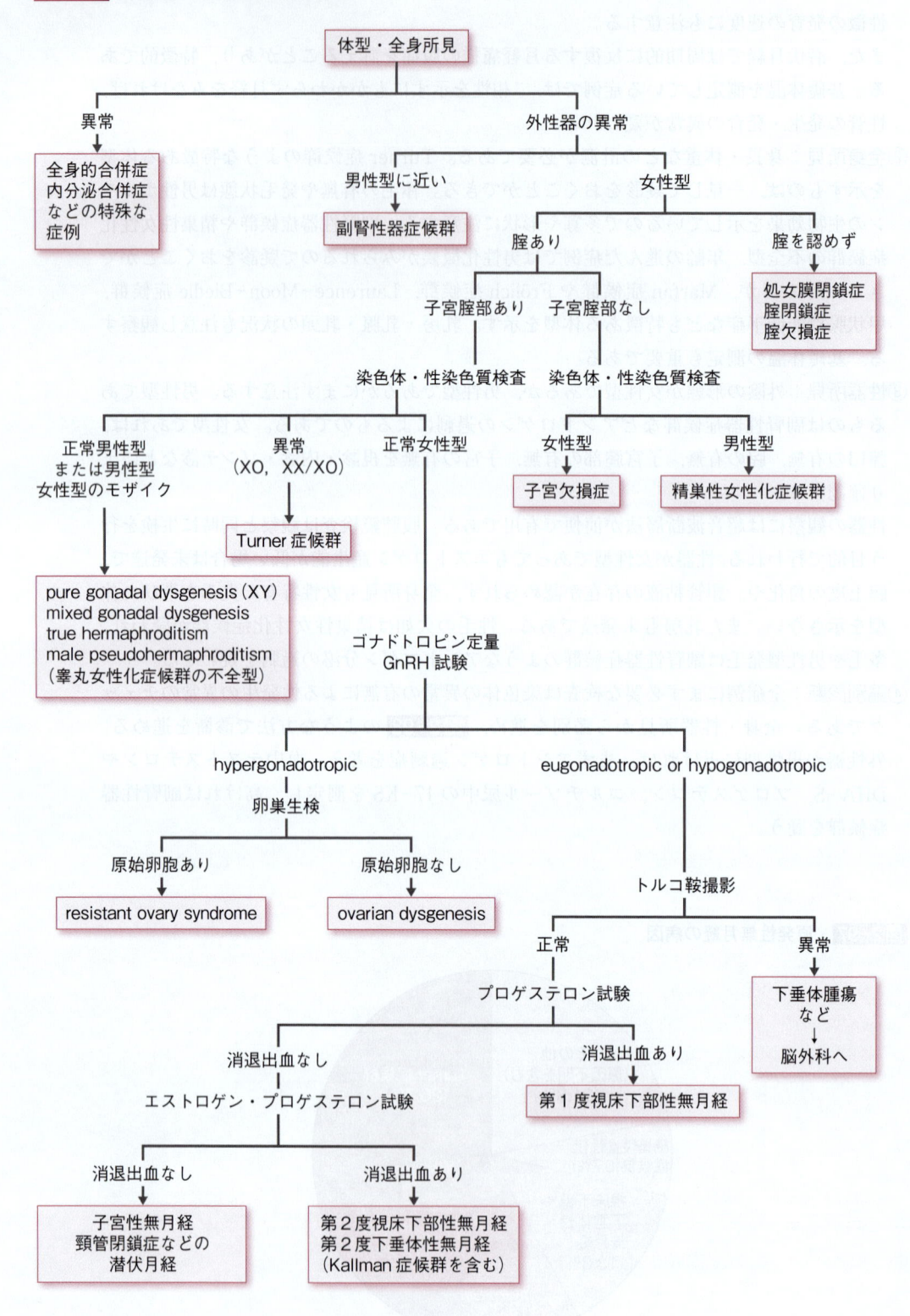

```
                        体型・全身所見
                   ┌──────────┴──────────┐
                 異常                  外性器の異常
          ┌──────────┐         ┌──────────┴──────────┐
          │全身的合併症│      男性型に近い              女性型
          │内分泌合併症│           │            ┌──────┴──────┐
          │などの特殊な│      ┌─────────┐     腟あり        腟を認めず
          │症例       │      │副腎性器症候群│      │            │
          └──────────┘      └─────────┘ ┌────┴────┐  ┌──────────┐
                                       子宮腟部あり 子宮腟部なし │処女膜閉鎖症│
                                           │         │        │腟閉鎖症   │
                                    染色体・性染色質検査  染色体・性染色質検査 │腟欠損症   │
                                                                  └──────────┘
```

- 正常男性型または男性型 / 女性型のモザイク
- 異常（XO, XX/XO）→ **Turner 症候群**
- 正常女性型
- 女性型 → **子宮欠損症**
- 男性型 → **精巣性女性化症候群**

pure gonadal dysgenesis (XY)
mixed gonadal dysgenesis
true hermaphroditism
male pseudohermaphroditism
（睾丸女性化症候群の不全型）

ゴナドトロピン定量
GnRH 試験

- hypergonadotropic
  - 卵巣生検
    - 原始卵胞あり → **resistant ovary syndrome**
    - 原始卵胞なし → **ovarian dysgenesis**
- eugonadotropic or hypogonadotropic
  - トルコ鞍撮影
    - 正常 → プロゲステロン試験
      - 消退出血なし → エストロゲン・プロゲステロン試験
        - 消退出血なし → **子宮性無月経 頸管閉鎖症などの潜伏月経**
        - 消退出血あり → **第2度視床下部性無月経 第2度下垂体性無月経（Kallman症候群を含む）**
      - 消退出血あり → **第1度視床下部性無月経**
    - 異常 → **下垂体腫瘍など → 脳外科へ**

外性器が女性型の場合は，外陰・腟などの所見から腟閉鎖症や腟欠損症，処女膜閉鎖症などの月経血の流出障害による無月経が診断しうる。

子宮の存在の有無，子宮腟部の存在の有無を視診し，子宮が欠損しているもので染色体が女性型ならば先天性の子宮の発生障害による子宮欠損症であり，男性型ならば精巣性女性化症候群で，この場合は通常陰毛を欠如する。

子宮発育の良否にかかわらず子宮が存在しているものは，染色体が男性型または男女のモザイク型であれば，XY型の性腺形成異常，混合型の性腺形成異常，真性半陰陽，男性半陰陽のいずれかと考えられる。

染色体がXOまたはXOとほかのモザイクであるものはTurner症候群，モザイク型性腺形成障害およびその不全型と考えられる。

染色体が正常女性型を示すものはGnRH試験を行い高反応型，正常反応型，低反応型に分ける。高反応型は原因が卵巣にあると考えられ，卵巣生検を行う。原始卵胞の有無を検索し，なければ卵巣形成障害であり，存在すればresistant ovary syndromeなどのまれな症例である。

正常または低反応型は頭蓋X線撮影などにより腫瘍性の病変を除外したのち，プロゲステロン試験を行って第1度と第2度に区別する。第1度無月経の大部分は原発性視床下部性無月経である。第2度無月経はさらにエストロゲン・プロゲステロン試験を行う。エストロゲン・プロゲステロン試験で陰性のものは子宮内腔の癒着などによる子宮性無月経であり，陽性のものはKallman症候群などの視床下部性無月経やほかの原因不明の視床下部性第2度無月経である。

2）治療

原発性無月経は比較的重症な症例や特殊な病型が多く含まれる。しかし，治療により排卵の誘発が可能であり，将来挙児の可能性があるものも多い。また挙児は不可能であっても，正常な社会生活を営むために治療を必要としたり，将来的な合併症の発生防止のために治療を必要とするものもある。

①排卵誘発療法：視床下部性・下垂体性の無月経に対して適応となる。クロミフェンなどの中枢性排卵誘発剤の効果は，第1度無月経にのみ効果がみられるものの，その効果は続発性無月経に比べて悪い。これは病態が単に一過性の機能の失調でなく，性機能の成熟障害であるためと考えられる。

hMGなどのゴナドトロピン製剤は，理論的には下垂体性・視床下部性の無月経には有効であるが，原発性無月経では卵巣の反応性が低下しており，hMGの投与総量は続発性視床下部性無月経に比べて多量を必要とし，3,000〜5,000IU以上の量を必要とすることが多い。従って，排卵誘発療法は挙児を希望する場合に限られ，それ以外の場合は以下に述べる補充療法の適応となる。

②補充療法：性ステロイド分泌の低下を起こす卵巣性無月経（Turner症候群などのovarian dysgenesisなども含む）は二次性徴の発達が悪く，社会生活上の問題を生じる。これらの症例では挙児の可能性はないが，性ステロイドの補充により体型を改善したり，性徴の発達を図る。方式にはエストロゲンを単独で用いる方法，エストロゲンとプロゲステロンを用いて消退出血を引き起こすことを繰り返す方法，などがあるが症例により選択する。また精巣性女性化症候群などのように性腺を摘除した症例ではエストロゲンの補充により，より女性らしい体型を維持することができる。

③外科的療法：潜伏月経では，造腟術や開口術により月経血の流出路を形成する．これにより挙児も可能となる．腟欠損症は造腟術により腟が形成され社会生活が円滑に営めるようになるが，一般的には全 Müller 管の形成障害を伴うため挙児は不可能なことが多い．精巣性女性化症候群は，潜伏する睾丸から将来的にセミノームの発生することが高いため除睾術を施行することが勧められる．

副腎性器症候群は，副腎からのアンドロゲン分泌を抑制するために糖質コルチコイドの投与を行えば排卵が発来するが，一度アンドロゲンの作用により男性型に変化した外陰は女性化しないので，外科的に形成を行う．

d. 原発性無月経を示す代表的疾患

1) Turner 症候群

古くから卵巣の欠如，低身長，性的発育不全を示す症例が報告されていた．

> 1938 年に Turner がそれらに加えて，翼状頸，外反肘などの特徴のある症候群として定義した．1959 年に Ford によりこの症候群の患者の染色体は異数性を示す 45 本であり，X 染色体が 1 本であることが報告された．その後の研究により卵巣の欠如，すなわち gonadal dysgenesis を示す患者の染色体所見は XO のほかにいくつもの亜型があることがわかってきた．そのなかには典型的な XO 型と同様の身体所見を示すものもあるが，そのような身体所見を欠く症例も存在する．このほかに，染色体構成の異なる細胞が混在するモザイクの症例も存在する．現在ではこれら多くの症例を広い意味で Turner 症候群に含めて取り扱うことが普通である．

典型的な Turner 症候群では上に述べたほかに，耳介の異常，口蓋の異常，顔貌の異常，扁平乳頭，大動脈狭窄，腎の奇形など，多くの臨床像が報告されている．卵巣は索伏で卵胞は通常認められない．これは卵胞の消失が通常より著しく早いためと考えられている．まれではあるが，性成熟期にわずかに卵胞が残存する場合もあり，月経が発来したり妊娠した例も報告されている．Down 症候群と違って Turner 症候群は出生時の母親の年齢は無関係であることから，精子の形成過程に関係があるとする説もある．

内分泌的にはエストロゲンは低値で，LH，FSH が高値を示す卵巣性無月経としての特徴ある内分泌像を示す．内性器は未発達な卵管，子宮，腟は存在する．外性器は小児様であり，陰毛はほとんど認められない．二次性徴はほとんど認められず，乳房は小児様である．

染色体異常であるため根本的な治療は不可能であり，通常は妊娠も不可能である．しかし，子宮は存在するためエストロゲンとプロゲステロンの投与で月経を起こすことは可能であり，また二次性徴もそのようなステロイドの投与で改善する．なお低身長に関しては，最近成長ホルモン（GH）の投与によりある程度改善しうるといわれている．

2) 精巣性女性化症候群 testicular feminization syndrome

アンドロゲン不応症の最も重篤なもので外見が女性型を示すので，原発性無月経の代表的疾患の 1 つである．

全身所見はほとんど完全な女性型を示すが，腟は浅く盲端に終わっており子宮腟部は認められない．陰毛，腋毛は認めないかわずかであり，乳房の発達は不良のこともあるが正常の女性と変わらない場合もある．子宮，卵巣，卵管は欠如する．通常，鼠径部に精巣を

認めるが，造精機能はない。染色体は46, XYの男性型で，アンドロゲン（テストステロンおよびその活性型である5-αジヒドロテストステロン）に対するレセプターを欠くことなどが原因である（「性分化異常」の項を参照）。遺伝性で家族内に何例かを認める場合と特発性の場合とがある。精巣はしばしば悪性化するので，20歳以降の早い時期に精巣は摘出すべきである。

▶p.226

3）Kallmann症候群

原発性中枢性の無月経で嗅覚の異常を伴う。染色体の異常はなく，内分泌検査ではゴナドトロピンは低値である。二次性徴の発達は悪く，内性器は存在するが子宮などの発育は悪い。エストロゲンおよびプロゲステロンを投与するKaufmann療法により，月経の初来，二次性徴の発達が期待できる。下垂体はGnRHに対する反応性はあるはずなのでGnRHの長期，律動的投与が論理的には有効である。卵巣は正常であり，ゴナドトロピンの投与で排卵させることが可能である。また，甲状腺や副腎機能は正常である。

4）原発性卵巣性無月経 pure gonadal dysgenesis

染色体異常を伴わない卵巣性無月経である。内分泌的にはエストロゲンの低値，ゴナドトロピンの高値を示す。卵巣は萎縮し，卵胞は認められない。Kaufman療法で月経を起こし，二次性徴の発現を促し，卵巣機能欠落症状を予防する。

e. 続発性無月経 secondary amenorrhea

続発性無月経は生理的無月経と病的無月経に分ける。生理的無月経は妊娠・分娩・産褥期に伴う無月経，および閉経後の無月経である。病的無月経は無排卵性と子宮性無月経に分けられる。この際，排卵障害を伴う続発性無月経は，従来，月経周期の異常に分類されていた希発月経，無排卵周期症と厳密には病態を区別し難い。排卵障害の結果を性器出血という表現型からみたときに，無月経となるか希発月経となるか無排卵周期症となるかにすぎないからである。頻発月経や過少月経，機能性出血のなかにも排卵障害がその本態と考えられるものが多く，これらの症例も本質的には排卵障害として一括して取り扱うほうが妥当である。従来，習慣的に無月経は特別な病状としてとらえ，内分泌異常のない子宮性無月経と排卵障害とが一括して扱われ，希発月経，無排卵周期症が別個のclinical entityとして取り扱いを受けていることは病態的，治療学的にも問題がある。

> **続発性無月経の考え方**
>
> 排卵障害を伴う無月経の先行周期を調べると，正常の周期から無月経に移行したものが約50％で，先行周期が希発月経であったものが約30％，先行周期が正常周期から希発月経を経て無月経に変わったものが約20％であり，希発月経は無月経に移行する病型の1つであると考えられる。
>
> 第1度と第2度に重症度を区別するが，これは内因性のエストロゲンによるpriming効果の有無を判定していることは前述のとおりである（通常血中エストラジオールが50 pg/mL以下となるとプロゲステロンによる消退出血が起きない）。第2度無月経は重症度の高い排卵障害と考えられているが，自然に軽症化し，第1度となるものが全体の10％にみられる。一方，第1度無月経が経過により重症化し第2度無月経に移行することもしばしば観察される。

続発性無月経は 表2-22 のように分類される。中枢性のものについては病態が完成し

たものでは必ずしも下垂体性と視床下部性を明確に区別し難い。また神経因性食欲不振症，心因性無月経などは一次的には視床下部性の性機能低下と考えられる。多嚢胞性卵巣症候群 polycystic ovary syndrome；PCOS は，病名が示すように多様な病態を示し病因のメカニズムはいまだによくわかっていない。卵巣局所のアンドロゲン過剰が主因にはなっているが，それだけではなくインスリン抵抗性の関与なども指摘されている。

1）頻度

　上述の排卵障害という点から一括してみると，続発性無月経は全体の約 60％を占める。病因別では，視床下部性と下垂体性を併せた中枢性全体で 83.3％を占め，中枢性障害の割合が高い。卵巣性は全体の 5.7％を占めるが，卵巣性のものは予後が不良であるので問題となる（図 2-99, 100）。

2）診断

①既往歴，家族歴，月経歴，妊娠・分娩歴や手術・薬物療法などの医療歴を詳細に聴取する。結核などの感染症が子宮性無月経を起こすことがあり，全身性の疾患による代謝性の変化が，ゴナドトロピン分泌系に変化を与えていることがある。ショックの既往が Sheehan 症候群の不全型をつくり，ゴナドトロピン分泌系のみが著しく障害を起こしていることもある。

　また，妊娠・分娩時の婦人科的・産科的処置が子宮性無月経の原因となっている場合があるが，特に子宮内容除去術の既往は重要である。月経歴は周期性に注意し，元来周期の不定なものは，多嚢胞性卵巣症候群に代表されるように，体質的な異常と考えたほうがよい。また，患者の生活が夜勤などによって不規則である場合も，性機能系は不安定となりやすい。無月経が起こる比較的短時間前に，精神的な衝撃を受けた者が 1/4 程度にみられ，これが直接的誘因となったと考えられる場合もある。神経因性食欲不振症や，るいそう，肥満と診断されないまでも，体重の減少や増加が伴う症例が 1/3 程度みられるので，体重の変化についての情報が重要である。

　医療歴については特に重要で，向精神薬や制吐剤，抗潰瘍薬および性ステロイドの使用が無月経や乳汁漏出症の原因となっていることがある。また，下垂体腫瘍の場合には視

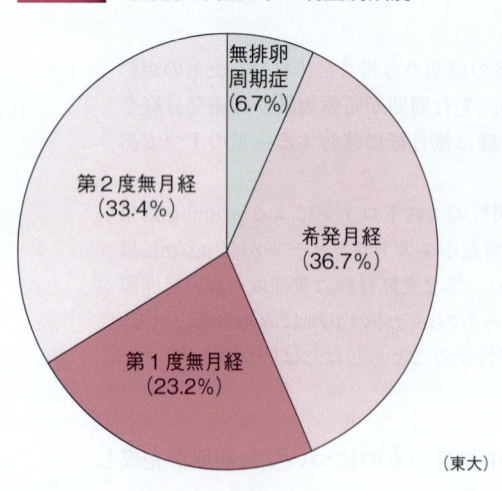

図 2-99　続発性月経異常の病型別頻度

- 無排卵周期症（6.7％）
- 第 2 度無月経（33.4％）
- 第 1 度無月経（23.2％）
- 希発月経（36.7％）

（東大）

図 2-100　続発性無月経の病因別頻度

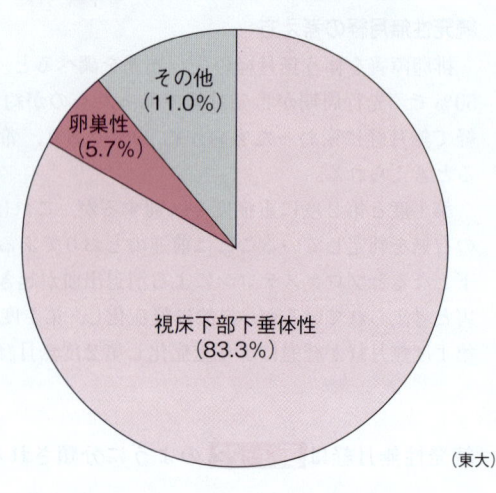

- その他（11.0％）
- 卵巣性（5.7％）
- 視床下部下垂体性（83.3％）

（東大）

野や視力の変化を訴えることがある。
②全身所見：身長・体重・体型・体毛状態に注意を払う。特にその変化は重要である。多嚢胞性卵巣症候群には肥満の傾向と，発毛状態の変化を伴う。ただし，わが国においてはこれらの症状を欠く場合，あるいはあっても軽度のことが多い。陰毛や腋毛の脱落はSheehan症候群などでよくみられる所見である。乳汁漏にはことに注意し，患者が気づかない場合でも圧出すると乳汁漏が発見できることも多い。
③性器所見：腟上皮の萎縮，頸管粘液の量・性状に注意する。これらは内因性エストロゲン活性を簡単に示す所見であり，無月経の重症度を判定する簡便な指標である。多嚢胞性卵巣症候群では，エストロンの増加によって頸管粘液は増加し，牽糸性・結晶形成も著明なことが多い。またしばしば病的無月経と妊娠とを鑑別する必要に迫られるが，この際，頸管粘膜が強いエストロゲン活性状態を示していれば，妊娠はそれだけで否定的である。子宮の大きさ，発育は成熟に伴って作用したエストロゲン量と相関すると考えられるので，発育不全症はもともと性機能系が十分に働いていなかったと考えられる。しかし，子宮自体の異常での子宮発育不全もある。無月経が長期にわたった場合，二次的な子宮の萎縮を起こすために子宮は小さくなる。事実，第1度無月経では子宮の大きさが小さいものは1/3以下であるが第2度無月経では約半数にみられ，原発性無月経では90％にみられる。すなわち，子宮の発育不全と萎縮は重症度に比例すると考えられる。卵巣腫瘍が合併する場合もあるので，内診や超音波検査により確認する。
④鑑別診断（図2-101）：まず生理的無月経か，病的無月経かを鑑別する。年齢や妊娠反応，基礎体温表，所見などにより生理的無月経を除外する。内診所見により卵巣腫瘍を除外する。

残った症例は，主として性機能系の機能障害による無月経であり，旧来からKuppermannまたはSchrankの方式による治療を加味した鑑別診断法が行われていた（図2-102, 103）。これらの方法はホルモン測定が容易でなかった時代に治療をかねて負荷をしながら病態を明らかにしていく巧みな方法であった。しかし，近年各種の血中ホルモンの測定が可能となったり，GnRH試験などが行われるようになり，また無排卵に伴う乳汁漏や高プロラクチン血症 hyper-prolactinemia の頻度が比較的高いことが判明したため，これにこだわる必要はなくなった。また第1度無月経とみなされる症例で，比較的に難治性であるものが多数あり，これには多嚢胞性卵巣症候群が含まれることもよくある。多嚢胞性卵巣症候群は希発月経として扱われる場合と第1度無月経と診断されることがあり，両者の鑑別に固執するよりは，月経の状態を内分泌的所見と総合的にとらえて，病態を把握すべきである。

エストロゲン・プロゲステロン試験により消退出血をみないと，子宮性無月経となる。しかし，子宮性無月経の診断は慎重であるべきで，基礎体温による排卵の有無の確認，子宮の外傷の既往に注意し，エストロゲン・プロゲステロン投与も1度のみで判断せず，反復して投与してみる，などの工夫が必要である。

まず全例の血中プロラクチン値，LH・FSH値を測定する。全症例の25％に顕性または潜在性の高プロラクチン血症がみられ，そのうちの10％に下垂体にmacroまたはmicroadenoma（prolactinoma）がみられる。これは脳外科にて処置する必要がある。また，高プロラクチン血症がみられない場合でも乳汁漏がみられるものがあり，これらの症例では潜在性高プロラクチン血症の高い可能性があり，TRH負荷による診断が必要である。

正プロラクチン血症，乳汁漏のみられない症例には次いでGnRHテストを行い，基礎値と反応性から3つに分類する．

　高反応型はステロイドのfeedbackが欠如している卵巣性無月経の可能性が大きい．これに対しては，hMGによる卵巣刺激を加え，ステロイド分泌の増加がみられなければ，内視鏡や試験開腹により卵巣生検を行い，卵胞の有無を確認する．卵胞が存在しなければ，早発閉経などの卵巣性無月経であり，排卵を誘発することは不可能である．低反応型は下垂体性無月経であり，下垂体腫瘍，Sheehan症候群などの下垂体疾患のほか，視床下部性無月経が長期にわたったために，二次的に下垂体のゴナドトロピン放出能の低下した症例，例えば神経因性食欲不振症などを含む．

図2-101　続発性無月経の鑑別診断

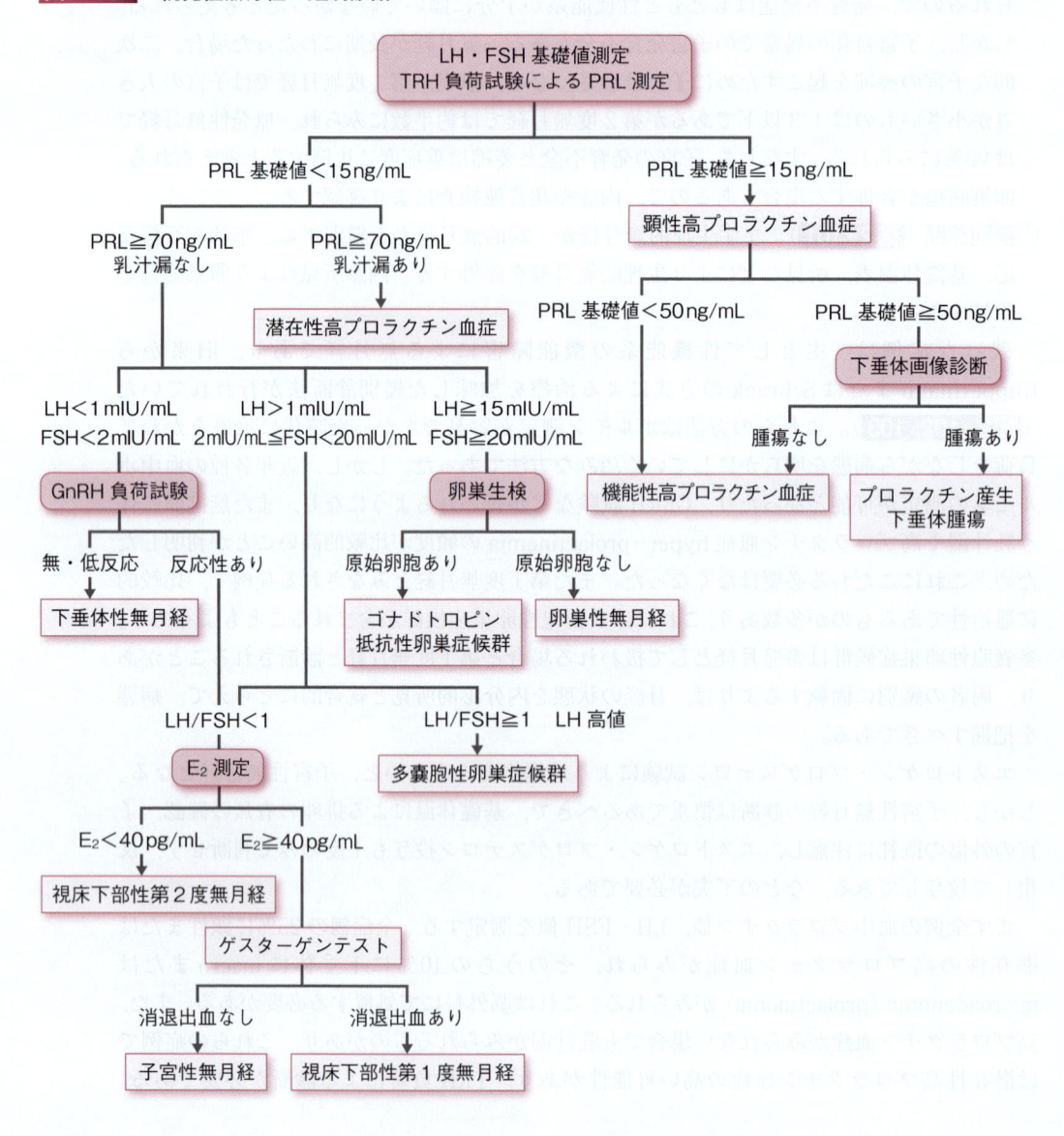

正常反応型には視床下部性無月経のほかに多嚢胞性卵巣症候群が含まれるが，後者はLHの反応が比較的高いのに反し，FSH反応が低いという特徴がある。また高反応型のなかにも多嚢胞性卵巣症候群が含まれることがあるが，これはゴナドトロピンテストに著しい反応性を示す。

これらの多嚢胞性卵巣症候群は，内視鏡・試験開腹を行い，卵巣生検により診断を確定する。

LH・FSHの基礎値のみでもこれらの四者の鑑別は論理的には可能であるが，実用的にはGnRH負荷試験を行ったほうが容易に診断できる。

3）治療

治療はその効果を判定するために，基礎体温表を判定し，適宜エストラジオール，プロゲステロンなどの卵巣性ステロイドを測定しながら進める。

① 視床下部性無月経：クロミフェン，サイクロフェニールなどの抗エストロゲン薬による排卵誘発療法 induction of ovulation が奏効することが多い。しかし，Kuppermann方式による第1度無月経でもその有効率は60％程度で，第2度無月経にはほとんど無効である。その理由の1つとして多嚢胞性卵巣症候群が第1度無月経に含まれることもあり，それに対するクロミフェンの効果がよくないことも考えられる。クロミフェンにhCGを併用することにより効果は上昇する。それでも効果のない症例はhMG-hCGによるゴナドトロピン療法の適応となる。ゴナドトロピン療法は理論的には中枢性の排卵障害のすべてに有効なはずではあるが，過剰刺激症状や不適当なhCGの投与により早期に卵胞閉鎖を引き起こしたりするため，実際には第1度無月経で80％，第2度無月経で60％程度の有効率である。

② 下垂体性無月経：クロミフェンなどの排卵誘発剤は奏効しない。hMG-hCG療法がまず適応となるが，hMGの投与総量は比較的多量を要し，3,000～5,000IUが必要である。

図2-102 Kuppermann方式による負荷試験

無月経
└ プロゲステロンテスト
　├ 消退出血(−) 重症
　│　└ エストロゲン・プロゲステロンテスト
　│　　├ 消退出血(−) → 子宮性無月経
　│　└ 消退出血(+)**
　│　　　└ FSHテスト
　│　　　　├ 消退出血(−) → 卵巣性無月経
　│　　　　└ 消退出血(+) → 下垂体性無月経
　└ 消退出血(+)* 軽症

* 第1度無月経
** 第2度無月経

(Kuppermann)

図2-103 Schrank方式による機能検査法

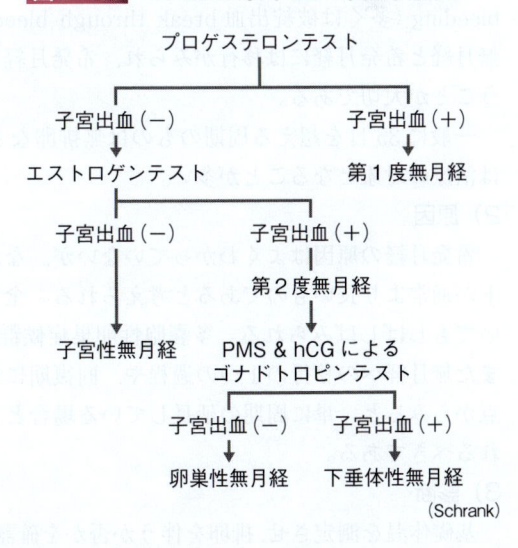

プロゲステロンテスト
├ 子宮出血(−)
│　└ エストロゲンテスト
│　　├ 子宮出血(−) → 子宮性無月経
│　　└ 子宮出血(+)
│　　　　└ 第2度無月経
│　　　　　└ PMS & hCGによるゴナドトロピンテスト
│　　　　　　├ 子宮出血(−) → 卵巣性無月経
│　　　　　　└ 子宮出血(+) → 下垂体性無月経
└ 子宮出血(+) → 第1度無月経

(Schrank)

近年 GnRH を間欠的に長期間投与することにより一部の下垂体性無月経に効果を認めた報告がある。これらは完全な下垂体不全ではないと考えられる。

③乳汁漏性無月経：プロラクチン産生・放出を抑制するドパミン作動薬が最もよく奏効する（「高プロラクチン血症」の項を参照）。　▶p.279

④子宮性無月経：内腔の癒着によるものに対しては，外科的に拡張を行い，内膜の増殖を促すためにエストロゲンを長期に投与することにより改善が可能なこともあるが，妊孕性の予後からみると治療が困難といえる。

⑤卵巣性無月経：排卵を誘発できる可能性はないため，エストロゲンの補充療法 replacementtherapy により性器の萎縮の防止とエストロゲン欠乏による全身の影響を回避する。また，周期的な子宮出血を誘起することにより，患者の精神的安定を図る効果もある。まれにゴナドトロピン抵抗性卵巣を含むが，これは排卵可能で挙児の報告もある。

⑥多嚢胞性卵巣症候群：（「多嚢胞性卵巣症候群」の項を参照）。　▶p.268

⑦挙児を希望しない場合：挙児を希望しない症例では，あえて排卵誘発の必要はないが性器の萎縮の防止と精神的安定，さらに骨塩量の減少の予防，などの目的でホルモン補充療法を行う。

4）予後

自然寛解例もあるが通常は改善しない。また排卵誘発療法を1度行っても中止すれば，再度無排卵となる。

② 月経周期の異常

a. 希発月経 oligomenorrhea

1）定義

月経周期が延長し，39日以上で発来した月経のことをいう。月経周期が延長している場合には無排卵性の周期の頻度が高くなったり，卵胞期が延長してくると卵の過熟現象のために排卵はしても不妊・不育の原因となること，さらに機能性出血 dysfunctional bleeding（多くは破綻出血 break through bleeding）の合併がみられてきたりする。また無月経と希発月経には移行がみられ，希発月経は無月経と共通の病態をもつものとして扱うことが大切である。

一般に35日を超える周期のものは無排卵などを伴うこともあり，不妊を訴える場合には治療の対象となることが多い。

2）原因

希発月経の原因はよくわかっていないが，なんらかの原因により生理時計の周期のセットが通常より長いものであると考えられる。全身性疾患，精神的ストレス，肥満などにおいてもしばしばみられる。多嚢胞性卵巣症候群の病型の1つとしてみられることもある。また無月経への移行の1つの過程や，回復期に希発性の周期がみられることがある。この点からみると，単に周期の延長している場合と，排卵障害の1つの病型とに分けて考えられるべきである。

3）診断

基礎体温を測定させ，排卵を伴うか否かを確認する。無排卵性のもの，および排卵があっても不妊などを伴うものは治療の対象となる。

4) 治療

無月経・無排卵の治療に準じる。

b. 頻発月経 polymenorrhea
1) 定義・原因・分類

月経周期が短縮し，24日以内で発来した月経をいう。月経周期が短縮する場合は，それが排卵を伴うか否かにより大別する。
①無排卵性：無排卵周期症に伴う頻発月経。
②排卵性：卵胞期短縮による頻発月経，黄体期短縮（黄体機能不全症）による頻発月経，みせかけの頻発月経。

無排卵周期症は頻発月経，希発月経などを起こすことが少なくない。排卵性の周期であっても卵胞期・黄体期のいずれかまたは両者が短縮した場合には月経は頻発となる。卵胞期が短縮した場合は卵胞の成熟障害が起こり，卵胞内黄体化や，非成熟卵の排出など不妊の原因となることがある。黄体期の短縮も不妊や初期流産（着床障害を含めて）の原因となる。みせかけの頻発月経とは器質性（炎症や腫瘍），または機能性の月経と月経の間に起こる出血があたかも月経様の出血であるために，頻発性の月経であるようにみえるものをいう。

2) 診断・治療

排卵性か，無排卵性かをまず鑑別する。このためには基礎体温表の作成が最も簡便である。これによりみせかけの頻発月経をも除外可能である。

次いで生理的なものと非生理的なものを識別する。思春期・閉経前期など性機能が不安定な時期は頻発性の無排卵周期を起こしやすい。貧血などの合併症がない限り，経過を観察してよい。

器質的疾患によるものは，原疾患の治療を行う。

黄体機能不全症 luteal phase defect によるものに対しては，排卵誘発療法や黄体賦活療法など，黄体機能不全症の治療を行う。

無排卵周期症；卵胞期短縮によるものに対しては排卵誘発療法が適応となる。挙児を希望しない場合には，性ステロイドの投与により人工的に周期を調節すればよい。

機能性出血によるみせかけの頻発月経は，卵胞期の延長を伴っていたり，黄体機能不全症を伴っていたりすることが多いが，排卵誘発療法，黄体賦活療法，または性ステロイドの補充療法などを症例により選択する。

③ 月経の量の異常

月経血は，剥離した内膜・血液・分泌物から構成されるが，その量は個体差がきわめて大きい。全経血量は50〜250gとされているが，失血量としては平均50g程度と考えられている。月経血は内膜組織中に含まれるプラスミン活性物質により線維素が溶解され，凝血が混じることはないのが正常である。しかし，量が多い場合には凝血が混じる。また経血量の推移をみると，第1日目は血性の分泌物であったものが，第2日目には最も量が増加し，外観的には純血液状となり，次第に減少して7日目までには停止する。この量と性状の変化の異常が月経の量の異常である。

a. 過多月経 hypermenorrhea
1) 定義

　日常生活に支障をきたすほど月経量が多い場合をいう。貧血を引き起こすものが治療の対象となる。量が多い場合には，凝血を混じたり，月経痛を伴う場合もある。また，月経日数の延長（過長月経 prolonged menstruation）を伴うことがある。

2) 分類・原因

　原因別に分類し器質性過多月経と，機能性過多月経に分ける。

①器質性過多月経：腫瘍，炎症，肥大などの性器の器質的疾患に伴うもの，また，血小板減少症，白血症，血液凝固系の異常，腎疾患に伴う出血傾向，甲状腺機能亢進症などの全身性疾患に伴うものなどをいう。性器の器質的疾患には，子宮筋腫（特に粘膜下筋腫），子宮腺筋症，子宮内膜過形成，子宮内膜ポリープ，子宮内膜炎，子宮内腔異物（IUDなど）によるものがある。

②機能性過多月経：器質性の疾患がなく過多月経をみるものをいう。性ステロイドホルモンの分泌異常，自律神経系の失調，骨盤内うっ血，内膜組織の線溶能の亢進などが考えられている。ことにエストロゲン産生過剰による内膜の増殖過剰によるものはかつてメトロパチーとよばれており，不正出血と同時に過多月経を引き起こしやすい。

3) 診断

　器質性か機能性かを鑑別する。性器の器質疾患が除外された場合には，全身的因子ことに血液疾患，凝固障害に注意する。機能性と考えられる場合には，BBT を測定させ，卵巣性ステロイド，下垂体ホルモンの検査を行うことが望ましい。子宮内膜の組織診はいずれの場合でも重要である。

4) 治療

　器質性病変がある場合には原疾患の治療をまず行う。

　機能性と考えられる場合には，プロゲストーゲン剤，またはエストロゲン，プロゲストーゲン合剤を投与し，内膜の増殖を抑制することにより，経血量を減少させることができる。また抗プラスミン剤の投与が奏効する場合もある。

　これを数周期持続して行い改善をみるものが多い。器質性の病変でもプロゲストーゲンまたはエストロゲン・プロゲストーゲン合剤（経口避妊薬）の投与により改善をみるが，中止するとまた過多月経が再発する。従って，器質性のものには根本的な治療とはならないが，処置を行うまでの間の応急的な対応策として用いられる。

　過多月経のある場合は失血による貧血を招きやすい。鉄欠乏性の貧血であることが多い。血液検査，血清鉄，不飽和鉄結合能などを検査のうえ，鉄剤，ビタミン剤などを投与する。

　経血量の客観的評価が困難なため，過多月経が患者の主訴のみによっており，実際には正常である場合もあるので注意を要する。

b. 過少月経 hypomenorrhea
1) 定義

　経血量が異常に少ないものをいう。ときには少量の血性帯下のみの場合がある。通常過短月経（2日以内の月経）を伴うが，5～7日の月経期間があるにもかかわらず，全月経量が減少している場合もある。

2）分類・原因
　原因的に分類し，器質性過少月経と機能性過少月経に分類する。
①質性過少月経：炎症性，外傷性の内膜異常によるものが多い。結核などの炎症性病変の後遺症，子宮内膜搔爬時に基底層まで除去された場合，また子宮内腔の部分的な癒着（子宮腔の全部または部分的癒着を Asherman's syndrome という）などによる。子宮発育不全症に伴うものなどもある。
②機能性過少月経：無排卵周期症，黄体機能不全症などの排卵障害や黄体機能障害による性ステロイド分泌不全のため，内膜の増殖や分泌期変化の障害のために剝脱する量が減少する場合をいう。

3）診断
　内膜組織診，子宮卵管造影などにより器質的病変を診断する。
　器質的病変に伴うものは排卵性の二相性の BBT を示すことが多いが，機能性のものは排卵障害を示したり黄体期の短縮をみたりすることが多い。

4）治療
　結核に対しては抗結核療法を行う。子宮内膜の萎縮によるものは長期にわたるエストロゲン療法，Kaufmann 療法を行う。子宮内腔癒着症に対しては手術療法や内腔の拡張術を行い，再癒着の防止のために IUD を注入し，上述のホルモン療法を行う。機能性のものに対しては，排卵の誘発や，性ステロイド補充療法を行う。
　思春期・分娩後・更年期に過少月経をみることがあるが，これらは器質的疾患がない限り経過を観察してよい。

④ 月経持続期間の異常（過短月経および過長月経）

　正常の月経持続期間は 3〜7 日と考えられており，2 日以下および 8 日以上の持続期間のものは異常である。これはしばしば過少月経と過多月経に伴うものである。しかし，過長月経のなかには排出路の狭窄などによるものなどがあり，すべてが過多月経に伴うものではない。また子宮筋腫などの器質性の疾患により剝脱した内膜の再生が障害された結果，出血があとをひくように延長する（prolonged menstruation）場合もある。

⑤ 無排卵周期症

　無排卵周期症 anovulatory menstrual cycle とは排卵はみられないが，エストロゲンの消退により，周期的に月経様出血が反復するものをいう。一定の間隔で反復することもあるが，規則性に乏しいものが多く周期が長かったり短かったり変動するものが多い。無月経，希発月経との移行がみられ，排卵障害として一括されるべきものである。排卵障害の程度としては比較的軽症であり，性機能の周期性がある程度保たれているものと考えられる。思春期・更年期・分娩後にみられるものは生理的であって排卵性周期が確立するまで経過を観察すればよい。経血量は一般的には少ない。
　基礎体温を測定することにより診断可能であり，不妊の原因となっている場合には排卵誘発療法を行う。

6 月経随伴症状の異常

a. 月経困難症 dysmenorrhea
1) 定義
　月経時に下腹痛，腹痛など骨盤を中心とした耐え難い疼痛を主体とするものであり，就労をはじめとする社会生活を営むことが不能なほど重症なものをいう。月経時には下腹痛，腰痛，頭痛，嘔気，嘔吐，胃痛，乳房痛，便秘，下痢，めまい，精神不穏，食欲減退などを訴えるものが少なくない。なんらかの症状を訴えるものは60～80％近いとされており，無症状に経過する例はむしろまれである。

　婦人科外来の疾患としては頻度の高いものであるが，患者の主観的な訴えに基づくものであり，また症状の構成が精神不穏などの精神的要素が強く，それが病的であるか，生理的範囲に留まるものかの判定は非常に難しい。従って，月経困難症と診断し，治療の対象となるべき症例の選択は慎重を要する。

　大橋（1965）によれば月経随伴症状のために就床を要するものは5％，就労が困難であるものは30％であるとされており，通常と変わらずに社会生活を営めるものは30％にすぎないという。

2) 分類・原因
　機能性月経困難症（原発性月経困難症）と器質性月経困難症（続発性月経困難症）に分類する。

　月経時の強度の下腹痛や腰痛を訴える患者で，器質的疾患が認められないものを原発月経困難症という。年齢的には20～25歳がピークである。10代の終わりごろからみられ，30歳以降は少なくなる。ほとんどが妊娠や分娩を経験していない患者である。従って，30歳以降の患者や分娩を経験したことのある患者が月経困難症を訴えている場合は，むしろなんらかの器質的疾患があることを疑ったほうがよい。

> **月経困難症の機序**
>
> 　月経困難症状にはさまざまな原因が考えられているが，主な機序としては子宮内膜で産生される prostaglandin（PG），特に PGF2α であろうといわれている。月経困難症の患者では月経血あるいは全身血中の PG 濃度がそうでない女性より高い。全身血の高い PG は平滑筋を収縮させ，嘔吐，頭痛などを引き起こす。また，子宮内腔にカテーテルを入れ子宮の内圧を測定すると月経困難症の患者ではスパイク状の強い収縮が観察され，この患者に PG を投与すると収縮と疼痛が強まる。また，PG 合成阻害剤である非ステロイド性消炎鎮痛薬（NSAIDs）を投与すると収縮が弱まり，同時に患者の疼痛も減弱する。従って，原発月経困難症の治療には NSAIDs が第1選択である。月経困難症の20～30％は NSAIDs に抵抗性であり，症状が激しい場合は経口避妊薬 oral contraceptive；OC を使用する。また，疼痛が強く妊娠の希望がない場合には，最初から OC を選択することもある。OC の投与により，プロゲストーゲンが子宮内膜の増殖を抑制し，子宮内膜で産生される PG が減少すると考えられている。低用量 OC のなかには月経困難症に対し保険適応されるものもあり，治療の選択肢として広がっている。また，子宮収縮を直接抑制するカルシウム拮抗薬も有効なことがある。

①機能性月経困難症：内分泌失調説，自律神経失調説，子宮過度収縮説などがある。近年

PGの血中濃度の上昇がみられることが報じられている．下腹痛，腰痛以外に頭痛や胃痛，嘔吐，下痢，発熱などの症状を引き起こすこともある．
②器質性月経困難症：子宮筋腫，子宮内膜症，子宮腺筋症，子宮頸管狭窄，子宮発育不全症，骨盤内炎症などによる骨盤内うっ血によるものなどがある．

3）治療

器質性病変に対しては原因となる疾患の治療がまず行われる．機能性のものに対しては，OCの投与を行うと月経血の量が減少し症状も軽快することが多い．

また，PG合成阻害薬であるNSAIDsの予定月経数日前からの投与が奏効する場合もある．漢方薬の投与も効果がみられる場合があるが，その作用機序は明らかではない．子宮内膜症，子宮筋腫などの器質的病変の場合でもOC投与などの薬物療法により症状の軽快をみることが多い．

また，手術療法として，腹腔鏡下にて仙骨子宮靱帯内を走行する求心神経路を切断する（腹腔鏡下仙骨子宮靱帯切断術 laparoscopic uterosacral nerve ablation；LUNA）ことで月経周期症状の改善をみる場合がある．

b. 代償性月経 vicarious menstruation

無月経女性で周期的に子宮以外の部位から出血するものをいう．きわめてまれである．出血部位として最も多いのは鼻粘膜であり，歯肉，口唇，肺，消化器，膀胱などにみられることがある．月経に伴って出血する場合もあり，これを補充月経 compensatory menstruation という．原因はこれらの粘膜にホルモン感受性があり，エストロゲン量の減少により出血するためと考えられる．

c. 月経疹 menstrualexanthema

月経時に皮膚症状を起こすものをいい，多くは開始後2～3日で発症し，月経終了と同時に消退する．発疹は疱疹，紅斑，紫斑，多形滲出性紅斑，皮膚搔痒症などいろいろな症状を呈する．頻度としてはまれである．

d. 月経前症候群 premenstrual syndrome

月経前緊張症 premenstrual tension syndrome；PMS ともいう．月経前10日～数日前から，腰痛，腹痛，乳房痛，食欲不振，頭痛，心悸亢進，精神不穏，うつ症状，水分貯留などの症状を訴え，月経の開始とともにこれらの症状が消退してしまうものをいう．特に精神症状を中心としたより重症のものは，月経前気分不快障害 premenstrual dispholic disorder；PMDD とされる．

原因は心因説，エストロゲン過剰説，プロゲステロン過剰説，鉱質コルチコイド過剰説，ADH分泌の変調，プロラクチン分泌過剰説，内因性オピオイド説，ビタミン欠乏説などがあるが不明である．

排卵の抑制により症状はほとんど消失することが多い．低用量ピルによる排卵抑制は多くの場合有効である．精神療法が奏効する場合があり，プラセボの投与が有効であったり，訓練療法が有効な場合もある．

漢方療法も試みられるべきものの1つである．また，ビタミン剤，抗不安薬，抗うつ薬などが投与されることもある．

⑦ 機能（失調）性出血

a. 概念
　機能（失調）性出血 dysfunctional uterine bleeding とは器質的疾患の存在がないのに起こる子宮内膜からの出血で，月経以外のものをいう。腫瘍性病変，炎症，血液疾患などに伴う子宮からの異常出血は除外される。卵巣性ステロイドの分泌失調，不全によるものと考えられ，機能性出血ともいわれる。

b. 原因
　子宮内膜はエストロゲン，プロゲステロンの2種の卵巣性ステロイドの支配下にあり，エストロゲンにより内膜は増殖し，これにプロゲステロンが加わると分泌像を示す。これらのホルモンの消退により子宮内膜は剥脱して出血を起こす。月経は黄体より分泌されるエストロゲン・プロゲステロンの両者の消退による剥脱出血である。このようなホルモンの減少・消退により起こる出血を消退出血 withdrawal bleeding という。消退出血はエストロゲンの減少，プロゲステロンの減少，およびエストロゲンとプロゲステロンの両者の減少によって起こる3つに区別される。プロゲステロンは単独では消退出血は起こさないが，生体内ではプロゲステロンが産生される場合には必ずエストロゲンが存在しているため，プロゲステロンのみが減少した場合にも消退性の出血がみられる。
　一方，エストロゲン，プロゲステロンなどの血中濃度の低下がみられないにもかかわらず出血をきたす場合がある。これを破綻出血 break through bleeding という。特にピルなどの外因性の性ステロイドの投与を行っている最中にみられる少量の破綻出血を spotting とよぶ。
　破綻出血の原因は明らかではない。その1つにはエストロゲン過剰に基づく内膜の増殖過剰が関与していると考えられるが，そのほかアセチルコリンの関与，プロスタグランジンの関与，子宮内膜動静脈の関与などが考えられている。

c. 分類
1) 出血機序による分類
①破綻出血 break through bleeding
②消退出血 withdrawal bleeding
2) 排卵が伴うか否かによる分類
①排卵性機能性出血
②無排卵性機能性出血：無排卵周期症や無排卵性の希発月経・続発月経はこの1つの病型である。
3) 年齢による分類
①若年出血 juvenile functional bleeding
②成熟期出血
③更年期出血 climacteric bleeding
④老年期出血
4) 組織学的分類（内膜組織像による分類）
①子宮内膜増殖症 endometrial hyperplasia；エストロゲン持続的産生 unopposed estrogen

による破綻出血が主であり，囊胞腺性内膜増殖症 cystic glandular hyperplasia，腺腫様内膜増殖症 adenomatous hyperplasia などがある．
②萎縮内膜
③不完全再生内膜
④剝脱不全内膜 irregular shedding
⑤不正成熟内膜 irregular ripening
⑥正常内膜

d. 病型
1) 加齢との関連
①若年出血：性腺系の機能の未熟な少女に起こるものをいい，無排卵性であることが多い．エストロゲンの単独・長期の作用により内膜組織は囊胞腺性内膜増殖症を示すことが多い．出血の形式としては破綻出血であるが，消退性の出血の場合は頻発月経や，希発月経などの主訴で来院することがある．子宮内膜の剝脱不全を示すものがあり，この場合には不正出血のほかに月経の延長という型をとることがある．全身疾患，特に血液疾患の除外が重要である．
②更年期出血：性腺機能の停止の前段階としての機能低下のために排卵障害が起こり，このために出血が引き起こされる．エストロゲンは分泌されており，破綻・消退のいずれの病型をもとるが，この時期では腫瘍性病変を好発するので，特に子宮内膜癌を除外診断することが重要である．
③閉経後出血 postmenopausal bleeding：月経がいったん停止したのちでも，卵巣性ステロイド分泌が完全に停止しない時期には，子宮出血がみられる．
　また副腎からのステロイドが末梢で転換されて内膜が反応し，出血を引き起こす場合がある．性器癌の除外が重要であるが，ホルモン産生卵巣腫瘍でも不正出血や月経の再来という形で閉経後出血が起こることを念頭に置かねばならない．

2) 卵巣周期との関連
①卵胞期出血：卵胞期には内膜は再生増殖を示すが，月経時の内膜剝脱が不完全で，部分的に分泌期内膜が残存し，分泌期像と増殖期像が混在する場合がある．これが徐々に剝脱するために出血すると考えられており，早期の卵胞期出血や延長月経の原因となる．これは黄体の退行機序の障害と考えられ，内膜像は irregular shedding を示す．基礎体温は高温相のままで月経に移行する例が多い．
②中間期出血 intermenstrual bleeding：排卵数日前から起こる少量の出血であることが多く，黄体期に移行すると停止する．
　これには月経周期の延長，ことに卵胞期の延長を伴うこともある．排卵前に増加したエストロゲンによる破綻出血，またはピーク後のエストロゲンの低下による消退出血と考えられるが，黄体が形成され，エストロゲン・プロゲステロン分泌が増加すると止血する．
③黄体期出血：内膜像では irregular ripening を示すことが多く，増殖期内膜と分泌期内膜の混在がみられる．黄体からのエストロゲン・プロゲステロン産生の異常によるものと考えられ，黄体機能不全症の1つの病型と考えられる．

e. 診断

まず第一に基礎体温による排卵の有無と，出血の時期が月経周期のどの時期に相当するかを確認する。若年・高年では卵巣機能の低下によるものが多いが，若年では血液疾患などの全身的病変の一部として，また高年では性器癌によるものがあるので注意する。

内膜組織診はいずれの場合も重要で，悪性変化を除外すると同時に，内分泌環境を知りホルモン療法に指針を与える。

出血時のホルモン測定も補助診断として重要である。多嚢胞性卵巣症候群が機能性出血を主訴とすることがあり注意を要する。

f. 治療

患者の苦痛がなかったり，貧血などの合併症がない限り，軽度のものは放置して経過観察してもよい。

無排卵性のものは排卵誘発が奏効する。また，プロゲストーゲン薬の単独投与，エストロゲン・プロゲストーゲン合剤の投与が有効である。抗プラスミン薬の投与が有効である場合もある。漢方療法も試みられてもよい。

なんらかの目的でエストロゲン薬・プロゲストーゲン薬が投与されている間に起こる出血に対しては，投与を中止するか，投与量の増加を図るかするとよい。ことに合剤の投与例では，プロゲストーゲン量がエストロゲン量に比べてより多いものを投与すると止血することが多い。

D 内分泌疾患

1 早発ならびに遅発思春期

a. 早発思春期（思春期早発症）precocious puberty

1) 概要

なんらかの原因により，思春期にみられる身体的変化（二次性徴）が異常に早期にみられる疾患である。性ステロイドホルモンの分泌が，中枢性GnRH分泌の結果として起きている場合を中枢性（真性）早発思春期，GnRHとは無関係に末梢での産生が亢進している場合を末梢性（仮性）早発思春期と分類する。

2) 症状

臨床症状は二次性徴の早発である。早期の二次性徴の発現は，患児や家族に心理社会的問題を引き起こすことがある。また，過剰な性ホルモンは身長増加を促進するため，患児は一般に高身長である。しかし，骨の成熟が促進し，早期に骨の成熟が完了し成長が終了するため，結果的に低身長の成人となる可能性が高い。

3) 原因

表2-23 に早発思春期の分類ならびに原因疾患を示す。以下に主な原因疾患について概説する。

①特発性（体質性）早発思春期：本態は不明であるが，GnRHに対するLHの過剰分泌を認める。画像診断などで器質的疾患を除外することにより診断される。

②中枢神経系疾患：視床下部，下垂体，松果体その他の脳腫瘍，脳炎や髄膜炎の後遺症，

頭部外傷後遺症，放射線療法術後，水頭症，von Recklinghausen病，先天性脳奇形などがある．腫瘍によるGnRH産生や，中枢神経系の損傷に伴うGnRHパルス発生源の抑制解除が病態と考えられている．

③原発性甲状腺機能低下症：遅発思春期のほうが多くみられるが，なかには早発するものもある．これは甲状腺自体の機能低下のために視床下部から分泌されるTRHが増加し，その刺激によりTSHのみならずゴナドトロピンの分泌も増加するためと説明される．

④ゴナドトロピン分泌腫瘍：LH分泌下垂体腺腫は中枢性疾患であるが，GnRH依存性ではないため，仮性早発思春期に分類される．

⑤性腺腫瘍：卵巣の顆粒膜細胞腫が最も多く，次いで奇形腫が多い．

表2-23　早発思春期の分類および原因疾患

中枢性（真性）早発思春期 （　）内はおおよその頻度	1. 特発性（idiopathic）または体質性（constitutional）（70％） 2. 視床下部腫瘍（11％） 3. 感染（8％） 4. 先天奇形（4％） 5. 頭部外傷（1％） 6. 浸潤性病変（まれ） 7. 放射線治療後（まれ） 8. 原発性甲状腺機能低下症（まれ）
末梢性（仮性）早発思春期	1. ゴナドトロピン分泌腫瘍 　a. hCG分泌 　　ⅰ）松果体腫瘍 　　ⅱ）絨毛癌 　　ⅲ）奇形腫 　　ⅳ）胚芽腫 　b. LH分泌下垂体腺腫 2. 性腺腫瘍 　a. エストロゲン分泌腫瘍 　　ⅰ）顆粒膜・間質細胞腫瘍 　　ⅱ）性腺性索腫瘍 　b. アンドロゲン分泌腫瘍 　　ⅰ）セルトリ・間質細胞腫瘍 　　ⅱ）奇形腫 3. 先天性副腎過形成 　a. 21-Hydroxylase欠損症 　b. 11β-Hydroxylase欠損症 　c. 3β-Hydroxysteroid dehydrogenase欠損症 4. 副腎腫瘍 　a. 腺腫 　b. 癌腫 5. 性腺からの自律性分泌過剰 　a. 嚢腫 　b. McCune-Albright症候群 6. 医原性（薬剤性） 7. 食品からのステロイドホルモン曝露
部分的早発思春期	1. 早発乳房症（premature thelarche） 2. 早発陰毛症（premature pubarche）

（利部輝雄，檜澤ゆかり：思春期疾患．佐藤和雄，藤本征一郎．臨床エビデンス婦人科学．p280-93，メジカルビュー社，2003より改変引用）

⑥先天性副腎過形成：副腎皮質疾患の項を参照。新生児期のスクリーニングが行われており，早発思春期で発見される例は少ない。 ▶p.291

⑦McCune-Albright 症候群：McCune-Albright 症候群は，ⅰ）早発思春期，ⅱ）皮膚の café-au-lait 色素斑，ⅲ）骨の線維性骨異形成（fibrous dysplasia）を3主徴とする症候群をいう。必ずしも3徴候を示している必要はなく，甲状腺機能亢進症，Cushing 症候群，下垂体性巨人症，副甲状腺機能亢進症，低リン血性くる病などの多彩な内分泌機能異常の合併が報告されている。

細胞内伝達機構として重要な Gsα 蛋白を coding する GNAS1 遺伝子の点突然変異により，内分泌器官の細胞において Gsα 蛋白機能が亢進することによって発症する。変異はモザイクで存在し，café-au-lait 色素斑や線維性骨異形成の部分に変異が認められている。

ゴナドトロピンの分泌は抑制されているのに，卵巣では顆粒膜細胞のゴナドトロピン受容体の恒常的活性化により卵胞嚢胞が形成されエストロゲン分泌が亢進する。その他の内分泌機能異常も，末梢内分泌器官の自律性の機能亢進を示す。

⑧早発乳房症（premature thelarche）：多くの場合には，両側の乳房が早期に発育するが乳頭は小さく，陰毛や外陰の発育は年齢相応に留まっている。乳房組織の性ホルモンに対する感受性が亢進し，乳房が微量のエストロゲンにも反応して早く発育し始めるものと解釈されている。

⑨早発陰毛症（premature pubarche）：陰毛のみが早期に発育するが，外陰部や乳房の発育は年齢相応に留まっている。標的器官のアンドロゲンに対する感受性が亢進しているものと解釈されるが，precocious adrenarche（早期の副腎活動の亢進）により androstenedione や DHEA（dehydroepiandrosterone）などのアンドロゲン産生が増加しているものもある。先天性副腎過形成の遅発型との鑑別も必要である。

4）診断

表2-24 に厚生労働省難治性疾患克服研究事業・間脳下垂体機能障害に関する調査研究班による中枢性思春期早発症の診断基準を示す。また，図2-104 に早発思春期全般の鑑別診断を示す。

5）治療

原因疾患や病態により異なる。長期予後としての身長の発育，二次性徴と性同一性の発育を考慮することが重要である。

①特発性（体質性）早発思春期：GnRH 依存性の病態であるため，GnRH アナログを用いて上昇しているゴナドトロピンを抑制する。酢酸リュープロレリン 30〜90μg/kg を4週に1回投与し，血中 FSH，LH，E2 の低下が得られているか効果を判定しながら使用量を増減する。長管骨の成長にはエストロゲンあるいはアンドロゲンが必要であるため，GnRH アナログによる治療開始時期が早すぎたり高用量を続けたりすると成長がより強く抑制されるため，治療期間と投与量の見極めが重要である。治療終了後の性腺機能回復は良好で，妊孕性も保たれる。

②腫瘍：原則として外科的に切除する。

③原発性甲状腺機能低下症：甲状腺ホルモン製剤レボチロキシンの投与を行う。

④先天性副腎過形成：副腎皮質ホルモンの長期投与による副腎皮質機能の抑制を図る。

⑤McCune-Albright 症候群：GnRH アナログは無効であり，酢酸メドロキシプロゲス

テロンにより性器出血への対応が試みられていた。ただしエストロゲンによる骨端線閉鎖は抑制できない。近年，アロマターゼ阻害薬やエストロゲン受容体拮抗薬などによる治療も試みられているが，効果に関しては一定の見解をみていない。
⑥早発乳房症，早発陰毛症：標的器官の感受性増大に対しても，GnRHアナログは血中エストロゲンを著明に低下させることにより有効であることがある。

b. 遅発思春期 delayed puberty

1）概要

日本産科婦人科学会が全国調査の集計結果により定めた定義では，乳房発育が11歳まで，恥毛発育が13歳まで，初経が14歳までにみられないものを遅発思春期とする。さらに15歳以上で初経の発来したものを遅発月経，18歳になっても初経が起こらないものを原発性無月経としている。

表2-24 中枢性思春期早発症（女児）の診断基準

Ⅰ．主症候
  1. 7歳6カ月未満で乳房発育が起こる
  2. 8歳未満で陰毛発生，または小陰唇色素沈着等の外陰部成熟，あるいは腋毛発生が起こる
  3. 10歳6カ月未満で初経をみる

Ⅱ．副症候
発育途上で次の所見をみる（注1）
  1. 身長促進現象：身長が標準身長の2.0SD以上。または年間成長速度が2年以上にわたって標準値の1.5SD以上
  2. 骨成熟促進現象：骨年齢－暦年齢≧2歳6カ月を満たす場合，または暦年齢5歳未満は骨年齢／暦年齢≧1.6を満たす場合
  3. 骨年齢／身長年齢≧1.5を満たす場合

Ⅲ．検査所見
下垂体性ゴナドトロピン分泌亢進と性ステロイドホルモン分泌亢進の両者が明らかに認められる（注2）

Ⅳ．除外規定（注3）
副腎性アンドロゲン過剰分泌状態（未治療の先天性副腎皮質過形成（注4），副腎腫瘍など），性ステロイドホルモン分泌性の性腺腫瘍，McCune-Albright症候群，hCG産生腫瘍，性ステロイドホルモン（蛋白同化ステロイドを含む）や性腺刺激ホルモン（LHRH，hCG，hMGを含む）の長期投与中（注射，内服，外用（注5）），性ステロイドホルモン含有量の多い食品の大量長期摂取中などのすべてを否定する

［診断基準］
  確実例
    1. Ⅰの2項目以上とⅢ，Ⅳを満たすもの
    2. Ⅰの1項目およびⅡの1項目以上とⅢ，Ⅳを満たすもの
  疑い例
    Ⅰの年齢基準を1歳高くした条件で，その確実例の基準に該当するもの。なお疑い例のうちで，主症状発現以前の身長が-1SD以下のものは，治療上は確実例と同等に扱うことができる

［病型分類］
中枢性思春期早発症が診断されたら，脳の器質的疾患の有無を画像診断などで検査し，器質性，特発性の病型分類をする

（注1）発病初期には，必ずしもこのような所見を認めるとは限らない。
（注2）各施設における思春期の正常値を基準として判定する。なお，基準値のない施設においては別記の表2-25に示す血清ゴナドトロピン基準値を参考にする。
（注3）除外規定に示すような状態や疾患が，現在は存在しないが過去に存在した場合には中枢性思春期早発症をきたしやすいので注意する。
（注4）先天性副腎皮質過形成の未治療例でも，年齢によっては中枢性思春期早発症をすでに併発している場合もある。
（注5）湿疹用軟膏や養毛剤等の化粧品にも性ステロイドホルモン含有のものがあるので注意する。

（大磯ユタカ：中枢性思春期早発症の診断の手引き，厚生労働省難治性疾患克服研究事業・間脳下垂体機能障害に関する調査研究班．総括・分担研究報告書2004．p119-20より改変引用）

Ⅱ．不妊・生殖内分泌

表2-25 血清ゴナドトロピン基準値

男児

	前思春期		思春期	
	10歳未満	10歳以上	Tanner 2～3	Tanner 4～5
LH 前値 (mIU/mL)	0.02～0.15	0.04～0.25	0.44～1.63	1.61～3.53
LH 頂値 (mIU/mL)	1.70～3.77	2.03～11.8	10.9～20.6	21.7～39.5
FSH 前値 (mIU/mL)	0.38～1.11	0.01～0.25	1.73～4.27	1.21～8.22
FSH 頂値 (mIU/mL)	1.38～9.18	5.69～16.6	1.68～10.8	11.2～17.3
基礎値 LH/FSH	0.03～0.24	0.03～0.08	0.16～0.63	0.24～0.70
頂値 LH/FSH	0.28～0.55	0.26～0.99	1.4～3.4	1.3～3.3

女児

	前思春期		思春期
	10歳未満	10歳以上	Tanner 2～3
LH 前値 (mIU/mL)	0.01～0.09	0.02～0.11	0.05～2.44
LH 頂値 (mIU/mL)	1.93～4.73	2.14～7.82	5.70～18.5
FSH 前値 (mIU/mL)	0.54～2.47	1.16～3.64	0.92～3.29
FSH 頂値 (mIU/mL)	0.97～6.31	1.34～5.04	1.11～3.89
基礎値 LH/FSH	0.01～0.08	0.02～0.03	0.03～0.42
頂値 LH/FSH	0.09～0.25	0.15～0.41	0.74～1.4

図2-104 早発思春期の鑑別診断

骨成熟の判定のための骨年齢の測定（手根骨レントゲン撮影）や，中枢神経系の器質的疾患の診断のために，CT スキャンや MRI なども行われる。

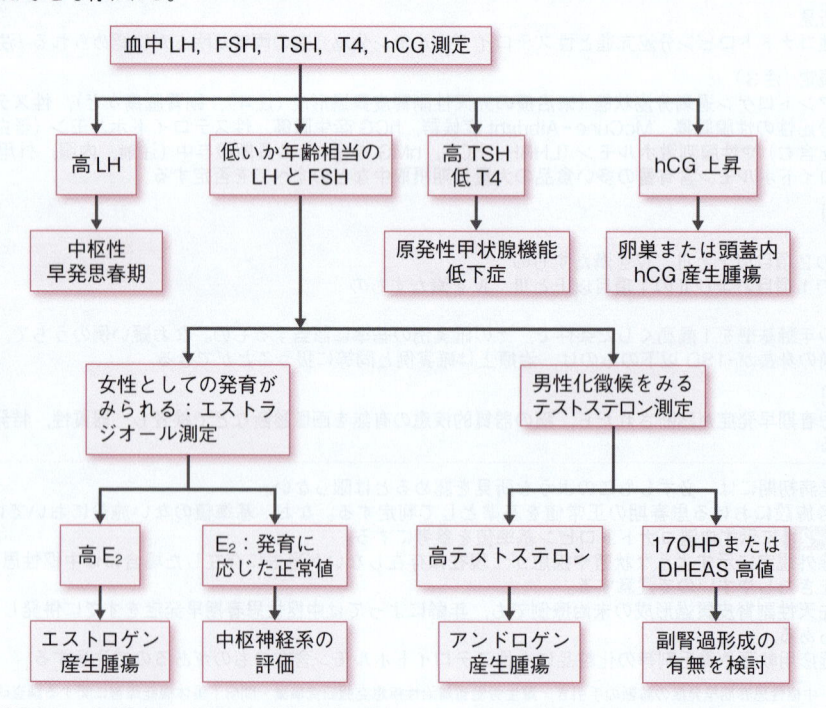

```
           血中 LH, FSH, TSH, T4, hCG 測定
    ┌──────────┬──────────────┬──────────┬──────────┐
  高 LH    低いか年齢相当の    高 TSH      hCG 上昇
            LH と FSH          低 T4
    │          │                │            │
  中枢性    　　　　　　　     原発性甲状腺   卵巣または頭蓋内
  早発思春期　　　　　　　     機能低下症     hCG 産生腫瘍
               │
        ┌──────┴──────┐
   女性としての発育が   男性化徴候をみる
   みられる：エストラ   テストステロン測定
   ジオール測定
      │                    │
   ┌──┴──┐            ┌──┴──┐
  高 E₂  E₂：発育に    高テストステロン  17OHPまたは
         応じた正常値                    DHEAS 高値
    │      │              │              │
 エストロゲン 中枢神経系の  アンドロゲン   副腎過形成の
 産生腫瘍    評価          産生腫瘍       有無を検討
```

（利部輝雄，檜澤ゆかり：思春期疾患．佐藤和雄，藤本征一郎．臨床エビデンス婦人科学．p280-93，メジカルビュー社，2003 より改変引用）

2) 原因

表2-26 に示したような多彩な原因が考えられる．この表からもわかるように，染色体異常，泌尿生殖器系の奇形，全身性疾患の一症状などが原因となることが多いので，詳細な検査・治療が必要となる．

① Turner 症候群：2本のX染色体のうち，1本を全欠失または短腕の欠失を有する性染色体異常症である．性腺機能障害による乳房発達の遅れや原発性無月経を呈するが，本症候群の20〜30％に月経をみるとの報告もある．

② 純型性腺形成異常（pure gonadal dysgenesis）：核型が46, XX または46, XY で，表現型が女性で痕跡的性腺（索状性腺）をもつものをいう．46, XY の核型を有するものは Swyer 症候群ともよばれ，性決定遺伝子であるY染色体上の SRY 遺伝子が欠損あるいは変異している．

③ 医原性性腺機能不全：小児期の悪性腫瘍，白血病に対して，全身放射線療法や抗癌剤に

表2-26 遅発思春期の分類および原因疾患

分類	原因疾患
高ゴナドトロピン性性腺機能不全	1. Turner 症候群 2. 純型性腺形成異常 　a. 46, XX 　b. 46, XY 3. 医原性（性腺への放射線照射，抗癌剤）
低ゴナドトロピン性性腺機能不全	1. 体質性遅発月経 2. 体重減少性遅発月経，神経性食欲不振症 3. 原発性甲状腺機能低下症 4. 先天性副腎皮質過形成 5. GnRH 単独欠損症 　a. 嗅覚障害を伴うもの（Kallmann 症候群） 　b. 嗅覚障害を伴わないもの 6. ゴナドトロピン単独欠損症 　a. Prader-Labhart-Willi 症候群 　b. Laurence-Moon-Bardet-Biedl 症候群 7. 視床下部-下垂体腫瘍 　a. 頭蓋咽頭腫 　b. 下垂体腺腫 　c. その他 8. 中枢神経の浸潤性病変（Langerhans cell histiocytosis） 9. 中枢神経の放射線治療 10. 下垂体機能不全症 11. 先天性中枢神経系障害 12. プロラクチン産生腫瘍 13. Cushing 症候群 14. 薬剤性
性腺機能正常	1. 月経流出路の解剖学的異常 　a. Müller 管形成異常（腟閉鎖症，Rokitansky-Küster-Hauser 症候群（RKHS）を含む子宮・腟欠損症など） 　b. 下部流出路の閉鎖（腟中隔，処女膜閉鎖など） 2. アンドロゲン不応症（精巣性女性化症候群） 　a. 完全型 　b. 不完全型

よる化学療法を施行して寛解した患児に，思春期遅発や無月経がみられることがある。
④体質性（特発性）思春期遅発：思春期以前の女児では，正常児においても血中 FSH，LH 値は低い。思春期の発現には個人差があり，体質性遅延が原因としては最も多い。ほかの器質的原因を除外することにより診断できる。
⑤ GnRH 単独欠損症
　ⅰ）嗅覚障害を伴うもの（Kallmann 症候群）：GnRH 欠損による低ゴナドトロピン性性腺機能不全であり，嗅覚障害を伴う。Xp22.3 領域の *KAL1* 遺伝子の変異であり，X 連鎖劣性遺伝形式をとる Kallmann 症候群 1 型のほか，*FGFR1* 遺伝子の変異により常染色体優性遺伝形式をとる Kallmann 症候群 2 型など，複数の原因遺伝子が同定されている。
　ⅱ）嗅覚障害を伴わないもの（特発性低ゴナドトロピン性性腺機能低下症 idiopathic hypogonadotropic hypogonadism；IHH）：GnRH 欠損による低ゴナドトロピン性性腺機能不全であるが，嗅覚障害を伴わない。常染色体優性遺伝形式をとるものや常染色体劣性遺伝形式をとるものなど複数の原因遺伝子が同定されている。
⑥ゴナドトロピン単独欠損症
　ⅰ）Prader-Labhart-Willi 症候群：特徴的な顔貌，過食と病的肥満症，運動発達や言語発達の遅滞，低ゴナドトロピン性腺機能低下症による性器の形成不全や遅発思春期を認める。父親由来の 15 番染色体 15q11.2-q13 にある PWS/AS 領域の欠失による。
　ⅱ）Laurence-Moon-Bardet-Biedl 症候群（Bardet-Biedl 症候群）：低ゴナドトロピン性腺機能低下症のほか，知的障害，網膜色素変性，多指，肥満などを認める。これまでのところ，BBS1（11q13），BBS2（16q22）など 14 の原因遺伝子が同定されている。
⑦視床下部−下垂体腫瘍：頭蓋咽頭腫瘍以外の視床下部下垂体腫瘍は，小児ではまれである。
　頭蓋咽頭腫 craniopharyngioma は，胎生期の頭蓋咽頭管（下垂体になる細胞）の細胞が一部残ってしまったために発生する良性の脳腫瘍である。トルコ鞍の上部に発生し，通常 10 歳ごろまでは無症状であるが，腫瘍による圧迫や破壊によって，頭痛，視障害，下垂体機能障害をきたす。下垂体機能不全により，低ゴナドトロピン性腺機能低下による遅発思春期のほか，低身長，尿崩症，甲状腺機能低下，副腎機能低下などの多彩な症状を呈する。
⑧ Langerhans cell histiocytosis（ランゲルハンス細胞組織球症）：かつて histiocytosis X とよばれ，Letterer-Siwe 病，Hand-Schüller-Christian 病，好酸球性肉芽腫症の 3 つに分けられていたが，免疫を担当する樹状細胞に由来するランゲルハンス細胞がかかわる疾患であることがわかり，ランゲルハンス細胞組織球症（LCH）と総称されるようになった。LCH はランゲルハンス細胞の増殖と，それに伴う炎症により，さまざまな症状を呈するが，視床下部下垂体病変の場合は，尿崩症，低身長，低ゴナドトロピン性腺機能低下による遅発思春期を呈する。
⑨中枢神経の放射線治療：白血病や脳腫瘍に対する放射線治療によって視床下部機能不全をきたすことがある。成長ホルモン欠乏は高率に起こるが，ゴナドトロピン欠乏による遅発思春期を呈することがある。
⑩アンドロゲン不応症（精巣性女性化症候群）：アンドロゲン受容体異常症（androgen insensitivity syndrome）であり，原発性無月経の 5〜10％を占める。本症は核型が 46, XY であり，精巣を有し，アンドロゲンが分泌される。

外性器が女性型を呈する完全型を精巣性女性化症候群（testicular feminization syndrome）とよぶ。一方，不完全型では，小陰茎，尿道下裂，二分陰嚢などを呈する。

3）診断

系統的な診断の流れを 図2-105 に示す。問診で家族歴（同胞や親族に無月経の者がい

図2-105 遅発思春期診断のためのフローチャート

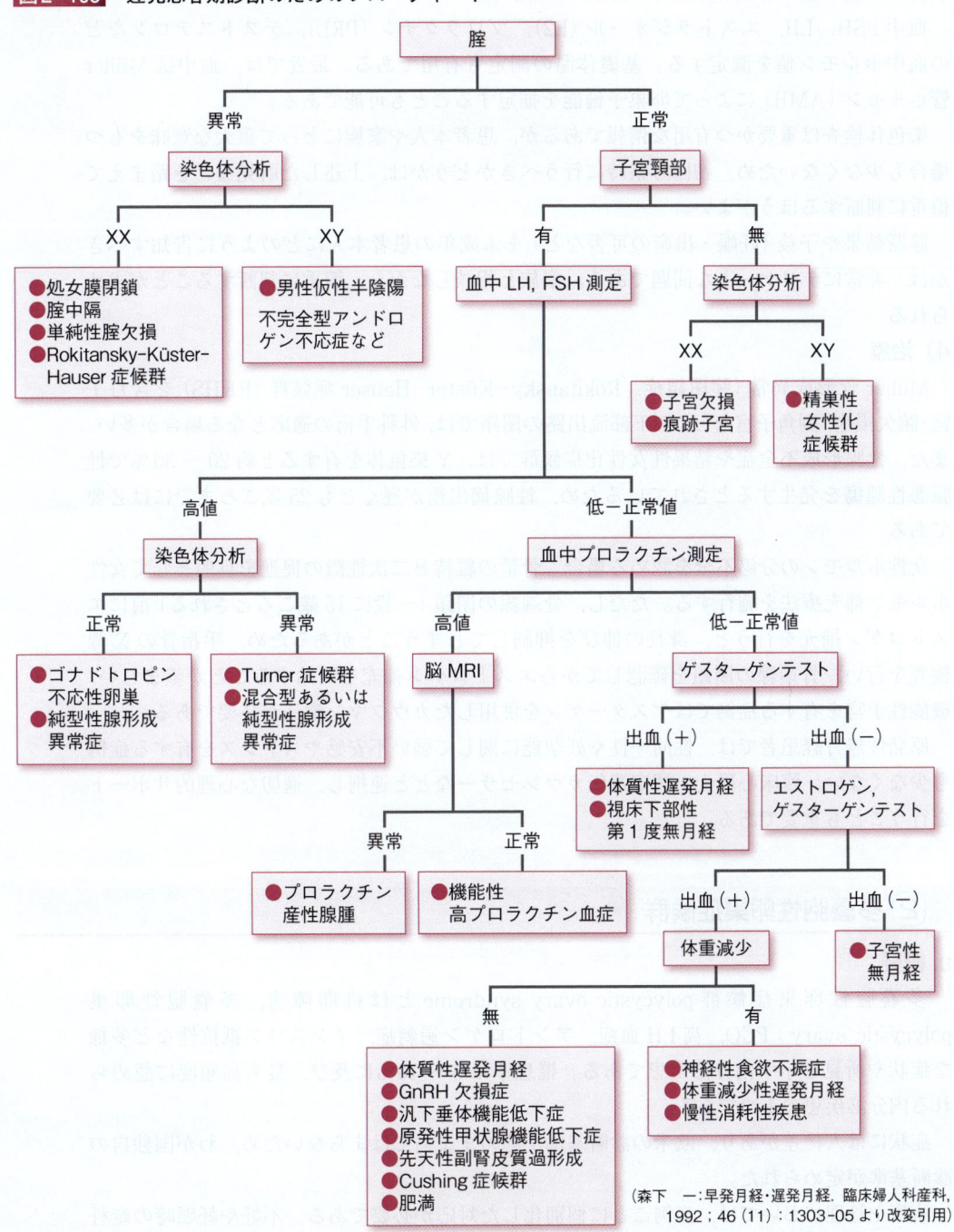

```
                                    腟
                        ┌───────────┴───────────┐
                       異常                    正常
                        │                       │
                    染色体分析                子宮頸部
                   ┌────┴────┐            ┌────┴────┐
                   XX        XY           有        無
                   │         │            │         │
              ●処女膜閉鎖  ●男性仮性半陰陽  血中LH,FSH測定  染色体分析
              ●腟中隔      不完全型アンドロ               ┌────┴────┐
              ●単純性腟欠損  ゲン不応症など                XX        XY
              ●Rokitansky-Küster-                       │         │
               Hauser症候群                          ●子宮欠損  ●精巣性
                                                     ●痕跡子宮    女性化
                                                                  症候群
```

```
         高値                            低－正常値
          │                                │
      染色体分析                       血中プロラクチン測定
     ┌────┴────┐                      ┌────┴────┐
    正常       異常                   高値       低－正常値
     │         │                      │          │
 ●ゴナドトロピン ●Turner症候群        脳MRI     ゲスターゲンテスト
  不応性卵巣   ●混合型あるいは       ┌──┴──┐    ┌────┴────┐
 ●純型性腺形成  純型性腺形成        異常   正常  出血(＋)    出血(－)
  異常症      異常症                │     │      │           │
                                ●プロラ ●機能性 ●体質性遅発月経 エストロゲン,
                                 クチン  高プロ  ●視床下部性    ゲスターゲンテスト
                                 産性腺腫 ラクチン 第1度無月経   ┌────┴────┐
                                        血症                 出血(＋)   出血(－)
                                                              │          │
                                                           体重減少    ●子宮性
                                                           ┌──┴──┐    無月経
                                                          無     有
                                                           │     │
                                                    ●体質性遅発月経 ●神経性食欲不振症
                                                    ●GnRH欠損症    ●体重減少性遅発月経
                                                    ●汎下垂体機能低下症 ●慢性消耗性疾患
                                                    ●原発性甲状腺機能低下症
                                                    ●先天性副腎皮質過形成
                                                    ●Cushing症候群
                                                    ●肥満
```

（森下　一：早発月経・遅発月経. 臨床婦人科産科, 1992；46（11）：1303-05 より改変引用）

ないか），既往歴（出生時や乳児・小児期の疾患の有無，手術既往の有無）を聴取する．全身の診察で特徴的な所見の有無を確認し，二次性徴としての乳房発育や陰毛発生の程度を Tanner 分類で判定する．

次に，外性器や下腹部の視診・触診，経腹超音波検査を行い，男性化徴候の有無，鼠径部・下腹部腫瘤の有無，片側腎欠損の有無などを確認する．若年のため内診・腟鏡診は不可能な場合が多いが，同意が得られれば経直腸超音波検査で子宮や卵巣が観察可能である．子宮・卵巣・腟の有無は MRI で確定診断できる．

血中 FSH，LH，エストラジオール（E2），プロラクチン（PRL），テストステロンなどの血中ホルモン値を測定する．基礎体温の測定も有用である．最近では，血中抗 Müller 管ホルモン（AMH）によって卵巣予備能を推定することも可能である．

染色体検査は重要かつ有用な情報であるが，患者本人や家族にとって重大な意味をもつ場合も少なくないため，初回診察時に行うべきかどうかは，上述した所見などを踏まえて慎重に判断するほうがよい．

診断結果や予後（妊娠・出産の可否など）を未成年の患者本人にどのように告知すべきかは，非常にデリケートな問題である．家族と相談しながら，慎重に判断することが求められる．

4）治療

Müller 管形成異常（腟閉鎖症，Rokitansky-Küster-Hauser 症候群（RKHS）を含む子宮・腟欠損症，副角子宮など）や下部流出路の閉鎖では，外科手術の適応となる場合が多い．また，性腺形成不全症や精巣性女性化症候群では，Y 染色体を有すると約 20～30％で性腺悪性腫瘍を発生するとされているため，性腺摘出術が遅くとも 25 歳ごろまでには必要である．

女性ホルモンの分泌不全を認める場合，骨量の維持と二次性徴の促進を目的として女性ホルモン補充療法を施行する．ただし，骨端線の閉鎖（一般に 15 歳ごろとされる）前にエストロゲン補充を行うと，身長の伸びを抑制してしまうことがあるため，手指骨の X 線検査を行い，骨端線の閉鎖を確認してからエストロゲン補充を開始することが望ましい．機能性子宮を有する症例ではゲスターゲンを併用したカウフマン療法が必要である．

原発性無月経患者では，性同一性や妊孕能に関して強い不安感やストレスを有する症例も少なくない．臨床心理士，認定遺伝カウンセラーなどと連携し，適切な心理的サポートを行うことも重要である．

② 多嚢胞性卵巣症候群

a. 概要

多嚢胞性卵巣症候群 polycystic ovary syndrome とは排卵障害，多嚢胞性卵巣 polycystic ovary；PCO，高 LH 血症，アンドロゲン過剰症，インスリン抵抗性など多様な症状や所見を示す内分泌疾患である．罹患率は 6～10％に及び，最も高頻度に認められる内分泌疾患の 1 つである．

症状には人種差があり，欧米の診断基準がそのまま当てはまらないため，わが国独自の診断基準が定められた．

治療や管理においては，症例ごとに個別化した対応が必要である．不妊や妊娠時の産科

的合併症，子宮内膜癌の予防ばかりでなく，2型糖尿病，心血管系疾患などに対する産婦人科領域に留まらない配慮や他科との連携が重要である．

b. PCOSの概念の変遷

　多嚢胞性卵巣症候群（PCOS）の疾患概念の淵源となったのは，Stein-Leventhal症候群である．これは1935年にSteinとLeventhalにより発表されたもので，無月経や希発月経などの排卵障害，多毛，肥満，両側卵巣腫大などを主徴とし，卵巣の楔状切除により妊孕性が回復することが報告されている．しかし，その後，Stein-Leventhal症候群と類似する疾患を集めても症例ごとに症候が異なることから，この症候群の疾患概念に対して疑義が投げかけられた．そして，卵巣のpolycystic changeが全例に共通な所見であることから，Stein-Leventhal症候群と類縁疾患を総称してpolycystic ovary disease；PCODといわれるようになった．この時期はまだホルモン測定なども開発されておらず，卵巣の形態学的所見しか観察できないという事情があり，このような診断名が付された．また当時は排卵誘発剤もなく，治療法としては卵巣楔状切除術のみが唯一有効な手段であったことから，楔状切除が有効な疾患を特定できればよいという実践的考えが支配的であり，均質な疾患ではないという疑いがもたれつつ，それ以上の詳細な病態の解析はなされなかった．別な見方をすれば，SteinとLeventhalがあまりにも典型的な症例を記述したために，本来広範なスペクトラムを有する症候群としてとらえるべきものを誤った方向に導いてしまったともいえる．

　その後の内分泌学の進歩に伴い，PCODにはLHの分泌過剰，莢膜細胞からのアンドロゲン分泌過剰などの視床下部−下垂体−卵巣系の異常があることが判明し，持続的にエストロゲンが分泌される無排卵状態であることが示された．すなわち，卵巣外で産生されたエストロゲンが間脳下垂体に影響し，それがまた卵巣でのアンドロゲン産生を促してエストロゲン分泌が亢進する，という悪循環を形成していることが示された．

　PCODという疾患名が提唱されたが，本疾患は多様な症候を呈し，病態的にも単一の疾患とはいいがたく，限りなく正常に近い状態からStein-Leventhal症候群に代表される極端な例まで連続的なスペクトラムを形成する症候群としてとらえるべきであるという考えが優勢となり，polycystic ovary syndrome；PCOSとよぶことが一般的となった．しかし，その疾患名でさえも，あたかも卵巣に一次的な異常があるという誤解を与えるものであり，病態の核心をついたものとはいえず，混乱を招くこととなった．PCOS以外の疾患でも多嚢胞性卵巣を呈することがあり，現在では，PCOSにみられる卵巣の変化は必ずしもPCOSに特異的ではなく，高アンドロゲン血症や長期間に及ぶ無排卵の結果，二次的に生じたものと考えられており，PCOSの病態に本質的な特徴ではない，という考え方が支配的である．しかしながら，いかなる疾患名も多彩なPCOSの病態を的確に表現することは困難である．PCOSという疾患名が歴史的にも慣用されてきたことを考えると，上記のことを理解しつつPCOSという疾患名を当面は用いざるをえないであろう．

　以上のPCOSの疾患概念を 図2-106 に示した．また，PCOSとの鑑別を要する疾患を 表2-27 に示した．PCOSの疾患概念がいまだ確立していないのは， 図2-106 のaやbに当たる病態のどれくらいをPCOSとするかによって，その定義や診断基準が異なるからである．また，PCOSの病像に人種差があることも，多様な診断基準を産む一因となっている．

PCOSの頻度は世界中のさまざまな集団でほぼ同一であり，このことは人類がアフリカから移動する前からPCOSが存在していたことを示唆する．PCOS女性は非PCOS女性に比べて妊孕性が低いが，これが進化論的に有利に働いた可能性がある．例えば，食糧が限られた状況では養うべき子供が少なければ家族が生き残る可能性が増大し，狩猟・採集生活を営む家族にとっては連れて歩く子供の数が少なく済むという利点がある．分娩に伴う母体死亡率は高かったため，分娩回数が少ないことも有利であり，高インスリン血症やアンドロゲン過剰症による筋肉量や骨密度の増加も長所だったと思われる．PCOSの特徴である肥満も，エネルギー貯蔵能の増大が窮乏状態を生き延びるために有効であり，古代の季節的な栄養欠乏状態においては妊孕能が改善していたとも考えられる．

c. 病態・発症メカニズム

図2-107にPCOSの多様な病態を示す．

1）排卵障害と多嚢胞性卵巣

PCOSでは卵巣でのアンドロゲン過剰，インスリン抵抗性による高インスリン血症，卵巣内のparacrine signalingの変化により卵胞発育が阻害される．卵胞発育の停止は月経不順，無排卵性不妊，卵巣辺縁への小型胞状卵胞の集積を伴い，多嚢胞の形態を示す．

卵胞発育停止は，胞状卵胞内の顆粒膜細胞（GC）がアロマターゼを発現する，卵胞径7mm程度の時点で起こる．これは，卵巣内の過剰な5αアンドロゲンがGCのアロマターゼ活性を抑制することによる．

高インスリン血症は，①莢膜細胞における17α-水酸化酵素活性を促進し，インスリン様刺激因子I（IGF-I）結合蛋白の産生抑制により血清IGF-I生理活性を亢進させることにより，LHおよびIGF-I刺激性の卵巣でのアンドロゲン産生過剰をさらに促進する．また，②肝でのsex hormone binding globulin；SHBG産生抑制により血清遊離テストステロン値を上昇させる．③卵胞刺激ホルモン（FSH）によるGCの分化亢進を通じて卵胞の早期黄体化を促し，GCの増殖を抑制する．これらの結果として，卵胞発育停止は増悪する．

PCOSの小卵胞ではFSHが十分利用できる状態であるにもかかわらずエストロゲン欠

図2-106 PCOSの疾患概念

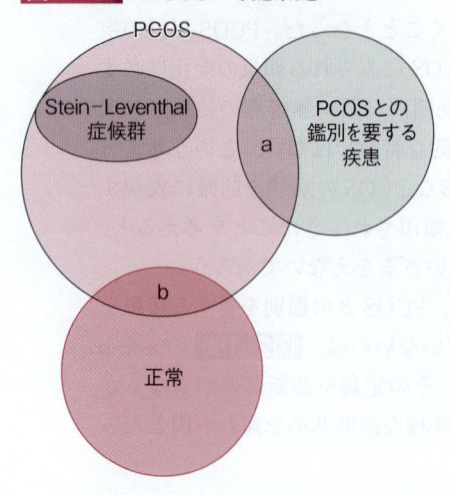

表2-27 PCOSとの鑑別を要する疾患

1. 副腎の酵素欠損症，特に21-水酸化酵素欠損性非典型副腎過形成（21-OH欠損性NCAH）
2. Cushing症候群
3. 副腎のアンドロゲン産生腫瘍
4. 卵巣のアンドロゲン産生腫瘍
5. 莢膜細胞増殖症
6. 高プロラクチン血症
7. 甲状腺機能異常症
8. 高アンドロゲン血症
9. 単純性肥満

乏状態にあることから，GC における抗 Müller 管ホルモン anti-Müllerian hormone；AMH の過剰産生が FSH 作用に拮抗すると考えられている。

2）ゴナドトロピン異常

LH パルスの振幅と頻度の増加により，血中 LH：FSH 比は 2〜3 倍に上昇する。視床下部からの GnRH のパルス状分泌が亢進することによって LH パルスの頻度が増加するが，これはアンドロゲン過剰によって LH に対するステロイドホルモンの negative feedback が減弱するためである。この神経内分泌異常は PCOS の思春期女性でもみられるが，すべての症例でみられるわけではないことから，遺伝的要素やアンドロゲン過剰の持続期間に依存すると考えられている。

PCOS 女性にみられるほかの神経内分泌異常として，GnRH に対する LH の過剰反応があるが，これは先天性副腎性器症候群の患者に類似した異形パターンを示す。

血中 LH：FSH 比の上昇は，やせ形の PCOS 症例にみられ，体脂肪率が上昇するほど血中 LH 値は減少する。これは，肥満が LH パルスの振幅を減弱させ，LH 分子の構造変化により体内動態が変化するためと考えられている。

3）アンドロゲン過剰症

アンドロゲン過剰症が PCOS の中核をなす病態であることは疑いの余地がないが，わ

図 2-107 PCOS の病態

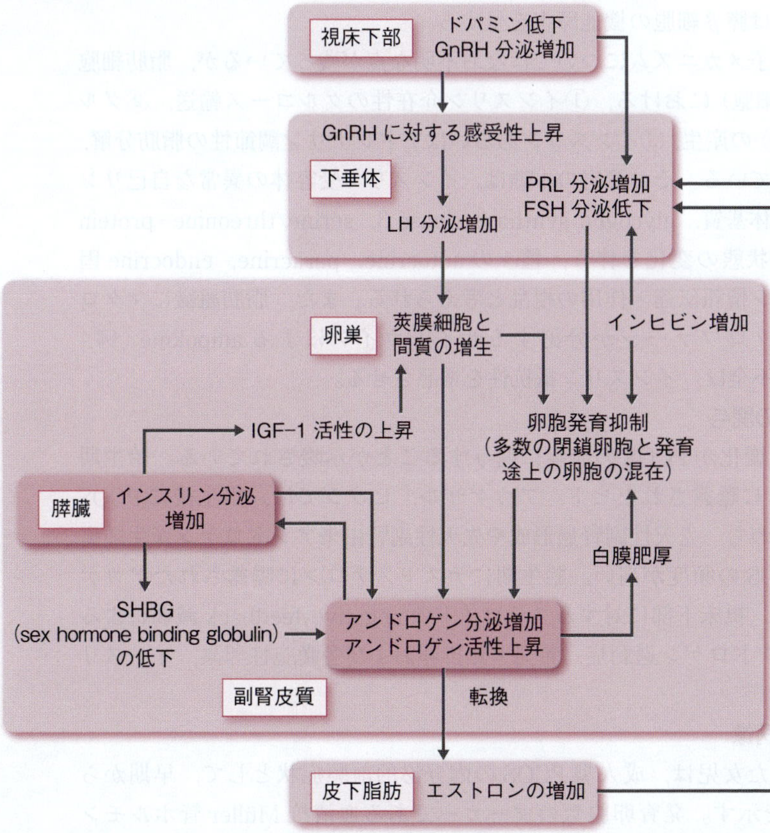

（丸山哲夫，吉村泰典：多嚢胞性卵巣症候群．日本産科婦人科学会雑誌 2008；60：N477-84 より）

が国では発現頻度が低い。加えて，臨床的に評価する場合（主として多毛），①視診は主観的で正常範囲に関するデータが不明，②視診前に多毛が処理されている場合も少なくない，③東アジア系では高アンドロゲン血症でも多毛を示すことが少ないなど，アンドロゲン過剰症の臨床的診断には多くの問題点が存在している。

また，血中男性ホルモンの測定に関しても，①正常女性における測定値の分布が広く，十分に吟味された集団から定められた基準値が存在しない，②基準値を定める際に年齢やBMIが考慮されていない，③治療中の患者は正常値設定の対象にはできない，などの問題点があり，臨床的に意義のあるカットオフ値を示すことが困難であることも検査の意義を低くしている。

4）インスリン抵抗性と脂肪組織の機能障害

PCOS症例ではBMIから予想されるよりもインスリン抵抗性が高い。欧米では50〜70％に認められるが，わが国では平均40％程度と推定される。HOMA-IR（空腹時インスリン値（μU/mL）×空腹時血糖値（mg/dL）/405；2.5以上のときにインスリン抵抗性ありと診断する）が簡便な指標として用いられることが多いが，最も標準的な評価法である高インスリン正常血糖クランプ法との相関は，軽症例や非肥満症例での相関はあまりよくない。

インスリン抵抗性は代償性高インスリン血症をもたらし，PCOSの多くの表現型を引き起こす。

大部分のPCOS症例のインスリン分泌反応は正常あるいは過剰であるが，2型糖尿病の家族歴を有する症例では膵β細胞の機能障害を呈する。

インスリン抵抗性の分子メカニズムについてはなお不明な点が残っているが，脂肪細胞（ときに筋細胞や線維芽細胞）における，①インスリン介在性のグルコース輸送，②グルコース輸送担体（GLUT4）の産生，③インスリンあるいはアドレナリン調節性の脂肪分解，これらの障害が報告されている。その障害の本態は，インスリン受容体の異常な自己リン酸化や，インスリン受容体基質，glycogen synthase kinase 3，serine/threonine-protein kinase AKTのリン酸化状態の変化を伴う，種々のautocrine，paracrine，endocrine因子による細胞内インスリン情報伝達・作用の攪乱と考えられる。また，脂肪組織にマクロファージが浸潤し，マクロファージが分泌するサイトカインによるadipokine（例：adiponectin）産生の調節不全は，インスリン抵抗性を増悪させる。

5）胎生期の子宮内環境の関与

胎生期のepigeneticな変化がPCOSの発症に関与することが示唆されている。胎生期に過剰なテストステロンに曝露されたヒト，アカゲザル，ヒツジでは，出生後にPCOS様の表現型をとる。すなわち，先天性副腎過形成や先天性副腎由来アンドロゲン産生腫瘍に罹患した女性ではPCOSの頻度が高い。胎生期にテストステロンに曝露されたアカゲザルやヒツジの成獣では，視床下部に対するステロイドのnegative feedback減弱によるLH過剰分泌，卵巣のアンドロゲン過剰症，希発・無排卵および多嚢胞性卵巣，インスリン抵抗性などを呈する。

6）乳児期から思春期の病像

PCOS女性から産まれた女児は，成人型PCOSの内分泌的前駆症状として，早期からの生殖および代謝異常を示す。発育卵胞数のマーカーである血清抗Müller管ホルモン（AMH）値は乳児期から高値を示し，小児期および思春期にかけて維持されるが，これは

妊娠中期における母体総テストステロン値と正の相関を示す。新生児期の血清レプチン値も高値を示すが，生下時体重および妊娠中期における母体BMIと正の相関を示す。小児期に卵巣腫大や高インスリン血症を呈し，思春期にLH過剰分泌やアンドロゲン過剰を呈する。一部の女児では早発副腎皮質性二次性徴（premature adrenarche）を認める。

7）遺伝学的解析

PCOS女性の第1度近親女性の20〜40％がPCOSに罹患するなど，家系内での発症率は一般集団よりも高い。オランダの双胎間のPCOSの一致率は0.79と高く，遺伝的因子がPCOS発症に関与していることを示唆している。第1度近親男性におけるDHEAS高値，家系内におけるインスリン抵抗性やメタボリック症候群の頻度の上昇は，高アンドロゲン血症，インスリン抵抗性，インスリン分泌における遺伝的因子の存在を示している。

PCOSとの関連が示唆された遺伝子は少なくないが，PCOSやその形質との関連が再現性をもって報告されたものとしては，fibrillin 3（*FBN3*）や17β-hydroxysteroid dehydrogenase type 6（*HSD17B6*）などがある。最近では，ゲノムワイド関連解析による新規遺伝子の発見が期待される。

8）環境因子の関与

体重増加はインスリン抵抗性，月経不順，アンドロゲン過剰症を増悪させることにより，PCOSの代謝および生殖異常を悪化させる。逆に減量は血中アンドロゲンやインスリン値を低下させ，多毛，排卵障害や脂質代謝異常症を改善する。

内分泌攪乱物質の一種であるビスフェノールAは，齧歯類を用いた研究において，卵巣のアンドロゲン産生を *in vitro* で増加させ，インスリン抵抗性を *in vivo* で誘発した。アンドロゲン過剰により肝でのクリアランスが低下することによって，PCOS症例ではビスフェノールAが蓄積し，感受性の高い女性でPCOSの表現型の重症度が増悪する可能性が懸念されている。

d. 症状・合併症

1）不妊症・不育症

無排卵はPCOSにおける妊孕性低下の主な原因である。さらにPCOS女性の一部は，体外受精における卵子の発育能（減数分裂，受精，胚発育など）の障害を呈する。肥満，最も重症なアンドロゲン過剰症と高インスリン血症を有する典型的なPCOS症例では流産率が高く，PCOSに関連したアンドロゲン過剰，肥満によるインスリン抵抗性，高インスリン血症の相互作用が卵胞や卵子に悪影響を及ぼすことを示唆している。

2）産科合併症

PCOS女性は妊娠中のアンドロゲン過剰や高インスリン血症を呈し，それらが妊娠帰結に悪影響を及ぼす可能性がある。PCOS妊娠症例では，単胎妊娠でも妊娠糖尿病，妊娠高血圧症候群，早産のリスクが高い。その結果，多胎妊娠とは関係なく，新生児のNICU入院率，周産期死亡率が高い。SFD（small for date）児のPCO発症率は，AFD（appropriate for date）児の2倍と報告されている。

3）糖尿病

PCOS女性はインスリン抵抗性を示すが，これは肥満によるインスリン抵抗性からは独立したものである。PCOS症例，特にPCOSに罹患した女児では，耐糖能異常と思春期における2型糖尿病の頻度が高い。典型的PCOS症例の40％が40歳までに耐糖能異常や

2型糖尿病を発症し，加齢と体重増加が血糖コントロールを増悪させる．PCOS女性は非PCOS女性に比べて，耐糖能異常には2.5倍，2型糖尿病には4倍罹患しやすいとのメタアナリシスが報告されている．

4）心血管疾患

PCOSに関連した心血管疾患リスクは，肥満を伴うPCOS女性でより深刻であり，アンドロゲン過剰症と相互関係にある全身脂肪や腹部脂肪の蓄積によって増悪すると考えられている．PCOS症例では，メタボリック症候群と同様に，体重増加とともに腹部脂肪が優先的に蓄積する．メタボリック症候群に加えて，インスリン抵抗性が炎症誘発性メディエーターを上昇させ，血管内皮機能を障害し，血管反応性を低下させ，無症候性アテローム性動脈硬化を促進する．

結果的にPCOS女性では，同年齢・同BMIの非PCOS女性に比べて，頸動脈の内膜中膜肥厚度が増大し，冠動脈石灰化が増加し，無症候性血管疾患が増加する．

PCOS女性は非PCOS女性に比べて心血管系のイベントが多く，無イベント生存率が低いこと，この差異は脳血管障害を含むとさらに広がることが報告されている．

5）精神疾患および神経疾患

欧米におけるPCOS女性は，うつ，不安症，過食症などの気分障害の頻度が高く，それは部分的には肥満と多毛症によるQOLの低下が原因とされる．血中アンドロゲン値はPCOSにおける，うつのリスクに影響する可能性がある．一方，わが国においては，PCOSと精神疾患との関連は欧米ほど強くないと考えられている．

てんかんに対してバルプロ酸を服用している女性では，PCO，アンドロゲン過剰症，月経不順の頻度が増加するとの報告がある．さらに，てんかんの女性では一般的に，PCOSを含む生殖内分泌疾患の罹患リスクが増大する．これらから，共通の視床下部—下垂体—卵巣系の異常が，てんかん自体とバルプロ酸による治療の双方から発症することが示唆されている．

6）悪性腫瘍

PCOS女性では，インスリン抵抗性に起因する高インスリン血症や排卵障害によるエストロゲン過剰症が子宮内膜細胞の増殖を促進するため，癌を含む子宮内膜異常のリスクが増大しており，注意深く経過観察すべきである．PCOS女性に不正性器出血が起こった場合，特に生殖年齢後であれば，超音波断層法，子宮内膜生検，間欠的あるいは連続的プロゲストゲン治療を施行すべきである．また，PCOS女性は乳癌や卵巣癌のリスクも増大している可能性がある．

e. 診断

1）診断基準

表2-28 に欧米におけるPCOSの診断基準およびpolycystic ovaryの判定基準を，表2-29 にわが国におけるPCOSの診断基準を示す．

2）LHの過剰分泌

わが国では欧米に比べてアンドロゲン過剰症の頻度が少ないため，LHの過剰分泌を診断基準に採用しているのが特徴である．血中LH値の測定にあたっては，月経や消退出血から10日目までの時期は高LHの検出率が低いことに留意する．また，一般人口の約10％を占める変異LHを有する症例では，測定キットによっては高LHを検出できないこ

とに留意する。

3）PCOS との鑑別を要する疾患の除外

表2-30 に PCOS との鑑別を要する疾患（表2-27）の除外のための検査を示す。
高プロラクチン血症や甲状腺機能異常と診断され，治療により検査値が正常化しても

表2-28 欧米における PCOS の診断基準

NIH 1990
1. 排卵障害
2. 高アンドロゲン
1, 2 を必ず満たす

ESHRE/ASRM 2003
1. 排卵障害
2. 高アンドロゲン
3. 卵巣の PCO 所見 　上の 2 項目を満たす

ESHRE/ASRM 2003 における超音波断層法による polycystic ovary の判定基準
1. 2〜9mm 大の卵胞が 12 個以上
2. 卵巣の体積が 10cm³ より大 　・1, 2 のうち少なくとも 1 つを満たす場合 PCO と判定する 　・卵胞の分布，間質の輝度・面積の増加は定義には含まない 　・片側の卵巣のみで PCO と判定してよい 　・10mm 以上の卵胞がある場合や，黄体被膜を認める場合は次の周期を待って判定する 　・ピルを内服してる女性にはこの基準を用いることはできない 　・超音波上の PCO 所見だけで PCOS と診断することはできない

（苛原稔：PCOS の新しい診断基準．日本産科婦人科学会雑誌　2008；60：N185-90 より）

表2-29 わが国における PCOS の診断基準

多嚢胞性卵巣症候群の新診断基準（日本産科婦人科学会　生殖・内分泌委員会, 2007）
以下の 1〜3 の全てを満たす場合を多嚢胞性卵巣症候群とする
1. 月経異常
2. 多嚢胞卵巣
3. 血中男性ホルモン高値 　または LH 基礎値高値かつ FSH 基礎値正常

注1）月経異常は，無月経，希発月経，無排卵周期症のいずれかとする。
注2）多嚢胞卵巣は，超音波断層検査で両側卵巣に多数の小卵胞がみられ，少なくとも一方の卵巣で 2〜9mm の小卵胞が 10 個以上存在するものとする。
注3）内分泌検査は，排卵誘発薬や女性ホルモン薬を投与していない時期に，1cm 以上の卵胞が存在しないことを確認のうえで行う。また，月経または消退出血から 10 日目までの時期は高 LH の検出率が低いことに留意する。
注4）男性ホルモン高値は，テストステロン，遊離テストステロンまたはアンドロステンジオンのいずれかを用い，各測定系の正常範囲上限を超えるものとする。
注5）LH 高値の判定は，スパック-S による測定の場合は LH ≧ 7 mIU/mL（正常女性の平均値＋1×標準偏差）かつ LH ≧ FSH とし，肥満例（BMI ≧ 25）では LH ≧ FSH のみでも可とする。その他の測定系による場合は，スパック-S との相関を考慮して判定する。
注6）Cushing 症候群，副腎酵素異常，体重減少性無月経の回復期など，本症候群と類似の病態を示すものを除外する。

（丸山哲夫，吉村泰典：多嚢胞性卵巣症候群．日本産科婦人科学会雑誌　2008；60：N477-84 より）

PCOS に関連した所見や症状が持続する場合は，PCOS と診断しうる。
　ステロイド 21-水酸化酵素欠損性非典型先天性副腎過形成 nonclassic congenital adrenal hyperplasia；NCAH とは，両アレルに軽症型の変異を有しているか，1 アレルに重症型変異，1 アレルに軽症型アレルを有している（compound heterozygote）と予測される。アンドロゲン過剰症を伴う女性における NCAH の頻度は一般人口の 1～3％と報告されている。多くは生涯にわたって無症状であり，骨年齢の促進，重度の痤瘡，多毛，月経不順，不妊が問題になる場合のみ治療を行う。

f. 治療
　各患者の徴候や症状，合併症に応じて治療を個別化し，必要に応じて他科との連携をとりながら，総合的かつ長期に管理していくことが重要である。図 2-108 に主として不妊症例を対象としたわが国の治療指針を示す。表 2-31 に不妊症以外の徴候・症状，合併症を主な対象とした治療指針を示す。

1）挙児希望がある PCOS 患者
①肥満を伴う場合：BMI が 25 (kg/m^2) 以上の患者を肥満のある PCOS に分類し，第 1 選択は減量と運動とする。減量の目安としては，4～8 週間のダイエット期間と 5～10％の減量を当初の目標とし，これが達成できた場合には 3～5 カ月のダイエット持続を目標とする。これは，生活習慣病の一次予防という点からだけでなく，排卵障害に対しても効果がある。
　インスリン抵抗性がある場合は，食事指導などによるライフスタイルの改善の後，あるいは並行して，メトホルミンやチアゾリジンジオン誘導体（ピオグリタゾンなど）などのインスリン抵抗性改善薬の投与も考慮する。その際は，糖尿病内科などとの連携が望

表 2-30　PCOS との鑑別を要する疾患の除外のための検査

検査	有用性
TSH 値，プロラクチン値	甲状腺機能障害と高プロラクチン血症を除外する。これらが存在すれば，治癒後に再度 PCOS の評価を行う。
17 (OH) P 値（卵胞期に測定）	17 (OH) P 値＞6 nmol/L であれば ACTH 刺激試験*を行う。ACTH で刺激後の 17 (OH) P 値＞10 nmol/L であれば 21-OH 欠損性 NCAH と診断される。
総および遊離テストステロン値	アンドロゲン過剰症（多毛症）の臨床的エビデンスがない場合の，高アンドロゲン血症の評価のため。総テストステロン値＞7 nmol/L あるいは DHEAS 値＞16 μmol/L の場合，アンドロゲン分泌性腫瘍の評価を促す；ただし，アンドロゲン分泌性腫瘍の評価には臨床症状がアンドロゲン値よりも有用。
黄体期（22～24 日）のプロゲステロン値	規則的な月経を報告する多毛症患者の排卵を評価するため。多毛症患者は，経腟出血は規則的でも実際は 40％が希発あるいは無排卵で，黄体期中期の血清プロゲステロン値が低い。
1 mg DST あるいは 24 時間尿中遊離コルチゾール値	臨床的徴候が認められる場合の，Cushing 症候群のスクリーニングのため。

＊250 μg のコルチコトロピンを投与し，60 分後に 17 (OH) P 値測定を行う。
TSH 甲状腺刺激ホルモン；17 (OH) P 17-ヒドロキシプロゲステロン；ACTH 副腎皮質刺激ホルモン；21-OH 21-ヒドロキシラーゼ；NCAH 非典型副腎過形成；DHEAS デヒドロエピアンドロステロンサルフェイト；DST デキサメタゾン抑制試験

（吉村泰典，齊藤英和，峯岸　敬：多囊胞性卵巣症候群：病因，病態形成，診断．ART Perspective Worldwide 2011；20：16-20 より改変引用）

ましい。また，インスリン抵抗性は高アンドロゲン血症の要因にもなりうるので，明らかなインスリン抵抗性が存在しなくても，欧米ではメトホルミンを使用することがある。しかし，日本では保険適用もなく，またわが国と欧米ではPCOSの病態も若干異なることから，インスリン抵抗性のないPCOS症例には慎重な投与が望ましい。

②肥満を伴わない場合

ⅰ）クロミフェン療法：排卵誘発を目的に，第1度無月経を呈するPCOSに対しては，クロミフェン（50〜150 mg/日）を第1選択薬として使用する。一般にPCOSでは50%の排卵率と10〜20%の妊娠率が得られている。

クロミフェン無効症例で，血中DHEA-S（副腎性アンドロゲン）が上昇している場合は，プレドニンやデキサメサゾンを併用することがある。軽度の高プロラクチン血症を認める場合は，ドパミン作動薬が併用される。

クロミフェン無効症例で肥満・インスリン抵抗性を認める場合は，さらに適切な減量に努める。このような症例に対して，メトホルミンやチアゾリジンジオン誘導体など

図2-108 PCOSの治療指針

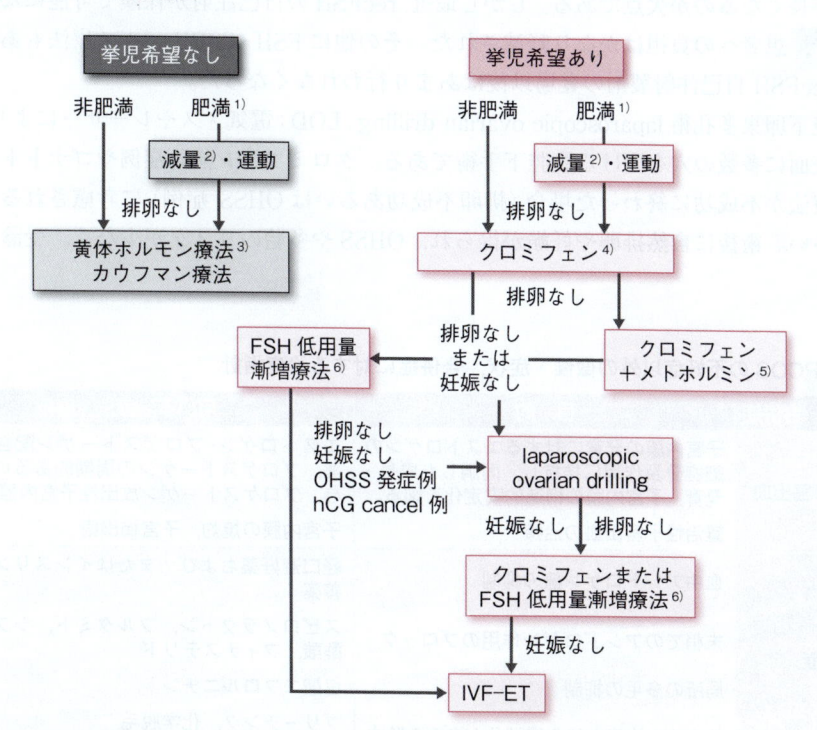

1) 肥満は，BMI ≧ 25 kg/m²
2) BMI ≧ 25 kg/m² の場合，5〜10%の減量と2〜6カ月のダイエット期間を目標とする
3) 黄体ホルモン療法の項目では，低用量経口避妊薬を用いる場合もある
4) 高PRL血症にはドーパミンアゴニスト，副腎高アンドロゲン血症にはグルココルチコイドを併用する
5) クロミッド・メトホルミン併用療法は，肥満，耐糖能異常またはインシュリン抵抗性をもつ症例に適用とする
6) FSH低用量漸増療法では，主席卵胞18 mm以上でhCG投与，ただし16 mm以上の卵胞が4個以上の場合はhCG投与を中止する

（久保田俊郎，苛原　稔，小辻文和ほか生殖・内分泌委員会報告：「本邦における多嚢胞性卵巣症候群の治療法に関する治療指針作成のための小委員会」報告．日本産科婦人科学会雑誌　2009；61：902-12より）

のインスリン抵抗性改善薬を併用することで，高アンドロゲン血症の是正や排卵率・妊娠率・流産率の改善がみられたとの報告が続いた．しかし最近，メトホルミンは，単独あるいはクロミフェンとの併用のいずれも，クロミフェン単独による排卵誘発効果に及ばないとの報告がなされた．現時点では，耐糖能異常・インスリン抵抗性のあるPCOSに限って，メトホルミンの投与を考慮するのが望ましい．

そのほか，クロミフェン無効症例に対しては，レトロゾールなどのアロマターゼ阻害剤（保険適用なし）が試みられることもある．

ⅱ）ゴナドトロピン療法：クロミフェン単独あるいは併用療法が無効の場合に行うが，多胎と卵巣過剰刺激症候群 ovarian hyperstimulation syndrome；OHSS が発生しやすいので注意を要する．そのリスクを最小限にするために，第1選択としては，recombinant FSH（recFSH）の少量漸増療法が用いられる．具体的には，消退出血後あるいは月経後の初期より，recFSH を最低単位量から連日投与し，卵胞発育がみられない場合は原則としてその半量ずつ増量するなどして，主席卵胞径が18mmになった時点でhCGを投与する．一般に16mm以上の卵胞が4個以上発育した場合は，その周期はキャンセルとする．この方法では，多胎やOHSSの発生は少ないが，投与期間が長くなるのが欠点である．しかし最近，recFSHの自己注射が保険で可能になったので，患者への負担はかなり軽減された．その他にFSH-GnRHパルス療法もあるが，recFSH自己注射製剤の登場以後はあまり行われなくなった．

ⅲ）腹腔鏡下卵巣多孔術 laparoscopic ovarian drilling；LOD：電気メスやレーザーにより，卵巣表面に多数の穴を開ける腹腔下手術である．クロミフェン無効症例やゴナドトロピン療法が不成功に終わった場合（排卵不成功あるいはOHSS症例）に考慮されることが多い．術後に自然排卵や妊娠が得られ，OHSSや多胎のリスクが少なく，受診回

表2-31 PCOSの不妊症以外の徴候・症状，合併症に対する治療指針

徴候・症状，合併症	目的	用いる治療法・薬剤
無排卵性子宮出血	子宮内膜の発育に対するエストロゲンの細胞分裂作用に拮抗し，同調した成長・発育，子宮内膜の構造的安定化を図る．	エストロゲン-プロゲストーゲン配合経口避妊薬，プロゲストーゲンの周期的あるいは連続投与，プロゲストーゲン放出性子宮内器具
	難治性子宮出血の治療	子宮内膜の焼灼，子宮摘出術
多毛症	血中アンドロゲン値の抑制	経口避妊薬および/またはインスリン抵抗性改善薬
	末梢でのアンドロゲン作用のブロック	スピロノラクトン，フルタミド，シプロテロン酢酸，フィナステリド
	局所の多毛の抑制	塩酸エフロルニチン
	美容的な治療を伴う機械的な多毛の除去	ブリーチング，化学脱毛　電気溶解あるいはレーザー
2型糖尿病	インスリン抵抗性の改善	メトホルミン（肝臓での糖新生や脂質生成を抑制し，末梢でのグルコース取り込みを高める）チアゾリジンジオン（ペルオキシゾーム増殖因子活性化受容体γに結合）
心血管疾患	コレステロール合成や血中LDLコレステロール値を低下させる．	スタチン
	インスリン抵抗性の改善	インスリン抵抗性改善薬

(吉村泰典，齊藤英和，峯岸　敬：多囊胞性卵巣症候群：病因，病態形成，診断．ART Perspective Worldwide 2011；20：16-20 より改変引用)

数が少なくて済むなど多くのメリットがある．排卵や妊娠がみられない場合でも，術後排卵誘発剤の感受性が上昇している可能性があるので，再度クロミフェン療法またはゴナドトロピン療法を試みる．

効果の持続が1〜2年以内と比較的短い場合が多いこと，また手術に伴うリスク（術後癒着や，過剰な卵巣の焼灼が卵巣予備能の低下をもたらす可能性が指摘されている）などの問題がある．

iv）生殖補助技術（ART）：上記の治療によって妊娠が得られない症例などが適応となる．PCOSではゴナドトロピン感受性が高く，OHSSのリスクが高い．最近では，*in vitro maturation*；IVMを併用してゴナドトロピン製剤の使用を最小限に抑えることも試みられている．単一胚移植を行うことによって通常治療に伴う多胎のリスクを回避することも可能である．

2）挙児希望がないPCOS患者

月経周期の改善や子宮体癌予防のために，第1度無月経にはアンドロゲン作用のない（少ない）プロゲストーゲン剤を単独で用いるホルムストルム療法，第2度無月経にはエストロゲン・プロゲストーゲン剤配合経口避妊薬やカウフマン療法により，定期的に消退出血を起こさせる．

3）多毛

表2-31に示した各種治療法の組合せで行われる．薬物療法は効果発現までに時間を要するので，美容上の点から即効性のある機械的な多毛の除去が先行する場合が多い．エストロゲン成分はSHBGを上昇させて遊離アンドロゲンを減少させるので，エストロゲン・プロゲストーゲン配合経口避妊薬が望ましい．半年ほど使用して効果が認められない場合は，末梢アンドロゲン阻害剤であるスピロノラクトンやフィナステリド（いずれも保険適用なし）を考慮するが，催奇形性の報告があるので経口避妊薬との併用が望ましい．

4）2型糖尿病の予防

すべてのPCOS患者に対して，インスリン抵抗性や耐糖能障害の可能性を念頭に置き，肥満症例や妊娠症例に対しては経口ブドウ糖負荷試験を考慮すべきである．

ビグアナイド系のメトホルミンは，インスリン抵抗性を改善することで血中インスリン値を低下させ，減量効果も得られ，長期の使用経験による安全性データが蓄積されているため，第1選択となる．一方，チアゾリジンジオン誘導体であるピオグリタゾンやロシグリタゾンは，狭義のインスリン抵抗性改善薬として強力な血中インスリン低下作用を有する．しかしながら同剤は体重増加，体液貯留，心不全と関連し，特にロシグリタゾンには虚血性心疾患との関連を疑う報告があるため，使用に当たっては注意が必要である．

なお，PCOS女性が妊娠した場合は妊娠糖尿病の発症リスクが高いが，軽症の妊娠糖尿病に対してはメトホルミンが有効との報告がある（ただし，わが国では妊婦に対するメトホルミンの投与は禁忌とされている）．

③ 高プロラクチン血症

a. 概要

高プロラクチン血症 hyperprolactinemia，潜在性高プロラクチン血症，および両者のいずれをも伴わない乳汁漏出症の3つの総称して，プロラクチン関連疾患という．

高プロラクチン血症とは，血中のプロラクチン prolactin；PRL 値が正常範囲を超えたものをいう。正常成熟女性の血中 PRL の平均値は 5 ng/mL 前後であり，昼間安静時の採血で 15 ng/mL 以上（測定キットにより異なる）を示したものを高 PRL 血症とする。しかし，血中の PRL 値は生理的状態によっても変動する（表 2-32）ため，採血時期に際しては注意が必要である。すなわち，月経周期による大きな変動はないが，食事の影響や日内変動は大きく，睡眠により上昇し，夜間にピークとなり，午前中が一番低値となる（図 2-109）。

　潜在性高 PRL 血症は，昼間安静時の血中 PRL 値は 15 ng/mL 未満と正常だが，TRH 500 μg 負荷 30 分後に 70 ng/mL と過剰反応を示すものである。すなわち，分泌刺激に対して過剰反応を示すために，日常生活で一過性の高 PRL 血症が繰り返し出現する結果，高 PRL 血症と同様の病像を呈すると考えられている。

　乳汁漏出症の発症には，血中 PRL 値のみならず（PRL 値が高いほど乳漏の非発現頻度は高くなる），妊娠によりもたらされる乳腺側の要因（乳腺組織の発育，乳管の開通，乳腺における PRL 受容体の活性化など）も大きく影響しているものと思われる。

b. 原因

　高 PRL 血症の原因を 表 2-33 に示す。頻度が最も多いのは下垂体の PRL 産生腫瘍（プロラクチノーマ prolactinoma）であり，全原因の約 1/3 を占める。直径 1 cm 以上の腺腫を macroadenoma，直径 1 cm 未満の腺腫を microadenoma という。安静時の血中 PRL 値が 100 ng/mL 以上の場合には本症を疑い，脳 MRI 検査などを行うことにより米粒大の microadenoma も発見できる。

　次に多いのは視床下部の障害であり，Chiari-Frommel 症候群と Argonz-del Castillo 症候群などがある。前者は分娩後長時間，乳汁漏出と無月経が持続して認められるものであり，分娩により視床下部からの prolactin inhibiting factor；PIF（ドパミンなど）の分泌不全が持続したためと考えられている。後者は分娩と関係なく乳汁漏出と無月経を認めるが，器質的病変を認めないものであり，これも PIF の機能的な分泌障害と考えられている。このほかに視床下部腫瘍などが原因となる。

表 2-32　PRL の分泌亢進を示す生理的状態

睡眠
食事
運動
肉体的・精神的ストレス
性交
月経周期（卵胞期後期〜黄体期）
妊娠
乳頭刺激
胎児，新生児（生後 2〜3 週）

（栃木明人：内分泌疾患／中枢性．佐藤和雄，藤本征一郎．臨床エビデンス婦人科学．p242，メジカルビュー社，2003 より改変引用）

図 2-109　血中 PRL の日内変動

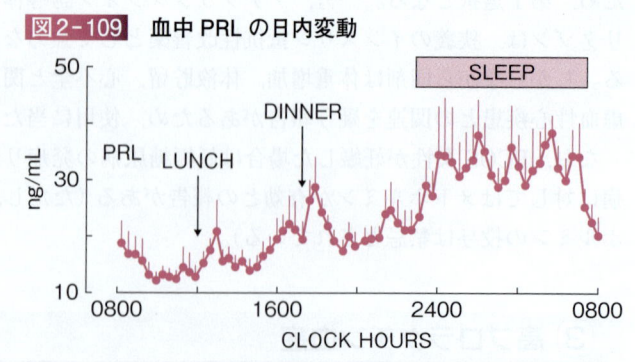

(Sassin JF, Frantz AG, Weitzman ED et al：Human prolactin：24-hour pattern with increased release during sleep. Science 1972；177：1205-7 より)

このほかの原因として重要なのは，薬剤によるものである。PRL分泌は，主に視床下部からのPIF（ドパミンなど）によりコントロールを受けているので，中枢に抑制的に働く向精神薬などの多くはPIF活性も抑制し，結果的に下垂体からのPRL分泌を亢進させる。PRL分泌を増加させる主な薬剤を 表2-34 に示す。

原発性甲状腺機能低下症ではnegative feedbackにより視床下部からのTRH分泌が亢進するため，下垂体からのPRL分泌が増加する。

このほか，乳腺や胸壁の手術，頸椎疾患，乳腺を含む領域の帯状疱疹でも，求心性感覚神経経路が刺激されて吸啜と類似した機序によりPRL分泌が増加することがある。

なお，PRLに対する自己抗体（主にIgG）とPRLが結合した大分子のマクロプロラクチン（macroprolactin）が一般成人の0.1～0.2％に存在し，高PRL血症の約10％がマクロプロラクチンによる偽高値との報告もある。マクロプロラクチンはホルモン活性がなく，体内に存在しても治療の必要性がないことから，マクロプロラクチンを測り込まない測定キットを使用することが望ましい。

c. 病態

1）乳汁漏出症 galactorrhea

PRLの乳腺への作用によるが，明らかなものは1/3にすぎない。高PRL血症による排卵障害や無月経により低エストロゲン状態になると乳汁の産生が低下するためと考えられる。

2）月経異常

月経異常の程度は血中PRL値に相関する。すなわち，軽度の上昇（20～50 ng/mL）では卵胞発育が障害されて黄体機能不全が起こり，中等度の上昇（50～100 ng/mL）では希発月経や無月経を生じ，重度の上昇（100 ng/mL以上）では低ゴナドトロピン性性腺機能

表2-33　高PRL血症の原因と頻度

プロラクチノーマ	34.3（％）
Argonz-del Castillo症候群	17.8
Chiari-Frommel症候群	12.8
薬剤服用によるもの	8.6
原発性甲状腺機能低下症	5.2
先端巨大症に伴うもの	4.0
視床下部腫瘍	2.6
その他	14.7

（倉智敬一，青野敏博，小池浩司：我が国における高プロラクチン血症症例の実態．臨床科学　1981；17：369-75 より改変引用）

表2-34　PRL分泌を増加させる薬剤

1. ドパミン産生抑制
   レセルピン
   α-メチルドーパ
   opiates, endorphins

2. ドパミン受容体拮抗
   フェノチアジン系薬剤
   ブチルフェノン系薬剤
   三環系抗うつ剤
   ベンズアミド系抗精神病薬
   セロトニン前駆物質（5-HTP）
   GABA作動薬（ムッシモールなど）
   選択的セロトニン再取込み阻害薬（SSRI）
   セロトニン・ドパミン遮断薬（SDA）

3. 下垂体に作用するもの
   エストロゲン
   TRH

4. 作用機序が不明のもの
   ヒスタミン
   H2受容体ブロッカー

（栃木明人：内分泌疾患／中枢性．佐藤和雄，藤本征一郎．臨床エビデンス婦人科学．p243，メジカルビュー社，2003 より改変引用）

低下症 hypogonadotropic hypogonadism を呈する。高 PRL 血症により排卵障害や無月経が起こる機序としては，視床下部からの GnRH の律動的分泌を抑制する中枢での作用と，卵巣でのステロイド生合成を直接抑制する末梢での作用によると考えられている。

d. 診断

月経異常や乳汁漏出を訴える女性に対しては，血中 PRL を測定する。妊娠や分娩との関連，頭痛や視野障害の有無，薬剤服用歴などについても問診する。

血中 PRL は日内変動を考慮し，午前中の安静，空腹時に行う。同時に甲状腺機能検査を行う。PRL が高値でも無症状の場合は別の機会に再検することが望ましい。PRL 値が 100 ng/mL 以上の場合は下垂体腫瘍を疑い，脳 MRI などの画像診断を考慮する。

PRL 値が正常であっても潜在性高 PRL 血症を疑う場合には TRH 負荷試験を行うが，最近ではあまり行われない。

e. 治療

視床下部性高 PRL 血症に対しては，ドパミン作動薬による治療を行う。ブロモクリプチンは嘔気，嘔吐などの消化器系副作用があるため，寝る前に服用すると症状がやや緩和される。テルグリドはブロモクリプチンに比べて消化器系副作用が少ない。カベルゴリンは半減期が長いため週 1 回の投与が可能であり，服薬コンプライアンスが良好である。

月経異常や乳汁漏出などの臨床症状を認める場合には治療の適応となる。しかし高 PRL 血症自体には健康リスクがないため，無症状や容認できる程度の軽微な症状の場合は経過観察のみに留めるなど，治療適応の有無を十分に検討することが必要である。

薬剤性高 PRL 血症の場合，減量または変更に関して処方医と相談する。ドパミン作動薬によって対象薬剤の作用を減弱させてしまう可能性があるため，治療の優先順位を考慮しなければならない。

プロラクチノーマに対しても，原則としてドパミン作動薬，特にカベルゴリンが第 1 選択である。カベルゴリンの半減期は 43 時間なのでプロラクチノーマに対しては週 2 回の投与が望ましい。プロラクチノーマに対する薬剤による治療期間は最短でも 1 年は必要である。2～3 年の治療後に血中 PRL 値が正常化し，腫瘍サイズが著明に縮小した場合は，薬剤の減量あるいは中止を検討する。視力視野障害を起こす腫瘍，ドパミン作動薬抵抗例，ドパミン作動薬不耐用例，下垂体卒中は外科療法の適応となり，経蝶形骨洞下垂体腺腫摘出術（Hardy 手術）などが行われる。しかし，外科療法後に再発する場合もあり，特に下垂体外に進展した macroadenoma では手術による完治は困難である。最近ではガンマナイフを用いた局所放射線療法も行われている。

排卵障害による不妊症症例に対してもドパミン作動薬が適応となるが，必要に応じてクロミフェンやゴナドトロピン製剤を併用する。潜在性高プロラクチン血症を伴う不妊症症例に対しては，排卵障害や黄体機能不全が改善する場合に限って薬剤を投与するのが妥当であろう。

プロラクチノーマは妊娠によって胎盤から大量に放出されるエストロゲンにより増大するとされる。しかしカベルゴリン治療で腫瘍を十分に縮小・消失させてから妊娠させることにより，妊娠による症候性腫瘍増大を回避できることが多い。ドパミン作動薬の胎児への危険性はほとんどないとされる（カテゴリー B）が，妊娠判明時には原則として薬剤治

療を中止する。しかし，生理的増加をはるかに超える高PRL血症を認める場合や，腫瘍の増大が強く懸念される場合は投与継続もやむをえない。

最近，カベルゴリンなどのドパミン作動薬に関して心臓弁膜症との関連が指摘されている。否定的な見解も少なくないが，長期投与例や高用量投与例に対しては，定期的な心臓超音波検査が望ましい。

④ 視床下部性無月経

a. 概念と病態

月経周期は，視床下部―下垂体―卵巣系が円滑に営まれることにより周期的に発来する。このいずれかに障害が起きても無月経や排卵障害をもたらすが，視床下部の機能異常による月経異常が最も多い。特に続発性無月経の病変部位は，90％以上が視床下部と考えられる。

視床下部性無月経は，概念的には視床下部からのgonadotropin-releasing hormone；GnRH不全によりゴナドトロピン分泌が障害される病態と理解されている。しかし，実際にGnRH分泌障害が明らかなものはごく一部であり，代表的なものはKallmann症候群である。これは原発性無月経，無臭覚症，類宦官様体型などを特徴とする。また，頭蓋咽頭腫などの腫瘍性病変，結核，サルコイドーシスなどの結節も器質的にGnRH分泌障害をもたらす。

臨床的に遭遇する視床下部性無月経の大部分は視床下部の機能異常によるものであり，理論的には可逆性の病態である。視床下部性無月経は，プロゲステロン投与により消退出血が起こる第1度無月経と消退出血が起こらない第2度無月経に分類できる。第1度無月経は卵胞期に相当するエストロゲン分泌が保たれているのに対し，第2度無月経では血中エストラジオール値が50 pg/mL未満となる場合が多い。

第1度無月経は体質的な異常によることも多いが，大部分においてエストロゲンに対するnegativeおよびpositive feedback機構が作動しており，LHの律動的分泌も保たれていることが多く，しかもGnRHに対して正常反応を示す。従って，これらを視床下部障害と断定する根拠を欠くが，下垂体と卵巣に明らかな異常がないということで除外診断として慣習的に視床下部性と分類している。

第2度無月経は極端な摂食制限や運動，心身のストレスなどにより引き起こされるものである。神経性食欲不振症もこの形の無月経となる。通常はLHの律動的分泌を欠き，エストロゲンによるpositive feedbackを認めないことが多い。第2度無月経の一部ではゴナドトロピンの基礎値が低下し，GnRHにも反応しない。見かけ上は下垂体型を呈するが，GnRHを反復投与すると反応性の回復がみられることから，視床下部性に分類される。

高プロラクチン血症による無月経もGnRH分泌の異常を伴うため，広い意味では器質的疾患を認めない高プロラクチン血症性無月経も視床下部性無月経に分類することも可能であろう。また，糖尿病，甲状腺疾患，副腎疾患，高アンドロゲン血症，内科的全身疾患なども月経異常をきたすことがあるが，これらも広義には視床下部性に分類せざるをえない。また，肥満女性ではsex hormone binding globulin；SHBGの低下，遊離型アンドロゲンの上昇，インスリンの分泌過剰などの結果，GnRH分泌機構が影響を受け，希発月経などの月経異常をきたしやすい。

このように，視床下部の機能障害は完全な無月経となるものから，希発月経，無排卵周期症，さらに軽度なものでは機能性出血あるいは黄体機能不全という表現型をとることもある。

b. 診断

下垂体および卵巣の障害を除外することにより診断することができる。具体的にはLHおよびFSHの基礎値が正常または低値で，GnRH投与でLHおよびFSHの反応性分泌を認める場合，視床下部性と診断できる。前述のように，高度な視床下部障害ではGnRHの反復投与により初めてゴナドトロピンの反応性分泌が起こることもある。また，第1度無月経では，通常，多嚢胞性卵巣症候群（PCOS）を除外すれば視床下部性と考えて間違いはない。表2-35に主な視床下部性無月経の原因を示す。

1）中枢神経系─視床下部系の機能的異常

明らかな器質的異常を認めない視床下部性の排卵障害ならびに無月経であり，思春期や産後などの生理的なものと，運動，ストレス，体重減少などによる心因性や摂食性のものに大別される。

①生理的視床下部性低ゴナドトロピン血症

ⅰ）思春期：視床下部からのGnRHの律動的分泌によって下垂体からのゴナドトロピン分泌の振幅や頻度が増強して完成されるまでの思春期においては，黄体機能不全や無排卵周期を呈する。

ⅱ）産後無月経：妊娠中の性ステロイドの高値により，分娩後は低ゴナドトロピン血症が持続して無月経を呈するが，視床下部GnRH分泌抑制によると考えられる。

表2-35 視床下部性排卵障害・無月経の原因

1. 中枢神経系─視床下部系の機能的異常
   (1) 生理的視床下部性低ゴナドトロピン血症
      1) 思春期
      2) 産後無月経
      3) 授乳性無月経
   (2) 心因性／摂食性視床下部機能障害
      1) 機能性視床下部無月経（functional hypothalamic amenorrhea；FHA）症候群
         ①運動性無月経（athletic amenorrhea）
         ②心因性無月経
            ⅰ）体重減少性無月経
               単純体重減少性無月経
               神経性食欲不振症（anorexia nervosa）
      2) その他の心因性無月経
         ①神経性過食症（bulimia nervosa）
2. GnRH単独欠損症
   (1) Kallmann症候群
   (2) 特発性低ゴナドトロピン性性腺機能低下症（Idiopathic hypogonadotropic hypogonadism；IHH）
3. 視床下部性下垂体機能低下症
   (1) 視床下部領域の腫瘍
      頭蓋咽頭腫，胚細胞腫，endodermal sinus tumor，奇形腫，過誤腫，松果体腫などの鞍上部腫瘍
   (2) ランゲルハンス細胞組織球症（Langerhans cell histiocytosis）
   (3) 頭部外傷
   (4) 放射線障害

(中村幸雄, 安藤索：排卵障害／中枢性. 佐藤和雄, 藤本征一郎. 臨床エビデンス婦人科学. p197, メジカルビュー社, 2003 より改変引用)

ⅲ）授乳性無月経：授乳行為により下垂体からプロラクチンが分泌され，GnRH 律動的分泌が抑制されることによる。

②心因性/摂食視床下部機能障害：視床下部は，低栄養，全身疾患，感情的不安，恐怖感，過度の運動などの精神的・身体的ストレスによって機能低下をきたす。ストレスは視床下部からの副腎皮質刺激ホルモン放出因子 corticotropin-releasing factor；CRF の分泌を促進するが，CRF は視床下部からの内因性オピオイドの分泌を促進することにより，GnRH の律動的分泌を抑制するとされる。

　ⅰ）機能性視床下部性無月経 functional hypothalamic amenorrhea；FHA 症候群：若年女性で下垂体やほかの内分泌機能に異常を認めず，無月経を呈するものを機能性視床下部性無月経（FHA）症候群という。FHA 症候群は運動性のものと心因性のものに大別されるが，いずれも低栄養に起因すると考えられている。
　　GnRH 律動的分泌の頻度と振幅の減少を認める。また，低栄養と関連して，低血糖，低インスリン血症，甲状腺機能低下，高コルチゾール血症，低プロラクチン血症，夜間のメラトニン分泌亢進，レプチンの低下（運動性無月経では日中の分泌リズム消失）などを呈する。

　　(1) 運動性無月経 athletic amenorrhea：運動性無月経は体重減少の有無にかかわらず発症し，トレーニングの中断によって月経は再開しうる。バランスのとれた栄養摂取と運動のコントロールによって回復が可能である。

　　(2) 心因性無月経
　　　体重減少性無月経（後述）：単純体重減少性無月経と神経性食欲不振症に分類できる。▶p.301

　ⅱ）その他の心因性無月経：低栄養を認めない精神的ストレスなどによる視床下部性無月経のほか，肥満を伴う神経性過食症などがこれに当たる。

　　(1) 神経性過食症 bulimia nervosa：摂食障害としては神経性食欲不振症よりも高頻度にみられる。過食に対する自制心を失っており，代償行動として嘔吐を繰り返すものも多い。過度の肥満では無月経，希発月経，無排卵周期症などを伴う。
　　　肥満による無月経の原因は解明されていないが，①増加した体脂肪組織によるアンドロゲンの aromatization が亢進し，慢性的な高エストロゲン血症をきたす，②肝臓における sex hormone binding globulin；SHBG 産生が減少し，循環血液中の遊離エストラジオールや遊離テストステロン濃度が上昇する，③インスリン抵抗性により血中インスリン濃度が上昇し，卵巣間質におけるアンドロゲン産生が亢進する。増加した卵巣局所のアンドロゲンが卵胞発育を障害する，などが提唱されている。

2）GnRH 単独欠損症

① Kallmann 症候群：GnRH 欠損による低ゴナドトロピン性性腺機能不全であり，嗅覚障害を伴う。胎生期の GnRH 産生ニューロンと嗅覚ニューロンの移動不全を特徴とする。Xp22.3 領域の *KAL1* 遺伝子の変異であり，X 連鎖劣性遺伝形式をとる Kallmann 症候群1型のほか，*FGFR1* 遺伝子の変異により常染色体優性遺伝形式をとる Kallmann 症候群2型など，複数の原因遺伝子が同定されている（図2-110 参照）。女性では5〜7万人に1人の頻度でみられる。

② 特発性低ゴナドトロピン性性腺機能低下症 idiopathic hypogonadotropic hypogonadism；IHH：GnRH 欠損による低ゴナドトロピン性性腺機能不全であるが，Kallmann 症候群

に特有な嗅覚障害を伴わない。常染色体優性遺伝形式をとるものや常染色体劣性遺伝形式をとるものなど複数の原因遺伝子が同定されている（図2-110 参照）。

3）視床下部性下垂体機能低下症

①視床下部領域の腫瘍：頭蓋咽頭腫 craniopharyngioma は，胎生期の頭蓋咽頭管（下垂体になる細胞）の細胞が一部残ってしまったために発生する良性の脳腫瘍である。トルコ鞍の上部に発生し，通常 10 歳ごろまでは無症状であるが，腫瘍による圧迫や破壊によって，頭痛，視障害，下垂体機能障害をきたす。下垂体機能不全により，低ゴナドトロピン性腺機能低下による遅発思春期のほか，低身長，尿崩症，甲状腺機能低下，副腎機能低下などの多彩な症状を呈する。

胚細胞腫 germinoma，奇形腫 teratoma，過誤腫 hamartoma，松果体腫 pinealoma などの鞍上部腫瘍 suprasellar tumor は頭蓋咽頭腫と同様の症状を呈する。

腫瘍摘出術を施行するが，胚細胞腫は放射線感受性が高く，放射線療法が基本となる。

②ランゲルハンス細胞組織球症 Langerhans cell histiocytosis：かつて histiocytosis X とよばれ，Letterer-Siwe 病，Hand-Schüller-Christian 病，好酸球性肉芽腫症の 3 つに分けられていたが，免疫を担当する樹状細胞に由来するランゲルハンス細胞がかかわる疾患であることがわかり，ランゲルハンス細胞組織球症（LCH）と総称されるようになった。LCH はランゲルハンス細胞の増殖と，それに伴う炎症により，さまざまな

図2-110 GnRH 単独欠損症の分類

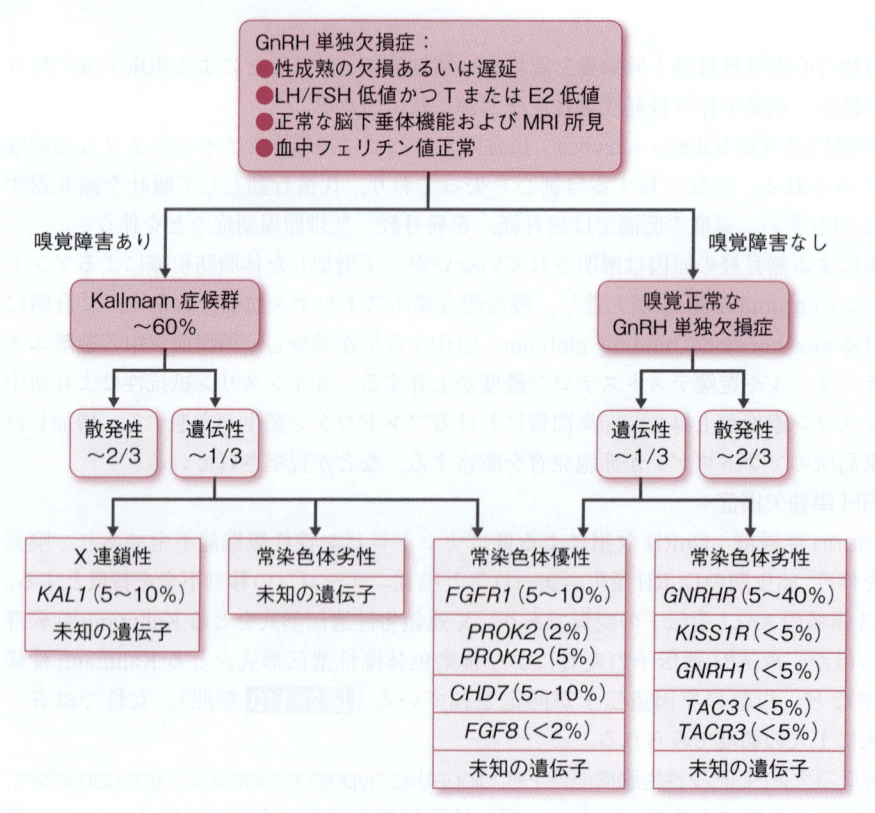

GnRH 単独欠損症：
- 性成熟の欠損あるいは遅延
- LH/FSH 低値かつ T または E2 低値
- 正常な脳下垂体機能および MRI 所見
- 血中フェリチン値正常

嗅覚障害あり → Kallmann 症候群 ～60%
　散発性 ～2/3
　　X 連鎖性：KAL1（5～10%），未知の遺伝子
　遺伝性 ～1/3
　　常染色体劣性：未知の遺伝子

嗅覚障害なし → 嗅覚正常な GnRH 単独欠損症
　遺伝性 ～1/3
　　常染色体優性：FGFR1（5～10%），PROK2（2%），PROKR2（5%），CHD7（5～10%），FGF8（<2%），未知の遺伝子
　散発性 ～2/3
　　常染色体劣性：GNRHR（5～40%），KISS1R（<5%），GNRH1（<5%），TAC3（<5%），TACR3（<5%），未知の遺伝子

（Pallais JC, Au M, Pitteloud N, et al：Kallmann Syndrome. GeneReviews [Internet] 2011 より改変引用）

症状を呈するが，視床下部病変の場合は，尿崩症，低身長，低ゴナドトロピン性腺機能低下症を呈する。
③中枢神経の放射線治療：白血病や脳腫瘍に対する放射線治療によって視床下部機能不全をきたすことがある。成長ホルモン欠乏は高率に起こるが，ゴナドトロピン欠乏による遅発思春期を呈することがある。

c. 治療

治療の目的は，原因を調べてそれを除くこと，月経が来ないという不安に対して適切な病状説明および指導をすること，低エストロゲン状態やエストロゲンの持続的分泌（unopposed estrogen）に対するホルモン治療，不妊を訴える患者には排卵誘発を行うことなどがある。

若年女性の場合は一般的に積極的な排卵誘発は行わず，性ステロイドホルモンを補充する。第1度無月経なら周期の後半に黄体ホルモン剤を投与する Holmstrom 療法を行う。3周期程度施行してから薬剤を中止して月経周期の回復の有無を確認し，回復がなければ治療を再開する。第2度無月経の症例には Kaufmann 療法を3周期程度施行し，第1度無月経となっていれば Holmstrom 療法を施行し，第2度無月経のままならば Kaufmann 療法を反復する。なお，Kaufmann 療法は比較的高用量のエストロゲン製剤と黄体ホルモン製剤を反復して用いるが，閉経後のホルモン補充療法と同様でもよいとの意見もある。一方，患者が将来の妊孕性を心配する場合は，排卵誘発が可能であることを示すことは自信を与え，精神的な安定から治療の受け入れがよくなる。このような症例には hMG 製剤を投与し（リコンビナント FSH 製剤や LH 含有量が少ない hMG 製剤は無効である），卵胞発育を確認してみせるとよい。

排卵誘発に関しては，第1度無月経にはクロミフェンを試みる。無効な場合にはゴナドトロピン製剤による排卵誘発を行う。第2度無月経ではクロミフェンは無効のことが多く，hMG 製剤または GnRH 製剤を投与する。GnRH 製剤は携帯型ポンプを用いて律動的に投与するものであり，煩雑ではあるが本疾患の病態を考えれば理にかなった治療法である。さらに，ゴナドトロピン製剤とは異なり，多胎妊娠や卵巣過剰刺激症候群のリスクが小さいという利点もある。

⑤ 下垂体疾患

下垂体性の月経異常のなかで，婦人科領域で最も多く遭遇するのはプロラクチン産生腫瘍 prolactinoma であり，全無月経患者の4〜5％を占める。それ以外ではほかの下垂体腫瘍，感染，外傷などが散見されるが，頻度としてはきわめて低率である。

下垂体疾患に起因する月経異常は多くの場合無月経を呈し，原疾患の発症時期により原発性か続発性かが決定される。無月経の程度としては，プロゲステロンのみでは消退出血をみない第2度無月経が多い。汎下垂体機能低下症 panhypopituitarism の一分症としての無月経から，ゴナドトロピン系の障害による hypogonadism 以外は無症状のものまでさまざまである。

a. 原因

表2-36 に主な原因疾患を示す。下垂体前葉ホルモンのうち，ゴナドトロピンは最も予備能が小さく，ホルモン産生腫瘍による特有の症状を除けば，下垂体疾患では性機能障害 hypogonadism が初発症状となることが多い。なお，下垂体の約50％が破壊されると hypogonadism を発症するが，副腎および甲状腺系に関しては，75％以上が破壊されることによりその欠陥症状が初めて顕在化する。

1) 下垂体腺腫 pituitary adenoma・下垂体腫瘍 pituitary tumor

下垂体腺腫は全脳腫瘍の約10〜15％を占めるが，腫瘍の大きさ，産生ホルモンなどにより分類されている。

① 非機能性下垂体腺腫 non-functioning pituitary adenoma：下垂体前葉ホルモンの過剰症状を示さない腺腫と考えられてきたが，近年それらも LH や FSH の産生を行っていることが証明され，ゴナドトロピン産生腺腫といわれている。しかし，腫瘍はホルモン産生を行っても細胞外へ分泌することはできず，血中ホルモン値は正常で，ホルモン過剰症状を呈さないことが多い。
中年男性に好発し，腫瘍増大による圧迫症状として視野変化，頭痛，下垂体機能低下症状を呈するが，初期には無症状のことが多い。
血中 FSH，FSH-α，FSH-β 値の上昇を認めるが，LH 値は正常な場合が多い。TRH 試験によるゴナドトロピン上昇反応を示す。

② プロラクチン産生腺腫：下垂体腺腫の約30％を占め，女性に多く認められる。高プロラクチン血症による月経異常や乳汁分泌を主訴とすることが多い。
なお，高プロラクチン血症は，視床下部からのプロラクチン分泌抑制因子の下垂体前葉への移行が，ほかの下垂体腺腫や視床下部腫瘍によって阻害されることによっても発症する。

③ 成長ホルモン産生腺腫：下垂体腺腫の約20％を占める。発症が骨端線閉鎖前か後かにより，下垂体性巨人症あるいは先端巨大症（末端肥大症 acromegaly）を発症する。

表2-36 下垂体性排卵障害・無月経の原因

1. 下垂体腺腫（pituitary adenoma） 　(1) 非機能性下垂体腺腫（nonfunctional pituitary adenoma） 　(2) プロラクチン産生腺腫 　(3) 成長ホルモン産生腺腫 　(4) ACTH 産生腺腫（Cushing 病） 　(5) TSH 産生腺腫 　(6) 多発性内分泌腺腫症1型（multiple endocrine neoplasia type 1；MEN1）
2. Sheehan 症候群
3. Empty Sella 症候群
4. ラトケ嚢胞
5. GnRH 受容体遺伝子異常
6. ゴナドトロピン遺伝子異常 　(1) FSH 単独欠損症 　(2) 変異 LH（variant LH）
7. 下垂体卒中（pituitary apoplexy）
8. リンパ球性下垂体炎（lymphocytic hypophysitis）

（中村幸雄，安藤索：排卵障害／中枢性．佐藤和雄，藤本征一郎，臨床エビデンス婦人科学．p197，メジカルビュー社，2003 より改変引用）

成長ホルモン分泌過多と同時に高プロラクチン血症を認める場合も多く，それに起因する月経異常や乳汁分泌を呈する。

腫瘍摘出術が無効な場合は放射線療法のほか，ソマトスタチンアナログやGH受容体阻害薬を使用する。

④ACTH産生腺腫（Cushing病）：下垂体腺腫の約5％を占める。副腎性コルチゾールとアンドロゲン過多により発症するものをCushing症候群と総称するが，そのうち下垂体性ACTH分泌過多によるものをCushing病という。成人女性に多く認められ，排卵障害や無月経などの月経異常を呈する。

腫瘍摘出術ができないか手術がうまくいかなかった場合はガンマナイフなどの放射線療法を行う。その効果がでるまでは11β-hydroxylase阻害薬メチラポンなどのステロイド合成酵素阻害薬を用いる。現在ソマトスタチンアナログ等の治療への応用が検討されている。合併症としての高血圧や糖尿病，骨粗鬆症の治療も必要である。

⑤TSH産生腺腫：下垂体腺腫の0.5～1％とまれな疾患である。TSH分泌過多と同時にGH，プロラクチン，ゴナドトロピンなどの産生が認められることもあり，甲状腺機能亢進症状のほかに先端肥大症や月経異常をきたすことがある。

腫瘍摘出術のほか，放射線療法やソマトスタチンアナログが用いられる場合もある。

⑥多発性内分泌腺腫症1型 multiple endocrine neoplasia type 1；MEN1：下垂体，副甲状腺，膵消化管などの内分泌腺腫瘍および非内分泌腫瘍がさまざまな組み合わせで生じる症候群である。下垂体腺腫ではプロラクチン産生腫瘍が最多であり，月経異常を呈する。MEN1は常染色体優性遺伝形式をとり，約10％の患者は新生突然変異による。罹患者の子どもはそれぞれ50％の確率で変異遺伝子を受け継ぐ遺伝性腫瘍である。病変の早期発見が治療にも影響するので，すでに原因遺伝子である*MEN1*の変異が同定されている家系の家族に対しては分子遺伝学的検査が提供される。

2）シーハン症候群 Sheehan's syndrome

DICを呈するような産科的ショックに引き続いて起こる下垂体の広範な壊死による。

妊娠時に下垂体前葉は著明に増大するが，分娩後急速に退縮し血流量も減少する。このような生理的変化に加えて産科的ショックにより下垂体内の末梢血管の血栓形成や循環虚脱が生じると，下垂体内の血流量は著減し壊死に陥る。その結果，汎下垂体機能低下症 panhypopituitarismの状態となるが，その程度は下垂体の破壊の度合によりさまざまである。

初発症状は産褥乳汁分泌不全が多く，典型的な症例では引き続いて体重減少，身体疲労感，乳房の萎縮，陰毛の消失，外陰の萎縮などが生じる。障害が軽度な例では分娩後無月経が持続したり，希発月経などの月経異常を呈するだけのこともある。

治療としては，病態に応じて副腎，甲状腺，卵巣由来のホルモンを補充する。妊娠を希望する症例ではゴナドトロピン療法が有効である。

3）empty sella syndrome

くも膜下腔がトルコ鞍内に陥入し下垂体組織を置換した状態がempty sellaであり，このため種々の症状を呈するものがempty sella syndromeという。

本症には，先天的な下垂体隔膜の欠損や脆弱性に起因するprimary empty sellaと，下垂体腫瘍摘出後や放射線療法後に拡大空虚化したトルコ鞍に視神経や視交差などが陥入するsecondary empty sellaに分類される。このうちprimary empty sella syndromeは70～80％が女性であり，一般に中年の分娩を体験した女性に好発するといわれている。その理

由として妊娠時の生理的な下垂体の増大と産褥期の急激な退縮が誘因になると考えられている。

臨床症状としては，頭痛や髄液鼻漏などを生じることもあるが，女性では無月経や乳汁分泌を主訴とすることが多い。下垂体にある程度の予備能があるため，panhypopituitarism を呈することはまれである。LH 値は低値の傾向を示し，GnRH に対する反応性も減弱していることが多い。プロラクチン値はしばしば上昇するが，これは下垂体茎の圧迫による prolactin inhibiting factor；PIF の低下によると考えられている。

4）ラトケ囊胞 Rathoke's cleft cyst

ヒトの胎生期に下垂体前葉が形成される過程において，トルコ鞍内に遺残した囊胞である。内容物により MRI では種々の像を呈する。無症状で経過することが多く，偶発腫瘍 incidentaloma として発見されることもある。ときに増大し下垂体腺腫様の症状を呈し，加療を要することがある。女性に多く，約 1/3 に無月経を伴うとされる。

5）GnRH 受容体遺伝子異常

下垂体 GnRH 受容体の遺伝子の突然変異によって，視床下部からの GnRH 分泌は正常であるにもかかわらず，LH，FSH 値は低値を示す。常染色体劣性遺伝形式を示し嗅覚異常を伴わない特発性低ゴナドトロピン性性腺機能低下症（IHH）の 7〜11％ に本症を認めたとの報告がある。

6）ゴナドトロピン遺伝子異常

①FSH 単独欠損症：FSHβ-subunit 遺伝子の突然変異による。原発性無月経を呈し，血中 FSH およびエストラジオールは低く，LH 値が高い。FSH 投与による妊娠例も報告されている。

②変異 LH（variant LH）：LHβ-subunit 遺伝子の突然変異により月経異常を生じるが，一般人口の約 10％で変異 LH を認める。

7）下垂体卒中 pituitary apoplexy

下垂体腫瘍に梗塞が生じ，下垂体機能が急速に障害される疾患である。頭痛や嘔気・嘔吐などの脳卒中症状のほかに，突然の視覚障害が特徴的である。まれではあるが致命的となるため，早急に適切な治療が必要である。

8）リンパ球性下垂体炎 lymphocytic hypophysitis

原因が明らかでない下垂体機能障害の 1 つに，視床下部下垂体炎がある。ほかの自己免疫疾患を合併する例や種々の自己抗体の陽性例があること，下垂体へのリンパ球浸潤がみられることから，自己免疫機序の関与が推測されている。前葉が病変の主座であるリンパ球性下垂体前葉炎，下垂体茎・後葉が病変の主座であるリンパ球性漏斗下垂体後葉炎に大別される。前者は妊娠末期，産褥期の発症が多い。プロラクチンの上昇が 1/3 の症例に認められる。ほかの自己免疫疾患（慢性甲状腺炎など）の合併例が比較的多い。

b. 診断

検査所見としては LH，FSH 値は低値を示す。GnRH 負荷試験で LH，FSH の反応性分泌はみられない。内分泌所見のみでは，長期にわたって GnRH 刺激が欠落した視床下部性無月経と鑑別できない。そのため GnRH は反復投与し，それでもゴナドトロピン分泌の上昇がなければ下垂体性と診断しうる。

⑥ 副腎皮質疾患 diseases of the adrenal cortex

a. 先天性副腎過形成 congenital adrenal hyperplasia；CAH，副腎性器症候群 adrenogenital syndrome

1）概要

　副腎皮質ステロイドホルモンの生合成（図2-111）に必要な酵素活性が先天的に欠損するために，その種類および程度に応じて，ステロイドホルモン分泌異常とそれに伴う特異な臨床症状を呈する症候群を先天性副腎皮質酵素欠損症という（表2-37）。そのなかで，コルチゾールの合成障害がある場合は，negative feedback機構によりACTHの分泌が増加して副腎皮質の過形成をもたらすため，先天性副腎過形成という。

　先天性副腎過形成のうち，アンドロゲンの生合成酵素系が正常の場合は男性化を伴うことになり，副腎性器症候群を発症する。しかし，副腎性器症候群は，先天性副腎過形成によるもののほかに，後天的にアンドロゲンやエストロゲンを産生する副腎皮質腫瘍によっても発生する。

　先天性副腎皮質酵素欠損症，先天性副腎過形成，副腎性器症候群の概念の相互関係を表2-38に示す。

　全患者の約90％は21-水酸化酵素欠損症 21-hydroxylase deficiencyである。1万〜1万5千人の新生児に1人の頻度で発症することが知られており，わが国では新生児マス

図2-111 主な副腎皮質ホルモン生合成経路

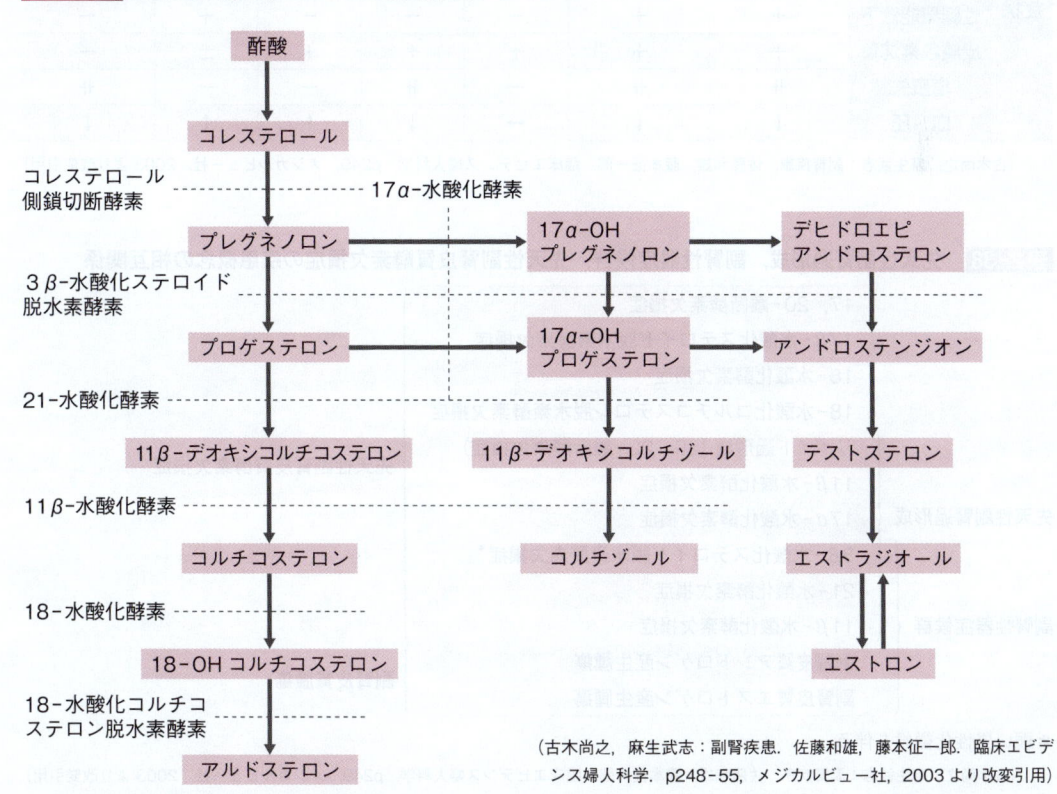

（古木尚之，麻生武志：副腎疾患．佐藤和雄，藤本征一郎．臨床エビデンス婦人科学．p248-55，メジカルビュー社，2003より改変引用）

スクリーニング検査の対象となっている（血中 17-OH プロゲステロンを測定する）。

21-水酸化酵素欠損症では，胎児期から男性化徴候を示す古典型（classical）のほかに，出生児には男性化徴候を示さないが，その後症状を示す非古典型（non-classical）の存在が明らかとなった。非古典型はさらに，症候型（遅発型）と無症候型（潜在型）に分類される。

2）病態

21-水酸化酵素の欠損は，最終的にコルチゾールおよびアルドステロンの産生を障害するため，negative feedback 機構により ACTH 分泌が亢進する。この ACTH の分泌亢進に伴っ

表2-37 先天性副腎皮質酵素欠損症における症状

			コレステロール側鎖切断酵素欠損症（リポイド副腎過形成）	3β-水酸化ステロイド脱水素酵素欠損症	21-水酸化酵素欠損症		11β-水酸化酵素欠損症	17α-水酸化酵素欠損症	18-水酸化酵素，18-水酸化コルチコステロン脱水素酵素欠損症
			Prader症候群	Bongiovanni症候群	単純男性化型	塩喪失型	高血圧型	糖質ステロイド反応性高血圧型	アルドステロン単独欠損症
	頻度		4〜5	1〜2	あわせて91%		まれ	まれ	まれ
症状	外性器異常（生下時）	男	女性型	男性仮性半陰陽	正常	正常	正常	女性型	正常
		女	正常	女性仮性半陰陽	男性化	男性化	男性化	正常	正常
	性腺機能低下		+	+	−	−	−	+	−
	皮膚色素沈着		+	+	+	+	+	±	−
	塩喪失		++	++	−	++	−	−	++
	血圧		↓	↓	↔	↓	↑	↑	↓

（古木尚之，麻生武志：副腎疾患．佐藤和雄，藤本征一郎．臨床エビデンス婦人科学．p249，メジカルビュー社，2003 より改変引用）

表2-38 先天性副腎過形成，副腎性器症候群，先天性副腎皮質酵素欠損症の疾患概念の相互関係

```
                  ┌ 17, 20-離断酵素欠損症
                  │ 17β-水酸化ステロイド脱水素酵素欠損症
                  │ 18-水酸化酵素欠損症
                  │ 18-水酸化コルチコステロン脱水素酵素欠損症
                  │ リポイド過形成（20, 22-離断酵素欠損症）     ┐
先天性副腎過形成 ┤ 11β-水酸化酵素欠損症                         │
                  │ 17α-水酸化酵素欠損症                          ├ 先天性副腎皮質酵素欠損症
                  │ 3β-水酸化ステロイド脱水素酵素欠損症*         │
副腎性器症候群 ┤ 21-水酸化酵素欠損症                            │
                  │ 11β-水酸化酵素欠損症                         ┘
                  │ 副腎皮質アンドロゲン産生腫瘍                ┐ 副腎皮質腫瘍
                  └ 副腎皮質エストロゲン産生腫瘍                ┘
```

＊弱い男性化徴候を伴う．

（古木尚之，麻生武志：副腎疾患．佐藤和雄，藤本征一郎．臨床エビデンス婦人科学．p249，メジカルビュー社，2003 より改変引用）

て17-OHプロゲステロンが大量に産生され，正常小児では活動していない副腎性アンドロゲン産生の経路へ流れ，アンドロゲンが過剰に産生される．過剰なアンドロゲンが男性化症状をきたす．一方，アルドステロンの欠乏は低ナトリウム血症，高カリウム血症，脱水をもたらす．

　男性化症状は胎児期からみられ，女児で外性器は半陰陽を呈する（女性仮性半陰陽 female pseudohermaphrodism）．すなわち，腟形成不全，尿生殖洞の形成，陰核肥大，小陰唇の癒合，大陰唇の陰嚢様発育などをみる．そのため，出産時に男女の区別が困難な例もみられる．男性の男性化徴候には大きな変化は認められないことが多い．患児は過剰なアンドロゲンにより骨端線の早期閉鎖がもたらされ，低身長に終わる．

　アルドステロンの欠乏による症状を塩喪失症状とよぶが，哺乳力低下，体重増加不良，下痢，嘔吐などを呈する．重篤症状は生後2～3週間でみられることが多く，これらはアルドステロンの欠乏に加えてコルチゾール欠乏による副腎不全症状を合併していることがある．

　21-水酸化酵素欠損症でも酵素活性の低下が軽度の場合には，思春期に男性化，多毛症，無月経を呈して診断される（遅発型21-水酸化酵素欠損症 late-onset 21-hydroxylase deficiency）．この際，卵巣は多嚢胞の状態となり，臨床症状と併せてPCOSと類似するが，血中17-OHプロゲステロンが高値を示すことでPCOSとは鑑別される．

　生化学的には遅発型21-水酸化酵素欠損症と類似しているが，臨床的には無症状のものの存在が明らかとなり，潜在型21-水酸化酵素欠損症（cryptic 21-hydroxylase deficiency）と称されており，不妊症や不育症の原因としても注目されている．

3）診断
　21-水酸化酵素欠損症の検査所見では，血中17-OHプロゲステロン値上昇，血中21-デオキシコルチゾール値上昇，尿中プレグナントリオール値上昇，尿中17-KS値上昇，血清Na低値（130mEq/L以下）と高K血症（6.0mEq/L以上）が特徴的である．

4）治療
　塩喪失症状に対しては，副腎鉱質コルチコイドや糖質コルチコイドの投与，補液，電解質の補充を行う．一般に21-水酸化酵素欠損症（塩喪失型）における脱水や副腎皮質不全は劇症で治療困難のことが多く，大量のステロイドと高カリウム血症が必要となる．

　男性化症状に対しては，副腎糖質コルチコイドを補給する．不足しているコルチゾールを補うと同時に，下垂体から過剰に分泌されているACTHを抑制し，副腎性アンドロゲンの過剰産生を正常化させる．

　外性器異常に対しては，適当な時期（多くは3～4歳ごろ）に形成外科的処置を行う．なお，本症の女性（46,XX）ではジェンダー（性の自己意識）は女性であることが多く，男児として取り扱うと性同一性障害の原因ともなるため，注意を要する．

b. Cushing症候群 Cushing's syndrome
1）定義と病態
　副腎皮質の主要糖質コルチコイドであるコルチゾールの慢性分泌過剰状態である．

　主症状は，肥満，高血圧，多血症，性腺機能異常，多毛，男性化症状，筋力低下などである．脂肪沈着は主として躯幹と顔面に起こり，顔面は特に丸く太り，満月様顔貌 moon faceとよばれる．成熟女性では月経不順や無月経をきたす．小児では発育障害をきたす．

鉱質コルチコイド過剰は，ナトリウムや水分の貯留をきたし，浮腫，高血圧，低ナトリウム血症を起こす．

２）病因と分類

病因から表2-39のように分類するのが一般的である．

① Cushing 病：下垂体からの ACTH 分泌の過剰によって起こる．下垂体 ACTH 産生腫瘍と中枢神経系を介する ACTH 分泌亢進の２種類がある．

②副腎皮質腫瘍：副腎皮質に発生した腺腫または癌が過剰なコルチゾールを産生することによる．この場合，下垂体からの ACTH 分泌は negative feedback により抑制され，腫瘍以外の正常副腎組織は萎縮する．

③原発性副腎過形成（結節性肥大）：両側副腎が結節性の過形成をきたし，自律的に過剰なコルチゾールを分泌することによる．

④異所性 ACTH 症候群：下垂体以外の場所に発生した腫瘍が ACTH または関連したペプチドを産生し，副腎皮質の増殖肥大とステロイドホルモンの産生過剰をきたすことによる．腫瘍は肺，胸腺，膵臓などに発生した悪性腫瘍が多い．

⑤医原性 Cushing 症候群：気管支喘息，膠原病などの自己免疫疾患，臓器移植後などに長期間投与された糖質コルチコイドによる．まれではあるが，medroxyprogesterone acetate によるものも報告されている．

３）診断

血中コルチゾール濃度は日内変動が大きく，朝は高く，日中は低下する．また，ストレスによって容易に上昇するため，診断に用いる場合は慎重を要する．日中の低下がみられず，早朝に高値を保つ場合は疑いをもつ．尿中へのコルチゾール排泄量は増加することが多いが，正常範囲内に留まることもある．なお，尿中 17-OHCS，17-KS 測定は，検査試薬の販売中止により施行されていない．

23 時ごろにデキサメサゾン低用量（１〜２mg）または高用量（８mg）を投与し，翌朝９時の血中コルチゾール濃度を測定すると，正常人では抑制されるが Cushing 症候群では抑制されないことが多い．11β-水酸化水素阻害薬メチラポンを投与すると，Cushing 病では血中 ACTH 値や 11β-デオキシコルチゾール値が著増する．表2-40に病因ごとの下垂体副腎機能検査所見を示す．

４）治療

副腎皮質腫瘍では外科的摘出術が最も効果的だが，悪性腫瘍では周囲の浸潤が強く摘出困難な場合も多い．腫瘍摘出直後の残存副腎は非常に萎縮しており，ステロイド産生能が著明に低下しているので，ほぼ全例でステロイドを補充しなくてはならない．

表2-39　Cushing 症候群の分類

1. Cushing 病
   a. 下垂体 ACTH 産生腫瘍
   b. 視床下部性 ACTH 分泌調節異常
2. 副腎皮質腫瘍（腺腫，癌）
3. 原発性副腎過形成（結節性肥大）
4. 異所性 ACTH 症候群
5. 医原性 Cushing 症候群

Cushing 病に対する第1選択は経蝶形骨洞的下垂体腫瘍摘出術である．なんらかの理由で手術ができないか手術がうまくいかなかった場合はガンマナイフなどの放射線療法を行う．その効果が出るまではステロイド合成酵素阻害薬を用いる．最近治療薬として保険適用が認められた 11β-hydroxylase 阻害薬メチラポンは，即効性があり可逆性である．ミトタンは細胞毒性があり不可逆性で，効果発現に1～3カ月かかる．もし手術で腫瘍が完全に摘出できれば術後は一過性の副腎不全になるのでヒドロコルチゾンの補充療法を行う．通常約1年で視床下部－下垂体－副腎系は回復する．現在ソマトスタチンアナログなどの治療への応用が検討されている．合併症としての高血圧や糖尿病，骨粗鬆症の治療も必要である．

c. 副腎皮質不全症 adrenal insufficiency, Addison's disease
1) 定義と病態
　副腎皮質ホルモン分泌量が生理的必要量を満たさない疾患であり，糖質コルチコイド，鉱質コルチコイドのいずれか一方，あるいは全ステロイドの分泌不全をきたす病態である．

　原発性副腎皮質不全症は，自己免疫疾患あるいは感染症などで副腎組織が破壊されたり，ステロイド生合成酵素欠損などの機能異常があるときに発症する．表2-41 に原発性副腎皮質不全症の病因を示す．副腎組織の破壊を伴う場合は，コルチゾールのみならず，アルドステロン，副腎性アンドロゲン，エピネフリンなどの分泌も低下することがある．

　一方，下垂体機能低下により ACTH 分泌不全をきたすと，続発性副腎皮質不全症となる．しかし，主にレニン－アンギオテンシン－アルドステロン系によって分泌が調節されているアルドステロンの分泌は保たれる．視床下部疾患，下垂体疾患，ステロイド薬投与によるものなどがある．

　副腎皮質不全症の多くは代償されて重篤な症状は呈さず，慢性副腎皮質不全症という．一方，代償不全や出血・急性炎症などによる副腎の急速な破壊をきたした場合，重篤な急性副腎皮質不全症または副腎クリーゼを発症する．

　副腎皮質が種々の原因により90％以上が障害されると，Addison 病を発症する．わが

表2-40 Cushing 症候群の病因と下垂体副腎機能検査所見

	血中・尿中コルチゾール値	血中 DHEA-S 値	デキサメサゾン 2mg 抑制試験	デキサメサゾン 8mg 抑制試験	メチラポン試験 血中 ACTH 値 血中 11β-デオキシコルチゾール値	血中 ACTH 値	ACTH 刺激試験	CRF 試験
Cushing 病	増加	増加	抑制なし	抑制あり	著増	正常上限～軽度増加	増加反応	過剰反応
副腎皮質腺腫	増加	低下	抑制なし	抑制なし	反応なし	低値	無反応～正常反応	反応なし
副腎皮質癌	著増	著増	抑制なし	抑制なし	反応なし	低値	無反応	反応なし
異所性 ACTH 症候群病	増加～著増	増加	抑制なし	抑制なし	反応なし（一部反応するものあり）	著増	不定反応	反応なし
医原性 Cushing 症候群	低下	低下	低値	低値	反応なし	低値	無反応	反応なし

（古木尚之，麻生武志：副腎疾患．佐藤和雄，藤本征一郎．臨床エビデンス婦人科学．p253，メジカルビュー社，2003より改変引用）

国では副腎結核によるものが多い。特発性副腎萎縮（自己免疫性副腎炎）に慢性甲状腺炎を合併したものをSchmidt症候群という。

2）診断

原発性副腎皮質不全症（Addison病を含む）では，コルチゾール分泌が低下するためにnegative feedbackによりACTH分泌が亢進し，口腔粘膜や全身皮膚への茶色から灰色の色素沈着が初発症状となることが多い。低血圧（特に起立性低血圧），塩類・水分喪失，全身倦怠，体重減少，食欲不振がみられる。そのほか，胃腸障害，頭髪・体毛の脱落，低血糖発作および昏睡をきたし，ストレス，脱水，感染などに対する抵抗性が低下する。

一方，下垂体からのACTH分泌不全による続発性副腎皮質不全症では，色素沈着はなく，逆に脱色素傾向となる。ゴナドトロピン分泌低下もしばしば併発するため，無月経となる。

色素沈着をきたす疾患でAddison病と鑑別すべきものは異所性ACTH産生腫瘍である。電解質や血中コルチゾール値などによって鑑別できる。体重減少をきたす神経性食欲不振症との鑑別も血中コルチゾール値による。ただし，ACTHやメチラポンなどの負荷試験を要する場合もある。

3）治療

原発性副腎皮質不全症に対しては，コルチゾール薬の補充療法を行う。

7 甲状腺疾患 diseases of the thyroid

a. 甲状腺機能亢進症 hyperthyroidism

1）概要

甲状腺機能亢進症とは，甲状腺自身の活動性が高まって甲状腺ホルモンの産生・分泌が亢進し，血中甲状腺ホルモン濃度が上昇した状態である。これに対して甲状腺中毒症とは，原因のいかんにかかわらず甲状腺ホルモンが過剰な状態である（表2-42 参照）。

甲状腺機能亢進症の大部分はバセドウ病 Graves' diseaseである。わが国におけるバセドウ病の頻度は0.4～0.8人/1,000人とされ，男女比は1：4～7で女性に多い。

2）病因

バセドウ病は自己免疫疾患の1つであり，抗TSH受容体抗体 anti-TSH receptor antibody；TRAbが密接に関与している。TRAbには甲状腺刺激抗体 thyroid stimulating

表2-41 原発性副腎皮質不全症の病因

後天性	副腎結核 特発性副腎萎縮（自己免疫性副腎炎） 副腎への癌転移 真菌感染 サルコイドーシス アミロイドーシス 副腎への放射線照射 副腎手術 出血，梗塞 薬剤（ミトタン，メチラポン）
先天性	先天性副腎皮質低形成 先天性副腎皮質ACTH不応症 先天性副腎過形成（先天性副腎皮質酵素欠損症） 副腎白質ジストロフィー

（古木尚之，麻生武志：副腎疾患．佐藤和雄，藤本征一郎．臨床エビデンス婦人科学．p251，メジカルビュー社，2003より改変引用）

antibody；TSAb と甲状腺刺激阻害抗体 thyroid stimulating blocking antibody；TSBAb があり，大部分のバセドウ病では TRAb および TSAb が陽性である．

3）診断

甲状腺機能検査による甲状腺疾患スクリーニング法を 図2-112 に示す．

未治療のバセドウ病では血中 TSH 濃度は測定感度以下である．臨床症状がなく，甲状腺ホルモン値が正常でも，血中 TSH 濃度が感度以下に抑制されていれば，潜在性甲状腺機能亢進症と診断される．

バセドウ病では TRAb や TSAb が陽性となるが，抗甲状腺ペルオキシダーゼ抗体（抗TPO 抗体）や抗サイログロブリン抗体（ATG）が高頻度に認められる．

表2-42 甲状腺中毒症の分類

甲状腺機能亢進症	1. 甲状腺刺激物質 　バセドウ病 　絨毛性疾患 2. 甲状腺の自立的活動亢進 　中毒性多結節性甲状腺腫 　機能性腺腫（プラマー病） 　非自己免疫性甲状腺機能亢進症 3. TSH 過剰 　TSH 産生腫瘍
甲状腺の活動亢進がない場合	1. 甲状腺の破壊 　亜急性甲状腺炎 　無痛性甲状腺炎 2. 甲状腺ホルモン過剰摂取 　虚偽性甲状腺中毒症 3. 異所性甲状腺組織 　卵巣甲状腺腫 　機能性甲状腺濾胞腺癌

（山田秀人：甲状腺疾患．佐藤和雄，藤本征一郎．臨床エビデンス婦人科学．p256-63, メジカルビュー社，2003 より）

図2-112 甲状腺機能検査による甲状腺疾患スクリーニング法

aTPO Ab：抗甲状腺ペルオキシダーゼ抗体

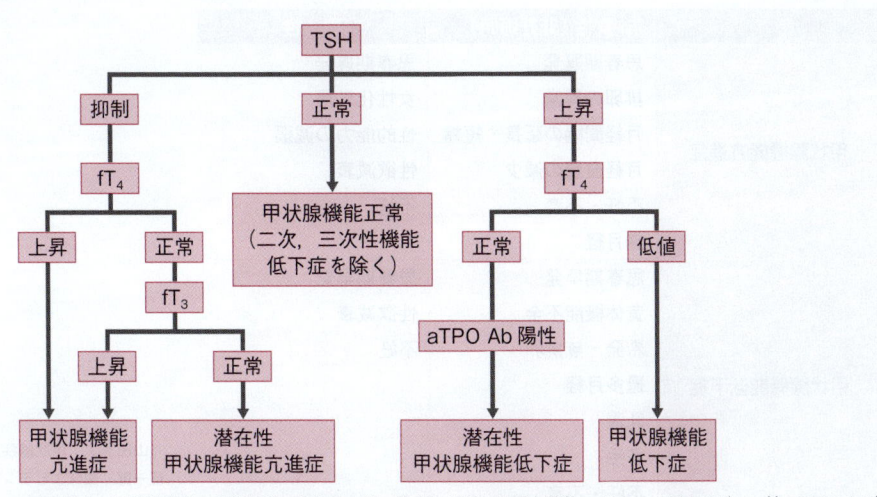

```
                        TSH
         ┌───────────────┼───────────────┐
        抑制             正常             上昇
         │                │                │
        fT4         甲状腺機能正常         fT4
     ┌───┴───┐    （二次，三次性機能    ┌───┴───┐
    上昇    正常      低下症を除く）    正常    低値
     │      │                           │       │
     │     fT3                       aTPO Ab 陽性
     │   ┌──┴──┐                         │
     │  上昇  正常                        │
     │   │    │                          │
  甲状腺機能 潜在性                  潜在性    甲状腺機能
   亢進症  甲状腺機能亢進症       甲状腺機能低下症  低下症
```

（山田秀人：甲状腺疾患．佐藤和雄，藤本征一郎．臨床エビデンス婦人科学．p257, メジカルビュー社，2003 より）

4) 症状

バセドウ病でよくみられる症状は，甲状腺腫，甲状腺中毒症状（頻脈，動悸，易疲労感，発汗，振戦），眼症状（眼球突出，眼裂開大），前脛骨粘液水腫などである。

甲状腺機能亢進症の生殖にかかわる異常を以下に示す（表2-43 参照）。

①遅発思春期：バセドウ病合併妊娠では，母体TRAbの経胎盤的移行のため新生児バセドウ病を発症することがあるが，特に生殖器異常は認められない。

小児期の甲状腺機能亢進症は性成熟や初経の遅発と関連する。骨格発育はしばしば促進するが，最終身長には影響を与えない。甲状腺機能亢進症による体脂肪量の減少が遅発思春期と関連していると考えられている。

②月経異常と不妊症・不育症：月経間隔が延長または短縮し，月経血量は減少し，無月経となることもある。これらの変化が卵巣に対する甲状腺ホルモンの直接的な作用なのか，視床下部-下垂体系を介した間接的な作用によるものなのかは明らかではない。甲状腺機能亢進症による体重減少や心理的な不安状態によるものとも推察されている。

重症の甲状腺機能亢進症では流産率が上昇する。

③女性化乳房と不妊症（男性）：甲状腺機能亢進症の男性では，女性化乳房，くも状血管腫，性欲減退などエストロゲン産生過剰による症状がみられる。精子濃度や精液量の減少を認めることもある。

5) 治療

抗甲状腺薬にはメチマゾール（MMI）とプロピルチオウラシル（PTU）がある。初回は十分量（それぞれ30 mg/日と300 mg/日）を投与し，症状の改善とともに漸減し，維持量（それぞれ5～10 mg/日と50～100 mg/日）とする。明らかな効果発現には投与開始から1～2カ月を要し，治療効果と連動してTRAbが陰性化する。副作用として顆粒球減少症に注意が必要である。

そのほかの治療法としては，手術療法，放射性ヨード治療，β遮断薬，無機ヨードの投与などがある。

表2-43 甲状腺機能異常に関連する生殖異常

	女性（非妊娠時）	男性
甲状腺機能亢進症	思春期遅発 排卵の異常 月経間隔の延長・短縮 月経血量の減少 不妊・不育 無月経	思春期遅発 女性化乳房 性的能力の減弱 性欲減衰 不妊
甲状腺機能低下症	思春期早発 黄体機能不全 希発・無排卵 過多月経 乳漏 多毛 不妊・不育	思春期早発 性欲減衰 不妊

（山田秀人：甲状腺疾患．佐藤和雄，藤本征一郎．臨床エビデンス婦人科学．p258，メジカルビュー社，2003より）

妊娠初期は増悪傾向にあり，中期以降は軽快し，出産後は再び増悪しやすい。特に妊娠初期には十分なコントロールを行い，fT$_4$が正常値の上限付近を推移するように投与量を決める。妊娠中のPTUの使用は胎児や新生児の肝機能障害を起こす可能性があると報告されている。産褥期には乳汁移行のないPTUに切り替える。手術療法は妊娠中期以降に施行されることがある。

b. 甲状腺機能低下症 hypothyroidism
1）概要
組織における甲状腺ホルモンの作用が不十分な状態とそれによって引き起こされる病態である。甲状腺機能低下症の90〜95％は甲状腺自体に障害がある原発性である。

慢性甲状腺炎は橋本病 Hashimoto disease ともよばれる自己免疫疾患である。リンパ球浸潤，リンパ濾胞形成，甲状腺上皮細胞の変性と崩壊など特有の組織像がみられ，抗TPO抗体やATGが血中に認められる。甲状腺腫を認める慢性甲状腺炎を狭義の慢性甲状腺炎といい，甲状腺腫を認めないものを萎縮性甲状腺炎（特発性粘液水腫）という。

橋本病は女性に多く，男性の10〜20倍の頻度である。確定診断が組織学的所見によるために正確な発症頻度は明らかではないが，甲状腺自己抗体や超音波断層法から診断された軽症例や潜在性甲状腺機能低下症例を含めると成人女性の5〜10％ともいわれている。

2）病因
甲状腺機能低下症の病因を 表2-44 に示す。

橋本病の発症では，遺伝的素因を背景として，体液性因子（自己抗体）や細胞性因子（細胞障害性Tリンパ球）の関与が考えられている。

3）診断
橋本病では抗TPO抗体やATGが高頻度に検出され，90％以上にびまん性の甲状腺腫

表2-44 甲状腺機能低下症の病因

甲状腺性／原発性	1. 後天性 　自己免疫性 　　慢性甲状腺炎／橋本病 　　萎縮性甲状腺炎（特発性粘液水腫） 　治療後 　　^{131}I 治療後，甲状腺摘出手術後 　一過性 　　亜急性甲状腺炎，無痛性甲状腺炎後 　外因性 　　ヨード欠乏・過剰，薬物 2. 先天性 　甲状腺無・低形成 　甲状腺ホルモン合成障害 　TSH不応症
中枢性	1. 下垂体／二次性 　下垂体腫瘍，手術，放射線照射 　下垂体機能低下症（特発性，シーハン症候群） 　TSH単独欠損症 2. 視床下部性／三次性 　視床下部腫瘍，照射，サルコイドーシス
甲状腺ホルモン不応症（甲状腺ホルモン受容体遺伝子変異）	

（山田秀人：甲状腺疾患．佐藤和雄，藤本征一郎．臨床エビデンス婦人科学．p259，メジカルビュー社，2003より）

を認める．甲状腺機能は病期によって異なるが，半数以上は正常である．TSH のみが上昇している潜在性甲状腺機能低下症 subclinical hypothyroidism が 10～20％，症状を伴う明らかな甲状腺機能低下症 overt hypothyroidism が約 10％ である．

一部の橋本病では TRAb を認めるが，これは阻害型の TSBAb である．甲状腺腫を認めない特発性粘液水腫では，TSBAb が高度陽性を示すことが多い．

4）症状

橋本病の甲状腺機能は，初期では正常だが，甲状腺組織の破壊が徐々に進行し，最終的には機能低下に陥る．

甲状腺機能低下症はゆっくり進行するため，不定愁訴と誤認されることがある．症状は，寒がり，易疲労感，嗄声，言葉のもつれ，動作緩慢，眠気，皮膚乾燥，便秘，体重増加，貧血，食欲低下などである．

甲状腺機能低下症の生殖にかかわる異常を以下に示す（表 2-43）．

①早発または遅発思春期：先天性甲状腺機能低下症（クレチン病）では，生殖器発達は正常である．

小児期の発症では通常，骨格の発達遅延と比例して性成熟も遅延する．

早発思春期を呈することもあり，早発月経，乳房発達や乳漏症が出現し，超音波断層法では多嚢胞性卵巣がしばしばみられる．多くは恥毛を欠き，骨年齢は遅延している．トルコ鞍の拡大が観察されることがあり，血清ゴナドトロピン値やプロラクチン値が高値を示す．プロラクチン値の上昇は原発性甲状腺機能低下症の約 1/3 で認められるが，TRH 刺激による下垂体からのプロラクチン放出作用によるとされる．

多毛症がときに発症する．無排卵による卵巣内アンドロゲンの産生増加と SHBG 濃度の減少によるものと考えられている．

②月経異常と不妊症・不育症：甲状腺機能低下症症例では月経不順が増加し，TSH 値と重症度が相関する．一方，凝固因子の欠乏により過多月経が増加する．

潜在性ならびに顕在性の甲状腺機能低下症は，排卵障害を有する不妊症例で高頻度に認められる．一方，甲状腺に対する自己抗体保有症例は，排卵障害および子宮内膜症を有する不妊症例で高頻度に認められる．

甲状腺機能低下症では流死産や早産のリスクが高まり，特に流産率が約 2 倍に上昇する．甲状腺ホルモン補充療法により流産リスクが減少することが確認されている．一方，甲状腺に対する自己抗体を保有症例でも，甲状腺機能が一見正常であるにもかかわらず，流産率が上昇することが報告されている．

甲状腺機能低下症の男性では，精巣の大きさや精液検査所見は通常，正常である．

5）治療

合成サイロキシンによる甲状腺ホルモンの補充が基本である．潜在性甲状腺機能低下症例でも月経不順を呈する症例では投与することが望ましい．

母体由来の甲状腺ホルモンは胎児の脳神経の発達にとって不可欠であり，母体の甲状腺機能低下症が胎児の知能を含めた発達に大きな影響を及ぼすことが明らかにされてきた．従って，妊娠を希望する女性の場合は，軽度の甲状腺機能低下症でも積極的に治療することがほぼ常識となっている．

甲状腺機能の指標としては，fT_4 値がほとんど変化しない軽度の異常でも大きく変動する TSH を用いる．最近では，TSH の正常上限を $2.5\,\mu IU/mL$ に設定することが推奨されている．

⑧ 体重減少性無月経

a. 概要

　体重は初経発来にとって重要な因子であるが，その後の性機能の維持にとっても大切である．脂肪は卵巣外のエストロゲン変換組織として，初経のためには体重の17％以上，規則的な月経のためには体重の22％以上を占めている必要があるとされる．

　低体重は初経年齢や二次性徴の遅れをきたし，初経後の体重の著しい減少は無月経を引き起こす．体重減少は摂食，飢餓，慢性疾患，過度の運動などによってもたらされるが，特に過度の節食によるものが多い．

　体重減少性無月経 amenorrhea associated with weight loss から神経性食欲不振症 anorexia nervosa；AN を除外したものを単純体重減少性無月経という．

b. 病態

　無月経の程度は体重減少の程度と相関し，体重減少が著しいほど卵巣機能は低下し，第2度無月経に陥る．初経初来前の発症では原発性無月経となる．

　体重減少に伴う無月経の間脳−下垂体−卵巣系の病態は，以下の通りである．

① 視床下部からのゴナドトロピン放出ホルモン（GnRH）の律動性分泌が低下する．
② 下垂体ゴナドトロピンである FSH と LH，特に LH の律動性分泌の振幅や頻度が低下する．血中 LH 値は体重減少の程度とよく相関する．
③ GnRH 負荷試験に対してゴナドトロピンは無〜低反応を示す．GnRH の連続投与によりゴナドトロピンの反応性は回復する．
④ 体重の回復に伴ってまず FSH が回復し，遅れて LH が回復する．

　体重減少による無月経の発生機序には，視床下部の多数の神経伝達物質が介在している．体重減少がストレスとなり視床下部のコルチコトロピン放出ホルモン corticotropin-releasing hormone；CRH が増加する．CRH は ACTH を介して副腎からのコルチゾールの分泌を促進する一方，β-エンドルフィンなどの視床下部由来の内因性オピオイドの分泌を促進する．β-エンドルフィンには GnRH 分泌抑制作用がある．また，脂肪細胞 adipocytes から分泌されるレプチンは摂食を抑制する一方，視床下部におけるキスペプチンの分泌を介して GnRH 分泌を促進するため，脂肪の減少によるレプチンの低下は GnRH 分泌の低下をもたらす．以上のように，体重減少に対する生体の防御機構として変化する各種物質が GnRH 分泌を抑制し，無月経を引き起こすと考えられている．

c. 診断

　体重減少性無月経では，精神医学的・心身医学的アプローチを要する AN と単純体重減少性無月経を鑑別することが重要である．図2-113 に鑑別診断の進め方を示す．

　単純体重減少性無月経では心因的背景はなく，食事制限，スポーツ，環境の変化などにより急速に体重を減少した結果として，続発性無月経に至ったものであり，無月経は必ず体重の減少した後に発症する．体重減少の程度は AN より軽度で15〜18％程度が多い．病識があり，食行動異常も極端なものはなく，通常努力して食事制限をしている．

d. 治療
1) 治療方針
　体重減少が無月経の原因であることを認識させ，体重回復に努めて規則的な月経周期ならびに自然排卵を回復することが治療目標である．正常月経周期が回復しない場合には，性ステロイドホルモンの補充療法によって骨粗鬆症を予防したり，妊娠を目的とした排卵誘発を行う．

2) 体重回復の指導
　まず食事制限をやめさせ，体重減少前の体重または標準体重の90％以上を目標に体重の回復を指導する．しかし，ANのみならず単純体重減少性無月経においても体重の回復は容易でないことが少なくない．

3) 無月経の治療
　治療の対象は，体重は回復したが無月経が持続する症例，体重の回復が困難な症例，骨量の減少を認める症例，挙児を希望する症例などである．
　若年女性の場合は一般的に積極的な排卵誘発は行わず，性ステロイドホルモンを補充する．第1度無月経なら周期の後半に黄体ホルモン剤を投与するHolmstrom療法を行う．3周期程度施行してから薬剤を中止して月経周期の回復の有無を確認し，回復がなければ治療を再開する．第2度無月経の症例にはKaufmann療法を3周期程度施行し，第1度無月経となっていればHolmstrom療法を施行し，第2度無月経のままならばKaufmann療法を反復する．一方，患者が将来の妊孕性を心配する場合は，排卵誘発が可能であることを示すことは自信を与え，精神的な安定から治療の受け入れがよくなる．このような症例にはhMG製剤を投与し（リコンビナントFSH製剤やLH含有量が少ないhMG製剤は無効である），卵胞発育を確認してみせるとよい．
　遺伝子組み換えヒトレプチン製剤の投与によりゴナドトロピンの律動的分泌や卵胞発育を認め，月経ならびに排卵の回復が得られたとの報告もある．

図2-113 体重減少性無月経の診断

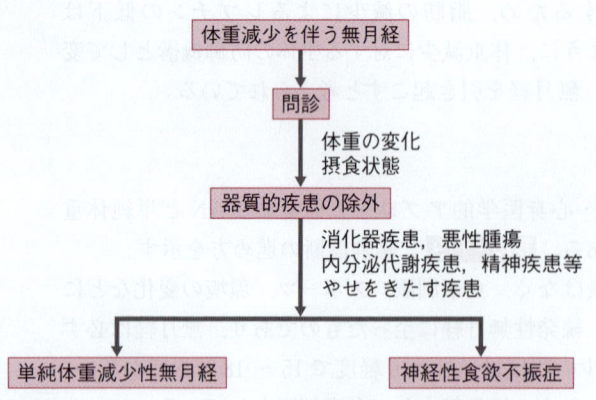

体重減少を伴う無月経
↓
問診
　体重の変化
　摂食状態
↓
器質的疾患の除外
　消化器疾患，悪性腫瘍
　内分泌代謝疾患，精神疾患等
　やせをきたす疾患
↓
単純体重減少性無月経
　標準体重の−15％以上のやせ
　食行動異常がない
　病識がある

神経性食欲不振症
　標準体重の−20％以上のやせ
　食行動異常がある（不食・多食・隠れ食い）
　病識に乏しい
　体型や体重への歪んだ認識を有する

（戸田稔子，寺川直樹：体重減少無月経および神経性食欲不振症．日本産科婦人科学会雑誌　2008；60：N471-6より）

4）無排卵性不妊症の治療

第1度無月経の場合はクロミフェン療法が第1選択である。2〜3周期程度反復投与して排卵しない場合は中止する。クロミフェン無効例と第2度無月経症例には直接卵巣を刺激するゴナドトロピン療法を施行する。また，本症の病態は視床下部のGnRH分泌低下であるため，GnRH製剤を律動投与すると下垂体機能を改善し，排卵を誘発できる。

5）骨塩量の管理

体重減少，栄養不足，過度の激しい運動に加え，無排卵による低エストロゲン状態が長期間続くと，骨代謝に影響を及ぼし，骨塩量低下をきたす。骨粗鬆症の予防のためにも月経の回復しない例には食事や運動などの生活指導のほか，積極的にホルモン補充療法を行う。骨粗鬆症症例にはビスフォスフォネート製剤やビタミンK製剤などを併用する。

⑨ 神経性食欲不振症

1）概要

神経性食欲不振症 anorexia nervosa；AN は体重減少性無月経の一種である。器質的疾患を欠くが，摂食を拒否するために（拒食症ともよばれる）著しい体重減少をきたす臨床症候群である。太ることや自分の外観に対する嫌悪感，やせたいとの願望による心因性の異常反応が元にある。

若年女性では500人に1人の頻度ともいわれている。死亡率は6〜10％と高く，死に直結する重篤な疾患である。

2）病態

圧倒的に女性に多くみられ，好発年齢は思春期から20歳代前半である。無月経となり，低体温，徐脈，便秘，嘔吐，腹痛，産毛の発生などの徴候を認め，一過性に活動亢進の時期が現れることもある。乳房は比較的原形を保ち，腋毛や陰毛も脱落しないことが多い。産毛は背中，四肢，顔面などにも認める。

発症の背景には心理的・社会的ストレスがあり，それからの回避と考えられる場合が多い。発症の準備因子として完璧主義・強迫的などの病前性格があり，発症時には思春期特有の受験・就職・人間関係などの過大なストレスが加わる。やせていることに価値を置かれる現代社会では，周囲から賞賛や気遣いなどの注目が得られ，達成感からくる自信が手早く得られる。やせ願望や自分の身体への歪んだイメージ，体重増加への病的な恐怖も特徴的である。体重をコントロールできることに優越感を抱き，病識に欠ける者が多い。

前述した体重減少性無月経と同じく，体重減少によるストレスが視床下部からのCRH分泌を増加させ，内因性オピオイドであるβ-エンドルフィンがGnRH分泌を抑制することにより，無月経にいたる。また，β-エンドルフィンはダイエットハイといわれる恍惚とした気分をもたらし，異常食行動の原因となると考えられている。疾病を維持させるのは，疾病利得と体重減少による身体，特に脳内の二次的変化による悪循環である。

低栄養による新陳代謝の低下があり，血中トリヨードサイロニン（T3）は低下するが，reverse T3は増加し，TSHやサイロキシン（T4）は保たれる（low T3症候群）。活性型甲状腺ホルモンであるT3はその一部が甲状腺から分泌されるが，大部分は肝臓，腎臓などの末梢臓器で甲状腺ホルモン変換酵素により前駆体であるT4からヨードが1つはずれて産生される。このT4からT3への変換反応は飢餓状態によって影響を受け，活性型甲状

腺ホルモンの産生を低下させるとともに不活性型甲状腺ホルモンである reverse T3 産生を増加させて順応していると考えられている。

血中成長ホルモン（GH）は増加するが，これは血中 IGF-1 の低下に伴う negative feedback によるものである。

3) 診断

体重減少性無月経のなかから本症を鑑別することが重要である。表2-45 にわが国および海外（DSM-Ⅳ：米国精神医学会が定めた精神疾患のガイドライン）における本症の診断基準を示す。

体重減少は標準体重の-20%以上を呈する。病識に乏しく，過食に対する自制心を失っていたり，その代償行動としての嘔吐を繰り返すなど食行動の異常を伴う。

4) 治療

患者の根底にある心理的な問題を解決するような，精神神経科・心療内科的なアプローチが必要であるため，関連諸家との連携が大切である。患者によく説明し，納得させたうえで毎日少しずつ体重が増加するよう，目標を定めて食事をとらせるが，患者や家族との信頼関係を構築し，ドロップアウトを防ぐことに留意すべきである。

体重減少が著しい場合は入院加療を要する。栄養療法では再栄養症候群（Refeeding syndrome）に注意する。チアミン（ビタミンB1）の欠乏にも注意すべきである。再栄養症候群とは，飢餓状態の患者に急速に栄養補給を行った際にみられる低リン血症，低カリウム血症，低マグネシウム血症などの電解質異常をきたす病態である。リンはATPを構成する重要な元素であり，その欠乏は種々の臓器での機能低下をきたすため，心不全や呼吸不全により死に至ることもある。発症機序は以下のように説明される。飢餓状態では体内のリン貯蔵量は減少し，エネルギー源は体内の脂肪や蛋白となっている。このような飢餓状態の患者に再栄養を行うとエネルギー源が脂肪や蛋白から糖質へ急速に転換される。糖質の代謝では多くのリンを必要とする（細胞内にリンを取り込む）ため，低リン血症を引き起こす。

長期間の低エストロゲン状態は子宮内膜の萎縮や骨塩量の低下を招くが，妊娠を避け生命を維持しようとする合目的な生体反応でもあるため，ホルモン補充療法では標準体重の

表2-45　神経性食欲不振症の診断基準

A. 厚生省特定疾患・神経性食欲不振症調査研究班
　1. 標準体重の-20%以上のやせ
　2. 食行動の異常（不食，大食，隠れ食い，など）
　3. 体重や体型について歪んだ認識
　4. 発症年齢30歳以下
　5. （女性ならば）無月経
　6. やせの原因と考えられる器質的疾患がない
　　（備考：1, 2, 3, 5は既往歴を含む）

B. DSM-Ⅳ
　1. 年齢と身長に対する正常体重の最低限，またはそれ以上を維持することの拒否
　　（例：期待される体重の85%以下の体重が続くような体重減少）
　2. 体重が不足している場合でも，体重が増えること，または肥満することに対する強い恐怖
　3. 自分の体の重さまたは体型を感じる感じ方の障害；自己評価に対する体重や体型の過剰な影響，または現在の低体重の重大さの否認
　4. 初潮後の女性の場合は，無月経（ホルモン投与後のみに消退出血が起きている場合も無月経とみなす）

（戸田稔子，寺川直樹：体重減少性無月経および神経性食欲不振症．日本産科婦人科学会雑誌　2008；60：N471-6より）

75％以上，排卵誘発では標準体重の85％以上を治療基準とする意見もある。体重が元の体重または標準体重の90％まで回復すると月経再開することが多いが，体重回復後も約30％の症例に無排卵が続く。元来卵巣機能は正常であるため排卵誘発剤に対する反応は良好だが，完璧主義などの特徴を残す者は周産期での再発や産後うつ病などのリスクが高いため，妊娠に当たっては注意が必要である。

⑩ 早発卵巣不全

a. 概要

卵巣自体の機能不全による hypergonadotropic hypogonadism の状態が40歳未満の若い年齢で生じ，少なくとも6カ月以上の排卵障害（無月経）となった場合を早発卵巣不全 premature ovarian failure；POF と診断する。早発閉経 premature menopause など種々の呼称があるが，定義，病因，診断基準，治療法のいずれにも未解決の問題を残している症候群である。

POF は30歳未満の0.1％，40歳未満の1％にみられる。原発性無月経では10〜28％，続発性無月経では4〜18％がPOFであり，決してまれな病態ではない。

b. 病態

従来POFは卵胞の存在と排卵誘発の可能性を否定するものと考えられてきた。しかし，de Moraes-Ruehsen & Jones が，同じ臨床症状と内分泌学的検査所見でありながら卵胞が存在し排卵誘発可能な症例を見出し，"resistant ovary syndrome" として報告した。その後，同様の症例に対して "gonadotropin-resistant ovary syndrome；Gn-ROS" などの診断名で報告されてきた。POFとGn-ROSが独立した疾患（症候群）なのか，Gn-ROSが卵胞を喪失しつつある一過程なのかは明らかではない。卵巣組織の一部の生検で両者を鑑別することは困難であるため，POFには病理組織学的に卵胞を認めない症例（狭義のPOF）と卵胞を認める症例（Gn-ROS）が含まれるとの見解が，臨床的立場からは理解しやすいと考えられる。この意味ではPOFではなく "premature ovarian insufficiency"（早発卵巣機能不全）がその病態をより正確に表現していると思われる。

c. 病因

病因の分類にも病態が複雑なだけに種々の分類があるが，Friedman らの "primary ovarian failure"（原発性卵巣不全）の分類が理解しやすい（図2-114）。

1）染色体異常

種々の数的異常や構造異常，染色体モザイクが報告されている。そのうち最も多いものはX染色体のモノソミーおよびそのモザイクである。Y染色体を有する症例では精巣成分の悪性化の可能性が20〜30％あるため，性腺摘出の適応となる。しかしながらほとんどすべての腫瘍は30歳以前に発生するため，30歳以降のPOFにおける染色体検査の適応は乏しい。

2）自己免疫疾患

POFは自己免疫疾患に合併することがある。なかでも自己免疫性副腎皮質機能不全であるAddison病に合併することが多く，ステロイド産生細胞に対する自己抗体の存在や

卵巣へのリンパ球浸潤は自己免疫性卵巣炎を示唆する所見である。自己免疫疾患を発症する数年前からPOFを発症する症例もあるため，POF症例に対しては，抗副腎抗体（最も検出が容易なのは抗21-hydroxylase抗体である）や抗甲状腺抗体（抗thyroid peroxydase抗体や抗thyroglobulin抗体）を検査すべきである。抗副腎抗体が検出された症例では自己免疫性卵巣炎がPOFの原因であることが推測され，副腎機能を慎重に評価し，経過観察すべきである。一方，抗甲状腺抗体が検出されても自己免疫性卵巣炎を証明することはできないが，甲状腺自己免疫疾患を発症しやすい。

3）脆弱X症候群遺伝子のpremutation

脆弱X症候群 fragile X syndrome；FRA Xは，精神遅滞・巨大精巣・染色体検査による脆弱X所見を主徴とする奇形症候群である。原因はX染色体上の*FMR1*遺伝子（神経細胞の樹状突起の形成に重要な働きをしていると考えられている）の機能不全とされる。*FMR1*遺伝子内のCGG反復配列が200回以上に伸長（full mutation）すると，この領域のみならず近傍のCpGアイランド（プロモーター）がメチル化され，遺伝子発現が抑制される。保因者である罹患男児の母親に中等度（55〜200回）の反復配列伸長を認め，これをpremutationという。このpremutationをもつ保因者女性からX染色体が子供に伝達される際に，full mutationに変化しやすいといわれる。

この*FMR1* premutationをもつ女性では，卵巣予備能を示すAMHやインヒビンBが低下しており，POFが10〜25％に起こる。この場合*FMR1*遺伝子の卵巣における発現はむしろ亢進しており，卵胞を傷害すると考えられているが，詳細は不明である。

わが国ではPOF症例の約1％に*FMR1* premutationを認める。欧米ではPOFの5〜7％に*FMR1* premutaionを認めるとされ，POF症例に対して遺伝カウンセリングのうえで*FMR1*遺伝子検査が提供される。

このほかのPOF症例における遺伝子変異としては，卵細胞特異的成長因子であるbone morphogenic protein-15；*BMP15*や発生・分化にかかわるforkhead box転写因子の1種である*FOXO3*などが報告されている。

4）放射線療法

卵巣への放射線照射により卵胞が傷害され，POFの原因となる。照射時の年齢が高い

図2-114 原発性卵巣不全の病因

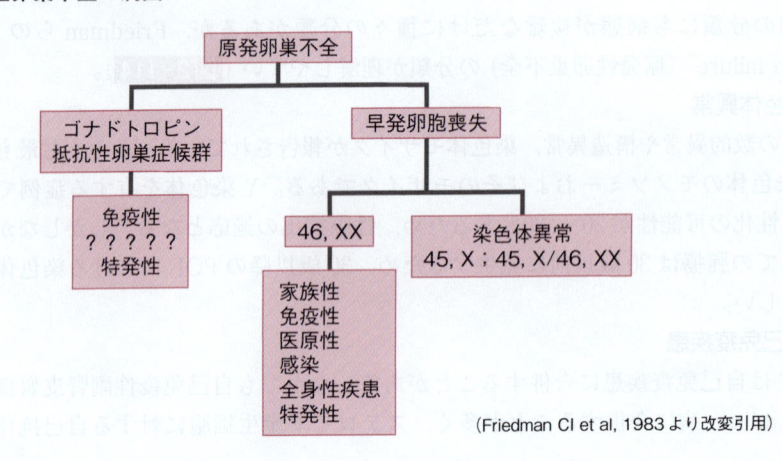

（Friedman CI et al, 1983より改変引用）

ほど POF 発症率は高い．加齢による卵胞の消失率に基づき，年齢ごとに POF を発症しうる放射線照射量を推計したものを 表2-46 に示す．

5）化学療法

悪性腫瘍に対する化学療法によって POF を発症することはまれではない．POF を発症するか否かは抗悪性腫瘍薬の種類や投与量によって異なる（表2-47）．

d. 診断

POF について一定の診断基準はないが，一般に① 40 歳未満，② 6 カ月以上の続発性無月経，③ゴナドトロピン高値（FSH ≧ 40 ～ 55 mIU/mL），④エストロゲン低値（E2 ≦ 20 ～ 30 pg/mL）の条件を満たす症候群を POF と診断する．そのうち，排卵誘発剤に反応を示すものを gonadotropin-resistant ovary syndrome；Gn-ROS と診断する．

AMH やインヒビン B は主として前胞状卵胞の顆粒膜細胞で産生され，卵巣予備能の指

表2-46 POF に至る放射線照射量の推定値

照射時の年齢（歳）	POF に至る照射量（Gy）	
	POF 発症率 50%	POF 発症率 97.5%
0	18.8	20.3
10	17.0	18.4
20	15.0	16.5
30	12.0	14.3
40	8.0	11.3

(Fritz MA, Speroff L：Amenorrhea. Fritz MA, Speroff L. Clinical Gynecologic Endocrinology and Infertility. 8th Edition. p435-93, Lippincott Williams & Wilkins, 2011 より改変引用)

表2-47 抗悪性腫瘍薬の卵巣毒性

＊日本では保険未承認

明らかに卵巣毒性があると報告されているもの	ブスルファン（マブリン®），クロラムブシル＊，シクロホスファミド（エンドキサン®），メルファラン（アルケラン®）
卵巣毒性の報告はあるが，さらに検討が必要なもの	ドキソルビシン＜アドリアマイシン＞（アドリアシン®），エトポシド（ペプシド®，ラステット®），プロカルバジン（プロカルバジン®），チオテパ（テスパミン®），シスプラチン（プリプラチン®，ランダ®，ほか），ビンクリスチン（オンコビン®），ビンブラスチン（エクザール®）
卵巣毒性はおそらくないとされているもの	アクチノマイシン D（コスメゲン®），ダウノルビシン（ダウノマイシン®），フルオロウラシル＜5-FU＞（5-FU®，ほか），メドロキシプロゲステロン（ヒスロン®，ほか），メルカプトプリン（ロイケリン®），マイトマイシン C（マイトマシン®）
卵巣毒性がないとされているもの	メトトレキサート（メソトレキセート®）
不明のもの	アムサクリン＊，ブレオマイシン（ブレオ®），カルムスチン＊，シタラビン（キロサイド®，ほか），ダカルバジン（ダカルバジン®），エピルビシン（ファルモルビシン®），フロクスウリジン＊，ヘキサメチルメラミン＊，ヒドロキシカルバミド（ハイドレア®），イホスファミド（イホマイド®），L-アスパラギナーゼ（ロイナーゼ®），ロムスチン＊，ミトタン（オペプリム®），ニトロソウレア＊，ピシバニール（ピシバニール®），ペプロマイシン（ペプレオ®），ピラルビシン（ピノルビン®），テラルビシン®，クレスチン（PSK）®，セムスチン＊，ストレプトゾトシン＊，テガフール類（ティーエスワン®，ほか），チオグアニン＊，トリアジン＊，ビンデシン（フィルデシン®）

(Feldman JE：Oncol Nurs Forum 1989；16：651-7／高松潔ほか：産婦人科の実際　1994；43：689-93 より改変引用)

標として有用である．POF 症例では低値を示すが，必ずしも妊孕性を反映するものではないと考えられている．

卵巣組織の一部の生検では残存卵胞の有無を完全には診断できないため，現在ではあまり行われない．

30 歳未満の症例では性腺摘出術の適応を判断するために染色体検査を施行したほうがよい．

自己免疫疾患の関与を検討するため，抗 21 - 水酸化酵素抗体（抗 $P450_{C21}$ 抗体）や抗副腎皮質抗体，抗甲状腺抗体（抗甲状腺ペルオキシダーゼ抗体や抗サイログロブリン抗体）の有無を調べる．

欧米では次世代や血族へ影響等を考慮し，遺伝カウンセリングのうえで *FMR1* premutation の有無を調べる．

e．治療

POF の治療には，エストロゲン欠乏に対するホルモン補充療法（HRT）と不妊治療がある．また，十分な精神的ケアやカウンセリングも必要である．

1）ホルモン補充療法

正常に月経を迎えた女性と POF 女性に対して同じ HRT でよいかどうかは十分に検討されていないが，若年の POF に対してはより高用量のエストロゲン製剤やエチニルエストラジオールを含んだ経口避妊薬を用いる傾向がある．

欧米ではアンドロゲン製剤も用いられ，易疲労性やリビドー低下に効果があるとされるが，長期的な影響に関しては結論が得られていない．

2）不妊治療

POF 不妊症例では自然寛解があり，20％に卵胞発育が，5〜10％に自然妊娠が認められるともいわれるが，無月経発症後数年以上を経た症例ではほとんど自然寛解は得られないと思われる．

不妊治療法として確立されたものはないが，多くの妊娠症例はエストロゲンおよびプロゲステロン製剤の周期的な投与中に得られることが多い．その機序としては，エストロゲンの negative feedback による血中ゴナドトロピン（Gn）値の正常化のほかに，卵巣の Gn 受容体の増加によって Gn への感受性を高めることなどが推測されている．

強力な Gn 低下作用をもつ GnRH アナログ製剤を用いて Gn を低下させた後に薬剤を中止して Gn をリバウンドさせ，自然経過を観察したり，Gn 製剤による排卵誘発を試みることも可能である．GnRH アナログ投与下に Gn 製剤による排卵誘発を試みることもある．このような方法を数周期試みても血中エストラジオールの増加や卵胞発育がみられない場合は，排卵誘発は非常に困難である．

積極的な排卵誘発が困難な場合は，ホルモン補充療法を兼ねてエストロゲン・プロゲステロンの周期的投与を繰り返す．

POF 症例に対する不妊治療として，海外では第三者からの提供卵子を用いた生殖補助医療 assisted reproductive technology；ART が行われているが，倫理的問題に関する慎重な対応が不可欠である．提供卵子を用いた ART は，わが国でも検討・実施されつつある．

3）放射線療法や化学療法に対する妊孕能温存療法

放射線照射に対しては，照射野外に卵巣を移動したり，卵巣局所を遮蔽することが有効

である。

　化学療法による卵巣毒性に対しては，GnRHアナログ製剤による卵巣保護作用が動物実験や疫学調査によって示唆されている．その機序としては，薬剤感受性の高い発育卵胞を減少させることや卵巣血流を減少させることなどが考えられている．

　治療の前に受精卵，未受精卵子，卵巣組織を凍結保存することも有用である．

E 不妊症・不育症

① 不妊症 infertility の概念

　生殖可能な年齢にあり，正常な性生活を営んでいる夫婦が，一定期間以上にわたって妊娠の成立をみないものを不妊という．妊娠の成立しない期間を不妊期間という．

　不妊期間がどの程度持続するときに不妊症とするかは議論が多い．日本産科婦人科学会用語委員会の規定では2年を一般的な期間としている．ただし，実際には不妊期間が1年以上あり，夫婦の側に検査や治療を受ける希望がある場合や，1年に満たなくても女性の年齢が高い（35歳以上）場合，また卵管切除術の既往など，明らかな不妊原因のあるものに対しては早期に検査，治療を開始するべきである．

② 不妊症の頻度

　生殖年齢にあり通常の性生活を行う夫婦のうち，不妊症となる可能性は約10％とされる．

　ただし，この可能性は特に女性側の年齢により大きく異なる．女性の妊孕能（妊娠しやすさ）は20歳代をピークとして，30歳代半ばにかけては緩やかに低下するが，35歳以降は急速に低下し，40歳代半ばまでにほぼ0となる．妊娠を希望した時点で女性が35歳以上である場合，不妊症となる可能性は約30％，女性が40歳以上である場合，不妊症となる可能性は70％といわれ，現在のわが国における結婚年齢の上昇傾向を考えると，今後不妊を訴える患者数は増加していくことが懸念される．

③ 不妊症の分類

　不妊症は不妊を症状とする症候群であって分類は各種の観点からなされている．

1）不妊症の成立過程による分類
①原発性不妊症 primary infertility：夫婦間に妊娠が一度も成立しなかったもの．
②続発性不妊症 secondary infertility：夫婦間で一度以上の妊娠が成立したが，最終妊娠後，生殖可能な年齢にあるものの妊娠が成立しないもの．

2）不妊症治療の可否による分類
①絶対的不妊症 absolute infertility：治療の可能性のまったくないもの．ただし，生殖医療の進歩によりその基準は変わりうる．卵管閉塞，無精子症は，以前は絶対的不妊症であったが，ARTの進歩により，無精子症であっても精巣内でわずかにでも造精機能がみられれば妊娠は可能である．現在，絶対的不妊症といえるのは，閉経した症例かま

たは，精巣生検によっても造精機能を確認できない場合のみである。
②相対的不妊症 relative infertility, subfertility：治療により妊娠成立が期待できるもの。
3）原因が夫婦のいずれの側にあるかによる分類
①女性不妊症 female infertility
②男性不妊症 male infertility
4）不妊症の原因が診断可能であるか否かによる分類
①器質性不妊症 organic infertility：不妊症の原因が明らかであるもの。
②機能性不妊症 functional infertility：不妊症の原因が明らかでないもの。

④ 不妊症の原因

女性の体内で妊娠が成立するにはいくつかの過程を経る必要があり，このうち，どの過程に問題がある場合にも不妊となりうる（図2-115）。

a. 内分泌（排卵）因子

卵胞発育から排卵に至る過程において，卵巣は視床下部−下垂体系のホルモン分泌による調節を受ける（図2-116）。視床下部から律動的（90分に1回）に分泌される gonadotropin releasing hormone；GnRHが下垂体に作用し，下垂体ホルモン（LH, FSH）の分泌を促進する。
　卵胞発育初期においては，下垂体からのFSH分泌が主に関与し，排卵近くに下垂体からのLH分泌が急激に上昇する。このLH分泌（LHサージ）により排卵が起きる（図2-117）。こうしたFSH/LHのバランスが崩れると内分泌的要因により排卵しなくなり，

図2-115　自然妊娠成立の機序

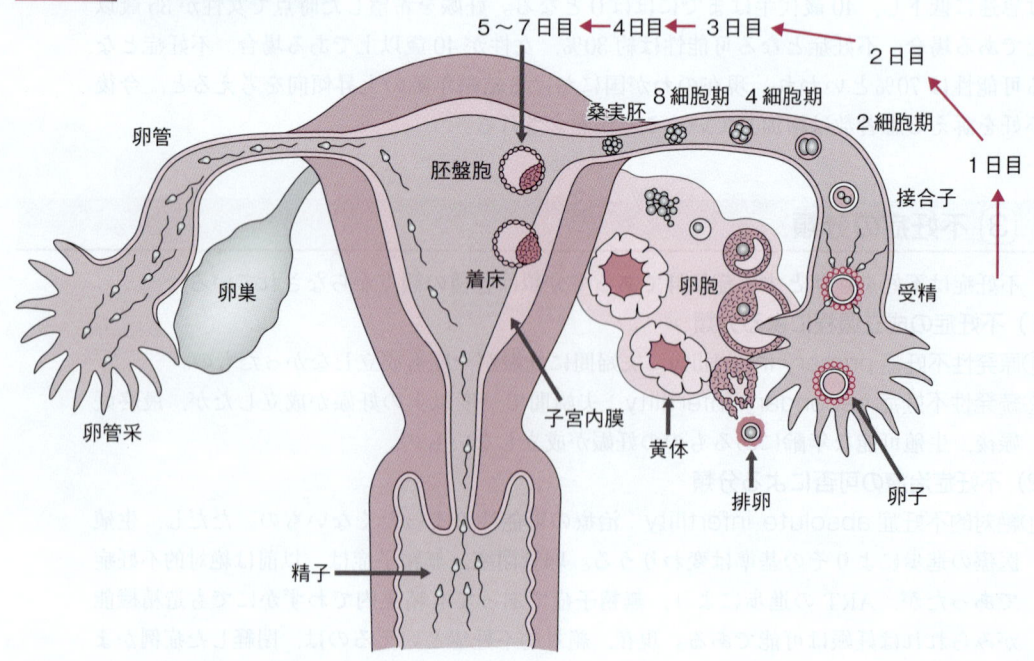

排卵因子による不妊症となる。下垂体ホルモンであるプロラクチン（PRL）が高値の場合には，視床下部よりの GnRH 分泌抑制を通して FSH/LH の分泌制御が崩れ，排卵障害となる。PRL は卵巣のステロイド合成にも影響するといわれている。

受精—着床—妊娠成立に至る過程では，特に排卵後の黄体ホルモンの働きが重要となる。黄体機能不全の場合には十分な黄体ホルモンが分泌されず，高温期は短縮し，妊娠が成立しない。

b. 卵管因子

排卵された卵子は卵管末端の卵管采とよばれる襞の中に取り込まれる。卵管采の自由度が周囲癒着などにより制限されている場合，卵子の取り込みが不可能となる。また，卵管に取り込まれた卵子が膨大部で受精を経て子宮内へ輸送されるには，卵管内腔の線毛細胞の働きが重要であり，この機能が障害されている場合には妊娠が成立しない。卵管内の炎症性疾患は治癒過程で瘢痕を形成するのみならず，フィブリンの析出によって卵巣・卵管周囲の癒着を引き起こす。以前はその原因として淋菌や結核が問題となったが，最近はこれらは少なく，クラミジアによる付属器炎や骨盤腹膜炎などが多い。また，子宮内膜症や既往手術による卵管・卵巣周囲癒着も卵管性不妊の原因となる。

図2-116 視床下部－下垂体－卵巣－子宮による月経周期制御

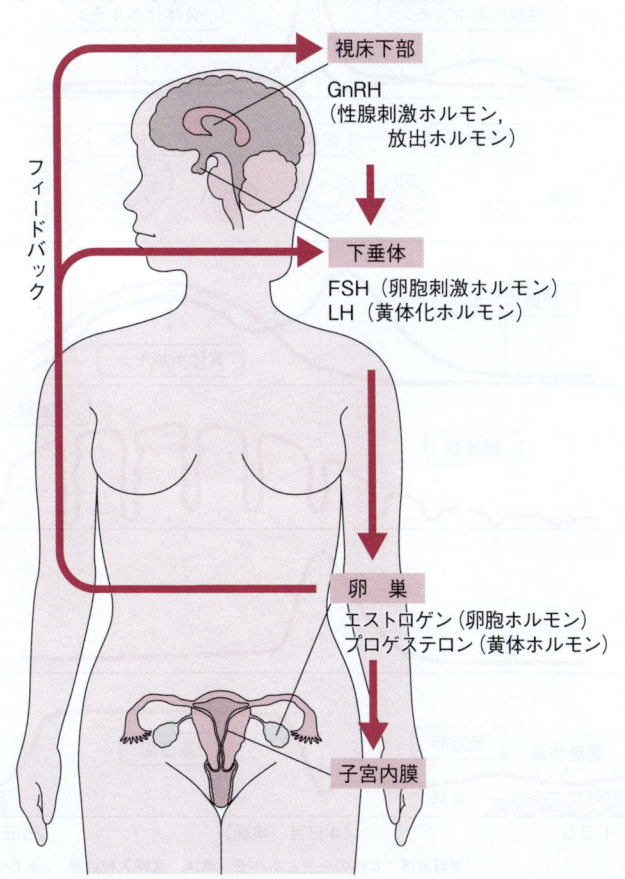

視床下部
GnRH（性腺刺激ホルモン，放出ホルモン）

下垂体
FSH（卵胞刺激ホルモン）
LH（黄体化ホルモン）

フィードバック

卵巣
エストロゲン（卵胞ホルモン）
プロゲステロン（黄体ホルモン）

子宮内膜

c. 頸管因子

排卵期に性交渉により腟内に射精された精子は，卵巣からのエストロゲン分泌により増加した頸管粘液中を泳いで子宮内に至る．ここで，頸管切除術やその他の原因により頸管粘液が減少している場合，また抗精子抗体などの免疫性因子により粘液中の精子運動が障害される場合，不妊の原因となる．

d. 受精障害

精子は女性性器内に一定の時間留まることから受精能を獲得する（capacitation）といわれている．受精能を獲得した精子は先体反応（acrosomal reaction）を起こしており，卵子の透明帯を通過し卵子と合体する．精子は尾部を切り離し卵細胞内に入り，やがて雄性前核を形成するが，この過程で透明帯は帯反応 zona reaction を起こし，多精子受精を防止する．同時に卵細胞内で紡錘体を形成していた染色体は二分され，一方は卵細胞内に留まり雌性前核を形成，もう一方は第2極体として放出される．この過程において精子からのシグナルにより一過性の卵細胞内カルシウム増加反応がみられ，卵の活性化に関与する．

図2-117 月経周期に伴うホルモン値，卵巣，子宮，基礎体温の変化

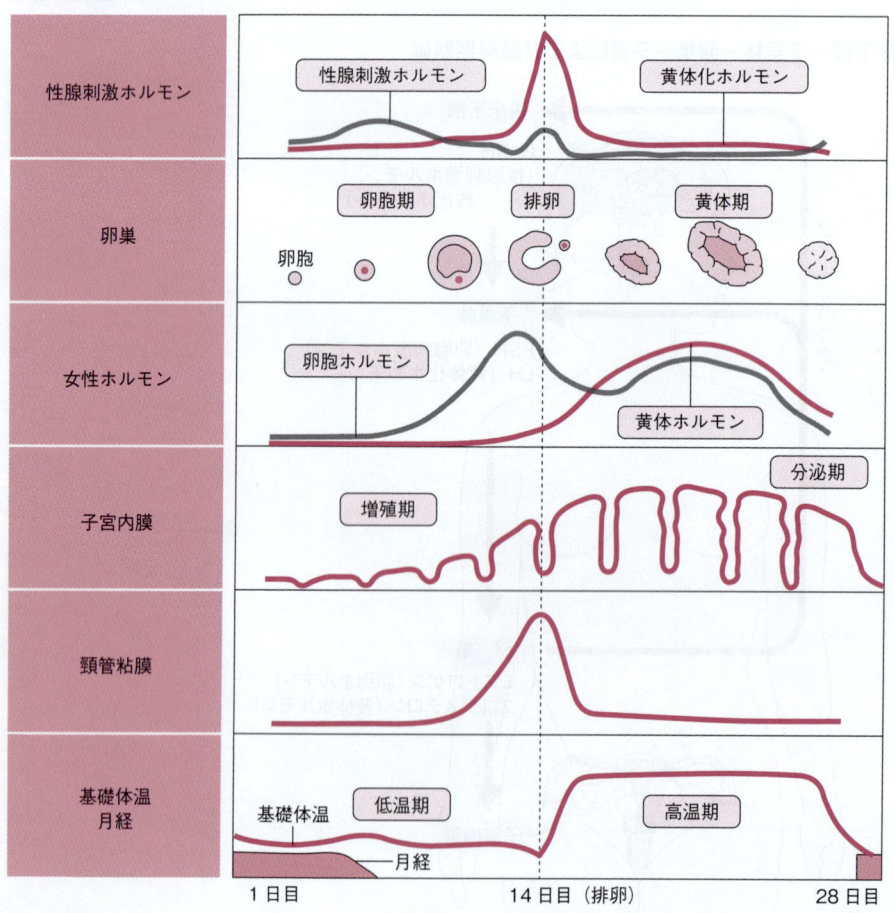

（青野敏博：女性の一生とホルモン環境．産婦人科治療．vol. 64. 1992 より）

受精障害の有無は臨床的には ART において，十分な精子量が得られるにもかかわらず通常の媒精法による受精卵が得られないか，受精率が低いことにより判定される．原因として精子の卵子表面への接着障害，精子による卵子の活性化障害，卵子の質の低下などが考えられるが，まだ不明な点も多い．

e. 初期胚発育障害

受精し，卵管から子宮内に輸送されてきた初期胚は，分裂を繰り返して胚盤胞とよばれる段階に至り，透明帯から脱出し（ハッチング），子宮内膜に着床する．しかし，実際の ART による経験では，受精卵のうち胚盤胞に達するのは一部の胚のみであり，発育途中で分割が停止する胚，変性する胚が多くみられる．この原因として，胚の染色体異常などが挙げられるが，生体内で同様のことがどの程度関与しているかどうかは不明である．

f. 着床因子（子宮因子）

胚盤胞の着床の過程で，卵巣性ステロイドの分泌不全によって内膜の分泌期変化が不十分な場合，また子宮筋腫，子宮内膜ポリープ，子宮腺筋症などによる子宮内腔の変形がある場合，着床が障害される．子宮内腔の癒着や子宮奇形によっても同様の着床障害が起こる．

g. 男性因子

男性因子は大別して造精機能障害と精路通過障害，射精障害に分類される．排卵期に腟内に射精される精子は通常約 1〜3 億であるが，このうち子宮—卵管を通って受精の場である卵管膨大部に達することができる精子は数百程度とみられている．射出精子の数が極端に少ない場合や運動性が悪い場合は，卵管膨大部に達する精子はほとんどいないことになり，受精に至らない．

1）造精機能障害

精巣に原因がある場合，LH，FSH が高値を示す．先天性（Kleinfelter 症候群など），化学療法・放射線療法などによる医原性のもの，精索静脈瘤によるもの，特発性があるが，特発性機能障害が最も多い．視床下部・下垂体に原因がある場合は，LH，FSH は正常値〜低値を示す．

また，基礎疾患から由来する症候性精巣機能障害もあり，基礎疾患として発熱，ストレス，甲状腺機能異常，肥満などが知られている．

2）精路通過障害

精巣上体での閉塞（精巣上体炎，原因不明），精管での閉塞（精管切断術後，鼠径ヘルニア術後，先天性精管形成不全），射精管での閉塞（炎症，外傷，先天性）がある．

3）射精障害

勃起障害 erectile dysfunction；ED，射精障害に分類される．ED の原因には神経性，心因性，血管性がある．射精障害には心因性のものと，精液が膀胱中に射出される逆行性射精障害がある．

h. その他の不妊因子（不妊因子として含めない場合もある）

1）子宮内膜症

子宮内膜が子宮以外の部分に生着，発育する疾患であり，多くは子宮周囲の臓器（卵管，卵巣，膀胱，直腸など）に発生する。子宮内膜症の進展に伴い，卵管・卵巣周囲の癒着を形成し，卵管による卵子の取り込みを阻害する。また，卵管・卵巣周囲の癒着を伴わない軽度の子宮内膜症においても，内膜症組織から産生される種々のサイトカインや，内膜症患者の腹腔内貯留液中に高濃度でみられるマクロファージ・プロスタグランジンが不妊の原因になっているという説もある。

2）加齢因子

加齢により卵子の質・量はともに低下する。特に質の低下により，卵子の染色体異常が増え，受精障害・着床障害・妊娠後の流産・児の染色体異常が増加する。

⑤ 不妊症の診断の進め方

不妊症の診断においては，系統的検査を行うことが重要である。不妊症は種々の原因に基づく不妊の症状であり，その原因を明らかにすることは必ずしも容易ではない。また単一の原因によるものではなく，複数の原因によって引き起こされていることも少なくない。従って，系統的な検査を行い，正常と異常な所見を明確に区別し，その全体像を把握しなければならない。

a. 病歴の聴取

原発性不妊症か，続発性不妊症かを区別する。原発性不妊症では，不妊因子となる疾患の既往，腹部手術の既往などに注意する。性分化の異常についても配慮し，家族歴の聴取を十分に行う。続発性不妊症では，前回の妊娠の転帰，相手が現在の夫かどうか，前回の妊娠後の罹患歴などに注意する。同時に夫の出生・発育歴・既往歴についても十分に聴取する。また，環境因子・職歴などについても情報を得るように努める。これらによって男性因子である精子形成障害や，女性因子の子宮内膜症や炎症性の卵管癒着などが可能性として原因づけられることが少なくない。

月経歴は重要で，無排卵による不妊をはじめ，月経痛の変化から子宮内膜症の診断，月経血量の変化から子宮筋腫や，子宮内腔癒着などの可能性が推測できる。

b. 理学所見

全身性消耗性疾患や内分泌疾患の存在に注意する。これらは排卵障害性の不妊となることも多いが，結核症が性器結核を合併したり，糖尿病が性器炎症を伴ったりすることもあり，注意を要する。

c. 局所所見

外陰の発育・陰毛の発毛状態などに注意を払う。これらが性分化異常や内分泌異常を示す指標となることが多い。外陰・腟の状態は性交障害因子の除外に役立つ。子宮は発育・奇形の有無・腫瘤の有無に注意する。また，可動性や移動痛の有無に注意する。付属器の腫脹・圧痛，卵巣の大きさなどに注意する。また，ダグラス窩の圧痛，腫瘤の有無につい

て注意を払う。子宮の可能性の制限・疼痛，付属器の圧痛，ダグラス窩の腫瘤などは炎症や子宮内膜症などによる卵管の運動性の制限や閉鎖・狭窄などの原因を可能性として挙げることができる。

分泌物の性状に注意し，炎症ことに卵管などの内性器の炎症の存在に注意する。また，視診により子宮腟部びらんの有無，頸管の狭窄の有無，外傷性変化の有無に注意する。

d. 不妊症スクリーニング検査

患者が不妊を訴える場合，原因として前に述べた不妊因子の検索を進めるべきであるが，患者への侵襲，費用負担，保険適用の有無などを考慮して，必要最小限の検査をまず行う。

1) 内分泌（排卵）因子

基礎体温測定（図2-118），下垂体ホルモン測定，黄体ホルモン測定がある。

基礎体温測定は毎日行い，診察のたびに持参するように指示する。提出された基礎体温は注意深く観察し，高温期の長さ，プラトーの形，上昇に要する日数，下降と月経の関連などに注意する。

下垂体ホルモン検査は，通常月経開始3〜5日目にLH，FSH，PRLの測定を行う。なお，高齢の卵巣予備能が低下した患者においては，FSH値の上昇がしばしば問題になるが，予備能が低下した症例のなかには，卵胞期が短縮し，月経3〜5日目ですでに卵胞発育が始まり，エストラジオール（E2）値が上昇していることが少なくない。こうした患者の場合，negative feedbackにより同じ時期に測定したFSH値は見かけ上，低下していることが多い。このため，高齢不妊症患者においては，下垂体ホルモンと同時にE2を測定しておくことが望ましい。なお，近年，月経周期に影響されない卵巣予備能を示すホルモンとしてAMH（抗Müller管ホルモン）が注目されている。また，LHの上昇・低下，PRL上昇は排卵障害の診断に役立つ。必要があればLH-RH test, TRH test（別項で説明）を行い，▶p.148
排卵障害の原因検索を行う。

黄体ホルモン（プロゲステロン，P4）は，高温期7日目前後に，E2値とともに測定する。P4値の低下，高温期の短縮（12日未満）は黄体機能不全と診断する。なお，明らかな排

図2-118　正常月経周期における基礎体温図

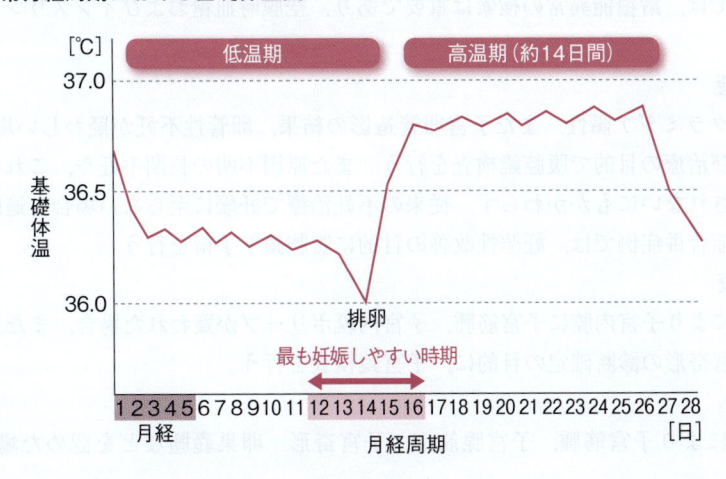

卵障害がある場合は，自然排卵を待って黄体ホルモン測定を行う意味はなく，ただちに排卵誘発剤投与を勧める。

2) 卵管因子

クラミジア抗体（抗原，核酸），子宮卵管造影を行う。

クラミジアは，卵管内，周囲に炎症を起こし，卵管性不妊症の原因となる代表的な性感染症の原因菌であり，全例に抗体検査を施行する。以前にクラミジア治療の既往のあるものでは，抗体陽性反応が持続することが多い。このため，頸管内分泌物を採取して抗原，または核酸検査を行う。クラミジア陽性の患者に対しては，必ず夫婦同時に治療を行い，治癒後に子宮卵管造影検査を行う。

子宮卵管造影は，造影剤を用いて子宮奇形の有無，卵管の走行，通過性，周囲癒着の有無をみるもので，造影剤アレルギー，喘息合併症例には禁忌である。以前は卵管通気試験が行われていたが，造影検査に比較して感度，特異度に劣ることから最近は行われなくなってきた。なお，卵管造影禁忌症例や，卵管造影にて卵管閉塞が疑われる症例に対しては，子宮鏡下に卵管口にカテーテルを挿入し，通色素を行う選択的卵管通水が行われる。

3) 男性因子，頸管因子

精液検査，ヒューナー検査を行う。

精液検査の詳細は他項に譲る。通常排卵期を除き，高温期か月経中に検査する。 ▶p.170

ヒューナー検査は排卵前に超音波検査および頸管粘液検査を行い，卵胞が十分に発育し，頸管粘液の量，透明性が良好な時期に行う。頸管粘液が良好で粘液内に運動精子を認めない場合は，男性因子または免疫性因子が疑われる。精液検査，抗精子抗体検査を行う。また，精液検査が正常である場合には，排卵期にスライドグラス上で精液と頸管粘液を接触させ，粘液内への精子の侵入の有無を見る（Miller-Kurzrok test）。

e. 二次的検査

必ずしも全例に行う必要はないが，なんらかの異常の解明をより詳細に行うために有用である。

1) 内分泌検査

性機能に影響するほかの内分泌系の状態を知るために，副腎系として尿中17-KS，7-OHCSの測定，甲状腺ホルモンの測定などを行う。また多嚢胞性卵巣症候群（PCOS）が疑われる症例では，耐糖能異常の検索は重要であり，空腹時血糖およびインスリン値の測定を行う。

2) 腹腔鏡検査

手術既往やクラミジア陽性，また子宮卵管造影の結果，卵管性不妊が疑わしい場合に，確定診断および治療の目的で腹腔鏡検査を行う。また原因不明の長期不妊や，これまで卵管因子は指摘されないにもかかわらず，従来の不妊治療で妊娠に至らない場合も適応となる。子宮内膜症合併症例では，妊孕性改善の目的に腹腔鏡下手術を行う。

3) 子宮鏡検査

超音波検査により子宮内腔に子宮筋腫，子宮内膜ポリープが疑われた場合，また，子宮内腔癒着や子宮奇形の診断確定の目的に，子宮鏡検査を行う。

4) MRI検査

超音波検査により子宮筋腫，子宮腺筋症，子宮奇形，卵巣嚢腫などを認めた場合に，

MRI検査を行い，精査する。

5）ARTによる受精・卵発育・着床障害の検索

　子宮筋腫，子宮腺筋症などにより子宮内の着床障害が疑われる場合，手術適応の判断のために，ARTを先行することがある。また，原因不明の不妊症症例に対しARTを行うことにより，受精障害，卵発育障害が新たに判明することがある。

⑥ 不妊症の治療

a. 内分泌（排卵）因子

1）クロミフェン療法（クエン酸クロミフェン，シクロフェニル）

　クロミフェンは視床下部のエストロゲン受容体に対し，内因性エストロゲンと競合的に作用し，negative feedbackを抑制し，GnRH放出を増加させる。軽度の視床下部性排卵障害には有効だが，下垂体性排卵障害，重度の視床下部性排卵障害には無効である。経口薬であり，副作用も軽度であるため，排卵障害の第1選択として使用される。

2）ゴナドトロピン療法

　hMG-hCG療法 human menopausal gonadotropin-human chorionic gonadotropin，hMG製剤（閉経婦人尿より精製，最近は自己注射可能なrecombinant製剤も普及している）を連日注射し，外因性のFSH，LH投与により直接卵巣を刺激する。重度の視床下部性および下垂体性排卵障害にも有効である。

　卵胞発育が十分と判断した時点でLH作用をもつhCG（胎盤より精製）を注射して，LHサージの代用として，排卵を促す。

3）GnRH律動的投与法

　特殊なシリンジポンプを使用して，90〜120分間隔でGnRH：10〜20μgを皮下注する。

4）ブロモクリプチン療法

　高プロラクチン血症に対し行う。

5）多囊胞性卵巣症候群に対する治療

①腹腔鏡下卵巣多孔術（卵巣焼灼術）laparoscopic ovarian drilling；LOD：ゴナドトロピン療法による排卵コントロールが困難である場合，卵巣に電気メス，レーザーを用いて多数の穴をあけることで，血中LH値を改善し，自然排卵や，クロミフェンに対する反応改善が期待される。

②インスリン抵抗性改善薬：メトホルミンの投与により，単独投与での排卵や，クロミフェンに対する反応改善が期待される。

　黄体機能不全の治療としては，高温期に黄体ホルモンを補充する方法，高温期にhCGを投与して黄体を賦活する方法がある。また，黄体機能不全の原因として，卵胞に問題があるとする立場から，排卵誘発を行う方法もある。

b. 卵管因子

　卵管周囲の癒着に対しては，腹腔鏡下癒着剥離術を，卵管内部の狭窄，閉塞に関しては卵管鏡下卵管形成術を行う。ただし，手術による修復が困難な高度の癒着が存在する場合，手術を行っても妊娠に至らない場合はARTの適応となる。

c. 頸管因子

頸管粘液不良の場合には，人工授精を行う．免疫性不妊の場合にもまず人工授精を行うが，いずれにしても，妊娠に至らない場合は ART に移行する．

d. 受精障害

e. 初期胚発育障害

これらは ART を行って初めて判明する不妊原因であり，従来の媒精法による受精障害の場合は，顕微授精（intracytoplasmic sperm injection；ICSI）を行う．初期胚発育不良の場合には，卵巣刺激法の変更，培養液の変更などによる改善を試みる．

f. 着床（子宮）因子

子宮筋腫，子宮内膜ポリープなどによる子宮内腔の変形がある場合，腹腔鏡下もしくは子宮鏡下に摘出術を行う．子宮内腔癒着の場合も，子宮鏡下に癒着剝離を行う．子宮奇形の場合は手術適応がないことも多いが，手術により着床能改善が期待できると判断した場合は，開腹下，腹腔鏡または子宮鏡下に形成手術を行う．

g. 男性因子

1）造精機能障害

造精機能障害に対する薬物療法としてクロミフェン，ゴナドトロピン，ブロモクリプチン，漢方薬，カリクレイン，ビタミン B12 などが用いられる．薬物療法により所見が改善しない場合は，人工授精，もしくは ICSI を含む ART を，精子所見に合わせて選択する．無精子症の症例においても，精巣レベルでわずかに造精がみられる場合は，精巣精子を用いた顕微授精 testicular sperm extraction；TESE により妊娠が可能となってきた．

2）精路通過障害

精索静脈瘤高位結紮術，精路再建術（精管精管吻合術，精巣上体精管吻合術）などの手術療法を行うが，所見が改善しない場合は造精機能障害に準じて治療を行う．

3）勃起・射精障害

勃起障害に対しては PDE5 阻害剤（バイアグラ®）投与を，逆行性射精に対しては，射精後に尿中精子を回収し，人工授精を行う．

h. 子宮内膜症

卵巣予備能が十分保たれている症例に対しては，腹腔鏡下手術を行い，囊胞摘出および付属器周囲の癒着剝離を行うことで，妊孕性改善を図る．卵巣予備能が低下している症例では，手術療法によりさらに予備能の悪化が懸念されるため，腹腔鏡下手術は行わずに，ART に移行することが多い．

付属器周囲癒着を伴わない，子宮内膜症性の腹膜病変の治療が妊孕性改善につながるかどうかについては議論の余地がある．腹腔鏡時の所見により，安全に内膜症病変焼灼を施行できると判断した場合は行うが，腸管，膀胱，尿管などの他臓器損傷のリスクが高いと考えられる場合は，あえて手を付けない．

i. 加齢因子
　現時点で，ARTを含めあらゆる年齢層の不妊症例に対して有用な治療法はない。ARTを含めどこまでの治療を希望するか，早めに夫婦で相談してもらい，希望によって治療方針を決める。実際に継続妊娠に至らないことも多いため，精神的ケアを含めた治療が必要となる場合もある。

j. 原因不明不妊
1）診断
　内分泌（排卵）因子，卵管因子，男性因子，子宮因子，頸管因子のいずれにも異常を認めないもの。子宮内膜症，加齢因子は通常含めない。
2）治療
　不妊原因がはっきりしない場合においても，タイミング療法にて妊娠に至らない場合は，より妊娠の可能性を高めるという意味で，排卵誘発，人工授精を含めた治療を勧める。これらによっても妊娠に至らない場合は，卵管造影検査や超音波検査で認められなかった，卵管因子や子宮内膜症による不妊の可能性を考え，腹腔鏡を行う。その後の治療によっても妊娠に至らない場合は，最終的にARTへのステップアップを考える。おおむね，治療は以下の5段階に分かれる。
①タイミング指導（排卵日に合わせた性交渉）
②クロミフェン療法，ゴナドトロピン療法，人工授精
③診断的腹腔鏡：子宮卵管造影により発見できなかった卵管因子の検索，子宮内膜症病変の焼灼による妊孕能改善（付属器周囲の癒着剝離については有効だが，腹膜病変の治療については議論の余地がある），卵管大量通水による卵管通過性の改善。
④診断的腹腔鏡術後，6カ月～1年：クロミフェン療法，ゴナドトロピン療法，人工授精。
⑤上記にて妊娠に至らない場合，ART：高齢不妊症患者に対しては，③④を省略して，早期のステップアップを図る。

⑦ 不妊症の予後および今後の展望

　ARTの発展により，これまで治療が困難であった重度の男性不妊，卵管性不妊症例においても妊娠が可能となってきた。その一方で，近年急増しつつある高齢不妊症に対する治療成績はそれほどには進んでいない。不妊症の治療予後の8割は女性の年齢で決まるといわれており，今後，高齢不妊症患者に対する治療戦略を進める一方で，妊娠に至らない患者に対する精神的ケアを含めた治療が必要とされている。

⑧ 不育症の定義

　妊娠はするが，流産（妊娠22週未満に妊娠が中絶されること）や子宮内胎児死亡を反復し，生児を得られないものをいう。

Ⅱ. 不妊・生殖内分泌

⑨ 習慣流産

a. 定義
連続して3回以上流産を繰り返すことと定義される（日本産科婦人科学会）。

b. 反復流産率
初回妊娠の流産率は約10%であるが，そのほとんどが胎児の染色体異常などの胎児側

表2-48 既往自然流産回数別の流産頻度（未産婦）
人工妊娠中絶既往例は除く。

自然流産回数	対　象	流　産	流産率
0	239	23	9.6%
1	22	6	27.3%
2	13	2	15.4%
3	9	4	44.4%
4	4	3	75.0%
5	2	1	50.0%

（東京大学産科婦人科）

表2-49 習慣流産の推定または判明した原因

原　因	原発性（例数）	続発性（例数）
染色体異常	9（夫3妻6）	3（夫2妻1）
遺伝性疾患	1（夫がhemochromatosis）	0
子宮異常	10	1
中隔子宮	3	0
双角子宮	2	0
頸管無力症	3	1
Asherman症候群	2	0
甲状腺機能異常	0	2
甲状腺機能亢進症	0	1
甲状腺機能低下症	0	1
本態性血小板増加症	1	0
自己免疫異常	21	9
SLE	4	1
抗リン脂質抗体症候群	5	2
RA（リウマチ因子陽性のみも含む）	4	1
皮膚筋炎	1	0
抗核抗体陽性のみ	7	5
原因不明	85	42
初期流産のみ	76	41
中期流産を含む	9	1
計	127	57

（東京大学産科婦人科）

要因による流産であり，偶発的なものである．しかし，既往流産回数が3回を超えると次回妊娠の流産率が明らかに上昇し（表2-48），なんらかの流産因子を有すると考えられる．

c. 分類

1）原発性習慣流産

自然流産だけを反復し，そのほかの妊娠を既往歴に有さないもの．

2）続発性習慣流産

自然流産以外の妊娠，例えば，正常妊娠や人工流産の妊娠，分娩歴を有する女性が流産を反復するもの，とに分類される．約70％が前者に，30％が後者に属している．

また流産の時期により，妊娠12週未満の初期流産のみを連続している初期習慣流産と，妊娠12週以降の22週未満の後期流産を経験したものとに分類される．初期流産は胎盤が形成される前の流産であり，後期流産は胎盤形成後の流産である．

従って，両者の間には流産の原因に大きな違いがあると考えられる．

初期習慣流産は，原発性の80％，続発性のやはり80％を占めている．

d. 原因

習慣流産の原因として，細胞遺伝学的異常，解剖学的異常，内分泌学的異常，自己免疫異常，凝固能異常，同種免疫異常などがある．

図2-119 習慣流産の原因，検査，対策

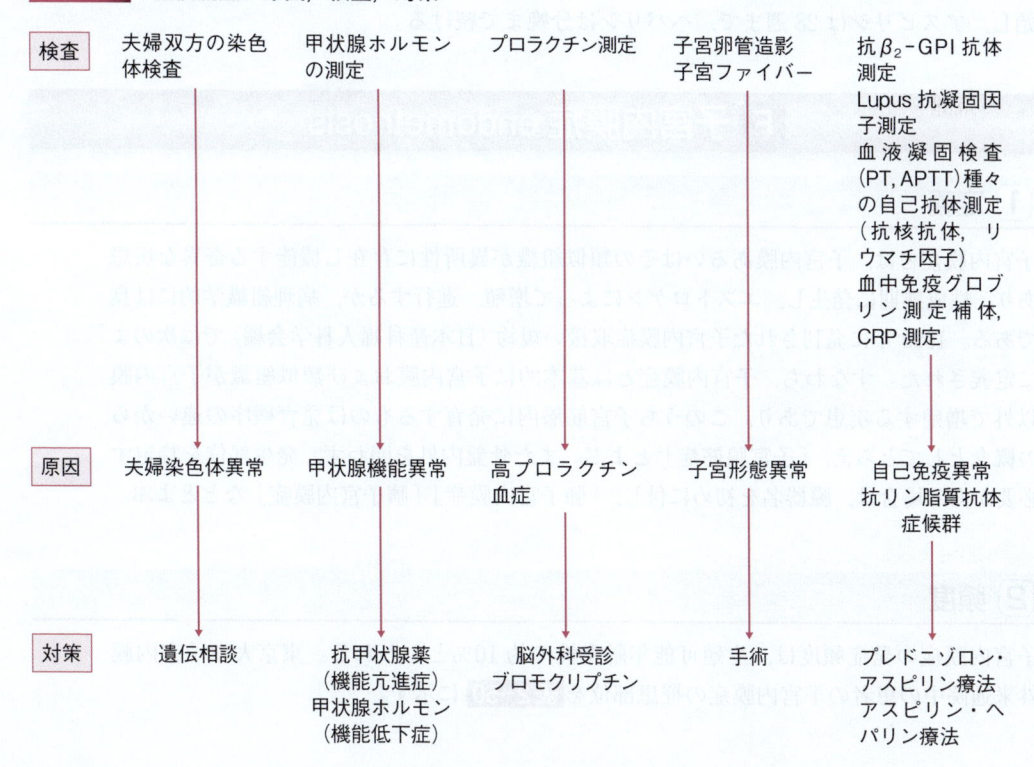

検査	夫婦双方の染色体検査	甲状腺ホルモンの測定	プロラクチン測定	子宮卵管造影子宮ファイバー	抗β₂-GPI抗体測定 Lupus抗凝固因子測定 血液凝固検査（PT, APTT）種々の自己抗体測定（抗核抗体，リウマチ因子） 血中免疫グロブリン測定補体，CRP測定
原因	夫婦染色体異常	甲状腺機能異常	高プロラクチン血症	子宮形態異常	自己免疫異常 抗リン脂質抗体症候群
対策	遺伝相談	抗甲状腺薬（機能亢進症） 甲状腺ホルモン（機能低下症）	脳外科受診 ブロモクリプチン	手術	プレドニゾロン・アスピリン療法 アスピリン・ヘパリン療法

Ⅱ．不妊・生殖内分泌

　細胞遺伝学的異常としては，夫婦の染色体異常が問題となる。不育症患者の夫婦の4〜5％に相互転座，ロバートソン転座などが認められる。夫婦のいずれかが転座の保因者であっても，その受精により生ずる接合子のほぼ半分は正常核型か均衡型転座で，表現型正常の生児を得る可能性がある。染色体転座に起因する習慣流産は着床前診断の審査対象となりうるが，その適応は慎重に審査される必要がある。

　解剖学的異常の主なものは，中隔子宮をはじめとする子宮奇形である。開腹手術が根本的な治療となるが，最近は子宮鏡下に中隔を切除する手術も行われる。

e. 自己免疫異常
1）病態

　従来，SLEなどの自己免疫疾患では，流産率が高いことが知られてきた。自己免疫異常のなかでは，抗リン脂質抗体症候群が最も多い。抗リン脂質抗体による流産の機序は，いまだ明確ではない。抗リン脂質抗体のなかでもリン脂質に結合する$β_2$グリコプロテインⅠなどの血中蛋白質に対する抗体を有するもので，特に流産率が高く習慣流産になりやすいことが注目されている。$β_2$グリコプロテインⅠは血管壁に吸着した血小板表面のリン脂質に結合してその機能を抑制し，血管内でのそれ以上の血小板凝集を防ぐ蛋白である。従って，$β_2$グリコプロテインⅠに対する抗体が存在すると，機能が抑制されるため，血小板の凝集が進んで血栓が生じる。妊娠中期以降の胎盤血管の確立した時期では，血栓傾向による胎盤梗塞が流産の機序とされている。妊娠初期には抗リン脂質抗体そのものが絨毛細胞の分化，増殖に関与するという報告もある。

2）治療

　血小板凝集を抑制する少量のアスピリン40〜100 mgとヘパリン投与を妊娠初期から開始し，アスピリンは28週まで，ヘパリンは分娩まで続ける。

F 子宮内膜症 endometriosis

1 定義

　子宮内膜症とは，子宮内膜あるいはその類似組織が異所性に存在し機能する奇異な疾患であり，性成熟期に発生し，エストロゲンによって増殖，進行するが，病理組織学的には良性である。1993年に発刊された子宮内膜症取扱い規約（日本産科婦人科学会編）では次のように定義された。すなわち，子宮内膜症とは基本的に子宮内膜および類似組織が子宮内膜層以外で増殖する疾患であり，このうち子宮筋層内に発育するものは発育機序の違いから別の概念としてとらえ，「子宮腺筋症」とよぶ。また骨盤内外を問わず，発生部位を特定する必要がある場合は，臓器名を初めに付し，「肺子宮内膜症」「臍子宮内膜症」などとよぶ。

2 頻度

　子宮内膜症の発症頻度は，生殖可能年齢女性の約10％といわれる。東京大学子宮内膜症外来通院中の患者の子宮内膜症の罹患部位を表2-50に示す。

③ 原因

現在のところ子宮内膜症の原因を一元的に説明しうる説はない。有力視されているのは，子宮内膜移植説と体腔上皮化生説である。しかしながら，どちらの説にも発生部位によっては説明の困難な点がある。

a. 子宮内膜移植説

1921年にSampsonにより提唱された説であり，月経血が経卵管的に腹腔内に逆流する際に子宮内膜組織片が一緒に運ばれ，異所性に発育するというものである。

帝王切開術後の腹壁手術創や分娩時の会陰切開部に発症する子宮内膜症は，手術の際に直接移植が起こったものと説明されている。また，肺実質や鼠径部，臍部，筋肉などの生殖器から離れた臓器での子宮内膜症の発症には，血行性，リンパ行性の移植機序が考えられている。

b. 体腔上皮化生説

Iwanoffにより提唱された。胎生期の体腔上皮に由来する腹膜中皮および漿膜上皮は子宮内膜組織に化生しうる能力を有しており，なんらかの刺激が誘因となって化生が起こるとするものである。この説は骨盤腹膜子宮内膜症の発生の説明に適しているばかりでなく，機能性子宮内膜の存在しないMüller管欠損（Rokitansky症候群など），性腺異常（pure gonadal dysgenesisなど）に発症する子宮内膜症や，きわめてまれな男性の子宮内膜症の発生をも説明しうる。化生を誘発する因子としては，炎症やホルモン刺激が考えられているが，現在のところ明らかにされていない。動物実験や臨床的事実から月経血の刺激も化生の誘導因子として注目されている。

④ 病態生理

a. 子宮内膜症の発症および増殖に関与する要因

上述の子宮内膜移植説，体腔化生説，いずれの説にしても，子宮内膜症が発症・増殖するためには，別な要因が関与していると思われる。すなわち，移植説に関しては，月経血の逆流は約90％の生殖年齢女性に認められるにもかかわらず，その一部の女性にしか子宮内膜症が発症しないことから，子宮内膜症を発症する女性には，さらにほかの因子が存

表2-50 子宮内膜症の発生部位

発生部位	例数
腸管	76
膀胱	21
胸膜	13
臍	6
鼠径	6
腟壁	10

（注）東京大学子宮内膜症外来登録患者2,530例中

在していることが類推されること，また，化成説の立場をとった場合でも，子宮内膜症の発症部位は骨盤内に限局している症例が圧倒的に多く，同じ体腔上皮由来である胸膜・心嚢膜などにはほとんどみられないことから，骨盤内に存在するなんらかの因子が化生を促進し，病巣を発展させている可能性がある。

これまでに提唱されてきた子宮内膜症が発症・増殖するための要因としては，子宮内膜症を発症する女性では，①そもそも正所性子宮内膜の状態に何らかの変化があり，逆流した場合に生着しやすい性質，アポトーシスを起こしにくい性質をもつ，②腹腔内環境に免疫学的異常があり，本来なら排除されるべき子宮内膜組織が排除されない，③いったん発症した子宮内膜症が発展しやすい局所環境，すなわち豊富な血管新生因子，細胞増殖因子などが存在する，④病巣が特有の遺伝子をもつ，といったものが挙げられる（図2-120）。

b. 子宮内膜症が不妊症を随伴する機序

子宮内膜症において，卵管周囲および卵管采周囲に生じる癒着のために機械的に卵管疎通性が阻害されることが不妊の原因となるのは明らかであるが，卵管疎通性が保たれている子宮内膜症例でも不妊である例がある。このような例での不妊の機序につき，さまざまな面から研究が進められている。

子宮内膜症例では，腹腔内環境の恒常性維持のために腹腔内貯留液中のマクロファージ数が増加している。この結果，精子や着床前の胚がマクロファージに貪食される機会が増す。同時にマクロファージが分泌するインターフェロン-γ，TNFは精子の運動性を阻害する。また，腹水中のプロスタグランジン濃度は子宮内膜症女性では上昇しており，卵管における卵輸送に影響を与える。これらの腹腔内環境の変化は，子宮内膜症例に不妊症が随伴する理由の1つである。

図2-120 子宮内膜症の発症および増殖に関与する要因

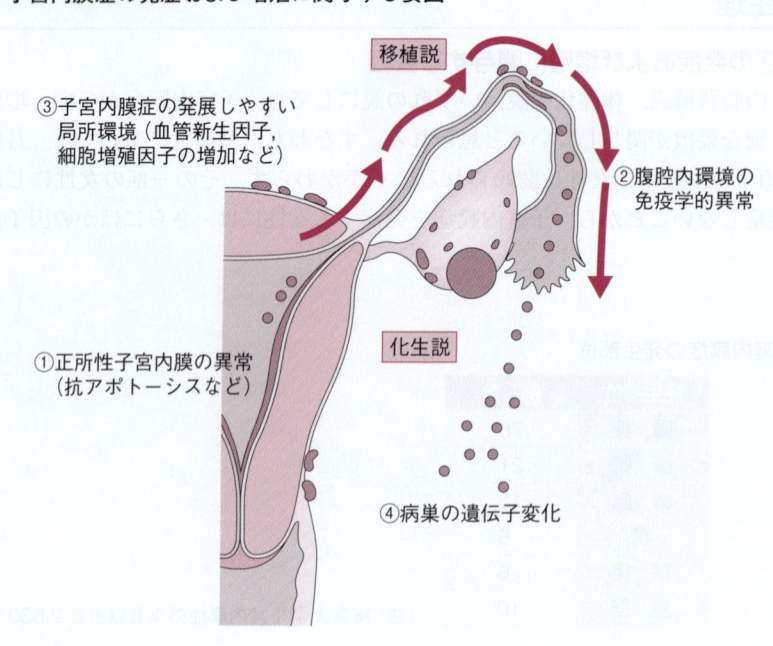

受精卵の子宮内膜への着床には細胞接着因子であるインテグリンの存在が必要であるが，子宮内膜症例の着床期子宮内膜では，正常例に比べインテグリンの出現が低い。着床期子宮内膜には胚を維持するのに十分な栄養としてのグリコーゲンの存在が必要であるが，子宮内膜症例では正常例に比べグリコーゲンの蓄積量が低下している。これらの現象は，着床および胚の維持を不利にするものであり，子宮内膜症における不妊の一因と考えられる。

⑤ 病理

　子宮内膜症の組織所見にはさまざまな像がみられるが，大別すると，容易に診断しうる定型的なものと，非定型的なものとに分けられる。頻度は非定型的なものが高い。

a. 定型的子宮内膜症病理所見
　子宮内膜症病巣に，子宮体部内膜の基本構造である子宮内膜上皮細胞と子宮内膜間質細胞が観察される（図2-121）。このほかに周囲間質への出血像，色素沈着および色素貪食マクロファージの出現がみられる。

b. 非定型的子宮内膜症病理所見
1）子宮内膜上皮細胞の欠乏，欠如
　卵巣チョコレート嚢胞例などにおいては，子宮内膜上皮細胞がほとんどないかあるいは欠如し，子宮内膜間質細胞のみが観察される。また間質周囲には，出血，色素沈着や色素貪食マクロファージなどからなる層や領域がみられる。
2）子宮内膜間質細胞の欠乏，欠如
　子宮内膜間質細胞がほとんどみられないかまったく欠如し，子宮内膜上皮細胞のみが観察される場合である。その上皮細胞が子宮内膜上皮細胞に類似せず，背が低く，さらに線毛や細胞内分泌がみられないときには診断が困難となる。子宮内膜間質細胞をごく少数でも周囲あるいは周辺の少し離れたところに見出すことにより診断が確定する。周囲間質の出血，色素沈着や色素貪食マクロファージの存在などが参考所見となる。

図2-121　定型的子宮内膜症病理所見

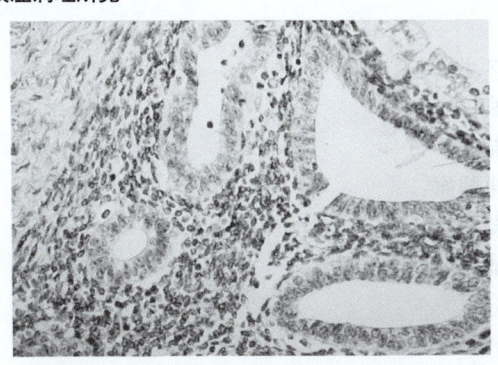

c. 子宮内膜症の悪性変化

子宮内膜症病変が発生母地となって種々の悪性病変が続発することがある．悪性変化の頻度は 0.7 ～ 1.0％程度という報告が多い．腺上皮，間質または筋線維のどの構成成分からでも悪性変化は起こりうる．腺上皮由来の類内膜癌への変化が最も高頻度であるが，間質由来の平滑筋肉腫や癌肉腫の報告もある．

⑥ 症状

a. 骨盤内子宮内膜症

発生部位，病変の広がり，癒着の程度，ホルモンに対する反応性などによって，無症状のものから急性腹症として手術を要する激烈なものまで，以下のような多彩な症状を示す．
①ある時期から次第に増強する月経困難症（続発性月経困難症）．
②腰痛，下腹痛，下腹部膨満感．
③月経期に増悪する排便痛，下血，血便（特に直腸子宮内膜症の場合）．
④性交痛．
⑤月経期に増悪する排尿痛，頻尿，血尿（特に膀胱子宮内膜症の場合）．
⑥月経時の発熱・消化器症状など．

b. 骨盤外の子宮内膜症

骨盤外に発生する子宮内膜症は罹患臓器に特有な症状を呈する．それが月経時に一致するのが特徴であるが，病態の進行により月経期以外にも症状を呈するようになることもある．次の症状は，それぞれ（　）内に示す部位に発生した子宮内膜症で起こる症状である．
血痰（肺），気胸（胸膜），臍出血（臍），腫瘤感・疼痛（会陰切開創，帝王切開創，鼠径部），疼痛・跛行（梨状筋）．

⑦ 診断

a. 問診

子宮内膜症に特徴的な症状について詳細に問診をとることが必要である．特に，症状が月経時にのみ出現する，あるいは月経時に増強するなど，月経との関連を聴取することが重要である．

b. 腟鏡診・内診

①腟円蓋のブルーベリースポット．
②可動性に制限のある子宮．
③ダグラス窩の有痛性硬結．
④可動性に制限のある卵巣腫瘤．
⑤仙骨子宮靱帯の圧痛と結節状腫瘤．
⑥子宮腟部移動による疼痛と可動性の制限．

c. 直腸診

ダグラス窩の有痛性硬結や仙骨子宮靱帯の有痛性抵抗を触知する。直腸に子宮内膜症が及ぶときには隆起性病変による直腸狭窄を呈することもある。

⑧ 検査

a. 超音波断層法

経腟超音波断層法は特に卵巣の子宮内膜症の診断に有用である。また非侵襲的，簡便であることから，治療効果の追跡には必須の検査である。

卵巣チョコレート囊胞の超音波所見は，内部に微細エコーがびまん性に分布するのが特徴的である。しかしながら，ほかの卵巣腫瘍，特に悪性腫瘍や卵管卵巣膿瘍との鑑別が困難な場合もあるので注意を要する。腹膜表面の子宮内膜症病巣は，腹腔鏡検査などで直接観察する以外は診断が困難である。

直腸子宮内膜症では，経腟プローブを経直腸に用いることで病巣の描出が可能となることがある（図2-122）。

b. 核磁気共鳴画像 magnetic resonance imaging；MRI

MRI は卵巣チョコレート囊胞とほかの卵巣腫瘍を鑑別するのに優れており，有用性が高い。また，任意の断面の断層像が得られることから，立体的に像をとらえ，他臓器との位置関係や癒着の程度を推定し把握するのにも適している。

卵巣チョコレート囊胞の MRI 像は T_1 で高信号を示し，T_2 強調像で低信号を示す shading とよばれる現象が認められることが多い。これは囊胞内部の粘稠な成分，すなわち凝固血液を主とした壊死物質の領域を反映する。T_1 高信号領域は脂肪抑制画像で抑制されないことから皮様囊腫と鑑別される。

腹膜表面のみに存在する子宮内膜症病巣を MRI で描出することは困難である。

c. CT

卵巣チョコレート囊胞の CT 像は high density 像を示す。しかしながら，ほかの卵巣

図2-122 直腸子宮内膜症の経直腸超音波所見

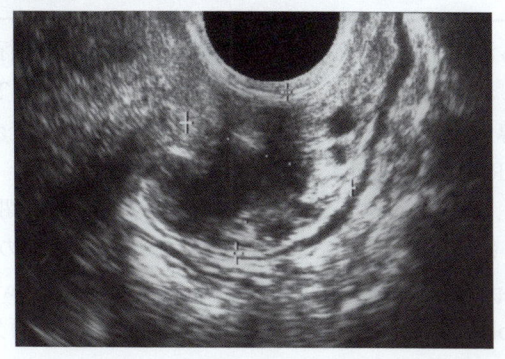

(Koga et al：Human Reprod. 2003 より)

腫瘍との鑑別という点では超音波断層法，MRIに比べ特異性は低い。

d. 腹腔鏡

子宮内膜症の確定診断法である。画像診断で検出できない腹膜表面の子宮内膜症病巣も診断でき，後述する臨床進行期分類にあたり不可欠な検査である。治療前に施行するのが理想であるが，観血的検査法であり，入院，麻酔，手術設備が必要であるため，ほかの診断方法での所見や不妊症合併の有無などを考慮し，計画するべきである。

e. 生検

肉眼的診断が比較的困難な非色素性病変に対しては，腹腔鏡検査時に生検を行うことにより診断率が向上する。また，直腸，膀胱，気管支などの特殊な部位の子宮内膜症は，内視鏡下の生検により確定診断が得られるが，陽性率は約3割といわれ，必ずしも高くない。

f. 血清学的検査

血中CA125が子宮内膜症例で上昇する。しかし，軽症例での感度が低く，また卵巣癌，月経中などでも上昇し特異性が高くないので，補助診断法として使用するに留めるべきである。ただし，CA125値の高低は子宮内膜症の病勢を反映するので，確定診断のなされた子宮内膜症例に対しては，治療効果の判定や再発の早期発見に有用といえる。

⑨ 鑑別診断

臨床的にしばしば鑑別が必要となる疾患に以下のものがある。
①骨盤内炎症性疾患。
②原発性月経困難症。
③子宮および卵巣の悪性腫瘍。
④卵巣囊腫の茎捻転または破裂。
⑤卵巣出血や黄体血腫。
⑥虫垂炎。
⑦直腸癌またはS状結腸癌，および他臓器の悪性腫瘍のダグラス窩転移。

⑩ 臨床進行期分類

骨盤内子宮内膜症に対する治療法の選択と治療効果の判定のために，進行期分類が試みられてきた。現在最も用いられている分類は，1979年にアメリカ不妊学会 The American Fertility Society (AFS) が導入したスコアリングシステムを The American Society for Reproductive Medicine (ASRM) が1995年に改訂した方法（「腹腔鏡検査」の項 図2-46 ▶p.192 を参照）である。この分類は，病巣スコア，癒着スコアおよびダグラス窩閉塞スコアの合計から4段階の進行期stageに分類するものである。また腹膜・卵巣表面の病巣の評価として，赤色病変（red, red-pink, clear），白色病変（white, yellow-brown, peritoneal defect），黒色病変（black, blue）に分類し，これら病巣に占める割合を百分率（％）で記載する。

⑪ 治療

　子宮内膜症の治療は手術療法と薬物療法が主体となり，その両者を組み合わせて行うこともある。治療法の選択に当たっては，患者の年齢，妊娠分娩歴，既往治療，挙児希望の有無，進行期，症状の軽重，骨盤内手術の既往を考慮し，それぞれの患者に適した治療を施すべきである。

a. 手術療法

　開腹手術と腹腔鏡下手術がある。近年，光学系およびパワーソースなどの器機の開発により，侵襲の低い腹腔鏡下手術が著しい発展を遂げ，適応が広がった。

　手術療法には，子宮全摘と両側卵巣摘出および病巣摘出を行う根治手術，子宮全摘と病巣摘出を行い卵巣の健常部分を温存する準根治手術，子宮および少なくとも片側の付属器を温存し妊孕性を確保する保存手術に大別される。根治手術および準根治手術は，比較的高齢で，挙児希望のない症例に施行される。根治手術後には卵巣欠落症状が出現するため，ホルモン補充療法 hormone replacement therapy；HRT が必要となる場合がある。最近では手術後の quality of life の問題などから，保存手術が試みられる場合が多い。

　保存手術の方法には以下のものがある。
①子宮内膜症病巣切除術
②子宮内膜症病巣焼灼術
　①，②はメスによる切除，電気焼灼あるいはレーザー蒸散が用いられる。
③癒着剥離術
④卵巣チョコレート嚢胞摘出術
⑤片側卵巣摘出術
⑥片側付属器摘出術

　さらに不妊症合併症例に対しては，卵管通水，腹腔内洗浄，卵管形成術を，疼痛の強い症例に対しては，仙骨前神経叢切除術を加える場合もある。

b. 薬物療法

　薬物療法は，対症療法と内分泌療法に大別される。薬物療法は単独に行われるだけでなく，手術と併用されることも多い。

1）対症療法

　対症療法は子宮内膜症特有の疼痛の緩和を目的として行われる。プロスタグランジン生合成阻害作用を有する薬剤に有効性が認められている。非ステロイド系抗炎症鎮痛薬にはプロスタグランジン生合成阻害作用を有する薬剤が多く，子宮内膜症の疼痛に有効である。

2）内分泌療法

　子宮内膜症に対しては，従来，合成ステロイド薬のダナゾールや，gonadotropin releasing hormone（GnRH）アゴニストが用いられてきたが，2008年にプロゲチン製剤であるジエノゲスト（ディナゲスト®）および低用量エストロゲン・プロゲスチン配合薬であるルナベル®がわが国で子宮内膜症に対する保険適用薬剤として相次いで上市され，本症に対する内分泌療法の選択肢が著しく広がった。

①ダナゾール療法：17α-エチニルテストステロンのイソキサゾール誘導体であるダナゾー

ルは抗ゴナドトロピン作用を有し，排卵を抑制するとともに，子宮内膜組織の増殖を抑制する．後者についてはダナゾールが子宮内膜症組織においてアンドロゲンレセプターならびにプロゲステロンレセプターと結合し，細胞増殖を抑制すると考えられている．ほかにも，ダナゾールがステロイド生合成酵素を阻害することにより卵巣でのステロイド生合成が阻害される機序や，血中の性ホルモン結合蛋白にダナゾールが結合する結果，血中の遊離テストステロン濃度が上昇する機序が関与している．

投与法は，ダナゾールを通常 400 mg/日，月経第 2～5 日目から開始し，4～6 カ月間毎日連続投与する．200 mg または 100 mg/日に漸減して服用させる方法もあり，不規則な月経様出血がみられるが，月経痛などの臨床症状の改善は期待できる場合もある．副作用はアンドロゲン作用によるものが多い．これには体重増加，痤瘡，多毛などが含まれるが，投与中のみにみられる一過性のものである．GOT・GPT の上昇，HDL コレステロールの減少・LDL コレステロールの増加が起こることがあるので，投与中は検査が必要である．ダナゾールは胎盤を通過するので，妊娠中の患者または妊娠の可能性のある患者は禁忌である．

② GnRH アゴニスト療法：視床下部ホルモンである GnRH は 10 個のアミノ酸からなるが，主に 6 位のグリシンをほかのアミノ酸に置換したものが GnRH アゴニストであり，強い生物活性を有する．天然型 GnRH は下垂体からのゴナドトロピンの分泌を促した後，速やかにペプチダーゼによる不活性化を受けるため，下垂体の desensitization（脱感作）は起こらない．これに対して GnRH アゴニストは不活性化を受けにくいため，投与後，一過性のゴナドトロピン分泌促進 flare up を起こし，その後下垂体の desensitization をもたらし，ゴナドトロピンの分泌を低下させる．この desensitization の機序は下垂体の GnRH レセプターの数の減少（down regulation）および，レセプターから先のシグナル伝達機構での変化の両者で説明される．現在，日本で市販されている GnRH アゴニスト薬剤を 表2-51 に示す．

副作用として，低エストロゲン状態が持続することによる更年期障害様の症状がみられることが多い．投与開始初期に一過性のエストロゲン上昇に引き続いて起こる月経様出血や点状出血がみられることがある．GnRH アゴニスト療法での最も留意すべき副作用は，低エストロゲン状態が骨塩量減少を招来し，骨粗鬆症の発生に結びつく可能性があ

表2-51 GnRH および GnRH アゴニストの構造

	アミノ酸配列	剤型（投与様式）
GnRH	N 末端　　　　　　　　　　　　　　　　　　　　　　　　　C 末端 pGlu-His-Trp-Ser-Tyr-Gly-Leu-Arg-Pro-Gly-NH$_2$	
GnRH アゴニスト	N 末端　　　　　　　　　　　　　　　　　　　　　　　　　C 末端	
buserelin（スプレキュア®）	pGlu-His-Trp-Ser-Tyr-D-Ser(tBu)-Leu-Arg-Pro-NH-CH$_2$-CH$_3$	水溶液（鼻腔内噴霧） 徐放性マイクロパーティクルズ（皮下注射）
leuprolide（リュープリン®）	pGlu-His-Trp-Ser-Tyr-D-Leue-Leu-Arg-Pro-NH-CH$_2$-CH$_3$	徐放性マイクロカプセル（皮下注射）
nafarelin（ナサニール®）	pGlu-His-Trp-Ser-Tyr-D-(2-naphtyl)Ala-Leu-Arg-Pro-Gly-NH$_2$	水溶性（鼻腔内噴霧）
goserelin（ゾラデックス®）	pGlu-His-Trp-Ser-Tyr-D-Ser(tBu)-Leu-Arg-Pro-Az-Gly	徐放性ペレット（皮下注入）

るという点である。

投与法は，月経第2～5日目から開始し通常6カ月間連続投与する。上述のように低エストロゲン状態による骨塩量減少の副作用があるため，わが国では6カ月を超えたGnRHアゴニストの投与には保険適用が認められていない。しかし，症例によって本治療法の中止が困難な場合は，血中エストラジオール濃度を閉経期レベルに相当する30 pg/mL未満よりもやや高いレベル（30～50 pg/mL）に維持することを目的として，エストロゲン製剤あるいはエストロゲン製剤およびプロゲスチンを併用するadd-back療法が試みられている。また注射剤の場合は投与間隔を徐々に空けていき，4週ごとから最終的には8週ごとに維持していく漸減維持療法も行われる。

③低用量エストロゲン・プロゲスチン療法：以前より，子宮内膜症に対してエストロゲン・プロゲスチンの合剤，いわゆる経口避妊薬を投与するという方法が試みられてきた。機序として，プロゲスチンの子宮内膜症病巣抑制効果，および排卵抑制により，高濃度のエストロゲンに卵巣・骨盤腔が曝露されることがなくなること，さらに，月経（休薬期間に起きる消退出血）の量が減ることで月経血の逆流が減ることなどから，子宮内膜症の増悪が制御されると考えられてきた。しかし，副作用の面で，嘔気・むくみなどの自覚症状や，血液凝固能亢進・脂質代謝異常が問題となることが多く，本療法が第1選択となることは少なかった。一方海外では，エチニルエストラジオールの含有量が0.05 mg未満の"低用量"経口避妊薬が，子宮内膜症の症状改善に効果を認めるという報告があった。わが国では1999年に低用量経口避妊薬が上市したが，子宮内膜症治療に保険適用は認められていなかったためにその使用は限定的であった。

図2-123 ジエノゲストの化学構造式

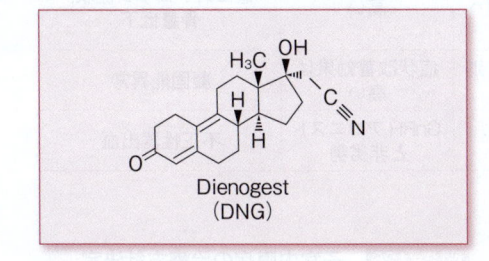

図2-124 ジエノゲスト投与期間と血清エストラジオール濃度の変化

平均値±標準偏差。2 mg/日群および4 mg/日群の投与8, 16, および24週の濃度は，1 mg/日群に比し低値であった（$p < 0.001$, 繰返し測定データの分散分析；用量群に対する主効果の検定）。

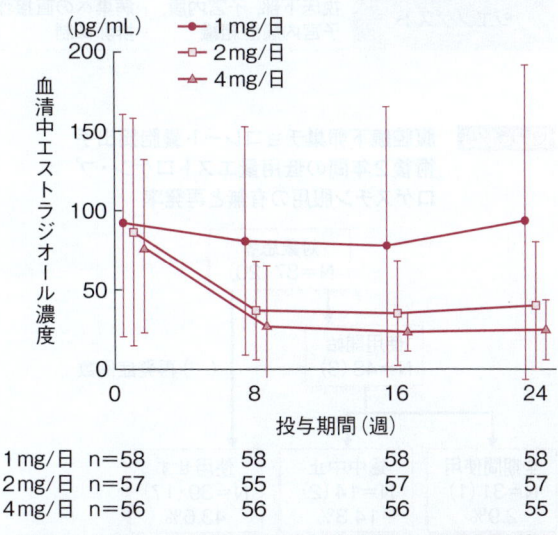

投与期間	0週	8週	16週	24週
1 mg/日	n=58	58	58	58
2 mg/日	n=57	55	57	57
4 mg/日	n=56	56	56	55

（百枝，武谷ほか：ジエノゲストの子宮内膜症患者における用量反応試験．薬理と治療　2007；35(7)：761-7より）

そこで，わが国において低用量エストロゲン・プロゲスチン合剤（ルナベル配合錠®）のプラセボを対照とした研究が行われ，月経困難症のスコア低下，子宮内膜症性嚢胞の縮小，また長期服用による副作用が少ないことが確認され，2008年に本薬剤が子宮内膜症治療薬として上市された。

本療法は上述のプラセボ比較研究でも明らかになったように，長期使用においても患者のコンプライアンスがよく，特に月経困難症を伴う子宮内膜症に幅広く使用されるようになった。

④ジエノゲスト療法：19-ノルテストステロン誘導体であるジエノゲスト（図2-123）は第4世代プロゲスチンであり，強い子宮内膜分化作用をもつが，ゴナドトロピン分泌抑制作用や抗エストロゲン作用は弱く，アンドロゲン作用をもたず，比較的強い抗アンドロゲン作用を有しているという特徴がある。子宮内膜症に対する作用機序としては，ⅰ）排卵抑制作用，ⅱ）卵胞発育抑制によるエストロゲン産生抑制作用，ⅲ）子宮内膜に対する増殖抑制作用，ⅳ）子宮内膜症細胞に対する直接的な増殖抑制作用，が示されている。図2-124に，わが国で行われた用量反応試験でのジエノゲスト投与期間による血清中エストラジオール濃度の変化を示す。ジエノゲスト2mg/日投与で血清中エストラ

表2-52 子宮内膜症の薬物治療の比較

	作用部位	作用機序	有効性	副作用その他の留意点
ダナゾール	子宮内膜症組織，視床下部？，性ホルモン結合蛋白？	病巣への直接作用，排卵抑制，卵巣ステロイド合成阻害？遊離アンドロゲン増加？	高い	男性化徴候，凝固能異常，肝機能異常
GnRHアゴニスト	下垂体，子宮内膜症組織？	下垂体ゴナドトロピン分泌抑制，病巣への直接作用？	高い	低エストロゲン症状，骨量低下
低用量エストロゲンプロゲスチン療法	視床下部	排卵抑制，月経（消退出血）の減少	症状改善効果は高い	凝固能異常
ジエノゲスト	視床下部，子宮内膜，子宮内膜症組織	病巣への直接作用，排卵抑制	GnRHアゴニストと非劣勢	不正性器出血

図2-125 腹腔鏡下卵巣チョコレート嚢胞摘出手術後2年間の低用量エストロゲン・プロゲスチン服用の有無と再発率

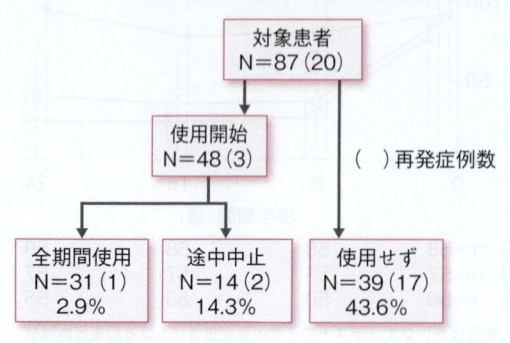

対象患者
N=87 (20)

使用開始
N=48 (3)   （ ）再発症例数

全期間使用   途中中止   使用せず
N=31 (1)   N=14 (2)   N=39 (17)
2.9%   14.3%   43.6%

(Takamura et al：Human Reprod. 2009 より改変引用)

図2-126 子宮内膜症の治療方針決定

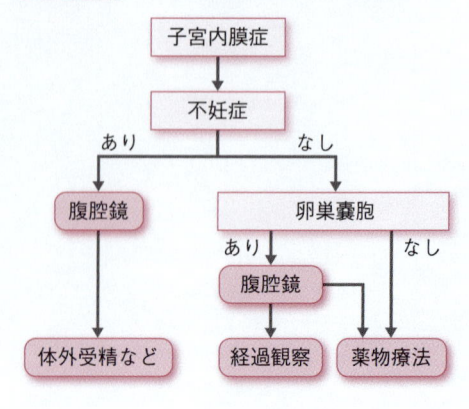

子宮内膜症
　↓
不妊症
あり ／ なし
腹腔鏡   卵巣嚢胞
　　　　　あり ／ なし
　　　　　腹腔鏡
体外受精など   経過観察   薬物療法

ジオールは約 30 pg/mL に保たれている。このほか症状改善度などから 2 mg/日投与が推奨用量と判定された。

その後，わが国で行われた GnRH アナログ（ブセレリン）との二重盲検比較試験では，自覚症状（月経時以外の疼痛，性交痛，排便痛，内診時疼痛）と他覚所見（ダグラス窩硬結，子宮可動性）を評価し，24 週間の投与で，ジエノゲスト群はブセレリン群と同等の効果が認められた。一方投与後の骨密度の低下は，ブセレリン群に比して有意に少なく，ジエノゲストの安全性が示された。その後行われた長期投与試験（52 週）でも，累積的な骨密度の減少はみられていない。

副作用は，不正出血が最も頻度が高く約 6 割に出現し，そのほか，ほてり，疲労感などの更年期障害が認められるが，GnRH アゴニスト療法よりも頻度は低い。

投与法は月経の 2～5 日目から開始し，連続投与する。1 年間を超える投与における安全性および有効性は確立していないとされるが，血液検査・骨密度測定などの臨床検査を定期的に行い，問題がなければ長期にわたって使用できる薬剤といえる。

ダナゾール，GnRH アゴニスト，低用量エストロゲン・プロゲスチン，ジエノゲストの比較を 表2-52 に挙げる。

⑫ 再発

子宮内膜症の再発率は，薬物療法では薬剤による差はなく 20～60％とされる。腹腔鏡下卵巣チョコレート囊胞の摘出術を行った後の再発率は，東京大学医学部附属病院の 1995 年～2002 年のデータでは術後 2 年間で 30.4％であった。一方，術後に低用量エストロゲン・プロゲスチンを使用した場合は 図2-125 のように再発率が低下し，術後すぐの挙児を希望しない症例では，低用量エストロゲン・プロゲスチンなどの薬物療法を続ける方法も考慮されるべきである。

図2-126 に子宮内膜症の治療方針決定法を示す。

G 子宮腺筋症

子宮腺筋症は，子宮内膜類似の組織が子宮の筋層内に発生するものと定義される。病理学的には良性であるが，女性の QOL を損なう多彩な症状を呈する。ホルモン的にはエストロゲン依存性の疾患である。子宮腺筋症は子宮筋層内に浸潤性に発育するため，正常筋層との境界が不明瞭である。これは明瞭な境界をもつ子宮筋腫と大きく異なる点である。

子宮腺筋症は 19 世紀後半に初めて病理学的に記載されたが，1920 年代中ごろまでは子宮内膜症との区別があいまいで，1925 年に至って初めて Frankl が adenomyosis という用語を作りだした。その後，内性子宮内膜症と呼ばれた時期もあるが，現代では子宮内膜が子宮筋層内に浸潤した良性の疾患として子宮内膜症とは独立した疾患として認知されている。子宮腺筋症は子宮内膜症と比べ発症年齢が遅く，生殖年齢の終わりのほうに発症する疾患である。疼痛，過多月経など QOL を著しく損なうものの，これまでは子宮全摘術という根治療法が確立しているため大きな問題となることは少なかった。しかしながら，近年の妊娠・出産の高齢化に伴い，妊孕性温存治療の必要性が高まっている。（詳細は，女性腫瘍学「類腫瘍・子宮線筋症」を参照）

▶p.513

H 子宮筋腫

　子宮筋腫は子宮筋層内の平滑筋成分から発生する良性腫瘍で、90〜95％は子宮体部に発生し、残りの5〜10％が子宮頸部に発生する。多発性、単発性のいずれもある。周囲の子宮筋層からは明確に区別される球状の腫瘤として発育する。子宮内膜症、子宮腺筋症と同様にエストロゲン依存性の疾患である。一方で、子宮筋腫の発育にはプロゲステロンも重要であり、この性質をターゲットとした治療薬の開発が進んでいる。症状として過多月経、腫瘤感、月経痛、不妊症などがある。治療には薬物療法、手術療法などがある（詳細は、女性腫瘍学「良性腫瘍・子宮筋腫」を参照）。　▶p.516

3. 生殖器系の治療法

A ホルモン療法

　ホルモン療法の第一の目的は，間脳下垂体系あるいは卵巣などの器質的異常，機能的異常または生理的未熟性，加齢に伴う変化などにより引き起こされた多種多様な徴候，症状の治療にある。このホルモン療法の基本的な手法としては，不足するあるいは欠落するホルモンを直接補う方法と，機能不全のある臓器を刺激賦活化する方法がある。一方，婦人科疾患の治療の目的で，人工的なホルモン過剰状態あるいは欠落状態を引き起こす必要のため，さまざまなホルモン療法を行うことがある。ここでは使用される薬剤，投与方法によりこれらのホルモン療法を整理し，その適応と作用機序，さらに具体的治療方法について述べる。

1 性ステロイドホルモン療法

　エストロゲン estrogen やプロゲスチン progestin* などの性ホルモンの補充は，排卵障害や無排卵の症例，卵巣機能不全による不正出血症例，そして卵巣摘出後症例などに行われる。さらに，閉経後のホルモン補充療法 hormone replacement therapy；HRT として，性ホルモンの投与は広く行われている。

＊：黄体ホルモン（プロゲステロン）は生体内に存在しているが，合成的につくられた黄体ホルモン作用をもつ物質の総称をプロゲスチンとよぶ。

a. プロゲスチン療法

　思春期および更年期における無排卵性機能性出血や，性成熟期の分泌期後期の出血（月経前出血）に対してプロゲスチン製剤の投与が有効である。排卵障害を伴う症例においては，持続的エストロゲン環境 unopposed estrogen に起因する不正出血（破綻出血 estrogen breakthrough bleeding）がしばしばみられるが，プロゲスチン投与により子宮内膜は分泌期となり，止血が得られる。

　また，黄体機能不全 luteal phase defect, luteal insufficiency を伴う不妊症にも使用される。特に生殖補助医療 assisted reproductive technology；ART における，体外受精胚移植 in vitro fertilization-embryo transfer；IVF-ET 時の採卵周期 oocyte pick-up（OPU）cycle には，黄体賦活 luteal support が必須である。

　プロゲスチン製剤（表2-53）としては，注射薬として天然型プロゲステロン progesterone が用いられるほか，カプロン酸ヒドロキシプロゲステロン hydroxyprogesterone capronate がデポ剤として投与される。子宮内避妊システムであるミレーナ®は，レボノルゲストレル levonorgestrel を持続的に放出する。経口剤ではジドロゲステロン dydrogesterone

やノルエチステロン noerthisterone，酢酸クロルマジノン chlormadinone acetate，酢酸メドロキシプロゲステロン medroxyprogesterone acetate（MPA）などのプロゲスチンが用いられる。これに加え，2008年，新規経口プロゲスチンであるジエノゲスト dienogest（ディナゲスト®）が発売された。この製剤は，子宮内膜症治療に対する適応を有している。子宮内膜症患者のうち，加齢・血栓傾向等のため低用量ピルが使用し難い症例や，低用量ピルによる効果が不十分な症例などによい適応である。また GnRH アゴニスト agonist に比較し血中エストラジオールの低下が軽度であるため，更年期症状，骨密度の低下等の低エストロゲンに伴う症状の発現頻度が低く，長期使用が可能である。代表的な副作用として，6割程度に不正性器出血を認め，特に子宮筋腫・子宮腺筋症等の子宮病変を有する患者ではときに大量出血となることがあるため，注意が必要である。不正出血の頻度を減らすための工夫として GnRH アゴニストの前投与，周期的投与法などが試みられている。

b. エストロゲン療法

エストロゲンは，卵巣機能不全による不正出血症例に対し，子宮内膜に対する作用と直接的止血効果の双方を期待して投与される。一方，更年期障害の治療や骨粗鬆症の予防効果を期待し，ホルモン補充療法として，閉経後長期的に用いられる。この場合，子宮内膜癌の発生を予防する目的で，プロゲスチンが併用される（後述）。

エストロゲン製剤（表2-54）として現在用いられるのは，大別してエストラジオールの誘導体 estradiol derivatives とエストリオールの誘導体 etriol derivatives，そして妊馬尿由来の結合型エストロゲン conjugated estrogen；CEE がある。エストリオールの誘導体は，生物活性が比較的弱い。投与経路としては，経口，注射以外にエストラジオールの貼付パッチ剤があり，ホルモン補充療法や ART の際に広く使用されている。

▶p.337

c. エストロゲン−プロゲスチン療法

1）カウフマン療法

カウフマン Kaufmann 療法は，各種排卵障害に対し，正常月経周期の性ホルモン状態に似た環境を作り，周期的な性器出血を起こす治療である。卵巣性排卵障害（高ゴナド

表2-53　プロゲスチン製剤

一般名	商品名	投与経路
プロゲステロン	プロゲストン プロゲホルモン ルテウム	注射
カプロン酸ヒドロキシプロゲステロン	オオホルミンルテウムデポー プロゲデポー	注射
ジドロゲステロン	デュファストン	経口
酢酸メドロキシプロゲステロン	ヒスロン，ヒスロンH プロベラ	経口
酢酸クロルマジノン	ルトラール	経口
ノルエチステロン	ノアルテン	経口
ジエノゲスト	ディナゲスト	経口
レボノルゲストレル	ミレーナ	子宮内

ロピン性）に対しては，排卵誘発目的にも用いる．カウフマン療法の厳密な定義はないが，慣用的には生理的なホルモン作用以上の薬剤を投与するのが本療法であり，一方，ホルモン補充療法は生理的レベル以下の量に留めるもので，両者は区別して用いたほうがよい．従って，カウフマン療法は，本来は補充療法を意図したものではない．エストロゲン投与に続いてエストロゲンとプロゲスチンの双方を投与する．

2）エストロゲン・プロゲスチン合剤周期的投与

さまざまな原因の内分泌異常による子宮内膜からの不正出血の治療，子宮筋腫などの器質的異常を伴わない過多月経の治療として，エストロゲン・プロゲスチン合剤（表2-55）が用いられる．投与により月経が順調になるのみならず，排卵抑制と子宮内膜の増殖抑制により，経血量の減少と月経困難症の軽快が得られる．避妊目的と同様の21日間投与7日間休薬のスケジュールで行われることが多い．合剤のうち含有されているエストロゲンが50μg未満のものが低用量経口避妊薬（低用量ピル）である（表2-56）．近年，

表2-54　エストロゲン製剤

一般名	商品名	投与経路
エストラジオール	ジュリナ エストラーナテープ フェミエスト ル・エストロゲル ディビゲル	経口 経皮
安息香酸エストラジオール	オバホルモン	注射
ジプロピオン酸エストラジオール	オバホルモンデポー	注射
吉草酸エストラジオール	プロギノンデポー ベラニンデポー	注射
結合型エストロゲン	プレマリン	経口
エストリオール	エストリール ホーリン	経口，経腟
トリプロピオン酸エストリオール	エストリールデポー	注射

表2-55　エストロゲン・プロゲスチン合剤（低用量ピルを除く）

CMA：クロルマジノン酢酸エステル chlormadinone acetate, MES：メストラノール mestranol, NET：ノルエチステロン norethisterone, NGT：ノルゲストレル norgestrel, EE：エチニルエストラジオール etynyl estradiol, LNG：レボノルゲストレル levonorgestrel, NETA：酢酸ノルエチステロン norethisterone acetate, E2：エストラジオール estradiol

プロゲスチン (mg)	エストロゲン (mg)	商品名	投与経路
カプロン酸ヒドロキシプロゲステロン (50)	ジプロピオン酸エストラジオール (1)	E・Pホルモンデポー	注射
カプロン酸ヒドロキシプロゲステロン (125)	安息香酸エストラジオール (1)	ルテスデポー	注射
CMA (2)	MES (0.05)	ルテジオン	経口
NET (2)	MES (0.1)	ソフィアC	経口
NET (1)	MES (0.05)	ソフィアA	経口
NGT (0.5)	EE (0.05)	プラノバール	経口
LNG (0.04)	E2 (1)	ウェールナラ	経口
NETA (2.7)	E2 (0.62)	メノエイドコンビパッチ	経皮

子宮内膜症，月経困難症に対する保険適用を有する低用量ピル（ルナベル®，ヤーズ®）がそれぞれ発売され，その使用が広がっている。

3) hormone replacement therapy；HRT

HRTとは，「エストロゲン欠乏に伴う諸症状や疾患の予防や治療を目的に考案された療法で，エストロゲン製剤を投与する治療の総称」と定義される。低エストロゲン環境に起因する閉経後の心血管系疾患の予防や，骨粗鬆症の進行予防，性生活をはじめとする quality of life；QOLの向上を目的として，HRTは広く行われるようになった。しかし，2002年にアメリカのNIHが行ったWomen's Health Initiative；WHIにより，経口のCEE 0.625 mgとMPA 2.5 mgの併用投与で，乳癌や心筋梗塞リスクを上昇させると報告された。これによりそれ以後使用が控えられてきたが，その後WHIデータの見直しが行われた結果，閉経後早期，つまり60歳未満あるいは閉経後10年未満で開始されたHRTは有効であること，また乳癌については少なくとも5年未満の施行であればリスクの上昇はないことが明らかになった。また，投与量，投与経路により，脂質代謝，凝固系への影響を介した動脈硬化リスクが異なることも明らかとなっており，最近では低用量経口エストロゲン製剤や経皮エストロゲン製剤の使用が推奨されている。投与方法としては，子宮のない症例にはエストロゲン単独療法を，子宮を有する症例にはプロゲスチンの併用投与を行う。併用投与する場合には，プロゲスチンを10～12日間併用する周期的投与法と持続併用投与する連続的投与法がある。周期的投与法の場合には，毎月性器出血はあるが，不正出血は少なく，連続的投与法の場合にはその逆である。

d. selective estrogen receptor modulator；SERM

選択的エストロゲン受容体モジュレーター selective estrogen receptor modulator；SERMとは，臓器ごとにエストロゲン作用と抗エストロゲン作用を示す薬剤である。現在臨床応用されているものとして，第1世代のタモキシフェン tamoxifen；TAM，トレミフェン toremifene；TOR，第2世代のラロキシフェン raloxifene；RLX，新規SERMのバゼドキシフェン bazedoxifene；BZAが挙げられる。第1世代は乳癌治療目的に使用

表2-56 低用量ピル

NET：ノルエチステロン norethisterone，EE：エチニルエストラジオール etynyl estradiol，DSG：デソゲストレル desogestrel，DRSP：ドロスピレノン drospirenone，LNG：レボノルゲストレル levonorgestrel

プロゲスチン（mg）	錠数	エストロゲン（mg）	錠数	商品名
（一相性） NET（1）	21	EE（0.035）	21	オーソM21 ルナベル
DSG（0.15）	21	EE（0.03）	21	マーベロン21
DRSP（3）	24	EE（0.02）	24	ヤーズ
（三相性） NET（0.5/0.75/1）	7/7/7	EE（0.035）	21	オーソ777-21
NET（0.5/1/0.5）	7/9/5	EE（0.035）	21	ノリニールT28 シンフェーズT28
LNG （0.05/0.075/0.125）	6/5/10	EE（0.03/0.04/0.03）	6/5/10	アンジュ21，28 トライディオール21，28 トリキュラー21，28

されるが，子宮内膜に対するアゴニスト作用をもち子宮内膜癌のリスクを増加させる．これを解決し，子宮内膜や乳腺に対してはアンタゴニスト作用を，骨に対してはアゴニスト作用を有するSERMが第2世代以降のものである．これらは，骨折予防効果をもち，心血管疾患や乳腺，子宮内膜へのリスクを高めないため，閉経後骨粗鬆症に対し有用な薬剤である．一方，SERMの使用は，下肢痙攣，ホットフラッシュなどの低エストロゲン症状の発現頻度を上昇させる．これを軽減させる新しいHRTとして，SERMにエストロゲンを併用する，tissue selective estrogen complex；TSECの臨床研究が始まっている．

② 排卵誘発法

無排卵あるいは卵胞発育，排卵に機能的異常を伴う症例に対して排卵誘発法 ovulation induction が用いられる．また，黄体機能不全も卵胞発育の異常に起因するものが少なからずあることから，同様に排卵誘発法の適応となる．さらに，生殖補助医療においては，多数の卵を採取する目的で，排卵を有する症例に対しても排卵誘発が行われる．これらの排卵誘発の成績を踏まえ，排卵を有する機能性不妊症例や長期不妊症例に対しても積極的な排卵誘発の有用性が認められている．排卵誘発，特にゴナドトロピン gonadotropin の使用に際しては，卵巣過剰刺激症候群 ovarian hyperstimulation syndrome；OHSSや多胎妊娠の可能性を含め，その利害得失を十分説明後に施行する必要がある．

a. クロミフェン療法

無排卵，卵胞発育不全，黄体機能不全などの症例に対して，クロミフェン clomiphene citrate の投与は広く行われる．クロミフェンは視床下部エストロゲン受容体に対し，内因性エストロゲンと競合的に作用し，negative feedback を阻害しゴナドトロピン放出ホルモン gonadotropin-releasing hormone；GnRH の分泌を増加させる．その結果，下垂体からのゴナドトロピンの分泌を促進させ，排卵を誘発する．従って，内因性エストロゲンレベルが保たれている第1度無月経，または無排卵周期症である視床下部障害または多嚢胞性卵巣症候群 polycystic ovary syndrome；PCOSが適応となる．月経開始後5日目から50〜100mg/日を5日間投与する．副作用として，抗エストロゲン作用により子宮内膜の菲薄化や頸管粘液の産生抑制をきたすため，高い排卵誘発効果に比べ妊娠率は高くない．

b. シクロフェニル療法

シクロフェニル cyclofenil は，弱いエストロゲン作用ときわめて弱い抗エストロゲン作用を併せもつ薬剤である．作用機序としては，間脳視床下部または下垂体に作用し，GnRH，ゴナドトロピンの産生と放出を促進すること，卵巣のゴナドトロピンに対する反応性を増強し，排卵能，ステロイド産生を高めることが報告されている．クロミフェンに比べ排卵誘発効果は弱いため，比較的軽症の視床下部障害，すなわち希発月経，無排卵周期症，第1度無月経（PCOSを除く）などが適応となる．しかし，クロミフェンで認められる子宮内膜の菲薄化や頸管粘液の産生抑制効果がないというメリットがある．

c. ゴナドトロピン療法

　無月経，排卵障害に対する排卵誘発のために，ゴナドトロピン製剤が投与される。ゴナドトロピン製剤には，hMG (human menoposal gonadotropin) 製剤，精製 hMG 製剤（FSH 製剤），遺伝子組換え FSH recombinant FSH (rFSH) 製剤，hCG 製剤がある。

　hMG 製剤は，閉経後女性尿から抽出，精製されたものである。従って FSH と LH の双方を含み，製剤により FSH：LH の含有比が 1：1 のものと 1：0.33 のものとがある。精製 hMG 製剤（FSH 製剤）は，hMG 製剤から特異的に LH 成分を除去したものであり，FSH：LH の含有比が 1：≦ 0.0053 と定められている。このように，hMG 製剤，FSH 製剤，rFSH 製剤は LH 含有量が異なるため，例えば PCOS 症例に対しては LH 含有量の少ない FSH 製剤または rFSH 製剤を用いる，低 LH 血症の症例に対しては hMG 製剤を使用するなど病態に応じた選択が可能である。なお，rFSH 製剤は自己注射製剤であるため，通院の負担を軽減する利点がある。

　hCG 製剤は，妊婦尿から精製されている。recombinant LH または recombinant hCG 製剤は，わが国では未発売である。

　ゴナドトロピン療法の主な問題点は，多数の卵胞発育に伴う多発排卵と多胎発生率の上昇，OHSS の危険性である。適切な適応と薬剤の投与量の至適化が大切である。経腟超音波断層法による卵胞発育の厳密な観察と血中エストラジオールの測定により過剰投与を避ける。PCOS などの OHSS をきたしやすい症例では特に注意が必要である。

1) hMG-hCG (FSH-hCG, rFSH-hCG) 療法

　月経または消退出血の第 3 〜 5 日目から hMG（または FSH，または rFSH）製剤を，筋肉注射または皮下注射で投与する。投与量は，症例により 1 日量 75（rFSH 製剤は 50）〜 300 単位が用いられるが，初回は少量より開始する。連日同量を投与する方法 (fixed dose) が一般的であるが，投与経過中に減量したり (step-down)，増量したり (step-up)，隔日投与とすることもある。また，この方法によっても卵巣の反応不良な症例に対しては，hMG を始めるタイミングでまずクロミフェンを先行させ，それに引き続き hMG 投与を行うクロミフェン-hMG-hCG 療法が有効な場合がある。

　hMG（または FSH，または rFSH）製剤を投与中は，経腟超音波断層法により卵胞発育を観察し，同時に血中エストラジオールを測定する。血中エストラジオールは，成熟卵胞 1 個当たり 150 〜 250 pg/mL の値を示すことが多い。一般に，最大卵胞径が 18 mm 程度に達したところで卵胞が十分成熟したと判断し，hCG を 5,000 〜 10,000 単位投与して排卵を誘起する。

2) hCG 療法

　hCG は，人工的な LH サージを作り排卵を促す目的で用いられる。通常 5,000 〜 10,000 単位の単回注射で用いられ，投与後約 36 時間で排卵が起こる。また，黄体機能不全や GnRH アゴニスト agonist (GnRH アゴニストについては後述) 併用時に，黄体賦活のために投与されることもある。hCG は黄体組織に存在する LH 受容体 LH receptor；LHR を介して，黄体のプロゲステロン産生を促進する。この目的の場合には，黄体期に 1,000 〜 5,000 単位を数回投与する。

3) GnRH アゴニスト-hMG 療法

　生殖補助医療における調節排卵刺激法 controlled ovarian stimulation；COS（hyper を除く）として用いる。ゴナドトロピン療法時の内因性 LH サージを防止する目的で GnRH

アゴニストを併用する．使用方法には，大別して，治療月経周期の前から使用するロング法と月経が開始してから使用するショート法があり，それぞれの特徴がある（詳細は生殖補助医療の項を参照）．　▶p.348

4）hMG-GnRH アンタゴニスト療法

生殖補助医療における調節排卵刺激法として用いる．GnRH アンタゴニスト antagonist に関しては後述する．ゴナドトロピン療法時の内因性 LH サージを防止する目的で GnRH アンタゴニストを併用する．GnRH アンタゴニストの投与法には固定日投与法と flexible 投与法があり，前者では hMG 投与 6〜7 日目に，後者では最大卵胞径が 14〜15mm に達した時点で，GnRH アンタゴニスト投与を開始する（詳細は生殖補助医療の項を参照）．　▶p.349

③ その他

a. GnRH アナログ療法

GnRH アナログ analogue とは，デカペプチド（アミノ酸 10 個からなる蛋白）である GnRH の一部のアミノ酸を置換した類似の物質の総称である．レセプターと結合して，本来の GnRH と同等，あるいはより強い作用を示す GnRH アゴニストと，レセプターに結合して GnRH の作用に拮抗する GnRH アンタゴニストがある．

1）GnRH アゴニスト療法

GnRH アゴニストは，GnRH に比べ分解が遅く，またレセプターへの結合性も強い．GnRH アゴニストを投与すると，投与初期にはその GnRH 作用が現れ，下垂体から一過性のゴナドトロピン分泌亢進（flare-up）がみられる．さらに投与を継続すると，下垂体前葉の GnRH に対するレセプターの減少（down-regulation）と，この機序以外にも細胞内伝達経路への影響等によるゴナドトロピン分泌の抑制が現れる．ゴナドトロピン細胞の GnRH に対する反応性が低下している状態を脱感作（desensitization）という．GnRH アゴニストの臨床作用は，排卵誘発の際のショート法のように flare-up を利用したもの以外は，すべてこの脱感作作用を利用した性腺機能抑制によるものである．投与経路は，点鼻スプレーによる方法と注射剤がある．前者は簡便で調節性があるが，経鼻吸収の個人差の問題がある．後者は月 1 回投与により十分な効果が得られる利点があるが，調節性がない．GnRH アゴニストの性腺機能抑制効果は非常に強いため，長期投与においては低エストロゲンによる更年期症状や骨量減少作用が問題となる．これを軽減するため，GnRH アゴニストとエストロゲン製剤または SERM を同時に投与する add back 療法，GnRH アゴニストの投与間隔を長くする intermittent 療法などの投与法の工夫が行われている．

GnRH アゴニストは，子宮内膜症 endometriosis，子宮筋腫 uterine leiomyoma，特発性思春期早発症の治療に用いられる．生殖補助医療における調節排卵刺激での使用については，排卵誘発法の項で前述した．

子宮内膜症に対する GnRH アゴニストの投与は，排卵抑制，エストロゲン産生抑制による子宮内膜症組織の萎縮などを介して効果を発揮する．病巣の縮小，疼痛症状の改善に効果的である．

子宮筋腫はエストロゲン依存性良性腫瘍であるため，GnRH アゴニスト投与により月経関連症状の改善を認めるのみでなく，筋腫自体の縮小が得られる．閉経直前の症例では，本剤により手術を回避しうることもある．また術前投与により，手術までに過多月経等に

伴う貧血を改善させ，かつ病巣の縮小化による手術操作を容易にすることが可能である。しかし，粘膜下筋腫では，GnRHアゴニスト投与により出血コントロールが困難となることもあり，十分な注意が必要である。

特発性思春期早発症に対し，GnRHアゴニスト投与により，下垂体からのゴナドトロピン分泌は抑制され，骨端線閉鎖などを含めほぼすべての症状が抑えられる。

2）GnRHアンタゴニスト療法

GnRHアンタゴニストはGnRHレセプターへの競合阻害により，その機能の抑制が起こる。投与直後よりゴナドトロピン分泌抑制作用がみられ，それに伴い性ステロイドホルモン分泌も抑制される。そのため，投与直後のflare-upがなく速効性に優れること，また投与中止直後も内因性のGnRHに対する反応性が保たれており，調節性に優れることが利点として挙げられる。投与経路は注射剤である。

GnRHアンタゴニストは，現在わが国では生殖補助医療における調節排卵刺激時に用いる。使用法については，排卵誘発法の項で前述した。 ▶p.348

b. ダナゾール療法

ダナゾールdanazolは，17α-エチニルテストステロンethinyl testosterone（エチステロンethisterone）の誘導体で，子宮内膜症や乳腺症の治療に用いられる。この薬剤の作用機序は，当初，視床下部下垂体系の抑制によりゴナドトロピン分泌が減少されるためとされていた。しかし，ヒトの常用量ではFSHおよびLH基礎値への影響はわずかで，むしろ卵巣ステロイドホルモン合成に関与する酵素（17α-ヒドロキシラーゼhydroxylase，17β-ヒドロキシステロイドデヒドロゲナーゼhydroxysteroid dehydrogenase，3β-ヒドロキシデヒドロゲナーゼhydroxydehydrogenase等）の抑制が，この薬剤の効果に関与すると考えられている。しかし，ダナゾール投与後も血中エストロゲンは完全に低下するわけではなく，子宮内膜症組織に対する直接作用も有すると考えられている。ダナゾールはanabolicな作用を有するため，体重増加，浮腫などの副作用を伴うことがあり，肝機能異常や脂質代謝異常とともに投与中留意すべきである。子宮内膜症に対しては，200〜400mg/日が経口投与される。

B リプロダクティブサージェリー

① リプロダクティブサージェリーとは

リプロダクティブサージェリーは妊孕性の保持，改善のために行われる手術の総称である。きわめて広義には避妊手術も含む。主たる対象疾患は子宮内膜症，子宮筋腫，卵管癒着，卵管閉塞，子宮奇形，子宮腔内癒着などである。妊孕性を重視するため，腹腔鏡下手術，子宮鏡下手術といった低侵襲で術後の癒着が少ない手技が優先される。リプロダクティブサージェリーを施行する際は，術後の機能を少しでも向上させるべく種々の注意が必要である。子宮や卵巣といった臓器を愛護的に扱い機能障害をきたさないようにしなければならない。また，妊孕性の保持，改善には生殖補助医療と手術を集学的に組み合わせた治療を行う必要がある。このため，治療の計画を立てる段階から患者ごとに，治療におけるリプロダクティブサージェリーの位置付けを意識する必要がある。たとえば，卵管留水症

が存在する場合，卵管を開口・形成して自然の妊娠を目指すのか，卵管を摘出して体外受精の成績向上を図るのかなど，個々の患者ごとの背景と術中の所見を組み合せて総合的に判断することが要求される。よって，リプロダクティブサージェリーを行うに当たっては，幅広い生殖医学の知識を習得しておかなければならない（各手術の詳細は「婦人科疾患の手術療法」の項を参照）。　▶p.734

② 子宮に対する手術

a. 子宮筋腫

粘膜下筋腫と内腔の変形を伴う筋層内筋腫は不妊の原因となる。よって，これらは不妊症の患者において手術の適応となる。内腔の変形のない筋層内筋腫も大きなものは不妊の原因となるため，ほかに不妊の原因が認められない場合は手術を考慮する。粘膜下筋腫は大きさが3cm程度以下で内腔へ突出しているものは子宮鏡下切除術を行う。それ以外の粘膜下筋腫は腹腔鏡下に核出する。筋層内筋腫は腹腔鏡下筋腫核出術，もしくは開腹での筋腫核出術を行う。創部にはヒアルロン酸ナトリウム・カルボキシメチルセルロース（セプラフィルム）や酸化再生セルロース膜（インターシード）を貼付して術後癒着を防止する。創部が子宮筋の全層に及んだ場合，分娩は帝王切開とする。

b. 子宮腺筋症

子宮腺筋症そのものが不妊症の原因となることは少ないとされているが，疼痛などの理由で子宮腺筋症の病巣切除術を行うことがある。子宮腺筋症は病巣と正常筋層の境界が不明瞭なため病巣のみを切除することは困難であり，手術の施行には高度の技術を要する。子宮腺筋症の病巣切除術後の妊娠では少なくとも1割程度に妊娠中の子宮破裂が起きる可能性がある。一般に病巣切除術後の再発の可能性は高い。

c. 子宮内膜ポリープ

明らかなエビデンスには乏しいが子宮内膜ポリープは不妊の原因になりえると考えられている。一方で，子宮内膜ポリープには自然に消失するものもある。よって，自然には消失せず，不妊の原因になっていると考えられる子宮内膜ポリープに対し子宮鏡下子宮内膜ポリープ切除術を行う。

d. 中隔子宮

中隔子宮は習慣流産の原因となる。手術は開腹による方法と子宮鏡による方法があるが，現在では侵襲の少ない子宮鏡下中隔切除術が主流である。

e. 子宮腔内癒着症（Asherman症候群）

子宮腔内癒着症は不妊の原因となる。子宮鏡下に癒着剝離術を施行する。

f. 内腔を有する非交通性の副角子宮

月経血が貯留して子宮留血症となると激しい月経痛などの症状を呈する。子宮内膜症を伴いやすく，理由として月経血の卵管を介した逆流が増加するためと考えられる。腹腔鏡

343

下もしくは開腹で非交通性の副角子宮を摘出する。

g. 子宮頸部無形性を伴う腟閉鎖

子宮頸部無形性を伴う腟閉鎖で，機能性の子宮体部が存在する場合，子宮体部を温存して腟形成を行うことは困難である。頸管腺が存在しないため頸管粘液の産生がなく，子宮体部への感染の可能性が高くなる。標準術式はなく，いくつかの方法が試みられている。妊娠・出産の報告例もきわめて少ない。

h. ロキタンスキー症候群

いくつかの造腟術の方法がある。低侵襲性においては腹膜を利用した腹腔鏡下造腟術が優れているが，術後に性交渉がないと再狭窄をきたしやすい。

③ 卵管に対する手術

a. 卵管近位部閉塞（卵管間質部から峡部にかけての閉塞）

以前は開腹でのマイクロサージェリーにより閉塞部を切除し端端吻合する手術が行われていたが，近年では卵管鏡下卵管形成術が主流である。

b. 卵管遠位部閉塞

卵管遠位部閉塞として，卵管采そのものはほぼ保たれているが周囲の癒着に埋もれている場合と，卵管采そのものが閉塞している場合がある。前者の場合は癒着剥離のみで卵管采が解放されて閉塞が解除される場合が多い。後者の場合は卵管閉塞部の最も薄い部分から切開を加えて閉塞を解除し，さらに再閉塞をなるべく少なくするように卵管を形成する。体外受精・胚移植を前提とする場合は，卵管留水症が着床障害を惹起することがあるため，卵管摘出術の適応となりえる。

c. 卵管癒着

不妊の原因と考えられる卵管癒着に対しては，腹腔鏡下癒着剥離術を行う。癒着の程度が激しく手術が困難な場合は卵管機能の回復が難しい。よって，腹腔鏡下に剥離できないような癒着は一般に手術の適応とならない。

d. 卵管妊娠

卵管妊娠に対しては，卵管を温存する腹腔鏡下卵管線状切開術と卵管を摘出する腹腔鏡下卵管切除術がある。腹腔鏡下線状切開術は一般に，腹腔鏡下手術の条件を満たし，かつ，挙児希望，病巣の大きさが5cm未満，血中hCG値が10,000IU/L以下，初回卵管妊娠，胎児心拍のないもの，未破裂，のすべてを満たすものが適応となる。また，腹腔鏡下卵管線状切開術の場合，全症例の5％程度の割合で残存胎児組織によるhCG高値の持続persistent trophoblastや再出血が起こりうる。さらに，温存しえた卵管に異所性妊娠を繰り返すことが多い。

④ 卵巣に対する手術

a. 多嚢胞性卵巣

多嚢胞性卵巣に対して，腹腔鏡下卵巣多孔術による治療はかなりの高率に排卵周期を回復させる．ただし，数カ月〜数年で再び無排卵となることも少なくないため挙児希望を前提として手術を行うことが望ましい．

b. 良性卵巣嚢腫

将来的な挙児希望がある場合，良性卵巣嚢腫に対しては原則として腹腔鏡下手術で嚢腫摘出術を行う．10 cm 以上の大きなものに対しては腹壁に数 cm の小切開を加えて腹腔鏡補助下の摘出術とすることがある．癒着が激しいなど特別な理由がある場合は開腹手術とする．

c. 子宮内膜症性卵巣嚢胞

良性卵巣嚢腫と同様に腹腔鏡下で摘出術を行う．ほかの卵巣嚢腫摘出術に比較して手術後の卵巣予備能が低下しやすい．再発しやすいが，低用量エストロゲン・プロゲスチン製剤の投与により再発が予防できる．

C 生殖補助医療

配偶子を人為的に操作して受精させ，妊娠に至らしめる一連の生殖補助医療技術を assisted reproductive technology；ART と総称するが，近年その進歩には目覚ましいものがあり，現在の不妊症診療においては最高次治療としての位置付けを確立した感がある．ART は，歴史的には 1779 年にイギリスの Hunter が尿道下裂のある射精障害患者に応用した夫精子人工授精（AIH）に始まるが，1978 年にイギリスにおいて Edwards と Steptoe が体外受精・胚移植による妊娠分娩例を世界で初めて報告したことにより脚光を浴びることになった．Edwards はその功績により 2011 年度のノーベル医学生理学賞を受賞している．その後，配偶子卵管内移植，胚凍結保存，顕微授精などの新しい技術が開発されてきた（表 2-57）．わが国では，1993 年に IVF-ET による最初の児が誕生した．ART の実施に当たっては日本産科婦人科学会に登録することが必要であり，同学会では適宜会告の形で ART の実施における必要な要件を公表している．これによると，法律上の夫婦間にのみ IVF-ET の臨床応用の実施を認め，臨床実施の各施設に対して報告を義務化した．わが国における ART 登録施設数は 586 に及び，年間 45,646 の妊娠が成立し，31,175 の生産分娩数を数えるに至っている（いずれも 2011 年度全国統計）．しかし，全施設中 230 施設（39.2％：無回答ならびに不実施施設を含む）が全治療周期数 100 以下であり，施設間の実施数に大きな隔たりが生じているのが現状である．また，ART の発展とともに生殖医学の基礎研究及び不妊治療が画期的な飛躍を遂げた一方で，倫理面を含め従来は想定されなかった状況も多々生じてきており，その解決のために医学者，科学者，宗教家，法律家等の間での議論が不可欠なものとなっている．また ART はもともとは不妊治療を目的としていたが，現在ではその範疇にとどまらず，着床前診断や担癌患者の妊孕性温存（oncofertility），あるいは再生医療の基礎技術として応用されるに至っている．

以下，各生殖技術の適応，実施法および臨床成績のまとめ，ARTの問題点について述べる。

1 体外受精—胚移植 in vitro fertilization and embryo transfer; IVF-ET

a. 適応

1) 卵管性不妊

①卵管炎，子宮内膜症，異所性妊娠，あるいは既往骨盤内手術などの結果，両側卵管が閉塞したり切除された症例。

②卵管周囲癒着が原因で，排卵された卵子をピックアップできない症例。

2) 男性不妊

①乏精子症・精子無力症などの症例で，精液洗浄濃縮法によるAIHを5～6回以上反復しても妊娠に至らない症例。

②無精子症で，精巣あるいは精巣上体から精子が回収できた症例。

3) 免疫性不妊

女性側に抗精子抗体（精子不動化抗体）が産生されている症例。この際，用いる培養液に患者血清を添加しないことが肝要である。

4) 子宮内膜症

子宮内膜症患者において，卵管の器質的異常をきたすような重症例のみでなく，卵管の疎通性は保たれているが，卵管・卵巣を含めた腹腔内環境の機能的障害によると考えられる不妊症例がみられる。このような場合に適応となるが，子宮内膜症が単独で適応となる訳ではなく，卵管因子あるいは原因不明不妊の形での適応となる。

5) 原因不明不妊

①狭義には，男女とも不妊因子検索により異常を認めないのにもかかわらず，通常の夫婦生活で妊娠しない症例を指す（女性に対する腹腔鏡検査を含む）。一般的には軽度卵巣刺激やAIHを数回行ったうえで妊娠に至らなかった段階で適応となる。

表2-57 世界および日本におけるARTの動き

1978年	世界初のIVF-ETによる妊娠・分娩に成功	〔イギリス：Edwards, Steptoe〕
1983年	日本初のIVF-ETによる妊娠・分娩に成功	〔鈴木雅州ら〕
1983年	世界初の凍結受精卵（胚）による妊娠・分娩に成功	〔オーストラリア：Trounsonら〕
1984年	世界初のGIFTによる妊娠・分娩に成功	〔アメリカ：Aschら〕
1992年	世界初のICSIによる妊娠・分娩に成功	〔ベルギー：Palermoら〕
1994年	日本初のICSIによる妊娠・分娩に成功	〔星和彦ら〕
1995年	世界初のTESE-ICSIによる妊娠・分娩に成功	〔ベルギー：Devroeyら〕

図2-127 ARTの各過程

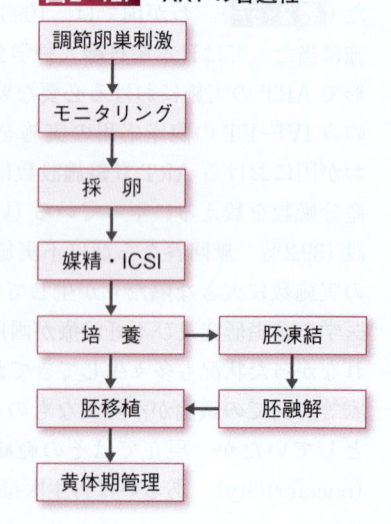

調節卵巣刺激 → モニタリング → 採卵 → 媒精・ICSI → 培養 → 胚移植 → 黄体期管理

培養 → 胚凍結 → 胚融解 → 胚移植

②広義には，不妊因子が同定され，これに対する適切と考えられる治療が十分に行われた（例えば軽度男性因子に対するAIHや卵管因子に対する腹腔鏡下手術による環境改善）にもかかわらず妊娠しない症例を指す。

③最近では，女性の初婚年齢の上昇とも相まって不妊症患者年齢も上昇しているが，おそらくは卵子の質的低下によると考えられる原因不明不妊症例が増加している。このような状況下では女性年齢に留意して，低次治療が結果的に時間の浪費となることがないよう，早い段階からARTを行うことが必要となる。

b. 方法

ARTにおける手技は，卵巣刺激－卵胞発育モニタリング－採卵－媒精・培養－（胚凍結・融解）－胚移植－黄体期管理の各過程に分けられる（図2-127）。以下にそれぞれについて詳述する。

1）卵巣刺激

①自然周期法：1978年世界初の体外受精児は自然周期下採卵により誕生している。現在では，多発卵胞発育が期待できるケースであっても意図的に無刺激でいく場合と，卵巣刺激によっても複数の卵胞発育が期待できないケースに行う場合とがある。生理的で卵巣過剰刺激症候群 ovarian hyperstimulation syndrome；OHSS のリスクはないが，得られる卵は通常1個であり妊娠率は低い。

②調節卵巣刺激法：ARTにおける調節卵巣刺激 controlled ovarian stimulation；COSの目的は複数個の卵を獲得することである。そのために，卵胞期初期に卵胞のselectionの始まる前に排卵誘発剤の投与を開始する必要がある。通常は，月経あるいは消退出血の2～3日目からCOSを開始する。

　ⅰ）使用薬剤：排卵誘発剤（クエン酸クロミフェン clomiphene citrate；CC，ゴナドトロピン製剤）のいずれも目的に即した形で使用される。CCは抗エストロゲン作用に基づく内因性ゴナドトロピン分泌増加により多発卵胞発育を誘起するが，一般にその効果は中程度であり，mild stimulation 法に用いられる。ゴナドトロピン製剤には卵胞発育の根幹をなすFSH製剤（尿由来と遺伝子組み換え製剤 human recombinant FSH；hrFSHとがある）とLH成分も併せもつ human menopausal gonadotropin；hMG製剤（現在の製剤はすべて尿由来）とがある。ゴナドトロピン製剤は直接卵胞に作用するため，投与量や投与日数により刺激効果には差が生じる。通常150～300［多嚢胞性卵巣症候群（PCOS）では100］IU/日の連日投与を行う。なお，LH成分含有の必要性については賛否両論があるが，重度の hypothalamic hypogonadism 症例でなければLHの有無にかかわらず治療成績に大きな差はみられないようである。

　　その他，aromatase inhibitor（letrozole など）がCCと同様の形で用いられることもあるが，わが国において排卵誘発や卵巣刺激の適応は得られていない。また，長期持続型ゴナドトロピン製剤も海外では市販されているが，わが国においては未発売である。

　ⅱ）GnRH agonist-FSH/hMG-hCG法：GnRHアゴニストは二相性の作用をもつ。投与初期にはflare up現象とよばれるゴナドトロピン受容体のup regulationにより一過性に下垂体からゴナドトロピンを放出させる作用がある。引き続いて起こる脱

感作 down regulation により下垂体からゴナドトロピンの放出が抑制され，二次的に卵巣機能が抑制される．体外受精施行時の卵巣刺激には，flare up 現象か脱感作のいずれかあるいは両者を期待して FSH/hMG-hCG と併用され，long protocol と short protocol とに大別される．

Long protocol の本質は，ゴナドトロピン製剤による卵巣刺激が開始される段階ですでに GnRH アゴニストの脱感作作用により下垂体機能が抑制されている点で，これにより premature LH surge ひいては早発排卵を予防し，採卵のキャンセル率を低下させる．

GnRH アゴニストを開始する時期としては，前周期の黄体期中期から hCG 切り替えまで投与する場合（図2-128a）と，卵胞期初期から GnRH アゴニストを2週間以上投与し血中エストラジオール（E2）が低値（30 pg/mL 以下）になったことを確認した後にゴナドトロピン製剤投与を開始する場合（図2-128b）とがある．一方 short protocol では月経または消退出血開始直後より GnRH アゴニストが開始され，卵胞期初期には flare up 現象による卵胞の recruitment を促し，その後は下垂体の down regulation により premature LH surge を予防する．本法はいわば GnRH アゴニストの二相性作用をともに利用する卵

図2-128 卵巣刺激のプロトコール

a GnRH アゴニスト/ロング法〔前周期黄体期中期から開始〕

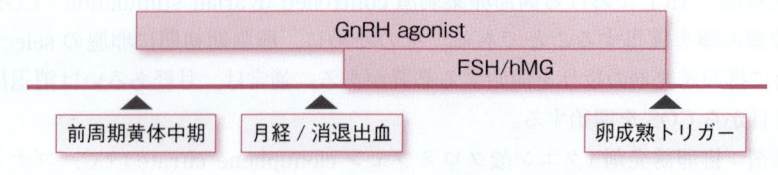

b GnRH アゴニスト/ロング法〔月経/消退出血時から開始〕

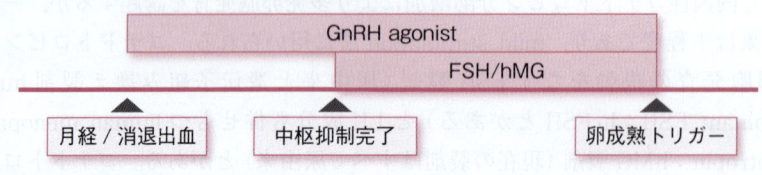

c GnRH アゴニスト/ショート法

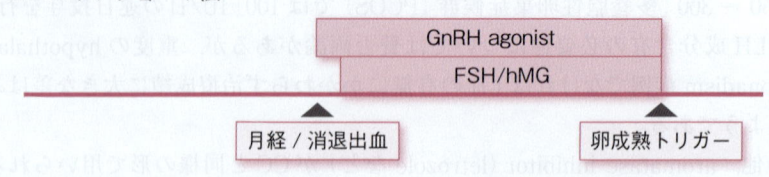

d GnRH アンタゴニスト法

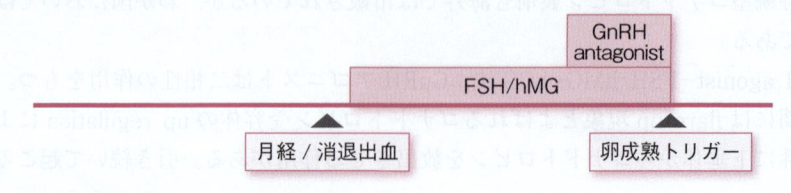

巣刺激法である（図2-128c）。一般的には poor responder に用いられる。

　各々の方法のバリエーションとして，GnRH アゴニストを 2～3 カ月の長期にわたり使用する ultra long protocol と，卵胞期初期 3～4 日間のみ使用する ultra short protocol とがある。前者は単に下垂体機能の抑制により premature LH surge を予防ためだけではなく，基礎疾患として子宮内膜症などが存在する際にその病勢の減弱化をも目的とする場合に用いる。発育卵胞数や採卵数は少なくなる傾向にあるので適応症例は慎重に選択する必要がある。後者は flare up 現象による卵胞の recruitment 促進のみを目的とした方法であるが，permature LH surge を抑制しないため管理が煩雑となり，現在用いられることは少ない。

　GnRH アゴニストを用いる卵巣刺激法では，ultra short protocol を除き，oocyte maturation trigger として hCG が必要である。また long protocol では，ゴナドトロピン製剤投与量が多くなり，また投与期間が長くなる。一方 short protocol では発育卵胞のサイズがばらつきやすく，また下垂体の down regulation が十分に起こる前に卵胞が発育した際には premature LH surge を予防できない症例も散見される。

iii）GnRH antagonist-FSH/hMG-hCG/GnRH agonist 法（図2-128d）：GnRH アゴニストと異なり，GnRH アンタゴニストは flare up 現象を起こすことなく，下垂体ゴナドトロピン受容体レベルで競合阻害により内因性ゴナドトロピン分泌を抑制するのが特徴的作用である。したがって投与開始直後から作用を発揮する。月経または消退出血開始 2～3 日目よりゴナドトロピン製剤投与を開始し，主席卵胞が 14～15 mm に達した段階で GnRH アンタゴニスト（ganirelix または cetrorelix 0.25 mg/日）をゴナドトロピン製剤と並行して連日投与する。この際，ゴナドトロピン製剤は LH 含有のもの（hMG）を使用すべきであるとする意見もあるが，少なくとも妊娠率をエンドポイントとする限り，その有用性を支持するエビデンスは見当たらない。なお GnRH アンタゴニスト法では，oocyte maturation trigger として hCG のみならず GnRH アゴニストも使用可能である。

iv）Mild stimulation 法：CC 単独，CC-FSH/hMG あるいは FSH/hMG を低用量・低頻度に用いる卵巣刺激を基調とし，明確な定義はないものの，採卵数が 7 個以下となる卵巣刺激法を指す。ちょうど自然周期法と GnRH アゴニスト法および GnRH アンタゴニスト法の中間に位置する方法であり，採卵数を full stimulation に比して抑える代わりに OHSS などの副作用を軽減することを目的とする。通常下垂体の down regulation は起こさないため，premature LH surge 予防のため慎重なモニタリングを必要とする。

v）各卵巣刺激法の特徴と適応：ART 治療の本質は，高い治療効果（＝妊娠率）と副作用の程度および頻度の低減化である。前者に関しては日本産科婦人科学会の年次統計によると，35 歳までの若年患者では対治療周期数でも対胚移植周期数でも，方法間で妊娠率に大きな差異はみられない。一方で 35 歳以上になると対胚移植周期数では差は少ないものの，対治療周期数では自然周期法＜ mild stimulation 法＜ full stimulation 法の順に成績の向上が認められる（図2-129a, b）。これはすなわち年齢の上昇に伴い，少ない採卵数では妊娠に結びつく質をもつ卵子の獲得率が低下してくることを意味する。一方で年齢の上昇に伴い，OHSS の発症頻度や程度は減少する傾向にあり，治療戦略を立てるうえで重要なポイントとなる。もっとも，

高齢のため卵巣刺激に対する反応性が不良な患者では，やみくもに full stimulation を行うのではなく，自然周期法や mild stimulation 法を用いるほうがバランス的に優れる。

GnRH アゴニスト法と GnRH アンタゴニスト法の比較では，後者のほうが卵巣刺激の期間は短くゴナドトロピン製剤総投与量は少なくなるため，患者の負担は軽減するが，妊娠率での比較では前者が同等以上の成績を上げている。また，PCOS 症例においては OHSS 発症リスクが高いため，GnRH アンタゴニスト法のもとゴナドトロピン製剤は FSH を使用し，さらに oocyte maturation trigger として GnRH アゴニストを用いることが推奨される。

2) 卵胞発育モニタリング

IVF-ET を成功させるためには，十分に成熟した卵を多数採取することが重要である。しかし，卵の成熟度を体外から直接評価する方法はないので，適宜卵胞発育モニタリングを行う必要がある。卵巣刺激は平均 10 日間を要するが，以下の検査を数日に 1 回（全経過中で 3 〜 4 回）行うことにより採卵時期を決定していく。

図 2-129 卵巣刺激法別／年齢別妊娠率〔2007 〜 2011 日本産科婦人科学会〕
a 治療周期当たり

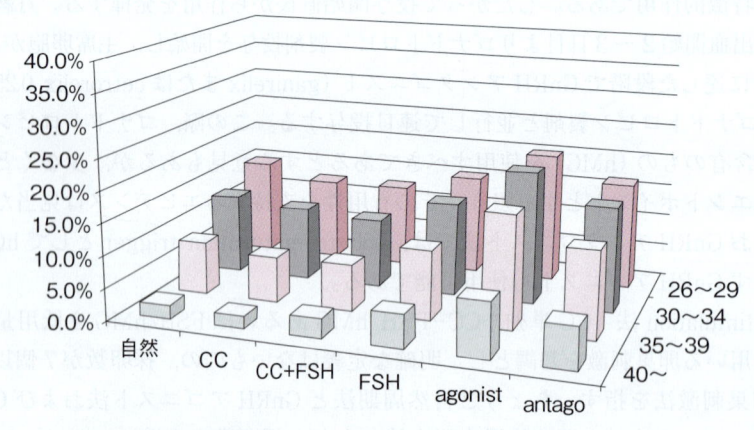

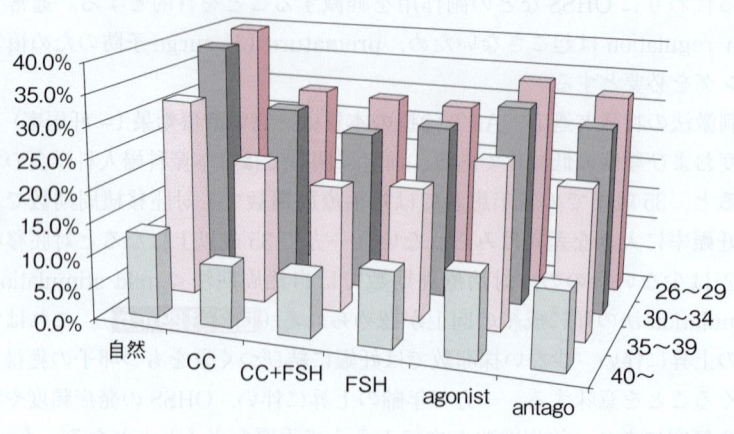

b 移植周期当たり

（2007 〜 2011 日本産科婦人科学会）

①経腟的超音波断層法による計測：卵胞径のほか，卵胞の個数，子宮内膜の厚さなどを参考にする．一般的には，大きさが上位2個の平均卵胞径が17〜18mm以上に到達した時点でゴナドトロピン製剤投与を中止し，hCG 10,000IUまたは適応がある場合はGnRHアゴニスト（酢酸ブセレリン点鼻薬を300〜600μg）を投与する．このとき子宮内膜の厚さは通常約10mm以上に達している．

②血中E2値：卵胞の成熟に伴い血中E2値が上昇する．自然排卵周期ではLHサージの2〜3日前から急増して200〜500pg/mLまで，卵巣刺激周期では成熟卵胞1個当たり250〜300pg/mLに増加し，full stimulationを行った症例では血中E2値は3,000〜5,000pg/mLに達することもある．本測定は卵胞発育判定の補助になるが，測定後短時間（理想的には1〜2時間以内）で結果を確認できる体制が必要であり，また経腟的超音波断層法による卵胞径計測を単独で行った場合と比べ，有用性は特に向上しないとの報告がある．

③血中・尿中LH値：自然周期法，mild stimulation法，GnRHアゴニスト法のultra short protocolにおいてLHサージを予測するために，卵胞発育が進んできた段階（＝血中E2値が急激に上昇している状態）でE2と併せて検査する．LHサージは排卵の36〜42時間前に起きるとされているが，個人差が大きい．実際には，LHサージの開始前にoocyte maturation triggerを行うが，もしLHサージが認められたら直ちにhCGを投与し，通常より早い段階での採卵を試みる必要もある．

3）採卵（図2-130）

腹腔内に存在する卵巣から卵子を回収するには，いずれかの経路から穿刺操作を行って卵胞に到達する必要がある．初期には腹腔鏡下で卵巣を観察しつつ経腹的に採卵が行われていたが，現在では経腟超音波下採卵法が一般的である．また，卵巣が癒着などにより変位して経腟的にアプローチが困難な場合には，経腹超音波下採卵を行うこともある．いずれの場合もoocyte maturation triggerの34〜36時間後に採卵する．

図2-130　経腟超音波採卵の模式図

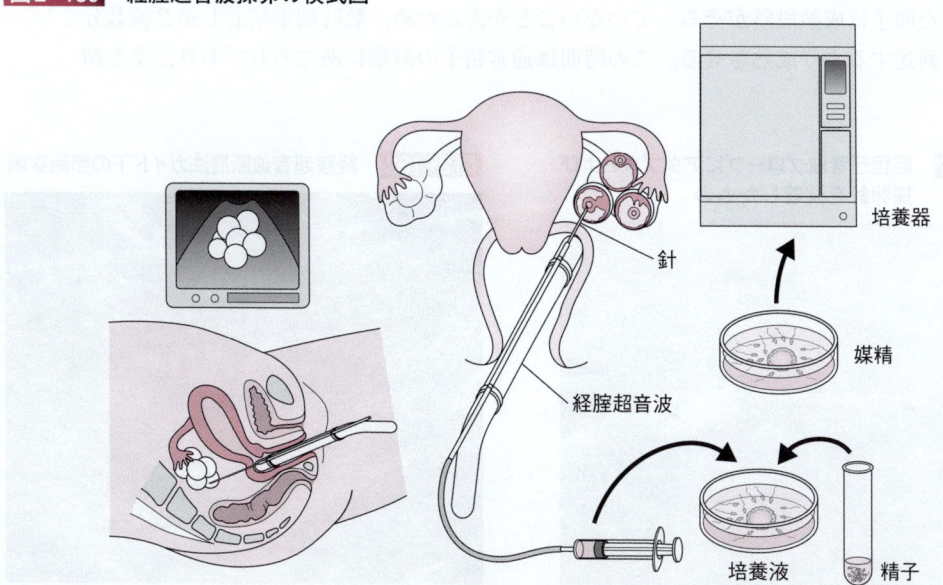

II. 不妊・生殖内分泌

患者に砕石位をとらせて麻酔を行う。通常静脈麻酔（ケタミンあるいはプロポフォール）下に行うが，卵胞数が少なく患者が許容できる場合には局所麻酔下に行うことも可能である。具体的には穿刺を行う付近の腟壁表面に，1％キシロカインを数 mL 浸潤麻酔する。引き続き腟内腔を洗浄する。この際，卵子への毒性を考慮して消毒液は用いず，ガーゼで分泌物を拭い取った後に，滅菌蒸留水または生理食塩水で内腔全体をまんべんなく洗い流すようにする。

次いで，経腟プローベに滅菌プローベカバーを被せ，さらにプローベ固有の穿刺針用アタッチメントを装着し，17～20Gの専用穿刺針を用いて超音波ガイド化に卵胞を穿刺し，卵胞液を吸引する（図2-131）（図2-132）。吸引後適宜，洗浄用培養液を少量卵胞内に注入し，再度吸引する（卵胞内洗浄）。卵胞液ないし洗浄液は直ちにクリーンベンチ内の培養皿に移し，実体顕微鏡下で卵細胞の有無および性状を確認する。数回培養液で洗浄後，卵細胞を入れた培養皿を3種混合ガス（5％ CO_2，5％ O_2，90％ N_2）で充満したインキュベータ中に移す。現在培養液は市販されているものを用いるのが一般的である。経腟採卵の合併症として血管損傷や腸管損傷などが報告されているが，超音波モニター下に穿刺針の先端位置に十分留意し，組織に針を穿刺した状態でプローベをむやみに動かさないなどの点に注意して手技を行えば，こうした合併症は未然に防ぎうる。腟円蓋穿刺部からの静脈性出血は，ペアン鉗子で1～2分間挟鉗するかガーゼ圧迫するかで，通常止血しうる。患者は麻酔覚醒と全身状態の安定を確認したうえで，採卵当日に帰宅する。

4）媒精・培養
①精子液の調整

媒精には通常当日採取した新鮮精液を用いるが，それが得られない場合には事前に凍結保存しておいた精液を用いることもある。採精に当たっては2～7日間の禁欲期間をおき用手法で採取する。精液は液化後に性状検査を行い，良好精子の選別を行う。単純な遠心操作は精子にダメージを与えるため，密度勾配遠心分離法と swim up 法とを併用するとよい。最終的に回収された精子の所見に応じて媒精方法（体外受精・顕微授精）を決定する。

②前培養

採取した卵子は成熟段階がそろっていないことがあるため，数時間前培養し第2減数分裂中期に到達するよう成熟させる。この時間は通常精子の調整にあてられており，また精

図2-131 経腟超音波プローブにアダプタおよび採卵針を装着したもの

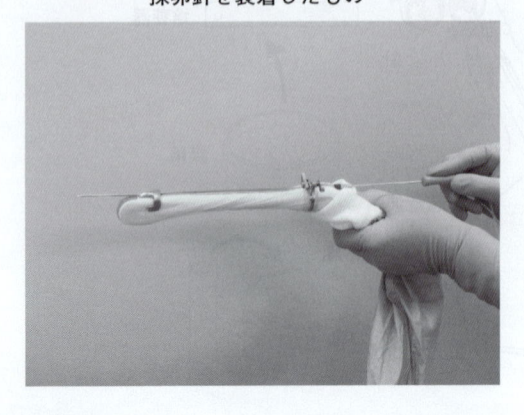

図2-132 経腟超音波断層法ガイド下の卵胞穿刺

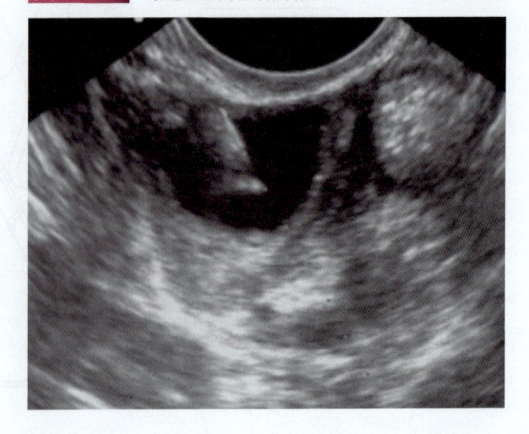

子自身も処理中に受精能の獲得が起こると考えられる。
③媒精
　ⅰ）体外受精 conventional IVF；cIVF
　　前培養が終了した卵子に同様に前培養した精子を添加する。最終精子濃度は，運動性良好で特に前進運動する精子のみで $1〜2×10^5$/mL に調整する。濃度が高すぎると多精子受精現象が生じやすくなる。
　ⅱ）顕微授精（microinsemination）
　　精子所見が不良（運動良好精子数が少ない）の場合には，cIVF を行っても十分な受精率が得られないため，顕微授精を選択する。顕微授精とは顕微鏡下でマイクロマニピュレーターを使って，卵子と精子を操作して人工的に受精しやすい環境をつくったり，強制的に受精を生起させたりすることをいう。顕微授精の方式には，透明帯開孔法 zona drilling；ZD および partial zona dissection；PZD，囲卵腔内精子注入法 subzonal insertion；SUZI，卵細胞質内精子注入法 intracytoplasmic sperm injection；ICSI があるが，現在用いられるのは 1992 年にベルギーの Palermo らにより初めて臨床応用された ICSI のみであるといっても過言ではない。本手技の要点は以下の通りである。

(1) 機器の設置：図2-133 のように倒立顕微鏡，マイクロインジェクタ，マイクロマニピュレーター，卵保持用および精子注入用マイクロピペットを設置する。
(2) 卵の処理：前培養後の卵子を hyaluronidase 溶液（recombinant hyaluronidase 40U/mL）中で素早く（30秒以内）ピペッティングし卵丘細胞を除去する。この裸化卵となった段階で成熟段階が判別でき，成熟（MⅡ）卵のみを選別し手技を行うまで培養液中に置く。
(3) ICSIの手技（図2-134a, b, c）：手技の直前に，7% polyvinylpyrolidone（PVP）溶液中に精子を浮遊させる。粘稠度の高いPVPを使用することにより，精子の運動を抑制し，さらに精子の吸引・排出というピペット操作を容易にする。次いで注入用マイクロピペットを用いて，精子浮遊PVP液中の対象運動精子1匹の中片部に近い尾部を圧挫し，細胞膜を損傷して不動化した後に尾部から吸引する。その後，裸化卵1個をインキュベータからチャンバー内のミネラルオイルで覆った培養液ドロップに移動し，第一極体が卵の12時もしくは6時にくるように卵保持用マイクロピペットで固定する。卵の刺入側細胞膜と刺入用マイクロピペット先端に焦点を合わせる。精子をマイクロピペット先端

図2-133 倒立顕微鏡にマイクロマニピュレータならびにマイクロインジェクタを装着したもの

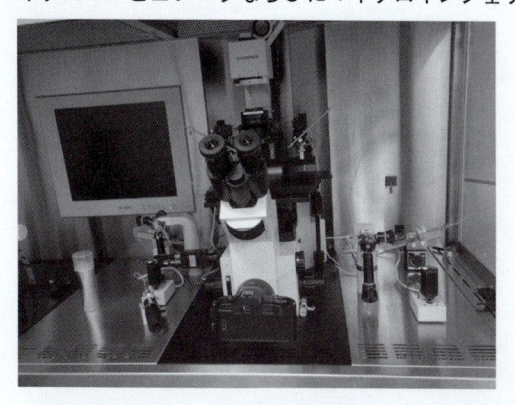

付近に移動させ，マイクロピペットを卵細胞質の中心まで刺入する．細胞質を少量吸引し，細胞膜が完全に破砕されたことを確認したうえで精子を注入し，最後に注入用マイクロピペットを除去する．

④培養

 i ）媒精が完了した卵子は培養液中においてインキュベータを用いて培養する．多く用いられるのは加湿型のウォータージャケット式 CO_2 マルチガスインキュベータであるが，最近では無加湿型のものも発売され有用性が報告されている．また，ディッシュにおける培養形態は，cIVF の場合は約 1 mL の培養液を満たした中に卵子を置きそこに媒精したうえで行うが，ICSI の際はミネラルオイルをかぶせた 10～50 μL 程度のマイクロドロップ中で行う．

 ii ）受精確認：媒精 16～19 時間後に雌雄両前核形成により受精を確認する．媒精後 20～22 時間経過すると前核が消失し始め正確な受精状況を把握できなくなることがあるので注意が必要である．受精卵は，受精用培養液から卵割用培養液へと移されてさらに所定期間培養を継続する．

図 2-134 ICSI の手順
a, b　不動化した精子をインジェクションピペットに吸引
c　裸化卵子への精子のマイクロインジェクション

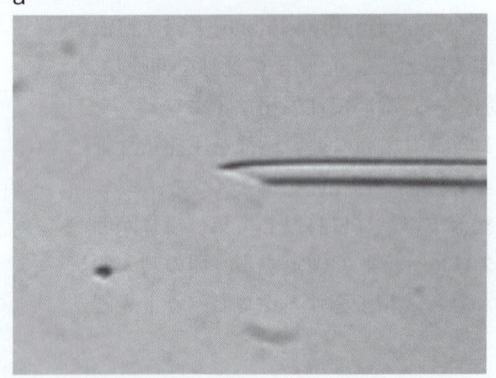

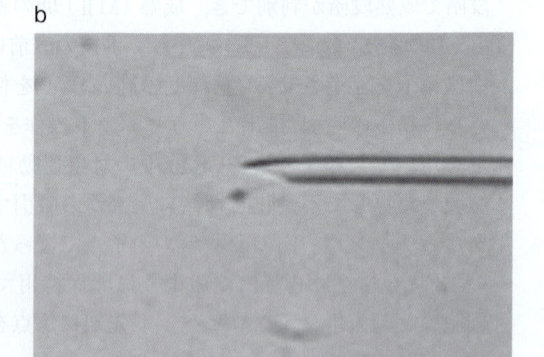

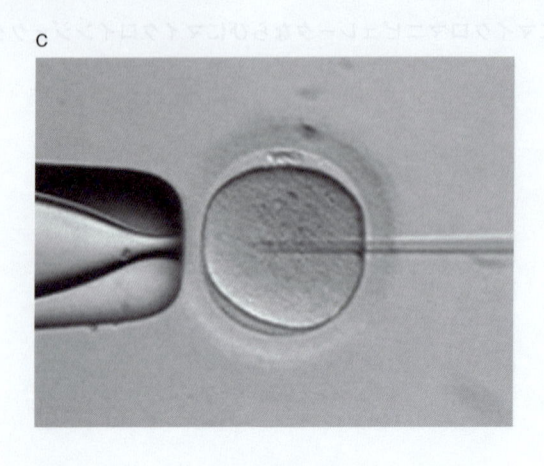

iii）胚の形態評価

　胚移植に供する胚のステージは多岐にわたる。受精確認直後の前核期胚に始まり，day2胚（4細胞期に相当），day3胚（8細胞期に相当），day4胚（桑実胚に相当）［ここまでが分割期胚］，そして採卵後5～6日目に相当する胚盤胞である（図2-135）。初期には培養液あるいは培養技術が未熟であったため，早い時期の胚しか利用できなかったが，技術の進歩に伴い現在では着床直前の胚である胚盤胞までの培養が可能となっている。ヒト分割期胚では，4細胞期から8細胞期に移行するあたりで胚本来のgenomic activationが起こるとされるので，後者まで培養を継続したほうがより質の高い胚を選別できる可能性が高まる（逆にいうと形態良好な4細胞期に達していてもそこで発育が停止してしまうことがある）。

　胚移植に用いる胚は質の高いもの，すなわち妊娠に至る可能性が高いものを選ぶ必要があるが，現時点ではそれを直接識別する方法は確立していない。実際には形態を評価して良好なものを採用することになるが，その際の尺度として用いられるものにVeeck分類（分割期胚の評価）（図2-136）およびGardner分類（胚盤胞の評価）（図2-137）がある。

図2-135　卵子～胚の様子

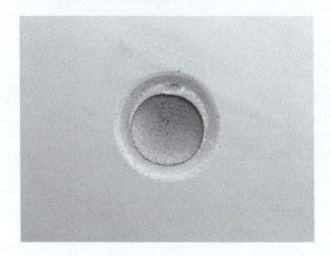

a　MII（成熟）卵子
b　受精卵〔雌雄両前核を認める〕
c　2細胞期胚
d　4細胞期胚
e　8細胞期胚
f　桑実胚
g　拡張胚盤胞
h　hatching blastocyst
i　hatched blastocyst

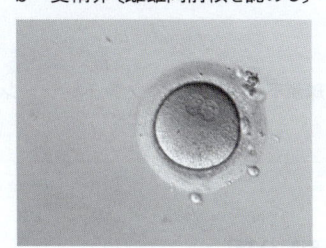

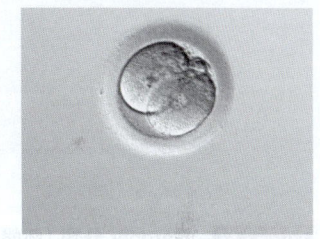

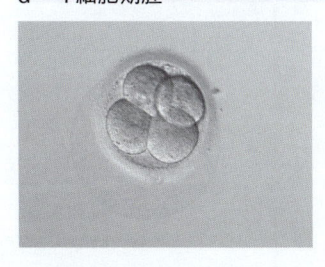

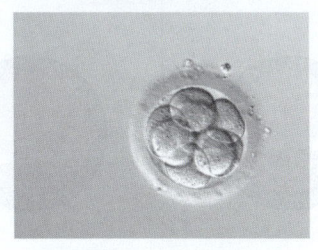

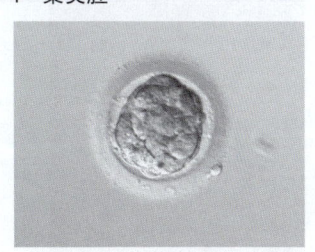

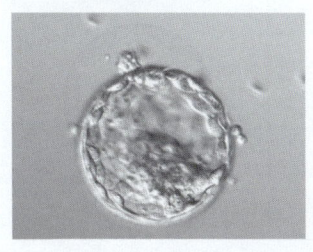

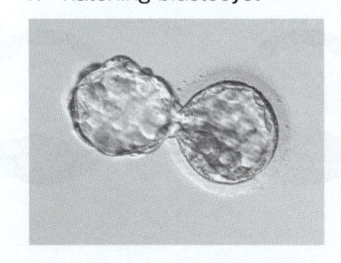

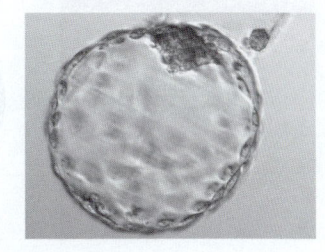

Ⅱ. 不妊・生殖内分泌

図2-136 Veeck分類〔分割期胚の形態分類〕

4細胞	グレード分類	8細胞
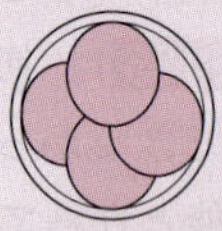	グレード1 割球が均等でフラグメンテーション*がない。 （*細胞の破片のこと。）	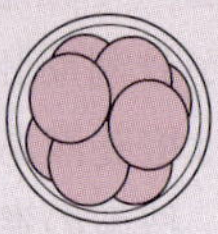
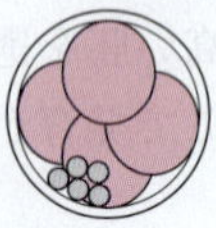	グレード2 割球が均等でフラグメンテーションが10％以下。	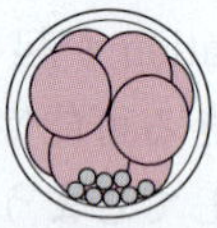
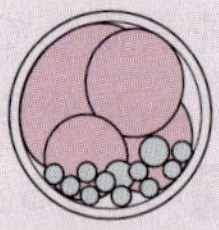	グレード3 割球が不均等でフラグメンテーションが10％以下。	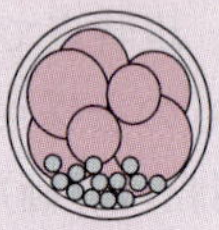
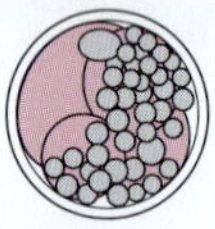	グレード4 割球が不均等でフラグメンテーションが10〜50％以下。	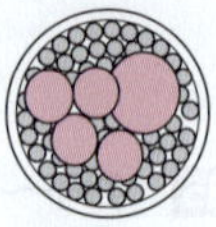
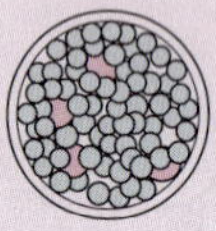	グレード5 割球が不均等でフラグメンテーションが50％以上。	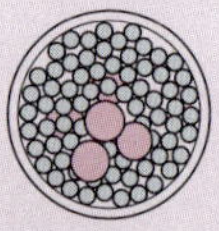

図2-137 Gardner分類〔胚盤胞の形態分類〕

	a 細胞数が豊富である	b 普通である	c 細胞数が少ない
内細胞塊 （胎芽になる部分）	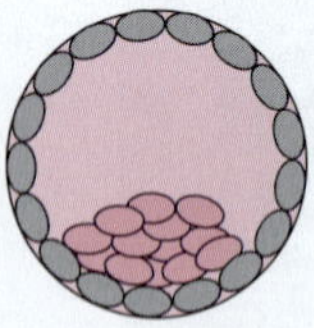	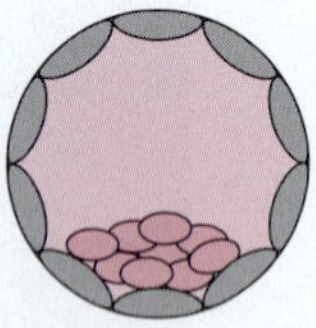	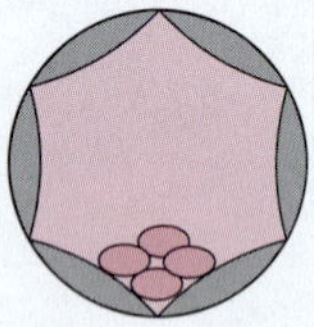
栄養外胚葉 （絨毛になる部分）	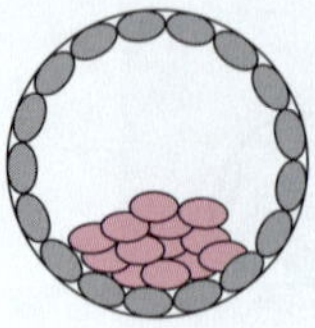	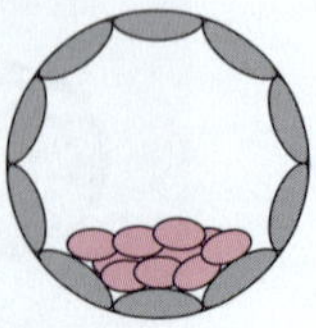	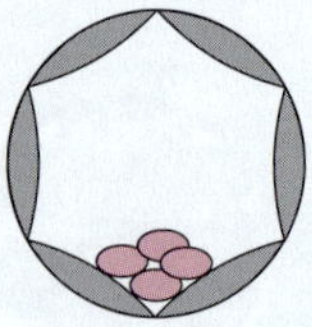

5）胚移植（embryo transfer；ET，図2-138）

　所定の期間胚の培養を行った後にETを行う。ETは専用のカテーテル（Wallace，北里など数社より発売されている）を使用する。事前に実際に使用するカテーテルを用いたトライアルを行い，子宮頸管〜子宮内腔の方向や長さ，さらには挿入しやすさなどを確認しておくことが，ET操作をスムーズに行ううえで肝要である。コスト面が問題となる際には，代用できる物を使用するが，ゾンデはカテーテルとは硬度が全く異なるため，これを用いて得られた情報が必ずしも役立つとは限らない。子宮内腔へのスムーズなアプローチが確認されたら，カテーテルの先端付近に，空気でサンドイッチする形で少量（10〜20μL）の移植用培養液とともに移植胚を吸引する（ローディング）。

　現在ではETは超音波ガイド下に行うのが一般的であり，経腹あるいは経腟のいずれも使用可能である。前者の場合は膀胱を十分に充満させておく必要がある。後者は子宮内膜の描出力は優るが，プローブとの位置関係からETカテーテルの操作が困難になる欠点がある。子宮後屈が強く経腹超音波で十分な描出ができない場合には有用である。ETの手技においては，まず腟鏡を装着して綿球で腟内腔の分泌物を十分に取り除く。そのうえで培養室からエンブリオロジストにより胚がローディングされたETカテーテルを胚移植室に移送し，超音波ガイド下にETカテーテルを慎重に外子宮口より子宮内腔へと挿入する。この際腟部鉗子（Martin鉗子など）の使用は極力控える。ETカテーテルの先端を子宮底から1〜2cmのところに位置させて，カテーテルに接続したシリンジのピストンを押し込む。子宮内腔に注入された空気による高輝度のスポットが2個形成されたのを確認し，シリンジのピストンは押し込んだままカテーテルをゆっくりと抜去する。その後エンブリオロジストによりカテーテル内に胚の遺残がないことを確認する。ET後に15〜30分程度の安静時間を設けることが多いが，安静の有無による妊娠率の差異はないとされる。

　なお，日本産科婦人科学会の会告により，ETを行う胚の個数は原則1個とされており，患者年齢が35歳以上であるか，2回以上の良好胚を用いたETにおいても妊娠に至らなかった既往があるケースで，患者より希望があった場合に例外的に2個の胚をETすることが可能である。

6）黄体期管理

　一般に胚移植後には黄体期管理が行われることが多い。採卵に引き続き新鮮胚ETを行う場合，先行する卵巣刺激により中枢〜卵巣系は大きく修飾を受けている。排卵誘発剤の使用そのものが黄体機能不全をきたすことが知られており，さらに早発LHサージならび

図2-138　ETの模式図
通常良好胚を経頸管的に1個（場合により2個）胚移植する。

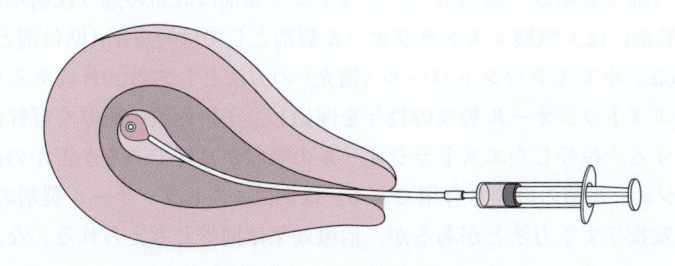

に排卵を抑制する目的で投与されるGnRHアゴニスト/アンタゴニストも，中枢からのゴナドトロピン分泌を採卵以降も抑制するため，黄体機能不全を助長することとなる．また，凍結融解胚ETを行う場合，自然排卵周期とホルモンコントロール（補充）周期の異なる方法がとられるが，前者では黄体機能が十分であれば補充は必要ないのに対して，後者では内因性のエストロゲンならびにプロゲステロンは全く産生されないため黄体期管理が必須である．

　黄体期管理には，内因性ホルモンの産生を促す方法と外因性に必要なホルモンを投与する方法とがある．前者では，LHと同様の作用を有しかつ半減期の長いhCGが筋注投与の形で使用され，後者ではエストロゲン製剤ならびにプロゲストーゲン製剤が使用される．このうちhCGを用いる方法は黄体が形成されている必要があり，したがって新鮮胚ETを行う場合あるいは自然排卵周期で凍結融解胚ETを行う場合に限られる．通院回数が少なく治療効果も優れているが，OHSSのリスクが高まる欠点があり，特に多数の卵胞発育をみたケースではむしろ禁忌であるといえる．外因性に必要なホルモンを投与する場合には，プロゲストーゲン製剤が用いられる．現在わが国において使用可能な剤形は天然型プロゲステロン製剤としては注射剤のみがあり，それ以外のプロゲストーゲン製剤としては経口剤も存在する．使用薬剤として天然型プロゲステロン製剤と合成プロゲストーゲン製剤との間に優劣・適否について定見はないが，海外ではほとんど天然型プロゲステロン製剤が用いられており，可能な限りこれを用いるほうが好ましいとはいえる．ただわが国では前述のように剤型が限られているため自由度が低い．海外で主流である天然型プロゲステロン腟剤が利用できるようになれば，これが第1選択薬となると考えられる．

　黄体期においてはエストロゲンおよびプロゲステロンが重要な役割を果たすが，このうちエストロゲン製剤の意義については見解が分かれている．諸家の報告によると，おおむねエストロゲン製剤の投与は不要とする見解が主流である．しかし，COSを行った周期で新鮮胚ETを行う場合には，採卵直前には生理的レベルをはるかに超える高濃度に達したエストラジオールが，その後は急激に下降するケースも見受けられる．このような場合にはエストロゲン製剤の補充も一定の意義があると考えられる．実際，GnRHアゴニストのlong protocolにおいては，エストロゲン製剤の補充が有用であったとする報告もみられる．実際にはこうした原則に準拠しつつ，個別の症例ごとに対応していくことが好ましいと考えられる（図2-139）．

　凍結融解胚ETを行う場合，前述の通り自然排卵周期で行う場合には黄体機能が十分であれば補充は必要ないのに対して，ホルモンコントロール（補充）周期下に行われる場合には，内因性のエストロゲンならびにプロゲステロンはまったく産生されないため黄体期管理が必須となる．この際には，エストロゲン製剤ならびにプロゲストーゲン製剤がともに用いられる．極力天然型ホルモン製剤を用いることが好ましいと考えられるが，現在わが国において使用可能な製剤は，天然型プロゲステロン製剤は既述の通り注射剤のみであり，エストロゲン製剤には天然型エストラジオール製剤としては経皮剤（貼付剤とゼリー）および経口剤がある．ホルモンコントロール（補充）の方法としては，月経あるいは消退出血開始直後よりエストラジオール製剤の投与を開始し，子宮内膜の肥厚を経腟超音波検査でモニタリングする．投与したエストラジオールの吸収が良好であるか否かの確認のため，血中エストラジオール値の計測も有用である．なお，エストラジオール製剤の投与は，漸増法と同量を継続投与する方法とがあるが，治療効果は同等と考えられる．なお，エス

トラジオール製剤の投与により多くは卵胞発育ならびに排卵は抑制されるが，なかには排卵が起こるケースもある．この場合子宮内膜厚との兼ね合いで治療に支障をきたすこともありうるが，これを抑制するには事前に GnRH アゴニストを継続投与して内因性ゴナドトロピンを抑制しておくとよい．子宮内膜厚が 7～8 mm 以上に達した段階でプロゲステロン製剤の投与を開始する．血中プロゲステロン値を至適値に保つことにより内膜の着床環境を整えるが，一般的には自然排卵周期において黄体機能が良好と判断される 10 ng/mL 以上に維持することを目標とする．ただし，海外で主流であるプロゲステロン腟錠を用いる場合には，局所での成分の浸潤・拡散により子宮におけるプロゲステロン濃度が高値になることが知られており（uterine first pass effect），このためほかの製剤（経口剤や注射剤）と比較して血中濃度が低値（例えば 8 ng/mL 程度）であっても同等の治療効果は保たれる．

　黄体期管理をどの時期まで継続するかという点についても明確な基準がある訳ではなく，個別に経験に基づいて行われているのが実情である．新鮮胚 ET あるいは自然排卵周期下の凍結融解胚 ET の場合には，黄体が存在して内因性エストロゲンおよびプロゲステロンが産生・分泌されるので，妊娠成立に伴い hCG が上昇するとこれが黄体を刺激してこれらホルモンの分泌を促進するため，妊娠 4～5 週の段階まで行えば十分である．一方で排卵を伴わないホルモンコントロール（補充）周期下に凍結融解胚 ET を行う場合には黄体が存在しないため，妊娠成立後胎盤が形成されここから十分量のエストロゲンおよびプロゲステロンが産生・分泌されるまではホルモン補充を継続していく必要がある．一般的にこれらのホルモンの産生母体の妊娠黄体から胎盤へのシフト（luteo-placental shift）は，妊娠 6～7 週で起こると考えられるため，この時期以降ホルモン補充は不要であると考えられる．これは児心拍が確認される時期にほぼ相当する．ただし，症例ごとに胎盤由来ホルモンの上昇時期には差異が認められるので，正確を期すには上記の時期を目安としながら，血中エストラジオールならびにプロゲステロン値を測定して，これらの上昇がみられたことを確認してから減量・終了時期を決定していくのが好ましいと思われる（図 2-139）．

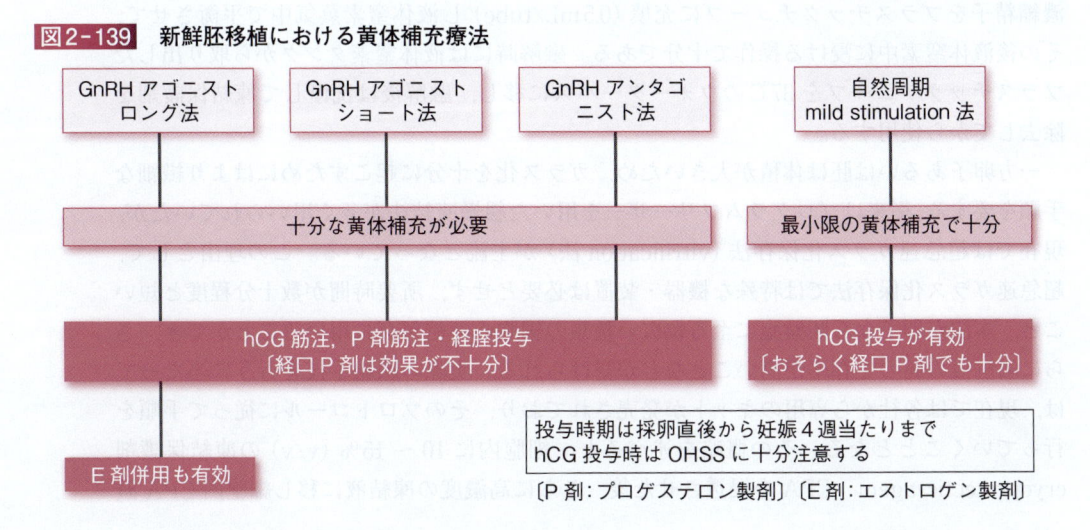

図 2-139　新鮮胚移植における黄体補充療法

GnRH アゴニスト ロング法	GnRH アゴニスト ショート法	GnRH アンタゴニスト法	自然周期 mild stimulation 法
十分な黄体補充が必要			最小限の黄体補充で十分
hCG 筋注，P 剤筋注・経腟投与〔経口 P 剤は効果が不十分〕			hCG 投与が有効〔おそらく経口 P 剤でも十分〕
E 剤併用も有効			

投与時期は採卵直後から妊娠 4 週当たりまで
hCG 投与時は OHSS に十分注意する

〔P 剤：プロゲステロン製剤〕〔E 剤：エストロゲン製剤〕

② 配偶子ならびに胚の凍結・融解

1）配偶子ならびに胚の凍結保存 cryopreservation of gamete/embryo

　配偶子を凍結保存する目的としては以下が挙げられる。精子については，採卵時に社会的理由や精神的理由などで採精ができなくなる可能性がある場合や，当日採精できても精液所見が極端に不良であることが危惧される場合に，事前の凍結保存が有用となる。一方ART では採卵が治療の中心的事象であるため，卵子側ではこのような理由で凍結保存が適応となることはほとんどない［精巣内精子の回収（TESE）を行う際に，極端に採取数が少なくなる場合には凍結融解操作により良好精子が確保できなくなるため，精子回収を行う日に ICSI ができるように，事前に採卵し未受精卵凍結を行うことはありうる］。適応となる頻度が最近高まってきているのは，現在あるいは将来にわたっての挙児希望がある患者が悪性腫瘍に罹患し，化学療法や放射線療法による治療過程で配偶子にダメージが生じ，妊孕性が損なわれる可能性がある場合に，事前に精子あるいは卵子を採取して凍結保存するというものである（oncofertility）。

　胚の凍結保存も現在では頻繁に行われる。ヒトの凍結胚移植は 1983 年に妊娠例が，1984 年に出産例が報告された。適応としては，複数個の形態良好胚が獲得できた際に，新鮮胚 ET を行った残りの胚を以後の治療に利用する目的で凍結する余剰胚凍結と，OHSS が危惧されるために新鮮胚 ET を行わず，すべての胚を凍結する全胚凍結とが挙げられる。現在ではさらに，COS による内分泌環境の変化が着床能へ悪影響を及ぼすことを考慮し，OHSS のリスクの有無にかかわらず全胚凍結を行うケースが増加している。これは胚凍結技術の進歩に伴い，融解時に高い率で生存胚が得られるようになったことが背景にあることはいうまでもない。

2）凍結，保存，融解の方法

　配偶子あるいは胚を凍結保存する場合に重要なのは，細胞内での氷晶形成を回避することである。これが起こると水分の体積の膨張に伴い細胞内器官が破壊されてしまうからである。このためには細胞が"ガラス化（液体が氷晶を形成せず固化する現象）"される必要がある。精子の凍結においては対象となる細胞が微細でありしかもヒト精子自体が凍結・融解に対して強いため，同量の凍結保護剤（例えば TEST Yolk Buffer）と混和した洗浄濃縮精子をプラスチックチューブに充填（0.5mL/tube）し液体窒素蒸気中で平衡させて，その後液体窒素中に浸ける操作で十分である。融解時には液体窒素タンクから取り出したプラスチックチューブを 37℃のウォーターバスに移し，融解後は洗浄して凍結保護剤を除去してから使用する。

　一方卵子あるいは胚は体積が大きいため，ガラス化を十分に起こすためにはより繊細な手順を要する。従来はプログラムフリーザーを用いた緩慢凍結法が多く用いられていたが，現在では超急速ガラス化保存法（vitrification 法）が主流となっている。この理由として，超急速ガラス化保存法では特殊な機器・装置は必要とせず，所要時間が数十分程度と短いこと，本法が卵子から胚盤胞に至る幅広い種類の細胞の凍結保存に用いることができ，さらに融解後の胚の生存率が高いことなどが挙げられる。実際の凍結手技を行うに当たっては，現在では各社から専用のキットが発売されており，そのプロトコールに従って手順を行っていくこととなる。その概略を述べると，細胞内に 10〜15%（v/v）の凍結保護剤 cryoprotectic agent；CPA を浸透させた後，さらに高濃度の凍結液に移し細胞内 CPA 濃

度を 50％以上に高めて，細胞室内を十分に脱水・濃縮させる．そして十分に CPA が浸透したところで液体窒素中に投入しガラス化を完成させる．このように手技としては簡便であるが，一方で CPA 自体が細胞毒性を有するため，使用する CPA の種類・濃度・温度・浸漬時間には十分な留意が必要である．凍結胚の融解も所定のプロトコールに従うが，液体窒素タンクより取り出した胚保存容器（ストロー型）を，thawing solution に浸漬させて融解した胚を取り出し，さらに diluent solution・washing solution に順次移し入れることにより行う．

3）凍結胚の移植

凍結胚を融解して ET する際には，自然排卵周期下に行う場合と外因性ホルモン（エストロゲンおよびプロゲステロン）を投与して行うホルモンコントロール（補充）周期下に行う場合とがある．正常な排卵周期を有する場合にはいずれの方法もとりうるが，排卵が不順あるいは無排卵の場合には後者のみが適応となる．

①自然排卵周期法

自然卵胞発育を観察し，排卵直前より直後にかけて血中 LH 値の測定あるいは尿中 LH 値の定性検査を行って排卵日を推定し，胚のステージに見合った適正な時期に胚を融解して ET する方法である．このモニタリングが困難な場合には，卵胞径が 18～20 mm に達し LH サージが起きる前の時点で hCG または GnRH アゴニストを投与して排卵を誘起し，凍結胚融解までの時間を採卵周期の hCG または GnRH アゴニスト投与から凍結までの時間と一致させるように凍結胚融解時刻を決めて ET を行うことも可能である．

②ホルモンコントロール（補充）周期法

本法の詳細は「黄体期管理」の項で記述したとおりである．妊娠反応はプロゲステロン製剤投与開始から 2 週間後に行い，これが陽性の場合にはエストロゲン製剤・プロゲステロン製剤の投与を継続し，胎盤が形成され，ここからの内因性エストラジオールおよびプロゲステロンの産生・分泌が十分となった段階で両薬剤を中止する． ▶p.357

③ 卵管を利用する生殖補助医療

受精直前の配偶子あるいは受精から着床に至る過程の受精卵～初期胚は，生理的には卵管内に存在する．したがって卵管機能が正常であれば，着床までのプロセスを卵管内で行うことが可能である．こうした考えに基づく技術が，配偶子卵管内移植 gamete intrafallopian transfer；GIFT，前核期卵管内移植 pronuclear stage tubal transfer；PROST，接合子卵管内移植 zygote intrafallopian transfer；ZIFT，胚卵管内移植 tubal embryo stage transfer；TEST などである．GIFT は精子と卵子とを混和して受精を確認することなく卵管内へ注入する．一方，PROST，ZIFT，TEST においては，受精を確認した後に，その直後（前核期）からある程度分割が進んだ段階において，卵管内に移植を行うものである．既述のようにより生理的な環境下に置かれるため，卵管機能が保たれている限りにおいて十分に妊娠成立を期待できる．これらの方法は ART が導入された初期の，まだ体外培養技術が未熟であった時期には十分な意義をもった治療方法であった．しかし，手技的に腹腔鏡を用いる必要があり煩雑であることと，体外培養技術や培養液の改良・進歩に伴い，徐々にその座を IVF-ET に譲る形となっている．2011 年の日本産科婦人科学会の統計によると全国で GIFT を行っているのは 17 施設で，総治療周期数はわず

か43にすぎない．ただし特殊な症例として，先天的・後天的（子宮腟部円錐切除術など）に経子宮頸管的な子宮内腔へのアプローチが困難な場合で卵管機能が期待できそうな際には，これらの技術を用いることにより妊娠が期待できる．

④ ARTの臨床成績

a. わが国の現況

ARTを行う施設はすべて日本産科婦人科学会に登録を行い，かつ実施状況について毎年報告を行うことが義務付けられている．日本産科婦人科学会倫理委員会の登録・調査小委員会はこの報告に基づき，年次報告を行っている．現在の最新報告である2011年度の成績につき記述する．

1）登録・実施施設状況

登録施設数は586施設であり，うち回答のあった施設は581施設，そのうちARTを実施したと回答した施設は551施設であった．新鮮胚（卵）を用いた治療では，IVF-ET・Split（IVF-ETとICSIを併用）・ICSI（射出精子）・ICSI（TESE精子）の各実施施設数は532，375，456，214であり各々の生産分娩例報告施設数は393，191，344，68であった．一方GIFTの実施施設数および生産分娩例報告施設数はそれぞれ17および2であった．凍結融解胚ならびに凍結融解未受精卵を用いた治療では，実施施設数はそれぞれ515，46であり生産分娩例報告施設数は441，7であった（表2-58）．また，全登録施設中230施設（39.2％：無回答ならびに不実施施設を含む）が全治療周期数100以下であった（表2-59）．

2）各種治療法別の治療成績

新鮮胚（卵）・凍結胚・凍結融解未受精卵を用いた治療成績をそれぞれ表2-60・表2-61に示す．治療周期総数は増加傾向にあり，そのなかでも凍結胚を用いた治療の増加が著しい．移植当たり妊娠率は各々の治療法別に21.3％・34.2％・27.0％となっており，凍結胚を用いた治療において高い妊娠率が得られていることがわかる．また新鮮胚（卵）を用いた治療成績において，移植当たり妊娠率をIVF-ETとICSI（射出精子）とを比較すると，それぞれ23.3％・19.5％と前者で高値をとっている．注目すべきは多胎率の低さであり，胎嚢数多胎率が各治療法別に4.3％・4.2％・0％であり，生産分娩に占める多胎率は4.3％・4.3％・0％となっている．また多胎のほとんど（98％以上）は双胎妊娠となっている．これは単一胚移植を原則とする日本産科婦人科学会の指針の遵守によるところが大きいと考えられ，周産期予後の改善にもつながっているものと推測される．

治療法別出生児数および累積出生児数は表2-62の通りであり，出生児総数は32,426でわが国の累積出生児数は303,806となった．

b. 諸外国の現況

世界各国のARTの実施登録状況は国により異なっており，なかには集計が行われていない国もあるため，世界全体の動向を正確に把握することは困難である．そのようななかで，International Committee for Monitoring Assisted Reproductive Technologies（ICMART）が中心となり，世界レベルでの年次統計を発表している．最新の2004年度の報告によると以下のような状況となっている．

52の国と地域の計2,184施設からの集計において，総計954,743周期（前年度から2.3%増加）の治療が行われ，237,809人の出生をみた。対人口100万人当たりのART施設数は14〜3,844と国により大きな差がみられている。施設中，年間ART実施数が100周期未満のものが37.2%に及ぶのに対して，500周期以上のものは19.9%にとどまる。全治療周期中60.6%がICSIであり，凍結融解胚ETが31%であった。採卵周期当たりの生産率は新鮮胚ETで20.2%であるのに対して，凍結融解胚ETでは16.6%であった。平均移植胚数は2.35個（SET：16.3%，DET：73.2%，3個以上ET：10.5%）となっている。新鮮胚ETによる分娩における双胎率は25.1%で三胎率は1.8%であり，また早産率は新鮮胚ETでは33.7%，凍結融解胚ETでは26.3%であった。さらに周産期死亡率は鮮胚ETでは25.8（対1,000出生），凍結融解胚ETでは14.2（対1,000出生）であった。

表2-58 妊娠・分娩例報告施設数〔2011年〕

	IVF-ET	Split	ICSI（射出精子）	ICSI（TESE精子）	GIFT	凍結融解胚（受精卵）	凍結融解未受精卵	その他
実施施設数	532	375	456	214	17	515	46	150
妊娠例報告施設数	437	216	372	84	2	469	10	31
実施施設数に対する割合	82.1%	57.6%	81.6%	39.3%	11.8%	91.1%	21.7%	20.7%
生産分娩例報告施設数	393	191	344	68	2	441	7	25
実施施設数に対する割合	73.9%	50.9%	75.4%	31.8%	11.8%	85.6%	15.2%	16.7%

表2-59 治療周期数からみた施設数の分布〔2011年〕

治療周期	IVF-ET	Split	ICSI（射出精子）	ICSI（TESE精子）	GIFT	凍結融解胚（受精卵）	凍結融解未受精卵	その他	全治療周期*
1〜10	95	182	67	172	16	83	44	110	42
11〜50	180	128	122	39	1	126	2	31	95
51〜100	97	38	83	2	0	82	0	4	58
101〜150	59	9	56	0	0	60	0	1	47
151〜200	28	7	28	0	0	34	0	0	34
201〜300	30	5	43	0	0	41	0	3	59
301〜400	9	2	16	0	0	31	0	0	51
401〜500	6	1	10	0	0	15	0	0	36
501〜600	7	1	7	0	0	12	0	1	19
601〜700	5	0	3	0	0	6	0	0	17
701〜800	5	0	5	1	0	4	0	0	9
801〜900	3	0	2	0	0	2	0	0	15
901〜1,000	2	0	3	0	0	7	0	0	8
1,001〜2,000	5	1	7	0	0	10	0	0	41
2,001〜3,000	0	0	1	0	0	1	0	0	11
3,001以上	1	0	3	0	0	1	0	0	9
合計	532	375	456	214	17	515	46	150	551

*全治療周期＝IVF-ET＋Split＋ICSI（射出精子）＋ICSI（TESE精子）＋GIFT＋凍結融解胚（受精卵）＋凍結融解未受精卵＋その他

表2-60 新鮮胚（卵）を用いた治療成績〔2011年〕

	IVF-ET	Split	ICSI（射出精子）	ICSI（TESE精子）	GIFT	その他**	合計
治療周期総数	68,627	13,364	86,822	2,287	43	2,752	173,895
採卵総回数	66,011	13,184	85,055	2,279	42	2,598	169,169
移植総回数	26,836	5,698	31,186	1,214	32	416	65,382
妊娠数	6,264	1,303	6,081	217	3	74	13,942
移植当たり妊娠率	23.3%	22.9%	19.5%	17.9%	9.4%	17.8%	21.3%
採卵当たり妊娠率	9.5%	9.9%	7.1%	9.5%	7.1%	2.8%	8.2%
単一胚移植数	19,966	4,401	21,919	597	13	263	47,159
単一胚移植での妊娠	4,696	1,047	4,200	129	1	41	10,114
単一胚移植率	74.4%	77.2%	70.3%	49.2%	40.6%	63.2%	72.1%
単一胚移植での妊娠率	23.5%	23.8%	19.2%	21.6%	7.7%	15.6%	21.4%
流産数	1,544	262	1,633	76	1	20	3,536
妊娠当たり流産率	24.6%	20.1%	26.9%	35.0%	33.3%	27.0%	25.4%
異所性妊娠数（子宮外妊娠数）	107	16	81	2	0	4	210
人工妊娠中絶	32	6	28	0	0	1	67
単胎数（胎囊）	5,799	1,198	5,587	194	2	63	12,843
多胎妊娠総数	254	50	264	10	0	6	584
双胎	252	50	260	10	0	6	578
三胎	2	0	4	0	0	0	6
四胎	0	0	0	0	0	0	0
五胎	0	0	0	0	0	0	0
胎囊数多胎率	4.2%	4.0%	4.5%	4.9%	0.0%	8.7%	4.3%
生産分娩数	4,340	953	4,105	132	2	48	9,580
移植当たり生産率	16.2%	16.7%	13.2%	10.9%	6.3%	11.5%	14.7%
死産分娩数	21	3	21	0	0	0	45
出生児数	4,493	982	4,292	141	2	51	9,961
単胎生産	4,148	913	3,895	124	2	43	9,125
双胎生産	171	33	191	7	0	4	406
三胎生産	1	1	5	1	0	0	8
異正所同時妊娠（内外同時妊娠）	2	2	3	0	0	0	7
減数手術	2	0	2	0	0	0	4
妊娠後経過不明数*	163	48	170	7	0	1	389
妊娠後の転帰空欄	59	17	46	0	0	0	122

*転帰不明と明記されているもの。
**ZIFTはその他に含む。

3. 生殖器系の治療法

表2-61 凍結胚ならびに凍結融解未受精卵を用いた治療成績〔2011年〕

	融解胚子宮内移植	その他**	合　計	凍結融解未受精卵による移植
治療周期総数	93,527	2,133	95,660	104
採卵総回数				
移植総回数	91,145	1,574	92,719	63
妊娠数	31,143	561	31,704	17
移植当たり妊娠率	34.2%	35.6%	34.2%	27.0%
採卵当たり妊娠率				
単一胚移植数	70,336	1,224	71,560	43
単一胚移植での妊娠	25,047	451	25,498	12
単一胚移植率	77.2%	77.8%	77.2%	68.3%
単一胚移植での妊娠率	35.6%	36.8%	35.6%	27.9%
流産数	8,074	152	8,226	1
妊娠あたり流産率	25.9%	27.1%	25.9%	5.9%
異所性妊娠数（子宮外妊娠数）	223	0	223	0
人工妊娠中絶	122	2	124	0
単胎数（胎嚢）	29,028	517	29,545	13
多胎妊娠総数	1,268	35	1,303	0
双胎	1,244	35	1,279	0
三胎	23	0	23	0
四胎	1	0	1	0
五胎	0	0	0	0
胎嚢数多胎率	4.2%	6.3%	4.2%	0.0%
生産分娩数	21,208	387	21,595	13
移植当たり生産率	23.3%	24.6%	23.3%	20.6%
死産分娩数	95	1	96	0
出生児数	22,049	403	22,452	13
単胎生産	20,218	368	20,586	13
双胎生産	896	16	912	0
三胎生産	13	1	14	0
異正所同時妊娠（内外同時妊娠）	12	0	12	0
減数手術	11	0	11	0
妊娠後経過不明数*	1,147	11	1,158	2
妊娠後の転帰空欄	286	8	294	1

*転帰不明と明記されているもの。
**ZIFTはその他に含む。

⑤ ART の問題点

　従来 ART における大きな問題点は多胎妊娠および OHSS であった。前者は複数胚移植に起因することが大きかったが，日本産科婦人科学会が単一胚移植を原則とする指針を示し，これが遵守されてきた結果，前述した通り世界的にみても最高水準といえる低い率に維持されてきている。現在，生殖医療における多胎妊娠（特に三胎以上の高次多胎妊娠）の原因は ART 以外の卵巣刺激による治療に起因するところが大きく，今後はこの方面での管理・改善が求められる。一方，後者については卵巣刺激に起因するところが大きいが，昨今では低刺激法の採用や，GnRH アンタゴニスト法 + GnRH アゴニストによる卵成熟誘起の併用により，重症例の OHSS 発症頻度は低下している。また，OHSS のリスクが予見される場合には新鮮胚 ET は行わず全胚凍結を行うことも発症や重症化予防のためには肝要である。

　最近の ART における課題としては，女性患者の高齢化に伴う妊娠率の低下および流産率の上昇と，ART による安全性の問題が挙げられる。前者については，加齢に伴い，特に35歳を過ぎると顕著に妊娠率が低下していくことが示されている（図2-140）。一度

表2-62　治療法別出生児数および累積出生児数〔2011年〕

	治療周期総数	出生児数	累積出生児数
新鮮胚（卵）を用いた治療	71,422	4,546	106,024
凍結胚（卵）を用いた治療*	95,764	22,465	117,736
顕微授精を用いた治療	102,473	5,415	80,046
合　計	269,659	32,426	303,806

＊凍結融解胚を用いた治療成績と凍結融解未受精卵を用いた治療成績の合計。

図2-140　ART 妊娠率・生残率・流産率〔2011 日本産科婦人科学会〕

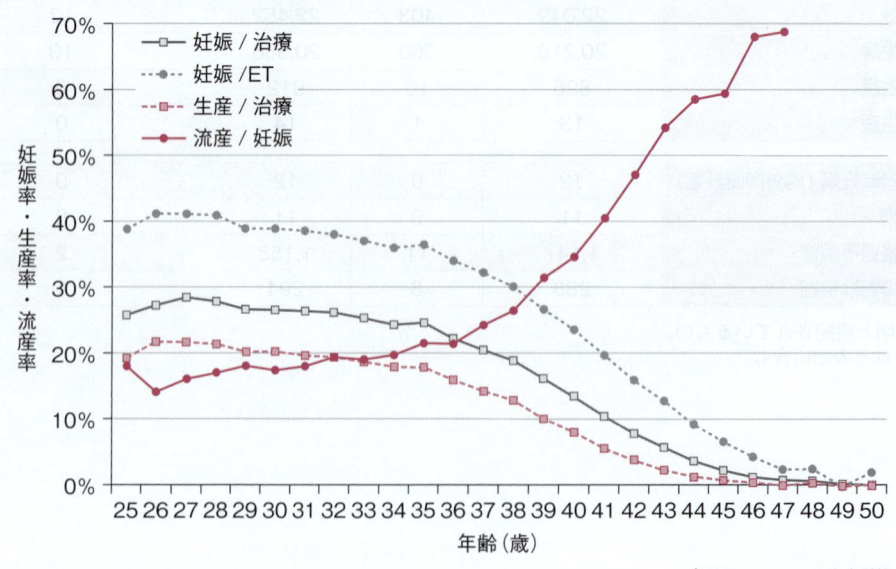

（2007〜2011 日本産科婦人科学会）

低下した卵の質を回復することは困難であるため，そうした事実があることを広く女性に啓発し，ライフスタイルやライフプランニングが選択できる環境を作っていく必要があると考えられる。また仕事のため若年での妊娠が選択しづらい場合に，若い時点で未受精卵凍結を行い，これを妊娠希望時に融解して治療に供するという選択肢もあるが，安易な乱用は慎むべきであり，今後ガイドラインの策定が望まれる。ARTの安全性に関しては，従来女性年齢をマッチさせた場合の児の先天性異常発症率は，自然妊娠と比して大きな差はみられないとの認識が主流であったが，最近の疫学的検討では特にICSIにおいてリスクが有意に高いとする報告が散見される。メカニズムとしてはゲノムインプリンティングの異常に起因するとされるが，今後のさらなる解明が待たれる。また，このような可能性に鑑みて，安易なICSIの頻用は控えていくことが求められる。

使下し卵の移植を回避することは出産減であるため、そこに生産があることを広く周知に徹底し、ライフスタイルのイノベーションの選択でそう選択を行っていくことも愛されるこ考えられる。また日本の若者での理解を進化し、うらある進め、あわるな不妊規因傷病率が、これを種造希望期に開催して自場化に関するような経験もあるあ、を含めを則出産ういろう、すでオンドラインの問題望まれる。ARTや治療に関してはで従来社会保険をメーターを介した流行の実用事業発生出、自治体様、認ためでなるなるはそらしあで、その高活行と考るんな。現方の茶生理想像が材料にICSIにとい方いアクで物理に高いとする結果的報告される。メスーズムして、ミカイムイメカリズニズクの常素在関すなことようになる、今後ろうらあ研究期待される。また、このうち問問に記念え、安全性をICSIの基礎原本的えて、ことが必ずある。

III 女性腫瘍学

III. 女性腫瘍学

1. overview・疫学

A 子宮頸癌

1 頻度

　世界保健機構（WHO）の統計（GLOBOCAN2008）によれば子宮頸癌による死亡者数は全世界で毎年約270,000人にのぼる。婦人科癌の発生率において乳癌に次いで2番目に多く，年間530,000人が新たに罹患していると推定されている。癌検診プログラムをもたない発展途上国でその発生頻度が高く（図3-1），世界の子宮頸癌患者の約8割が発展途上国で発生していると報告されている。日本では，子宮頸癌（浸潤癌）は年間約10,000人の新規発症があり，約3,500人がこれにより死亡していると推定される。わが国での10万人当たりの子宮頸癌発症率は，9.8/年と報告されている。

臨床進行期の分布

　日本産科婦人科学会の2010年度腫瘍統計によれば，I期は58%（Ia1期15%，Ia2期1%，Ib1期29%，Ib2期8%，細分類不明5%），II期は21%（IIa期5%，IIb期

図3-1　子宮頸癌の地域別の罹患率・死亡率

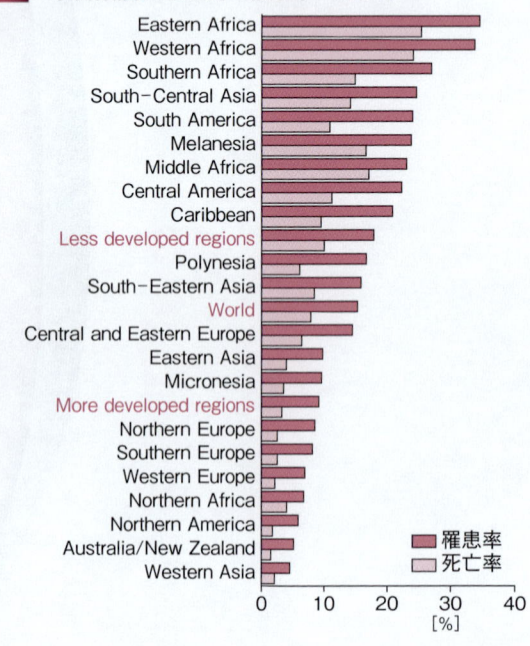

[GLOBOCAN 2008（IARC）データより]

16%），Ⅲ期は12%（Ⅲa期1%，Ⅲb期11%），Ⅳ期は9%（Ⅳa期3%，Ⅳb期6%）となっている。

② 年齢分布

　年代別の子宮頸癌の発症件数は，40歳未満で増加傾向にあると報告されている（図3-2）。同時に60歳以上の年齢層での罹患率が低下したことから，子宮頸癌患者の年齢分布はこの20年で大きく変化した（図3-3）。2008年の統計では，わが国での子宮頸癌の罹患率は全年齢層では女性の癌のなかでは10番目だが，44歳未満の若年層に限ると2番目になる。この年齢層の女性は，社会的に労働の主体であったり，家庭的にも子供を出産したり，子供を養育する重要な立場である場合が多い。そのため，このような年齢層の女性の健康を積極的に守っていく必要があると考えられる。

図3-2　若年子宮頸癌患者（40歳未満）の割合の推移 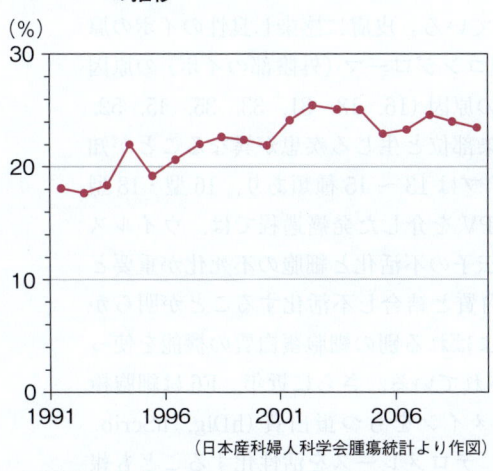
（日本産科婦人科学会腫瘍統計より作図）

図3-3　子宮頸癌の年齢別罹患率 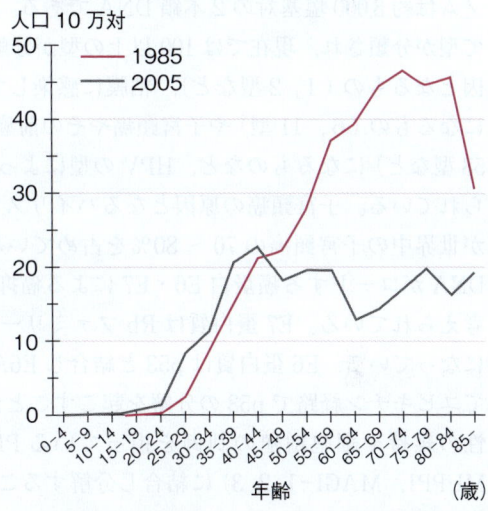
（独立行政法人国立がん研究センターがん対策情報センターより）

図3-4　腺癌・腺扁平上皮癌の割合の推移

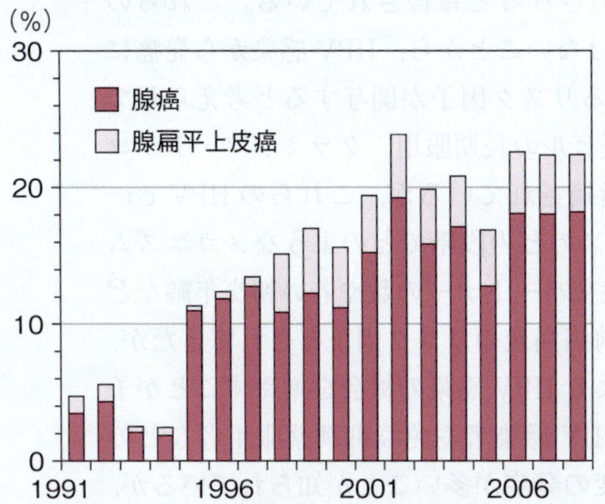

組織型の分布

 1990年代前半では扁平上皮癌が約90％を占めており，腺癌・腺扁平上皮癌は5％前後であったが，最近は腺癌・腺扁平上皮癌の割合が増えている（図3-4）。日本産科婦人科学会の2008年度腫瘍統計では，扁平上皮癌の割合が74.4％で，腺癌・腺扁平上皮癌の割合は22.3％であった。

③ 危険因子と発がん機序

 1983年にzur Hausen博士らドイツ人女性の子宮頸癌病変からヒトパピローマウイルス16型（HPV16）DNAを検出・クローニングし，それ以降，子宮頸癌とHPV感染に関する疫学研究や分子生物学的研究が飛躍的に進展した（この功績が認められて，2008年にzur Hausen博士はノーベル生理学医学賞を受賞した）。現在では，子宮頸癌病変からきわめて高率（90％以上）にHPV DNAが検出されることから，HPV感染は子宮頸癌発症の最大のリスクファクターと考えられている。

 HPVは正二十面体のキャプシドに包まれた小型（直径50〜60nm）のウイルスで，ゲノムは約8,000塩基対の2本鎖DNAである。HPVはゲノムDNAの相同性の程度によって型が分類され，現在では100以上の型が分離されている。皮膚に感染し良性のイボの原因となるもの（1，2型など），粘膜に感染して尖圭コンジローマ（外陰部のイボ）の原因になるもの（6，11型）や子宮頸癌やその前癌病変の原因（16，18，31，33，35，45，52，58型など）になるものなど，HPVの型によって感染部位と生じる疾患が異なることが知られている。子宮頸癌の原因となるハイリスクタイプは13〜15種類あり，16型・18型が世界中の子宮頸癌の70〜80％を占めている。HPVを介した発癌過程では，ウイルスDNAがコードする癌蛋白E6・E7による癌抑制遺伝子の不活化と細胞の不死化が重要と考えられている。E7蛋白質はRbファミリーの蛋白質と結合し不活化することが明らかになっていて，E6蛋白質はp53と結合しE6APとよばれる別の細胞蛋白質の機能を使ってユビキチン経路でp53の分解を起こすことが示されている。さらに近年，E6は細胞極性の維持や細胞増殖の制御を担っているPDZドメインをもつ蛋白質（hDlg, hScrib, MUPP1, MAGI-1, 2, 3）に結合し分解することや，テロメレースを活性化することも報告されている。

 わが国でも若年女性を中心に不顕性HPV感染は広がっており，10代後半や20代の女性のおよそ30％に子宮頸部からHPV DNAが検出されると報告されている。これらのHPV感染者のすべてが子宮頸癌を発症するわけではないことから，HPV感染から発癌に至るまでのプロセスにはHPV co-factorとよばれるリスク因子が関与すると考えられている。これまでの疫学研究から，喫煙，多産，避妊ピルの長期服用，クラミジア・トラコマティス感染，HLAなどの遺伝的因子の関与が指摘されているが，これらのHPV co-factorがHPV感染から子宮頸部発癌に至るプロセスのどの段階でどのようなメカニズムで関与しているのかはまだよくわかっていない。性交パートナーの数や若い初交年齢などの性行動に関する因子は従来から子宮頸癌やその前癌病変のリスク因子とされてきたが，その後の疫学研究により，HPV co-factorというよりHPV感染の機会を増やすことが子宮頸癌のリスクを上げる因子と考えられている。HIV感染者や免疫抑制薬服用者などの免疫不全状態の女性では，子宮頸癌やその前癌病変の発症が多いことが知られているが，

これは HPV 感染が宿主免疫によって排除されにくく持続感染を生じやすいためと考えられている。

④ 治療成績

日本産科婦人科学会の腫瘍統計をみると，2002年に治療を行った子宮頸癌の5年生存率は，Ⅰ期92.4%（Ⅰa1期99.2%，Ⅰa2期100%，Ⅰb1期92.1%，Ⅰb2期75.4%），Ⅱ期71.7%（Ⅱa期78.0%，Ⅱb期69.6%），Ⅲ期47.2%（Ⅲa期49.9%，Ⅲb期47.0%），Ⅳ期23.3%（Ⅳa期36.6%，Ⅳb期17.0%）と報告されている。主な治療としてⅠ期の82%では手術療法が行われていたが，Ⅱ期では手術療法が41.5%，放射線治療が37.1%となっている。一方，Ⅲ期の75.5%，Ⅳ期の62.8%では放射線療法が主な治療法として施行されている。放射線治療を行った症例の多くでは，化学放射線同時療法が選択されている。Ⅰ期・Ⅱ期の症例では手術療法を行った症例のほうがやや予後がよい傾向がみられる。

⑤ 予防とワクチン

子宮頸癌は予防が可能な癌である。子宮頸部細胞診によるがん検診の普及が子宮頸癌を減少させたというエビデンスは世界各国から数多く報告されている。がん検診のプログラムをもつ先進国では前癌病変の段階で見つけて治療するため子宮頸癌の発症は少ない。しかしながら，欧米の高い検診受診率（80%前後）と比較して，わが国では検診受診率（20～30%）が低いことが問題となっている。わが国の子宮頸癌の発症率をさらに減少させるためには，今後この低い検診受診率を上げる努力が必要である。

子宮頸癌予防のもう1つの柱はワクチンである。現在までに承認されているHPVワクチンはグラクソスミスクライン（GSK）社が開発したサーバリックス®とメルク社（MSD社）が開発したガーダシル®の2種類である。前者は子宮頸癌からの検出率が最も高いHPV16型・HPV18型に対する2価ワクチンで，後者はHPV16/18に尖圭コンジローマの原因ウイルスであるHPV6/11を加えた4価ワクチンである。これらのワクチンは，ウイルスDNAをもたない人工ウイルス粒子 virus-like particle；VLPを抗原とし，中和抗体を誘導することによってHPVが細胞に感染する前に感染をブロックするしくみである。いずれも筋注による3回接種（0，1～2，6カ月）となっているが，これまでの臨床試験ではHPV16型・HPV18型による感染の予防効果と前癌病変発生の予防効果は100%に近く，重篤な有害事象は報告されていない。現在のところ，中和抗体価は少なくとも9年間は維持されることが確認されており，かなりの長期間効果が持続すると期待される。このワクチンでは既感染者に対する治療的効果はまったくないので，既往感染者を含む集団ではワクチン効果は約90～100%から約30～40%まで低下してしまう。従って，まだHPVに感染していない初交前に接種することが重要である。ワクチンが普及すれば，HPV16型・HPV18型の検出頻度から約50～70%の子宮頸癌を大幅に予防することができると推測されている。しかし，現行のワクチンではすべての子宮頸癌を予防することができるというわけではないので，ワクチンを接種した女性もこれまでと同様に子宮頸がん検診を受ける必要がある。

B 子宮体癌

① 頻度

かつて子宮体癌は，世界的にみて欧米に多く，アジアに少なく，日本においても頻度は低いといわれていた．しかし近年，子宮体癌の症例数が明らかに上昇しており，子宮頸癌と子宮体癌の比は，以前の20：1から大きく変化し，現在ではほぼ1：1となっている．日本産科婦人科腫瘍委員会の報告（上皮内癌や子宮内膜異型増殖症を除く）では，2008年から子宮体癌が子宮頸癌を上回り，2009年は子宮体癌が6,113例，子宮頸癌が5,906例となっている．子宮頸癌がワクチンで予防できる時代に移行していくことが期待されるのに対し，子宮体癌は有効な予防法が確立されておらず，今後も子宮体癌の比率が上昇する傾向が続くと予想される．

② 年齢

日本産科婦人科学会の婦人科腫瘍委員会の調査によると，本症は50歳代に最も多く（39％），次いで60歳代（25％），40歳代（14％），70歳代（14％）であり，40歳未満は7％と少ない．70歳以上の比率はかつての10％前後から16％に上昇しており，高齢化とともに，ホルモンに依存しない子宮体癌が今後も増加していくと考えられる．

③ 危険因子と発がん機序

子宮体癌は，代表的なエストロゲン依存性腫瘍であり，約80％は類内膜腺癌で，子宮内膜増殖症と共存するなど分化度の高いものが多く，TypeⅠとして分類される．エストロゲン非依存性のTypeⅡ（漿液性腺癌や明細胞腺癌など）は低頻度であり，子宮体癌の危険因子としてはTypeⅠのリスクを高める要因が挙げられる．すなわち，プロゲステロン非存在下に持続的なエストロゲン刺激を受けること（Unopposed estrogen）が，最も重要な危険因子である．Unopposed estrogenをきたしやすい因子である，①過度の肥満（体重が標準より10kg多いと危険率が約10倍），②エストロゲン単独ホルモン補充療法（4〜8倍），そのほか危険率を2〜3倍にするものとして，③耐糖能異常，④未産，⑤遅い閉経（53歳以降）といった因子が挙げられる．多囊胞性卵巣症候群や向精神薬服用患者も，排卵障害と関連し，リスクが高いと考えられている．また遺伝性のものとして，Lynch症候群（遺伝性非ポリポーシス大腸癌 Hereditary Non-Polyposis Colorectal Cancer；HNPCC）が挙げられ，原因遺伝子変異陽性の人では，20〜60％が生涯に子宮体癌を発症（約80％が大腸癌を発症）すると報告されている．TypeⅠの発がんは多段階に起こると考えられている．上記の危険因子があると，子宮内膜増殖症を呈することが多く，このなかで発がんにかかわる遺伝子／ゲノム異常が加わると，子宮内膜異型増殖症，さらには子宮体癌へと進展しうる．発がんにかかわる遺伝子として，癌遺伝子 *K-RAS* や *PI3 Kinase*（*PIK3CA*遺伝子）変異，癌抑制遺伝子の *PTEN* 変異，マイクロサテライト不安定性（ミスマッチ修復遺伝子の異常）といった異常が知られている．TypeⅡの子宮体癌では，de novo に発がんすると言われており，癌抑制遺伝子 *p53* 変異が上皮内癌（Endometrial Intraepithelial

1. overview・疫学

Carcinoma）の時点ですでに生じていることが多い。

④ 治療成績

日本産科婦人科学会の婦人科腫瘍委員会の調査では，表3-1のように，手術進行期（日産婦 1995，FIGO 1988）別の5年生存率は，Ⅰ/Ⅱ期が90％以上，Ⅲ期が約70％，Ⅳ期が23％となっている。

患者の期別分布は，Ⅰ期が64.8％と最も多く，Ⅱ期が8.4％，Ⅲ期が21.3％，Ⅳ期が5.5％である。

後述のとおり，2008年にFIGO新臨床進行期分類が発表され，日本産科婦人科学会でも2012年より，本進行期分類で登録が行われることとなっており，これまでのⅡ/Ⅲ期症例の一部がⅠ期となることから，新分類での予後の変化が今後注目される。

C 卵巣癌

卵巣腫瘍はその由来から①表層上皮性・間質性腫瘍，②性索間質性腫瘍，③胚細胞腫瘍，④その他の腫瘍に分類される。悪性の卵巣腫瘍（卵巣癌）はその約90％が表層上皮性・間質性腫瘍（上皮性卵巣癌）であり，その次に胚細胞腫瘍が多い（約5％）。

表3-1 2002年に治療を開始した子宮体癌症例の臨床進行期別5年生存率

FIGO stage		症例数		5年生存率（％）	
Ⅰ	A	349	1,134	97.1	95.6
	B	564		96.0	
	C	218		93.7	
	不明	3			
Ⅱ	A	48	140	93.4	93.3
	B	88		93.0	
	不明	4			
Ⅲ	A	189	404	81.6	69.8
	B	11		36.4	
	C	183		64.0	
	不明	21			
Ⅳ	A	11	102	18.2	23.3
	B	86		23.0	
	不明	5			
Total		1,780		85.6	

（予後追加不能症例が20％以下の施設に限定した解析結果）

（日本産科婦人科学会婦人科腫瘍委員会報告（日産婦誌63巻9号）より改変引用）

Ⅲ．女性腫瘍学

① 頻度

　厚生労働省の人口動態統計によると日本人の卵巣癌による死亡者数は 2001 年以降年間 4,000 人台で，若干増加傾向にある。年齢調整死亡率は人口 10 万人（昭和 60 年モデル人口を基準）当たり 4 台で，1990 年以降ほぼ横ばいの状況である（図3-5）。女性生殖器に発生する癌のなかでは最も死亡率が高い。

　日本人の卵巣癌罹患者数は 2001 年以降年間 8,000 人程度，年齢調整罹患率は人口 10 万人（昭和 60 年モデル人口を基準）当たり 9 台と推計されており，増加傾向にある（図3-5）。世界的にみると卵巣癌の罹患率には地域差，人種差がある。地域的にはヨーロッパ，ロシア，北アメリカで高く，アジア，アフリカで低い（図3-6）。人種では白色人種に高く，黄色人種，黒色人種で低い。

② 年齢分布

　日本人の卵巣癌罹患者数・死亡者数は 50 歳代が最も多い（図3-7）。罹患率は 85 歳以上で最も高く，次いで 50 歳代が高くなっている。死亡率は年齢とともに上昇が認められる（図3-8）。

　全世界の統計をみると，年齢が高くなるに従って罹患率・死亡率とも上昇が認められている（図3-9）。

　卵巣癌の 5％程度を占める胚細胞腫瘍は 10 歳代後半から 20 歳代前半に好発する。胚細胞腫瘍に対しては化学療法が奏効するため，この年代の卵巣癌の死亡率は低い。

図3-5　日本人の卵巣癌死亡率と罹患率の年次推移
（国立がん研究センターがん対策情報センター。人口動態統計によるがん死亡データ（1958 年〜 2009 年）および地域がん登録全国推計によるがん罹患データ（1975 年〜 2006 年）より改変引用）

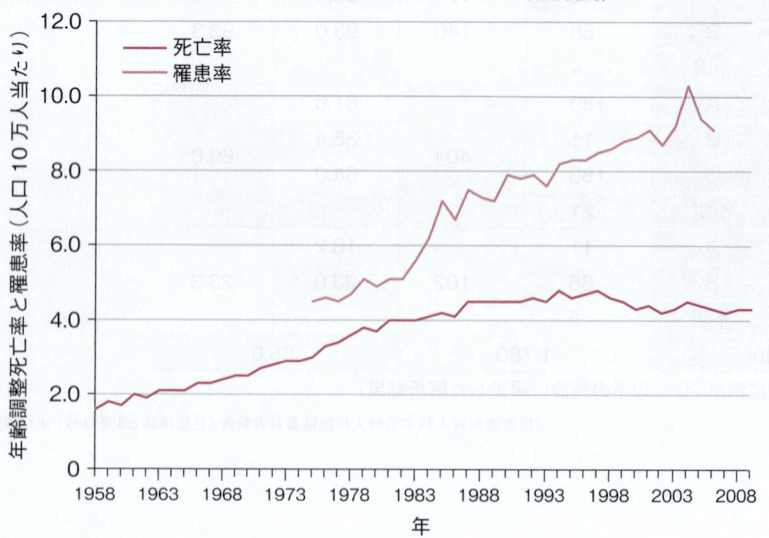

③ 危険因子と発がん機序

疫学研究により示された上皮性卵巣癌の危険因子を 表3-2 に示す。

上皮性卵巣癌の発癌機序は解明されていないが，疫学研究の結果から①頻繁な排卵，②ゴナドトロピンによる過剰刺激，③卵巣上皮での炎症，④子宮・卵管からの発癌物質の逆行性輸送が関与していると仮説が立てられている。

図3-6 卵巣癌の国別10万人当たり年齢調整罹患率

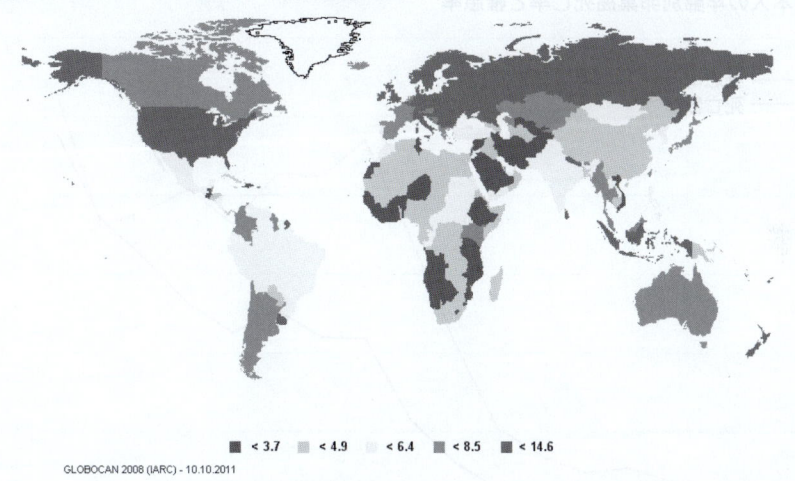

(WHO International Agency for Research on Cancer. Canser Mondial http://www-dep.iarc.fr/ より)

図3-7 日本人の年齢別卵巣癌死亡率と罹患率

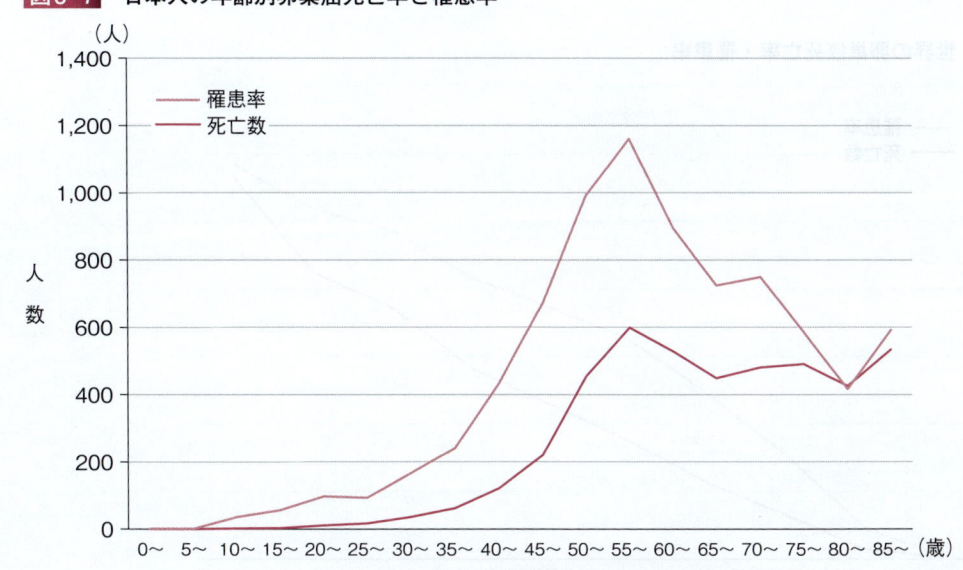

(国立がん研究センターがん対策情報センター．人口動態統計によるがん死亡データ (1958年～2009年) および地域がん登録全国推計によるがん罹患データ (1975年～2006年) より改変引用)

a. 頻繁な排卵

生涯の排卵回数の増加につながる，未産，早い初経，遅い閉経は卵巣癌発生の危険因子となっている．逆に，排卵を停止させる妊娠・授乳および経口避妊薬の使用は卵巣癌の発生率を低下させる．

卵巣の表層上皮は排卵時に損傷し，その後に修復される．排卵が頻繁にあると，卵巣の上皮細胞が損傷と増殖を繰り返すため，細胞分裂の際に生じる遺伝子の変異も起こりやすくなり，卵巣癌が発生しやすくなると考えられている．

図3-8 日本人の年齢別卵巣癌死亡率と罹患率

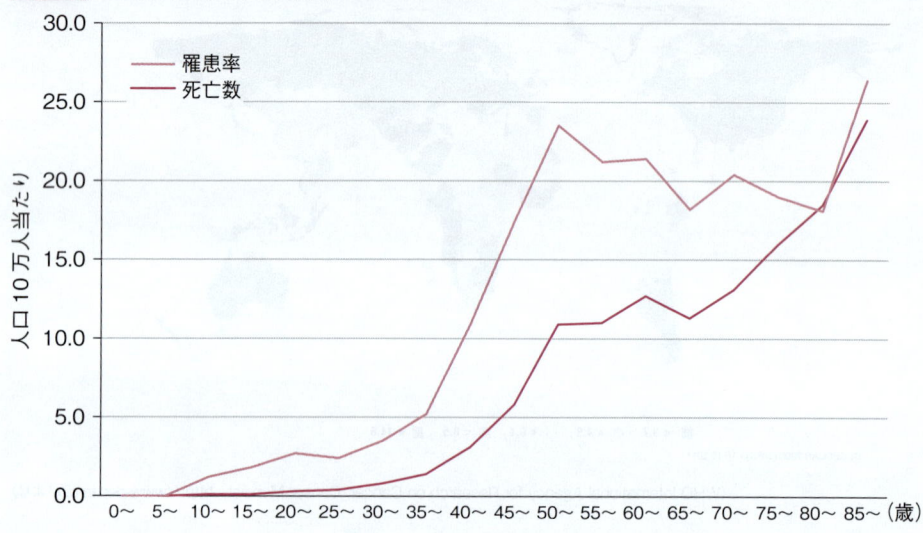

（国立がん研究センターがん対策情報センター．人口動態統計によるがん死亡データ（1958年〜2009年）および地域がん登録全国推計によるがん罹患データ（1975年〜2006年）より改変引用）

図3-9 世界の卵巣癌死亡率・罹患率

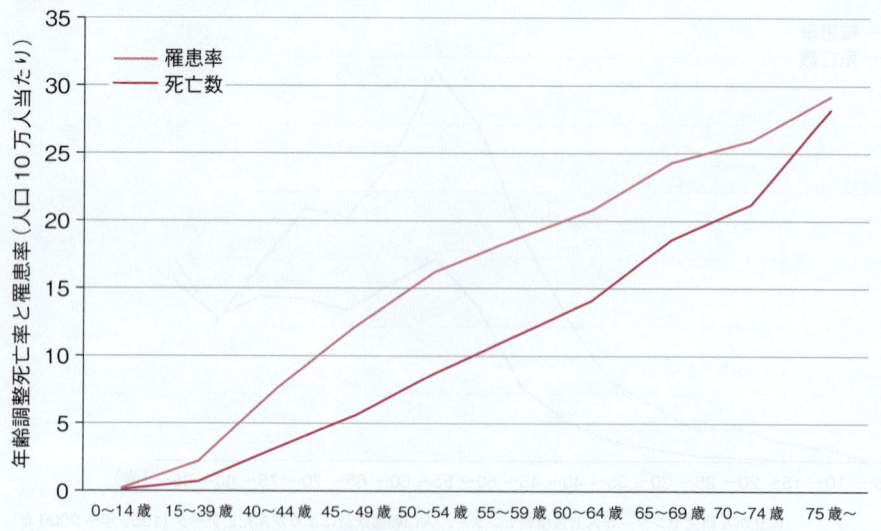

（WHO International Agency for Research on Cancer. Cancer Mondial http://www-dep.iarc.fr/ より改変転載）

b. ゴナドトロピンによる過剰刺激

　内因性のゴナドトロピン（性腺刺激ホルモン。黄体化ホルモン（LH）および卵胞刺激ホルモン（FSH））の血中濃度が高くなる閉経周辺期に卵巣癌の発生頻度が上昇すること，およびゴナドトロピンの分泌を抑制する妊娠や経口避妊薬が上皮性卵巣癌の発生率を低下させることから，下垂体からのゴナドトロピンが発癌を促進するという仮説が立てられている。ゴナドトロピンは，卵巣上皮のゴナドトロピン反応性遺伝子を直接活性化するともに，発癌促進作用のある性ステロイドの産生を刺激することで，卵巣癌の発生に関与するとされる。

　排卵誘発剤の使用中に急激に増大した卵巣癌の症例報告があるが，排卵誘発剤そのものが上皮性卵巣癌を増加させるか否かについては結論が得られていない。

c. 卵巣上皮での炎症

　卵巣上皮に炎症を起こす骨盤内炎症疾患や子宮内膜症は卵巣癌の発生率を増加させることが報告されている。慢性炎症は，炎症の際に生じる活性酸素がDNAの損傷を惹起すること，および種々の炎症性サイトカインの活性化により細胞増殖を促すことを通じて，癌の発生に関与することが示唆されている。排卵の際にも卵巣上皮に炎症反応が生じるが，頻繁な排卵は炎症を介して卵巣癌の発癌を促進している可能性がある。

d. 子宮・卵管からの発癌物質の逆行性輸送

　子宮摘出および卵管結紮は卵巣癌の発生を抑制することが疫学研究により示されている。

　女性の腹腔は子宮・卵管を介して外界と交通している。子宮摘出や卵管結紮によって腹腔が外界と遮断されるために，外因性の発癌物質が卵巣に到達しなくなること，および炎症性サイトカインなどの子宮・卵管由来の内因性発癌物質が卵巣に到達しなくなることが発癌の抑制につながると考えられている。

発がんにかかわる遺伝子

　卵巣癌のなかでも悪性度が高い high grade の漿液性腺癌においては癌抑制遺伝子 TP53 の変異が90％以上に認められる。一方，比較的増殖が遅く，卵巣に限局した状態で発見

表3-2　卵巣癌の危険因子

	確立した因子	可能性が高い因子	関連が推定されている因子
発生率を上昇させる	年齢	初経年齢が低い	ホルモン補充療法
	家族歴	閉経年齢が高い	脂肪摂取量が多い
	分娩歴がない	不妊	肥満
		野菜摂取量が少ない	運動不足
		骨盤内炎症性疾患	喫煙
		子宮内膜症	飲酒
発生率を低下させる	経口避妊薬の使用	授乳	
	卵巣摘出	卵管結紮	
		子宮摘出	

されることが多い微小乳頭状漿液性腺癌では，KRAS，BRAF，ERBB2の変異がしばしば認められるが，TP53の変異は非常にまれである。

粘液性腺癌ではKRASの変異が最も多く認められる。

類内膜腺癌では，PTEN，PIK3CA，ARID1A，βカテニンの変異が高率に認められるが，TP53の変異は少ない。

明細胞腺癌ではTP53の変異がほとんど認められないのに対し，ARID1A，PIK3CAの変異の頻度が高い。

遺伝性卵巣癌に多いBRCAの変異は，孤発性の卵巣癌では頻度が低い。

遺伝性卵巣癌

家族歴に卵巣癌があることは卵巣癌の危険因子である。母・娘・姉妹に卵巣癌患者が1人いる場合には卵巣癌発生率が2〜3倍，2人いる場合には5倍になる。

欧米人の場合，卵巣癌の5〜10％が遺伝性（家族性）卵巣癌と報告されている。卵巣癌が発生しやすい遺伝性腫瘍症候群を下記に示す。遺伝性腫瘍症候群は，癌抑制遺伝子に生じた生殖細胞系列変異 germline mutation が継代されることによって起こり，常染色体優性の遺伝形式をとる。遺伝性の卵巣癌では孤発例に比べて発症年齢が10歳程度若いことが知られており，生殖年齢での発症も少なくない。

a. 遺伝性乳癌卵巣癌症候群 hereditary breast and ovarian cancer syndrome

家系内で乳癌と卵巣癌が多発する症候群で，BRCA1遺伝子またはBRCA2遺伝子の変異により起こる。遺伝性卵巣癌のうち70％程度を占める。アシュケナージ・ユダヤ人の家系の研究では，70歳までに乳癌になる確率がBRCA1・BRCA2とも85％に対して，卵巣癌の発症率はBRCA1で37％，BRCA2で21％と推計されている。遺伝性乳癌卵巣癌家系に発生する卵巣癌の組織型は大多数が漿液性腺癌である。

b. Lynch 症候群

1966年にLynchらが大腸癌多発家系の研究から提唱した症候群で，かつては遺伝性非ポ

卵巣腫瘍が発生しやすい遺伝性腫瘍症候群

症候群	原因（変異）遺伝子	染色体	卵巣腫瘍の組織型	卵巣腫瘍以外の腫瘍
遺伝性乳癌卵巣癌症候群	BRCA1	17	上皮性卵巣癌（漿液性腺癌が多い）	乳癌
	BRCA2	13		
Lynch 症候群	MLH1	3	上皮性卵巣癌	子宮内膜癌
	MSH2	2		大腸癌，胃癌，小腸癌
	MSH6	2		胆道癌，膵癌，腎盂・尿管癌
	PMS1	2		脳腫瘍
	PMS2	7		
Peutz-Jeghers 症候群	STK11	19	性索間質性腫瘍	消化管過誤腫，胃癌，小腸癌，大腸癌
Ollier 病	PTHR1	3	顆粒膜細胞腫	内軟骨腫
Cowden 症候群	PTEN	10	上皮性卵巣癌	乳癌，甲状腺癌，子宮内膜癌，腎癌

リポーシス大腸癌（HNPCC）と呼称されていた。大腸癌だけでなく，子宮内膜癌，卵巣癌，胃癌，小腸癌，胆道癌，膵癌，腎盂・尿管癌，脳腫瘍も高率に発生する。DNAのミスマッチ修復にかかわるMLH1，MSH2などの遺伝子の変異により起こる。生涯の卵巣癌発生率は約12％と推定されている。Lynch症候群で発生する上皮性卵巣癌の組織型はいずれのタイプも発生するが，粘液性腺癌，明細胞腺癌の割合が一般の卵巣癌に比べて高い。

c. site-specific ovarian cancer syndrome

家系内に卵巣癌が多発するが，乳癌，子宮内膜癌，大腸癌やほかの遺伝性腫瘍症候群にみられる悪性腫瘍の発生を認めないものを指す。原因遺伝子は特定されていない。

④ 治療成績

卵巣癌の治療成績は女性生殖器に発生するほかの癌に比べて不良である。その理由として，①症状が発現しにくく，しかも特有の自覚症状に乏しいこと，②癌が発生する卵巣上皮が腹腔内に露出しているため卵巣腹膜播種を起こしやすく，発見時にはすでに転移した状態であることが多いこと，③有効なスクリーニング方法が確立していないことが挙げられる。

卵巣癌も近年治療成績の向上が認められる。例としてイギリスのAnglia Cancer Networkの卵巣癌の5年生存率の変遷を図に示す（図3-10）。積極的腫瘍減量手術およびプラチナ製剤・タキサン製剤導入による化学療法の成績向上が予後の改善に寄与していると考えられる。

⑤ 卵巣癌検診

Ⅲ・Ⅳ期の進行卵巣癌の予後は不良であるが，現在でも70％以上が進行癌の状態で発見されている。卵巣癌の早期発見による予後改善を目指して，卵巣癌検診が試みられている。検診の方法としては，経腟超音波検査と血液検査（腫瘍マーカー）を組み合わせて行われることが多い。

a. 一般女性を対象とした卵巣癌のスクリーニング

経腟超音波検査とCA125の測定を組み合わせたスクリーニング法の有効性を評価するランダム化比較試験がアメリカで行われ，その結果が2011年に発表された。それによると，スクリーニング群では卵巣癌の発見率が高い傾向があったものの，卵巣癌の死亡率の低下は認められなかった。死亡率が低下しなかった理由として，スクリーニングによる発見時の進行期低下（stage shift）が認められなかったことが挙げられている。進行卵巣癌のなかには原発巣が小さいにもかかわらず転移しているものが少なくないため，画像診断による卵巣の腫大を判定基準としたスクリーニング法ではⅠ・Ⅱ期での発見につながらない可能性が指摘されている。

卵巣癌のように罹患率の低い疾患に対するスクリーニングにおいては，偽陽性者が多数発生することが避けられない。スクリーニング陽性者に対しては精密検査が行われることになる。その際，腹腔内で発生する卵巣癌を確定診断するために最終的には外科的な腹腔

内検索が必要となる。そのため卵巣癌のスクリーニングを行うことによって、多くの偽陽性者に対して侵襲的な診断手技が行われてしまうことも問題視されている。

以上より、現時点では一般女性に対する卵巣癌スクリーニングとして有用な方法は存在せず、新たな方法の開発が待たれる。

b. 遺伝性卵巣癌に対する対策

BRCA遺伝子やミスマッチ修復遺伝子の変異を有する女性は卵巣癌の発症リスクが高い。そのため、これらのハイリスク群を対象に卵巣癌の検診あるいは予防処置をすることが行われてきた。

卵巣癌の検診は前述のように一般女性に対して有用性が示されていない。遺伝性卵巣癌の場合も、特にBRCA遺伝子変異による遺伝性乳癌卵巣癌症候群では腹膜播種例が多いこともあり、検診で早期発見することが難しい。そのためBRCA遺伝子変異を有する女性に対しては、挙児希望がなくなった時点での予防的卵巣卵管摘出術が推奨されている。予防的卵巣卵管摘出術によって乳癌・卵巣癌の発症リスクだけでなく総死亡リスクの低下も認められたことが報告されている。ただし、卵巣卵管を摘出した後でも3％以上の症例で腹膜に漿液性腺癌が発生するので、予防的手術後もフォローアップが必要である。

欧米では、遺伝性腫瘍症候群が疑われる女性に対して遺伝カウンセリングについての情報が提供され、必要により遺伝子診断が行われている。わが国では癌の臨床遺伝学の専門家が少ないこともあって、遺伝カウンセリングや遺伝子検査はまだ一般的ではない。

図3-10 卵巣癌の治療成績の変遷

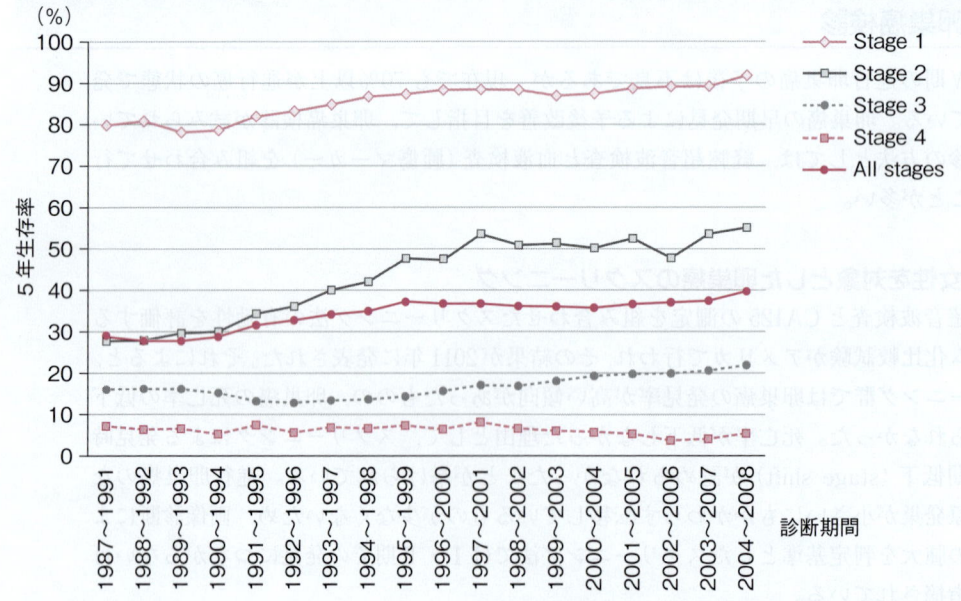

（Cancer Research UK. http://info.cancerresearchuk.org より）

2. 検　査

A 細胞診

① 細胞診の適応と特徴

a. 適応

婦人科領域での細胞診は，主として悪性腫瘍のスクリーニングに用いる。そのほかに内分泌機能異常の推定や感染症の診断などにも利用される。

b. 特徴

長所として，
①検体採取が簡単で非観血的にでき，患者に大きな苦痛を与えない。
②反復検査が容易である。
③検体採取から判定までの時間が病理組織検査に比べて短い。
　短所として，
①細胞の由来が必ずしも明確でない。例えば，子宮内膜細胞診の検体に子宮頸部や卵巣由来の異型腺細胞が認められることも珍しくない。
②剝離した細胞は変性・壊死に陥りやすいため，適切に処理していないと判定困難である。
③細胞単位の観察であるため，細胞と組織との関係（組織構築）がわかりづらく，浸潤の有無が判定し難いことがある。従って悪性腫瘍の確定診断には病理組織学検査が必須である。

② 採取法

a. 検体採取

細胞診の採取器具は採取部位や方法により異なる。それぞれに適した器具を用いる。

1) 子宮頸部の細胞診検体採取法

腟および子宮腟部から検体を採取する場合は，腟洗浄や内診などの腟内操作に先立って採取することが肝要である。
①腟プールスメア vaginal pool smear：後腟円蓋部に貯留している帯下，粘液を綿棒あるいはスポイトで吸引して細胞を採取する。これは子宮頸部などから剝離してきた細胞を採取することになるため，変性などにより癌細胞を見落とすおそれもある。なお腟壁細胞は内分泌変化によく対応するので，腟壁の上 1/3 くらいを擦過して性ホルモンの状態を推定することが可能である（腟壁擦過スメア）。
②腟部擦過スメア cervical scraping smear：外子宮口を中心として子宮腟部の表面を

綿棒やヘラ，ブラシなどで擦過して細胞を採取する．表面全体，特に扁平円柱上皮境界（SCJ）付近を中心にもれなく擦過する．擦過が弱いと採取細胞が少なくなるし，強すぎると出血するので判定に支障をきたす．

③頸管内擦過スメア endocervical scraping smear：細い綿棒またはブラシを子宮頸管内に入れ，やや強めに回転させて擦過する．頸管内に限局した子宮頸癌の発見に役立ち，SCJが頸管内に移動する高齢者では特に重要である．従って子宮頸癌検診では腟部と頸管部の双方を採取すべきであり，頸管内と腟部を同時に擦過できるよう工夫されたブラシが市販されている．

2) 子宮内膜の細胞診検体採取法

カニューレやネラトンカテーテルを子宮腔内に挿入し，連結した注射器を引きながら吸引する吸引法や，子宮内膜擦過用のブラシを挿入し，回転させながら擦過する擦過法などがある．わが国ではエンドサイトやオネストブラシなどの器具がよく用いられる．これらの検体を直接スライドガラスに塗抹するか，生理食塩水などで器具を洗浄後，遠心分離し沈査を塗抹して標本にする．

3) その他の細胞診検体採取法

癌性腹膜炎や胸膜炎を疑う場合，腹水や胸水を穿刺して悪性細胞の有無を確認することがある．フィブリン析出の予防のため少量の抗凝固剤を加えて1,500〜2,000回転で5分間遠心し，沈査を採取する．

また，卵巣腫瘍などで術中または術後に腫瘍割面を直接スライドガラスに押しつけて細胞を塗布する（捺印細胞診），腫大した鼠径リンパ節などを超音波ガイド下に21〜23Gの針で穿刺吸引して細胞を採取する（穿刺吸引細胞診），などさまざまな採取方法がある．生検に比較して容易かつ迅速に行えるため有用である．

b. 塗抹

1) 直接塗抹法

綿棒やヘラ，ブラシなどで採取した検体をなるべく均一になるようにスライドガラスに塗抹する．湿固定が基本なので，塗抹したら直ちに固定液に入れ，乾燥させないことが重要である．綿棒は安価で出血させにくいため，わが国で汎用されているが，細胞採取量が少ないのが欠点である．

2) すりあわせ法・引きガラス法

体腔液などの沈査の塗抹に用いられる手法で，スライドガラス上に検体を置いて別のスライドガラスを重ね軽く圧しながら反対方向に引く．

c. 固定と染色

1) 固定

固定の目的は細胞内の物質を不動性にして，細胞構造を保持することにある．不適切な固定だと細胞の変性や染色性の低下が生じ，核内構造も不明瞭となって判定が難しくなる．

塗抹標本の固定は湿固定と乾燥固定に分けられる．婦人科細胞診ではPapanicolaou染色が一般的なので，主に95％エタノールを用いた湿固定が行われることが多い．自治体検診などでは，イソプロピルアルコールを主成分とした固定液を噴霧するコーティング法を用いることが多い．

2）染色
① Papanicolaou 染色：細胞診染色を代表するものである。本法の特色は細胞の透明度がよく保持され，細胞が重なっていても観察可能であることである。核はヘマトキシリンで青藍色に染まる。扁平上皮の細胞質は表層ではオレンジGおよびエオジンにより朱〜橙〜桃色に染まり，中層ではライトグリーンにより淡青色〜淡緑色に，基底層ではライトグリーンにより青緑色に染まる。腺細胞や中皮細胞などは主にライトグリーンにより淡青色〜緑色に染まる。
② その他：体腔液の細胞診では Papanicolaou 染色以外に，視認性の向上や粘液の確認を目的として Giemsa 染色や PAS 染色などを用いることがある。

d. 液状処理細胞診（LBC 法）
1980 年代後半，アメリカで子宮頸癌検診において細胞診と組織診の不一致率が高いこと，細胞診報告書の様式や用語が統一されていないために臨床的取り扱いに混乱が生じていることなどが報道され，細胞診検査の信頼性が社会問題化した。解決策として導入されたのがベセスダシステム（後述）と液状処理細胞診 liquid-based cytology；LBC 法である。

1）LBC 法と直接塗抹法（従来法）の比較（表3-3 参照）
① 標本作製の標準化：従来法では臨床医が検体を直接塗抹して固定する。この際に塗抹過多になったり過少となったりしがちで，かつ血液や炎症，乾燥などの影響を受けやすい。一方，LBC 法では臨床医は検体採取のみ行えばよい。採取検体を固定液に浸すことで血液・炎症細胞が軽減され乾燥変性のない細胞が収集できる。さらに塗抹と固定・染色は専用の機器が行うので，標本が均一化され不適正標本が減少する。
② 検査の効率化：LBC 法ではスライドガラスの限局した部位に均一な密度で塗布される（thin-layer）ため，従来法の 10〜20％程度の範囲を観察すればよい。検鏡時間の短縮と効率化が期待される。
③ 追加検査が容易：LBC 法では採取細胞を専用バイアルに回収し，細胞浮遊液として保存するので免疫染色や FISH，HPV-DNA 検査などの追加検査が容易である。
④ 高価，保管スペースが必要：LBC 法の最大の欠点は消耗品を含めた検査費用がかさむことである。加えて細胞保存液を保管する場所も必要となる。

2）LBC 法の実際
SurePath 法，ThinPrep 法，TACAS 法などの手法が流通している。国内外の報告は前二者によるものが多数を占めている。いずれの方法でも綿棒による細胞採取だと十分な細胞数が採取できないため推奨できない。特定の採取ブラシ（Cervex ブラシなど）が推奨されているが，スパーテルやヘラでも可能である。

表3-3 従来法と LBC 法の対比

	長 所	短 所
従来法	安価 保管場所をとらない	不適正標本が出やすい 細胞の重なりなど自動診断の妨げ
LBC 法	不適正標本が減少 塗抹面積減少による効率化 HPV-DNA 検査等の追加検査が容易	高価 専用の消耗品が必要 保管場所が必要

① SurePath 法では分離用試薬を用いて前処理を行ってから密度勾配を用いて細胞を収集，円形単層標本として塗抹する。
② ThinPrep 法では前処理は不要で，専用フィルターを用いて細胞を収集，塗抹する。
③ TACAS 法は国産品であり，溶血力の高い固定液で赤血球だけを分解溶血してから遠心して細胞を集め，細胞吸着ポリマーによって沈降細胞を塗抹する。前処理や特別な操作は不要である。

3）LBC 法と従来法での感度の比較

LBC 法では細胞像が従来法と若干違うため検鏡のトレーニングが必要であるが，慣れれば問題ない。

LBC 法が導入された当初は，従来法よりも感度が向上するという報告が多かった。しかし 1991〜2007 年の海外での研究報告を解析したメタアナリシスによると，LBC 法と従来法とで HSIL に関する感度，特異度に有意差はない。

4）LBC 法の展望

このように LBC 法は従来法より優れた点もあるが，感度はほぼ同等と考えられるため，導入にあたってはコストが大きな問題となる。韓国のように，LBC 法はコスト面がバリアとなるとして導入に否定的な国もある。

わが国でも地域住民検診の財源は限られており，費用対効果が大きな問題となる。一方，子宮頸癌検診受診率は 20％程度で先進国の 70〜80％と比較して著しく低く，検診受診率を上げることが急務であるが検診受診率が上がって検体数が増えると現状ではスクリーニングに対応できなくなるおそれもある。コスト面と効率性を両立できるかどうかが，わが国で LBC 法が普及するかどうかを決めることになるだろう。

③ 診断のポイント

a. 検鏡の手順

婦人科医たるもの，報告書を鵜呑みにせず自分でも検鏡するべきである。

1）適正標本かどうかの確認

まず弱拡大で標本の全体を観察し，不適正な検体でないことを確認する。観察に十分な細胞が塗抹されていない場合や固定・染色が不良な検体がしばしば見受けられる。

2）背景の確認

標本の背景として白血球や壊死物質，細菌，真菌，原虫の有無などを観察する。壊死性背景は悪性を疑う根拠の 1 つとなる。

3）細胞の診断

細胞検査士がスクリーニングしてマークをつけた異常細胞を強拡大で詳しく観察する。悪性細胞の同定には，図3-4 に示す項目に注目する。

④ 各種細胞所見

a. 正常細胞所見

1）重層扁平上皮細胞

腟壁および子宮腟部を形成する重層扁平上皮細胞は 図3-11 に示すように，深層から

表層に向かって基底細胞 basal cell, 傍基底細胞 parabasal cell, 中層細胞 intermediate cell, 表層細胞 superficial cell の4層に分かれる。細胞診で主に観察されるのは基底細胞以外の3種類である（図3-12）。

2) 子宮頸管円柱上皮細胞

孤立散在性または集団で出現する。集団の場合, 蜂巣状あるいは柵状に見える。大きさ

表3-4　悪性細胞の診断基準

A. 細胞群の所見
　1. 細胞の出現状態
　　集団性──上皮性
　　孤立性──非上皮性
　　（重積性──腺癌）
　2. 細胞および核の大小不同と多様な形態
　3. 細胞配列の不規則性
　　核間距離の不平等
　　重積性
　4. 封入細胞, 対細胞の出現

B. 細胞の所見
　1. 細胞および核の増大と形態の異常
　2. 核対細胞質（N/C）比の増大

C. 細胞質の所見
　1. 染色性の変化
　2. 構造の異常

D. 核の所見
　1. 大小不同
　2. 核縁の肥厚と不整
　3. クロマチンの増量と不平等な分布
　4. 数の増加
　5. 核小体の増大と増加
　6. 核分裂像
　7. 退行変性

E. 背景
　1. 腫瘍性背景

図3-11　重層扁平上皮の組織像と細胞像

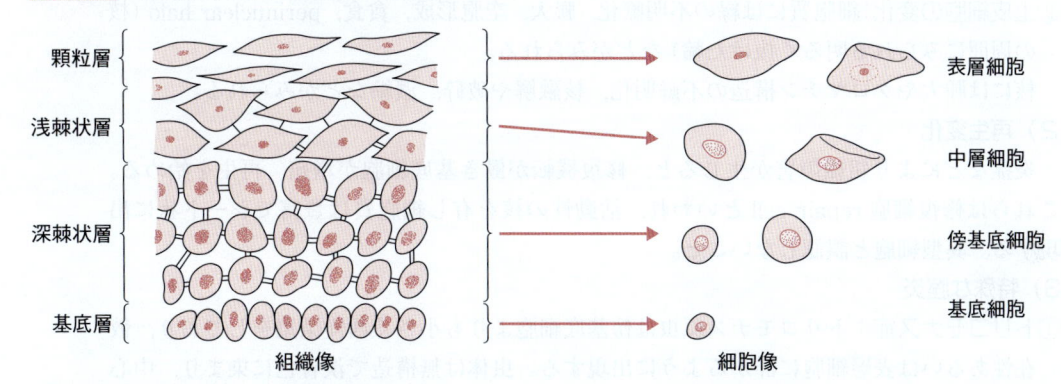

組織像	細胞像
顆粒層	表層細胞
浅棘状層	中層細胞
深棘状層	傍基底細胞
基底層	基底細胞

図3-12　重層扁平上皮細胞（×400）

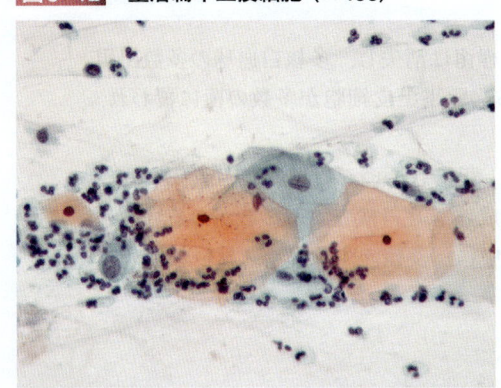

表層細胞に挟まれるように中層細胞が認められ, 周辺には傍基底細胞を認める。

387

は傍基底細胞くらいで，核は偏在することが多い。
　円柱上皮下の予備細胞が増生して扁平上皮に分化する過程の細胞は扁平上皮化生細胞という。この場合大きさは変わらず，細胞質が淡緑色で厚くなり，辺縁明瞭となる。化生の程度により未熟型から成熟型まで種々の段階のものがみられる。

3）子宮内膜細胞
　内膜腺細胞と内膜間質細胞がみられる。いずれも集団性に出現する。月経時に間質細胞や組織球が集団で出現することがあり，exodus という。

4）その他の細胞
①血液成分：多核白血球，赤血球，リンパ球，単球，形質細胞など。
②組織球
③デーデルライン桿菌
④精子
⑤その他：腟剤に含まれているデンプン質や手袋の粉末がときにみられる。

b. 炎症を伴う場合の細胞所見

1）炎症
　傍基底細胞，中層細胞が増え，背景や上皮細胞に変化が生じる。
①背景の変化：急性炎症では多核白血球が多数出現し，変性・壊死細胞もみられる。慢性炎症では多核白血球以外にリンパ球，組織球などが出現する。
②上皮細胞の変化：細胞質には縁の不明瞭化，膨大，空胞形成，貪食，perinuclear halo（核の周囲にみられる明るく抜けた輪）などがみられる。
　核には腫大やクロマチン構造の不鮮明化，核融解や破砕，濃縮などがみられる。

2）再生変化
　炎症などにより組織障害が生じると，修復機転が働き基底細胞が増殖，再生を始める。これらは修復細胞 repair cell といわれ，活動性の核を有し細胞質は豊富でシート状に出現する。異型細胞と誤認しないこと。

3）特殊な腟炎
①トリコモナス症：トリコモナス原虫は傍基底細胞よりも小さく西洋梨型をしており，散在性あるいは表層細胞に群がるように出現する。虫体は無構造で淡青色に染まり，中心に赤色の顆粒を認める。
②カンジダ症：節のある細長い菌糸と芽胞をもつ真菌の一種で，Papanicolaou 染色では赤褐色に染まる。
③コリネバクテリウムによる腟炎：デーデルライン桿菌は消失し，多核白血球の多数出現した背景にグラム陽性の短桿菌が無数にみられる。扁平上皮細胞が多数の菌に覆われ，clue cell とよぶ。
④萎縮性（老人性）腟炎：傍基底細胞が多数出現し，背景も汚い。異型細胞と誤認することがあるので，エストロゲン投与で腟上皮細胞を成熟させ再検査することがある。
⑤単純疱疹ウイルス（HSV）感染：非常に汚い背景中に，多核のすりガラス状巨細胞やエオジン好性の核内封入体をもつ細胞がみられる。

c. 内分泌環境による細胞所見の変化

　腟壁の扁平上皮の基底細胞から表層細胞への分化・成熟は性ホルモンの影響を受けている。エストロゲンは表層上皮までの分化・成熟を，プロゲステロンと副腎ホルモンは中層細胞までの増殖を促進する。このように腟上皮細胞の変化は内分泌環境の変化を反映するため，内分泌検査法の1つとして腟細胞診による以下の指標が利用されている。

①細胞成熟指数 maturation index；MI：傍基底細胞，中層細胞，表層細胞の出現比を10/20/70 のように表す。
②エオジン好性細胞指数 eosinophilic index；EI：成熟細胞の中でエオジン好性細胞の出現パーセント。
③核濃縮指数 karyopyknotic index；KPI：成熟細胞の中で濃縮核をもつ表層細胞の出現パーセント。

　エストロゲンの作用が強い場合にはMIが右方移動，KPIとEIが上昇する。プロゲステロンの作用が強い場合にはMIは中央移動，KPIとEIは低下する。

1）月経周期による変化

　月経期には血性背景に中層細胞が多数出現する。子宮内膜細胞やexodusもみられる。
　増殖期初期では中層細胞が主体で，後期になると表層細胞が主体となる。背景もきれいになってくる。増殖期後期の背景が最もきれいである。
　分泌期にはプロゲステロンの増加に伴って表層細胞が好塩基性となって細胞質全体がゆるんだような感じになる。背景に白血球やデーデルライン桿菌が出現し，だんだん汚れてくる。分泌期後期の背景では細胞融解が目立ち，中層細胞が多数みられるようになる。

2）年齢による変化

　新生児期は母体からのホルモンの影響で母体の腟細胞診と同様，中層細胞が主体を占める。幼児期になるとエストロゲン産生がないために閉経期以後の細胞像と同様に傍基底細胞が主体となり，背景には白血球もみられる。この状態が思春期まで続き，思春期になると中層細胞が出現する。

3）妊娠・分娩による変化

　妊娠初期では分泌期後期に類似した細胞像がみられる。中期になると，集合性の中層細胞が大部分で舟状細胞（細胞質縁が厚く二重輪郭を呈し，黄色い細胞質をもつ中層細胞の一種）がみられるようになる。後期には舟状細胞が減少し，表層細胞が出現し始める。
　産褥期には血性背景中に産褥期細胞（分厚い細胞質縁をもつ傍基底細胞で細胞質内にグリコーゲンを有して黄色く見える）が出現する。やがて閉経期に類似した像となり，月経周期が回復するにつれて正常月経周期の像に戻っていく。

d. 境界病変および悪性腫瘍の細胞所見

1）子宮頸部の異常細胞

　子宮頸部細胞診の報告様式が2009年4月よりベセスダシステムに準拠したものに変更されたため，表記法の項で詳述する。

2）子宮内膜の異常細胞

　内膜細胞診で異常細胞を見つけた場合，その細胞が上皮性か非上皮性かを判断する。上皮性であれば，出現様式や細胞形態などから扁平上皮由来か，腺組織由来かを判定する。腺組織由来であれば子宮頸部腺癌か，子宮内膜癌か，あるいはそれ以外の腺癌かを鑑別す

る。ただし，この鑑別は必ずしも容易ではない。

子宮内膜癌の典型的な細胞所見は壊死性背景に小型の円形または類円形の腺癌細胞が重積の強い集塊で出現する。核の染色は淡くクロマチンは細顆粒状である（図3-13）。

3）そのほかの悪性腫瘍細胞

①絨毛性疾患：ジンチチウム型トロホブラストおよびラングハンス型トロホブラストの増殖を認める。侵入奇胎，絨毛癌ではラングハンス型優位で胞状奇胎ではジンチチウム型優位となる。侵入奇胎，絨毛癌では壊死性背景となることが多い。

②子宮肉腫：多形性の細胞が散在性に出現する。細胞質は薄く，ときに裸核状に見える。核は大小不同が著明である。

③Müller管混合腫瘍（癌肉腫）：種々の組織成分からなるため，多彩な細胞像を呈する。

④子宮・腟以外の悪性腫瘍：卵巣癌や卵管癌，腹膜癌由来の異型腺細胞が子宮内膜や子宮頸部の細胞診に現れることがある。比較的背景がきれいなのが特徴である。また胃癌（印鑑細胞など），乳癌（マリモ状集塊），直腸癌（腫瘍性背景に大型の腺細胞が柵状に配列）などの転移も認めることがある。

e. 放射線治療などによる腫瘍細胞の変化

放射線治療，あるいは化学療法中に細胞を採取して治療による変化を経時的に観察することで治療効果を推測できる。治療により早期に出現する変化としては，以下のようなものがある。これらの変化は治療効果に伴い高度となり，治療終了後は萎縮像を呈する。

1）細胞質と細胞全体の変化

細胞質腫大，細胞質内空胞，染色性異常，形の不整化，細胞融解など。

2）核の変化

核腫大，多核化，核破砕，核周囲 halo 形成，核小体の腫大など。

⑤ 表記法

a. 日母分類とベセスダシステム

わが国の婦人科領域での細胞診報告は，Papanicolaou 分類を基にした日母（日本母性保

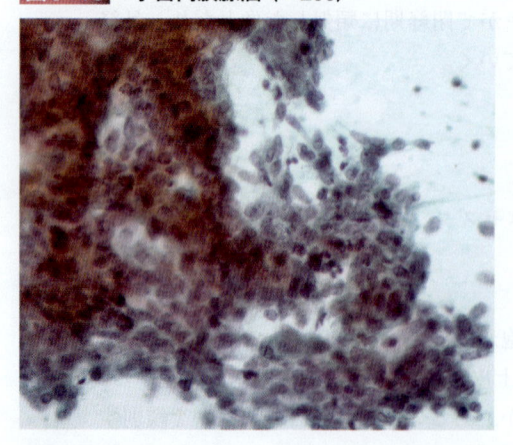

図3-13 子宮内膜腺癌（×200）

護医協会；現日本産婦人科医会）分類（1978年）が広く用いられてきた。クラスⅠとⅡは陰性であり，クラスⅡは炎症などによる変化に対応する。クラスⅢは悪性を疑うが断定できない所見であり，クラスⅣとⅤは悪性を疑う。ⅢaとⅢbは子宮頸部の場合に用い，それぞれ軽度・中等度異形成と高度異形成に対応する。

　このように，日母分類は組織診断とクラスの数字を対応させることで直感的にわかりやすいため汎用されてきたが，種々の問題点がある。また近年の分子生物学の進歩に伴い子宮頸癌の発癌機構の一部が明らかとなり，医学的エビデンスを考慮した分類が求められるようになった。

　そこで日本産婦人科医会は2009年4月から，行政検診の報告様式を世界標準の細胞診報告様式であるベセスダシステム2001（TBS）に準拠したものに変更した。しかし完全移行は混乱を招くため，TBSに基づいた判定と日母分類を所見欄に併記する施設も多い。

b. 日母分類の問題点を踏まえた新報告様式（2009年）の骨子

　新報告様式は，欧米で広く使用されているTBSに準拠している。その骨子は，日母分類の問題点を踏まえた以下の2項目に要約できる。

1) 標本（検体）の適否（適正もしくは不適正）を明確に示す

　日母分類では標本が適正でない場合でも5段階のどこかに分類していた。これは精度管理のうえで問題である。

2) クラス分類ではなく推定病変を記述的に記載し，判定困難な場合は無理に判定しない

　日母分類では診断困難な細胞が出現している場合でも，5段階のどれかに分類していた。ところがクラスと推定病変がほぼ1対1で対応しているため，細胞診断医が判定困難な細胞をクラスⅢaとして報告しても臨床医は「クラスⅢaならば軽度・中等度異形成」とパターン認識してしまい，悪性の可能性を失念する危険がある。推定病変を記述的に明示して正確な診断内容を臨床医に伝えるべきである。

c. 実際の報告様式と日母分類との相関

　実際の報告では以下の順に報告される。
①標本の種類（直接塗抹か液状検体か，採取器具は何か）
②検体の適否（不適正検体を明示）
③細胞診判定（推定される病理組織分類を付記する）

　判定結果と略語，日母分類との相関について日本産婦人科医会が発表した表を示す（表3-5，日本産婦人科医会が発行したパンフレットより引用）。検診や実地臨床における運用方針も記載してあるので参考になる。

1) NILM（陰性）

　腫瘍性細胞所見を認めない場合であり，HPV感染以外による炎症所見や修復細胞所見も含まれる。

2) ASC-US（意義不明な異型扁平上皮細胞）（図3-14）

　軽度な異型がみられ，軽度扁平上皮内病変（LSIL）が疑われるが，LSILの診断基準を満たさない場合をいう。おおむね従来の要再検査に相当し「判定が難しいが悪性の可能性は低い」などと説明されるが，約10%で中等度～高度異形成，上皮内癌と最終診断される。HPVテスト（ASC-USに対する保険診療が認められている）が施行可能な施設ではハイ

リスク型HPVの有無を確認し，陽性の場合にのみ精密検査（コルポ下生検）を行うことが推奨されている．陰性の場合には1年後に再検する．

3）ASC-H（HSILを除外できない異型扁平上皮細胞）

中等度異形成以上の高度病変が疑われるが，断定できない場合である．「高度病変疑いだが典型的ではない」などと説明される．ASC-HのハイリスクHPV陽性率は67％で，うちCIN2以上だったのは81％という報告もあるため，ASC-Hは精密検査の対象となる．

4）LSIL（low-grade squamous intraepithelial lesion）

HPV感染ならびに軽度異形成に相当する．旧分類のクラスⅢaの像以外にも，HPV感染に伴う変化（コイロサイトーシス，多核細胞，smudged核など）を伴う細胞もLSILと判定する．

5）HSIL（high-grade squamous intraepithelial lesion）（図3-15, 16）

中等度異形成，高度異形成，上皮内癌に相当する．旧分類のクラスⅢa（中等度異形成）およびクラスⅢb，Ⅳをまとめたものである．

日母分類ではCIN2とCIN3の間で境界を引いていた（Ⅲa/Ⅲb）のに対し，TBSでは

表3-5 ベセスダシステムに基づいた新報告方式

結果	略語	推定される診断	従来のクラス分類	英語表記	運用
陰性	NILM	非腫瘍性所見，炎症	Ⅰ, Ⅱ	Negative for Intraepithelial Lesion or Malignancy	異常なし：定期検査
意義不明な異型扁平上皮細胞	ASC-US	軽度扁平上皮内病変疑い	Ⅱ, Ⅲa	Atypical Squamous Cells of Undetermined Significance	要精密検査：HPV検査による判定が望ましい．陽性ならコルポ下生検，陰性なら1年後に細胞診．HPV検査非施行：6カ月以内に再検査
HSILを除外できない異型扁平上皮細胞	ASC-H	高度扁平上皮内病変疑い	Ⅲa, Ⅲb	Atypical Squamous Cells cannot exclude HSIL	
軽度扁平上皮内病変	LSIL	HPV感染・軽度異形成	Ⅲa	Low grade Squamous Intraepithelia Lesion	要精密検査：コルポ下生検
高度扁平上皮内病変	HSIL	中等度異形成 高度異形成 上皮内癌	Ⅲa, Ⅲb, Ⅳ	High grade Squamous Intraepithelial Lesion	
扁平上皮癌	SCC	扁平上皮癌	Ⅴ	Squamous Cells Carcinoma	

結果	略語	推定される診断	従来のクラス分類	英語表記	運用
異型腺細胞	AGC	腺異型，または腺癌疑い	Ⅲ	Atypical Glandular Cells	要精密検査：コルポ下生検，頸管および内膜細胞診＋組織診
上皮内腺癌	AIS	上皮内腺癌	Ⅳ	Adenocarcinoma In Situ	
腺癌	Adenocarcinoma	腺癌	Ⅴ	Adenocarcinoma	
その他の悪性腫瘍	other malig	その他の悪性腫瘍	Ⅴ	other malignant neoplasms	要精密検査：病変検索

（日本産婦人科医会：ベセスダシステム2001準拠 子宮頸部細胞診報告様式の理解のために．2008より）

CIN 2 が high grade に分類されるので注意したい．これはわが国とアメリカで CIN 2 の管理方針が大きく異なることを反映している．

6）squamous cell carcinoma；SCC（図3-17）

扁平上皮癌の所見である．孤立散在性，あるいは集塊を形成して多数出現し，背景は細胞破砕物や炎症性物質などで汚い（腫瘍性背景）．核の大小不同やクロマチン増量なども目立ち，おたまじゃくし形や紡錘形の細胞なども見られることがある．

7）atypical glandular cell；AGC（図3-18）

①腺細胞に異型があるが，上皮内腺癌とするには異型が弱いもの，②腺癌が疑われるが断定できないもの，の2つの概念が含まれる．TBS では腺病変の検出頻度に限界があることを認めたうえで，腺系異型細胞に対してできる限り由来（内頸部か内膜かなど）についても記載することを推奨している．

TBS では AGC を① AGC-NOS（特定不能な異型腺細胞），② AGC-favor neoplastic（腫瘍性を示唆する異型腺細胞）に分類しているが，細分類の意義が確立していないため，わが国ではあえて同一にした．なお AGC のフォローアップまたは精査の結果，10～40％で high grade lesion が認められる．その多くは高度異形成など扁平上皮系病変であるが，異型の弱い AIS や腺癌，良性内頸部腺病変も AGC と判定されうるので精査・フォローアップが必須である．

8）adenocarcinoma in situ；AIS

きれいな背景中に柵状，シート状，乳頭状集塊で出現する．重積異常や細胞配列の乱れを伴うが，浸潤癌より軽度である．核異型も比較的軽度で，細胞所見はほぼ均一である．

9）adenocarcinoma（図3-19）

高分化腺癌では柵状，腺管状，乳頭状の集塊で出現する．中分化ないしは低分化腺癌では結合性が疎となり細胞が大型化する．核は偏在傾向が著明で種々の大小不同を伴い，細胞質は比較的豊富で粘液を有することが多い．

⑥ 見逃しについて

種々の検査において見逃しが起こる要因は，主に sampling error と screening error に分けられる．

細胞診検査では，①細胞の採取→②スライドガラスへの塗布→③固定→④染色→⑤封入→⑥鏡検→⑦判定（診断）→⑧報告の流れにおいて，①②③が sampling error であり，⑥以降が screening error となる．

sampling error を避けるために検体を病変から正確に採取するのは言うまでもない．さらに，スライドガラスにきちんと塗布したら直ちに固定することが重要である．以上の注意は LBC 法であれば自動的に行われる．

screening error を避けるためには，臨床医から病理医への正確な情報提供が重要である．最後に，患者へ説明する際には違う患者のレポートでないことを確認しなければならない．

Ⅲ．女性腫瘍学

図3-14 ASC-US（×400）
診断基準として，①核は正常の中層扁平上皮細胞の約2.5～3倍，②わずかな核濃染と不規則な形状の核，③オレンジ好性細胞質（異型錯角化）などがある。

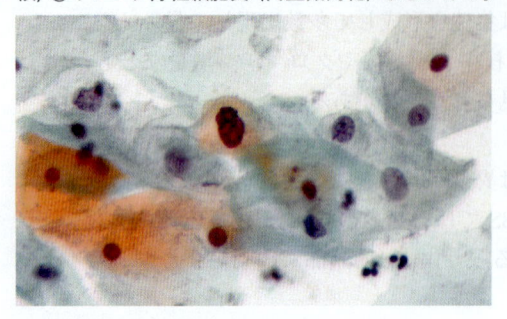

図3-15 HSIL（×400）
中等度～高度異形成に相当する細胞像。

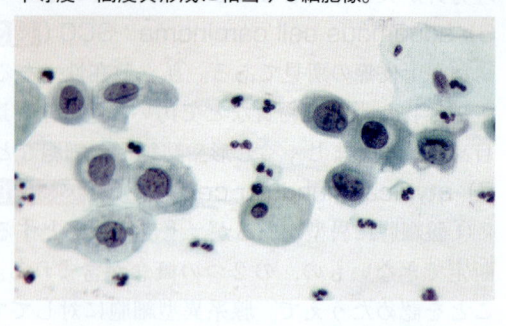

図3-16 HSIL（×400）
CISに相当する細胞である。

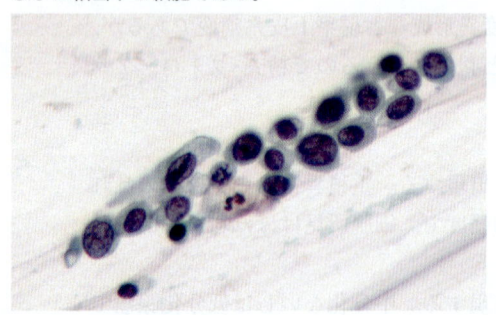

図3-17 SCC（×400）
背景が壊死性で異常角化細胞を伴う。

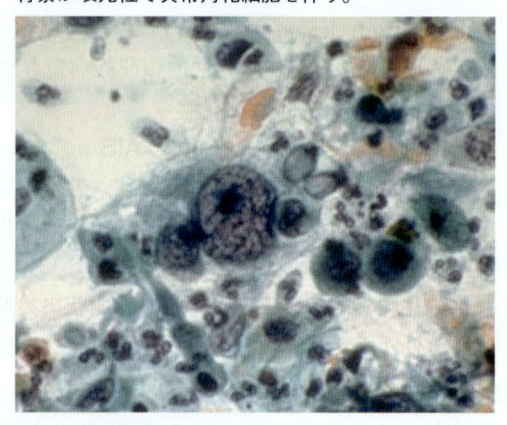

図3-18 AGC（×200）

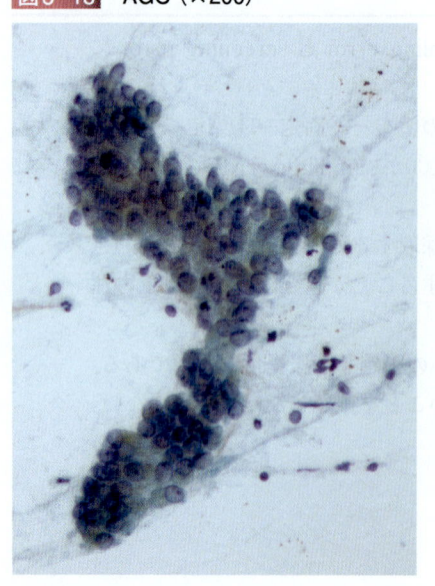

図3-19 Adenocarcinoma（×400）
Gと比較して核異型が目立つこと，重積が強いことなどに着目する。

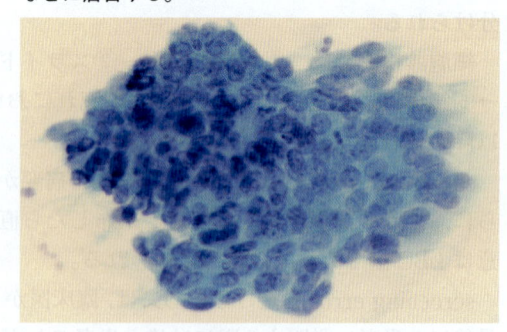

⑦ HPV 検査

　子宮頸癌の原因はヒトパピローマウイルス（HPV）の持続感染である。特に 16, 18, 31, 33, 35, 39, 45, 51, 52, 56, 58, 59, 68 型の 13 種類の HPV がハイリスクである。
　ハイリスク HPV（hr-HPV）感染の有無を知る検査には Grouping 検査（HPV 検査というとこちらを指すことが多い）と Genotyping 検査の 2 種類がある。前者は 13 種の hr-HPV のいずれかに感染していれば陽性となるため、がん検診で ASC-US と診断された患者に対するトリアージ（組織診の必要性の判定）としてわが国で保険収載された。
　国際的には grouping 検査のうちハイブリッドキャプチャー法（HC2）が臨床検査として標準化されており、HC2 と細胞診の大規模比較試験が各国で行われている。これらの結果をまとめると、HPV 検査は感度で細胞診を上回り、特異度で下回る。従って 2 つの検査を併用することで CIN2 以上の検出感度が非常に高くなり見逃しや偽陰性がほとんどなくなる。2 つの検査のいずれも陰性なら受診間隔を 3〜5 年に延長可能と考えられるため、コスト増にはならない。そのため、わが国でも一部の自治体で HPV 検査と細胞診を併用したがん検診が厚労省のモデル事業として試験的に行われている。ただし 30 歳未満の女性では一過性の hr-HPV 感染率が高いため併用検診は推奨されない。細胞診で ASC-US であった場合のトリアージ検査としての HPV 検査はすべての年齢で適応となる。
　新しい動きとして、オランダなどで HPV 検査単独と HPV 検査・細胞診併用とを費用対効果の観点から比較する臨床試験が行われている。CIN3 以上が見つかるリスクは双方でほぼ同等だがコストは HPV 単独のほうが半分で済むという結果であったため、「HPV 検査だけ行い陽性だった人にのみ細胞診を行う」という HPV 検査単独検診を採用する国も出てきた。今後が気になるところである。
　HPV genotyping 検査では hr-HPV の型を判定できる。わが国で行われたコホート研究で 16, 18, 31, 33, 35, 45, 52, 58 の 8 つの型が感染している CIN1/2 は自然消失しにくく、CIN3 に進展しやすいということが明らかになった。そのため、CIN2 以上に対する genotyping 検査が 2011 年に保険収載され、上記の 8 つの型を有する場合は CIN2 でも治療を考慮してもよいとガイドラインに記載されている。ただし国際的なコンセンサスはまだ十分ではないので知見の集積が必要である。

B 組織診

① 組織診の適応

a. 子宮腟部組織検査

　子宮頸部病変の確定診断には、病巣部の病理組織学的診断が不可欠である。
　外来でできる検査ではあるが、試験切除による出血が多量になって止血処置を要することもある。また、患者には数日間日常生活に不便を強いることになるので、適応を厳重にして施行すべきである。具体的には、細胞診で ASC-US や AGC, LSIL, HSIL などであった患者が適応となる。
　検査時に腟拡大鏡（コルポスコープ）を併用すれば、採取部位を適切に選択することができるばかりか、不必要な切除を避けることもできる。ただし、肉眼で明らかに癌と判断

できるような場合はそのまま検査してもよい。

b. 子宮内膜組織検査

　子宮内膜はエストロゲンやプロゲステロンの影響を受け，再生と剥脱を周期的に繰り返す組織である。一方，妊娠卵の生育を司る場でもある。そのため，子宮内膜組織検査は良悪性の器質的病変のほかに，内分泌機能や妊娠に関連した状態を知りうる検査法でもある。

　子宮内腔は腟を介して直接到達できるという解剖学的位置にあるため，子宮内膜組織検査は外来でも容易に施行可能である。

c. 子宮内膜組織検査の適応

1）卵巣機能異常や機能性出血が疑われる場合

　排卵が障害されているか，出血が増殖期内膜由来か分泌期内膜由来か，などを調べる。

2）不全流産，子宮外妊娠などが疑われる場合

　原則的には他の方法で診断すべきであるが，特殊な場合に子宮内膜組織診が有効なことがある。例えば子宮外妊娠の症状が明確でなく，持続的な性器出血がある場合，子宮外妊娠ではプロゲステロンの刺激による内膜変化として Arias-Stella 反応がみられる。

3）子宮体癌やその他の内膜異常が疑われる場合

　疾患初期には病変が内膜の一部に限局していることも多いため，全面掻爬を行うか，前後左右の4方向の掻爬を行うことが必要である。ときには子宮鏡下で狙い組織診を行うこともある。

② 採取法

a. 子宮頸部

1）用意する器具

　腟鏡（コルポスコピーの時は黒メッキを施したものが便利である）
　子宮腟部試験切除鉗子
　シャーレ
　小鑷子，ゾンデキュレット

2）手技の実際

①コルポスコープ観察下で施行する場合：狙い組織診 directed punch biopsy。コルポスコープで異常所見を子宮腟部に認める場合，子宮腟部の病巣から試験切除鉗子を用いて一部を切除する。採取個数は異常所見の種類と広がりによって異なり，通常は1〜数箇所から採取する。1箇所のみの採取よりも2箇所以上採取するほうが診断精度が上がる。2個以上検体を採取するときは下のほうから切除を行い，番号をつけ採取部位とコルポスコピーの所見を対応させるようにする。

②病変が子宮頸管内に存在する場合：頸管内掻爬。コルポスコープで子宮腟部は正常所見で子宮頸管内に病変の存在が予想されるときは，ゾンデキュレットで子宮頸管の全周を掻爬し組織を採取する。

　子宮体癌の場合，癌の子宮頸管への浸潤の有無を診断するときに行うことがあり（分別掻爬 fractional curettage），子宮内膜腔からの組織の混入を避けるために頸管内掻爬を

子宮内膜搔爬より先に行う。
③病変が子宮腟部と子宮頸管内の双方に存在する場合：子宮腟部は異形成の所見であるが，細胞診などから子宮頸管内に浸潤癌が存在している可能性がある患者では，子宮腟部の狙い組織診と子宮頸管内搔爬を合わせて施行する。検体には番号をつけて提出する。
④視診のみで施行する場合：肉眼で明らかに子宮腟部の病変が癌と判断できるときは，直ちに試験切除鉗子で切除してもよい。またコルポスコープが使用できない場合はヨード反応陰性部または酢酸加工後に白色の強い部分を切除する。加工もできない場合は前後左右4方向から採取するが，これらは最強病変から採取できている保証がない。コルポスコピーができない場合は適当な施設へ紹介すべきである。
⑤子宮頸部円錐切除術：細胞診と狙い組織診の結果にずれが生じた場合やコルポスコープ不適例などに診断目的で円錐切除術が行われることがある。手技の詳細は別項で触れる。LEEP（Loop Electrical Excision Procedure）法という外来でも施行可能な手技もある。

b. 子宮内膜

1）用意する器具
腟鏡，腟部鉗子，子宮ゾンデ，ゾンデキュレット，生理食塩水を入れたシャーレ，小鑷子。

2）手技の実際
①内診および経腟超音波検査（婦人科診察法に準じる）：腟内の状態の把握，子宮の状態の把握，両側付属器の状態の把握，子宮内腔の奥行きの把握。
②腟鏡による子宮腟部の露出：腟内の視診，子宮腟部の状態の把握。
③消毒
④腟部鉗子（マルチン鉗子や塚原鉗子など）による子宮腟部の挟鉗：鉗子を把持する外手を外陰部に軽く当てて安定させる。子宮腟部を軽く牽引することで前屈または後屈している子宮内腔をまっすぐにし，キュレットを入りやすくする。
⑤子宮ゾンデ診：ゾンデをあらかじめ彎曲させておくとよい。軽く把持して外子宮口から挿入し子宮腔長の測定も行う。決して暴力的に挿入してはいけない。無理に挿入しようとすると痛みや迷走神経反射による徐脈や低血圧をきたす。まれに子宮穿孔を起こすこともある。
⑥ゾンデキュレットによる内膜組織採取：ゾンデと同様の手技でキュレットを挿入し，内膜を採取する。子宮体癌を疑う場合には少なくとも4方向からの採取が望ましい。1回ごとにキュレットを取り出し，検体を生理食塩水の入ったシャーレに移す。小鑷子で検体を取り出してホルマリン固定する。キュレットを直接ホルマリン瓶に入れるほうが簡単だが，ホルマリンが付着したキュレットを再び子宮内に挿入することでアナフィラキシー反応を引き起こすことがまれにある。
ゾンデキュレットでは検体不十分の場合，より大きいキュレットを用いる。その場合は傍頸管ブロックなど局所麻酔を併用する。
近年，内膜組織を吸引するピペット状の器具なども発売されており，適度な吸引圧により患者の苦痛や出血が軽減されるため有用である。

3）禁忌事項
①妊娠が疑われる場合

②腟あるいは子宮内に感染を伴い，上行感染を惹起する危険性がある場合（治療に難渋する卵管膿瘍や腹腔内膿瘍を形成することがある）。
③凝固障害を伴う血液疾患合併。
④性交経験がない患者は禁忌ではないが，注意を要する。

③ 診断のポイント

a. 標本提出時の注意

ホルマリン固定した検体の病理組織診断は病理専門医に依頼する。病理組織診断依頼書には下記の事項を必ず記載する。臨床情報がないと病理医は正しい診断ができない。必要と感じた場合は直接病理医と話して問題点を共有しておく必要がある。
①氏名，年齢
②採取年月日
③臨床診断（何を疑っているか）
④病歴（主訴，月経歴，最終月経，妊娠分娩歴，既往歴，合併症の有無など）：特に最終月経がわからないと内膜組織は診断不能である。
⑤採取部位：内膜から採ったのか，頸管腺領域から採ったのか，標本だけではわからないことがある。
⑥内診所見，コルポスコピー所見，超音波所見
⑦以前の細胞診，組織診があればその結果

b. 病理組織診断

子宮頸部と子宮体部について，日本産科婦人科学会と日本病理学会との合同委員会による取り扱い規約があるので，それに従って診断名が付けられる。

C 腫瘍マーカー

① 腫瘍マーカーの意義

a. 腫瘍マーカーとは何か

正常細胞では産生されないか，あるいはほんの少ししか産生されていない物質が，腫瘍化に伴い（特に癌細胞から）産生分泌が亢進するようになり，血液・尿・便・乳汁中などに検出される。その値の高低により臨床的な癌の広がり，予後の良否，治療効果の判定，再発の早期診断に有用なものを腫瘍マーカーという。

近年の分子生物学，特に網羅的解析法の発達により癌細胞で発現の亢進している物質（分子 molecular）の探索が容易にできるようになり，その分子の発現亢進の意義も徐々に明らかとなってきた。また癌細胞にのみ特異的に発現している物質を標的とした「分子標的薬」もさまざまなものが開発されてきている。このような分子のことを特に「バイオマーカー」とよぶことがあり，前述の腫瘍マーカーを包括する概念である。このようなバイオマーカーは血液などで診断できないことも多く，そのような場合は手術で採取した組織を免疫組織化学的に染色したり，RT-PCR 法などで mRNA を検出することなどで診

断する．

　腫瘍マーカー（バイオマーカー）は癌組織での発現が亢進（もしくは減弱）している物質であるので，腫瘍マーカー分子は発癌過程，癌の進展過程などに関する研究上の重要な手掛かりをわれわれに与えてくれるという側面もある．

b. 腫瘍マーカー（バイオマーカー）に期待される役割

　表3-6のような役割が腫瘍マーカーには期待されている．①癌の早期診断を腫瘍マーカーのみで行うためには感度（癌患者を癌と判定する確率）ならびに特異度（非癌患者を癌ではないと判定する確率）がどちらも限りなく100％に近くなければならず，婦人科悪性腫瘍でこの条件を満たす腫瘍マーカーは残念ながら現時点では存在しない．②〜⑤に関

表3-6　期待される腫瘍マーカー（バイオマーカー）の有用性

①癌の早期診断
②癌の拡がりの予想（例：リンパ節転移の有無）
③癌患者の予後の予測（予後因子）
④治療効果の判定
⑤再発の早期診断
⑥癌の生物学的挙動（biological behavior）の診断（浸潤・転移能が高いか，抗癌剤に対する感受性があるかなど）
⑦分子標的薬の適応があるかどうかの診断

表3-7　モノクローナル抗体により認識される特異的癌関連抗原

特異的癌関連抗原	発見者（発見年）	免疫原	基準値
CA125	Bast, R.C. Jr ら（1981）	ヒト卵巣漿液性嚢胞腺癌	35 U/ml
CA19-9	Koprowski, H. ら（1979）	ヒト結腸・直腸癌	37 U/ml
CA72-4	Colcher, D. ら（1981）	ヒト乳癌の肝転移（結腸癌の細胞株で精製）	4 U/ml
CA54/61	野沢ら（1987）	ヒト肺大細胞癌	12 U/ml
STN	Thomas Kjeldsen ら（1988）	ヒツジ顎下腺のムチン	45 U/ml
CA602	矢島，野沢ら（1989）	ヒト卵巣明細胞癌	63 U/ml

図3-20　糖鎖関連抗原の種類（モノクローナル抗体が認識する抗体決定基の糖鎖における存在部位）

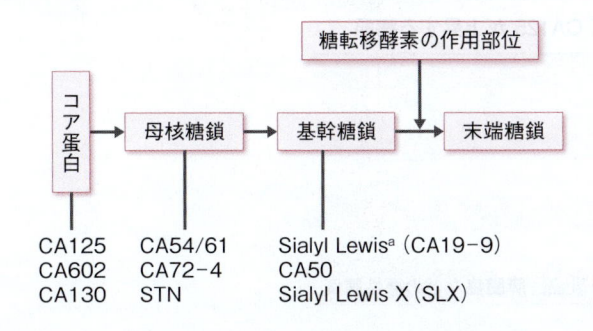

```
                              糖転移酵素の作用部位
                                    ↓
  コ
  ア   →  母核糖鎖  →  基幹糖鎖  →  末端糖鎖
  蛋
  白

  CA125      CA54/61      Sialyl Lewis^a (CA19-9)
  CA602      CA72-4       CA50
  CA130      STN          Sialyl Lewis X (SLX)
```

しての具体例は③を参照されたい。⑦の例として乳癌の HER2 分子の阻害薬である Trastuzumab［ハーセプチン®］が挙げられる。Trastuzumab を使用する前には必ず患者から採取した乳癌組織中の HER2 分子の過剰発現があるかどうか免疫組織化学染法または FISH 法にて確認しなければならない。

② 婦人科癌で汎用されている腫瘍マーカー

　癌組織より特異性の高い癌関連抗原を抽出するという手法により，1960 年代前半には α-fetoprotein；αFP や carcinoembryonic antigen；CEA が，また，1977 年には TA-4（これを精製したものが SCC）が発見された。1970 年代末になるとモノクローナル抗体作成技術を駆使することにより，癌抽出抗原に反応するモノクローナル抗体が選別できるようになり，各々のモノクローナル抗体に反応する癌関連抗原が次々と報告された。表3-7 はモノクローナル抗体による認識される特異的癌関連抗原のうち婦人科癌で汎用されているものを示した。

　そして，興味深いことは，これらのモノクローナル抗体で認識される抗原について精製すると，これらモノクローナル抗体は，癌細胞表層（細胞膜）の糖鎖関連抗原のいろいろな部位にある抗原決定基と反応していることが判明した。図3-20 は細胞表層の糖鎖を，内側からコア蛋白，母核糖鎖，基幹糖鎖，そして末端部糖鎖に分けて，それぞれの部位にある抗原決定基のうち，現時点で臨床応用されている特異的癌関連抗原を示している。

③ 婦人科癌で有用性の高い腫瘍マーカーの組み合わせ

a. 子宮頸癌

　扁平上皮癌であれば SCC を測定する。陽性となるのは約 70％の症例であるため，腫瘍マーカーのみでのスクリーニングは不可能である。CEA や CYFRA などを同時に測定しても感度は高くならないとの報告がある。

　腺癌であれば CEA, CA125 を測定する。腺癌であっても SCC が上昇する症例があるので，SCC を付け加えてもよいと考えられる。

b. 子宮体癌

　CA125 を測定する。約 60％の症例で陽性となる。CA125 が高値の症例は進行期が進み，子宮外進展やリンパ節転移の転移が高いという報告がある。

表3-8　卵巣癌以外に CA125 が上昇する病態

①妊娠
②月経
③子宮内膜症
④子宮腺筋症
⑤骨盤内炎症性疾患
⑥肺炎
⑦子宮内膜癌，卵巣癌，乳癌，膵臓癌などの悪性腫瘍

c. 上皮性卵巣癌

　卵巣癌は早期発見が難しくそれゆえに予後もわるく，手術前に組織学的診断が得られないことより腫瘍マーカーの探索が最も熱心に行われている婦人科腫瘍である。

　いずれか1つのマーカーを選ぶとしたら今日においてもCA125の右に出る腫瘍マーカーは存在しない。CA125は約80％の上皮性卵巣癌症例で陽性となる。ただし明細胞腺癌においてのCA125の陽性率は約60％と低い。一方で 表3-8 に示したような状態でもCA125は上昇するため特異度は高くない。このためCA125単独での卵巣癌のスクリーニングはまったく不可能であるし，「超音波検査＋CA125測定」などの方法で卵巣癌検診を行っても卵巣癌による死亡率を減少させることはできないというエビデンスが多数存在することに十分留意する必要がある。

　CA125にほかの腫瘍マーカーを加えることによって，感度や特異度を上げるという試みが諸家によって試みられてきたが，どの組み合わせが最良かというコンセンサスは得られていない。複数のバイオマーカーを組み合わせてもCA125単独に比べて精度は上がらないと論じている人もいる。一般に複数のバイオマーカーを組み合わせると感度は上がるものの特異度が下がるため，精度向上のための組み合わせの探索は容易ではない。

　日本において実臨床に使用されている腫瘍マーカーの組み合わせは，糖鎖関連抗原の種類からCA125（コア蛋白）＋STN（母核糖鎖）＋CA19-9（基幹糖鎖），これにCEA（粘液性腫瘍や消化器癌の転移などで上昇）を加えるというのが執筆時点での趨勢であろう。同じ部位を認識するマーカー（例えばコア蛋白を認識するCA125とCA602）は同一または類似抗原を認識するため同時に測定することの意義は乏しい。

　アメリカでは2009年にFDAがOVA1 testという組み合わせ腫瘍マーカーを認可した。OVA1 testは5つの血清蛋白（CA125-II，transthyretin [prealbumin]，apolipoprotein A1，$\beta 2$ microglobulin, and transferrin）を測定しコンピュータによる独自の計算で10点満点のスコアリングを行い卵巣癌か否かを判定するシステムである。OVA1 testは卵巣腫瘍が存在する場合にそれが悪性かどうかを術前に判断するシステムであり，スクリーニング用途には使用できない。感度は90％程度と高いが特異度は50％と高くない。

　CA125が治療前に腫瘍マーカーとなった症例では，手術やそれに引き続く化学療法が奏功することによりCA125が下降していく。臨床的に寛解が得られれば，CA125は閉経後のカットオフ値である17未満となることが多い。

表3-9 卵巣胚細胞性腫瘍の腫瘍マーカー

Type of tumor	αFP	hCG	LDH
Dysgerminoma（未分化胚細胞腫）	−	＋/−	＋
Endodermal sinus tumor（内胚葉洞腫瘍*）	＋	−	＋/−
Immature teratoma（未熟奇形腫）	＋/−	−	＋/−
Embryonal carcinoma（胎生期癌）	＋/−	＋	＋/−
Choriocarcinoma（絨毛癌）	−	＋	＋/−
Mixed tumor（混合腫瘍）	＋/−	＋/−	＋/−

＊内胚葉洞腫瘍は「卵黄嚢腫瘍」ともいう。

（Isabelle Ray-Coquard, Ovarian germ-cell malignant tumors　http://www.orpha.net/data/patho/GB/uk-OVARI.pdf より）

Ⅲ．女性腫瘍学

CA125 が腫瘍マーカーとなっている卵巣癌症例において，いったん陰性化した CA125 の再上昇をみたとき腫瘍の再発が起きている可能性が高く，さらなる精査を行う必要がある（CT や PET など）。しかし，CT などの画像に再発所見がなく単に CA125 だけが再上昇している—いわゆるマーカー再発とよばれる状態であるときから再発に対する化学療法を開始した場合と何か症状が出てから化学療法を開始した場合とでは全生存期間には差がなかったという報告があることに留意する必要がある。

d. 胚細胞性卵巣腫瘍

αFP，hCG，LDH が代表的なマーカーである。未分化胚細胞腫の LDH，卵黄嚢腫瘍 endodermal sinus tumor の αFP，絨毛癌の hCG はよく知られている。表3-9 に各胚細胞腫瘍でのマーカーの上昇の有無を示す。

成熟胚細胞奇形腫の悪性転化では CA19-9 や SCC の上昇を認めることがある。

e. 性索間質性卵巣腫瘍

顆粒膜細胞腫，莢膜細胞腫（この二者を合わせて Granulosa theca cell tumors という）においては約 70％ の症例でエストロゲンが上昇する。また 2013 年 11 月時点では保険適用はないが抗 Müller 管ホルモン Anti-Mullarian Hormone；AMH が約 80〜90％ の症例で上昇するという報告がある。

④ 新しい腫瘍マーカー

現在臨床応用されている腫瘍マーカーの大半は血清中の特定の蛋白質である。モノクローナル抗体を利用した ELISA 法などで定量することで腫瘍マーカーの測定値を決定している。

しかし，腫瘍マーカーとはそもそも「癌細胞での産生が多い」物質，さらにいえばその個体が「癌であるか否かという指標」であればよいわけで，これは血清中の蛋白質に限る必要はないはずである。分子生物学の発展，測定機器の発展，特に網羅的解析手法の発展により腫瘍マーカーの探索範囲が劇的に広がり，その探索のスピードも飛躍的な進歩を遂げた。表3-10 に今日における腫瘍マーカーとなりうる物質の一例を示す。

多数の新しい腫瘍マーカー（となりうる候補）が日々生まれては，検証の結果そのほとんどが実臨床に耐えられるものではなく静かにその姿を消している。以下に腫瘍マーカーの探索方法と新しい腫瘍マーカーの候補のごく一例を示す。

a. 腫瘍マーカーの探索方法

1）古典的アプローチ

CA125 などのマーカーは，まずマウスに癌細胞を注射して，癌細胞に対する抗体（ポリ

表3-10 新しい腫瘍マーカーの候補となる物質

①腫瘍細胞の DNA（遺伝子変異，SNP，メチル化）
②mRNA
③micro RNA（mi RNA）
④蛋白質の質量分析パターン（proteomic pattern）

クローナル抗体やモノクローナル抗体）を作らせることで発見された。抗原をマウスに注射すると，抗原抗体反応により癌細胞中のさまざまな抗原（分子）を認識する抗体を産生する B cells が多数できる。それぞれの B cell が産生する抗体の有用性（癌細胞のみに反応し正常細胞での反応が少ないかなど）を癌細胞に対する免疫組織化学染色でスクリーニングしていく作業を積み重ねることで初めて CA125（正確にはモノクローナル抗体 OC125）が発見された。この方法の最大の特徴は「癌細胞そのもの」を免疫しているため，ある特定の分子（例えば CA125）に対する抗体を意図して作成しているわけではなく，どの分子に対する抗体ができてくるかは作成開始時点では見当がつかないという点である。気の遠くなるような B cells のスクリーニングを重ねた結果，幸運にも有用な抗体が見つけられれば，後は分子生物学の手法を用いて抗体の認識する抗原の遺伝子配列の決定，抗原の精製から立体構造の確定を行うことができる。

　興味のある読者の方は是非 CA125 の発見（Bast RC Jr, et al：Reactivity of a monoclonal antibody with human ovarian carcinoma. J Clin Invest. 1981 Nov；68（5）：1331-7）と CA125 の分子クローニング（Yin BW, et al：Molecular cloning of the CA125 ovarian cancer antigen：identification as a new mucin, MUC16. J Biol Chem. 2001 Jul 20；276（29）：27371-5）に関する文献を読んでいただきたい。

図3-21　HNF-1βの卵巣癌組織における発現

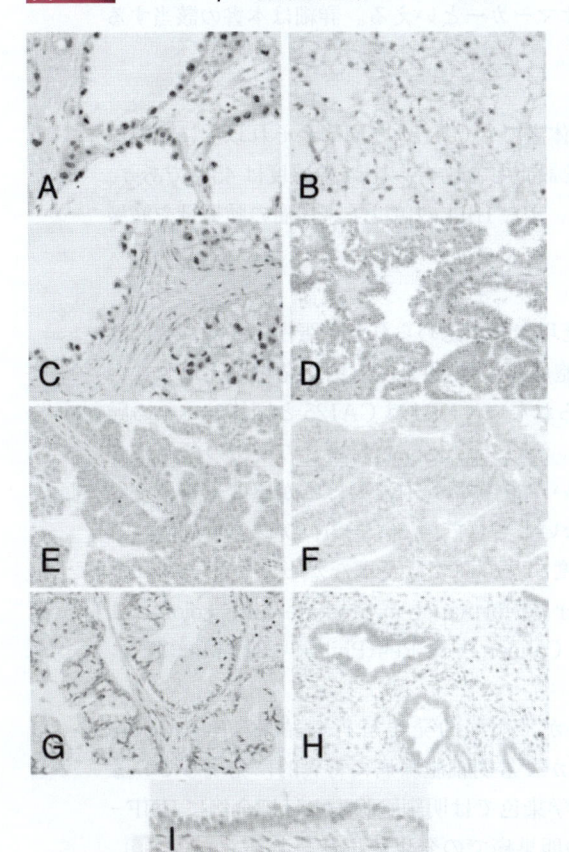

A, B, C：明細胞腺癌
D, E：漿液性腺癌
F：類内膜腺癌
G：粘液性腺癌
H：子宮内膜症
I：正常卵巣表層上皮
明細胞腺癌の核に HNF-1β の強い発現があることがわかる。

(Tsuchiya A, et al：Expression profiling in ovarian clear cell carcinoma：identification of hepatocyte nuclear factor-1 beta as a molecular marker and a possible molecular target for therapy of ovarian clear cell carcinoma. Am J Pathol. 2003 Dec；163（6）：2503-12 より)

今日でもいまだに現役のCA125の発見が1981年と30年以上前であることと，その遺伝子配列の決定までに20年のタイムラグがあったというところが感慨深い。

2) 網羅的解析の結果を用いる現代的アプローチ

後述するHuman epididymal secretory protein E4；HE4などのマーカーは，癌組織と正常組織における20,000を超える遺伝子のmRNAの発現の違いを網羅的解析の手法により比較することによって見出すことができた。卵巣癌組織においてHE4のmRNAの発現が亢進している事実は，1999年以降複数のグループによって報告されており，その時点でHE4の塩基配列は1991年に別の研究グループによって決定され，塩基配列データベース（Gen Bank）に登録されていたため既知であった。その当時HE4に対するモノクローナル抗体は市販されていなかったので，まず細胞内にHE4蛋白をコードしたDNAを挿入しHE4蛋白を発現させて精製し，そのHE4蛋白をマウスに免疫することによって抗体を作成した。そして，その抗体を用いてELISA法にて卵巣癌患者の血清CA125を測定したところCA125と同等の感度と特異度をもつマーカーであることを見出した（Hellström I, et al：The HE4（WFDC2）protein is a biomarker for ovarian carcinoma. Cancer Res. 2003 Jul 1；63（13）：3695-700）。

b. 新しい腫瘍マーカー（バイオマーカー）の例

1) 子宮頸癌

子宮頸部局所に存在する「HPVウイルス型（HPV types）」がここ数十年で新しく発見され，臨床応用までたどり着いた新しいバイオマーカーといえる。詳細は本書の該当する項目を参照されたい（「子宮頸癌」の項を参照）。 ▶p.373

2) 子宮体癌

卵巣癌の新しいマーカーであるHE4が子宮体癌でもCA125と同等かそれ以上に有望なマーカーである。95％の特異度でカットオフを設定した場合，HE4の感度は45％であり，CA125の感度24％より上回るとの報告がある。またHE4の値は子宮体癌の腫瘍量や筋層浸潤度と相関していたとの報告もある。

3) 卵巣癌

HE4はa. 2）で述べたとおり，卵巣癌での発現亢進が認められる糖蛋白である。漿液性腺癌では90％，類内膜腺癌では100％，明細胞腺癌では50％の症例で発現が亢進しているが粘液性腺癌での発現は亢進はほとんどみられない。HE4はCA125と同等レベルの腫瘍マーカーといえる有望なマーカーであるが，CA125と比較した場合の優劣の評価については諸説ある。CA125よりも優れているという報告ではHE4のほうが感度や特異度がより優れており良性卵巣腫瘍での偽陽性が少ないとされている。一方，アメリカにおける大規模な前向き研究ではHE4はCA125に感度などの面では及ばなかったと報告された（Cramer DW, et al：Ovarian cancer biomarker performance in prostate, lung, colorectal, and ovarian cancer screening trial specimens. Cancer Prev Res（Phila）. 2011 Mar；4（3）：365-74）。

血清で検出できる腫瘍マーカーではないが，網羅的発現解析の結果，Hepatocyte Nuclear Factor-1β；HNF-1βが卵巣癌のなかでも明細胞腺癌に特異的に発現しているという報告が2003年になされた。免疫組織化学染色では明細胞腺癌のほぼ全例にHNF-1βの発現が認められる一方でほかの組織型の卵巣癌での発現はまれであり（図3-21），

HNF-1βは卵巣明細胞腺癌の重要なバイオマーカーの1つであることがわかった。この報告以降，腹腔細胞診への応用や，明細胞腺癌の発癌機構における HNF-1β の役割の解析が進められている。

D 内視鏡

1 コルポスコピー colposcopy

1）対象
①子宮頸癌一次検診（細胞診）にて疑陽性以上の所見を示した症例，②有症状受診症例のうち子宮頸部病変が疑われるもの，③子宮頸部上皮内病変のフォローアップ例，④子宮頸癌術後症例で腟壁再発の疑われるもの，⑤腟壁または子宮頸部に病変が存在する可能性のある STD 症例（尖圭コンジローマ，性器ヘルペスなど）。

2）検査の実際
①腟鏡（反射を抑えた黒色のものが汎用される）にて腟壁・腟円蓋部を観察後，子宮腟部を十分に展開する。以下の操作においても，常に子宮腟部のみならず腟壁に病変の存在する可能性を念頭に置くことが重要である。悪性腫瘍・良性病変を問わず，腟粘膜に skip lesion が存在することはまれではない。

②観察を邪魔する腟分泌物・頸管粘液を綿棒などで除去する。必要に応じ細胞診を採取する。頸管内に存在する頸管粘液の除去には，細めの吸引嘴管を用いた吸引がしばしば有効である。

③無加工の状態での十分な観察後，酢酸加工を行う。酢酸液は十分量を大綿棒に含ませるなどして加工することが肝要である。加工されていない粘膜が残るようでは十分な観察は行えない。円柱上皮（C），移行帯（T），扁平上皮（S）の区別がより明らかになる。白色上皮（W）の出現に注意（図3-22）。

④③の酢酸加工の状態で，必要な観察はほぼ終了する。（C）を外頸部に確認できないときは，頸管開口鑷子などを用いて内頸部観察に努める。この時点で異常所見（ACF）を把握し，生検目標部位を決定しておかないと，次のシラーテスト（ヨードチンキ加工）後

図3-22　W を含む severe dysplasia の所見

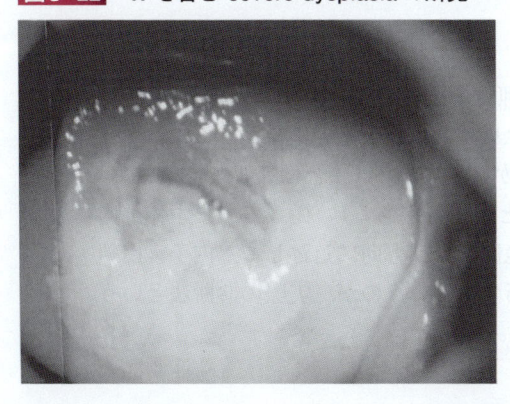

図3-23　シラー液を塗布した所見

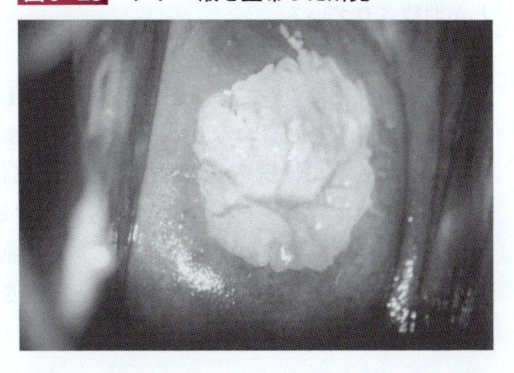

では微細な血管所見などを観察するのは困難である。
⑤シラー液（ヨードチンキ）をたっぷり含ませた大綿棒，または注射器で吹きかけるように子宮腟部・腟壁に加工を行う。病変部と円柱上皮部を残して，正常扁平上皮と扁平上皮化生部分は暗褐色に染色されるので，白色上皮（W）の境界の確認や，腟円蓋部・腟壁のskip lesionの発見には大変有用である（図3-23）。原則としてすべてのコルポスコピー施行例で行ってよいと考える。
⑥生検鉗子にて最強病変を狙い生検する。頸管内の病変は観察できないことがある。これをunsatisfactory colposcopyとよぶが，このUC症例の場合，内頸部のサンプリングのためにはポケットキュレットを用いて頸管上皮を掻爬するか，これで十分な組織量が得られない場合は（頸管がある程度広ければ），頸管内に生検鉗子を挿入して盲目的に前壁・後壁をパンチ生検するのもよい。
⑦下記の所見分類に基づき，所見および生検施行部位を略図にて記録する。腟粘膜の所見も忘れずに記録することが必要である。

② ヒステロスコピー hysteroscopy（子宮鏡）

1）種類

子宮鏡には，①軟性鏡hystero-fiberscopeと，②硬性鏡がある。硬性鏡はリゼクトスコープを用いて子宮腔内で凝固・切除などの手術操作を行うことができる。本項では軟性鏡による腫瘍診断について述べる。

2）適応と所見

現状で最も勧められる適応は，子宮内膜増殖症や子宮体癌の術前検査である。
子宮内膜増殖症では，表面は比較的平滑で，軽度の異型血管を伴うこともあるものの血管の怒張を認めることは少ない。大小不同の腺開口がみられることもある。子宮鏡所見のみではポリープ状癌や結節状癌との鑑別が困難なことも多い。
子宮体癌では子宮内腔に乳頭状，結節状，ポリープ状の外観を呈した腫瘤を形成する。表面が平滑な正常内膜とは異なり，表面が不整でいびつな隆起として認められる。不規則に走行する異型拡張血管を伴うことが多い。病変が進行してくると，広汎な壊死や潰瘍が発生する。頸部浸潤の有無の診断については，頸管内膜と体部内膜とを分別掻爬して生検標本について病理診断を行うfractional curettageが主に行われているが，その診断精度は低い。ヒステロファイバースコープの応用により，頸部侵襲の診断精度を向上させることが期待されている。

3）検査の実際

検査法の詳細については，「子宮鏡検査」の項を参照されたい。子宮体癌術前検査上では，▶p.195
頸部浸潤の有無を観察するといっても，子宮頸管上皮それ自体を十分に視診するには，ヒステロスコープには構造上限界があることに注意が必要である（頸管は狭小であるため，上皮から離れてこれを自由な角度から観察することに困難がある）。従って，まず体部内腔において，体部粘膜の病変を確認し，その病変範囲を頸部方向に追跡して，内子宮口領域を越えて連続する粘膜病変があるかどうかを診断するというのが，実際の診断法ということになる。

> **検査手技の問題点**
>
> 　ヒステロスコープ診断を用いれば，fractional curettage で体部からの polypoid な腫瘍を頸部病変として検出してしまう過ち overdiagnosis については，十分にこれを正すことができるであろう．
>
> 　また，本検査に伴って，子宮内腔を灌流液で灌流することによる，腫瘍細胞の腹腔内散布が懸念されるかもしれないが，全例に手術前 3 日以内にヒステロスコープを施行した経験では，手術時腹腔内細胞診陽性率が諸家の報告から明らかに高いという傾向はなかった．そもそも，手術時腹腔内細胞診陽性所見が，単独で予後因子となるかどうかについても議論のあるところであり，現状でヒステロスコープ検査が，腫瘍細胞散布を通じて子宮体癌症例の予後を悪化させる可能性は低いと考えられる．

E 画像診断

① 超音波診断

a. 超音波検査の種類

1）経腹走査法と経腟走査法

　経腹走査法 Transabdominal scan は，腹壁上から骨盤内臓器を走査する超音波診断法で，婦人科領域の場合，観察対象が腹壁から離れた部位にあるため，通常 3.5〜5 MHz と低い周波数を用いる必要があり，解像度に問題がある．

　一方，経腟走査法 Transvaginal scan は，腟内から骨盤腔内を走査する超音波診断法で，観察対象が探触子の近傍にあるため，5〜7.5 MHz の高い周波数を用いることが可能であり，経腹走査法では観察が困難な骨盤深部の鮮明な画像を得ることができる．しかしながら，探触子から遠く離れた領域の解像度はわるく，得られる断面にも制約があるため，観察対象病変の存在部位や大きさにより，経腹走査法と経腟走査法を適切に使い分けることが臨床上必要である．

2）断層法（B モード）とドプラ法

　断層法（B モード）は，二次元の超音波映像法であり，体内の断層平面が描出される．今日では，電子的手段により超音波ビームを走査する電子走査法（リニア型，コンベックス型，セクタ型）と機械的手段により走査する機械走査法（セクタ型，ラジアル型）が主に用いられている．

　ドプラ法は，超音波反射波のドプラ効果を利用した検査法で，ドプラ偏位を検出することにより，血液の流れに関する情報を得ることが可能である．ドプラ法により得られた血流情報を B モード像にカラーで重ね合わせることで表示するカラードプラ法は，婦人科領域では，腫瘍血流の同定などに利用されている．また，パルスドプラ法を併用することにより，血流動態の定量的解析が可能であり，腫瘍の良・悪性の鑑別などに応用されつつある．

b. 超音波検査の特徴

超音波検査の特徴は，
① 非侵襲的検査である。放射線被曝がないため胎児診断にも使用されている。
② 各臓器の動きを実時間（real time）で，任意の断層面から観察できる。
③ 軟部組織の描出に優れる。
④ 装置が小型で移動が容易なうえ，比較的安価であり，外来診察でも短時間で容易に行える。
　一方で，超音波検査の課題としては，
① 骨や空気により画像化できない部分が生じる。視野が狭い。
② 超音波特有のアーチファクトがある。
などである。
　しかしながら産婦人科の一般診療において超音波検査は最も重要な検査法であり，その特徴を理解したうえで最大限の情報を得ることが望ましい。

c. 超音波検査の実際

超音波検査を実施するに当たっての具体的な方法を以下に示す。

1）経腹走査法の場合

① 骨盤内臓器の観察は，膀胱内に尿を充満させた状態で行う。これは，腸管を小骨盤腔から頭側に圧排し，膀胱を介して超音波を観察対象に照射するためである。また，婦人科領域の超音波診断上，膀胱は観察対象の解剖学的位置関係の目印としても重要である。
② 通常患者は仰臥位とし，下腹部を恥骨結合まで露出させる。
③ 下腹部に超音波ゼリーなどの超音波が伝播しやすい物質 coupling medium を十分塗布する。
④ 通常検者は患者の右側に位置し，下腹部の縦断像（矢状断像）では，画面上，左側が頭側，右側が尾側となるよう描出する。横断像（水平像）では患者の右側が画面上左側に描出されるよう表示する。
⑤ 実際の検査にあたっては，単一断面の画像のみからではなく，さまざまな方向，角度から超音波を入射し，各断面の像を統合して診断を下すことが重要である。

2）経腟走査法の場合

① 膀胱充満により観察対象が視野の外に移動することがあるため，検査前に排尿させて膀胱を空にする。
② 患者を内診台に乗せ，砕石位をとらせる。
③ 探触子に超音波ゼリーを塗り，プローブカバーで覆う。この際，中に気泡が入らないように注意する。
④ 探触子を腟内に挿入し，腟円蓋部まで到達させる。
⑤ 子宮内膜像を目印に，子宮体部の正中矢状断像をまず描出する。次に左右方向にプローブを振って，子宮外側および両側付属器の矢状断像を観察する。
⑥ さらにプローブを90°回転させ，子宮横断像および両側付属器を観察する。

d. 婦人科超音波正常像

婦人科領域の超音波診断に当たっては，正常骨盤内臓器の超音波像を理解しておく必要がある。図3-24, 25 に正常の子宮および卵巣の超音波像を示す。

子宮は全体として充実性，洋梨状を呈し，その特徴的な形態から縦断像のほうが同定しやすい。子宮底部から頸部，腟まで連続して描出できれば，ほかの臓器と誤認することはない。腟壁は，経腹縦断像で膀胱基部に2本線からなる高輝度像として同定され，中間に腟管の線状低輝度像を認める。子宮が偏位している場合は，探触子をその方向に傾け，子宮の長軸を描出するように努める。子宮内膜の超音波像は，月経周期とともに変化し，月経後には厚みのない高輝度像，増殖期には3層構造からなる木の葉像，黄体期には高輝度の肥厚像を呈する。こうした変化は，経腟走査法で観察可能である。子宮内膜像の描出は，内膜の増殖程度の判定のほか，子宮筋腫などの腫瘍の存在部位の推定や，双角子宮の診断などに利用される。

　正常の卵巣は，楕円形の低輝度充実性エコー像として摘出される。成熟女性では内部に卵胞や黄体が存在することにより，経腹走査法で比較的容易に同定される。ただし，閉経後女性では，卵巣は萎縮しており，卵胞が存在しないため，観察困難なことが多い。

　正常卵巣像の描出は，腫瘍が卵巣由来でないことの確認のため，婦人科腫瘍診断上重要である。

　正常の卵管は，超音波検査で同定されることは少ないが，子宮外妊娠を疑う場合は正常卵巣の近傍に低輝度囊胞性エコー像の有無をよく観察することが必要である。また卵管腫瘍では特徴的なウインナー状の囊胞性病変の存在が診断に有用である。

e. 婦人科超音波異常像
1) 子宮腫瘍の超音波像
①子宮筋腫（図3-26, 27）：子宮筋腫の超音波診断上のポイントは，子宮由来であることの確認，筋腫核の同定，変性所見の確認，局在診断（漿膜下，筋層内，粘膜下），大きさの計測である。

　子宮由来であることは，子宮を同定し，子宮との連続性により確認される。

　筋腫核の超音波像は，筋腫核の構成成分や変性の有無により，低輝度から高輝度まで，

図3-24 正常子宮の縦断像（経腹走査法）
膀胱充満下に，子宮体部，頸部，腟が摘出されている。子宮内膜像も明瞭である。セクタ型機械走査操作法を用いている。

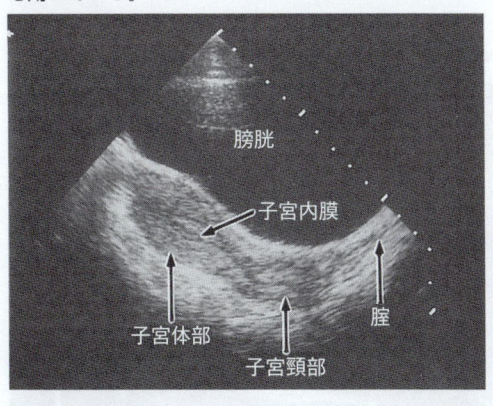

図3-25 正常子宮の横断像と卵巣（経腹走査法）
分泌期の子宮内膜像を有する子宮体部の横断像と両側の卵巣が描出されている。リニア型電子走査法を用いている。

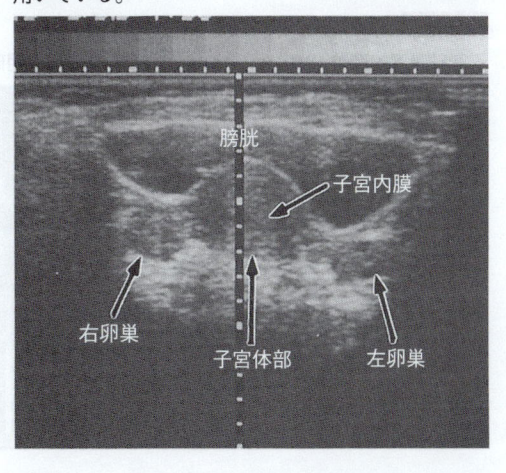

また均一から不均一まで実に多様なパターンを呈するため，診断確定は必ずしも容易ではない。

筋腫核の変性には，硝子様，嚢胞状，石灰化などがある。石灰化変性は，極度に高輝度なエコー像と，後方エコーの消失した音響陰影 acoustic shadow が特徴的である。

子宮腔内に突出する粘膜下筋腫は，内膜像の変形や隆起が重要な所見となる。また，子宮内腔に生理食塩水などを注入して形成されるフリースペースをコントラストとして利用しながら経腟超音波による子宮内の観察を行う方法（Sonohysterography）により，内腔突出病変の診断が容易になる（図3-28）。

有茎漿膜下筋腫は，卵巣腫瘍などの子宮以外の腫瘍との鑑別が問題となる。子宮とのつ

図3-26　子宮筋腫（経腹走査法）
経腹走査法による子宮の縦断像。子宮は全体に腫大しており，後壁の一部に低輝度の領域が認められ（☆印），この部分に筋腫核の存在が疑われるが境界は不明瞭である。

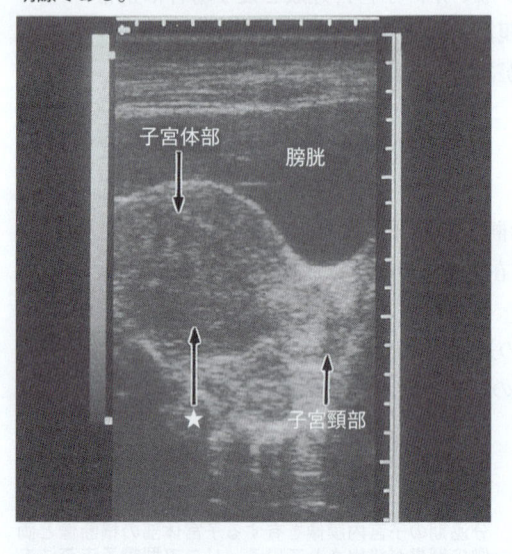

図3-27　粘膜下子宮筋腫（経腟走査法）
小さな粘膜下筋腫は経腹走査法では同定困難なことが多いが，経腟走査法を用いることにより，診断が可能になることがある。矢印は子宮腔内に突出した筋腫核を示す。

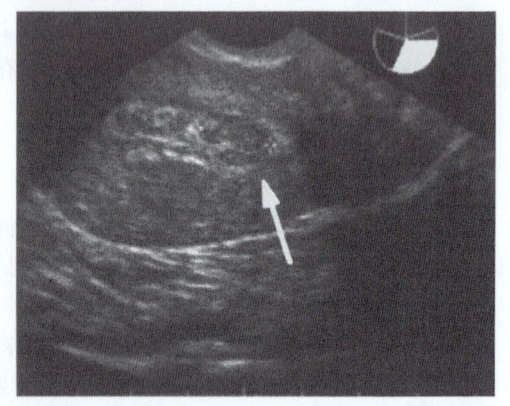

図3-28　Sonohysterography（経腟走査法）
子宮粘膜下筋腫等の内腔への突出度や部位の情報が明確に得られる。

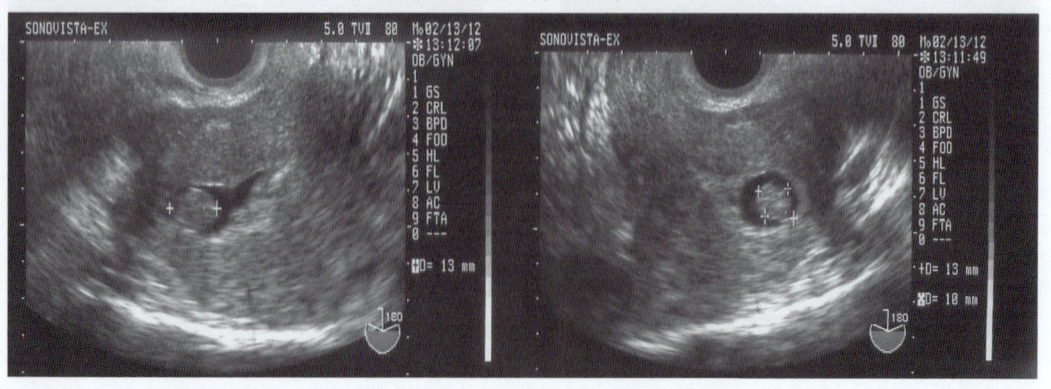

ながりである茎を描出することはときに困難であり，経腟走査法による正常卵巣の同定が鑑別診断上有用である。

②子宮腺筋症：形態の不整を伴わない子宮筋層の肥厚により，子宮全体が腫大した像を呈することが多い。また腫瘤形成性のものでは，腺筋症の病巣が輝度の一定しない粗雑な点状・小線状エコーとして認識されることもある。

前者では筋腫核の不明瞭な子宮筋腫との鑑別が，後者では筋腫核との鑑別が困難であり，超音波所見だけで子宮筋腫と腺筋症を明瞭に区別できない。

また，病巣内部に出血巣を有する場合は，子宮筋層内に存在するスイスチーズ様の小囊胞として認識されることもある。

③子宮頸癌：子宮頸癌における超音波検査は，進行例における腫瘤径の計測，進行度の評価や他臓器への浸潤の有無を検索する目的で行われる。子宮傍組織への癌の浸潤には経直腸的ラジアル型走査が，膀胱粘膜や膀胱筋層への浸潤には経尿道的膀胱内ラジアル型走査が有用である。

④子宮体癌：子宮体癌の超音波診断のポイントは，子宮内膜の厚みによる一次スクリーニングと，筋層浸潤の程度，頸管浸潤の有無，付属器転移など進行度の評価にある。経腟走査法が推奨される（図3-29）。

閉経後女性で，子宮内膜の厚みが前後合わせて5mm未満の場合は，子宮体癌の可能性は少なく，8～10mm以上ある場合は，子宮内膜増殖症や子宮体癌の可能性を考えて，積極的に子宮内膜の精査をすべきである。

また，分泌液や血液などの貯留により，子宮内腔にecho free spaceを呈するもの，特に子宮腔周囲に高輝度不整形エコーを認めるものは，子宮体癌を疑う必要がある。

筋層浸潤の評価は，子宮内膜とその周囲の比較的低輝度の子宮筋層の境界が明瞭であるかどうかや，子宮筋層の厚みが保たれているかどうかで判断する。

頸管浸潤の評価は，頸管像の不整化や粗雑化の有無で判断するが，困難なことが多い。

⑤子宮肉腫：子宮肉腫の超音波像は子宮筋腫と似ており，多彩な内部エコーを呈する。一

図3-29 子宮体癌（経腟走査法）
経腟走査法による子宮体部の横断像。子宮内膜の著明な肥厚像を認め，高輝度と低輝度の混在した不整な部分がみられる。組織診で子宮体癌と診断された。

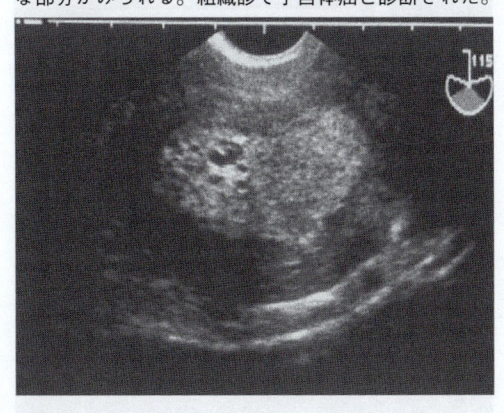

図3-30 卵巣漿液性囊腫
内部エコーのまったくない円形の囊胞が描出される。囊胞の辺縁は平滑で，後方エコーの増強がみられる（☆印）。

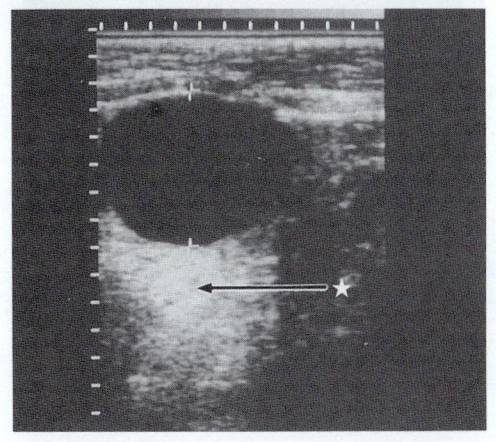

般には，割面の肉眼的所見から想定できるように，充実性の部分と嚢胞性の部分が混在し，輝度も多様で粗雑な印象を受ける。変性した子宮筋腫との鑑別は困難である。
⑥絨毛癌，侵入奇胎：子宮筋層内にある絨毛癌または侵入奇胎の病巣は，超音波画像上，不整形の echo free space として，あるいは高輝度部分を有する不整形エコーとして描出される。

本腫瘍は血管に富むため，カラードプラ法により，腫瘍部位に著明な血流を観察することが可能であり，カラードプラ法は絨毛性腫瘍の診断や治療効果の判定に有用である。

図3-31　卵巣粘液性嚢腫
大きな嚢胞内に多数の隔壁を認めるが，隔壁の肥厚や不整，充実性の隆起像はみられない。カラードプラで隔壁に血流をほとんど認めない。

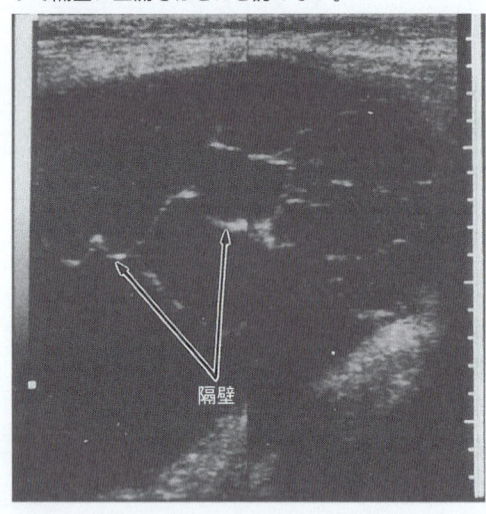

図3-32　卵巣皮様嚢腫
嚢胞の中央部に円形の高輝度エコーが認められる。皮様嚢腫に特徴的な hair ball の超音波像である。水平な横線状のエコーは皮脂成分と水溶成分との境界面を示している。

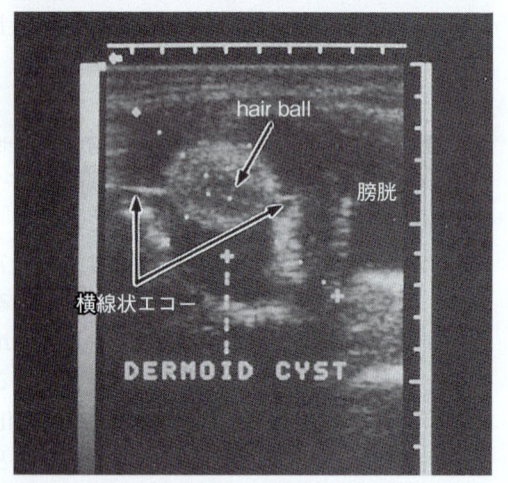

図3-33　卵巣漿液性嚢胞腺癌
嚢胞壁から隆起した充実部がみられる。充実部の輝度はそれほど高くなく，その辺縁は樹枝状や鋸歯状である。

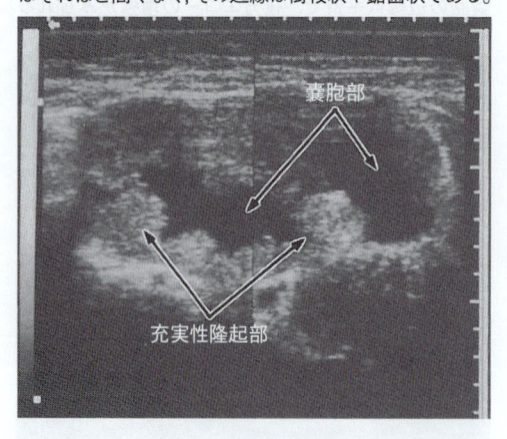

図3-34　転移性卵巣癌
全体としては充実性の腫瘤で，一部に円形の嚢胞部分を認める。その境界は平滑で，比較的明瞭である。

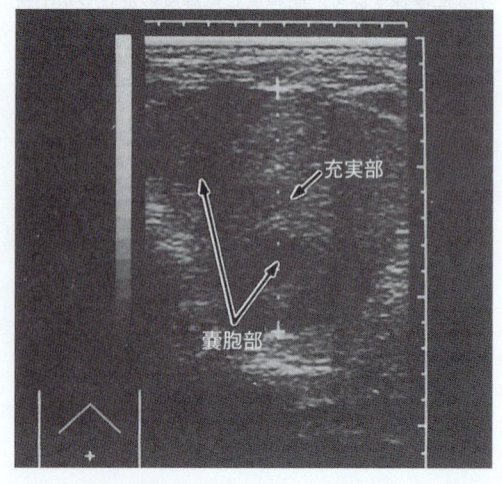

2) 卵巣腫瘍の超音波像

① 漿液性嚢腫：単胞性の嚢胞として描出されることが多いが，ときに2〜3胞性を呈する。腫瘍の辺縁は平滑で壁は薄く，壁からの隆起エコーは通常認めない。まれに壁からの隆起エコーを認める際も隆起部分の辺縁は平滑で，ポリープ状あるいは丘状の均一な中等度の輝度をもつ充実部として描出される。腫瘍内部は通常，完全に echo free であるが，まれに内部に淡い点状のエコーを認めることもある（図3-30）。

② 粘液性嚢腫：多胞性の嚢胞として描出されることが多く，ときに単胞性のこともある。隔壁は薄く平滑で，異常隆起エコーは通常認めない。微小嚢胞が腫瘍の一部に集積して認められることがあり，壁からの異常隆起像と見誤られやすいが，腺癌の充実部と比較

表3-11 卵巣腫瘍のエコーパターン分類

パターン	内部エコー	タイプ	基　準	
Ⅰ	嚢胞性	なし	A	1〜2個の単純な嚢胞。
			B	3個以上の嚢胞。
Ⅱ	嚢胞性	不明瞭な点状・線状エコーを認める	A	内部に全体または部分的に点状エコーを有する。
			B	辺縁に点状または線状エコーを有する。
Ⅲ	嚢胞性または充実性	高輝度のエコーを認める（しばしば音響陰影を有する）	A	内部に1〜2個の円形または類円形の高輝度エコーを有する。
			B	線状の高輝度エコーを有する。
			C	不規則な形態をした高輝度均一エコーを有する。
Ⅳ	嚢胞性	隔壁を認める	A	隔壁は薄く比較的平滑である。
			B	隔壁は厚く不規則である。
Ⅴ	充実性	充実部分≧50%	A	全体が充実性で均一。
			B	充実部分は均一で内部に嚢胞像を認める。
			C	充実部分は不均一である（内部嚢胞エコーの有無に関係しない）。
Ⅵ	嚢胞性	辺縁に隆起エコーを認める	A	辺縁は比較的平滑なポリープ状の隆起を認める。
			B	辺縁不整な樹枝状・鋸歯状の隆起エコーを認める。

(東大分類)

すると輝度が高く，詳細な観察により微小嚢胞の集積であることは判定可能である（図3-31）。

③皮様嚢腫：皮様嚢腫は，種々のエコーパターンを呈し，悪性腫瘍との鑑別に注意を要する。超音波診断上重要な所見は，嚢胞性腫瘍内部に認められる高輝度の充実部である。典型例では，腫瘍中央部にhair ballと考えられる円形の塊状高輝度エコーを認める。毛髪は集塊を形成しない場合，腫瘍内に散在する高輝度の小線状エコー（hair line）として描出される。軟骨や歯牙は音響陰影を伴い，種々の形態を有する充実部として，腫瘍内部や辺縁部に描出される。

充実部が腫瘍辺縁部に存在する場合，卵巣癌との鑑別が必要になるが，一般にエコー輝度が高く，腺癌における柔らかい感じの充実部と比較すると，硬く均一で，辺縁は平滑である。

皮脂成分と水溶成分との境界面が，腫瘍内部に水平の横線として描出されるのも皮様嚢腫の特徴である。

また，嚢胞部分が少ない例では，充実部の輝度が強いため，超音波画像上周囲の腸管像などとの識別が困難となり，腫瘍自体の存在が認識できない場合もある。内診で確実に触知できる付属器腫瘍が超音波画像で認識できないときは，皮様嚢腫を考えなければならない（図3-32）。

④悪性腫瘍（境界領域を含む）：悪性卵巣腫瘍は，いわゆる境界悪性腫瘍も含めて，充実性または一部充実部を含む腫瘍として認識される。逆に，完全に嚢胞性の腫瘍や，隔壁があっても薄く平滑な例では，悪性の可能性は低い。

卵巣原発癌では，嚢胞性腫瘍の壁から内腔に隆起する充実部がみられ，この充実部の辺縁は鋸歯状あるいは樹枝状を呈する。典型例では，充実部のエコー輝度は不均一であり，柔らかい印象を与える（図3-33）。

超音波画像上，漿液性腺癌と粘液性腺癌の鑑別は困難であるが，粘液性腺癌のほうが隔壁の存在する可能性が高い。この場合，隔壁表面には不規則な凹凸がみられ，かつ隔壁そのものは肥厚して描出される。また，隔壁から隆起する充実部を認めることもある。

充実部分が多い腫瘍では，全体として充実性の腫瘍として認識されるが，内部エコーの

表3-12 卵巣腫瘍エコーパターン分類（東大分類）と腫瘍の種類
数字はそれぞれのエコーパターンを呈するときに，実際の腫瘍の内容がどのようなものであるかの可能性を％で示している。

組織分類	エコーパターン	子宮 筋腫パターン	卵巣 I A	I B	II A	II B	III A	III B	III C	IV A	IV B	V A	V B	V C	VI A	VI B	分類不能
子宮	子宮筋腫	90	5		5	5	5					20	10	10			
卵巣	漿液性嚢腫		25	30	5	5				10	10		10				
	ムチン性嚢腫		10	5	5	5				10	60	30	5		10		
	チョコレート嚢腫	5	25	35	75	60	5			10	15		15	15	15	20	20
	皮様嚢腫		10		5	10	85	95	75	5		15	15		5	15	
	その他の良性腫瘍	5	25	30	5	15	5	5		5	10	15	5	15	15		
	悪性腫瘍（中間群を含む）						5	5	50	30	55	55			30	80	

414

輝度は不規則で粗雑な印象を与える。また，充実部に不整形の囊胞部が混在するタイプとして認識されることも少なくない。

顆粒膜細胞腫や未分化胚細胞腫などは，上皮性卵巣癌よりも充実部分が多く，エコー輝度の不均一な不規則な形をした囊胞部が混在する，充実性の腫瘤として認識されることが多い。また，肥厚し辺縁不整の隔壁を有する多胞性腫瘤として認識される例もある。

転移性卵巣癌（図3-34）も充実性腫瘤像を呈するが，充実部のエコー輝度は比較的均一で，そのなかに辺縁がスムーズな円形または類円形の囊胞部が存在するのが特徴である。

表3-13 卵巣腫瘍のエコーパターン分類（案）

	パターン	追記が望ましい項目	解　説
Ⅰ型	囊胞性パターン （内部エコーなし）	隔壁の有無 （二房性〜多房性）	1〜数個の囊胞性パターン 隔壁の有無は問わない 隔壁がある場合は薄く平滑 内部は無エコー
Ⅱ型	囊胞性パターン （内部エコーあり）	隔壁の有無 （二房性〜多房性） 内部エコーの状態 （点状・線状）（一部〜全部）	隔壁の有無は問わない 隔壁がある場合は薄く平滑 内部全体または部分的に点状エコーまたは線状エコーを有する
Ⅲ型	混合パターン	囊胞性部分：隔壁の有無, 内部エコーの状態 充実性部分： 　均質性；均質・不均質 　辺縁；粗雑・平滑	中心充実エコーないし偏在する辺縁平滑な充実エコーを有する 後方エコーの減弱（音響陰影）を有することもある
Ⅳ型	混合パターン （囊胞性優位）	囊胞性部分：隔壁の有無, 内部エコーの状態 充実性部分： 　均質性；均質・不均質 　辺縁；粗雑・平滑	辺縁が粗雑で不整形の（腫瘤壁より隆起した）充実エコーまたは厚く不均一な隔壁を有する
Ⅴ型	混合パターン （充実性優位）	囊胞性部分：隔壁の有無, 内部エコーの状態 充実性部分： 　均質性；均質・不均質 　辺縁；粗雑・平滑	腫瘤内部は充実エコーが優位であるが，一部に囊胞エコーを認める 充実性部分のエコー強度が不均一な場合と均一な場合がある
Ⅵ型	充実性パターン	内部の均質性：均質・不均質	腫瘤全体が充実性エコーで満たされる 内部エコー強度が均一な場合と不均一な場合とがある
分類不能		上記すべての項目	Ⅰ〜Ⅵ型に分類が困難

注1）隔壁全体または一部が厚い場合には，充実性部分とみなし，Ⅳ型にいれる。
注2）記載は医用超音波用語による。
　　囊胞性パターン（A-26）：内部からのエコーがみられないか，ごく弱いエコーしかみられず，しばしば後方
　　　　　　　　　　　　　　エコーの増強を伴う囊胞［囊腫］と考えられるエコーパターン。
　　充実性パターン（A-27）：腫瘤像内部全域にエコーを認めるエコーパターン。
　　混合パターン（A-28）：腫瘤内部に，エコーが認められる充実性部分と認められない囊胞性部分とが混在し
　　　　　　　　　　　　てみられるエコーパターン。
　　辺縁（A-35）：境界付近の腫瘤や臓器部分。
　　後方［後方］エコー（A-40）：腫瘤などの後方からのエコーで，腫瘤などの内部の超音波の透過［減衰］の程
　　　　　　　　　　　　　　　度により増強や減弱を示す。
　　内部エコー（A-29）：腫瘤などの内部からのエコー。
　　隔壁エコー（A-41）：腫瘤などの内部の隔壁からのエコー。
　　均質［—］な［均質性］（A-30）：臓器または腫瘤の内部エコーが一様な（こと）。
　　不均質［—］な［不均質性］（A-31）：臓器または腫瘤の内部エコーが不揃いな（こと）。
注3）エコーパターン（型）ごとに悪性腫瘍・境界悪性腫瘍である可能性は異なる。
　　Ⅰ型・Ⅱ型・Ⅲ型では3％以下であり，Ⅳ型は約53％，Ⅴ型は約70％，Ⅵ型は約31％である。

（日本超音波医学会分類）

一般に，悪性腫瘍では周囲との癒着や他臓器への浸潤のため，超音波画像上，腫瘤は他臓器と密着して描出され，周囲との境界が不鮮明で，壁は肥厚し不整な凹凸を示すことが多い．また，腹水貯留は腹腔内の echo free space として認識される．

悪性卵巣腫瘍の診断に当たっては，腹水の有無や腫瘤と周囲との境界，腫瘤の大きさも大切な所見ではあるが，最も重要なのは腫瘤内の充実部の存在とその性状である．不均一なエコー輝度と不整な辺縁をもつ充実部が存在するときは，悪性腫瘍の可能性を考えなければならない．

⑤そのほかの卵巣腫瘍：卵巣の線維腫は筋腫核と同じ特徴を有するエコー輝度の比較的均一な充実性腫瘍像を呈し，超音波画像上，有茎性漿膜下筋腫との鑑別は困難である．そのほかの充実性良性腫瘍も同様の所見を示すが，充実部のエコー輝度が不均一で悪性腫瘍との鑑別が困難な例も少なくない．

⑥非腫瘍性病変：内膜症性嚢胞は，最も多彩なエコーパターンを呈し，ほかの卵巣腫瘍と見誤られる場合も多い．単胞性のことも隔壁を有することもあり，内部エコーは完全に嚢胞性かまたは低輝度の斑点状エコーが腫瘤全体または下方の一部に認められることが多い．ヘモジデリン沈渣が腫瘤辺縁に線状または小塊状に描出され，そのために悪性腫瘍との鑑別が難しい症例もある．一般には，腫瘤は子宮に密着して描出され，しばしば壁の肥厚像もみられる．

卵胞嚢胞や黄体嚢胞は，比較的小さい単胞性の嚢胞性腫瘤像を呈する．ルテイン嚢胞は，多胞性または両側性に認められることもある．これらを超音波画像のみから漿液性嚢胞や内膜症性嚢胞と鑑別するのは困難である．

腫瘤が小さく，かつ完全に嚢胞性の場合，非腫瘍性嚢胞の可能性を考慮し，手術を施行する前に超音波断層法でその消長を観察する必要がある．

⑦卵巣腫瘍のエコーパターン分類：超音波断層所見から卵巣腫瘍の種類を推定し，かつ悪性の可能性を評価する目的で，東京大学産婦人科では，卵巣腫瘍のエコーパターン分類表（表3-11）を作成し，臨床にも応用している．この表は，実際に経験された卵巣腫

図3-35　血流インピーダンス

血流インピーダンスは，通常，RI (resistance index) や PI (pulsatility index) で表現される．

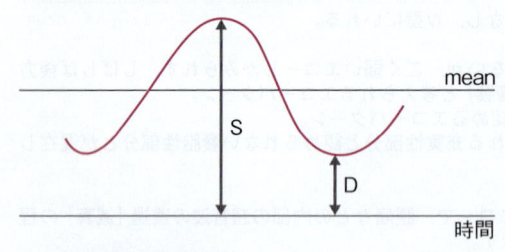

S：収縮期最高血流速度
D：拡張末期血流速度
mean：平均血流速度

$$RI\ (resistance\ index) = \frac{S - D}{S}$$

$$PI\ (pulsatility\ index) = \frac{S - D}{mean}$$

図3-36　侵入奇胎のカラードプラ像

侵入奇胎は血管に富んだ腫瘍であり，病変部はカラードプラで容易に同定される．パルスドプラ法を併用すると，低インピーダンスの血流波形が検出される．

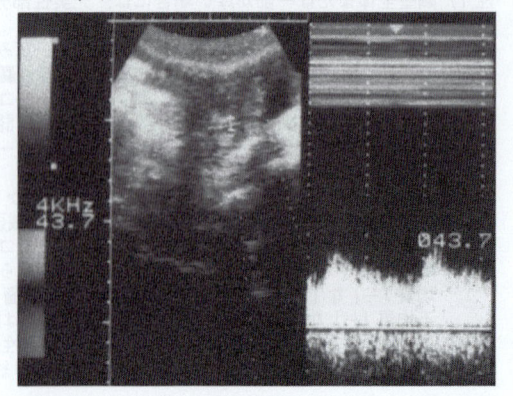

瘍の超音波断層像を分析し，パターン認識の観点から比較的容易に弁別できるように，またその分類によって悪性か良性かをある程度判定でき，良性の場合はさらに組織型も推定できるように考えられたものである。表3-12は，超音波所見でそれぞれのパターンを示した場合，実際の腫瘍がどのようなものであるかの可能性をパーセントで示したものである。パターンⅠ～Ⅱは悪性の可能性がきわめて低く，Ⅳ～Ⅵのパターンを示す腫瘍は悪性の可能性が高い。

また表3-13は同様の趣旨で日本超音波医学会が作成した卵巣腫瘍のエコーパターン分類である。実際の診療に当たっては，以上のエコーパターンによる判定に加えて，腹水の有無，腫瘍の大きさなどの超音波所見，臨床経過，内診所見，腫瘍マーカーなどを総合的に評価して診断を下す必要がある。

f. カラードプラ法による腫瘍血流診断

カラードプラ法を用いて子宮および卵巣の腫瘍血管を同定し，パルスドプラ法で計測した血流インピーダンス値が腫瘍の良・悪性診断の情報の1つとして用いられることがある。これは，悪性腫瘍でみられる血管新生によって形成された腫瘍血管の血流が，インピーダンスの低い血流パターンを示すことに基づくものである。血流インピーダンスは，図3-35に示す resistance index；RI や pulsatility index；PI で表すことが多く，その低値はインピーダンスの低いことを意味する。

子宮筋腫と子宮肉腫の鑑別では，子宮肉腫で有意に腫瘍血流の同定率が高く，血流インピーダンスが低値となる。また卵巣腫瘍の良・悪性の鑑別では，悪性腫瘍で有意に腫瘍血流のインピーダンスが低く，カットオフ値として，Kurjakらは，RI 0.40，PI 1.0を提唱している。

卵巣腫瘍充実部分や隔壁で同定された腫瘍血流のインピーダンス値の最低値が，このカットオフ値未満の場合は悪性の可能性が高く，カットオフ値以上の場合は良性の可能性が高いとされている。

侵入奇胎（図3-36）や絨毛癌などの絨毛性疾患は，血管に富んだ腫瘍であることから，カラードプラ法は絨毛性疾患の局在診断に有用であり，また治療効果の判定にも β-hCG 値測定とともに利用されている。

② computed tomography；CT

a. 原理

X線管が円弧状に配列した検出器と対向したまま連動して180～360°回転しながら（第3世代機種），あるいは円周状に固定配列した検出器に沿って1回転しながら（第4世代機種），扇状のビームを放射し，介在する躯幹内部の性質により種々の程度に吸収を受けた後の透過X線の強度分布をコンピュータで処理して画像の再構成を行い，躯幹の輪切り横断像を得る方法である。従来のX線検査法では得られなかった，組織や臓器の性質，その広がりがわずかなX線吸収の差としてとらえられ，横断像として表されることである。近年はこれまで1列だったX線検出器を複数（16～320列）配列したマルチスライスCTにより従来に比べて撮影速度が数十倍，装置の回転速度も大幅に上昇し，高速度に，より鮮明な画質を得ることが可能となった。また，撮影速度が速くなったことにより被曝

量も大幅に軽減した。これまで長い息止めが必要だった広範囲の撮影や，撮影中に血圧や脈拍数が上昇するため困難であった乳幼児や高齢者，重病の患者の撮影，常に動いている心臓の精密な画像を撮ることなども可能になった。

　マルチスライスCTを用いて1mm以下の幅で輪切り画像を多数積み重ね画像再構成を行うことで，従来では不可能だった縦方向の画像などあらゆる角度，方向から臓器の立体的な画像が得られるようになった（図3-37, 38）。

b. 婦人科領域における有用性
①呼吸性変動が少ないのでよい画像が得られる。
②肥満，高度の腹水貯留，強度の腹腔内癒着，あるいは腹壁緊張があっても行える。
③得られる画像が患者の足側から頭側を見た横断面なので，内診所見と対比しやすい。
④客観的に判断できる。

図3-37　骨盤内動静脈奇形の患者の怒張血管像
a 造影CT，水平断
b 造影CT，前額断

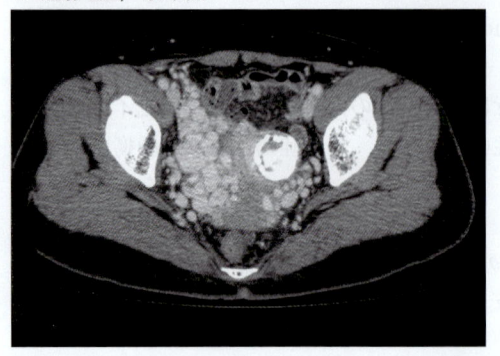

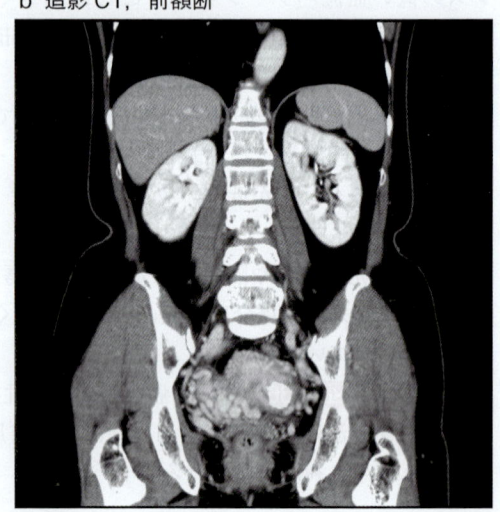

図3-38　図3-37のCT画像情報から血管の走行を3D構築したもの
a 骨盤部を前方から見たところ
b 骨盤部を右側から見たところ

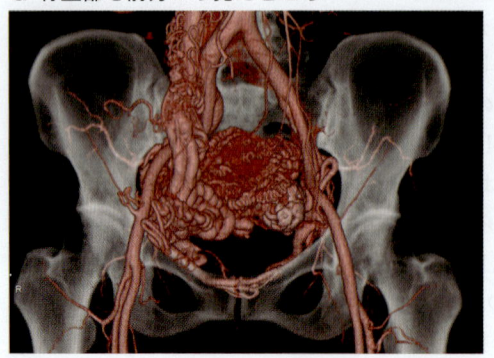

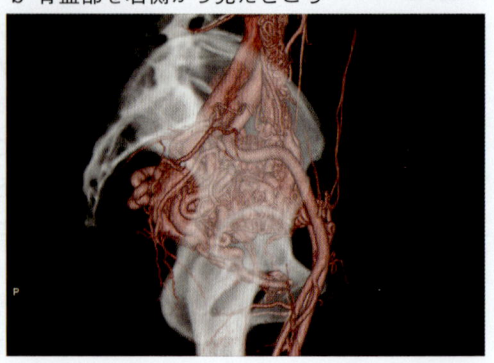

⑤放射線被曝以外の侵襲がない。
⑥腟，膀胱，あるいは直腸など確認しやすい臓器がある。
⑦動脈との位置関係から，リンパ節腫大が確認できる。

c. 適応
1) 子宮頸癌
　①子宮頸部腫大，②子宮傍結合組織浸潤，③子宮体部浸潤，④腟壁，膀胱あるいは直腸への浸潤，⑤リンパ節転移，⑥治療効果の判定，など。
2) 子宮体癌
　①子宮体部筋層浸潤の深さと広がり，②子宮頸部浸潤，③卵巣腫大，④子宮留膿症，⑤腹水，⑥子宮傍結合組織浸潤，⑦膀胱あるいは直腸への浸潤，⑧リンパ節転移，など。
3) 卵巣腫瘍
　①腫瘍の組織型推定，②周囲臓器への浸潤，③リンパ節転移，④腹水，⑤播種，など。
4) その他
　①子宮筋腫（特に変性筋腫，有茎筋腫核など），②子宮腺筋症，③子宮肉腫，④骨盤内子宮内膜症，⑤絨毛性疾患，など。

d. 禁忌
　①妊娠，②ヨードアレルギー（造影撮影 contrast enhancement を行う場合）。

CT値 (attenuation values)

　組織のX線吸収係数の測定値を，その画素ごとに表示したもので，水の吸収係数を基準として表現される。水を0，空気を－1,000，骨緻密質を＋1,000のスケールで表すことが多く，Hounsfield unit；HUとよぶ。一般的には，以下の式で与えられる。

$$CT\,(HU) = \frac{\mu t - \mu w}{\mu w} \times 1{,}000$$

　μw：水のX線吸収係数
　μt：組織のX線吸収係数

　CT値は本来絶対的なものであるが，機種や検査条件により多少の差異がある。CT像で知りたい関心領域 region of interest；ROIを設定すれば，その領域内にある画素のCT値の平均が任意に求められる。

コントラスト増強 contrast enhancement；CE

　X線吸収係数のわずかな差を大きくして，特定の臓器や組織の陰影を増強する補助手段である。直腸，膀胱あるいは腟内の造影も広義のCEといえるが，通常は水溶性造影剤を静脈内注入することにより，病変部と正常組織とのX線吸収係数の差を大きくし，病巣の性質や広がりを明らかにしようとする方法である。血管分布，組織血流量，細胞外液量および組織の種類などにより，造影剤の組織内分布に差が出てくるので，CEを行う前後で特定部位のCT値がどのように変化するかをみれば，その組織型が何であるか推測することが可能となる。一般に悪性腫瘍はCEを行えばCT値の上昇が著明となる（福島　務ら，1984年）（**表3-14**）。造影剤の静脈内注入がアンギオグラフィの役目をするので，腹大動脈リンパ節などへの悪性腫瘍の転移の検索によい指標となる。また，尿管も造影されるので，腫瘍と尿管との関係などが特に手術時に参考となる。

Ⅲ. 女性腫瘍学

表3-14 各種疾患のコントラスト増強によるCT値変動

attenuation enhancement ratio (AER) = $\dfrac{\text{enhanced density}}{\text{precontrast density}}$	
卵巣腫瘍 　漿液性嚢胞腺腫 　ムチン性嚢胞腺腫 　類皮嚢胞腫 　チョコレート嚢胞	－（不変）
嚢胞腺癌 充実性癌	♯（1.88 ± 0.26）壊死部分不変（－）
子宮筋腫 　壁内・粘膜下	♯（1.75 ± 0.21）
有茎の漿膜下	＋（1.35 ± 0.18）
子宮体部癌	♯（2.01 ± 0.23）
稽留流産	－（1.11 ± 0.1）
胞状奇胎	－（不変）
絨毛癌または破壊性胞状奇胎	♯（3.52 ± 0.54）
卵管留水腫	－（不変）
リンパ腫	－（不変）

（福島務ら，1984年より）

図3-39 標準面の名称および骨形態

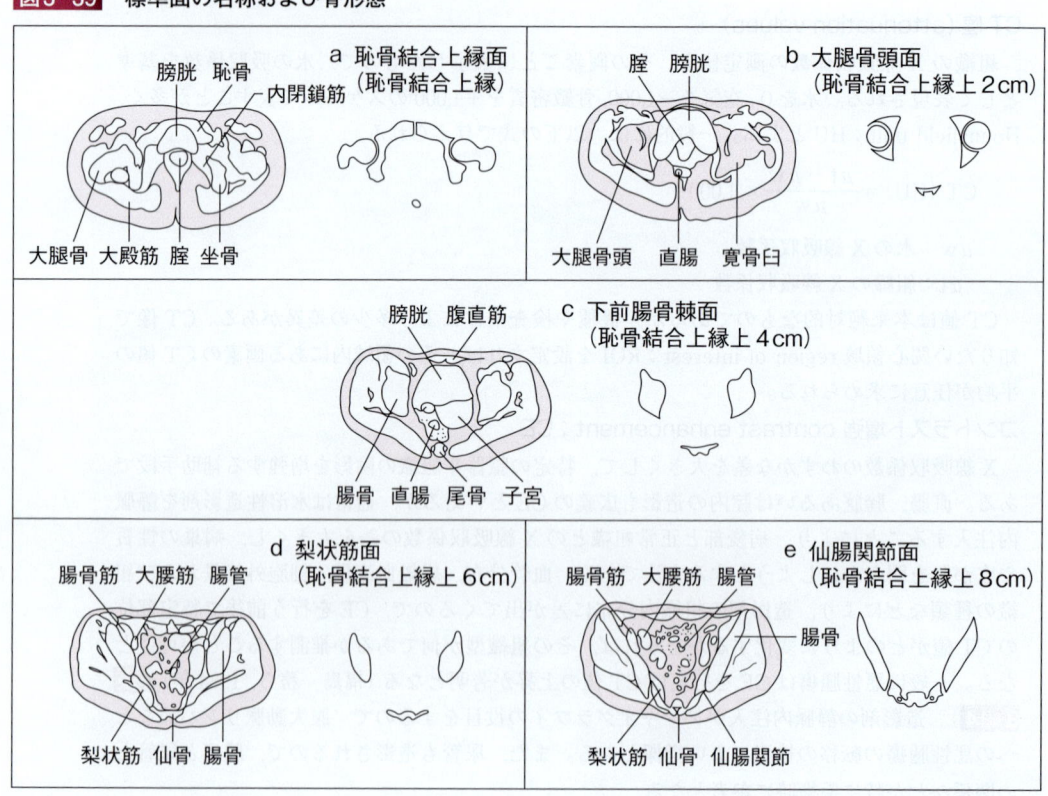

a 恥骨結合上縁面（恥骨結合上縁）
膀胱　恥骨　内閉鎖筋
大腿骨　大殿筋　腟　坐骨

b 大腿骨頭面（恥骨結合上縁上2cm）
腟　膀胱
大腿骨頭　直腸　寛骨臼

c 下前腸骨棘面（恥骨結合上縁上4cm）
膀胱　腹直筋
腸骨　直腸　尾骨　子宮

d 梨状筋面（恥骨結合上縁上6cm）
腸骨筋　大腰筋　腸管
梨状筋　仙骨　腸骨

e 仙腸関節面（恥骨結合上縁上8cm）
腸骨筋　大腰筋　腸管
腸骨
梨状筋　仙骨　仙腸関節

（鈴木正彦らより）

> **ウインドウ値 window level；WL とウインドウ幅 window width；WW**
>
> えられた CT 値を，色の濃淡で表示するのであるが，肉眼的に判別できる濃度段階は限られている。対象となる組織が最も明瞭に観察できるように，ある CT 値を中心として（WL），適当な範囲（WW）を設定することにより，その範囲内は何段階かの gray scale で表され，範囲上限以上は白，下限以下は黒で表現する。WW が狭いほどコントラストが強くなるが，画像が粗くなり全体の所見を見落とす危険性が出てくる。通常は，WL0（〜80），WW（200〜）400 とするが，対象とする組織により設定すべきで，例えば骨移転を観察するときは WL を高値にする必要がある。

e. 読影上の注意点

1）解剖学的位置関係

鈴木正彦らの提唱した基本 CT 画（図3-39）における骨盤の形態と諸臓器との位置関係を把握する。

2）Artifact

① Partial volume phenomenon：異なる組織の境界面が一画素内に存在すると，両組織の X 線吸収率が平均化されて表示される。従って，空気や骨が接近している部位の異常 CT 値には注意が必要である。スライスの厚みを薄くすれば防げる。

② Shading：被写体が撮影領域内で偏在することから起こるもので，CT 値の低下がみられる。

③ Motion artifact：体動，呼吸，腸蠕動などにより起こる線状の放散状像（streaking）で，撮影時間の短縮，体動の抑制，呼吸一時停止，ブチルスコポラミン（ブスコパン®）筋

図3-40 超音波断層法および CT による骨盤内腫瘍の鑑別診断

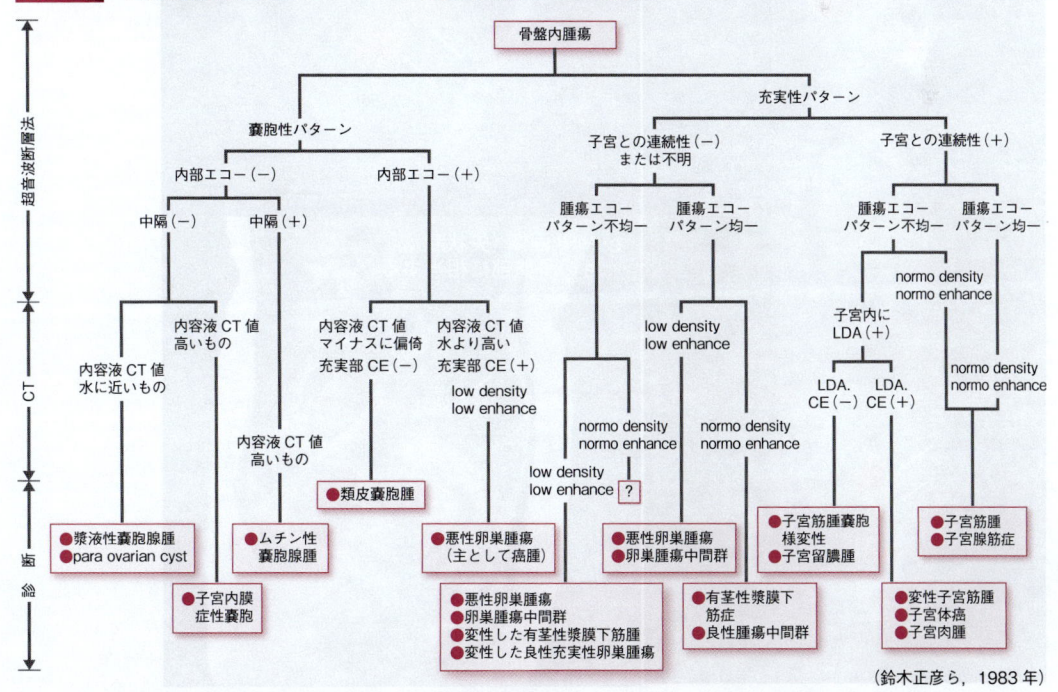

(鈴木正彦ら，1983年)

注などにより防止できる。
④ Beam hardening：身体の厚い部分を X 線が透過すると，波長の長い X 線がより多く吸収されるため，波長の短い透過 X 線が多くなり線質が硬く，CT 値は減少する（cupping artifact）。補正フィルターを使用すれば減少できる。

3）診断の実際
超音波断層法など，ほかの診断法と組み合わせて行われる（図3-40）。

③ 磁気共鳴画像 magnetic resonance imaging；MRI

a. 撮像の原理
1）陽子の歳差運動
MRI は，体内の水素原子内の陽子に外から電磁波（ラジオ波）を与え，それによって起こる核磁気共鳴現象 nuclear magnetic resonance；NMR を信号としてとらえたものをもとに描出した断層画像である。

体内の陽子は，その1つ1つがそれぞれ固有の磁場を有しており，その磁場はそれぞれが自由な方向を向いている。外部から磁場を縦方向（Z 軸方向）にかけた場合，これらの体内の陽子は外部磁場と同方向またはそれと正反対の方向に並ぶようになり，さらに水平

図3-41 **多発子宮筋腫により内膜組織採取が困難であった子宮体癌症例**
（腫瘍に相当する部分を矢印で示した）

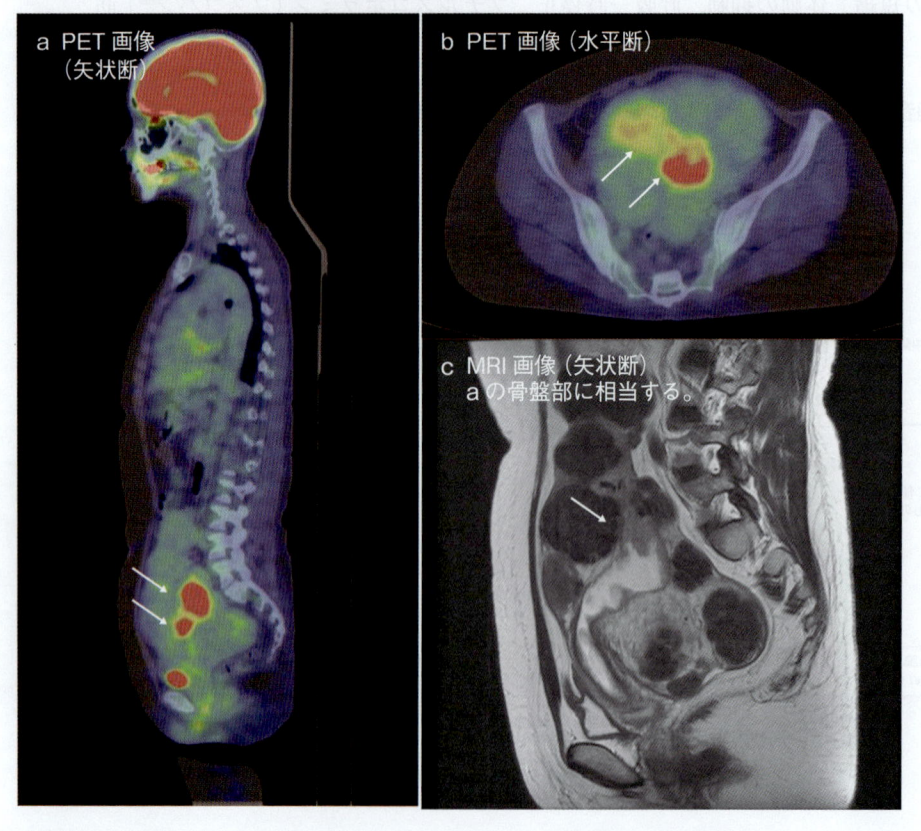

a PET 画像（矢状断）
b PET 画像（水平断）
c MRI 画像（矢状断） a の骨盤部に相当する。

面（XY平面）内で歳差運動とよばれる回転運動を行う。歳差運動における個々の陽子の位相は無秩序であるため，横方向（XY平面内）の磁化の総和は0となる。従って，陽子の磁化の総和は縦方向のもののみと考えることができる。

2）核磁気共鳴と緩和

この状態で歳差運動の周波数と同じ周波数をもつラジオ波を照射すると陽子ラジオ波との間に共鳴とよばれる現象が起こり，陽子はラジオ波からのエネルギーを吸収し励起状態となる。このとき，縦方向の磁化は減少し，また個々の陽子の歳差運動の位相が一致するために横方向の磁化が新たに発生する。縦方向の磁化を0にするようなラジオ波を照射した場合は，横方向の磁化のみ存在する状態となり，これはちょうど縦方向の磁化を横方向に90°傾けたことに相当する。実際に使用されるラジオ波は短時間のパルス波であり，パルス波を受けて励起状態となった陽子はパルスが切れた瞬間から照射前の定常状態に戻ろうとする。この過程を緩和といい，縦磁化が復するのに要する時間を縦緩和時間（T1時間），横磁化が消失するのに要する時間を横緩和時間（T2時間）という。T1時間は通常T2時間よりも長い。またT1，T2時間とも組織の性状により影響を受ける。

3）撮像

MRIの撮像に際し，ラジオ波パルスを照射した後の緩和の過程で磁化ベクトルから得られる信号をコンピュータ処理して画像をつくるのであるが，パルスの始まりから信号を感知するまでの時間をエコー時間（TE）という。TEを長くするほどT2時間の変化に敏感な画像を得ることができる。また，パルスを何度も繰り返し照射することにより縦磁化の回復が減衰していくのをとらえるのであるが，パルスの始まりから次のパルスの始まりまでの時間を繰り返し時間（TR）という。TRを短くするほどT1時間の変化に敏感な画像を得ることができる。

撮像時にはTRとTEを適切に設定することにより，T1時間，T2時間の組織による差を際立たせることができる。短いTRと短いTEを用いることによりT_1強調像が得られ，画像はT1時間の短い組織ほど高信号に白く描出される。長いTRと長いTEを用いるとT_2強調像が得られ，画像はT2時間の長い組織ほど高信号に白く描出される。長いTRと短いTEを使用すると，T1，T2ともに影響が小さくなり，結果として水素原子の密度を反映する画像が得られる。これをプロトン密度強調像という。

4）影響を与える因子

緩和時間に影響を与える因子としては，粘調度，磁性体の存在，血液などがある。粘調度が高くなるに従い，T1時間，T2時間ともに短くなる傾向があることから，MRIは腫瘍内容液の性状の判断に有用であり，囊胞の内容が漿液性か粘液性かの鑑別が可能となる。しかし，良性か悪性かの鑑別はできない。

磁性体のうち，常磁性体は鉄や銅などの金属イオン，メトヘモグロビンなどであり，これらはT1，T2ともに短縮する効果を有する。血腫がT_1強調像で高信号となるのは血腫中に存在するメトヘモグロビンのT1短縮効果によるものである。金属状態にある鉄のようなものは強磁性体であり，MRIでは無信号となる。血流もMRIの信号に影響を与えるが，低信号となる場合から高信号となる場合までさまざまである。血管内から得られる信号は，血流の方向や血流の輪郭，さらに層流であるか乱流であるかという複雑な因子に依存しているからである。血流がMRI信号に影響を与えることを利用してMRアンギオグラフィも行われる。

5）造影剤

常磁性体はT1,T2短縮効果を有することから造影剤として使われることがある。Gd-DTPAが一般にMRI用造影剤として用いられている。この物質はその周囲にある陽子のT1時間，T2時間を短縮する効果を有するので，これを取り込んだ組織はT_1強調像で高信号となり，コントラストも明瞭となる。T_2強調像ではその組織は低信号となり，診断には適さない。またGd-DTPAは体内での分布が均等でなく，血管の豊富な組織により多く分布する性質をもつ。従って，血流に富む腫瘍での増強効果はより大きくなる。

6）アーチファクト

MRIの画像処理において，信号を出す物質の位置を決定する因子は，陽子の歳差運動の周波数とその位相である。周波数は磁場の強さにより定まる（ラーモアの方程式）ため，同じ性状の物質であれば，磁場の中での置かれた位置により周波数が決まってくる。しかし同じ磁場の位置に置かれた物質であっても，性状が異なる場合は共鳴周波数も異なる。例えば，脂肪の陽子の共鳴周波数は，水の陽子の共鳴周波数よりもわずかに低いため，脂肪から得られた信号は実際の位置よりも周波数の差の分だけ低い周波数の位置に表示される。水と脂肪が接する場所ではこのアーチファクトのため，一方は白く抜け，他方は黒く縁取られたようになる。このアーチファクトは化学シフトアーチファクトとよばれる。ほかに呼吸，体動，心拍によるアーチファクト，そのほかいくつかのアーチファクトが知られている。

7）拡散強調画像

MRIの撮像方法の1つに拡散強調画像（diffusion weighted image; DWI）がある。これは水の熱運動であるブラウン運動を画像化したもので，「水の動きやすさ」を反映した画像である。ここでの「水」とは細胞外液で，細胞外液の水分子が動きにくい組織（拡散制限されている組織）→ DWIで白（高信号），動きやすい組織（拡散制限が低い組織）→ DWIで黒（低信号）となる。脳梗塞の超急性期の細胞性浮腫をほかの画像診断より早期に高信号でとらえることができることから，急性期の脳血管障害の診断精度向上に貢献している。婦人科領域では特に悪性疾患の診断に用いられる。一般的に悪性腫瘍では細胞密度が高いためDWIで高信号となることが多く，MRI診断におけるPET検査（次項参照）▶p.427のような役割をもち，悪性診断のモダリティの1つとして有用である。

b. 婦人科領域における有用性

MRIの有用性はCTの項で述べたものとおおむね一致するので，ここではCTとの比較のうえでMRIに特異的な長所，短所を挙げる。

1）長所

①非侵襲的である。CTと異なりX線被曝がなく，生物学的悪影響はないとされている。生殖可能年齢女性の診断法として有用である。
②組織コントラストに優れ，組織の差を信号の差として示すことが可能である。
③任意の断面における撮像が可能である。

2）短所

①撮像に長時間を要する。このため，呼吸，体動によるアーチファクトが出やすい。
②骨，石灰化の描出が不良である。
③検査不適応の症例がある。ペースメーカー使用者は禁忌で，体内に金属を埋没している

患者にも行えない場合がある。

c. 適応

1) 子宮頸癌

　子宮頸癌組織は T$_2$ 強調像で高信号に描出され，体部筋層よりさらに低信号である頸部組織と明瞭に識別される。また以下の所見の有無を確認し，進行度評価の参考にする。

　①子宮頸部病巣の描出，腫瘍径の計測，②子宮傍結合組織への浸潤，③子宮留膿症，④腟壁，膀胱，直腸への浸潤，⑤リンパ節腫大。

　なお子宮頸部に残存する正常筋層の厚さは MRI によりかなり正確に診断できるので，癌の子宮外への進展の評価に極めて有用である。

　放射線治療後には上記諸所見の軽減，消失さらに子宮頸部病巣に相当する高信号領域の消失を確認することで治療効果の評価に役立つ。

2) 子宮体癌

　子宮体癌組織は，T$_2$ 強調像で子宮陰影内の高信号領域として描出される。正常子宮内膜との鑑別は困難である。さらに以下の所見についても検索する。

　①子宮体部筋層浸潤の深さと広がり，②子宮頸部浸潤，③卵巣腫大，④子宮留膿症，⑤子宮傍結合組織への浸潤，⑥膀胱，直腸への浸潤，⑦リンパ節腫大。

　子宮内膜に接する筋層の内側の部分は，MRI 上外側の部分より低信号で帯状に描出され，junctional zone とよばれる。この junctional zone が保たれているか否かは筋層浸潤の有無を診断するうえで重要である。画像上正常に保たれた子宮筋層の厚さから推定する子宮筋層浸潤の深さの評価と病理診断の結果は高い相関を示す。

3) 子宮筋腫，子宮腺筋症

　子宮筋腫と子宮腺筋症の鑑別には MRI が優れている。いずれの描出にも T$_2$ 強調像が適しており，子宮筋腫，子宮腺筋症とも低信号となる。ただし子宮筋腫では筋腫核と正常子宮筋層との境界が明瞭に描出されるのに対し，子宮腺筋症では腺筋症と正常子宮筋層との境界は不明瞭であり，両者は明らかに異なる像を呈する。また2方向の断面での撮像が可能である点，および子宮内膜が高信号となることから，筋腫核，腺筋症の位置，子宮内膜，頸管との位置関係の把握が容易である。

4) 卵巣腫瘍

　漿液性または粘液性の嚢胞腺腫はおおむね T$_1$ 強調像で低信号，T$_2$ 強調像で高信号を呈するが，多房性の粘液性嚢胞腺腫の場合，多彩な信号強度を呈することもあり一様ではない。各房を隔てる中隔は低信号となる。嚢胞内に充実部増殖をみる場合，充実部は T1 強調像で比較的低信号であるが，液性部からは高信号である。充実部はガドリニウム造影により強調される。腫瘍内の信号強度の違いだけから良性か悪性かを鑑別するのは困難であり，悪性卵巣腫瘍が疑われる場合は，周囲臓器への浸潤，リンパ節腫大の有無，腹水の有無，遠隔転移の有無についても観察する。

　チョコレート嚢胞は内部に存在するメトヘモグロビン由来の鉄原子が磁性体であるため，T$_1$ 強調像，T$_2$ 強調像とも高信号となる。また，T$_2$ 強調像で内部に低信号領域の出現する shading とよばれる現象がみられる場合がある。

　皮様嚢胞腫は内溶液が脂質に富むので T$_1$ 強調像で高信号，T$_2$ 強調像でも比較的高信号となる。また，しばしば内在する毛髪塊は中信号，石灰化巣は低信号となる。また前述の

Ⅲ．女性腫瘍学

化学シフトアーチファクトも診断の助けとなる。

5）産科領域

現在のところ胎児に対するMRI検査の危険性は実証されていないが，安全性が確立しているともいえないため，特に器官形成期は可能な限り避けることが望ましい。しかしMRI検査は重篤な胎児疾患が疑われる場合，または母体が腫瘍を合併している場合かつほかの方法で十分な情報が得られない場合などに有用な検査であり，必要性を十分考慮したうえで行うことがある。胎児の各臓器，組織の信号強度を 表3-15 に示す。

d．実施法

前処置として検査前4時間禁食としておく。ペースメーカーなど磁場の影響を受ける装置を体内に埋め込んでいないか患者に確認することが重要である。手術の既往のある患者で体内に金属が存在する場合もあるので，この点にも留意する。

表3-15 胎児・妊娠子宮の信号強度

L：低信号　M：中信号
H：高信号　－：無信号

		T_1強調像	T_2強調像
胎児			
中枢神経系	脳・脊髄	M	H
	髄液	L	H
胸部　肺		M	H
	心・大血管	－	－
腹部　胃		L	H
	肝臓	H	H
	腸管	M	M
	膀胱	L	H
筋・骨格系	骨	L	L
	筋肉	M	M
	皮下脂肪	H	H
胎盤		M	H
羊水		L	H
子宮筋		M	M

（日本産科婦人科学会雑誌, Vol.45, N-178 より）

表3-16 PET検査で用いられる主な陽電子放出核種

核　種	半減期（min）	水中最大飛距離（mm）	標識化合物例	目　的
^{11}C	20.39	4.18	二酸化炭素 メチオニン ドキセピン ラクロプライド	pH，膵機能， 脳（ヒスタミン受容体， ドーパミン受容体）
^{13}N	9.965	5.40	アンモニア	心筋，腫瘍
^{15}O	1.037	8.19	酸素	心筋，脳
^{18}F	109.80	2.42	フルオロデオキシグルコース（FDG）	腫瘍
^{68}Ga	68.10	9.32	Ga-DTPA	腫瘍など

④ 陽電子放出断層撮影 positron emission tomography；PET，PET-CT

a. 原理

　PETとは positron emission tomography（陽電子放出断層装置）の略である．X線CTやMRIが主に人体の臓器の形状を画像として提供する形態画像であるのに対して，PETは神経伝達物質の受容体分布，ブドウ糖消費量，局所血流量，酸素消費量等の生理学的機能情報を定量的に画像として表している点に違いがある．これらの情報を医療診断に用いることによって，脳の高次機能の解明，癌の早期発見などが可能となった．さらにCTを組み合わせたPET-CTではPETの機能画像とCTの形態画像との融合画像を得ることで診断精度が向上する．

　最初に陽電子（ポジトロン）を出す放射性同位元素で印をつけた放射性薬剤を人体に投与する．PETに用いられる主な陽電子放出核種を 表3-16 に示す．放射性薬剤から放出された陽電子は，周りの電子と衝突を繰り返して運動エネルギーを連続して失う．その飛程（表3-16 参照）の終端に近くなると，陽電子は周囲の電子と結合して対消滅を起こすと同時に，全質量エネルギーに等しい消滅光子を180°方向に2個放出する．PETはこれらの消滅光子を対向する検出器対で同時計数測定することによって，この検出器対の線上で電子-陽電子消滅が起きた，つまりは薬剤がそこに分布したというデータを取得している．実際には検出器はリング状に並べられており，それぞれの信号検出角度ごとの投影データを画像再構成することによって薬剤の濃度分布画像を得ている．

b. 婦人科領域における有用性とFDG-PET検査

　PETが最も高頻度に用いられるのは固形癌の診断目的である．2010年4月より早期の胃癌を除くすべての悪性腫瘍に健康保険の適用が認められている．婦人科領域でも2006年に子宮癌・卵巣癌で保険適用となってから悪性腫瘍の診断を目的として用いられることが多くなった（図3-41）．また再発を疑う場合でも，一度に全身撮影して転移部位を画像化できる点でメリットが大きい．

　癌検診・診断では，^{18}F-FDG（フルオロデオキシグルコース）が検査薬として用いられる．そのため「FDG-PET検査」ともよばれ，悪性腫瘍のほか，狭心症など虚血性心疾患，てんかん，アルツハイマー型認知症などの診断にも用いられる．^{18}F-FDGは細胞のエネルギー源であるブドウ糖（グルコース）に似た糖に放射性同位元素の^{18}F（フッ素）をつけたもので，ブドウ糖と構造が酷似しているため，体内にFDGを注射すると，ブドウ糖の取り込みが多い組織に取り込まれる．しかしFDGはグルコースとは異なり代謝が途中でストップするため細胞内に蓄積する．FDG-PET検査は，この蓄積したFDGを3次元で定量した画像診断である．一般に癌細胞は正常な細胞に比べて増殖が盛んなため正常細胞に比べて3～8倍のエネルギー源（ブドウ糖）を必要とするため，検査薬を投与してしばらくすると，正常な細胞は取り込みをやめるが，癌細胞はFDGを取り込み続けるため細胞内に集積するFDGの量，つまりは^{18}Fからの消滅光子エネルギー信号量に差が出ることになる．さらにPET-CTの導入によりPET画像とCT画像を同時に撮影でき，PETの機能（糖代謝）画像とCTの形態画像との融合画像が得られ，診断精度が向上した．

c. 撮影時の手順

　FDG-PET検査はグルコースの取り込みを信号化するため，検査5時間以上前から絶食を要する．水分をとる場合は，水または甘みのないお茶だけにするよう説明する必要がある．検査の前にFDGを数分かけて注射し，その後FDGが全身にいきわたるまで30分から1時間ほど横になって安静にする．撮影時は台の上にあおむけになり，そのまま台ごとドーナツ状のPETスキャナーの中を通過しながら全身の断面を撮影する．撮影には30分程度を要する．

d. PET検査の短所

　PET検査では，以下の点に注意が必要である．
- 胃や食道などの消化器官粘膜に発生するごく早期の癌…消化器粘膜には正常でも，ある程度のFDGの取り込みがあるため検出は困難である．
- 非固形癌…白血病などでは有用性が低いとされる．
- 微細な病変…わずかな取り込みはアーチファクトとの区別が困難．一般的には腫瘍サイズが1cmを超えないと検出は困難とされる．
- 糖を必要としない癌細胞…肝臓癌，胆道癌，前立腺癌や高分化型肺癌などではFDGの取り込みが少ないため検出が難しいとされる．
- 炎症を起こしている部位…FDGが集まりやすいため，癌との判別が困難なことがある．
- 正常でもFDGが集積する臓器の癌…泌尿器科系・脳・心臓・肝臓
- もともと多くの糖を消費する（脳・心臓）．
- 投与した薬が尿として排出される経路である（腎臓，尿道，膀胱）．
- 糖尿病合併患者…FDGが筋肉に集中しやすいため，検査の精度が落ちる場合がある．血糖値が150～200mg/dLを超えている場合は診断が難しいとされる．
- 妊婦，または妊娠の疑いのある患者…X線レントゲンやCTと同じくPETも控える．

　また婦人科領域の特徴として月経期の正常子宮内膜や排卵期の正常卵巣も悪性腫瘍と同レベルの強い信号をみることがある．また子宮筋腫などの良性腫瘍でも高頻度にPET検査偽陽性となることも知られており注意を要する．MRIやCTなどのほかの画像検査と併せた判断が重要である．

F 乳癌検診

1 背景

　世界的にみると女性の癌のなかで乳癌は最も多い．日本での罹患率のピークは40歳代後半，死亡者数のピークは50歳代後半で，欧米に比べて若年の患者が多い傾向にある．癌検診の受診率が低い日本では2009年の乳癌による死亡者数は約1万2千人であり，その数は年々増加し続けている．乳癌は検診による早期発見・早期治療が可能であり，乳癌検診が普及している欧米では乳癌による死亡者数は減少傾向である．

　従来，乳癌検診は乳腺外科の領域であったが，産婦人科医は女性の健康を総合的にみる立場である．乳癌検診は婦人科で受けたいと希望する女性も多い．今後は産婦人科医も乳癌検診の知識と手技を身につけることによって，乳腺外科と協力しながら乳癌検診の普及，

ひいては乳癌患者の予後向上に寄与することが望まれる。

② 検診の歴史

　日本では 1987 年に視触診による乳癌検診が導入された。その後マンモグラフィを用いた検診が有用であるという海外の複数の調査結果を受け，2000 年には 50 歳以上の女性に対して毎年マンモグラフィ検診を行うことが推奨されるようになった。2004 年以降は 40 歳以降の女性に対する隔年のマンモグラフィ検診が導入された。

　何歳以降を検診の対象とするかは議論がある。海外では 40 歳代の検診は不要な精査や治療を増加させるため有害であるという意見があるが，日本では罹患率のピークが 40 歳台後半であるため 40 歳以降を検診対象と位置づけている。

　乳癌では 20 歳代・30 歳代の患者も多い。乳癌の危険因子を有する女性（表3-17）は，公的検診の対象年齢でなくとも積極的に検診を受けることが望ましい。

③ 検診の方法

　乳癌のスクリーニング方法として，①視触診，②マンモグラフィ，③乳腺超音波検査がある。これらのうちマンモグラフィだけが死亡率を下げるというエビデンスが確立しており，現在の検診は基本的に問診・視触診・マンモグラフィからなる。

　しかしマンモグラフィは，若年に多い高濃度乳腺を背景とする病変の検出が難しい。ある調査では，乳癌の検出感度が 50 歳以上では 97％であったが，50 歳未満では 85％であった。日本人女性の乳房は欧米女性に比べて脂肪組織が少なく乳腺密度が高いこと，日本では高濃度乳腺の多い若年者で罹患率が高いことから，特に 40 歳代の女性を対象とするときは乳腺超音波検査を取り入れるほうがよいという意見も多い。今後の超音波検査の有用性の確立が待たれる。

表3-17　乳癌の危険因子

要因	ハイリスクグループ	相対危険度
社会階級・教育程度	専門・管理職	1.90
婚姻状態	未婚	3.00
初潮年齢	11 歳以下	1.85
初産年齢	30 歳以上	1.65
経産回数	未産婦	3.00
閉経年齢	55 歳以上	1.56
肥満	肥満指数 1.2 以上	1.40
放射線	頻回・大量曝露	1.42
アルコール	飲酒者	1.47
良性乳腺疾患の既往	乳腺症	2.72
乳癌患者の娘・姉妹	あり	4.00
両側乳癌（閉経前）の姉妹	あり	40.00
乳癌の既往	あり	6.00

a. 視触診

乳房は体表組織であるため、視診・触診による異常の発見が可能である。簡便・安価・非侵襲的な検査であるがマンモグラフィを用いた検診に比べると感度が明らかに劣るため、マンモグラフィを用いた検診の際には視触診を併用しなくてもよいという意見も多い。

通常の検診では視触診に先立ち、問診で既往歴、乳癌の家族歴、月経・妊娠に関する事項、乳房の状態、検診歴を確認する。受診者は坐位または仰臥位で上肢を挙上する。視診で確認するのは皮膚の陥凹・膨隆・浮腫・発赤・潰瘍と乳頭陥凹・乳頭びらんなどの異常の有無である。次に両手指を用いた触診で腫瘤・硬結・えくぼ症状の有無と乳頭分泌、腋窩・鎖骨上窩リンパ節を調べる。

視触診による自己検診が可能であるのは、乳癌検診の大きな特徴である。30歳以降は月に一度の自己検診をすることが望ましい。

b. マンモグラフィ

実施方法や読影所見に関して世界標準が確立されており、日本では精度管理中央委員会が検査精度水準の保持に大きな役割を果たしている。触診や超音波で検出不可能な微細石灰化を伴う初期の病変を発見できる。乳癌検出の感度は80％から90％と優れている。

わずかながら放射線被曝があること、人によっては検査に痛みを伴うこと、高濃度乳腺では病変の検出が難しいことが欠点である。

マンモグラフィの所見は、腫瘤・石灰化・その他の所見の3つに大別される。画像で腫瘤陰影を認めたら形状・辺縁・濃度を評価する。石灰化の所見があれば形態と分布を評価する。その他の所見としては乳腺実質・皮膚・リンパ節の所見がある。これらをアルゴリズムに従って総合的に評価しカテゴリー1〜5まで5段階に分類し、カテゴリー3以上を要精査とする。

c. 超音波検査

産婦人科医は超音波検査には慣れているので、乳腺超音波検査は比較的学びやすい手技である。乳腺超音波検査では体表用の5〜15MHzの走査端子を用いる。腫瘍性病変を認めたら、腫瘤の形状・辺縁・境界エコー像・内部エコーレベル・内部エコー像・後方エコー・外側陰影・縦横比を評価する。

マンモグラフィでは検出が難しい高濃度乳腺の病変も描出可能であり、非侵襲的で放射線被曝もないことから妊娠中にもスクリーニング方法として使用できる。

しかし病変が腫瘤として形を成していないと検出が難しいので、マンモグラフィでとらえられる微細石灰化を伴う初期の病変は超音波では検出不可能である。癌検診としての超音波検査の感度はおよそ80％といわれる。

これらの検診によって要精査となれば、CT・MRIを含めたほかの画像検査や細胞診、針生検による組織診を行って乳癌の有無を診断する。

3. 婦人科腫瘍の治療

A 婦人科悪性腫瘍手術の留意点

　婦人科悪性腫瘍では，子宮頸癌，腟癌で根治的放射線治療を行う場合を除いて，手術療法が主な治療である．手術が主体の場合でも進行癌では，術後に放射線治療，術前や術後に化学療法を行うなど集学的治療となることも少なくない．

　子宮頸癌では開腹後に手術に適した症例かどうか判断する能力が重要視されたこともあるが，最近ではこのような機会は激減している．MRIで膀胱筋層や骨盤壁への著明な浸潤は術前診断が可能になり，かつ，化学放射線同時併用療法の有効性から無理な手術を計画しなくなったことが関係している．局所進行癌では，傍子宮結合織浸潤，組織型，リンパ節転移などを考慮して，手術とするか化学放射線同時併用療法とするかの判断が求められる．

　子宮体癌では摘出範囲とアプローチの方法が個別化されつつある．子宮摘出範囲では単純，準広汎，広汎の選択，リンパ節郭清範囲では，省略（生検のみ）から骨盤・傍大動脈リンパ節郭清までの選択である．アプローチとしては，開腹，腹腔鏡下・腟式併用，腹腔鏡下，ロボット手術などである．しばらく流動的な時代が続くと思われる．各症例でリスクとベネフィットを考え，適切な術式を選択する能力が問われる．

　上皮性卵巣癌の初回腫瘍減量手術の特徴は不完全摘出であっても可及的に腫瘍減量を図ることである．最大残存腫瘍径は重要な予後因子である．手術先行治療での初回腫瘍減量手術 primary debulking surgery では残存腫瘍径を1cm未満とすること，3〜4コース後の化学療法後に行う中間期腫瘍減量手術 interval debulking surgery では残存腫瘍ゼロの完全手術とすることが，根治のための必要条件である．

　各疾患における手術療法は各論を参照し，また個々の術式の実際は「婦人科疾患の手術療法」（別項参照）にまとめて記載してある．

▶p.734

B 放射線療法

① 放射線治療とはどのようなものか

a. 婦人科悪性腫瘍における放射線治療の意義

　放射線療法は，照射野内の癌には効果を発揮しうるが，照射野をはずれると無効であり外科療法同様に局所療法である．放射線療法の治癒率や後障害発生率は，照射野の大きさ，1日線量と週間線量（分割法），照射方法，照射装置，などの選定次第で，著しく変わる．進行癌の治療では，骨盤内における癌の空間的存在様式のほか，骨盤内外への広がりの可能性をできるだけ正確に推察して，化学療法，手術療法を適宜併用（集学的治療）できる

能力も要求されるようになった。

子宮頸癌を考えてみると，①頸癌の放射線感受性は低くはない，②原発巣を視・触診できる，③正常の子宮，腟の放射線感受性は低い，④原発巣周囲に生命維持に不可欠な心，肝などの臓器がない，などの理由から，腔内照射によって直接病巣を十分量照射しうるため，放射線療法の治療成績はよい。

子宮体癌や卵巣癌では，早期に傍大動脈リンパ節転移や腹腔内播種を起こしやすいため，子宮頸癌と比べた場合の放射線療法の重みは低い。しかし，一般に婦人科悪性腫瘍では，原発巣，浸潤，転移，再発巣を含めて，放射線治療の価値は高いので，手術に次ぐ治療手段の1つとして念頭に置くべきである。

b. 放射線療法の効果

哺乳動物の細胞の放射線感受性は，①細胞分裂頻度の高いものほど，②将来行う細胞分裂回数が多いものほど，③形態・機能が未分化のものほど良好である。また，細胞は，S期（DNA合成期）→ G_2期（S期とM期の間）→ M期（細胞分裂期）→ G_1期（M期とS期の間）と細胞分裂しているが，一般にG_1後期，G_2期，M期の細胞の放射線感受性は高い。一方，G_1初期，S期後半では抵抗性が強く，抗癌剤の代謝拮抗薬などがS期に感受性が最も高いのと好対照をなしている。

実際的な放射線治療効果は，個々の癌細胞の放射線感受性のほか，線量率，酸素効果，温度効果，増感剤，患者の細胞性免疫能，そして腫瘍の大きさなどの要因で修飾される。

線量率 dose ratio は，単位時間当たりの線量であるが，0.5Gy/時といった低線量率から数Gy/μ秒といった高線量率までいろいろあり，効果と副作用が異なる。酸素効果とは，酸素分圧を上昇させることにより放射線感受性を増加させることであり，温度効果は腫瘍を加温することにより感受性を増加させることである。増感剤は，放射線感受性を増加させる薬物で，第1はDNAの構成塩基の同類体（5-bromodeoxyuridine；BUdRや5-fluorouracil；5-FU）があり，第2は hypoxic cell に放射線増感効果を発現する metronidazole, misonidazole がある。一般に対象腫瘍が大きいものでは，容積中の分裂細胞の割合は相対的に低く，一方，小さいものでは，分裂細胞の割合が多いので（従ってG_1後期，M期，G_2期の細胞が多い），酸素効果も良好であり，さらに患者の全身状態もよい（細胞性免疫能も良好）ので治癒しやすい。

c. 放射線治療の副作用と治療可能比

放射線治療が選択される条件として，腫瘍の致死線量 tumor lethal dose；TLD に対する正常組織の耐容線量 tissue tolerance dose；TTD の比率，すなわち治療可能比 therapeutic ratio；TR が1より大きいことが前提になる（治療可能比 TR ＝正常組織の耐容線量 TTD/腫瘍の致死線量 TLD）。

実際の放射線治療では，骨盤内の正常組織のTTD（表3-18）を考慮し，また一次的（急性）・二次的（晩発性）副作用（表3-19）に注意しながら，適応が決定される。扁平上皮癌のTLDは，皮膚癌50〜70Gy，子宮頸部癌50〜72Gyであり，腺癌は60〜80Gyなので治療可能比は必ずしも高くない。そこで，外部から超高圧放射線を照射するだけでなく，腟内，子宮腔内からも照射して，癌の吸収線量を高めねばならない。また，壊死物質の洗浄除去，感染防止，増感剤の局所投与，抗癌剤の動脈内投与によりTLDを減量する

努力が重要になる。

d. 放射線発生装置と医用放射線の種類

婦人科癌の放射線治療で，外部照射法として用いられる発生装置，線源，発生放射線を表3-20に示した。外部照射による放射線治療の歴史は，第一に線量分布の改善により

表3-18 骨盤被照射臓器の耐容線量（TTD）（超高圧放射線2Gy/日で週5日連日照射した場合）

臓器	障害の種類	5年後に1〜5％の症例に障害を発生する線量（Gy）	5年後に25〜50％の症例に障害を発生する線量（Gy）	照射される容積あるいは長さ
皮膚[*1]	潰瘍，高度の線維化	55	70	100cm^2
骨	壊死，骨折	60	150	10cm^2
膀胱	潰瘍，萎縮	60	80	全域
尿道	狭窄，閉塞	75	100	5〜10cm
直腸	潰瘍，狭窄	55	80	100cm^2
卵巣[*2]	永久去勢	2〜3	6.25〜12	全域
子宮	壊死，穿孔	<100	<200	全域
腟	潰瘍，瘻孔	90	<100	5cm

[*1]：40〜50Gyで乾性皮膚炎（紅斑→色素沈着）が起こり，60〜70Gyで湿性皮膚炎が起こる。外陰部は，排尿・排便とその後始末のため機械的刺激を受けやすいので，一般に放射線治療には適さない。
[*2]：幼若卵細胞ほど障害されやすい。若年女性で卵巣機能を温存したい場合には，放射線治療は適さない。
(Rubin, P.: In Vaeth, J. M.（ed.）: Frontiers of Radiation Therapy and Oncology. Vol.6. Radiation Effects and Tolerance, Normal Tissue. Karger A. G., 1972 より)

表3-19 放射線治療の副作用

I．一次的（急性）副作用
　①放射線宿酔 radiation sickness：悪心，下痢
　②直腸・膀胱刺激症状
　③造血能の低下

II．二次的（晩発性）副作用
　①放射線直腸炎 radiation proctitis：下血，下痢，腹痛，便秘→線維化による狭窄，潰瘍形成→直腸腟瘻
　②小腸障害：線維性癒着→腹痛，下痢→穿孔性腹膜炎
　③放射線膀胱炎 radiation cystitis：血尿，頻尿，出血性膀胱炎
　④尿管の障害：尿管の線維化→機能的・組織学的通過障害→水腎症・無機能腎
　⑤大腿骨頸部骨折
　⑥放射線皮膚炎・潰瘍

表3-20 外部照射法の発生装置・線源・放射線の種類

* HIMAC：Heavy Ion Medical Accelerator in Chiba

発生装置	線源と放射線
テレコバルト	^{60}Coの核異性体転移に伴って発生する光子線（γ線）
ベータトロン	高エネルギー電子線が原子と相互作用して発生する光子線（X線）
リニアアクセラレーター（リニアック）	高エネルギー電子線が原子と相互作用して発生する光子線（X線）
サイクロトロン	中性子線源→粒子線（速中性子線）：1975 放医研
シンクロサイクロトロン	粒子線（陽子線）：1979 放医研
重粒子加速器（HIMAC）*	炭素，ネオン，アルゴンイオン→重粒子線：1994 放医研 2011 群馬大学医学部

皮膚線量を最小にしながら，深部の癌病巣に十分な線量を照射することが目標であった。現在，汎用されている光子線，すなわちテレコバルトによるγ線，ベータトロンによる電子線とX線，リニアックによるX線の線量分布（表面，すなわち皮膚からの深さごとのピーク線量の百分率：深部百分率）を 図3-42 に示した。テレコバルトやベータトロンでは，表面線量百分率が大きいのに対し，リニアックでは表面からある深さまでは吸収線量が深さとともに増大する（これを build up といい加速電圧に依存する）ので，皮膚線量は深部より著しく小さい。リニアックは，テレコバルトに比べて深部百分率の減衰もより緩やかであるため，皮膚障害を軽減しながら深部病巣を照射できる（図3-43）。ベータトロンは，逆に深部百分率が一定の深さまで100％に保たれるが，その深さを超えると急に減衰するという特徴があるので，皮下の浅在性転移病巣を照射するのに適している。テレコバルトは，リニアックとベータトロンの中間的線量分布を示すため，深部病巣の照射ではリニアックに劣る。テレコバルトは，皮下の少し深い所の大きな病巣を照射するのに適している。

　粒子線は，光子線に比べてその発生加速器がより大きく，運用に多額の経費を要するため，現時点では光子線に優る利点，臨床的有用性が研究されている段階である（表3-20）。シンクロサイクロトロンで発生する陽子線は，飛程終末部に高密度の電離を生ずるため，ピーク状の線量分布（ブラッグピーク bragg peak という）を形成する。従って，標的部位（深部癌病巣）の線量は入射部（表面の皮膚）とその通路にあたる部位よりも数倍も高くなるため，局所治癒の改善が期待できる。陽子線は，線量分布の改善を目標にして発展してきた放射線治療の近未来を予測させるものであり，現時点では放射線感受性の高い臓器（頭蓋底脳髄，脊髄，肺，肝など）の近傍に発生した腫瘍（脈絡膜悪性黒色腫，傍脊髄腫瘍，肺癌，肝癌など）の治療に成果を上げている。

　放射線治療の歴史上，第2の目標は，放射線の生物学的効果を改善するために，単位長さ（1μ）当たりに賦与するエネルギー（これを線エネルギー賦与 linear energy transport; LET という）を高めることであった。光子線，陽子線，ヘリウム粒子線の細胞に対するエネルギー賦与は少なく低LET放射線に属する一方，速中性子線や重粒子線（炭素，ネオン，アルゴンなど）は高LET粒子線とよばれる。速中性子線は，骨肉腫，軟部肉腫，肺腺癌で光子線より優れた成績を示す一方，その線量分布が光子線（^{60}Co-γ線など）と類似している（図3-42）ため，中枢神経系や腸管に対する副作用も強く，一般臨床使用は制約された。

　炭素，ネオン，アルゴンなどの重粒子線は，高LET粒子線であるとともに陽子線と同様な bragg peak をつくる線量分布（図3-42）を示すため，現在，最も期待されている外照射線である。放医研では，世界に先がけて重粒子線治療装置 heavy ion medical accelerator in chiba；HIMAC を開発し，1994年から臨床試用が開始された。HIMACが期待どおりの成果を上げれば，近未来には重粒子線が光子線にとって代わる可能性もある。

e. 外部照射法の実際と選択基準

　外部照射法の種類ごとに，高エネルギー放射線の線量分布の特性を生かした大線源が選択される（表3-21）。子宮頸癌・体癌に対して，全骨盤を照射する方法は，リニアックによる前後左右対向4門照射法である。本法によれば，皮膚線量を大きくせずに深部線量を効率よく増量できるので，広い照射野を設定しても安全に照射できる。

　左鎖骨上窩リンパ節や鼠径リンパ節転移などの浅在性の癌に対しては，皮膚線量百分率

の大きいテレコバルトやベータトロンによる1門近接照射法が適している。また、乳癌に対しては、対向2門接線照射法が適している。

傍大動脈リンパ節の限局性転移に対しては、リニアックによる360°回転照射法や可変照射野照射法（原体照射法）などの運動照射法により、皮膚やほかの臓器障害を最小にしながら癌組織を照射できる。

図3-42 各種外部照射放射線の深部百分率曲線

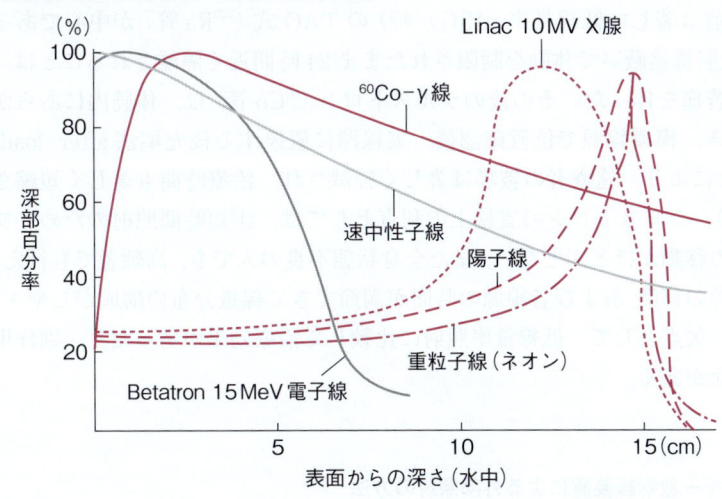

図3-43 リニアアクセラレーター

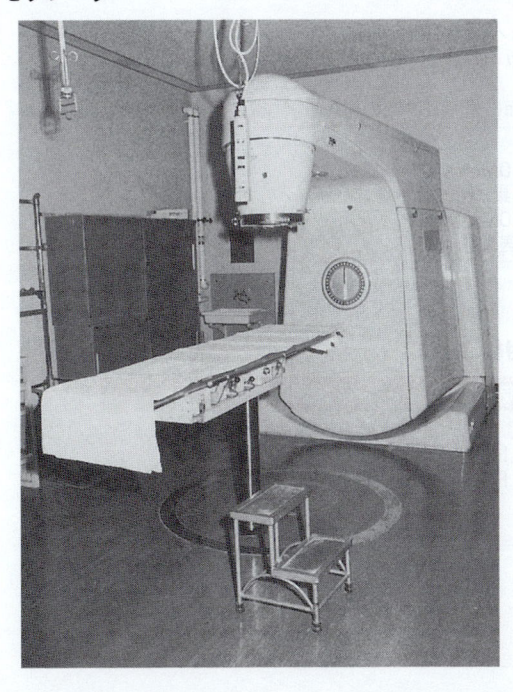

f. 腔内照射ならびに組織内照射法の線源・放射線の種類

ラジウムを用いた腔内照射は100年前からの歴史があり，子宮頸癌治療の主力である。使用される小線源としては，ラジウム（^{226}Ra），セシウム（^{137}Cs），コバルト（^{60}Co），イリジウム（^{192}Ir），そして最近はカリフォルニウム（^{252}Cf）の放射性同位元素がある（表3-22）。これらの線源の腔内照射としての線量分布はだいたい同じで，治療効果に大きな差はない。ラジウムの半減期はきわめて長く実用上永久的であり，セシウムのそれも33年と長いが，コバルトは5年とやや短い。カリフォルニウムは，高LETの速中性子線を出すのでより優れた放射線治療効果が期待される半面，取り扱いが困難なため一般には用いられていない。

腔内照射は，以前は著しい低線量率（0.5Gy/時）のTAO式（^{226}Ra管）が中心であった（図3-44）が，放射線遮蔽室で体動を制限されたまま24時間近く隔離されることは，患者にとって大きな苦痛を伴った。その後のラルストロン（^{60}Co管）は，体腔内にあらかじめ導管を入れておき，模擬線源で位置確認後，実線源に置換する後充填法 after-loading method を行うことにより，施療者の被曝は著しく軽減され，治療時間も著しく短縮された（図3-45〜48）。ラルストロンの実施上の利点としては，①短時間照射のためアプリケーターの体内での移動がほとんどない，また全身状態不良の人でも，高齢者でも行える，②タンデム内の線源の移動，および各線源の時間が調節できて線量分布の構成がしやすい，などが挙げられる。欠点として，低線量率照射に比較して治療効果が劣ったり，副作用が増大するなどの懸念がある。

表3-21　高エネルギー放射線装置による外部照射の方法

Ⅰ．固定照射法
　①遠隔照射法：リニアック（10MeVX線）
　　前後・左右対向4門照射；子宮頸癌，体癌，食道癌，前立腺癌
　②近接照射法：^{60}Co（γ線）はベータトロン（15MeV電子線）
　　1門照射法；浅在性の癌（ウィルヒョウ転移）
　　接線放射法；^{60}Co（γ線）
　③対向2門接線照射法（水平面に対して30°の接線）：乳癌

Ⅱ．運動照射法
　①回転照射法：リニアック（10MeVX線）
　　360°回転照射法；深在性病巣（傍大動脈リンパ節）
　②原体照射法：リニアック（10MeVX線）
　　可変照射野照射法；深在性病巣

表3-22　小線源を用いた放射線治療法

照射方法	発生装置	線源と放射線
腔内照射 （腟内・子宮腔内照射）	TAO式 セレクトロン ラルストロン	^{226}Ra管→γ線（α壊変） ^{137}Cs管→γ線（β壊変） ^{60}Co管→γ線（β壊変） ^{192}Ir管→γ線（β壊変） ^{252}Cf管→速中性子線（自発核分裂）
組織内照射 （腟・外陰の小病巣）		^{226}Ra針→γ線（α壊変） ^{222}Rnシート→γ線（α壊変）
体腔内照射 （腹腔内播種巣）		^{198}Auコロイド→γ線（β壊変）

セレクトロン（^{137}Cs管）は，中等以下の線量率のため，1回の治療時間は6時間くらいかかるが，周辺臓器への線量分布が良好なため副作用は軽微であり，after-loading method も利用可能なことから，高い有用性が期待される。

ラジウム針などによる組織内刺入照射は，腟壁の腟入口に近い部分，外尿道口付近，外陰などの比較的浅く小さい病巣に安全に行えるし，また効果が著明で，尿道や外陰皮膚の後遺症も少ない。腟や外陰部への刺入の際は浸潤麻酔では行いにくく，saddle-block が望ましい。Paterson，Parker によると，病巣の厚さ1cmまでは1平面の刺入でよいが，それ以上 2.5 cm までは針を2平面に並べる必要がある。厚さ 2.5 cm 以上では volume implant (spheric, cubic, or cylinder 状に) を要するという。しかし，病巣が厚い場合は，外照射後，縮小してから本法を行ったほうがよいと考える。

使用線源はラジウム針が主であり，実効長当たり 0.66 mCi/cm のもの（1, 2, 3 mCi 含量）と 0.33 mCi/cm のもの（1, 1.5 mCi 含量）がある。ラドンシートは長さ5〜10mm，直径1mm 前後で，0.5〜2.0 mCi 含有し，作製後約4時間で最大放射能となり，3.82 日でその半分になる。ラドンシートは半減期が短く線量計算が難しいが，体内に永久的に残すことも可能である。

放射性コロイド（^{198}Au コロイド）による体腔内照射は，以前は卵巣癌の腹腔内播種に対して好んで用いられた。最近は，放射性同位元素の管理が繁雑である点や，治療後の腹腔内癒着が著しい点が問題とされており，優れた抗癌剤（CDDP など）の腹腔内投与にとって代わられつつある。

図3-44 TAO 式アプリケーター

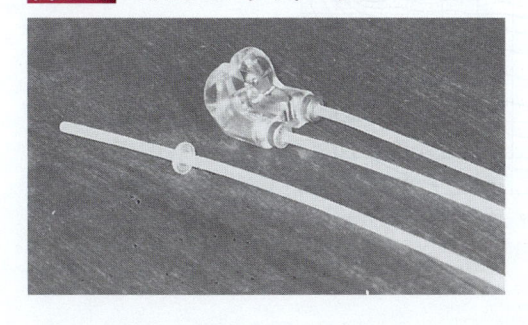

図3-45 遠隔制御腔内照射装置（RALS）
a 治療室内部
b 操作室

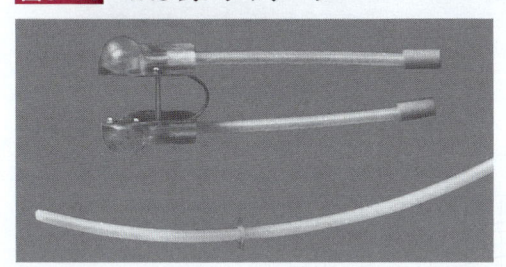

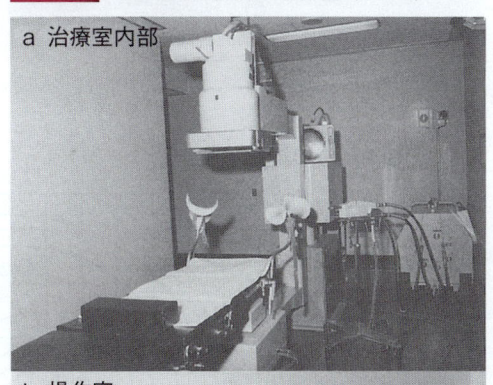

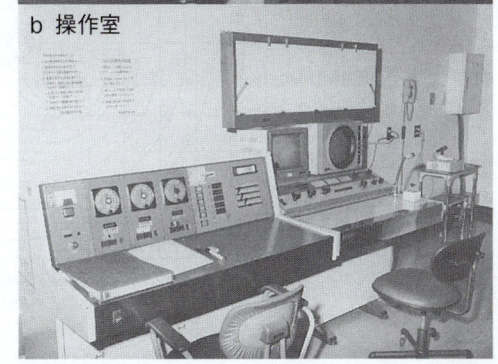

図3-46 RALS のアプリケーター

Ⅲ. 女性腫瘍学

図3-47 RALS の X 線像

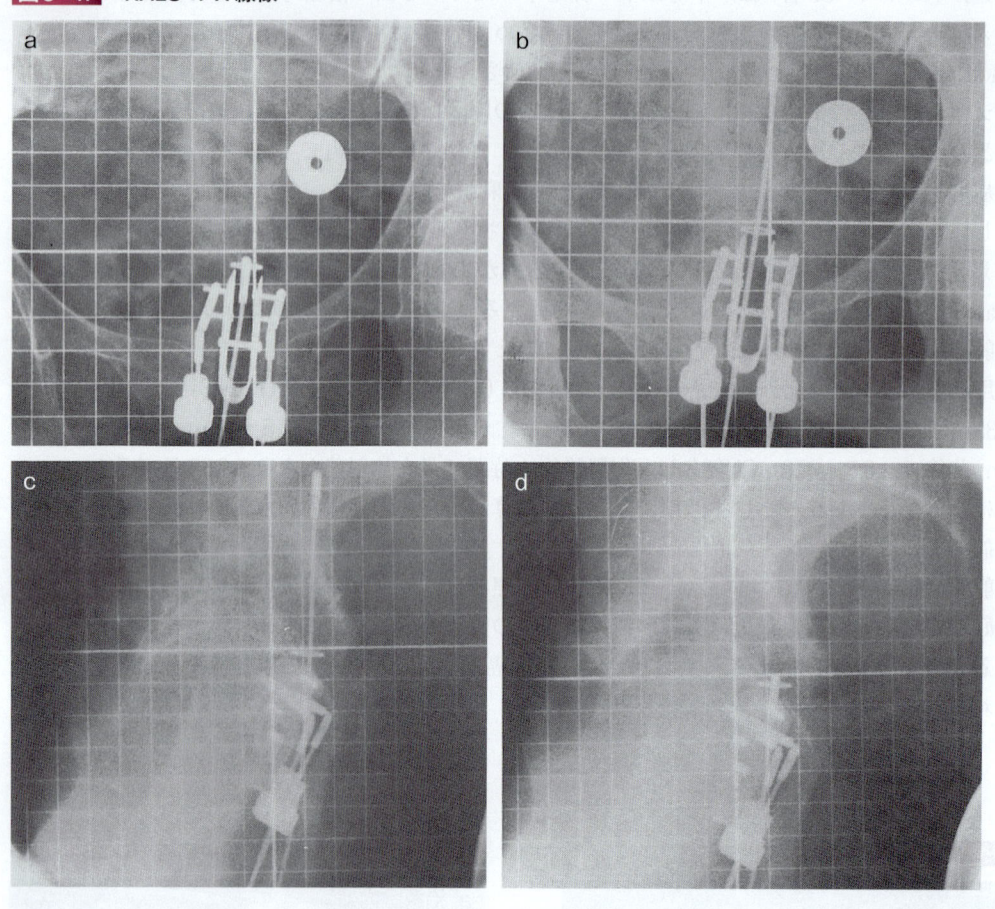

図3-48 RALS の線量分布図

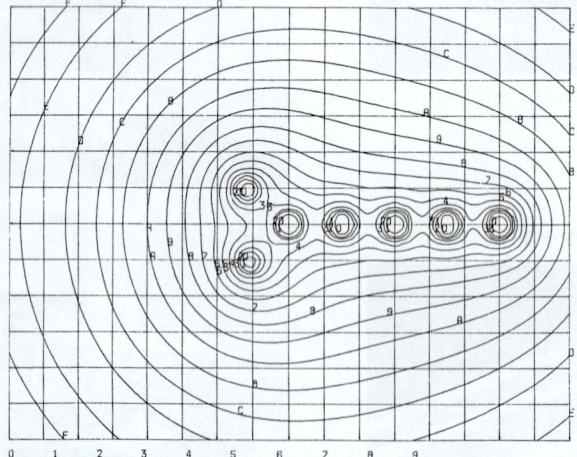

g. 日本の子宮頸癌放射線治療基準

わが国では，放射線治療システム研究会主催，日本産科婦人科学会子宮癌登録委員会の協力により委員会を作り，「子宮頸癌放射線治療基準」の作成を行った。これによると，以下のとおり定められた。

> ①腔内照射の病巣線量はA点線量を基準にする。
> ②A点の定義：外子宮口を基準として，前額面上，子宮腔長軸に沿って上方2cmの高さを通る垂線上で，側方に左右それぞれ2cmの点とし，腔内照射の病巣線量の基準点に用いる（図3-49）。
> A点の基準点としては，今まで子宮腔円蓋部，Tandem線源下端，外子宮口などが使用されてきたが，便利で使いやすい外子宮口に統一した。
> A点線量は左右の2点を測定記載のこと。
> A点を外子宮口にとる場合，巨大外向腫瘤型腫瘍では，治療開始時A点は決められない。このような場合には治療の前半は仮の点を設計して照射を行い，腫瘍が消失してからX線フィルムでA点を決め，全治療のA点線量を計算し直す。
> ③A点線量は，左右2つあるが，左右差があるときは少ないほうの線量を用いる。
> A点線量として今まで，左右の平均値，少ない線量，多い線量の3つが使用されてきたが，少ないほうのA点線量を採用することとした。
> 左右差が少ない場合は平均値をとってもよいが，大きいときは不合理な病巣線量を意味することになる。
> ④B点の定義：骨盤腔内にて，前額面上の左右A点の中間の高さで正中線から側方5cmの点。
> B点線量は腔内照射の線量分布の評価のためにA点・B点線量比として利用される。
> 外部照射の病巣線量の計算には腔内照射のB点線量は加算しないこと。

② 婦人科放射線治療の実際

婦人科医が放射線治療について理解しておくべき知識は，子宮頸癌の放射線治療の基礎であり，最近の進歩の状況である。子宮体癌，卵巣癌，外陰癌，腟癌などの放射線治療は，子宮頸癌の外照射や腔内照射の応用と考えられるためである。

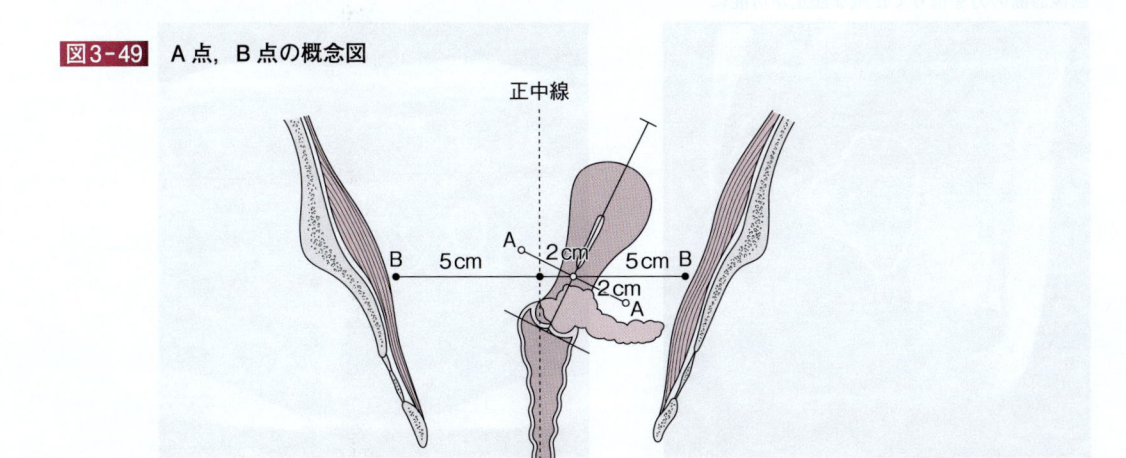

図3-49 A点，B点の概念図

a. 線源

　放射線（X線など）が，標的臓器に十分量照射されて，癌が効率よく治癒するためには，6MeV以上の高エネルギー放射線発生装置（Liniac）を用いねばならない。そして，適正な照射野に必要にして十分な線量を副作用を少なく照射できるような放射線治療計画を立てねばならない。

b. 照射野

　照射野の設計は必ずしも容易ではない。子宮頸癌では，内診，直腸診，MRI，CTなどで，gross target volume；GTVを決定できるのが通常である（図3-50）。問題は，癌がどのくらいの確率でリンパ節転移をするかにより，どの範囲まで照射するべきか決定しなければならないことである。

　0期癌であることが確実であれば外部照射はせずに腔内照射のみで治せる。高齢者の0期，Ⅰa期の場合その診断が難しい。円錐切除でも高齢者では正確な診断は難しい。そこで，細胞診，組織診，MRIで診断を詰めていき，最後は，合併症，年齢（65～75歳か75歳以上かなど）を勘案して外部照射をするか，しないかを決めるのが実情である。

> 　高齢者の初期癌の診断は，円錐切除でも難しいため，なるべく手術するのが原則と考える。80歳を超えるような場合は，拡大単純子宮全摘を行う。リンパ節は触診し，必要なら生検を行う。そして，摘出物の病理診断の結果，予想以上に深い浸潤であれば，全骨盤照射（第5腰椎上縁まで）を行うのが原則と考える。通常は，手術のみで治療を終えることが多い。

　子宮頸癌がⅠa2期以上Ⅳa期までは，外照射と腔内照射の併用が原則であるが，外照射の照射野をどうするのがよいか（照射野の上限をどこまでにするか）は，CT，MRIそして臨床的な進行期の診断に基づき，放射線治療医と婦人科医の合同会議で決めるのが望ましい。CTで骨盤内に転移を疑うリンパ節腫大（短径が10mm以上）を認めるとき，傍大動脈リンパ節転移が明らかでなくても，照射野を下腸間膜動脈分岐部（第3腰椎中央）

図3-50　子宮頸癌放射線治療 gross tumor volume；GTV
画像診断の力を借りて正確な設定が可能に

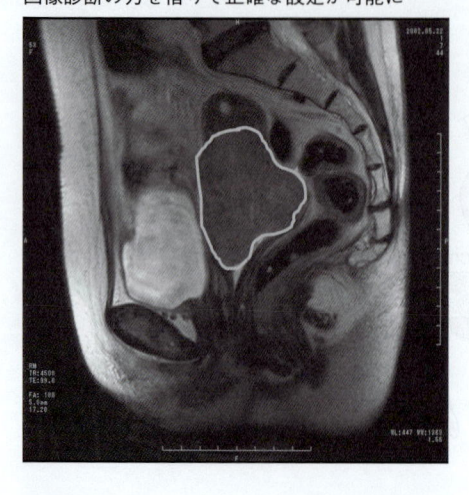

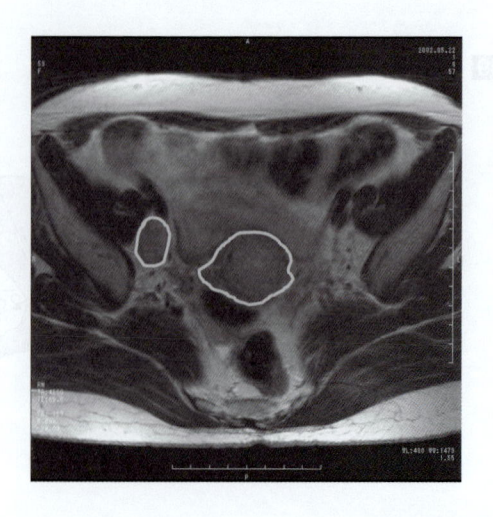

3. 婦人科腫瘍の治療

まで延長したり，あるいは，第1腰椎上縁まで延長するという積極派もいる．逆に，総腸骨リンパ節に腫大があっても，それに留まるなら，全骨盤照射のみに留めるか，あるいはせいぜい下腸間膜動脈分岐部（第3腰椎中央）までの延長に留めるという消極派もいる．すなわち，Clinical Target Volume；CTV（図3-51）の決め方は，施設ごとに異なる可能性が高い．さらに実際の照射野は，放射線治療医の経験や，Ⅱb，Ⅲ期といった進行期や，病巣の大きさ，子宮傍組織への浸潤の度合いなども考慮して，Planned Target Volume；PTV（図3-52）が決定される．一般に，経験豊富な放射線治療医は，個々の患者ごとに最適なPTVを決定して治療するはずである．

図3-51 子宮頸癌放射線治療 clinical target volume；CTV
画像ではとらえられない（＝microscopic disease）病巣を含める

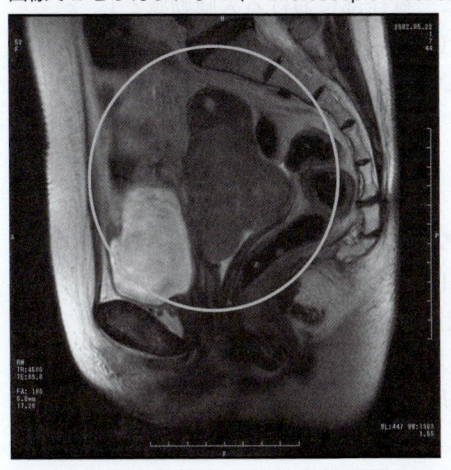

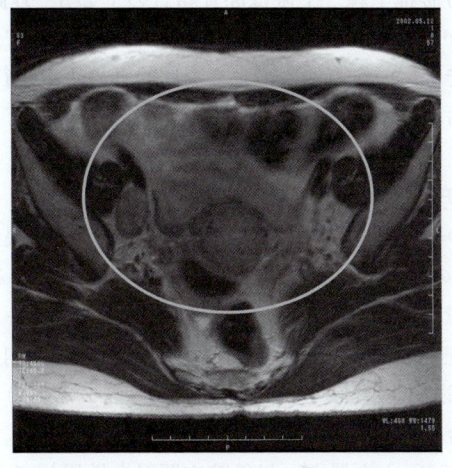

図3-52 子宮頸癌外部照射の planned target volume（PTV）：原発巣＋LN（リンパ節）
PTV→照射野形成

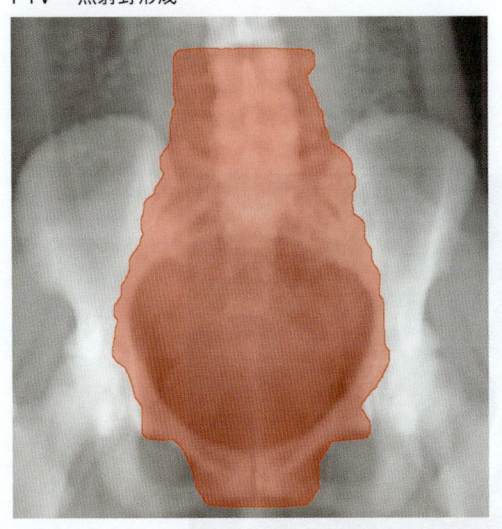

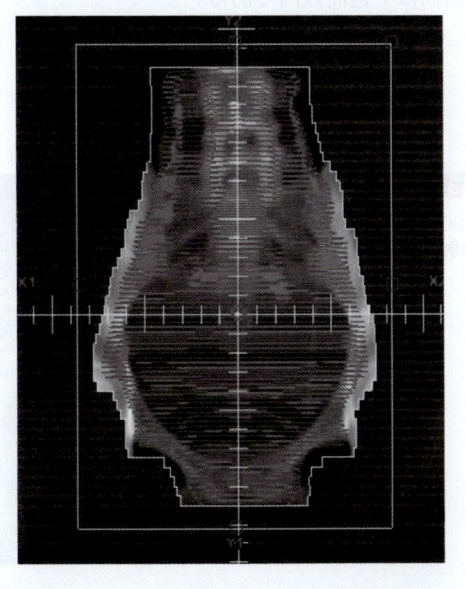

441

根治的放射線治療後に照射野に近接する傍大動脈リンパ節に転移再発することは少なくない。子宮頸癌は通常は上行性に転移するので，Ⅰb2期以上ではときどき起こる。私どもの病院は，総腸骨リンパ節が明らかに腫大していない場合は全骨盤照射のみで終了するので，照射後1〜3年でこのような再発を経験することは少なくない。この場合，第5腰椎上縁まで照射されているので，放射線科医は傍大動脈下部領域の腸管や血管の過線量による合併症を懸念して，傍大動脈照射を安易に行うことができない。そこで，われわれは，2サイクルの化学療法をした後でPET-CTを行い，新たな病巣が出現しなければ手術により転移病巣の切除を行うことを原則としている。

　さて，訓練された放射線治療医がいない場合には，患者の骨格（骨盤の骨の状況）をみて照射野を決めなければならない。すなわち，子宮頸癌取扱い規約では，全骨盤照射の上限は第5腰椎上縁，下限は恥骨結合の下2/3，外側方は，鼠径部における大腿動脈とし，股関節が照射野に含まれないようにするとされている（図3-53）。放射線治療医が少ない日本では，いまだにこのような照射野の決定が行われている施設も多いのではないかと危惧する。

c. 照射方法

　日本の子宮頸癌の放射線治療が欧米と決定的に異なるのは外照射の途中で中央遮蔽（3〜4cm幅の鉛の板；A点間距離）を置くことである。日本では，Ⅱb期までの照射では，1回線量1.8〜2.0Gy，週5回照射で30Gy（15〜17回照射）くらいまで4門照射（前後および左右）してから，中央遮蔽し，以後は腔内照射（オボイド＋タンデムで1回線量6Gy，毎週1回合計4回24Gy；A点）（図3-54）を併用しながら，前後対向2門照射を続けて合計約50Gyを目標とするのが通常である。もしⅢ期，Ⅳa期であれば，この中央遮蔽は40Gyから置き，以後腔内照射も併用して前後対向2門照射を続けて合計約50Gyを目標とするのは同じであるが，腔内照射は1回線量6Gy，毎週1回合計3回18Gy（A点）と1回分少ない。日本では，外照射期間（5〜6週）の途中で腔内照射が入るため，総治療期間は7週間以内である。

図3-53　子宮頸癌外部照射全骨盤照射
〜90年代
「照射野」…二次元的，骨解剖を前提に設定

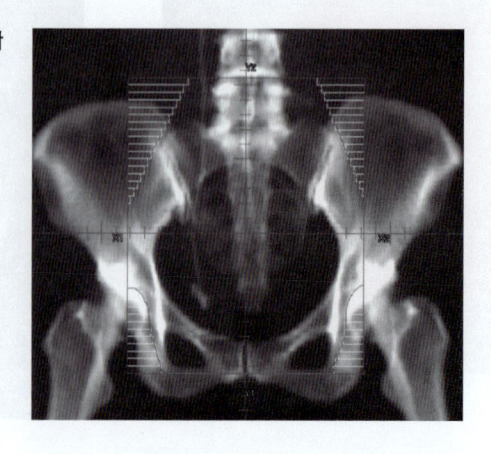

欧米では，外照射は1回線量2.0 Gy，週5回照射で50 Gy（25回照射）を4門照射（前後および左右）するが，中央遮蔽という概念がない。外照射終了後に腔内照射が開始され，オボイド＋タンデムで1回線量6 Gy，毎週1回合計4回24 Gy（A点）が標準である。その結果，中央遮蔽しない分だけ日本より膀胱・直腸線量が過剰となり，また，治療期間は9週ぐらいと，日本より2週間分長い。また，日本の腔内照射はイリジウム（以前は ^{60}CO を用いていた）を用いる高線量率腔内照射であるのに対し，アメリカでは低線量率腔内照射を用いる点でも大きな差がある。

d. 同時的化学療法併用放射線治療（CCRT）

　放射線治療効果を高めるために，化学療法を併用することの有用性を検証する前向き研究の結果，NCIは2001年に「根治的照射や術後の補助的照射を問わず，放射線療法には化学療法を併用すべきである」という緊急のclinical alertを発信した。日本では，欧米とは異なる放射線治療を行ってきたので，①日本の放射線治療でもCCRTが放射線治療単独と比べて治療成績を改善できるか，②短期的，長期的副作用・後遺症の心配はないか（日本での放射線治療の対象患者がアメリカに比べて高齢者が多く，また合併症を有する割合が高いため），③併用する抗癌剤は，アメリカではシスプラチン $40\,mg/m^2$ の毎週投与（5回以上，合計 $200\,mg/m^2$ 以上）が一般的だが，それよりよいレジメンはないかなどが検討されている。

　日本婦人科悪性腫瘍研究機構（JGOG）では，Ⅲ，Ⅳa期を対象として，日本の照射方法でシスプラチン $40\,mg/m^2$ の毎週投与（5回以上，合計 $200\,mg/m^2$ 以上）が安全に実施でき，効果（2年無増悪生存率）も期待できるかを2007年に開始し，最近その結果が報告された

図3-54　子宮頸癌放射線治療　腔内照射マンチェスター法
単一の基準点（A点）に線量を処方

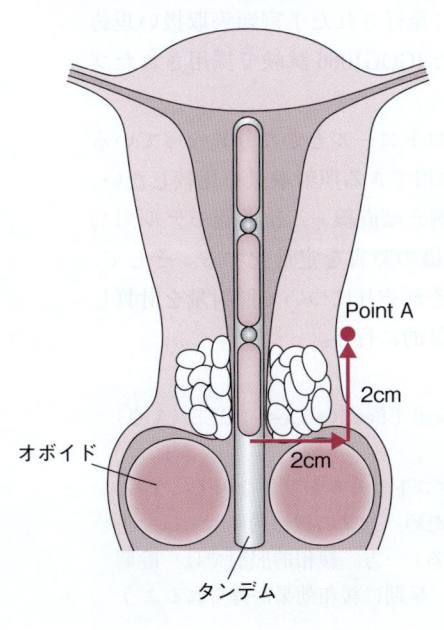

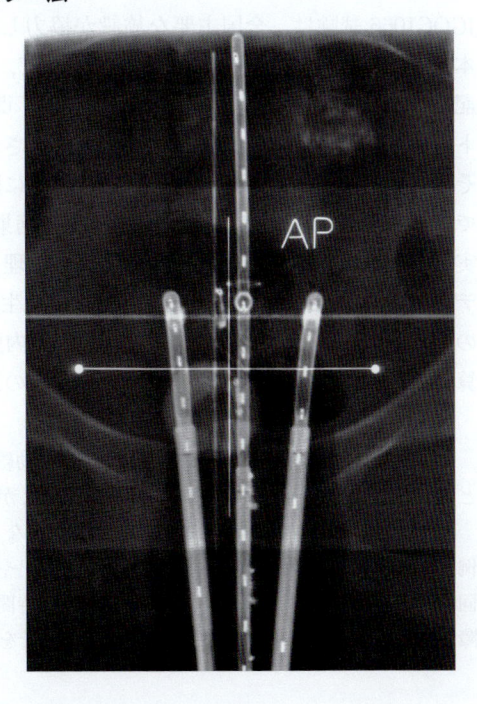

(JGOG1066)．それによると，92％の患者で安全に実施でき，66％の２年間無増悪生存率であったので，NCI の clinical alert の正当性を確認できたと思われる．

当院では，シスプラチン $40\,\mathrm{mg/m^2}$ の毎週投与の代わりに，シスプラチン $30\,\mathrm{mg/m^2}$ に固定しパクリタキセルを併用する第１相試験を行った結果，シスプラチン $30\,\mathrm{mg/m^2}$＋パクリタキセル $50\,\mathrm{mg/m^2}$ が推奨投与量であることを決定した．そこで現在，日本がん臨床試験推進機構（JACCRO）のGY-01 として，全国８施設で第２相試験を行っている．シスプラチンを $40\,\mathrm{mg/m^2}$ から $30\,\mathrm{mg/m^2}$ に減量するだけで，パクリタキセル $50\,\mathrm{mg/m^2}$ を併用しても治療のコンプライアンスはよいので，JGOG1066 の２年無増悪生存率を上回れば，近い将来，両レジメンの比較第３相試験に移行できるかもしれない．

> CCRT については，婦人科癌より，頭頸部癌のほうが先行しているが，その領域での長期観察の結果，照射部位の壊死，大出血などの重篤な後遺症が報告されている．婦人科領域でも，今後の長期的経過観察で予想外の後遺症が出ないともいえず，いまだ，CCRT は日本の照射方法での安全性，有効性が完全には証明されたわけではないことに留意すべきである．

e. 照射線量

放射線治療の照射線源（外照射の線源，腔内照射の線源），照射野の決定方法（骨盤の骨を基礎に決定するか，CT，MRI を加味して個別に調整しながら決定するか），照射方法（４門照射，対向２門，中央遮蔽の有無，腔内照射は高線量率か低線量率か），照射スケジュール（１回照射線量，分割回数，総線量，腔内照射を外照射の治療中に施行するか，終了後に行うか，総治療期間）などはそれぞれの施設で異なっている．各施設は try and error や，経験を積みながら独自の工夫をして放射線治療を行っている．最近のわが国では，全国の放射線治療医が，共通のプロトコールで治療計画を立てて，臨床試験を行い，欧米の治療成績や後遺症の頻度などと比較できるようになってきた．

JGOG1066 試験は，全国主要な施設が協力して，共通の治療プロトコールで実施した，日本最初の臨床試験といってもよい．そこで，1987 年に発行された子宮頸癌取扱い規約に記された治療プロトコールを原型として，改良された JGOG1066 試験で採用されたプロトコールが，日本の子宮頸癌の標準とみなされる．

そのプロトコールは，コラムで書いたように欧米のプロトコールとかなり異なっているので，その違いを定量的に議論するうえで，病巣局所に作用できる照射線量を比較したい．

実験や臨床で得られた線量–効果曲線を数理モデル，例えば直線–二次曲線モデル（LQ モデル）に当てはめて，放射線照射後の細胞生存率や組織の障害を定量化する．そして，この LQ モデルを用いて，分割外照射法や腔内照射法のそれぞれについて照射量を計算し合算して，総照射量を決定し，各照射法ごとの比較を定量的に行う．

> この代表的な数理モデルには，生物学的実効線量 Biological Effective Dose；BED（A 点）と Equivalent dose in 2-gray fraction；EQD2 がある．
>
> LQ モデルでは，１回線量，総線量，照射回数などの照射プロトコールが重要な因子になる．例えば，１回線量を多くすれば，晩期障害が出やすくなるため，通常の根治的照射では，１回線量を少なくし，照射回数を増やす（照射時間が長くなる）一方，緩和的照射では，晩期障害についてはあまり考慮しないで，１回線量を多くして，早期に緩和効果が得られるよう

にする。

生物学的実効線量 Biological Effective Dose；BED（A 点）は以下の数式で計算する。
$$BED(A) = nd \times \{1 + d/(\alpha/\beta)\}$$
計算式でnは照射回数，dは1回線量，α/βは定数で10とする。

この計算式で，JGOG1066試験で採用されたプロトコールでのBED（A）を計算してみよう。

①Ⅰ，Ⅱ期の場合の照射スケジュールは，

外照射（1回1.8Gyで17回4門照射）→中央遮蔽で1回1.8Gyで10回2門照射；4cm幅の鉛板のため，A点にはこの外照射の寄与はなしと考える→腔内照射（1回線量6Gy，毎週1回合計4回24Gy）

このスケジュールで，まず外照射17回と腔内照射4回の各寄与分は，

外照射 BED（A）= 17 × 1.8 ×（1 + 1.8/10）= 36.108
腔内照射 BED（A）= 4 × 6 ×（1 + 6/10）= 38.4

以上，合計 BED（A）は，74.5Gyとなる。

②Ⅲ，Ⅳ期の場合の照射スケジュールは，

外照射（1回1.8Gyで23回4門照射）→中央遮蔽で1回1.8Gyで5回2門照射；4cm幅の鉛板のため，A点にはこの外照射の寄与はなしと考える→腔内照射（1回線量6Gy，毎週1回合計3回18Gy）

このスケジュールで，まず外照射23回と腔内照射3回の各寄与分は，

外照射 BED（A）= 23 × 1.8 ×（1 + 1.8/10）= 48.852
腔内照射 BED（A）= 3 × 6 ×（1 + 6/10）= 28.8

以上，合計 BED（A）は，77.7Gyとなる。

この計算式で求めるBED（A）に影響する要因のうち最大の因子は1回線量である。1回線量を増加させて効率よく放射線治療する状態には，疼痛の緩和照射や骨折予防などの照射がある。例えば，腰椎の椎骨転移による疼痛の緩和では，1回線量を3Gyで10回照射したり，坐骨転移による疼痛と骨折予防では1回線量を6Gyで5回照射するが，BEDは，それぞれ39Gy，48Gyになる。

さて，骨盤リンパ節が明らかに腫大していて転移と思われる場合（画像診断で，短径が10mm以上の場合で20mm前後であれば放射線治療で制御できる可能性が高いが，その場合は通常は追加のブースター照射（2Gyで5回）を当該リンパ節部位に加える。こうすると，当該リンパ節転移部位のBEDは，外照射（1回1.8Gyで23回4門照射）→中央遮蔽後の外照射（1回1.8Gyで5回2門照射）→ブースター外照射（2Gyで5回2門照射）であるから，

BED = 23 × 1.8 ×（1 + 1.8/10）+ 5 × 1.8 ×（1 + 1.8/10）+ 5 × 2 ×（1 + 2/10）= 71.5

なので，71.5Gyとなる。

次に，EQD2の計算式は以下のとおりである。
$$EQD2 = D\{d + (\alpha/\beta)\}/\{2 + (\alpha/\beta)\}$$
計算式でDは総照射量，dは1回線量，α/βは定数で10である。

この計算式でJGOG1066試験で採用されたプロトコールでのEQD2（A）を計算すると，Ⅰ，Ⅱ期の場合の照射スケジュールでは，外照射17回（総線量 D = 1.8 × 17回 = 30.6Gy）と腔内照射4回（総線量 D = 6 × 4 = 24Gy）の各寄与分は，

外照射 EQD2（A）= 30.6 ×（1.8+10）/（2 + 10）= 30.1
腔内照射 EQD2（A）= 24 ×（6+10）/（2 + 10）= 32.0

以上，合計 EQD2（A）は，62.1 Gy となる。
　なお，BED と EQD2 の関係であるが，BED を 1.2 で割ると EQD2 になるので，この数式は実は同じ概念と理解でき，どちらを使うかはいわば時代のはやりすたりで，最近は EQD2 を用いることが多いらしい。

　BED が効果と副作用を正確に反映するかどうかは明らかともいえないが，以上の計算式で得られる日本の標準的放射線治療では，74～78 Gy となりアメリカのそれよりかなり低い。アメリカでは中央遮蔽をしていないから，その分，外照射の寄与分が増加して 100 Gy 前後が通常である。アメリカでは外照射が終了してから腔内照射に移行すること，また腔内照射は低線量率で行うことから，BED が日本より 3 割増しであるが，より成績がよいとか，後遺症が多いとかを単純に比較論評はできない。むしろ，アメリカの放射線専門医は，日本の治療法は線量不足で，まともな結果が得られるはずはなく，日本から発信される放射線治療の成績を真面目には評価せず，日本の放射線治療医は悔しい思いを抱いてきたというのが実情である。JGOG1066 で得られた結果（2 年無増悪生存率が 66％）は，日本の標準的放射線治療がアメリカのそれと互角以上の結果であることを示すものと考える。
　日本では，本稿で述べるように，放射線治療医の努力により，日本女性に最適な治療プロトコールが決定され，その妥当性・有用性については，日本の放射線治療成績が欧米諸国のそれに勝るとも劣らないことから，改めて論じるまでもないと考える。逆に，アメリカ人女性では，日本人女性より 3 割増しで照射しているので照射後の後遺症が日本より頻発しているのではないかとの疑いが起こる。これに対し，日本人女性では，閉経すると腟円蓋部が生理的に狭くなりやすく，また腟粘膜下の脂肪の厚さも薄いので，相対的に膀胱・直腸の過線量になりやすいが，アメリカ人女性ではこの点で膀胱・直腸の障害が出にくいのではないかという議論がある。真偽のほどは，やはりすべてのデータを開示して比較しなければわからないと思われる。

f. 照射野をより合理的，また個別的に決める新しい方法

　IMRT（Intensity Modulated Radiation Therapy ＝ 強度変調放射線治療）；アメリカではすでに照射野をより合理的，また個別的に決める新しい方法が子宮頸癌治療にかなり導入普及しているという。日本やヨーロッパでは前立腺癌でだいぶ普及したが，子宮頸癌については一部の施設で導入準備が進行している状況と思う（がん研有明病院では 2011 年夏から開始した）。
　IMRT は，GTV（MRI で描出される子宮頸癌）とその合理的進展範囲から決める CTV，そしてそれに少しの余裕をもたせて決める PTV のうち，明らかに癌の進展が考えにくい骨盤の骨（仙骨，腸骨など）や，小腸そして早期癌であれば膀胱・直腸などに，できるだけ放射線がかからないように照射野を決めることで実施できる。これはまさに言うはやすく行うは難しで，この決定には，放射線治療医を支える，放射線診断医，放射線物理士，放射線操作技師，看護師のチームが必須である。治療プロトコールを確実に実施するためには，位置決め用の MRI が付属する照射装置も必要である（実際は，MRI を付属させることは難しいので CT を代用する）。すなわち，何もかも足りない日本の現状を考えると，実施に向けての投資，お金については，国民皆でサポートするくらいの気持ちにならないと困難であろう。しかし，先行する施設でこれを実施して，その有用性を一般に知らしめないと前進できないので，関係者の皆さんの努力を待ちたい。

3. 婦人科腫瘍の治療

　2011年に東京のある私的な放射線治療施設から2人の患者ががん研有明病院に紹介されてきた。1人は子宮体癌Ⅰb期で，もう1人は子宮頸癌Ⅰb1期であり，それぞれIMRTで治療されたが治らなかったというもので，後の治療を求められた。筆者は，高額な費用であるにもかかわらず，IMRTが実地治療として行われ普及しつつあることに驚くとともに，治らなかった後のことを無視して治療が進むという現実に驚いた。筆者らは以前から，放射線照射に失敗した症例や，照射後の再発例に対しては，傍大動脈リンパ節を越える遠隔転移や骨盤近くまで達する再発でないならば積極的に救済手術（子宮摘出，リンパ節郭清など）を行ってきた。筆者らは，2人の患者に，それぞれ準広汎子宮全摘と広汎子宮全摘を行い，いずれも経過は順調であるが，そのような経験の少ない施設では治しようがないのではないか。
　余談であるが，この2人の手術で感じたことがもう1つある。それは，通常の放射線治療後に比べて，2人とも照射の影響がきわめて少ない印象をもったことである。あたかも，照射後ではなく初めて手術をするような感じで，膀胱，直腸の剥離や後腹膜の展開も容易に感じられた。IMRT後だったからであろうか。

　外照射がIMRTなら，腔内照射はimage guided brachytherapy；IGBTがアメリカでは普及しつつある。腔内照射の原型はマンチェスター法にさかのぼるが，日本では，改良されつつ現在の治療スタイル（タンデムとオボイド）に落ち着いており，世界的にもだいたい共通である。問題は，個別の子宮癌は左右，前後で対照的ではないし，右に偏って骨盤壁に達するものもあるだろうし，膀胱浸潤が目立つ場合もある（図3-55）。このような場合，定型的な腔内照射では治し損なう可能性も高い。そこで，MRIを参考にしながら，線量分布を変えねばならない。これは，IMRT以上に実現のためには準備が必要であろう（図3-56, 57）。
　さて，IMRT, IGBTの弱点はなんであろうか。それは適正な照射野に絞り込んで適正に照射しても治らない患者が出てくることである。あまりに絞り込みすぎて，境界部分に再発すると，そこに追加照射ができないので，治しようがなくなるということである。放射線科医と婦人科医はいつも連携を密にして，照射失敗症例をどのように治療するかも含めて協議をしていかねばならない。IMRTの導入に際しては，手術後照射が適しているかもしれない。手術後の正確な情報に基づき，小腸をできるだけ骨盤底部に落ち込まないようにすれば（バイクリルメッシュなどで，小腸が直腸側腔や膀胱側腔に落ち込まないようにする），治療プロトコールの立て方はやさしいはずである。もっとも，がん研有明病院では，術後照射は例外的にしか行わない（術者が完全手術できたか否か自信がない場合にのみ照射）ので，もしわれわれのケースで最初に行うならば，Ⅰb期になるだろう。そのような症例であれば，うまく治療できない場合には手術で救済できるためである。

組織内照射

　子宮頸部病巣が著しく大きい場合や，腔壁に大きな体積をもって進展する場合，また腔断端や腔壁に大きな再発腫瘍がある場合，さらに子宮傍組織に大きな体積で再発する場合には，漫然と外照射・腔内照射をしても治すことはできない。腫瘍内に線源を配置できるように細いチューブを多数刺入させ，腫瘍の全体が均等に照射できるように照射を設計して組織内照射をすれば治癒の確率が高まる。この方法は，IMRTと同じぐらいの照射野の設計能力が必要なうえに，近接する臓器（膀胱，直腸，尿管，小腸など）への過線量のリスクや，何より腫

III. 女性腫瘍学

瘍組織内へ安全に刺入する技術も必要である。熱心な放射線治療チームと婦人科腫瘍チームの協力が欠かせない。がん研有明病院では，放射線治療カンファランスで治療適応を決めて，婦人科病棟に入院してもらい4日間の治療コースで実施している。

図3-55 マンチェスター法
進行例，bulky 腫瘍＝処方線量（A点）よりも腫瘍辺縁の線量は低い。

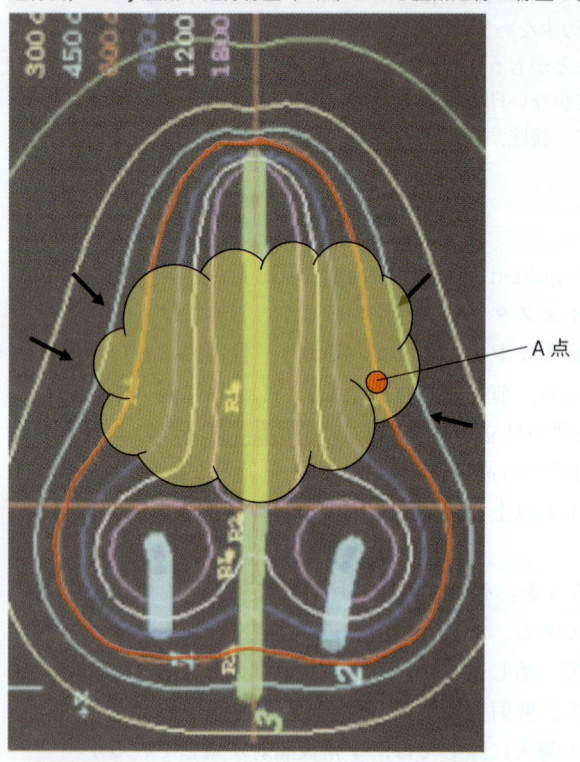

図3-56 腔内照射 IGBT　治療計画の進化：3D 計画
点／平面（二次元）から腫瘍，正常臓器の体積（三次元）へ
Image-guided brachytherapy；IGBT

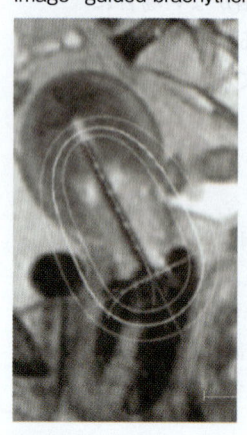

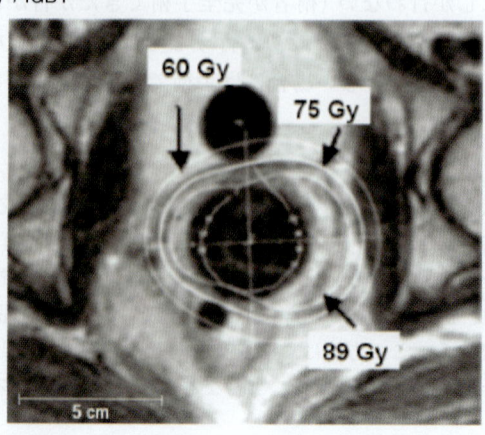

448

3. 婦人科腫瘍の治療

C 化学療法

　悪性腫瘍に対する化学療法は，1940年代から本格化し，最も歴史の古い抗癌剤は，第一次世界大戦にドイツ軍が毒ガスとして使用していたマスタードガスの研究から発見されたアルキル化剤である．その後，多数の薬剤が開発され，化学療法は，手術療法，放射線療法と並び，癌治療の重要な役割を担っている．1990年代後半からは，腫瘍細胞の増殖や転移の機序がさらに解明され，癌に特異な増殖因子，受容体，シグナル伝達系の遺伝子，酵素などを選択的に阻害する薬剤（分子標的治療薬）の開発，臨床応用が盛んに行われている．

① 抗癌剤，分子標的治療薬の分類と作用機序

a. 抗癌剤
　抗癌剤は，由来物質や作用機序によって分類され，両者が併用されているためにわかりにくい．例えば，白金製剤と抗癌性抗菌薬は由来物質による分類名であり，ほかは作用機序を示す分類名である．婦人科癌で使用される主な抗癌剤の分類を以下に示す．

1）白金製剤
　婦人科癌の治療に最も汎用されかつ最も有効な薬剤で，DNA鎖とcross-linkingすることにより殺細胞作用を発揮する．代表的な薬剤はシスプラチン（CDDP），カルボプラチン（CBDCA）であり，多剤併用療法として用いられる．シスプラチンは腎臓に蓄積し，腎障害をきたすため，投与時水分負荷hydrationが必要であるが，CBDCAはその必要はない．いずれも骨髄障害は強いが，CBDCAは血小板減少がdose-limiting factorとなる

図3-57　腟内照射IGBT　問題点：アプリケータ

金属製：
CTにてアーチファクトMRIでは使用不可能。

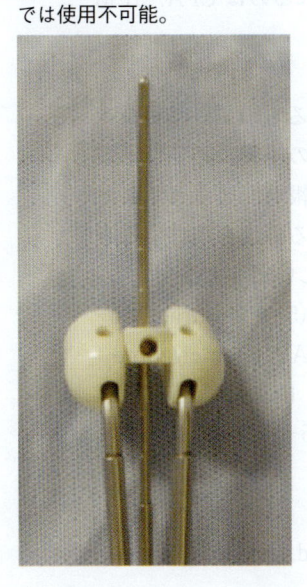

カーボンファイバー製：
これならCTでアーチファクトは出ないので，使用可能。

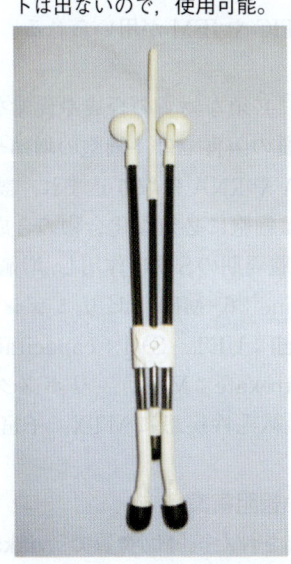

（図3-50～図3-57は琉球大学放射線科の戸板孝文先生よりご提供）

ことがある。日本では、このほかに oxaliplatin, nedaplatin が承認されており、卵巣粘液性腺癌や子宮頸癌に対する有効性が検討されている。

2）抗癌性抗菌薬

抗癌性抗菌薬は、微生物により産生される抗腫瘍作用をもつ物質で、DNA や RNA 合成阻害、トポイソメラーゼ阻害、有糸分裂阻害、細胞膜の変化など物質により種々の作用機序をもつ。DNA に対する作用は DNA 塩基対間に入り込む（intercalation）作用、フリーラジカルによる DNA 鎖切断や cross-linking などである。大部分の薬剤は細胞周期非特異性である。

Mitomycin C（MMC）, bleomycin（BLM）, actinomycin D（ACT-D）や anthracyclin 系の adriamycin（ADM, doxorubicin；DXR）, epirubicin（EPI）, pirarubicin（THP）, daunorubicin（DNR）などがある。特に anthracyclin 系の薬剤は、卵巣癌や子宮体癌で使用される。また、胚細胞腫瘍には BLM が、絨毛性疾患では ACT-D が使用される。

3）アルキル化剤

アルキル化剤は、強い反応性を有するアルキル基をもつ化合物で、DNA や細胞内蛋白と容易に結合し作用を発揮する。大部分のアルキル化剤は、DNA 鎖と架橋（cross-linking）し、その結果 DNA の複製、RNA の転写が阻害される。このような作用をもつ反応基として 2-クロルメチル基、エチレンイミノ基、エポキシ基、スルホン基、エステル基などがある。アルキル化剤は細胞周期非特異性に作用し、その機序は類似しているが、薬理動態や抗腫瘍スペクトルはさまざまである。アルキル化剤は正常細胞にも作用して骨髄障害をはじめ多くの生物学的作用を示すことが知られ、その作用が放射線障害と類似していることから放射線類似物質 radiomimetric compounds ともいわれている。また、アルキル化剤は、従来より生殖毒性が強いことが知られており、若年者の使用に当たっては十分なインフォームドコンセントが必要である。

代表的なものにナイトロジェン・マスタード類の melphalan（L-PAM）, cyclophosphamide（CPA）, ifosfamide（IFM）, ニトロソウレア類の nimustine（ACNU）, ranimustine（MCNU）, スルホン酸アルキル類の busulfan（BUS）, トリアゼン類の dacarbazine（DTIC）, エチレンイミン類の thio-TEPA（TESPA）などがあり、婦人科癌で多用されるのは CPA, IFM である。悪性黒色腫や肉腫には DTIC や IFM が用いられる。

4）代謝拮抗薬

代謝拮抗薬は細胞の増殖、発育に必須な物質の合成や代謝を阻害するもので、基質レベルと酵素レベルの阻害がある。基質の阻害では、細胞の増殖や DNA の複製に必要な正常分子と構造が類似した薬剤が DNA や RNA に取り込まれ、誤った情報が伝えられることにより作用を発揮する。もう 1 つは細胞に必須な化合物の合成に関する酵素を阻害するものである。これらの薬剤の多くは細胞周期の S 期に作用し、増殖能の著しい細胞に奏功する。

プリン拮抗薬（6-mercaptopurine；6-MP）, ピリミジン拮抗薬（5-fluorouracil；5-FU, tegafur；FT, tegafur-uracil；UFT, S-1, capecitabine；CAP, gemcitabine；GEM など）, 葉酸拮抗薬（methotrexate；MTX）, リボヌクレオチド還元酵素阻害薬（hydroxyurea；HU）などがあり、絨毛性疾患に MTX, 子宮頸癌に 5-FU や S-1, 卵巣癌に GEM などが使用される。

5）トポイソメラーゼ阻害薬と微小管阻害薬

植物アルカロイドや植物から抽出された抗腫瘍物質で、vinka alkaloid, podophyllotoxin,

camptothecin, taxoid などがある。その作用機序はトポイソメラーゼ阻害と有糸分裂阻害とがある。トポイソメラーゼは DNA 鎖を切断，再結合する酵素で，その阻害薬は DNA とトポイソメラーゼに結合し安定な結合体をつくることにより DNA の複製，転写を阻害するものである。

中国原産の喜樹から抽出された植物アルカロイドである camptothecin やその誘導体である irinotecan (CPT-11) はトポイソメラーゼ I 阻害薬である。メギ科の多年草から抽出した podophyllotoxin の誘導体である etoposide (VP-16) は adriamycin 同様トポイソメラーゼ II 阻害薬である。有糸分裂阻害にはチュブリンに結合し微小管形成，紡錘体の形成を阻害し，細胞周期の M 期で細胞分裂を停止させる機序とチュブリンの重合を促進し，微小管過剰形成，安定化により非機能的な微小管が形成され，細胞分裂が阻害される機序とがある。前者は vincristine (VCR)，vinblastine (VLB)，vindesine (VDS) などの vinla alkaloids で，後者はイチイ科の樹皮や針葉から抽出した taxoids で paclitaxel (PTX)，docetaxel (DTX) などである。Vinka alkaloids は絨毛性疾患，扁平上皮癌や胚細胞腫瘍に使用され，irinotecan は子宮頸癌，卵巣癌に，etoposide, taxoids は卵巣癌に使用されている。特に taxoids と白金製剤との併用療法は卵巣癌の世界的な標準治療として確立されている。

b. 分子標的治療薬➡その他の治療法（分子標的治療薬の項を参照） ▶p.466

分子標的治療薬にも，標的となる分子別の分類や，作用機序による分類などがあるが，わかりやすいのは後者で，薬剤の分子量から小分子化合物 Small molecule と大分子 Monoclonal antibody に分類される。婦人科癌での導入は遅れていたが，2013 年 9 月にキナーゼ阻害剤である Pazopanib が悪性軟部腫瘍に対して保険承認され，子宮平滑筋肉腫に使用可能となった。また 2013 年 11 月に抗 VEGF ヒト化モノクローナル抗体である Bevacizumab が卵巣癌に対して保険承認され，今後は卵巣癌治療で幅広く使用されると考えられる。

1) 小分子化合物 Small molecule

細胞内分子を標的にする薬剤で，チロシンキナーゼ阻害薬 (Imatinib, Gefitinib, Sunitinib, Erlotinib など), Raf キナーゼ阻害薬 (Sorafenib), プロテアソーム阻害薬 (Bortezomib), TNF-α 阻害薬などがある。

2) 大分子 Monoclonal antibody

免疫グロブリン製剤で，主に抗原抗体反応を利用して特定の分子の機能を阻害する。マウス由来の可変部を，ヒト由来の定常部に導入したキメラ抗体 (Rituximab, Cetuximab など), 超可変部だけをマウス由来としたヒト化抗体 (Bevacizumab, Trastuzumab) などがある。

c. 抗癌剤の作用発現と臨床薬理

1) 細胞周期 cell cycle

細胞は細胞周期とよばれる分裂，増殖サイクルを繰り返しながら活動している。この周期は，細胞分裂 mitosis の完了から 2 つに分かれた娘細胞の分裂完了までの期間をいい，これに要する時間を世代時間 generation time とよぶ（図3-58）。

G_1 期では RNA 合成や RNA 合成に必要な polymerase, synthesase などの酵素の合成，

DNA合成の引き金となる蛋白質の合成が行われる。長時間G_1期にある場合，休止期（G_0期）にあるという。これらの細胞は刺激を受けると再びG_1期に入り分裂を開始する。DNA合成はS期で行われ，これに必要なヒストン，蛋白質，酵素の合成も行われている。RNAの合成もG_1期同様行われている。G_2期ではDNA合成は停止し，蛋白やRNAの合成はそのまま行われている。DNA量はG_1期の2倍の4倍体となっている。M期では染色体の複製，分離は起こり2つの娘細胞が生じ，蛋白やRNAの合成速度は減少する。

腫瘍が指数的に増殖している時期ではG_0期に入る細胞は少ないが，定常的な状態に入るに従ってG_0期に入る細胞や死細胞の割合が増加し，腫瘍が1g程度になるとG_0期の細胞の占める割合が多くなる。このG_0期の細胞は分裂を行っていないため抗癌剤に対する感受性が低く，固形癌の化学療法における問題点の1つになっている（図3-58）。

代謝拮抗薬や有糸分裂阻害薬などのある細胞周期に特異的に作用する薬剤は，休止期にある細胞には無効である。これらの薬剤は一般的に時間依存性に殺細胞効果を示す。アルキル化剤，白金製剤，抗癌性抗菌薬の大部分は細胞周期非特異性で，細胞分裂が速くない腫瘍に対しても有効であり，濃度依存性に効果を発揮する。MMC，BLM，ACT-D，VP-16などのように時間，濃度両依存性のものもある。

2）腫瘍の血行動態と薬剤感受性

固形癌の増殖，発育にはavascular phaseとvascular phaseの2相があって，直径が1～2mmまでの時期は腫瘍に血行がなく拡散により栄養，酸素が供給されている。このため腫瘍の増殖も遅く休止の状態である。やがて腫瘍が血管新生因子を放出し，腫瘍は血管で栄養されるようになり，vascular phaseへと移行する。それにより腫瘍は指数的に増殖速度が増すようになる。新生血管を中心に増殖を続けるが，腫瘍体積が増加するに従い，中心の血管は圧迫され血流が低下する。また酸素分圧も低下し，拡散による物質交換もできなくなり，変性，壊死となる。このような低酸素分圧下では細胞周期は延長し，抗癌剤に対する感受性も低くなる。従って，腫瘍体積が大きくなるにつれ低酸素分圧下の細胞が増え，化学療法に抵抗するようになる。MMC，ADMなどは低酸素分圧下でも比較的高い殺細胞効果を示す。

抗癌剤に対する感受性は個々の症例によってまったく異なっている。同一癌細胞であっても in vitro と in vivo の感受性試験の結果が異なることもしばしばある。この感受性の差は血行動態や腫瘍の大きさ，細胞周期だけでなく，抗癌剤の細胞膜の透過性，結合性，細胞内の酵素活性や代謝能の違いなどによる。

図3-58 細胞周期の各時期

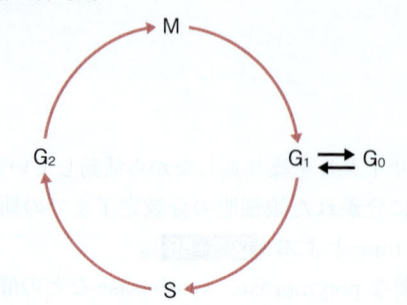

G_0 (Gap$_0$)：休止期（細胞の非増殖時期）
G_1 (Gap$_1$)：DNA合成前期（12時間から数日）
S (synthesis)：DNA合成期（通常2～4時間）
G_2 (Gap$_2$)：DNA合成後期（2～4時間）
M (mitosis)：分裂期（1～2時間）

② 多剤併用療法と dose intensity

　生体内で，抗癌剤は癌細胞のみに作用するわけではなく種々の正常細胞にも作用し，毒性として発現する。抗癌剤の投与量を増やしていくと効果とともに毒性も増加するが，この毒性のなかから生体に最も重大な影響を及ぼすものを投与量規制毒性 dose limiting toxicity；DLT といい，宿主がこの毒性に耐えられる投与量の限度を最大耐量 maximum tolerated dose；MTD と規定される。実地臨床ではこの毒性を考慮しつつ，その耐えられる範囲内でいかに最大限の有効性を導き出すかが最も重要になる。このため臨床ではそれぞれが有効で作用機序や毒性の異なる薬剤を併用し，単剤以上の効果を得るよう多剤併用療法が主流となっている。臨床的に治療効果に影響する因子は，治療開始時の腫瘍量，腫瘍の薬剤感受性，薬剤の投与量，投与スケジュール，前治療の有無などであり，さまざまな工夫，開発がなされている。

　婦人科癌，特に卵巣癌はほかの固形癌に比べ比較的多くの癌が奏功する。しかし，単剤ではその効果は限られ，長期生存が望めないことが知られている。多くの無作為化比較臨床試験成績から，婦人科癌に対する化学療法はプラチナ，タキサン製剤の併用療法が奏功率，再発までの期間，生存期間などに有意に優れていることが判明している。この多剤併用療法は周期的に行われるため，その効果は総投与量のみではなく，その間隔，周期数にも影響される。このため，投与量と効果の関係に時間の因子を加えた "dose intensity" という概念が近年用いられている。これは，単位時間当たりに投与する薬剤量（mg/m^2/週）と規定される（表3-23）。dose intensity が高まれば奏功率が向上し，生存期間や再発までの期間が延長する報告も多い。

　一方，これら一般的な集中的かつ強行に行う intensive chemotherapy とは別に，腫瘍の縮小は必ずしも延命には結びつかず，患者の生存期間と quality of life；QOL を最重視する palliative chemotherapy も注目されている。

③ 薬剤耐性

　初回抗癌剤に反応しても再発すると効果がなくなったり，抗癌剤の投与を続けていると効果が減少することは臨床上しばしば経験する。動物実験や癌細胞の実験でも同様であり，

表3-23　dose intensity の定義

① projected dose intensity；PDI
　プロトコール上の1周期の総投与量 / 周期間隔（単位：mg/m^2/週）

② actual dose intensity；ADI
$$\frac{D \times (n-1)}{T \times n}$$
（単位：mg/m^2/週）
D：総投与量
T：第1周期の第1日から最終周期の第1日までの時間
n：治療周期数

③ relative dose intensity；RDI
　単剤の RDI：ADI/PDI
　多剤併用療法の PDI：各薬剤の RDI の平均

癌細胞はたくみに薬剤耐性機構を獲得していると考えられる。事実，癌死亡者の90％は抗癌剤耐性と関連していると報告されており，この薬剤耐性機構の解明と克服は急務である。

> **薬剤耐性と遺伝子**
>
> 　分子生物学的手法の進歩により，薬剤耐性機序は徐々に解明されつつある。mulitidrug resistance；MDR 1 遺伝子とその遺伝子産物である細胞膜上の P-糖蛋白は多剤耐性との関連で知られている。P-糖蛋白は薬剤を細胞外へ排出するポンプとして働いており，治療によりこの遺伝子や遺伝子産物が発現し，耐性化してくると考えられている。そのほか，DNA トポイソメラーゼが関与する atypical MDR 遺伝子や multidrug resistance protein；MRP 遺伝子も薬剤耐性機構と関連することが知られている。また，細胞内 glutathione や glutathione S-transferase は解毒，薬剤不活化機構に働いているため，薬剤耐性機序になんらかの役割を果たしていると考えられる。

④ 投与法

　抗腫瘍薬によって引き起こされる主体の反応は薬剤の局所濃度，ひいては腫瘍内活性薬剤濃度と作用部位の薬剤感受性によって規定される。この解析には体内での薬剤やその代謝物の経時的濃度変化を扱う薬物動態学 pharmacokinetics；PK と，抗腫瘍作用や副作用機序を扱う薬物作用学 pharmacodynamics；PD が重要である（図3-59, 60）。PK の指標のなかで生体の反応，作用と最も相関するものは，血中薬剤濃度の時間的推移を示す曲線から得られた血中濃度曲線下面積 area under the concentration-time curve；AUC や，持続投与法で得られる定常濃度 steady state concentration；Css などである。PD においては薬剤の細胞内への取り込み，細胞内での薬剤の活性化や不活化，DNA 合成系などへの作用などが問題となる。これらを踏まえた drug delivery system の開発により，副作用の少ない，より効果のある投与法が考案されてきている。

a. 経口投与法

　主に初期治療を終えた症例の外来での再発防止のための維持化学療法や，外来での残存腫瘍の治療や延命治療に用いられている。5-FU，CPA，VP-16 などがある。

b. 静脈内投与法

　one-shot や短時間で投与するものと，長時間かけて持続投与するものとがある。婦人科癌の化学療法のほとんどは経静脈投与で行われている。CDDP では，腎障害防止のため水分負荷 hydration を要する。一般に食欲不振，嘔吐などのため輸液管理の必要な場合が多い。また，血管確保困難例では鎖骨下の皮下に中心静脈ポートを埋め込み使用する場合もある。

c. 動脈内投与法

　腫瘍の栄養血管に薬剤を直接投与し，局所濃度を高めることにより抗腫瘍効果を上げか

つ副作用を軽減する方法である．注入カテーテル留置法や埋め込み型ポートシステムの普及により，one-shot 動注だけでなく間欠投与や持続投与も行われている．動注化学療法に加え動脈を閉塞し腫瘍壊死効果も狙った動脈塞栓化学療法 transcatheter arterial chemoembolization；TACE は主に肝臓領域で行われている．薬剤担当塞栓物質としてリピオドールなどの油性剤，ゼラチンスポンジ，アルブミン小球体，degradable starch microspheres などがある．進行子宮癌などの大量出血例では，栄養血管の塞栓療法（TAE）が有効であることがある．婦人科癌では，子宮頸癌の術前や放射線療法前の栄養血管が破壊される前に，neoadjuvant chemotherapy として CDDP を中心とした動注療法が用いられたこともあったが，最近はあまり行われていない．

d. 腹腔内，胸腔内投与法

CDDP や PTX などの抗癌剤は腹腔内投与された場合，経静脈投与された場合に比べ，より高濃度の薬剤がより長時間にわたって腹腔内で維持されるため，肺転移による胸水貯留例や卵巣癌のような腹腔内播腫が主な病変には，体腔内投与法は理論的にはより高い効

図3-59 pharmacokinetics（PK）と pharmacodynamics（PD）

薬剤の至適投与法を決定するためには，まず薬剤の PK と PD を求め，それらの相関を解析し，より適切な投与法へと feed back していく．
AUC：曲線下面線　　Css：平衡状態における濃度

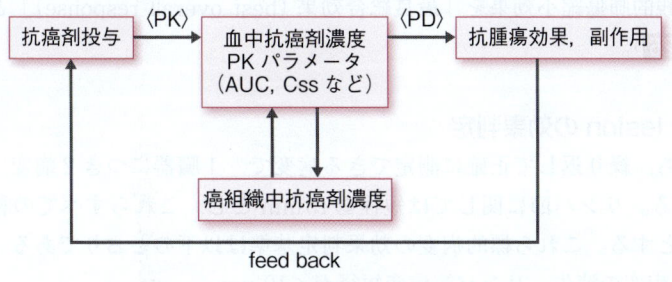

(佐々木ほか　より)

図3-60 PK/PD 相関の解析

抗癌剤の薬物動態（PK）を決定し，このときどのような臨床効果（PD）が出現するかを解析することは，副作用の軽減や抗腫瘍効果の増強を考えるうえで必須となる．

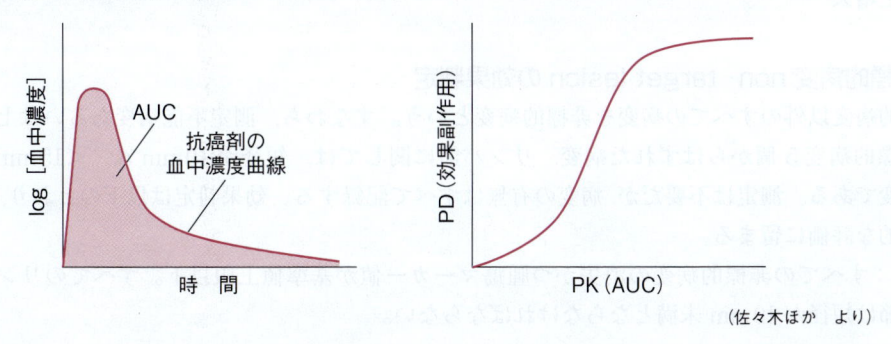

(佐々木ほか　より)

果が期待できる．しかし，薬剤と腫瘍細胞の接触が静注投与に比べ，著明に高くなるのは2cm以下の腫瘍塊のみであるといわれており，適応は限られる．卵巣癌においては適切な腫瘍減量手術が行われた進行症例の術後療法などで期待されている．投与法の煩雑さやカテーテルトラブル，ポートの感染・閉塞などの問題もある．

⑤ 治療効果判定法

抗癌剤の開発と臨床使用に際しての効果の評価，判定を統一したものにするため，日本癌治療学会では，「固形癌化学療法効果判定基準（1986年）」を設け臨床に使用していたが，その後，2000年に改定されたWHO基準を用いることになり，2003年に廃止された．新たに使用されている基準はResponse Evaluation Criteria in Solid Tumors；RECIST ガイドラインとよばれ，わが国でも日本臨床試験グループJapan Clinical Oncology Group；JCOGによって2010年に邦訳されている．現在，欧米の臨床試験だけでなく，国内の各種臨床試験において広く用いられている．RECISTガイドラインはCTやMRIなどの画像診断装置の進歩などに合わせ，2009年にRECISTガイドライン version 1.1として改訂され，わが国でもこれに合わせ，2009年9月にJCOGにより改訂が行われた．

現在は，婦人科に限らず，ほとんどの固形癌では本規準を用いて効果判定を行っている．RECIST ガイドライン v1.1 の効果判定は標的病変，非標的病変，および新病変出現の有無を総合的に考慮し，Complete Response；CR，Partial Response；PR，Stable Disease；SD，Progressive Disease；PDの4つに分類する．そして，治療開始から終了までの間に記録された最良の客観的腫瘍縮小効果を「最良総合効果（best overall response）」として評価する（表3-24, 25）．

a. 標的病変 target lesion の効果判定

測定可能病変のうち，繰り返して正確に測定できる病変で，1臓器につき2病変，合計5病変までを選択する．リンパ節に関しては短径≧15mmとし，これらすべての和を記録し，ベースラインとする．これら標的病変の効果判定基準は以下のとおりである．

・CR：すべての標的病変の消失，リンパ節病変短径が＜10mm
・PR：ベースラインの総径の和と比較して30％以上減少
・SD：経過中の最小の径和に比して，PRに相当する縮小がなく，かつPDに相当する増大がない
・PD：治療開始以降に記録された最小の総径の和と比較して，20％以上増加かつ5mm以上増大

b. 非標的病変 non-target lesion の効果判定

標的病変以外のすべての病変を非標的病変という．すなわち，測定不能病変あるいは上述の標的病変5個からはずれた病変，リンパ節に関しては，短径が10mm≦，＜15mmの病変である．測定は不要だが，病変の有無はすべて記録する．効果判定は以下のとおり，定性的な評価に留まる．

・CR：すべての非標的病変の消失かつ腫瘍マーカー値が基準値上限以下．すべてのリンパ節は短径が10mm未満とならなければならない．

- non-CR/non-PD：1つ以上の非標的病変の残存かつ / または腫瘍マーカー値が基準値上限を超える。
- PD：既存の非標的病変の明らかな増悪。

c. 新病変と評価不能の規定

ベースライン評価では撮影されなかった臓器や部位において，経過の検査で病変が同定された場合，それは新病変 new lesions とみなされ，増悪と判断される。また，ある時点において画像検査/測定がまったく行われなかった場合，その時点の効果は「評価不能（not all evaluated；NE）」となる。

d. 腫瘍マーカーによる効果判定

腫瘍マーカーは，客観的な腫瘍縮小効果の評価に単独で使用することはない。しかし，婦人科癌では，初発・再発時に腫瘍マーカーが基準値上限を上回ることが多く，臨床的には腫瘍マーカーも，画像診断とともに治療効果の評価に用いられている。特に，再発卵巣癌の臨床試験では CA125 単独の判定基準が併用されることもある。

表3-24　各時点での効果：標的病変（非標的病変の有無にかかわらず）を有する場合

CR：完全奏効，PR：部分奏効，SD：安定，PD：進行，NE：評価不能

標的病変	非標的病変	新病変	総合効果
CR	CR	なし	CR
CR	Non-CR/non-PD	なし	PR
CR	評価なし	なし	PR
PR	Non-PD or 評価の欠損あり	なし	PR
SD	Non-PD or 評価の欠損あり	なし	SD
評価の欠損あり	Non-PD	なし	NE
PD	問わない	あり or なし	PD
問わない	PD	あり or なし	PD
問わない	問わない	あり	PD

（固形がんの治療効果判定のための新ガイドライン（RESIST ガイドライン）―改訂版 version1.1― 日本語訳 JCOG 版　ver.1.0 より）

表3-25　各時点での効果：非標的病変のみを有する場合

CR：完全奏効，PD：進行，NE：評価不能

非標的病変	新病変	総合効果
CR	なし	CR
Non-CR/non-PD	なし	Non-CR/non-PD[a]
評価なしがある	なし	NE
明らかな増悪	あり or なし	PD
問わない	あり	PD

（固形がんの治療効果判定のための新ガイドライン（RESIST ガイドライン）―改訂版 version1.1― 日本語訳 JCOG 版　ver.1.0 より）

a：いくつかの試験では有効性評価のエンドポイントとして SD の使用が増えており，測定可能病変がない場合にこのカテゴリーを適用することは推奨されないため，非標的疾患に関しては「安定」よりも「非 CR/ 非 PD」のほうが望ましい。

e. 組織学的判定法

化学療法や放射線治療後に，癌組織や癌細胞の組織学的変化や反応の程度によって治療効果を判定する方法で，癌の種類によってもその判定基準分類は多少異なる。

⑥ 副作用と支持療法

抗癌剤は癌細胞だけでなく正常組織にも作用するため，副作用は避けられない。一般的には抗癌剤は細胞周期の早い，増殖の激しい細胞に作用するため，白血球や血小板，毛根細胞，消化管粘膜などに影響を与え，ときに重篤な副作用を生じ，問題となる。このため癌化学療法は，治療効果を最大限に，副作用を最小限にすることにある。癌の治療効果は抗癌剤の dose intensity の増強と関連することが婦人科癌でもいわれているが，副作用自体が治療量を上げられない dose limiting factor となっている。この相反する作用の克服が臨床上きわめて重要である。近年，単に副作用を軽減し，患者の quality of life；QOL を向上させるのみならず，dose intensity の増強を図り治療効果をも向上させる種々の支持療法が開発され，より安全により効果的に化学療法が行えるようになってきている。

化学療法を行うに当たって，安全性の評価は不可欠であるが，副作用は投与薬剤や量によってさまざまであり，また発現時期によっても異なるため，これを客観的に表す世界的に統一された尺度が必要である。これが，現在使用されている米国国立がん研究所 national cancer institute；NCI で作成された有害事象の共通用語基準 common terminology criteria for adverse events；CTCAE である。1982 年に version 1 が作成され，その後，1998 年に ver.2，2003 年に ver.3 と改訂され，最も新しい ver.4.0 が 2009 年に公開されている。わが国では，2010 年 2 月に日本語訳の ver.4.0 が公開され，広く用いられている。この基準ではそれぞれの有害事象を，重症度に応じて，以下のとおり Grade 1〜5 までで表現するようになっている（表 3-26）。

・Grade 1：軽症。症状がない，または軽度の症状がある。臨床所見または検査所見のみ。治療を要さない。
・Grade 2：中等症。最小限／局所的／非侵襲的な治療を要する。または年齢相応の身の回り以外の日常生活動作の制限。
・Grade 3：重症または医学的に重大であるが，直ちに生命を脅かすものではない。入院または入院期間の延長を要する。活動不能／動作不能。身の回りの日常生活動作の制限。
・Grade 4：生命を脅かす。緊急処置を要する。
・Grade 5：有害事象による死亡。

a. 骨髄抑制

最も高頻度に出現する有害事象で，ほとんどの抗癌剤に認められる。敗血症や重症感染症により致命的ともなりうるため，その管理は重要である。また，用量規制毒性 dose limiting toxicity；DLT にもなり化学療法の効果にも影響する。血球成分の寿命によりその出現時期は異なるが，顆粒球現象が最も早く，血小板減少とともに早期型の副作用で，赤血球の減少は遅れる。

3. 婦人科腫瘍の治療

表3-26 CTCAE v4.0における有害事象項目と評価

区分	CTCAE v4.0 Term	Grade 1	Grade 2	Grade 3	Grade 4	Grade 5	注釈
血液/リンパ	貧血	ヘモグロビン <LLN-10.0g/dL; <LLN-6.2mmol/L; <LLN-100g/L	ヘモグロビン <10.0-5.0g/dL; <6.2-4.9mmol/L; <100-80g/L	ヘモグロビン <8.0-6.0g/dL; <4.9-4.0mmol/L; <80-65g/L	生命を脅かす；緊急処置を要する	死亡	血液100 mL中のヘモグロビン量の減少。皮膚・粘膜の蒼白, 息切れ, 動悸, 軽度の収縮期雑音, 嗜眠, 易疲労感の貧血徴候を含む
	発熱性好中球減少症	―	―	あり	生命を脅かす；緊急処置を要する	死亡	ANC＜1,000/mm³ でかつ, 1回でも38.3℃(101°F)を超える, または1時間を超えて継続持続する38℃(100.4°F)以上の発熱
臨床検査	好中球数減少	<LLN-1,500/mm³; <LLN-1.5×10g/L	<1,500-1,000/mm³; <1.5-1.0×10g/L	<1,000-500/mm³; 1.0-0.5×10g/L	<500/mm³; <0.5×10g/L	―	臨床検査にて血中好中球数が減少
	血小板数減少	<LLN-75,000/mm³; <LLN-75.0×10g/L	75,000-50,000/mm³; 75.0-50.0×10g/L	<5,000-25,000/mm³; 50.0-25.0×10g/L	<25,000/mm³; <25.0×10g/L	―	臨床検査にて血中血小板数が減少
	白血球数減少	<LLN-3,000/mm³; <LLN-3.0×10g/L	<3,000-2,000/mm³; <3.0-2.0×10g/L	<2,000-1,000/mm³; <2.0-1.0×10g/L	<1,000/mm³;<1.0×10g/L		臨床検査にて血中白血球数が減少
胃腸	下痢	ベースラインと比べて＜4回/日の排便回数増加；ベースラインと比べて人工肛門からの排泄量が軽度に増加	ベースラインと比べて4～6回/日の排便回数増加；ベースラインと比べて人工肛門からの排泄量が中等度に増加	ベースラインと比べて7回以上/日の排便回数増加；便失禁；入院を要する；ベースラインと比べて人工肛門からの排泄量が高度に増加；身の回りの日常生活動作の制限	生命を脅かす；緊急処置を要する	死亡	頻回で水様の排便
	口腔粘膜炎	症状がない, または軽度の症状がある；治療を要さない	中等度の疼痛；経口摂取に支障がない；食事の変更を要する	高度の疼痛；経口摂取に支障がある	生命を脅かす；緊急処置を要する	死亡	口腔粘膜の炎症
	悪心	摂食習慣に影響のない食欲低下	顕著な体重減少, 脱水または栄養失調を伴わない経口摂取量の減少	カロリーや水分の経口摂取が不十分；経管栄養/TPN/入院を要求する	―		ムカムカ感や嘔吐の衝動
	嘔吐	24時間に1～2エピソードの嘔吐（5分以上間隔が開いたものをそれぞれ1エピソードとする）	24時間に3～5エピソードの嘔吐（5分以上間隔が開いたものをそれぞれ1エピソードとする）	24時間に6エピソード以上の嘔吐（5分以上間隔が開いたものをそれぞれ1エピソードとする）；TPNまたは入院を要する	生命を脅かす；緊急処置を要する	死亡	胃内容が口から逆流性に排出されること
免疫	アレルギー反応	一過性の潮紅または皮疹；＜38℃(100.4°F)の薬剤熱；治療を要さない	治療または点滴の中断が必要, ただし症状に対する治療（例：抗ヒスタミン薬, NSAIDS, 麻酔性薬剤）には速やかに反応する；≦24時間の予防的投薬を要する	遷延（例：症状に対する治療および/または短時間の点滴中止に対して速やかに反応しない）；一度改善しても再発する；続発症（例：腎障害, 肺浸潤）により入院を要する	生命を脅かす；緊急処置を要する	死亡	抗原物質への暴露により生じる局所あるいは全身の有害反応
	アナフィラキシー	―	―	蕁麻疹の有無によらず症状のある気管支痙攣；非経口的治療を要する；アレルギーによる浮腫/血管性浮腫；血圧低下	生命を脅かす；緊急処置を要する	死亡	肥満細胞からのヒスタミンやヒスタミン様物質の放出により引き起こされる急性炎症反応を特徴とする過剰な免疫反応。臨床的には, 呼吸困難, めまい, 血圧低下, チアノーゼ, 意識消失を呈し, 死に至ることもある
神経	末梢性運動ニューロパチー	症状がない；臨床試験または検査所見のみ；治療を要さない	中等度の症状がある；身の回り以外の日常生活動作の制限	高度の症状がある；身の回りの日常生活動作の制限；補助具を要する	生命を脅かす；緊急処置を要する	死亡	
	末梢性感覚ニューロパチー	症状がない；深部腱反射の低下または知覚異常	中等度の症状がある；身の回り以外の日常生活動作の制限	高度の症状がある；身の回りの日常生活動作の制限	生命を脅かす；緊急処置を要する	死亡	

(NCI-CTCAE v4.0 日本語訳 JCOG/JSCO版 http://www.jcog.jp/doctor/tool/ctcaev4.html より)

1）白血球（顆粒球）減少

顆粒球数 $1,000/mm^3$ 以下になると感染頻度が増加する。顆粒球減少による感染は体内の常在細菌による日和見感染が主体で，口腔，咽頭から進展する呼吸器感染，消化器，泌尿器感染から敗血症までさまざまである。抗癌剤投与から 10〜14 日後で最低値（nadir）に達することが多いが，抗癌剤の種類や投与法により多少異なる。特に，好中球数が $1,000/\mu l$ 未満で，$500/\mu l$ 未満への減少が予測される場合で，1 回の腋窩検温≧37.5℃，または 1 回の口腔内検温≧38℃の発熱が生じたとき，腫瘍熱，膠原病，アレルギーなど，ほかの原因を明らかに除外できる場合を発熱性好中球減少症 Febrile Neutropenia；FN と定義し，速やかでかつ適切な治療が必要である。

2）血小板減少

血小板の寿命は 7〜8 日であり，血小板数 $2×10^4/mm^3$ 以下になると，濃厚血小板輸血などの出血防止の処置を要する。CBDCA，GEM などでは，血小板減少が顕著である。

3）貧血

赤血球の寿命は 90〜120 日と顆粒球や血小板と異なり長いため，その発現時期は比較的遅く，その程度も軽い。

b. 消化器障害

1）口内炎

VP-16 などの植物アルカロイド剤や，MTX など代謝拮抗薬，リポソーム化塩酸ドキソルビシン（PLD）などに高頻度にみられる。抗癌剤による直接作用と，白血球減少に伴う二次的局所感染による口内炎がある。

2）悪心・嘔吐

化学療法時の自覚症状として患者に最も嫌われ，治療拒否の原因にもなっている。発現時期によって，急性（抗癌剤投与後 24 時間以内），遅発性（24 時間以上経過後），心因性（予測性嘔吐）の 3 つに分類される。抗癌剤による嘔吐中枢への刺激伝達経路は，血液を介した第四脳室 chemoreceptor trigger zone；CTZ への直接刺激経路と，消化管神経末端のセロトニン M（5-HT$_3$）レセプターから迷走神経および交感神経求心路を経て伝達する経路，さらに感覚や精神的因子により誘発される大脳皮質を介する経路などがある。海外のガイドラインでは，制吐薬の予防投与なしで，抗癌剤を投与した場合の 24 時間以内に発症する悪心・嘔吐の割合（％）を 4 つのカテゴリーに分類しており，わが国でもそれにならって催吐性リスク分類を以下のように定義している（日本癌治療学会編：制吐薬　適正使用ガイドライン．金原出版，2010 を参照）。

- 高度（催吐性）リスク High emetic risk：急性・遅発性悪心・嘔吐とも 90％以上。
- 中等度（催吐性）リスク Moderate emetic risk：急性が 30〜90％で遅発性も問題となりうる。
- 軽度（催吐性）リスク Low emetic risk：急性が 10〜30％で遅発性は問題とならない。
- 最小度（催吐性）リスク Minimal emetic risk：急性が 10％以下のため遅発性は問題とならない。

3）下痢

腸粘膜の傷害により生じるが，コリン作動性に起きる場合もある。VP-16 や CPT-11 などのトポイソメラーゼ阻害薬や，ADM，MTX，5-FU などで生じることが多い。

c. 肝障害

肝細胞に対する直接毒性と薬剤アレルギーによる肝障害とがある。肝障害の種類には肝細胞壊死，胆汁うっ滞，脂肪変性などがあり，MTX，CPA，MMC などが原因となりうる。

d. 心臓障害

急性心毒性と慢性心毒性に大別され，急性では心電図異常や不整脈であり，慢性では心筋症である。ADM を代表とするアントラサイクリン系抗癌剤の使用時に注意が必要である。

e. 肺障害

ほとんどが間質性肺炎，肺線維症であるが，まれに投与後急激に発症する過敏性肺疾患や透過性肺水腫もある。間質性肺炎は発熱，息切れ，咳嗽，呼吸困難で発症するが，薬剤を中止しても進行することが多く予後不良である。胸部 X 線に異常のみられる前に PaO_2，$PaCO_2$ 低下，D_{LCO} 低下など拘束性肺機能障害がみられる。BLM，BUS などが代表的なものであり，放射線療法との併用でその毒性が増加する。

f. 腎障害，泌尿器系障害

プラチナ誘導体である CDDP は，ほかの重金属同様，尿細管を障害し腎不全を引き起こす。このため投与時，hydration のため大量輸液と尿量の確保が必要である。クレアチニンクリアランス 60 mL/分以下では投与量の減量が必要となる。アルキル化剤では出血性膀胱炎のみられることがある。これは代謝産物であるアクロレインなどが尿中に排泄される際に尿路粘膜を障害することにより生じるとされている。予防として，ウロミテキサンの併用，十分な水分負荷，尿のアルカリ化などが有効とされている。VCR は排尿困難がみられることがある。

g. 神経障害

ビンカアルカロイドやプラチナ製剤，タキサンでは末梢神経毒性が，MTX など代謝拮抗薬では中枢神経毒性が問題となる。CDDP では四肢末梢のしびれ，知覚鈍麻，聴力障害などが総投与量に，また PTX では四肢末梢のしびれ，感覚麻痺，運動失調などが投与量，投与時間に依存して発症し，いずれの薬剤でも末梢神経毒性は重要な DLT である。

h. 脱毛，皮膚障害

脱毛は QOL の点において重大な有害事象である。多くの抗癌剤で出現するが，アルキル化剤，抗癌性抗菌薬，植物アルカロイド，タキサンなどが高頻度である。通常は治療終了後半年くらいで回復する。皮膚障害については，抗癌剤漏出による皮膚壊死や色素沈着，薬疹が重要である。最近では，卵巣癌で承認された PLD による手足症候群などが問題となっている。

i. アナフィラキシー，アレルギー反応

アナフィラキシーショックはいずれの抗癌剤についても起こりうるが，婦人科癌治療でよくみられるのは，PTX と CBDCA である。PTX ではアレルギー防止の前投薬として抗

ヒスタミン薬とステロイドの使用が必須である。また，婦人科癌で頻用されるCBDCAは投与回数が増えるとともに過敏症の頻度が上昇し，投与サイクル数が6回を超える場合には注意が必要である。

j. 支持療法
1) granulocyte-colony stimulating factor；G-CSF
　化学療法で最も高頻度で出現し，DLTにもなる白血球（顆粒球）減少は易感染性により重篤な副作用が生じる。この副作用を防止，軽減するため，造血因子であり，顆粒球の分化，増殖の促進作用を有するG-CSFが使用されている。G-CSFの投与により顆粒球減少の底上げ効果，減少日数の短縮，顆粒球数正常化までの回数の縮小効果が認められ，その結果感染症が減少し安全に化学療法ができるようになる。さらに化学療法の増量，期間の短縮などdose intensityの増強を図ることができるようになる。ただし，発熱性好中球減少の際は，抗菌薬との併用の有効性は明確ではなく，G-CSF適正使用ガイドラインでは感染症悪化の可能性の高い症例についてG-CSF投与が推奨されている。

2) 制吐剤
　抗癌剤によって引き起こされる悪心・嘔吐は癌患者のQOLを著しく低下させ，治療のコンプライアンスを妨げるため，その予防と治療は重要な課題である。近年，いくつかの悪心・嘔吐のメカニズムが解明され，新規制吐剤の開発，普及が急速に進んできた。これに伴い，催吐性リスクに応じた適正な制吐療法の検討が求められてきた。このため，2010年に日本癌治療学会は，「制吐薬適正使用ガイドライン」を作成し公表した。

① 5-hydroxytryptamine$_3$（5-HT$_3$）receptor antagonist：抗癌剤投与で腸管粘膜のクロム親和性細胞から分泌されたセロトニン（5-TH$_3$）が求心性迷走神経末端にある5-HT$_3$ receptorに結合することによって嘔吐中枢を刺激するため，5-HT$_3$受容体拮抗薬が開発され，抗癌剤治療の嘔吐抑制に汎用されている。5-HT$_3$受容体拮抗薬（granisetron, azasetron, ondansetron, ramosetronなど）は特に急性嘔吐に対して有効であり，化学療法のQOLを著しく改善したが，近年では，血中濃度半減期が長く，5-HT$_3$受容体への親和性をさらに高めたpalonosetronが登場し，遅発性嘔吐にも有効性が示されている。

② Neurokinin-1（NK-1）receptor antagonist：抗癌剤投与により腸管粘膜が障害されると，初期にセロトニン（5-HT）が放出されるが，次いで脳内で痛みや嘔吐の神経伝達物質であるサブスタンスPが放出される。このサブスタンスPの受容体であるNK1受容体に拮抗して制吐作用を現すaprepitantは急性・遅発性の嘔吐にも有効性が示されており，高度催吐リスクの抗癌剤に対する制吐療法に著しい改善をもたらした。

D ホルモン療法

1 閉経期・後のホルモン環境

　閉経前の主なエストロゲン産生部位は卵巣であるが，更年期になると卵胞数は急激に減少し，卵巣からのエストロゲン分泌は低下する。閉経後には，副腎から分泌されるandrostenedioneおよびテストステロンが脂肪組織中のアロマターゼによってそれぞれ転

換生成するエストロンおよびエストラジオールが，主な血中エストロゲンとなる（図3-61）。閉経後，血中エストロゲンは著しく低下するが，脂肪組織の豊富な女性ではアンドロゲンからの転換により，ある程度のレベルが保たれていることがある。

② ステロイドホルモンの作用機序

エストロゲンやプロゲステロンなどのステロイドホルモンが，拡散により細胞膜を通過し細胞質内のホルモン受容体へ結合すると，受容体は二量体を形成し核内へ移行する。標的遺伝子のプロモーター領域に存在する hormone response element；HRE に直接，または cofactor（coactivator および corepressor）との相互作用を介して結合，または HRE 非依存的にほかの転写因子との相互作用を介して，各ステロイドホルモンにより制御される数々の遺伝子の転写を活性化または抑制し，さまざまな細胞機能が誘導される。

エストロゲン受容体（ER）には ER-α および ER-β の 2 つの isoform が存在し，これらは異なる遺伝子によりコードされ，両者のアミノ酸配列は N 末端にあるリガンド非依存的な転写活性化に関与する A/B ドメインにおいて特に相同性が低い。ER には DNA 上の estrogen response element；ERE との結合により標的遺伝子の転写を制御する緩徐なゲノミック作用のほかに，蛋白との相互作用を介して PI3K/AKT および RAS/RAF/MAPK リン酸化シグナル伝達経路を活性化する迅速な非ゲノミック作用が存在する。ER-α は細胞増殖の促進作用を有する一方，ER-β は ER-α の作用に対して抑制的に作用する。selective estrogen receptor modulator；SERM の 1 つであるタモキシフェンは乳腺に対してはアンタゴニストとして作用するが，骨に対してはアゴニスト，子宮内膜に対しては弱いアゴニストとして作用する。このような組織間における SERM の作用の相違は，ER-α および ER-β の発現量の比の違い，coactivator および corepressor の発現

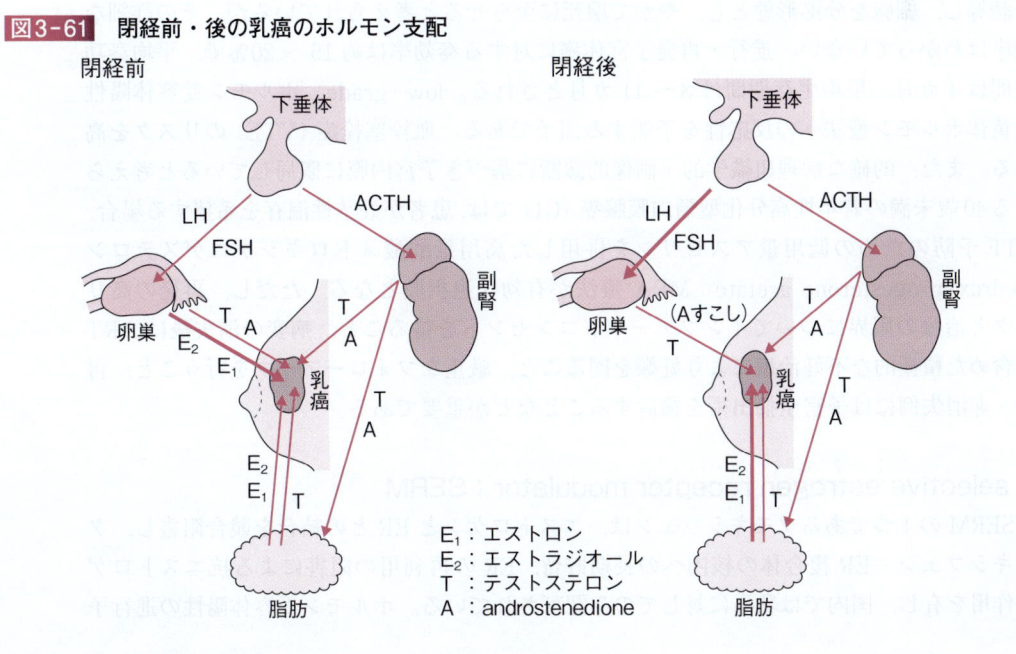

図3-61 閉経前・後の乳癌のホルモン支配

E_1：エストロン
E_2：エストラジオール
T：テストステロン
A：androstenedione

量や相互作用の違い，などによると考えられている。

　プロゲステロン受容体（PR）はPR-AとPR-Bの2つが主なisoformであり，これらは同一遺伝子から異なるプロモーター領域を使用して転写される。PR-BのN末端に165アミノ酸が存在する以外は同じ構造で，PR-BはB-upstream segment；BUSとよばれるこの領域に転写活性化ドメインを有す。PR-Bは転写促進的に働き，子宮内膜においてエストロゲン・アゴニストとして作用する一方，PR-AはPR-Bの活性に対して抑制的に作用する。PR-BはER-αとの相互作用を介してPI3K/AKTおよびRAS/RAF/MAPKリン酸化シグナル伝達経路を促進する。PR-Aは子宮内膜においてER-αの活性化を抑制することにより，エストロゲン作用を減弱化する。また黄体ホルモンは，PR-Bによる転写因子FOXO1の転写活性化により，子宮内膜上皮細胞にG$_1$アレストを誘導し増殖を抑制するとされる。

　G protein-coupled receptor；GPCRの一種であるGPR30は細胞膜に存在するエストロゲンの受容体で，DNAとの相互作用を介さずに下流のシグナル伝達経路を制御する非ゲノミック作用を有する。

③ 子宮体癌とホルモン療法

　進行・再発子宮体癌の約15〜30％がホルモン療法に反応するとされ，low-grade（高分化型），ホルモン受容体（ERおよび/またはPR）陽性の腫瘍が高頻度に反応する。生存期間の延長効果を示す十分なエビデンスは得られておらず，病状緩和が適応となる。術後補助療法としての有効性は示されていない。妊孕性温存療法としての黄体ホルモンは症例によって選択肢となりうる。

a. 黄体ホルモン

　黄体ホルモンの子宮体癌細胞への作用は，PRを介して正常内膜細胞と同様に細胞分化を誘導し，細胞を分泌形態とし，やがて壊死に至らせると考えられているが，その詳細な機序はわかっていない。進行・再発子宮体癌に対する奏効率は約15〜20％で，平均奏功期間は4カ月，平均生存期間は8〜11カ月とされる。low-grade，ホルモン受容体陽性は黄体ホルモン療法への反応性を予測する因子である。血栓塞栓症（VTE）のリスクを高める。また，的確な病理組織学的・画像的診断に基づき子宮内膜に限局していると考えられる40歳未満の若年性高分化型類内膜腺癌（G1）では，患者が妊孕性温存を希望する場合，VTE予防のための低用量アスピリンを併用した高用量酢酸メドロキシプロゲステロン medroxyprogesterone acetate；MPA療法が有効な選択肢となる。ただし，再発の高リスクと治療の限界についてインフォームドコンセントを得ること，病変の消失後はARTを含めた積極的な不妊治療により妊娠を図ること，厳重なフォローアップを行うこと，再発・非消失例には子宮全摘出術を検討することなどが重要である。

b. selective estrogen receptor modulator；SERM

　SERMの1つであるタモキシフェンは，エストロゲンとERとの結合を競合阻害し，タモキシフェン-ER複合体の核内への長期貯留，ERの再利用の阻害による抗エストロゲン作用を有し，国内では乳癌に対してのみ認可されている。ホルモン受容体陽性の進行子

宮体癌の約 30 〜 35％に有効とされ，黄体ホルモンと同様，low-grade でホルモン受容体陽性の腫瘍に有効な傾向がある。しかし，閉経後にタモキシフェンを 5 年以上服用すると子宮体癌のリスクが高まることが知られており，乳癌とは異なり子宮内膜に対するアゴニスト作用が懸念される。

c. アロマターゼ阻害薬

　アロマターゼは性ステロイドホルモン生合成の最終段階において，アンドロゲンからエストロゲンへの芳香化反応を触媒する酵素である。体癌組織では，正常子宮内膜よりもアロマターゼの発現が亢進しているとされ，内因性エストロゲンの過剰産生により細胞の癌化や異常増殖に関与していると考えられている。しかし乳癌ほどの効果はなく，進行・再発子宮体癌に対する奏効率は約 10％と低い。

④ 乳癌のホルモン療法

a. SERM

　ER 陽性早期乳癌に対し術後補助療法としてのタモキシフェン投与は，再発および死亡のリスクを減少させ，また ER 陽性転移性乳癌では病状の緩和を得る。タモキシフェンはエストロゲンと競合することにより ER に対して拮抗作用を示すが，部分的なエストロゲン・アゴニストとしても作用するため，骨量減少を予防し，また子宮体癌や VTE のリスクを高める。

b. アロマターゼ阻害薬

　閉経後の ER 陽性乳癌の術後補助療法として，タモキシフェンと同等の有効性が示されている。閉経後の ER 陽性転移性乳癌の初回治療としての奏効率はタモキシフェンに勝る。閉経前女性に対しては，視床下部および下垂体へのエストロゲンのネガティブ・フィードバックによりゴナドトロピン分泌が増加し，卵巣からのアンドロゲンおよびアロマターゼ産生が増加するため使用されない。エストロゲン・アゴニスト作用はないため子宮体癌や VTE との関連性はないが，骨量減少と関連する。

c. 抗エストロゲン剤

　フルベストラントはアゴニスト作用を有さない ER アンタゴニストである。ホルモン療法で増悪を認めた ER 陽性の閉経後進行・再発乳癌に承認されている。

d. GnRH アゴニスト

　下垂体前葉の GnRH 受容体の down regulation により LH，FSH 分泌を抑制し，間接的に卵巣からのエストロゲン分泌を抑制する。閉経前女性のホルモン受容体陽性の転移性乳癌に対して卵巣摘出術と同等の有効性がある。

E その他の治療法

① 分子標的治療薬

近年，悪性腫瘍に対する薬物療法として著しい進歩を示しているのが，分子標的治療薬である。その詳細については，「基礎知識：分子標的治療薬」を参照されたい。1990年代後半から盛んに研究開発が行われてきた分子標的治療薬（低分子阻害薬および抗体薬）は，癌細胞および腫瘍環境で発現や機能が亢進している分子を標的としており，癌細胞に対する増殖抑制やアポトーシス作用が主作用である。従来型抗癌剤（殺細胞活性を主体とするもの）の主な作用部位が核内であるのに対して，分子標的治療薬は核外である細胞外，細胞膜上，あるいは細胞内のシグナル伝達分子を標的としている。 ▶p.850

すでに複数の癌腫において，分子標的治療薬の一部は標準治療薬として承認され，実地臨床における治療成績と患者QOLの向上に貢献しているが，わが国においては厚生労働省の認可により使用可能な分子標的治療薬は婦人科領域では残念ながらまだ1つもないのが現状である。しかしながら，海外においては，婦人科悪性腫瘍においても分子標的治療薬関連の臨床試験が盛んに行われてきている。現時点（2011年11月）において最も注目されている分子標的治療薬として，血管内皮増殖因子 vascular endothelial growth factor；VEGF に対するモノクロナール抗体であるベバシズマブが挙げられる。

VEGF は分子量約40 kDa の糖蛋白であるが，多くの癌腫において発現が亢進しており，腫瘍増殖に重要な役割を果たす血管新生に深く関与している。ベバシズマブは血中の VEGF に特異的に結合し，VEGF 受容体への結合を阻止することにより抗腫瘍効果を発揮する。わが国では進行再発大腸癌に対して FOLFOX や FOLFIRI 療法などの化学療法との併用において承認されており，海外ではほかに乳癌，非小細胞肺癌，腎細胞癌においても承認に至っている。

婦人科腫瘍では 2010 年，ASCO において進行卵巣癌の初回化学療法 TC 療法におけるベバシズマブ同時併用＋単剤維持療法の効果を検討するランダム比較試験の結果が発表された（GOG0218）。その結果 3.8 カ月の有意な PFS 改善が示された。同様のデザインで行われたヨーロッパでの ICON7 でも同様の結果が示されている。さらに再発卵巣癌においても 6 カ月以降再発のプラチナ感受性再発卵巣癌を対象にゲムシタビン＋カルボプラチン療法にベバシズマブの上乗せ効果をみた OCEANS study や 6 カ月未満再発のプラチナ抵抗性再発卵巣癌を対象にした抗癌剤単剤の標準治療に対するベバシズマブの上乗せ効果の検討（AURELIA study）などのランダム比較試験が行われているが，OCEANS ではすでに 4 カ月の有意な PFS の延長が確認されており，再発卵巣癌の治療戦略の1つとしても期待されている。なお，頻度は高くないが，高血圧，出血，蛋白尿，消化管穿孔，創傷治癒遅延，血栓塞栓症などの特徴的な副作用が知られている。また，高価であるがゆえに，特に初回治療での維持療法としての使用に関してコストベネフィットの側面から批判的な意見も存在する。

そのほかの分子標的治療薬では，細胞増殖と DNA 修復に重要な役割を果たしている酵素である Poly ADP Ribose Polymerase；PARP の作用を阻害することにより抗腫瘍効果を発揮する PARP 阻害薬の1つ orapalib も，プラチナ感受性再発卵巣癌 high grade serous に対する化学療法後維持療法として効果が認められており，注目されている。

さらに，子宮内膜癌に対してはベバシズマブのほか，mTOR（mammalian target of rapamycin）阻害薬である temsirolimus や deforolimus の有効性が進行，再発例における phase II study で示され，新たな治療薬として期待されつつある。

② 温熱療法

　腫瘍は 41〜44℃に加熱すると縮小することが実験的に知られており，これを臨床応用したのが温熱療法 hyperthermia である。癌組織内の血管は，正常組織内のものと比べ内皮細胞が少なく未熟である。このため正常組織では加熱により血管が拡張し，血流を増加させることにより放熱するが，癌組織では血管が十分拡張せず，熱が蓄積され細胞が変性壊死に陥る。フリーラジカルの発生も細胞の変性壊死を促進する。さらに腫瘍内の血管は熱に弱く，血管挫滅により血流が途絶し，その領域はなおいっそう壊死に陥る。正常組織では細胞の変性は修復されるが，加熱時の血流低下，低 pH 環境下では修復機能は低下する。これらの機序により温熱療法は効果を発揮すると考えられている。臨床的には温熱療法単独では効果に限界があるため，放射線療法や化学療法との併用での治療が試みられている。

a. 子宮頸癌に対する放射線療法との併用

　温熱は，放射線感受性が低いとされる低 pH 環境下や，cell cycle S 期の細胞に対しての細胞毒性がより高いとされている。また，細胞の放射線感受性を高め，腫瘍と正常細胞における血管供給の違いにより腫瘍の温度をより上昇させることで，照射治療の効果を増強することが可能となる。しかしながら，生物学者や臨床家による長年の研究，開発にかかわらず，周囲組織に厚く覆われた腫瘍を選択的に熱することに対する技術的な限界にさいなまれてきた。近年になりようやく，アムステルダムのグループの臨床試験により局所進行子宮頸癌に対する放射線療法と温熱療法の併用で生存の改善が報告された。この試験では患者は比較的低用量の放射線を受け同時化学療法は併用していないために，コントロールアームの局所制御率が予想を下回ってはいるが，得られた結果は今後の研究に資するものと思われる。

b. 卵巣癌に対する hyperthermic intraperitoneal chemotherapy；HIPEC

　わが国では馴染みが少ないものの，海外では腹腔内投与される抗癌剤の効果を増強する方法として HIPEC と称する手法により 39〜44℃程度の温熱を付加することが検討されてきた。癌細胞は温熱そのものにも感受性が高く，また，卵巣癌に有効性があり腹腔内投与が可能な多くの抗癌剤の活性を温熱が増強することが *in vitro* で示されてきた。1994 年に初めて卵巣癌症例に対する治療報告がなされて以来関心が高まり，現在までに 35 を超える関連論文が発表されている。また現在，少なくとも 2 つの国レベルでのランダム試験が進行中である（オランダ：術前化学療法後の腫瘍減量手術時，フランス：再発腫瘍）。HIPEC は通常，手術中に顕微鏡的癌細胞あるいは腹膜表面の肉眼的小病巣を標的とした単回治療として行われる。また，通常は独立した治療としてではなく，術後に行われる（経静脈的）全身化学療法とともに治療の一環として行われるものである。

　現時点では HIPEC で用いる薬剤や灌流条件に関しての一致したコンセンサスはないが，

American society for peritoneal surface malignancy；ASPSM による提案では，プラチナ感受性群にはプラチナ製剤，抵抗群にはマイトマイシンを用い，灌流の条件は 42℃，3L，90 分とされている。実際の手技としては開腹によるもの（Close 法，Open 法），腹腔鏡によるものに分かれるが，詳細は成書を参照されたい。いずれにしても，現時点では臨床試験として行われるべき実験的な治療であるといえる。

③ 癌免疫療法

わが国では，癌に対する免疫療法はマスコミなどで取り上げられるとともに先進医療や自由診療で広く行われてきたが，現時点で確立された治療として承認されたものはない。

a. 細胞免疫療法（養子免疫療法）

抗腫瘍作用を有する免疫細胞を患者から取り出し，サイトカインや腫瘍抗原で活性化，増殖させ，再び患者に戻す活性化リンパ球療法が代表的である。当初，NCI の Rosenberg が高い奏効率を報告し注目されたが，追試によってその効果は再現されず，研究は下火になった。わが国では，高度先進医療としてあるいは民間のクリニックで自費診療として現在でも行われているが，承認の道筋は立っていない。また，特異的細胞免疫療法として tumor infiltrating lymphocyte（TIL：腫瘍浸潤リンパ球）や cytotoxic T cell（CTL）を用いた臨床試験が試みられたが，その臨床的有用性は明らかとなっていない。

b. 免疫アジュバント療法

免疫アジュバントとは，菌体成分等による免疫誘導作用を用いた治療である。わが国では，結核菌から抽出した多糖類が，「丸山ワクチン」として使用されてきた。丸山ワクチンは，癌治療薬として承認されておらず，1981 年より有償治験薬のまま現在に至っている。クレスチン（カワラタケ蛋白多糖体），ピシバニール（OK432：溶連菌抽出物），レンチナン（しいたけ蛋白多糖体）などはわが国で承認されたものの，海外では評価されなかった。

c. ワクチン療法

現在，最も注目を集めている免疫療法である。癌細胞に存在する成分のうち宿主免疫系が標的抗原として認識しうる構成成分（癌抗原）を同定し，この癌抗原を宿主に人為的に与えることで癌に対する特異的な抗腫瘍免疫を誘導する。すなわち，癌ワクチンを投与することで宿主が本来もつ癌細胞を攻撃する免疫力を高め，免疫力によって癌を治療または予防する免疫療法である。本来のワクチンは，健常者に投与しウイルス疾患等の感染症の発症予防や疾患軽減化のために用いる予防ワクチンであるが，癌ワクチンのほとんどは，すでに発症した癌に対する治療目的で使用する治療ワクチンである。

癌抗原は悪性黒色腫における MAGE，乳癌などにおける HER2/neu，大腸癌における CEA，各種白血病や各種癌における WT1 など多数報告されている。癌抗原は正常細胞ではまったく発現していないか，発現していても少量であり，癌細胞においては過剰に発現している。癌抗原蛋白質は癌細胞の細胞質内でペプチドに分解され，癌細胞の表面にクラスⅠ HLA 分子とともに癌抗原ペプチドとして発現される。これを免疫細胞である細胞傷害性 T 細胞（CTL）が特異的に認識し，癌細胞を攻撃する。元来，宿主の生体内におい

て癌細胞が存在すれば，その癌細胞は細胞表面に自然と癌抗原ペプチドを発現しており，そのペプチドに対する特異的なCTLも自然に誘導されている．しかし，その数と力（免疫力）が十分でないために癌は増殖し，結果的に宿主に致命傷を与える．癌自体にもCTLの攻撃をかわすさまざまな機構（免疫逃避機構）がある．そこで，癌抗原ペプチドを人為的に宿主に投与することで，特異的なCTLを大量に誘導するのが癌ワクチン療法である．癌ワクチン療法の効果をさらに強力なものにするため，腫瘍抗原ペプチドを提示する樹状細胞などの抗原提示細胞を用いた工夫や，腫瘍に対する生体反応を増強する物質（biological response modifier；BRM）を併用した治療，遺伝子治療との併用などさまざまな角度からの研究が進められている．ただし，いずれのワクチン療法もその臨床試験や治験において有用性が証明されたものは現時点では，いまだない．

4. 腫瘍とその関連病変

A 外陰

① 良性腫瘍と外陰疾患

a. Bartholin 腺疾患
「婦人科感染症」の項を参照。　▶p.699

b. 潰瘍性病変（「婦人科感染症」の項を参照）　▶p.707
外陰悪性腫瘍との鑑別で重要な疾患である。外陰痛や掻痒感として自覚されることが多い。急性外陰潰瘍（Lipschütz 潰瘍），外陰ヘルペス，Behçet 症候群の場合は，小陰唇・大陰唇に発症し，膿疱が破れて浅い潰瘍を形成し，ときに発熱を伴い，再発を繰り返す。これらは臨床症状が類似することから診断は難しい。外陰ヘルペスはウイルス学的検査で診断できる。Behçet 症候群では，口腔内や眼の虹彩の潰瘍を併発する。梅毒，軟性下疳，外陰結核などの感染症も鑑別に挙げられる。

図3-62　尖圭コンジローマ

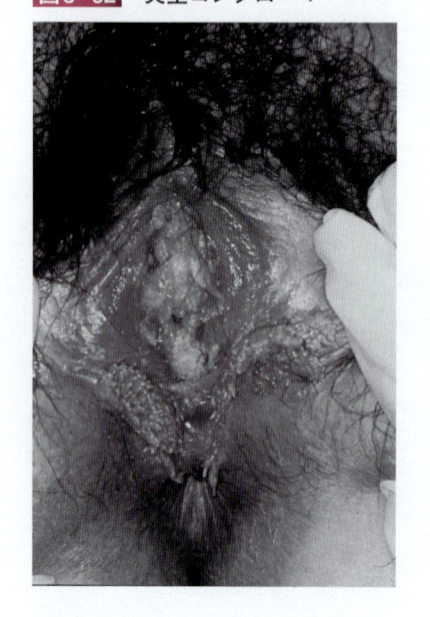

c. 角化性病変
1) 外陰ジストロフィー

外陰腫瘍，特に前癌病変との鑑別が問題となる疾患で，外陰の非腫瘍性上皮性病変の総称。現在では外陰ジストロフィーを硬化性苔癬と扁平上皮過形成という2つの概念に大別している。頑固な掻痒感が特徴で，しばしば外陰カンジダ症と誤診される。増殖ジストロフィー（扁平上皮過形成）は掻痒感，擦過による疼痛，灼熱感を伴う。

①硬化性苔癬：硬化性苔癬（外陰萎縮症，白斑症）は，閉経期，閉経後，思春期前に好発し，外陰疾患のなかでは比較的頻度が高い。左右対称性に発生し，赤色，白斑，硬化，陰唇の癒合，腟狭窄など多彩な臨床像を呈する。頑固な掻痒感のため，カンジダ外陰炎や白癬菌感染と間違えられて長期間抗真菌薬の外用薬で治療されることがある。抗真菌薬が無効の場合には本疾患を鑑別に挙げるべきである。またまれに異型性を伴い，上皮異形成や外陰癌を併発・続発することがあるので，所見に変化がある場合などは必ず組織検査を施行する。

d. 尖圭コンジローマ（「婦人科感染症」の項を参照） ▶p.713

ヒトパピローマウイルス6，11型が原因ウイルスであり，良性乳頭腫（性器イボ）である（図3-62）。性行為感染で外生殖器のどこにでも病変を形成する。4大性感染症の1つである。外陰癌との鑑別は組織診検査，細胞診検査による。

e. 外陰囊胞性疾患

外陰腫瘤の原因としては，Bartholin腺膿瘍（囊胞），Skene腺囊胞，毛囊炎，血腫，Gartner管囊胞がある。年齢を問わず発生。Bartholin腺膿瘍か毛囊炎のことが多い。座位で病変部が圧迫されるため腫瘤として自覚されやすい。炎症を伴う場合は自発痛・圧痛を伴い排膿などを考慮する。良性腫瘍としては，脂肪腫，線維腫，汗腺腫がよくみられる。外陰悪性腫瘍も腫瘤を形成することが多いので，組織診によってまず鑑別すべきである。

② 前癌病変

前癌病変とは，高頻度に悪性腫瘍に移行する可能性のある病変をいう。外陰部の前癌病変として，①上皮内癌，② Bowen病，③紅色肥厚症，④ Paget病，⑤白板症 leukoplakia，⑥異形成，⑦硬化性萎縮性苔癬，⑧悪性黒色腫前駆症，などが以前から挙げられている。これらのうち，Bowen病と紅色肥厚症は上皮内癌の一型と考えられるので，international society for the study of vulvar disease の勧告どおり，ここでは一括し上皮内癌として述べる。

本項で述べる外陰上皮内病変については，これらとは異なる疾患カテゴリーがある。従来は種々の病名が使用され，同じ症状をさまざまな呼び方の病名で記載されたために，しばしば混乱が生じていた。1987年以降は混乱がなくなるように現在は疾患概念と病名を統一するようになっている。international society for the study of vulvar disease は外陰上皮内病変を組織学的に分類している。日本産科婦人科学会も同様の疾患カテゴリーを用いている。表3-27のように外陰上皮内病変の疾患を整理すると理解しやすい。

皮膚や粘膜の白板症とは，上皮の肥厚を伴う白色病変の，臨床上の総括的名称であり，

種々の程度の過角化を示す多くの疾患を含む。外陰部では，慢性炎症，硬化性萎縮性苔癬，異形成，上皮内癌，浸潤癌など，良性から悪性まで種々の疾患が含まれる。それゆえ，本項では，白板症は前癌病変としては取り上げない。

子宮頸部の異形成とほとんど同一の組織像を示す病変が外陰部の上皮にもみられる。この病変を vulvar intraepithelial neoplasia (VIN) とよび，mild (VIN1)，moderate (VIN2)，severe (VIN3) の3段階に分けている。VIN3から外陰癌への進展率は正確にはわかっていないが，この病変を発見したときには，厳重な follow-up の必要がある。

硬化性萎縮性苔癬はしばしば外陰癌と併存することから，前癌病変と考えられてきた。そのため，以前には外陰部切除術がしばしば施行されたこともある。しかし，癌化の危険は以前考えられていたほどではなく，1〜3％にすぎないので，今日では前癌病変から除かれている。しかし，表皮の atypia (dysplasia) を伴うときには，注意深い follow-up が必要である。以下，外陰部の前癌病変として①上皮内癌，② Paget 病，③悪性黒色腫前駆症の3病変を取り上げる。

a. 上皮内癌 squamous cell carcinoma in situ
1）疫学および臨床的事項

外陰部の上皮内癌は，わが国ではまれであるとされているが，欧米では最近症例が増加し，施設によっては浸潤性外陰癌との比が1：1とする報告もある。そして，上皮内癌は従来，60歳前半にみられることが多かったが，最近ではより若い層にもみられるようになり，30歳代の女性にもしばしば発見される。また，本疾患は子宮頸部，腟，肛門周囲部の上皮内癌を伴うことが多く（20〜25％），共通の発生機序（ウイルス発癌）が想定されている。

2）病理所見

本症には多発型と単発型とがあり，多発型が15〜20％を占める。Woodruff らによると，30〜60歳には多発型が多く全体の50％を占めるが，60歳以上では単発型が大部分を占めるようになるという。

肉眼的には，形，色，大きさはさまざまで一様ではないが，多くは軽度に隆起し，表面の色は赤褐色で，過角化を伴う。ときに著明な色素沈着をみることがある。

光顕的には本症は，① Bowen 病型（図3-63），②子宮頸部の上皮内癌に類似する通常

表3-27 外陰上皮内病変

〈非腫瘍性〉（従来の外陰ジストロフィー）
1. 硬化性苔癬
2. 扁平上皮過形成（従来の増殖ジストロフィー）

〈腫瘍性〉
3. 外陰上皮内腫瘍
 1）扁平上皮性（VIN）
  ⅰ）VIN1（軽度異形成）
  ⅱ）VIN2（中等度異形成）
  ⅲ）VIN3（高度異形成）
 2）非扁平上皮性
  ⅰ）Paget 病
  ⅱ）表皮内黒色腫

型（図3-64），③乳頭状型（疣状型），の3型に大別される。しかし，純粋型は少なく，大部分は混合型であるが，predominant な組織型をその腫瘍の組織型とすれば，約2/3が通常型，約1/3がBowen型で，乳頭状型はまれである。

3）症状・診断

初発症状は，掻痒感と白斑が大部分であるが，無症状のものが約1/2を占める。

早期診断のためには，注意深い外陰部の視診（大型ルーペを使用するとよい）が大切である。特に，high risk group の者（子宮頸部や腟の癌の既往歴がある者や，現に癌がある者）は，念を入れ診察しなければならない。上皮内癌を疑うべき領域は，①正常皮膚より軽度に隆起しているところ，②過角化を伴う白色の領域（いわゆる白板症），③色素沈着のみられるところ，である。疑わしいところは，酢酸加工の後にコルポスコープで観察し，積極的に生検を施行すべきである。

4）治療

①手術療法：病巣の周りの健常皮膚を十分含めた，広範囲病巣切除術 wide local excision が治療の基本である。ただし，術後の厳重な follow-up が必要であることはいうまでもない。しかし，しばしば上皮内癌が多発性であること，また生検だけでは間質浸潤を完全に否定できないことから，単純外陰摘出を勧める者もある。だが，広範囲病巣切除術と単純外陰摘出との再発率に差はないので，術後障害のことを考えると，少なくとも40歳以下の者には単純外陰摘出は避けたい。けれども，病巣が広範囲な場合や再発の場合には，単純外陰摘出が適応となる。術後，摘出物は注意深く検索し，間質浸潤の有無を確かめる必要がある。

②化学療法：5-FU軟膏は，角化傾向の少ないものには有効で，有効率は50～60％といわれているが，過角化のあるものには無効である。

5）Bowen 様丘疹 Bowenoid papulosis

Bowen 様丘疹は，上述した VIN に含まれ HPV 感染が原因である。特に HPV 16 が多いといわれている。Bowen 様丘疹という名前の由来は，Bowen 病（高齢者に多く，ヒ素

図3-63 外陰の上皮内癌
Bowen型で，棘細胞層から基底細胞層にかけて異型細胞が著明に増殖し，釘脚の肥大と過角化症を伴う（HE染色，×100）。

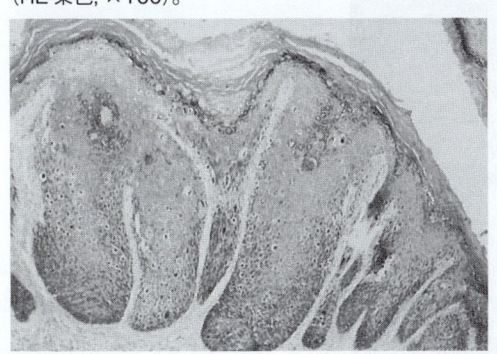

図3-64 外陰の上皮内癌
通常型の上皮内癌で，中等度の過角化を伴う（HE染色，×200）。

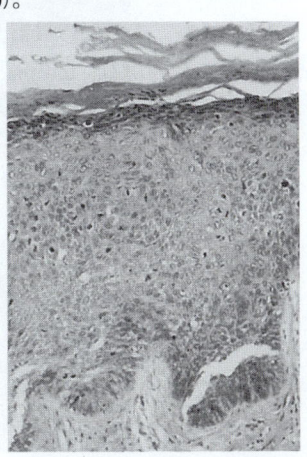

が関与する皮膚疾患）と肉眼的にも組織学的にも類似する（図3-65）ことから名前が付けられたが，病因はBowen病とはまったく異なるので注意されたい。

　組織学的にはVINと診断される疾患である。表層では強い角化傾向を伴いながら深層から中層まではCINと同様のHPVウイルス感染巣の組織像を呈する。組織診断はCINと同様の診断基準となる。しかし臨床像はCINとは大きく異なり，色素沈着を伴う丘疹の像を呈する。Bowen様丘疹はHPV感染が原因であることから比較的若年者にみられることが多いが，ステロイド常用者の場合には年齢を問わず認められる。しかもステロイドを使用している間は難治性でVIN1～2の状態が続くため，長期間にわたる経過観察が必要となる。

b. 外陰 Paget 病 Paget disease

　乳房のPaget病と同じく，表皮内（主に肥大した棘皮層内）に増殖する大型の明るい腫瘍細胞（Paget細胞）を特徴とする。乳房ではほとんどすべての例に，乳頭下の輸出管内に腺癌が発見されるので，輸出管癌の上皮内蔓延像と解されている。しかし外陰のPaget病では，上皮下に腫瘍が存在するのは1/3にすぎない。残り2/3では，病変は表皮にのみみられ，長期間浸潤を起こさないので，上皮内癌の一種と考えられる。それに反し，上皮下に腺癌があるものは，しばしばリンパ節転移や遠隔転移がみられ，予後不良である。上皮下の腺癌はアポクリン腺由来で，上皮内のPaget細胞はアポクリン腺癌の上皮内蔓延と解されている。Paget病はきわめてまれな腫瘍で，主に高齢者に発生する。本腫瘍は，乳房や肛門周囲のPaget病や他臓器の癌を伴うことがあるので，十分な検索が必要である。

1) 病理所見

　肉眼的には，本腫瘍は湿疹様に見える。病巣は軽度に隆起し，紅色を帯び，ときに白色の斑点が散在する。境界は不鮮明のことが多い。しばしば病巣は広範囲に及び，左右の陰唇をともに侵すこともまれではない。ときとして病巣内に小腫瘤を触れる。

図3-65　Bowen様丘疹

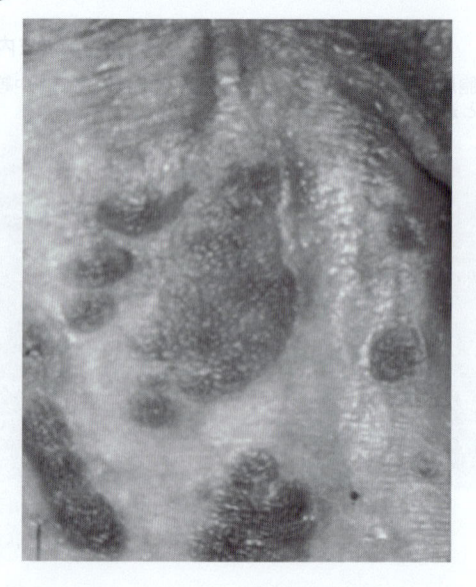

光顕的には 図3-66 にみるように，表皮の基底層から棘皮層にかけて Paget 細胞（大きな明るい細胞質と肥大した核をもつ腫瘍細胞）がみられる。Paget 細胞は，PAS 染色陽性（diastase 抵抗性）で，Alcian blue と mucicarmin 染色にも多くの場合，陽性である。Paget 細胞に類似している悪性黒色腫細胞は，粘液染色に陰性なので，Paget 細胞と黒色腫細胞との鑑別に役立つ。

Paget 病の 20〜25％に，図3-67 のように表皮下にアポクリン腺由来の腺癌が発見される。腺癌の多くは，低分化型で，ときに扁平上皮化生がみられる。

2) 症状・診断

初発症状は搔痒感が大部分で，次いで外陰部の不快感や外陰部の変色などが続く。しかし，無症状の場合もかなり多い。

外陰の Paget 病の大部分は，最初は湿疹（図3-68）や搔痒症として，ステロイド軟膏などでときを費やしているうちに，病巣下に腫瘤を触れるようになり，Paget 病と気付いたときにはすでにリンパ節転移をきたしているという臨床経過をたどる。早期診断のためには，注意深い視診と積極的な生検が必要である。また，表皮の病変の下に腫瘤があるか否か，注意深く触診を行う。

3) 予後・治療

皮下の腺癌の有無により予後が著しく異なる。腺癌のない場合は上皮内癌であり，転移もなく予後もよい。腺癌がある場合は，転移の頻度も増し，予後も悪くなるので，外陰の扁平上皮癌と同様に取り扱う必要がある。

①上皮内癌の場合：皮疹のみで表皮下に腫瘤を触れない場合には，広範囲病巣切除術 wide local excision を行う。病巣の周囲の，一見健常にみえる皮膚にも，Paget 細胞が浸潤していることが多いので，病巣より少なくとも 3 cm 以上，健常皮膚を切除する必

図3-66 外陰の Paget 病
上皮内に大型の明るい癌細胞（Paget 細胞）が集塊をなして見える。間質浸潤はない（HE 染色，×40）。

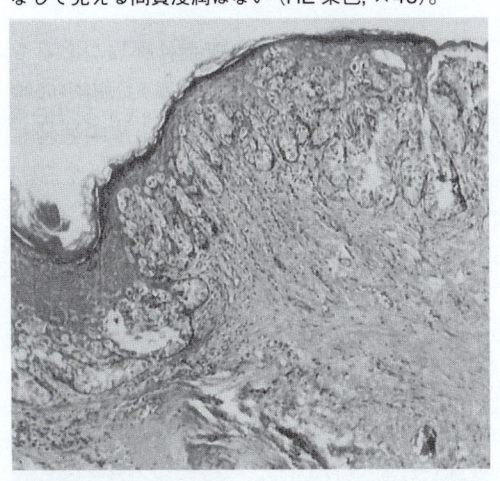

図3-67 外陰の Paget 病（浸潤癌）
表面内に Paget 細胞が集塊をなしている。矢印は表皮下の浸潤性腺癌の一部を示す（HE 染色，×40）。

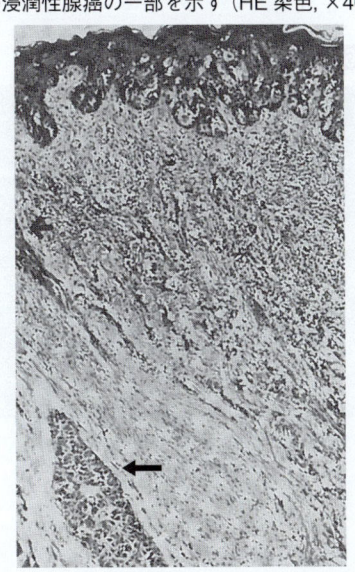

要性を強調している者もいる．また，病巣内に腫瘤を触れなくとも，浸潤癌が発見されることもあるので，切除の深さは皮下組織全体を残さないようにするべきである．摘出物は十分に組織学的に検索し，浸潤の有無を決定する．浸潤があったときには，下記の浸潤癌に対する治療を追加する．

②浸潤癌：皮疹の下に硬い腫瘤を触れるときは，臨床的に皮下に浸潤癌ありとする．このときは，広汎性外陰摘出＋両側鼠径リンパ節郭清を施行する．

c. 悪性黒色腫前駆症

悪性黒色腫の前癌状態として，①悪性黒子，②表在型上皮肉黒色腫，が知られている．皮膚では黒色腫の約15％が，前記の前駆症を基盤として発生するといわれている．本症は広範囲切除の適応となる．

1) 悪性黒子 lentigo maligna

高齢者の顔面，頸部，四肢などの露出部に好発し，外陰に生じることはまれである．病巣は最初セピア色や黒褐色の小斑であるが，徐々に拡大して，不規則な形をした濃淡のむらのある比較的大きな色素斑となる．普通，浸潤を開始するまで10〜15年かかることが多い．組織学的には，表皮から真皮接合部に沿って1〜2層の異型メラノサイトの増殖がみられる．メラノサイトは円形で，メラニンに富む．やがて増殖が著明になると，メラノサイトは数層になり，紡錘形のものが多くなる．

2) 表在型上皮内黒色腫 superficial spreading melanoma in situ

本症は40〜60歳の間に発症することが多い．皮膚の露出部のほかに，非露出部の皮膚や粘膜にも生じる．外陰部や肛門周囲には，この型のものが多く，前述の悪性黒子はごくまれである．本症は，悪性黒子に比べ水平方向へ拡大する速度が速い．3〜4cmの大きさになると，浸潤を起こしていることが多い．

肉眼的には，境界明瞭な褐色または黒色の色素斑である．組織学的には，大きく明るい胞体をもつメラノサイトが，Paget病の場合のように表皮内に浸潤している（図3-69）．

図3-68 外陰Paget病

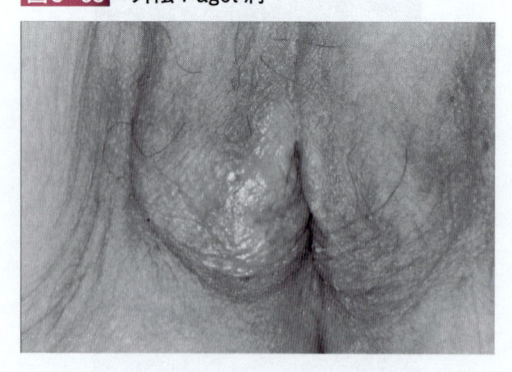

図3-69 悪性黒色腫の前駆症
表在型の上皮内黒色腫で，大きく明るい胞体をもつ異型メラノサイトが，表皮内に浸潤している（HE染色，×40）．

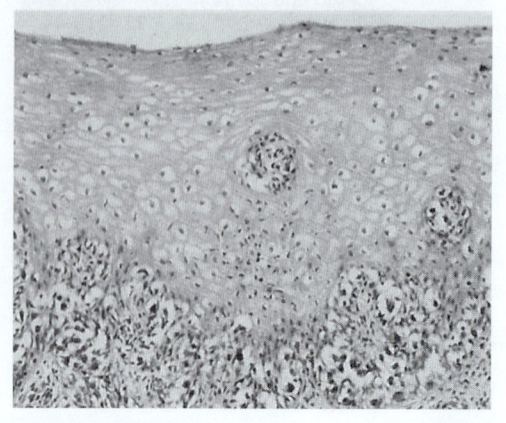

これは，悪性黒子の場合はメラノサイトの増殖が表皮から真皮接合部に限られ，表皮内に浸潤することがないのと対照的である．

③ 悪性腫瘍

a. 悪性腫瘍総論

外陰の悪性腫瘍は，外陰に存在する皮膚，汗腺，Bartholin 腺，などから発生し，腫瘤形成，潰瘍形成，疣状，白斑，萎縮症などの多彩な臨床像を呈する．まれな疾患で見慣れていないため，肉眼所見でそれと気付かれないこともある．早期に狙い組織検査を行い病理学的に診断する必要がある．外陰悪性腫瘍の約85％は外陰癌（ほとんどが扁平上皮癌）である．残りは，悪性黒色腫が約5.5％，Bartholin 腺癌が3.7％，外陰Paget病（腺癌）が約2％，基底細胞癌が約2％，肉腫が約1.6％である．外陰の悪性腫瘍の種類と頻度を表3-28 に示す．この表は欧米の集計であるが，黒色腫の頻度がわが国よりかなり高いことを除けば，ほぼわが国の頻度と一致する．

b. 外陰癌（扁平上皮癌）

1）疫学

外陰癌は，全婦人科悪性腫瘍の約2％を占める．大部分は50歳以上に発生し，40歳以下に発症することは比較的まれである．本症の発症年齢のピークは60歳代にある．アメリカでは性成熟期女性の上皮内癌がここ10年来，急激に増加しつつあり，浸潤癌との比が1：1との報告もある．上皮内癌患者の40〜60％が40歳以下である．

本症が肥満，高血圧，糖尿病と合併することが多いことも，診断や治療に際し留意しておくべきことである．これらの合併症が，子宮体癌と合併することが多いことも興味深い．また，子宮頸部，腟，乳房などの癌が合併する頻度が高いので，注意しなければならない．外陰癌の治療後の定期検診の際には，腟癌，頸癌，乳癌のチェックも忘れてはならない．

2）病理

①肉眼像：外陰癌は小さな隆起性の硬結（図3-70, 71）か乳頭状腫瘤として始まる．表面は初め過角化を示すことが多いが，やがて潰瘍化する．癌が進行すれば，硬い潰瘍底をもつ潰瘍か，表面が不整な疣状の腫瘤となる．

②発生部位：Plentl と Friedman の集計（1,537例）によると，大陰唇と小陰唇が71.2％，陰核が13.7％，会陰4.5％，尿道3.1％，その他の部位2.4％で，多発したものが5.1％であった．

表3-28　外陰悪性腫瘍の頻度（739例）

扁平上皮癌	85.0％
悪性黒色腫	5.5
Bartholin 腺癌	3.7
Paget 病	2.2
基底細胞癌	2.0
肉腫	1.6

(Morrow, C.P. らより)

③組織像：外陰部の扁平上皮癌は，子宮頸部や腟のものに比べ分化傾向が著しい。図3-72に示すような分化型が，ほぼ2/3を占める。

3）臨床進行期分類

外陰癌の臨床進行期分類は，TNM分類と，TNM分類を基礎としたinternational federation of gynecology and obstetrics；FIGOの分類がある。現在，FIGO分類が広く用いられている。

2009年にFIGO進行期分類が改訂された（表3-29）。その背景には，旧FIGO進行期分類では，触診による所属リンパ節転移の有無が重視されていて，触診による転移の有無の判定はかなり不正確であったことが挙げられる。臨床的に転移が疑われた場合でも，実際には組織学的には約50％に転移が証明されるにすぎない。また触診で転移なしとした場合でも，20～30％に組織学的検査で転移が発見される。旧FIGO進行期分類では，I

図3-70 外陰癌1

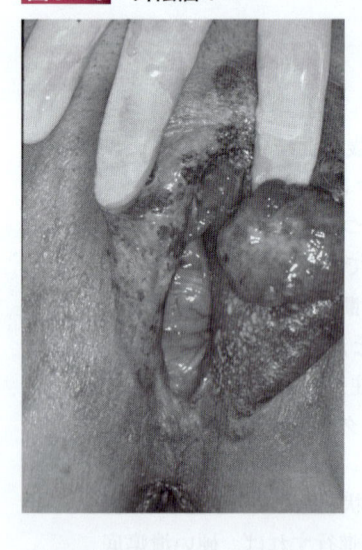

図3-71 外陰癌2

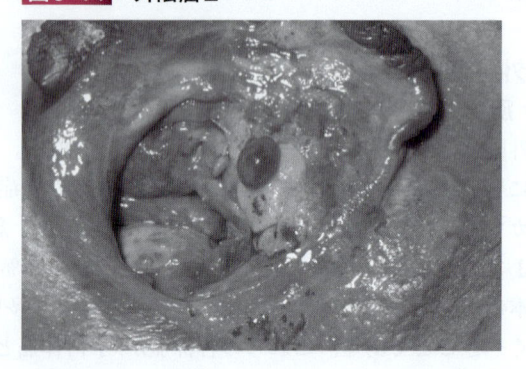

図3-72 外陰の上皮癌
分化型の扁平上皮癌である（HE染色，×40）。

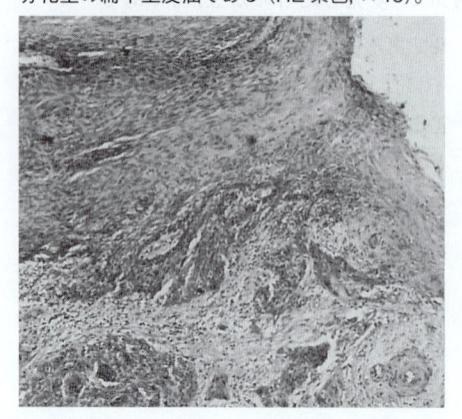

期とⅡ期の5年生存率には差がない，生存率が進行期と相関しない，Ⅲ期の5年生存率が報告によって34～100％とばらつく，などの問題が指摘されていた．このような問題点を改善するべく2009年の新進行期では，腫瘍径よりも，リンパ節転移の数，大きさ，形態が重視されている．

4）進展様式

①隣接臓器：病巣が拡大すると，対側陰唇や会陰へと進展する．腟と尿道への進展は比較的少ない．膀胱や直腸への進展は，末期癌の場合を除けばまれである．

②リンパ節：早期から所属リンパ節転移を起こすが，局所の進展には比較的長期間を要するのが外陰癌の特徴である．そのため，所属リンパ節への転移があっても，比較的よい治療成績を上げうる．リンパ節転移は，全症例の30～60％にみられる．

外陰癌のリンパ行性転移の経路が，図3-73 に示すように2つの経路がある．第1の経路は，外陰部→浅鼠径節→深鼠径節→外腸骨・閉鎖節へと行く．もう1つは，陰核と尿道口付近から鼠径節を経由せずに直接に外腸骨・閉鎖節へ行く経路である．しかし，鼠径節に転移がなく，骨盤リンパ節のみ転移を認めるという例はほとんどないので（外陰部癌全体の約3％），実際に第2の経路をたどって転移をすることはまれと考えてよい．

鼠径節転移は，Franklinの集計によると743例中38.2％にみられ，骨盤リンパ節転移は，Plentlらの集計によると477例中11.7％にみられる．

外陰部の皮下リンパ管には豊富な左右の吻合がみられるので，病巣が片側性であっても，約20％に両側の転移が見出される．それゆえ，リンパ節郭清は必ず両側に施行しなければならない．

③遠隔臓器：遠隔転移は肺，肝，骨にみられるが，高度に進行した癌に限られる．

5）予後

予後を決定する因子は以下のとおりである．

①臨床進行期：2009年の新FIGO進行期分類では，進行期が予後に反映されている．

②深達度：Magrinaらによれば，Ⅰ期の外陰癌では，浸潤が1mm以下では鼠径リンパ節に転移はないが，1.1～3mmで4.0％，3.1mm以上で18.5％に転移がある．

③リンパ節転移：鼠径リンパ節転移陽性例の5年生存率は33～53％，陰性例では81～100％と明らかな差が認められる．van der Steenらの報告によると，リンパ節の個数（1

表3-29　FIGO進行期分類

Ⅰ期	外陰または会陰に限局し，かつ 　ⅠA期：最大径2cm以下の腫瘍で，間質浸潤の深さが1mm以下 　ⅠB期：最大径2cm超の腫瘍または間質浸潤の深さが1mm超
Ⅱ期	腫瘍径を問わず，下部1/3尿道，下部1/3腟壁，または肛門に進展し，リンパ節転移なし
Ⅲ期	腫瘍径を問わず，下部1/3尿道，下部1/3腟壁，または肛門に進展し，かつ 　ⅢA期：5mm以上のリンパ節転移が1つ，もしくは5mm未満のリンパ節転移1～2個 　ⅢB期：5mm以上のリンパ節転移が2つ以上，もしくは5mm未満のリンパ節転移が3個以上 　ⅢC期：被膜外進展しているリンパ節転移
ⅣA期	腫瘍が次のいずれかに浸潤するもの 　（ⅰ）上部尿道か上部腟壁，膀胱粘膜，直腸粘膜，骨盤壁に及ぶ 　（ⅱ）固定または潰瘍化した大腿-鼠径リンパ節転移
ⅣB期	骨盤リンパ節を含むいずれかの部位に遠隔転移があるもの

個, 2個, 3個, 4個以上) と予後はきれいに相関する．また1次リンパ節転移と遠隔リンパ節転移では，遠隔リンパ節転移がある場合には明らかに予後不良である．しかし，リンパ節が片側か両側は予後因子にはなっていない．

④原発巣の大きさ：表3-30 に示すように，原発巣の大きさとリンパ節転移率・予後とはよく並行する．

6) 症状・診断

①症状：最初は執拗な掻痒感と腫瘤を訴える者が最も多い．腫瘤が潰瘍化すると，痛みと排尿時の灼熱感を訴えるようになる．

②診断：早期診断のためには，注意深い外陰部の視診が大切である．視診には大型のルーペを使用し，疑わしい場所は酢酸加工コルポ診下に生検を行う．細胞診は，病巣が乾燥・変性していることが多く，良好な標本は得難い．しかし，木製のヘラで強く擦過するなどの配慮をすれば，比較的よい標本が得られる．

7) 治療法

①術式の決定

ⅰ) Ⅰ期：基本的には広汎外陰切除術および両側鼠径・大腿リンパ節郭清術が考慮される．ただし，近年は縮小手術が可能であるというエビデンスが報告されるようになってきた．すなわち，腫瘍径1cm以下，浸潤の深さ1mm以下の場合は縮小手術 (wide local excision および片側鼠径リンパ節郭清術) でよい (Level Ⅲ)．腫瘍の厚さが5mm以下の場合は，縮小手術 (広汎性片側外陰切除術および片側鼠径リンパ節郭清術) により合併症発生率が低下し，死亡率には差がなかった (Level Ⅱa)．

ⅱ) Ⅱ期：広汎外陰切除術および両側鼠径・大腿リンパ節郭清術が標準治療である．この場合，病変から10mm以上のmarginを確保して切除することが必要である．臨床

図3-73 外陰癌のリンパ行性転移の経路

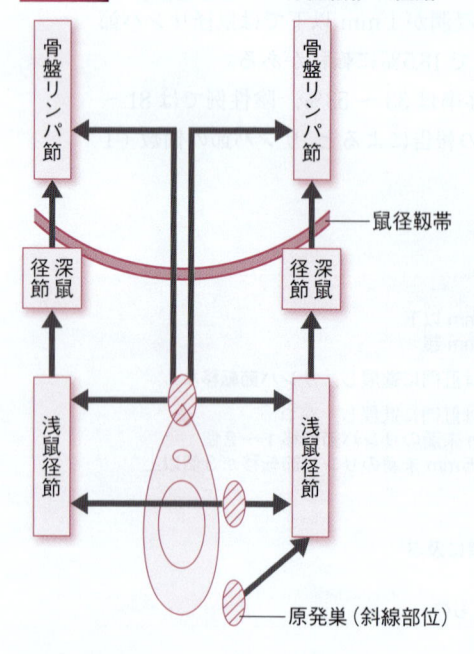

表3-30 原発巣の大きさと鼠径リンパ節転移率および予後

大きさ (cm)	症例数	転移率 (%)	訂正5生率 (%)
～1	5	0	100
1.1～2	21	5	94
2.1～3	15	20	85
3.1～4	14	29	71
4.1～	26	50	50

(Krupp, P.J. ほか より)

的に N0 であっても約 20％に鼠径・大腿部転移が認められることから，鼠径・大腿リンパ節郭清術もしくは術後の鼠径・大腿部放射線照射が必要である。

iii）Ⅲ期：広汎外陰切除術および両側鼠径リンパ節郭清術が標準治療である。無作為比較試験では，鼠径リンパ節転移が疑われた場合に，術中鼠径リンパ節郭清せずに術後放射線照射（電子線照射）した群よりも，鼠径リンパ節郭清術を施行した群のほうが予後がよいことが示されている（Level Ⅰb）。一方で，術後照射が対向 2 門照射ならリンパ節郭清を省略できるとする報告もある（Level Ⅱa）。

さらに鼠径リンパ節転移がある場合，陰核や外尿道口に癌が進展している場合には腹膜外骨盤リンパ節郭清を行うことが基本である。ただし，鼠径リンパ節転移を認めた例を，骨盤放射線照射群と骨盤リンパ節郭清群に無作為に分け前方視的検討を行ったところ，鼠径部および骨盤外照射を追加したほうが骨盤リンパ節郭清術を行うより予後の改善につながったという報告（Level Ⅰb）もある。

②縮小手術への試み～センチネルリンパ節と術前化学療法：センチネルリンパ節とは，原発巣から最初にリンパ流が流れ込むリンパ節のことで，原発巣に色素や放射線物質を注入することによってセンチネルリンパ節を術中に同定し，その生検によってリンパ節転移の有無を推定する方法である。近年，乳癌手術ではセンチネルリンパ節を用いたリンパ節郭清の省略が盛んに行われており，外陰癌にもセンチネルリンパ節を取り込もうとする試みが報告されてきているが，安全性・有効性についてはまだ不明である。

Ⅱ期以上の症例で，広範囲の切除を行うと排尿・排便機能障害を起こすことが予想される場合に，術前に化学療法もしくは放射線化学療法併用療法によって病変を縮小させ，手術侵襲を軽減させる術前化学療法 Neoadjuvant Chemotherapy の報告が多く示されている。

③放射線化学療法同時併用療法：放射線単独よりも化学療法を併用するほうが生存率や局所制御率を向上させることが複数の Level Ⅲ，Ⅳ study で示されていることから，放射線単独は選択するべきではない。鼠径リンパ節転移を認めた場合の骨盤内リンパ節郭清は，レベルⅠのエビデンスによりほぼ否定されている。

④化学療法：外陰癌治療で化学療法が施行されるのは，ⅰ）進行癌の初回治療，ⅱ）術前化学療法もしくは術前放射線化学療法同時併用療法，という設定である。外陰癌に対する化学療法の有効性を比較したランダム化試験は存在しない。シスプラチン，5-FU，マイトマイシンC，ブレオマイシンのうちの 2 剤を併用するレジメンが主流であるが，明らかに予後の改善や症状緩和に有用であったとの報告はない。しかも化学療法の対象者は高齢者のことが多いため，抗癌剤の併用療法に耐えうるかが大きな問題となる。

4 つの非ランダム化試験により，術前放射線化学療法同時併用療法のレジメンとして 5-FU＋シスプラチン（図3-74）もしくは 5-FU＋マイトマイシンCを施行され，60～90％の患者で手術に持ち込むことができている。一方，ブレオマイシンを基調とするレジメンを術前放射線化学療法同時併用療法に用いた試験では 20％しか手術に持ち込むことができなかった。以上のことから，現時点では 5-FU を基調とするレジメンが推奨される（Level Ⅲ）。

c. 扁平上皮癌の亜型

1) 基底細胞癌 basal cell carcinoma

外陰部ではまれな腫瘍で，局所浸潤は起こすが，転移は起こさない。肉眼的には小さな結節状の腫瘍で，結節の中央は潰瘍化し陥凹していることが多い。組織学的には，基底細胞に類似した異型性の少ない腫瘍細胞がシート状に配列し，浸潤性に増殖している。外陰部での好発部位は陰毛のある皮膚の部分で，しばしば多発する。治療は腫瘍の周りの皮膚を含めて，腫瘍の摘出を行う。

2) 疣状癌 verrucous carcinoma

組織学的には高度に分化した扁平上皮癌で（図3-75），局所的には浸潤性に発育するが，転移を起こすことはまれである。同様の腫瘍が，外陰のほかに子宮頸部や腟にも発生する。放射線療法は無効で，逆に放射線照射により癌の組織型が低分化型に変わり，急にリンパ節転移を起こすことがあると報告されている。そのため，治療としてはまず手術療法が第一選択となる。

d. 外陰悪性黒色腫

欧米の報告によると，外陰悪性腫瘍のうち本症は扁平上皮癌に次いで多く，悪性外陰腫瘍の2～5％とされる。しかしわが国ではきわめてまれで，1％にも達しない。50～60歳に多く，思春期前はまれである。好発部位は，大陰唇，小陰唇，尿道口の順。接合部母斑の悪性化もあるが，前駆病変を伴わないほうが多い。肉眼的には無色素性のこともある。原発が小さくてもリンパ行性，血行性転移をきたしやすく，予後不良である。

悪性黒色腫は，①一見正常の皮膚から突然結節状に，②母斑細胞から，③悪性黒色腫前駆症から，発生する。肉眼的に腫瘍が褐色または黒色を帯びていれば診断は容易であるが，無色素性の場合は扁平上皮癌との鑑別は困難である。肉眼的に少しでも悪性黒色腫の疑いがあるときには，周囲の健常皮膚も含めて腫瘍を摘出し，組織検査を行う。確かな証拠はないが，腫瘍の一部生検を施行すると，転移を促進するといわれているので，周囲を含め

図3-74 シスプラチン＋5-FUの著効例（外陰癌Ⅱ期）

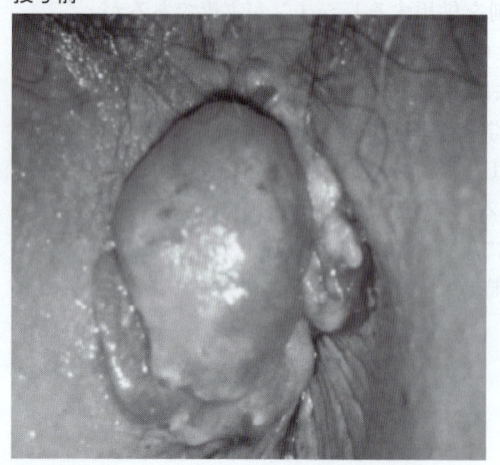

投与前　　　　　　　　　　　　　　　シスプラチン＋5-FU 3コース後

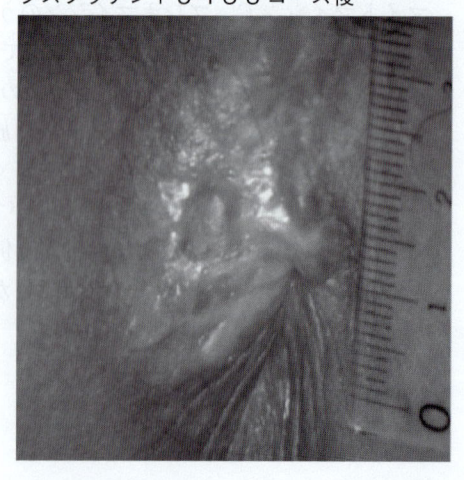

て腫瘍全体を摘出したほうがよい．腫瘍一部の生検は禁忌ではないが，極力避けるべきであり，生検は病巣全体を採取するべきである．この点は皮膚領域の悪性黒色腫と同様である．

治療は広汎性外陰摘出術＋両側鼠径リンパ節郭清を行う．インターフェロンをはじめとする免疫療法もよく行われる．本症は早期からリンパ行性と血行性に転移を起こすので，予後は不良である．Pack らは5年生存率が9％と報告している．

e. Bartholin 腺癌 carcinoma of Bartholin's gland

まれな腫瘍で，外陰悪性腫瘍の約1％を占める．ほかの外陰癌に比べ，好発年齢はやや若い（40〜65歳）．

発生部位は，Bartholin 腺の存在する外陰部の下 1/3 の部位で，初期には小さな硬い皮下の腫瘤として触れる．腫瘤は圧痛がなく，可動性がある．この時期に患者が受診することはまずない．やがて癌が Bartholin 腺外に進展し，皮膚に達すると潰瘍化し，しばしば化膿をきたす．本症の初期には Bartholin 腺囊胞と，進行してからは Bartholin 腺膿瘍と誤診することのないよう注意しなければならない．本腫瘍のほぼ半数が腺癌で，残りは扁平上皮癌である．Bartholin 腺の腺房から発生すると腺癌になり，導管から発生すると扁平上皮癌になるとされている．

治療は広汎性外陰摘出術＋両側鼠径リンパ節郭清を行う．患者が本症の初期に受診することはまれで，初診時すでに転移をきたしていることが多く，そのため予後不良である．

図3-75 外陰の疣状癌
（HE 染色, ×40）

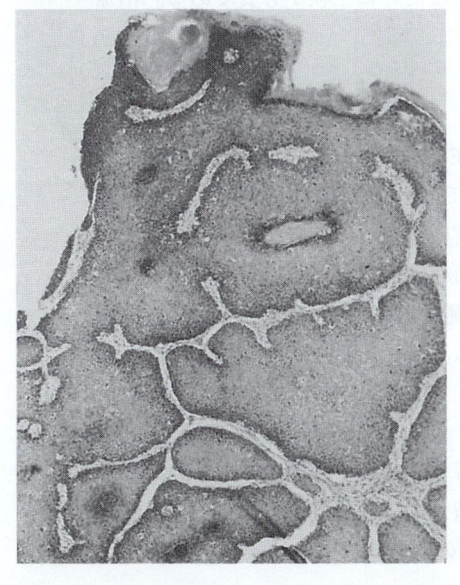

B 腟

1 腫瘍類似病変 tumor-like conditions および良性腫瘍 benign tumor

a. 囊胞 cysts

1) Gartner 管嚢胞 Gartner's duct cyst

　中腎管 mesonephric duct（Wolff 管 Wolffian duct）の下部が，子宮頸部，腟に沿って痕跡的に残存した，いわゆる Gartner 管から発生する嚢胞である。腟の前壁，両側壁に発生する。内容液は透明漿液性，単胞性で小さいものが多い。嚢胞内腔は単層立方上皮で覆われている。嚢胞の摘除により完治する。

2) Müller 管嚢胞 Müllerian duct cyst

　腟の発生に際して，Müller 管末端部と尿生殖洞が合して腟管を形成するが，次第に腟粘膜は尿生殖洞由来の扁平上皮に置換されていく。この嚢腫は，この際遺残した Müller 管遺残組織から発生したものである。従って嚢腫壁の上皮は，子宮頸管，内膜，卵管上皮などときわめて類似している。

3) 封入性囊胞 inclusion cyst

　会陰切開や会陰裂傷の縫合部位などにできる嚢胞で，粘膜下に表皮が埋没して発生するため，内腔は扁平上皮により覆われている。内容液は黄色チーズ状で，大きさは通常クルミ大以下である。嚢胞の摘除で完治する。

4) その他

　まれに類皮囊腫 dermoid cyst が発生することがある。

b. 子宮内膜症 endometriosis

　腟のどの部位でも発生する可能性があるが，好発部位は後腟円蓋で多くはダグラス窩子宮内膜症が進行し，腟壁に露出したものである。暗赤色の硬結した腫瘍で，ときにその表面に潰瘍を形成することがある。内診時に偶然発見されることが多いが，周期的な腟出血を主訴として発見されることもある。悪性腫瘍と鑑別するために生検が必要である。治療は摘除するかホルモン療法を行う。

c. 腟腺症 vaginal adenosis

　扁平上皮の腟粘膜下に，子宮頸管腺状の腺組織が存在し，部分的に扁平上皮を腺上皮で置換している。このような状態を vaginal adenosis とよんでいる。腺上皮はときには卵管上皮，子宮内膜上皮に類似する。ただし，子宮内膜症とは子宮内膜間質の有無で区別される。腟のなか 1/3 に好発し，多くは無症状であるが，過度の粘液分泌による異常帯下により発見されることがある。大多数は扁平上皮化生により自然に治癒するが，腺癌 adenocarcinoma が続発することがあるといわれており，監視が必要である。

d. 腟留血腫 hematocolpos

　鎖陰の場合，月経発来に伴って閉鎖腟腔に血液が貯留し，やがて周期的に激しい疼痛を伴う下腹部腫瘤を形成する。発見が遅れると子宮留血腫 hematometra，卵管留血腫 hematosalpinx もできることがある。処女膜切開術などの形成術により治癒する。

e. 腟断端肉芽 vault granulations

子宮全摘出術後の腟断端部に発生するポリープ状の肉芽腫で，絹糸などの縫合糸の周囲にできる場合が多い。肉芽を除去し，その中に埋没している縫合糸を抜去すると再発を防ぐことができる。

f. 尖圭コンジローマ（別項参照） ▶p.491

g. 良性充実性腫瘍 benign solid tumor

いずれもまれなものであるが，上皮性乳頭腫 squamous cell papilloma，平滑筋腫 leiomyoma，線維腫 fibroma，神経線維腫 neurofibroma などが発生するといわれている。

② 悪性腫瘍 malignant tumor

a. 腟の前癌病変 preinvasive lesions for vaginal cancer

腟の上皮内腫瘍 vaginal intraepithelial neoplasia；VAIN と子宮頸部 CIN との関連性は高く，CIN 患者の 1 ～ 6 ％に VAIN の共存が認められており，異常移行帯の前後腟円蓋への拡張によるものであるとされている。当然ながら VAIN は頸部腫瘍とは無関係にも発生し，約 20 ％は腟の下部に発生し，ときとして腟全長に及ぶこともある。VAIN のほとんどはその発生にハイリスク HPV が関与し，喫煙や免疫抑制状態あるいは放射線治療歴などが影響を与えるとされる。

通常，細胞診の異常が VAIN の診断の端緒となる。コルポスコピーによる評価は経験を要するが，ルゴール（ヨード）液の塗布は病巣範囲の把握に有用である。エストロゲン欠乏にて染まりが不良な場合は，前もってエストロゲン含有腟錠を投与することで改善できる。診断のための生検は通常無麻酔で行われる。潜在する浸潤癌を見逃さないためには，内診および直腸診も行わなければならない。

VAIN が浸潤癌に進行するリスクは子宮頸における CIN の場合と同様とされているが，診断後は通常治療されることからその自然史は必ずしも明らかではない。治療としては経腟的切除，電気焼灼，レーザー蒸散，あるいは小線源による腔内照射，またときとして開腹による腟切除などを行う。

b. 原発性腟癌 primary carcinoma of the vagina

1）頻度

原発性腟癌は婦人科悪性腫瘍の 2 ～ 3 ％を占めるまれな腫瘍である。ただし FIGO 臨床進行期分類規約により，子宮腟部に進展し外子宮口に達する腫瘍は子宮頸癌に，腟と外陰にまたがる腫瘍は外陰癌に，それぞれ分類されるため，腟を原発とする癌の真の発生頻度はもう少し高い可能性がある。子宮内膜癌や絨毛癌はしばしば腟に転移し，膀胱癌や直腸癌は腟に直接浸潤することから，二次性腟癌は原発性より高頻度にみられる。

2）好発年齢

扁平上皮癌患者の平均年齢は 67 歳前後であるが，ときとして 30 代，40 代の女性にもみられる。

3）病理組織
組織型別発生頻度は扁平上皮癌が約 80％を占める一方，明細胞癌を含む腺癌が 10％，黒色腫や肉腫がそれぞれ 3％程度となっている。

4）リスク因子
子宮頸癌の既往や骨盤内照射の既往のある女性は腟癌発生のリスクが高いとされている。HPV 感染が関与し，VAIN が前癌病変と考えられている。

腟癌と DES

　腺癌のなかで明細胞腺癌 clear cell carcinoma の一部はその成因が興味深い。特に欧米の若年者に発症し，その母親が妊娠初期に流産防止の目的で，合成エストロゲン製剤である diethylstilbestrol；DES を投与されていたことが明らかとなった。これは，DES による経胎盤的誘発癌として注目されている。幸い日本での発生は，きわめて少ない。

5）好発部位
好発部位は腟先端あるいは後壁で上 1/3 である。肉眼的に病巣は外向発育性（肉芽状，ポリープ状）であることが多いが，内向浸潤性のこともある。潰瘍形成は通常，進行例に多い。

6）進展様式
①直接浸潤：腟壁筋層が菲薄なため，比較的速やかに浸潤が進行する。直腸，膀胱など周辺臓器（直腸腟瘻，膀胱腟瘻），周囲軟部組織，骨盤骨など。

②リンパ行性転移：腟周囲はリンパ組織が豊富なためリンパ行性転移を起こしやすい。腟上部 2/3 は子宮頸癌と同様に骨盤，次いで傍大動脈節に，下 1/3 は外陰癌と同様に鼠径，大腿リンパ節へ直接転移し，骨盤リンパ節には二次性に転移する。

③血行性転移：肺，肝，骨などの遠隔臓器への転移。腟癌は比較的骨盤内に長く留まり，血行性転移は少ない。

7）スクリーニング
スクリーニング検査には，それに要する費用に見合った疾患の発生頻度が必要である。従って，良性疾患で子宮摘出をした女性に対して，腟癌のスクリーニング検査としての Pap スメアは行われない。

8）症状
多くの腟癌患者は，痛みを伴わない不正出血や帯下の増量などを訴える。特に閉経後の腟出血を主訴とすることが多い。前壁の腫瘍では膀胱の痛みや頻尿，後壁の腫瘍では渋り腹などの症状を呈することがある。ときとして症状を伴わずに診断されることもある。

9）診断
注意深い内診と腟鏡診，さらに細胞診，コルポ診，生検により診断する。腟鏡により病巣が隠され，見落とすことがあるので腟鏡を 180°回転させ，徐々に引き戻しながら腟の全周を観察する習慣をつけるとよい。直腸診，直腸鏡，膀胱鏡，経腟超音波，骨盤 MRI，腹部骨盤 CT，胸部 X 線などの画像検査も進行期診断や術前評価のために行う。

10）進行期分類
臨床進行期分類には FIGO の国際分類と UICC の TNM 分類がある（**表 3-31**）。年次統計（海外データ）によると各進行期別頻度はそれぞれ，Ⅰ期 27.6％，Ⅱ期 35.5％，Ⅲ期

20.1％，Ⅳa期10.3％，Ⅳb期6.5％と報告されている。

11）治療

まれな腫瘍であるため，症例を集積するためには，がんセンターなどの基幹病院で取り扱うことが望ましい。腟癌は直腸，膀胱，尿道に近接しているがために，照射可能な放射線量は制限され，手術においても十分な surgical margin の確保が制限される。

①手術：手術療法は根治性を得るために十分な surgical margin を得る必要があることから，腟癌の治療においてはその役割が制限されている。手術療法の適応となる場合として以下の状況が挙げられる。

ⅰ）上部後壁を主体とするⅠ期症例：子宮を有する症例では広汎子宮全摘出術＋腟部分切除＋骨盤リンパ節郭清術の適応となり，子宮摘出後であれば広汎上部腟切除術＋骨盤リンパ節郭清術の適応となる。

ⅱ）放射線治療を要する若年患者：卵巣の移動，病期の評価，腫大リンパ節の摘出などが治療前手術として考慮されうる。

ⅲ）Ⅳa期症例，特に直腸腟瘻や膀胱腟瘻を有する症例：条件が整えば pelvic exenteration が治療オプションの1つとなる。

ⅳ）放射線療法後の局所（中央）再発例：外科切除（通常，pelvic exenteration を要する）が唯一のオプションである。

②放射線療法：腟癌においては多くの症例の主治療となる。小病巣は腔内照射のみで治療しうるが，より大きな腫瘍の場合はまず約50Gyの外照射により腫瘍を縮小させるとともに，骨盤リンパ節を含め治療し，それに引き続いて腔内照射が行われる。子宮が残存しており病巣が腟上部であれば，子宮腔内 Tandem と Ovoid 型アプリケーターを使い，

表3-31 腟癌のFIGO分類（2008年）とTNM分類（UICC, 2009年）

TNM分類	FIGO進行期	T：原発腫瘍
TX		原発巣の評価が不可能
T0		原発巣を認めない
Tis	1	上皮内癌（浸潤前癌）
T1	Ⅰ期	腟壁に限局する腫瘍
T2	Ⅱ期	腟傍結合織に浸潤する腫瘍
T3	Ⅲ期	骨盤壁まで達している腫瘍
T4	Ⅳa期	膀胱または直腸の粘膜に浸潤する腫瘍[2] または小骨盤を超えて進展する腫瘍
M1	Ⅳb期	遠隔転移
		N：所属リンパ節[3]
NX		所属リンパ節転移の評価が不可能
N0		所属リンパ節転移なし
N1		所属リンパ節転移あり[4]
		M：遠隔転移
M0		遠隔転移なし
M1		遠隔転移あり

注：
1. 現在FIGOでは0期（Tis）は含まない
2. 胞状浮腫のみではⅣb期（T4）に分類しない（生検の確証が必要）
3. 腟上部2/3の場合：内外腸骨動脈分岐部より遠位の骨盤リンパ節
   腟下部1/3の場合：鼠径リンパ節および大腿リンパ節
4. N1はFIGO Ⅲ期に分類

子宮摘出後であれば，専用のアプリケーターや腟シリンダーなどを使用することを考慮する．浸潤が厚さ5mmを超える深い病巣の場合は，組織内照射（単独あるいは腔内照射との併用）により線量分布を改善することができる．腟の下1/3の領域に腫瘍が及んでいる場合は鼠径リンパ節領域の照射が必要である．拡大照射野の治療はあまり行われないが，傍大動脈リンパ節転移が診断されれば考慮されるべきである．同時化学放射線療法に関しては限られた報告しかないが，多くの施設では子宮頸癌治療に準じて実際に行われているのが現状である．放射線治療後の主な合併症としては放射線性膀胱炎，腸炎，直腸腟瘻，膀胱腟瘻や，腟の狭小化，線維化などが問題となる．
③化学療法：Ⅳb期に対しては化学療法が適応となるが，確立したレジメンはなく子宮頸癌に準じて行われることが多い．

12）予後

海外の報告によると，腟癌の5年全生存率は約52％と子宮頸癌や外陰癌に比べ，15％程度不良である．これは治療法に関連した困難さ，あるいは初診時時点での進行症例が多いことなどを反映していると思われる．各進行期別の治療成績を表3-32に示す．

しかしながら，単施設の報告では，より優れた治療成績も示されている．再発の多くが骨盤内再発であることより，放射線治療法の改良や発展，また化学療法の同時併用などにより，今後の予後の改善が期待される．

c. 転移性腟癌 metastatic carcinoma of the vagina

原発性腟癌に比べ頻度が高い．最も多いものは子宮頸部の浸潤である．子宮体癌，卵巣癌，外陰癌，絨毛癌などの性器癌や，直腸癌，膀胱癌などの転移，浸潤もたびたび起こ

表3-32 原発性腟癌の5年生存率

臨床進行期	症例数	5年生存例	％
Ⅰ期	509	378	74.3
Ⅱ期	622	333	53.5
Ⅲ期	377	128	34.0
Ⅳ期	163	24	15.3
全体	1,671	864	51.7

(Berek & Hacker's Gynecologic Oncology 5th ed. より)

図3-76 ブドウ状肉腫

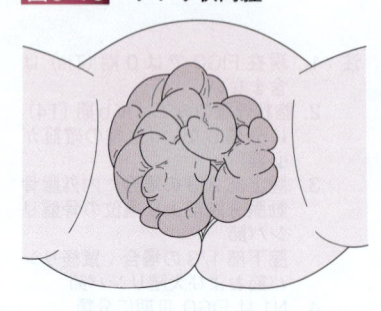

図3-77 腟壁から発生したmalignant melanomaの組織像
細胞質に色素顆粒を認める（×630）

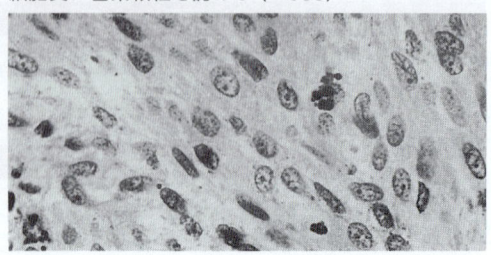

ので腫瘍の原発巣診断には注意を要する。

d. 腟肉腫 sarcoma of the vagina

まれな腫瘍である。成人だけでなく小児にも発生する。成人では平滑筋肉腫 leiomyosarcoma, 細網肉腫 reticulum cell sarcoma などが発生する。いずれも予後は，きわめて悪い。

小児の肉腫では横紋筋肉腫 rhabdomyosarcoma が有名で，その外観からブドウ状肉腫 sarcoma botryoides ともよばれている。

1）病理組織

灰白色または淡紅色の表面平滑なポリープ状の腫瘍である（図3-76）。割面は浮腫のため灰白色半透明にみえる。腫瘍が腟腔内を満たし腟外にまで突出することも多い。子宮，子宮傍結合組織などへの浸潤や遠隔転移も起こしやすい。組織学的には，きわめて未熟な胎生期の間葉組織に類似する。rhabdomyoblast が通常認められる。中胚葉性混合腫瘍 mixed mesodermal tumor と違い，軟骨組織や腺癌成分は認められない。

2）症状，診断

性器出血，血性帯下が主要な症状であるので，小児，特に幼児の腟出血には注意を要する。また小児の腟内のポリープ状腫瘤は本疾患を疑い，組織学的検索を行う必要がある。幼若年層では腟内に良性ポリープが発生することはないと考えられている。

3）治療

広汎性子宮全摘出術 pelvic exenteration などの手術が適応となる。術後に放射線療法や化学療法を追加する。放射線療法だけでは効果はあまり期待できない。

4）予後

きわめて悪い。5年生存率は10％以下である。

e. 悪性黒色腫 malignant melanoma（図3-77）

腟に原発する悪性黒色腫はきわめてまれであり，わが国での報告は10例内外である。腟入口部の前壁が好発部位で高年齢者に多い。黒褐色または黒青色の腫瘤でしばしば多発する。硬度は軟で易出血性である。さらに比較的早期に表面に潰瘍が形成され出血することが多い。治療は手術療法が主体で，広汎性全摘除手術や広範性外陰切除術に鼠径，骨盤リンパ節郭清術を併用する。術後は主に免疫化学療法を追加する。速やかに血行性転移を起こすといわれており，予後は不良である。

5. 子宮頸部の腫瘍

A 類腫瘍と良性腫瘍

① 頸管ポリープ cervical polyp

a. 定義

頸管粘膜から有茎性に発育した，深紅色の軟らかいポリープで，外子宮口または腟腔内に突出してみられる良性腫瘍である（図3-78）。

b. 病理組織（図3-79）

頸管粘膜の限局性増殖であり，粘膜ポリープ mucous polyp ともよばれる。成因は明らかではないが，性ホルモンと関係が深いといわれ，30〜40歳代に多くみられる。

組織学的には，表面は一層の円柱上皮（頸管腺上皮）に覆われており，著明な扁平上皮化生を伴うことが多い。間質は粗な結合組織で，浮腫や炎症所見を伴う。また血管が豊富で，ポリープ先端に潰瘍を生じることがある。ときに結合組織増生が強く，線維腫様になることもある。妊娠時のものでは脱落膜変化が著しい。本症からの二次的悪性変化は，ほとんどない。

c. 症状

無症状なものが多く，外来診察時に偶然発見されるものが多い。主な症状は不正性器出血であり，性交時の出血（接触出血 contact bleeding），月経前出血などがみられる。

図3-78 頸管ポリープ
外子宮口から米粒大のポリープが突出している。

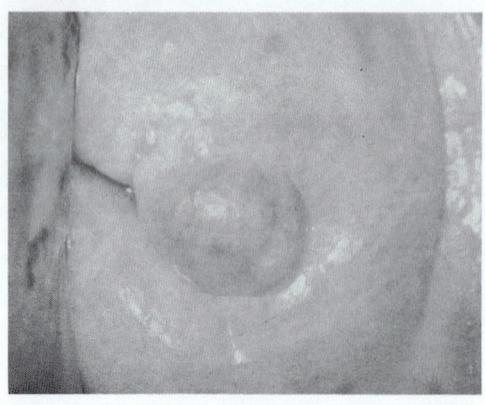

図3-79 頸管ポリープの組織所見

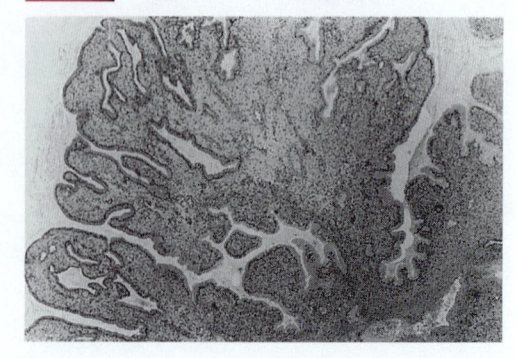

d. 診断

腟鏡診による肉眼的視診で多くは診断されるが，大きいものは触診でわかる。コルポスコピーを行うと確実である。

典型的なものは，表面平滑で深紅色の小さな腫瘤が，外子宮口に球状または舌状に突出し，細い茎で頸管内につながっている。多くは1個であるが，多発する場合もある。大きさは数 mm から 2～3 cm 大のものが多い。また子宮腟部表面に広基性に発生するものもあり，この場合はやや硬く，白っぽく見える。

本症は良性であり，二次的悪性変化もごくまれであるが，ポリープ状に増殖した頸癌との鑑別に，細胞診やコルポスコピーを行う必要があり，切除したポリープは必ず組織学的検査をして，悪性でないことを確かめておく。そのほかの鑑別する疾患としては，粘膜下筋腫や頸部筋腫，まれには子宮内膜ポリープが頸管内に下降してきたもの，また悪性腫瘍では発育した子宮体癌や肉腫などがある。

e. 治療

ポリープ摘除術 polypectomy を行う。症状のあるものはもちろん，ないものでも発見次第，摘除する。無症状であっても，いずれ症状が出現し，頸癌を組織学的に鑑別診断しなければならないからである。ただし妊娠中は摘除することによって感染を引き起こすこともあるので，慎重に摘除の必要性を判断する。

摘除には長い曲がりペアン鉗子を用いるとよく，茎の根部を挟み，ねじ切る。茎の小さいものは容易であるが，大きいものや広基性のものでは頸管を拡張して摘除し，基底部を掻爬しておく。出血した場合は焼灼または縫合して止血する。

本症は摘除しても数年で反覆して発生することがあり，素因の関与が大きい。

② 頸部尖圭コンジローマ cervical condyloma acuminatum

a. 定義

尖圭コンジローマは，ヒト乳頭腫ウイルス human papillomavirus；HPV 感染が原因で発生する疣贅（隆起性）疾患である。従って，子宮頸部でも外陰や腟と同じような乳糖状発育を示し，組織学的に HPV 感染に伴う変化を認める腫瘤を指す（図3-80）。また頸部にはこのほか扁平乳頭腫 squamous papilloma もきわめてまれには発生するが，HPV による形態変化の有無が鑑別の決め手になる。なお以前，主に欧米の病理学者が頸部コンジローマを隆起型 condyloma acuminatum と扁平型 flat condyloma の2種類に分類していたが，最近では，2001 年ベセスダ分類の導入により，flat condyloma を low grade squamous intraepithelial lesion；LSIL の一部として包括するようになった。

b. 病理組織

有棘細胞層の乳頭状増殖が著明で，かつ上皮上半部に異型核の周囲が明るく抜けた，いわゆる koilocyte と称される細胞集団が存在する（図3-81）。koilocyte は HPV 感染に伴う変性上皮細胞である。表層上皮には過角化 hyperkeratosis，錯角化 parakeratosis などが認められることが多い。尖圭コンジローマから検出される HPV 型は，ほとんど low-risk グループである HPV 6 型か HPV 11 型である。

c. 症状

特有の症状はない。妊婦検診時などで偶然発見されるか，外陰尖圭コンジローマの診療の際に発見されることがほとんどである。

d. 診断

視診やコルポスコープによる観察で，ある程度診断できるが，現時点では組織診により確定診断を行う。また，HPV 検査で low-risk グループ HPV を検出し補助診断に使用する。

e. 治療

手術的摘除またはレーザー蒸散法 laser vaporization，電気凝固法 electro-coagulation，電気焼灼法 electro-cauterization および冷凍療法 cryosurgery などにより可及的に尖圭コンジローマの除去を図る。特に妊婦では巨大化しやすく，切除時に激しい出血を伴うことがある。安全を考慮し数回に分けて除去するか，やむをえず妊娠後期まで無処置とし，分娩は帝王切開で行い，その際同時に，または産褥期に切除することもある。イミキモドクリームは妊婦には安全性が確立されていないので，摘除などで尖圭コンジローマを治療する。

③ 腟部びらん cervical erosion, erosio portionis

a. 定義

頸管の腺上皮が外子宮口を越えて，子宮腟部の表面にもみられるものをいう。この名称は肉眼的な臨床上のものであり，病理組織学的な"びらん"ではない。そのため，腟部仮性（または偽）びらん pseudoerosion ともよばれる。

b. 頻度

本症の発生頻度は非常に高く，年齢によって頻度が異なるが，成熟女性に多く，未産婦

図3-80 子宮頸部尖圭コンジローマのコルポスコープ像

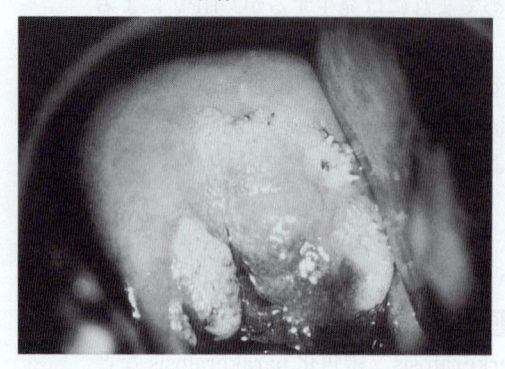

図3-81 尖圭コンジローマの病理組織像
有棘細胞層の乳頭状増殖が著明で，その上層に細胞質が明るく抜けた koilocytes の集団が存在する。この症例ではさらに表層上皮に厚い錯角化層 parakeratosis が認められる（HE×25）。

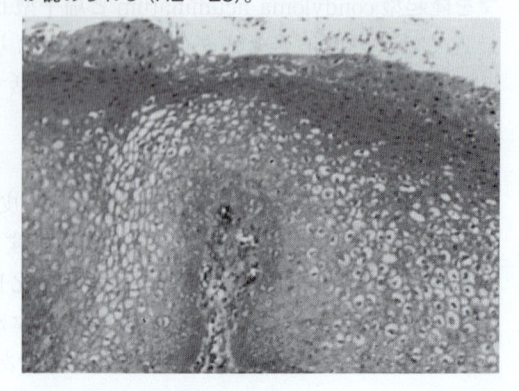

より経産婦に多く，肉眼による視診よりコルポスコピー診のほうが高く，報告者によってやや異なるが 30 〜 80% に認められる。

年代別による発生頻度はおおよそ 表3-33 のとおりで，のちに成因の項で述べるように発生にエストロゲンが関与するため，小児期や老年期には少なく，成熟期に高い（40%）。またコルポスコピーによると肉眼診よりさらに高頻度で，約 80% に認められる。

c. 成因・病理

腟部びらんの発生は性ホルモン，ことにエストロゲン作用による頸管内膜の外反によるとする説（Kaufmann 説）が現在一般的であり，炎症によるとする説（Meyer 説）は否定的である。

1）腟部びらんの発生機転

思春期以前には，図3-82 のように，子宮頸部の扁平上皮は外子宮口または頸管内にまで達し，頸管腺の存在はほとんど頸管内に限られている。思春期になるとエストロゲン作用が高まって，子宮頸部壁の血管の豊富な内層部が肥大すると，頸管は腟腔側に外反するようになり，その結果，頸管内にあった頸管腺上皮の一部が，腟腔に露出した状態とな

表3-33 腟部びらんの頻度

	肉眼 (%)	コルポスコピー (%)
新生児期	50	—
小児期	0	—
思春期	25	60
成熟期	40	80
老年期	5	20

図3-82 腟部びらんの発生と消失
①扁平－円柱上皮境界（SCJ）　②組織学的内子宮口

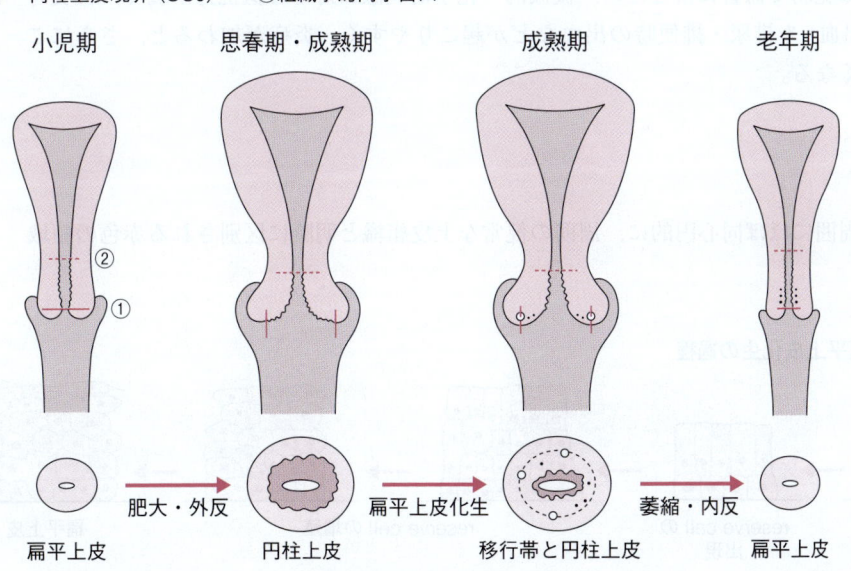

小児期　　思春期・成熟期　　成熟期　　老年期

扁平上皮 →肥大・外反→ 円柱上皮 →扁平上皮化生→ 移行帯と円柱上皮 →萎縮・内反→ 扁平上皮

る．これが本症の成因であり，生理的な機序で発生するものと考えられている．閉経期以後になると頸部壁は萎縮し，頸管腺は再び頸管内に限ってみられ，高齢の女性では扁平上皮が多少とも外子宮口内に至る．新生児期では母体のエストロゲン作用を受け，腟部びらんが認められる．

　頸管腺上皮は扁平上皮と異なり，1層の円柱上皮からなるため，結合組織内の豊富な血管網により，境界鮮明な赤色を呈する．このため肉眼的には"びらん"状に見える．また分娩時に，頸管裂傷などで外傷的に頸管が外反したために起こるものもある．

2) 腟部びらんの自然経過（図3-83）

　扁平上皮化生：外反により腟腔に露出した頸管腺上皮は，まず頸管腺の1層の円柱上皮と基底膜との間に，扁平上皮の基底細胞に似た単層の立法形の細胞である予備細胞 reserve cell が出現する．この細胞は増殖すると多層化して扁平上皮様に分化する（扁平上皮化生 squamous metaplasia）．この reserve cell による扁平上皮化生は，通常の扁平上皮に近い頸管腺上皮，すなわち扁平・円柱上皮境界 squamo-columnar junction；SCJ に近い頸管腺上皮ほど強いので，腟部びらんはその周辺部から外子宮口に向かって，求心的に化生上皮で覆われるようになり，ここに移行帯 transformation zone が形成されて，腟部びらんは縮小されていくのである．

　閉経期になると，頸管の萎縮に伴う内反が起こってきて，さらに扁平上皮化生により次第に頸管内に隠されてしまって，腟部びらんはまったく消失するに至る．

d. 症状

1）帯下

　びらん面が大きいと，それだけ分泌能をもつ頸管腺上皮が多いことになり帯下が増加する傾向にある．さらに頸管腺上皮は1層の円柱上皮で，扁平上皮と異なり，細菌などの感染に抵抗力が弱く，炎症を起こすと頸管腺の増殖と分泌亢進が起こり，炎症性滲出物も増加して，粘稠な白色または黄色帯下が著しく増量し，しばしば頑固で不快なものになる．

2）不正性器出血

　円柱上皮は脆弱で血管に富むため，機械的・化学的刺激に対する抵抗力が弱く，性交時出血（接触出血）や排尿・排便時の出血などが起こりやすく，炎症が加わると，さらにこの傾向が強くなる．

e. 診断

1）視診

　外子宮口周囲にほぼ同心円的に，周囲の健常な上皮組織と明瞭に区別される赤色の領域

図3-83　扁平上皮化生の過程

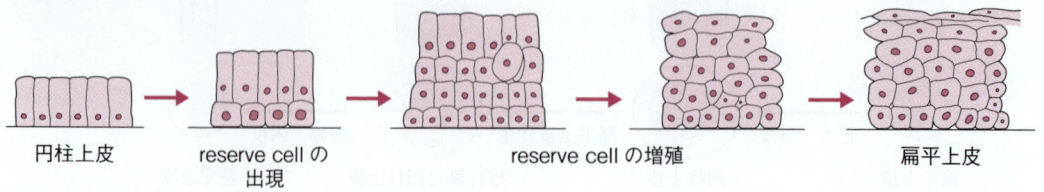

円柱上皮　→　reserve cell の出現　→　reserve cell の増殖　→　扁平上皮

があれば，臨床的に腟部びらんと診断される。しかし頸管腺上皮の認められないものは，定義により本症から除外されなければならない。典型的なものは視診でも可能であるが，コルポスコピーによる診断が必要となる。

2）コルポスコピー

コルポスコピーにより，腟部びらんは容易にまた詳細に診断することができる。円柱上皮 columnar epithelium（Cと略記）および移行帯 transformation zone（Tと略記）が主な所見であり，円柱上皮の周辺には種々の程度の広がりをもった移行帯が存在することが多く，円柱上皮と健常な扁平上皮が，全周にわたって直接に接している所見はほとんどみられない。移行帯は扁平上皮とわずかな色調の差で鑑別できることが多いが，色調による区別がつかない場合でも，頸管腺の開口が存在すれば移行帯であり，移行帯を認める場合やまた腺開口がなくてもナボット小胞 Nabothian follicle（またはナボット卵 ovula Nabothi）が認められれば移行帯と判定できる。

3）組織診

視診またはコルポスコピーによる狙い切除診によって，組織学的検査を行えば確定診断となる。

f. 鑑別診断

1）子宮頸癌

まず除外すべきは悪性病変，ことに子宮頸癌である。子宮腟部上皮異形成，浸潤癌はすべて移行帯に初発することが多く，癌巣が初期であるほど鑑別が困難であり，細胞診，コルポスコピー，組織診によって除外診断をしなければならない。

ことに腺癌は，初期のものでは扁平上皮癌と異なり，肉眼的にはもちろんコルポスコピーによっても，腟部びらんと似た所見を呈するものがあるので鑑別が難しい。

2）真びらん

腟部表面の上皮が限局的に欠損した病理組織学的なびらんであるが，ほとんどが内診時の操作や錠剤の挿入などによる人為的なものである。

3）腟炎

トリコモナス腟炎では，点状の拡張毛細血管が小円形に集まり，斑状となって腟部表面にびまん性にみられる。老人性腟炎では，赤色斑が散在またはびまん性にみられる。

4）淋疾

頸管からの膿排出のみでなく，ときには腟部に急性炎症による真びらんを生じることがある。

5）炎症性潰瘍

①頸部結核 cervical tuberculosis：最近ほとんどみられないが，結核性病変に特有な組織像を示す。肉眼的に鑑別は難しい。
②梅毒 syphilis：初期硬結が頸部にできる。
③性器ヘルペス症 genital herpes：外陰部のみでなく，ときには頸部にもみられ，浅い潰瘍を形成する。速やかに壊死組織で覆われ，約2週間で自然治癒する。

g. 治療

腟部びらんは，元来生理的なものであり，無症状のものは治療の対象とはならないが，

炎症を併発して帯下が増量したり，不正出血が頻発したりして，頑固な症状を呈するものが治療の適応となる。びらんに併発した炎症は，その原因となるびらんを治療しないと治らない。

1）冷凍療法 cryosurgery

液状の低温ガス（液体窒素など）または高圧のガス（N_2O，CO_2 など）を用いて，熱伝導性のよい金属でつくられたプローブを冷却し，これを腟部びらんに当てて冷凍させる。これにより，粘膜の壊死と，それに続く reserve cell 増殖による扁平上皮化生を促進させて治癒させる。治療中は患者に疼痛がなく，麻酔も不要で，実施が簡単で出血がない。そして約2カ月後に90％前後の高い治癒率が得られる。また手術療法や焼灼法に比較し，出血，不完全治療，頸管狭窄，不妊などをきたすことが非常に少ない。

2）電気凝固法 electro-coagulation

高周波電極をびらん面に当て，高周波電流を通じ，局所の温度を70〜90℃に上昇させて，2.5mmくらいの深さまで熱凝固させる。これも扁平上皮化生を促進させる治療法で，冷凍療法と同じくらいの治癒成績を得ている。この方法も麻酔を必要とせず，出血や感染の危険が少なく，簡便な方法である。

3）電気焼灼法 electro-cauterization

びらん面を放射状に深く焼切し，外子宮口から内部まで焼切する。この方法では，治療後に出血することがあり，また頸管が狭窄または閉塞することがある。

4）レーザー療法 laser surgery

CO_2 レーザーメスを用いて，びらん面の上皮を欠損させ，扁平上皮化生を促進させる。この方法では壊死組織が少ないので組織の再生が早く，術後6週間で完全に治癒する。冷凍療法に比較し，水様性帯下が少ないが，少量ながらやや出血がある。治癒率は高い。

5）円錐切除術 conization

冷凍療法や電気凝固法で治療の難しいものに行われる。外反したびらん部を除去して，頸管を内反させて治癒させる。術後，出血，頸管狭窄，不妊症などの合併症の危険がある。

B 前癌病変と上皮内癌

1 異形成 dysplasia，上皮内癌 carcinoma in situ

a. 定義

子宮頸癌取扱い規約（日本産科婦人科学会，日本病理学会，日本医学放射線学会／編 1997年 改訂第2版）による定義は以下のとおりである。

異形成は，子宮頸部上皮の各層において細胞成熟過程の乱れと核の異常を示す病変である。すなわち，極性の消失，多形成，各クロマチンの粗大顆粒状化，核膜不正，異常分裂を含む核分裂像がみられるのを特徴とする（図3-84）。上皮内癌は，癌としての形態学的特徴をもつ細胞が上皮の全層に及ぶ扁平上皮内病変である（図3-85）。

b. 分類

異形成は病理組織学的所見により3分類される。異形成が子宮頸部上皮の下層1/3に限局するものを軽度異形成 mild dysplasia（図3-86），下層2/3にあるものを中等度異形成

moderate dysplasia, 表層 1/3 に及ぶものを高度異形成 severe dysplasia と定義している (表3-34)。子宮頸癌取扱い規約 (日本産科婦人科学会, 日本病理学会, 日本医学放射線学会, 日本放射線腫瘍学会 / 編 2012 年 第 3 版) では異形成・上皮内癌を一括して頸部上皮内腫瘍 cervical intraepithelial neoplasia；CIN と分類された。CIN 1 は軽度異形成, CIN 2 は中等度異形成, CIN 3 は高度異形成および上皮内癌に相当する。なお, これとは別に細胞診による子宮頸部癌の集団検診やスクリーニングの場合, 細胞診断学としての記載法として国際的に共通なベセスダシステム Bethesda system が用いられている (「細胞診」の項を参照)。細胞診断で軽度異型成, またはヒトパピローマウイルス human papillomavirus 感染を伴った扁平上皮細胞の変化を推定した場合を low grade squamous

図3-84 dysplasia (高度) の組織像

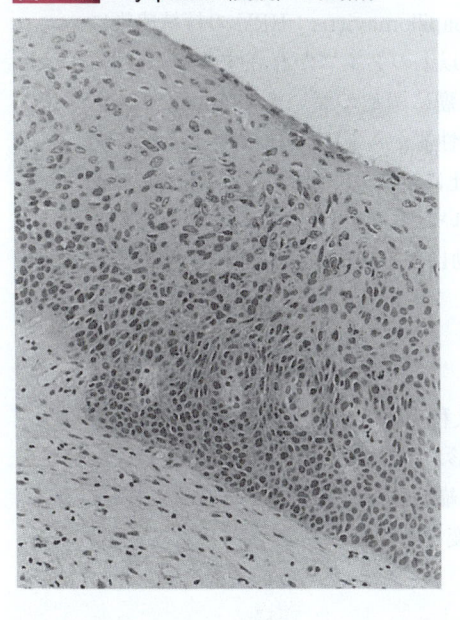

図3-85 上皮内癌 (CIS) の組織像

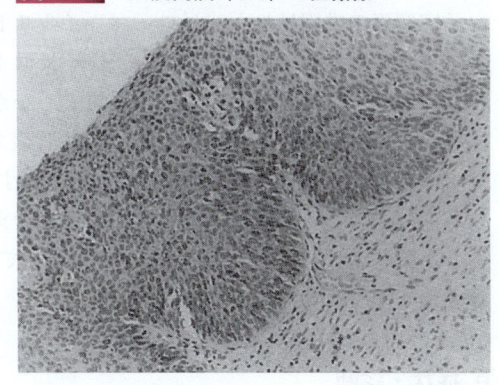

図3-86 子宮頸部軽度異形成 (CIN1) の組織像
HE 染色, ×100

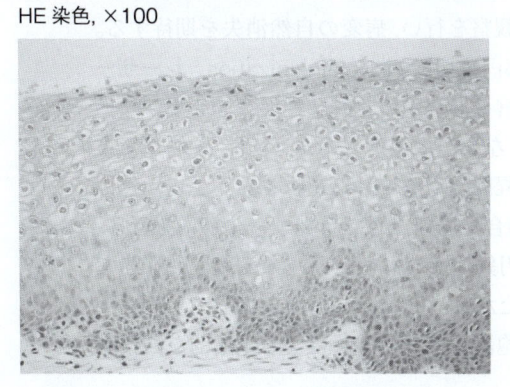

表3-34 異形成の分類

軽度異形成	上皮の層形成 stratification や極性 polarity の乱れはきわめて軽度である。通常, 上皮層の下 1/3 において, 上皮核は増大し, クロマチンはわずかに増量する。
中等度異形成	上皮の層形成や極性の乱れがみられ, 上皮層の下 1/3 から中 2/3 にかけて, 上皮細胞の核の大小不同や形状の不整, クロマチンの増量が中等度にみられる。
高度異形成	上皮の層形成や極性の乱れが著しいが, まだ保持されている。上皮細胞の核の増大と濃染性が著しく, 核分裂を伴う異型細胞が出現し, これらが上皮全層に及ぶ傾向にある。

(日本産科婦人科学会, 日本病理学会, 日本医学放射線学会)

intraepithelial lesion；LSIL，中等度，高度異形成および上皮内癌を推定した場合 high grade squamous intraepithelial lesion；HSIL と表現する。

c. 自然史

異形成は子宮頸癌（扁平上皮癌）の前駆病変として認識されている。報告により幅があるが，CIN 1/2 のおよそ 60％以上は 2 年以内に自然消失し，30％が存続，10％が CIN 3 に進展する。また，CIN 2 は CIN 1 より CIN 3 に進展しやすい。この CIN 1/2 のなかで，第 1 段階としてまず消失するか存続するかどうかが決定し，第 2 段階として存続したものの中で一部がさらに癌化の方向に進展していくという，2 段階のステップが行われることが追跡研究でわかっている。

d. 成因

子宮頸癌の成因はヒトパピローマウイルス human papillomavirus；HPV の持続感染による癌化（ウイルス発癌）である。HPV には 100 種類以上のタイプが存在するが，性器，粘膜に感染するものはおよそ 40 種類で，なかでも発癌に関連の深いものをハイリスク HPV とよび，HPV 16 や HPV 18 がその代表である。性器から HPV が検出される率は女性の 10〜30％程度と少なくはない。感染がすぐに癌化に結びつくわけではなく，異形成から癌に進展することは，そのごく一部と考えられている。近年 HPV に対する予防ワクチンが開発され，わが国でも児童を対象として公費補助による接種が開始されている（「基礎知識：HPV ワクチン」の項を参照）。

▶p.848

e. 症状・診断

異形成・上皮内癌（CIN）に特有の症状はなく，婦人科受診時や検診時に発見されることがほとんどである。診断は細胞診，コルポスコープ診および組織診の組み合わせで行うが，確定診断はコルポスコープ下での狙い生検で得た組織検体でつけるのが一般的である。なお同一症例で異型の程度が種々あるときは，最強病変を診断名とする。

f. 治療

異形成・上皮内癌（CIN）患者の管理は自然史から考え，軽度異形成（CIN 1）例は，経過観察の対象とし，高度異形成・上皮内癌（CIN 3）例は治療の対象とするのが一般的である。軽度異形成例では年 2，3 回程度の外来経過観察を行い，病変の自然消失を期待する。高度異形成は治療の対象とし，局所治療（子宮頸部円錐切除 cervical conization，レーザー蒸散法 laser vaporization）などの治療を行い，子宮は温存する。妊孕性温存の必要がない場合は単純子宮全摘術を症例に応じて選択する。なお，中等度異形成（CIN 2）例はまず経過観察を行い，その後の細胞および組織異型の程度で治療方針を選択する。上皮内癌は妊孕性温存が必要な場合は円錐切除術，不必要な場合は原則として単純子宮全摘術を行う。

上皮内癌の治療成績は子宮全摘術では 100％，円錐切除でも切除断端に病変が残存していなければ，ほぼ 100％の治癒率が期待できる。ただし，円錐切除の場合，CIN が再発生する可能性はあるので術後のコルポスコープ，細胞診および組織診による定期的な観察が必要である。

g. 妊娠合併 CIN

妊娠に CIN，ときに初期子宮頸癌が合併することは，決してまれなことではない。そのために，妊婦検査の一環として，妊娠初期に細胞診検査を行うことが勧められる。細胞診で CIN が疑われた場合には，コルポスコープ診下狙い生検による組織検査で診断をつける。組織検査の結果が CIN で，浸潤癌が否定されたら細胞診，コルポ診によるフォローを慎重に行いながら分娩まで管理し，産褥期に治療を行うことで差し支えない。また，CIN の合併が分娩様式に影響を及ぼすことはない。もし生検で初期浸潤癌が疑われた場合には，円錐切除により確定診断を行うことがある。なお頸部浸潤癌合併妊娠の継続は診断時期，進行期などから慎重に判断するが，Ⅰa2 期以上の場合，妊娠継続は一般的には困難である。

② 腺異形成，上皮内腺癌

a. 定義

子宮頸部には扁平上皮癌の前癌病変とされる異形成，上皮内癌以外に，頸部腺癌の前駆病変の一部とも推定されている腺異形成 glandular dysplasia が存在する。また上皮内腺癌 adenocarcinoma in situ は扁平上皮癌における上皮内癌とは別に定義されている。取扱い規約（2012 年 第 3 版）による定義は以下のとおりである。

腺異形成は，核の異常が反応性異型よりも高度であるが，上皮内腺癌の診断基準を満たさない腺上皮の病変をいう。上皮内腺癌は，細胞学的に悪性の腺上皮細胞が正常の内頸腺の構造を保ったまま上皮を置換して増殖するが，間質への浸潤を示さない病変をいう（図3-87）。

b. 病態

腺異形成はしばしば，扁平上皮系の異形成・上皮内癌（CIN）と共存する。成因として，CIN と同様に HPV が関与するという研究者もいる。発生頻度や成因および自然史など，いまだに不明な点が多く，頸部腺癌の前駆病変に関する本態の解明は，今後の研究に負うところが大きい。

図3-87　上皮内腺癌の組織像
頸管腺上皮に比較的大型の異型腺細胞が重層化している（HE 染色, ×100）

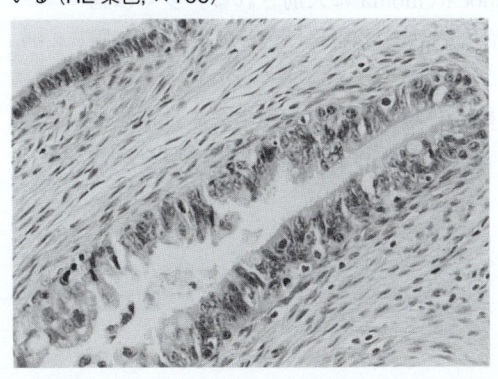

図3-88　上皮内腺癌の細胞像
核小体および核の大小不同が目立つ異型頸管腺細胞が集簇して出現している（Papanicolaou 染色, ×200）

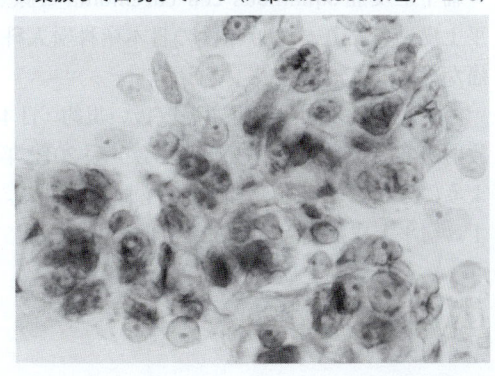

c. 診断・治療

　腺異形成・上皮内腺癌とも無症状であり，細胞診による検診が診断の端緒となることが多く（図3-88），また子宮頸部摘出標本で偶発的に発見されることもある。また扁平上皮系病変に比べ，頸管内方や頸管腺の深部に存在する傾向があり，コルポスコープ診も特徴的所見に乏しい。従って，これらの方法では容易に診断がつかないことがあるので注意を要する。細胞診で上皮内腺癌以上の病変が推定された場合，確定診断のためには診断的円錐切除が必要となることが多い。この場合も頸管腺領域が十分切除範囲に入るような大型の円錐切除をしないと見逃す場合がある。

　治療の原則は単純子宮全摘術であり，ほぼ100％の治癒率が得られる。一方，妊孕性温存が必要な場合は子宮頸部円錐切除が考慮される。この場合も扁平上皮系病変と異なり子宮頸部側切除断端に病変が遺残する可能性が高く，子宮側への十分な切除が必要であり，術後も注意深い観察が必要である。不十分な円錐切除やレーザー蒸散は不可である。腺異形成については自然史の解明が不十分で，頸部腺癌との関連も必ずしも解明されているわけではない。また病理組織診断でも，反応性異型や，内頸腺過形成 endocervical glandular hyperplasia などの良性病変との鑑別が難しいことも多い。明らかに異型が強い上皮内腺癌や微小浸潤腺癌を推定する所見がない場合は，直ちに外科的切除をせず慎重に観察し経過観察することも必要である。

C 子宮頸癌

① 定義

　子宮は解剖学的に頸部と体部に大別されるが，このうち子宮頸部に原発した癌を子宮頸癌 cervical cancer/carcinoma colli uteri とよぶ。子宮体部に原発する体癌とは，解剖学的な発生部位が異なるだけではなく，発生病理や患者背景が異なり，また治療法なども異なるので，両者は別の疾患として取り扱われる。従って，"子宮癌"という用語は妥当とはいえず，医学的には用いないほうがよい。

② 分類

a. 組織学的分類

　扁平上皮癌 squamous cell carcinoma と腺癌 adenocarcinoma に大別される。多くは扁平上皮癌であり，2009年度の日本産科婦人科学会治療統計では扁平上皮癌が約75％，腺癌が約17％である。

　わが国では現在，子宮頸癌取扱い規約（日本産科婦人科学会，日本病理学会，日本医学放射線学会，日本放射線腫瘍学会／編 2012年 第3版）により，子宮頸癌の組織型を次のように分類している。国際分類も同様である。

1. 扁平上皮病変 squamous lesions
   1）子宮頸部上皮内腫瘍
   　CIN1
   　CIN2

CIN3
　2）微小浸潤扁平上皮癌 microinvasive squamous cell carcinoma
　3）扁平上皮癌 squamous cell carcinoma
　　a）角化型扁平上皮癌 squamous cell carcinoma, keratinizing type
　　b）非角化型扁平上皮癌 squamous cell carcinoma, nonkeratinizing type
◆特殊型 special types
　　⑴類基底膜細胞癌 basaloid carcinoma
　　⑵疣（いぼ）状癌 verrucous carcinoma
　　⑶コンジローマ様癌 condylomatous carcinoma
　　⑷乳頭状扁平上皮癌 papillary squamous cell carcinoma
　　⑸リンパ上皮腫様扁平上皮癌 lymphoepithelioma-like squamous cell carcinoma
2．腺上皮および関連病変 glandular lesions and related lesions
　1）腺異形成 glandular dysplasia
　2）上皮内腺癌 adenocarcinoma *in situ*（AIS）
　3）微小浸潤腺癌 microinvasive adenocarcinoma
　4）腺癌 adenocarcinoma
　　a）粘液性腺癌 mucinous adenocarcinoma
　　　⑴内頸部型粘液性腺癌 mucinous adenocarcinoma, endocervical type
　　　⑵腸型粘液性腺癌 mucinous adenocarcinoma, intestinal type
　　　⑶印環細胞型粘液性腺癌 mucinous adenocarcinoma, signet-ring cell type
　　　⑷最小偏倚型粘液性腺癌 mucinous adenocarcinoma, minimal deviation type
　　　⑸絨毛腺管状粘液性腺癌 mucinous adenocarcinoma, villoglandular type
　　b）類内膜腺癌 endometrioid adenocarcinoma
　　c）明細胞腺癌 clear cell adenocarcinoma
　　d）漿液性腺癌 serous adenocarcinoma
　　e）中腎性腺癌 mesonephric adenocarcinoma
　5）腺扁平上皮癌 adenosquamous carcinoma
　　a）腺扁平上皮癌 adenosquamous carcinoma
　　b）すりガラス細胞癌 glassy cell carcinoma
3．その他の上皮性腫瘍 other epithelioid tumors
　1）扁平移行上皮癌 squamotransitional carcinoma
　2）腺様嚢胞癌 adenoid cystic carcinoma
　3）腺様基底細胞癌 adenoid basal carcinoma
　4）神経内分泌腫瘍 neuroendocrine tumors
　　a）カルチノイド carcinoid
　　b）非定型カルチノイド atypical carcinoid
　　c）小細胞癌 small cell carcinoma
　　d）大細胞神経内分泌癌 large cell carcinoma
　5）未分化癌 undifferentiated carcinoma

b. 臨床進行期分類

　悪性腫瘍は，病巣が進展するほど予後が不良となるので，治療前の病巣の進展度から臨床進行期分類が定義され，国際的に統一して使用されており，臨床統計もこの分類によっている。現在使われている臨床進行期分類は，国際産婦人科連合 international federation of gynecology and obstetrics；FIGO によるものと，世界対がん連合；UICC による TNM 分類とがある。これらは相互に協調して作られているため矛盾なく使用できるが，一般に FIGO 分類のほうが使用されることが多い。

①臨床期分類（FIGO 分類）（図3-89）：1950 年に国際産婦人科学会で決定された。その後数回改訂が行われ，近年では 1994 年と 2008 年に改訂されている。

　頸癌の治療に当たっては，治療前にこの国際分類が必ずなされていなければならず，また臨床統計はすべてこの国際分類に基づいている。従ってわが国の子宮頸癌取扱い規約もこの国際分類を採用している。なお FIGO 分類は治療開始前に決定し，以後これを変更しないという規定がある。

臨床進行期分類（子宮頸癌取扱い規約 2012 年 第 3 版，FIGO 2008 年）

Ⅰ期：癌が子宮頸部に限局するもの（体部浸潤の有無は考慮しない）。

ⅰ）ⅠA期：組織学的にのみ診断できる浸潤癌。肉眼的に明らかな病巣はたとえ表層浸潤であってもⅠB期とする。浸潤は，計測による間質浸潤の深さが 5 mm 以内で，縦軸方向の広がりが 7 mm を超えないものとする。浸潤の深さは，浸潤がみられる表層上皮の基底膜より計測して 5 mm を超えないものとする。脈管（静脈またはリンパ管）侵襲があっても進行期は変更しない。

　(1) ⅠA1期：間質浸潤の深さが 3 mm 以内で，広がりが 7 mm を超えないもの。

　(2) ⅠA2期：間質浸潤の深さが 3 mm を超えるが 5 mm 以内で，広がりが 7 mm を超えないもの。

ⅱ）ⅠB期：臨床的に明らかな病巣が子宮頸癌に限局するもの，または臨床的に明らかでないがⅠA期を超えるもの。

図3-89　子宮頸癌の国際臨床進行期分類

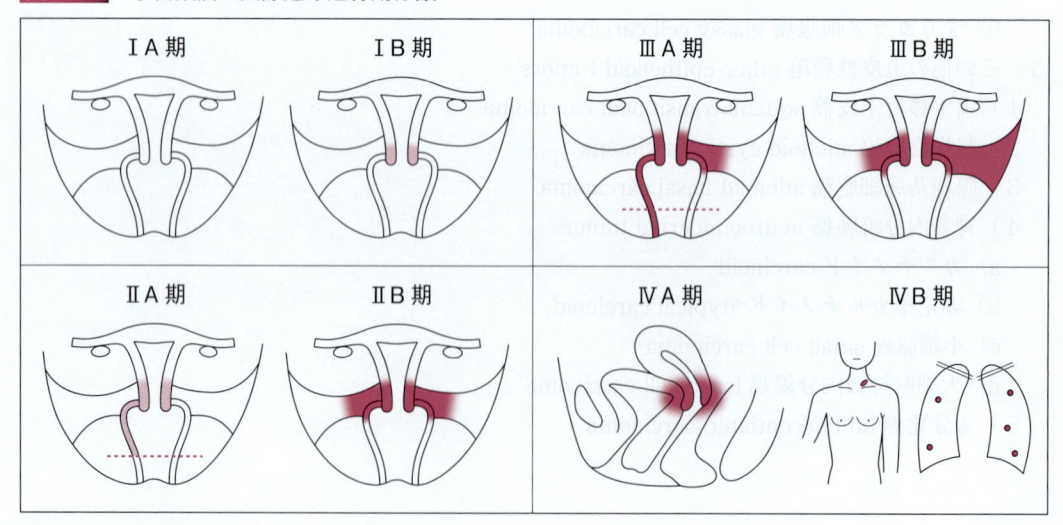

(1) I B 1 期：病巣が4cm以下のもの。
(2) I B 2 期：病巣が4cmを超えるもの。
Ⅱ期：癌が子宮頸部を越えて広がっているが，骨盤壁または腟壁下1/3には達していないもの。
ⅰ) ⅡA期：腟壁浸潤が認められるが，子宮傍組織浸潤は認められないもの。
(1) ⅡA1期：病巣が4cm以下のもの。
(2) ⅡA2期：病巣が4cmを超えるもの。
ⅱ) ⅡB期：子宮傍組織浸潤の認められるもの。
Ⅲ期：癌浸潤が骨盤壁にまで達するもので，腫瘍塊と骨盤壁との間にcancer free spaceを残さない。または，腟壁浸潤が1/3を越えるもの。
(1) ⅢA期：腟壁浸潤は下1/3を越えるが，子宮傍組織浸潤は骨盤壁にまで達していないもの。
(2) ⅢB期：子宮傍組織浸潤が骨盤壁にまで達しているもの。または，明らかな水腎症や無機能腎を認めるもの。
注：ただし，明らかに癌以外の原因によると考えられる水腎症や無機能腎は除く。
Ⅳ期：癌が小骨盤腔を越えて広がるか，膀胱，直腸の粘膜を侵すもの。
(1) ⅣA期：膀胱，直腸の粘膜への浸潤があるもの。
(2) ⅣB期：小骨盤腔を越えて広がるもの。

② TNM分類（UICC）：TNM分類は，各臓器の病期を統一的に表現しようとするもので，Tはtumorで原発腫瘍の進展度，Nはnodeで所属リンパ節の状態，Mはmetastasisで遠隔転移の有無を示すものである。これら3つの因子を用いて病巣の解剖学的進展度を記述する。

わが国においても，1979年から国際分類と併記して，TNM分類も子宮癌登録委員会に報告することになり，子宮頸癌取扱い規約（2012年）ではUICC第7版を使用している。

c. 発育と進行

初めは視・触診では認めにくい顕微鏡的存在であった原発病巣は，次第に頸部筋層の深部に浸潤する。また子宮長軸方向にも進展する。外方は腟の方向に，内方は頸管に向かって拡大し，頸部は腫大する。病巣は連続性に頸部を越えて局所を進展していき，尾側は腟壁，頭側は子宮体部，腹側は膀胱，背側は直腸，側方は子宮傍組織を浸潤しながら骨盤側壁に至る。また，傍大動脈リンパ節，縦隔リンパ節，頸部リンパ節などの遠位リンパ節や肺，肝，骨などの臓器へ遠隔転移する。

1) 発育形式

子宮頸部における肉眼的発育形式を，外向性に膨隆する外向性発育型と，粘膜面を基底とする半球状に深部へ増殖する内向性発育型に分けることがある。

① 外向性発育型 exophytic type（図3-90）：外向性に腫瘍を形成する型で，通常，粘膜面から比較的明確に境界されている。小さいものはポリープ状に隆起し，大きいものでは表面が不規則な乳頭状を示す花菜状 cauliflower-like を呈する。腫瘍の表面は出血や壊死を起こしやすく，比較的早期から性器出血や帯下などの自覚症状が出現する。この型の癌では，腫瘍が大きいわりには頸部に限局しているものが多い。

② 内向性発育型 endophytic type（図3-91）：粘膜から深部筋層に向かって浸潤性増殖をし，頸部は肥大し硬くなる。病巣の壊死により潰瘍を形成することが多く，表面は噴

火口状 crater-like を呈する。潰瘍の基底のざらざらした感じで硬く，出血や感染が併発している。

③表面発育型：粘膜表面に沿って発育増殖する型で，肉眼的にはびらん像を呈するか，浅く扁平な潰瘍を形成する。一般に比較的早期の癌であり，いずれは外向性または内向性に発育するものと思われる。しかし，なかには腟壁や子宮内膜へ表層性に広く発育していくものがある。

2) 存在形式

上記 1) の発育形式と似ているが，子宮頸部における腫瘍の主たる存在位置から分けた分類が，臨床上よく使われる。

①外頸部型 ectocervical type：子宮腟部の外側から腟方向に腫瘍が存在するタイプである。多くは外向性発育型である。腫瘍は腟腔に突出し，壊死や感染により早期から帯下や不正性器出血，接触性出血の症状が出現しやすい。また内診によって視認しやすい。内頸部型に比べると，概して子宮頸部筋層浸潤はそれほど深くなく，子宮傍組織浸潤，膀胱および直腸浸潤も少ない傾向がある。従って手術の難易度も高くはない。

②内頸部型 endocervical type：病変の主座が内頸部（頸管内）に存在する場合である。発育すると子宮頸部は体部よりも大きく腫大し，いわゆるダルマ型，樽型（barrel-shape）を呈する。進行例でも内診で視認しにくく，症状も出にくい。また細胞診採取器具を頸管内に挿入しないと検出できない。同様に内頸部からの組織診も施行し難い。従って診断遅延となりやすい。外頸部型より頸部筋層深層や周囲組織に浸潤しやすい傾向がある。手術の難易度は，より高い。

3) 癌進行の経路

癌病巣の進行経路には，連続性に周囲組織，臓器に浸潤していく場合（局所進展）と，非連続性にリンパ行性さらに血行性に転移していく場合（遠隔転移）とがある。

①連続性浸潤：子宮体部，腟，基靱帯および子宮傍組織，骨盤側壁に進展する。隣接臓器への浸潤では，膀胱や直腸への浸潤が最も多い。

②リンパ節転移：頸癌のリンパ節転移は，原則として子宮頸部のリンパ管の流れに沿って起こる。まず基靱帯節から内腸骨節に達し，総腸骨節から傍大動脈節，さらに上部のリンパ節へ転移する。リンパ節転移は癌浸潤が進むにつれて，すなわち臨床進行期が進むにつれて転移率が高くなる（表3-35）。子宮頸癌の生存期間や再発に関する病理学的危険因子として，リンパ節転移陽性，子宮傍組織浸潤陽性，深い頸部筋層浸潤，脈管侵

図3-90　子宮頸癌の外向型発育（手術標本）

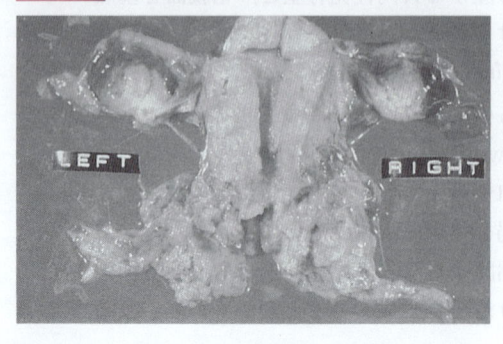

図3-91　子宮頸癌の内向型発育（手術標本）

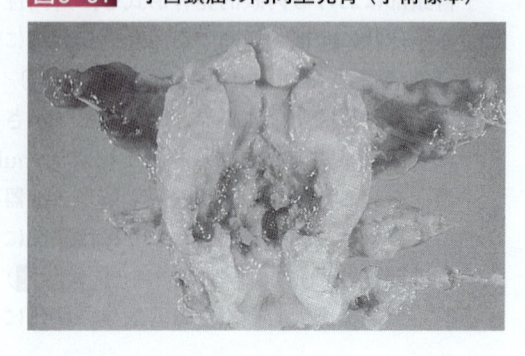

襲陽性，組織型などがあるが，なかでもリンパ節転移は予後との関係が最も深く，例えばFIGO ⅡB期の手術例でもリンパ節転移がなければ5年生存率は約80％であるが，転移があると約50％以下になり，転移個数が10個以上では約20％台となる。

> **リンパ節の部位と名称**
>
> 子宮頸癌治療に関係のあるリンパ節の部位と名称は，わが国では1962年から日本産科婦人科学会子宮癌委員会で統一したものを使用している（図3-92）．
> ①傍大動脈リンパ節 paraaortic nodes：腹部大動脈および下大静脈に沿うもの．
> ②総腸骨リンパ節 common iliac nodes：総腸骨動静脈に沿うリンパ節．
> ③外腸骨リンパ節 external iliac nodes：外腸骨血管分岐部より下方で，外腸骨血管の外側あるいは動静脈間にあるもの．
> ④鼠径上リンパ節 suprainguinal nodes：外腸骨血管が鼠径靱帯下に入る直前にあるもの．
> ⑤内腸骨リンパ節 internal iliac nodes：内腸骨血管と外腸骨血管とによって作られるいわゆる血管三角部にあるもの．
> ⑥閉鎖リンパ節 obturator nodes：閉鎖孔に近く，外腸骨血管の背側で閉鎖神経との間で骨盤壁に密着しているもの．
> ⑦仙骨リンパ節 sacral nodes：内腸骨血管より内側で直腸間膜との間にあるもの．
> ⑧基靱帯リンパ節 parametrial nodes：基靱帯およびその周辺に存在するもの．
> ⑨鼠径リンパ節 inguinal nodes：鼠径靱帯より下方にあるもの．

d. 症状

子宮頸癌の症状は，まず原発巣による早期症状に始まり，次第に癌が進行して浸潤や転移による症状が加わり，末期には二次的に起こる症状も加わってくる．

1）原発巣による早期症状

ごく初期の間は無症状である．0期やⅠA期の多くは自覚的に無症状であり，症状が起こった場合はⅠB期以上が多い．従って，無症状の時期における集団検診や定期的検診が強調されるわけである．

初発症状は不正性器出血が最も多い．性交時の出血（接触出血 contact bleeding）として気付くことが多く，性交渉がない場合はかなり癌が進行するまで出血の起こらないことがあり，ことに定期的検診が必要となる．また内頸部型よりも外頸部型に，内向性発育型より外向性発育型のものに出血が起こりやすい．不正出血は，排尿・排便などの腹圧のか

表3-35 子宮頸癌の骨盤内リンパ節転移率（扁平上皮癌）

臨床進行期	症例数	転移率
Ⅰb	50/357	14.0％
Ⅱa	26/94	27.7％
Ⅱb	73/199	36.7％

（全国子宮頸癌調査 第7版［2001年］）

かるときにも起こることもあり，また頻発・過多月経や遷延性月経と類似した出血として現れることがある。更年期や月経不順の患者では，出血を不順な月経と誤認していることも少なくない。出血の性状や量などに特徴はなく，病巣が大きくなると出血は次第に持続的になり，ときに大量に出血を起こすこともある。

次に多い症状は帯下の増量で，水性や粘液性の帯下を訴える。病巣が感染を起こすと帯下は多くなる。患者のなかには褐色の帯下（血性帯下）を，単に帯下と訴える場合もあるので，色調をよく確かめる必要がある。癌病巣が大きくなり，感染や壊死が強くなると，特有な悪臭のある肉汁様の帯下となる。

2）浸潤・転移に伴う症状

癌が進行し，周囲臓器に浸潤したり，遠隔転移を起こすと，それに伴うさまざまな症状が現れる。

膀胱に圧迫・浸潤が進むと，頻尿，血尿，排尿障害から尿瘻に至り，直腸に進むと，便秘，血便，下腹痛から，イレウスや糞瘻になる。また神経や骨に圧迫・浸潤が及ぶと，腰痛，下肢の神経痛様疼痛が起こる。傍結合組織へ進むと，疼痛や尿管の狭窄ないしは閉塞が起こり，尿毒症症状を呈してくる。さらにリンパ管や静脈の圧迫や閉塞により，下肢の浮腫が現れる。

遠隔転移ではそれぞれの転移部位に特有な症状が起こる。肺転移が起これば，血痰，咳，胸痛など，腎転移は血尿など，骨転移では疼痛などである。また，鼠径リンパ節やVirchow節転移の腫大を自覚することがある。

3）二次的に起こった全身症状

進行症例では，貧血によるものが主体であるが，感染による発熱，食欲不振や栄養障害から高度の低蛋白血症を起こして浮腫などが現れ，いわゆる悪液質 cachexia に陥る。

図3-92　子宮頸癌治療に関係ある骨盤内リンパ節
①〜⑨は本文中の番号と同じ（p.505）。

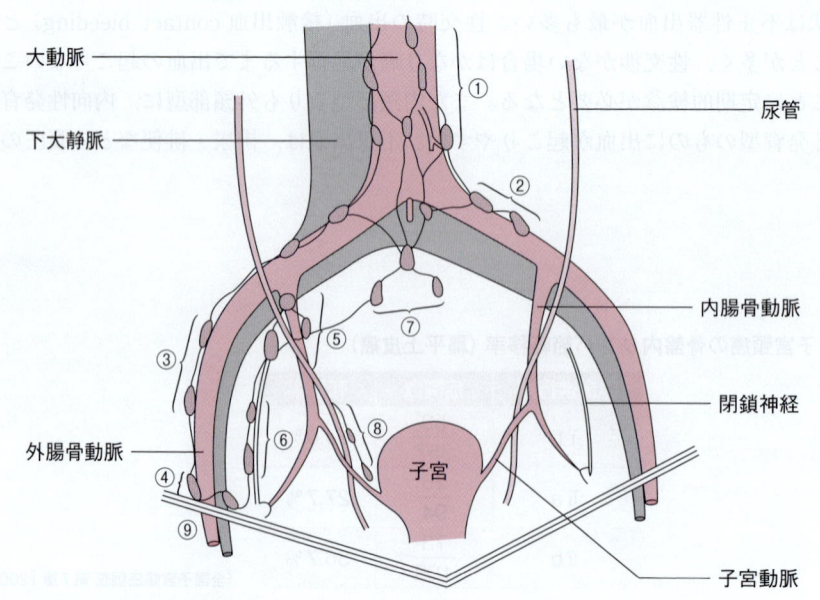

e. 診断

　子宮頸部癌であることの診断（原発巣の診断）を行い，次に病巣の占拠部位の広がりの検索を行う。

1）原発巣の診断

　治療前に必ず病理組織学的診断が確定していなければならない。細胞診などの補助診断法や視診・内診あるいは CT，MRI といった画像診断のみで診断し，治療を開始することは避けるべきである。

　進行癌は視診・内診で容易に癌と推定できるので，なるべく壊死部を避け，新鮮な部位から生検 punch biopsy 検体を採取し，組織診断を行う。

　初期癌の場合には，肉眼で不可視のことが多いので，細胞診，コルポスコープ colposcope 所見，コルポ下狙い切除組織診 target biopsy などの結果を総合して術前診断を行うが，それでも不明確なときには診断的円錐切除 conization により診断を確定する。

　頸部腺癌ではときに細胞診が陰性または疑陽性程度のことがあるので，視診やコルポ診で疑われたら積極的に生検をとり組織診断を行う。また，きわめて高分化の腺癌（従来，悪性腺腫 adenoma malignum とよばれていた）や扁平上皮癌（疣状癌 verrucous carcinoma）では細胞診はおろか，組織診でも悪性と診断されないことが多いので，視診・内診やコルポ診で浸潤癌を強く疑った場合には病理医に十分な情報を伝え，協議したうえで臨床診断をつける。

2）骨盤内連続浸潤の診断

　原発巣の広がり，すなわち臨床進行期を決定する際には，現在でも視診・内診および直腸診による腟や子宮傍結合織への癌浸潤の有無の判定が基本となっている。腟浸潤の診断にはコルポスコープを併用する。腟はときに非連続に島状に浸潤（skip lesion）している場合もあるので詳細に観察する。

　触診は双合診を行うが，中指を同時に直腸に挿入し，子宮傍組織の硬結の有無，硬結の骨盤壁への連続性などを触診する。子宮傍組織の硬結は癌浸潤以外に，炎症や線維化などによっても起こりうるが，区別が困難な場合もある。直腸診では，そのほか狭窄や粘膜の可動性なども観察する。また，直腸診により癌浸潤が疑われれば，大腸内視鏡による観察と直腸粘膜生検が必要となる。

　膀胱浸潤の診断は，膀胱鏡 cystoscopy による観察と疑浸潤部の生検による組織学的確認によりなされる。尿・膀胱洗浄細胞診陽性や胞状浮腫の所見だけで癌浸潤と診断してはならない。一方，膀胱鏡所見として隆起と裂溝 ridges and furrows が認められ，かつ，これが触診によって腫瘍と固く結びついている場合，組織診をしなくても浸潤とみなしてよい（進行期としてはⅣA期）とされている。尿路系ではそのほか，水腎症の有無の判定が進行期分類にとっては必須である。

　これらの内診を主体とした診断は，占拠部位を特定して臨床進行期を決定し，さらには可動性などを検討することにより手術適応の有無を判断する，頸癌治療の最も重要な行為である。

　そのほか，CT や MRI などの画像診断も腫瘍の広がりを診断する方法としてよく用いられる（図3-93）。

3）リンパ節転移の診断

　触診によって鼠径部，頸部，腋下部などの表在リンパ節腫脹の有無を確認する。転移が疑われたら穿刺細胞診や生検で癌細胞を確認する。また CT や MRI などの画像診断で，

骨盤内および傍大動脈リンパ節の腫大を診断することも重要である。
4）遠隔転移の診断
　肺転移，肝転移など遠隔転移の有無を治療前後に確認することは，進行期分類や治療計画の決定，患者の予後推定のために重要である。特に進行癌症例ではCT，MRIなどの画像診断法を駆使して転移の有無を詳しく検索する。
5）腫瘍マーカー
　早期診断には有用でないが，治療効果の判定や再発の診断に利用可能である。治療前に，扁平上皮癌ではSCC，CEA，腺癌ではCA19-9，CA125，CEAを測定する。

f. 治療
1）治療法の選択
　子宮頸癌治療の最大の特徴は，手術療法と放射線治療が同じ程度に有効である，ということである。初回治療法としては主に手術療法か放射線療法が用いられ，化学療法はこれらの補助あるいは再発時に緩和目的で使用されることが多い。手術療法と放射線療法の治療成績はおよそ同程度とされているが，それぞれに特徴があるため，患者の進行期，組織型，年齢，併存内科疾患，生活背景などを考慮して選択することが肝要である。
　手術療法は比較的早期癌に選択され，摘出により腫瘍の占拠部位が明確になるという長所がある。一方，手術侵襲のリスクが存在する。また進行例では完全切除は不可能である。
　放射線療法は早期から進行癌まで，ほぼすべての進行期に選択可能である。また，高齢や併存内科疾患により手術に伴うリスクが高い症例でも治療可能である。反対に，腫瘍の広がりを手術ほどは正確には把握しがたいこと，放射線感受性の低い癌が一部に存在するという特徴がある。また特殊な放射線治療設備のある施設でしか治療を受けられない（**表3-36, 37**）。

2）手術療法
　手術療法は一般的には，上皮内癌からⅡ期までの非進行癌の症例で，手術侵襲に十分耐えられる症例，重篤な併存疾患のない症例，妊孕性温存が必要である症例などに選択され

図3-93 子宮頸癌のMRI像

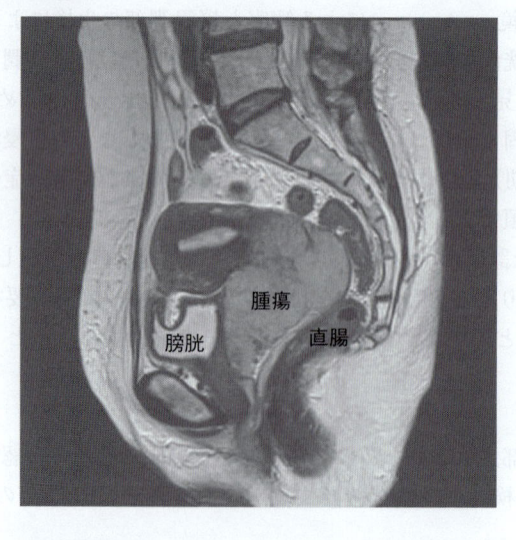

る。手術侵襲度は術式で大きく異なり，特に広汎子宮全摘術 radical hysterectomy では，手術の侵襲以外に，骨盤内臓神経の一部が切除範囲に含まれるために起こる術後の尿意の喪失，尿閉などが術後障害として残る。また系統的リンパ節廓清による下肢のリンパ浮腫も術後障害として発生する。

　手術術式としては上皮内癌，ⅠA1期では，単純子宮全摘術 total hysterectomy が用いられる。またこれらの進行期で妊孕性温存が必要な場合は，子宮頸部円錐切除術 cervical conization が用いられる。ⅠA2期では準広汎子宮全摘術 modified radical hysterectomy，ⅠB期およびⅡ期では広汎子宮全摘術 radical hysterectomy が，それぞれ標準術式である。骨盤リンパ節郭清術 pelvic lymphadenectomy は原則としてⅠA2期以上に行う。閉経前若年者における卵巣温存は，上皮内癌，ⅠA期では転移がないため可能である。ⅠB1期以上では卵巣転移の可能性があるため付属器摘出を行う。ただし，ⅠB1期扁平上皮癌の若年者で卵巣温存希望患者には，卵巣温存も行われている。その理由は，扁平上皮癌ⅠB期では卵巣転移割合がおよそ0.5％以下と低いためである。一方，腺癌ではその頻度が1.7～3.8％と無視できなくなること，腫瘍径が4cmを超えると転移割合が有意に高頻度になるからである。

表3-36　子宮頸癌治療における手術と放射線療法

	手　術	放射線
対　象	限定	ほぼ全例（一部に感受性不良例）
一次死亡	あり	ない
poor risk	不可	可能
瘻孔・尿管閉塞	あり	ほとんどない
造血機能障害	ない	あり
排尿神経障害	あり	なし
リンパ浮腫	あり	なし
放射線膀胱炎・直腸炎	なし	あり
妊娠能力の温存	初期なら可能	不可
病巣の情報把握	よくわかる	推定
専門医・施設	手術室あれば可	限定

表3-37　子宮頸癌の標準治療

	手　術	放射線治療
上皮内癌・ⅠA1期	単純子宮全摘術（リンパ節郭清無）	腔内照射
ⅠA2期	縮小（準）広汎全摘術（リンパ節郭清有）	外照射＋腔内照射
ⅠB期 ⅡA期	広汎子宮全摘術	外照射＋腔内照射 （＋/－同時放射線化学療法）
ⅡB期	広汎子宮全摘術	外照射＋腔内照射 （＋同時放射線化学療法）
ⅢA期 ⅢB期		外照射＋腔内照射 （＋同時放射線化学療法）
ⅣA期		外照射＋腔内照射 （＋同時放射線化学療法）

近年腫瘍径2cm程度以下のIB1期症例に対し，子宮頸部のみを子宮傍組織とともに広汎性に切除し体部を温存して妊孕性温存を行う，広汎性子宮頸部摘出術 radical trachelectomy が試験的に行われるようになった。妊娠率や胎児の流早産率に関していまだ問題が残るが，今後妊孕性温存の適応拡大が行われる可能性がある。いずれにせよ生殖医療や周産期設備のある施設で行うべき治療である。

3）放射線療法

わが国では歴史的に，Ⅲ期，ⅣA期の進行癌症例と，Ⅰ，Ⅱ期でも高齢者や合併症などで手術適応とならない症例に放射線療法が選択されることが多かった。諸外国ではⅡB期は放射線療法が用いられていることが多い。

頸癌の放射線治療は，外照射と腔内照射の組み合わせで行うのが原則である。腔内照射はわが国では高線量率腔内照射 remote afterloading system；RALS が普及し用いられている。RALSの線源はイリジウム（^{192}Ir）が用いられている。Ⅲ期，ⅣA期での照射線量は中央遮蔽を行い，外照射で50Gy，腔内照射では子宮内線源 tandem と腔内線源 ovoid の両者を行い，A点線量として30Gy程度を5分割（毎週1回で5週間）で行うのが通例である。なお，従来の外照射の照射野は骨盤の骨構造を指標に位置が決定されてきたが，近年ではCTを用いた三次元治療計画を用いて，臨床標的体積 clinical target volume を定義して照射野を設定することが行われるようになってきた。

放射線障害としては照射中に起こる放射線宿酔（悪心，嘔吐）や下痢を主とする放射線腸炎と，半年から1年後以降に発生する晩発障害がある。晩発障害としては，下血を主訴とする放射線直腸炎 radiation proctitis や，血尿を主訴とする放射線膀胱炎 radiation cystitis などが主なものである。これらは重篤化するとときに大量出血や膀胱腟瘻，直腸腟瘻を起こすことがある。これらに対して有効な薬物療法はなく，出血に対しては高圧酸素療法が用いられ，瘻孔に対しては尿路変更や人工肛門の外科療法が必要となる。

同時化学放射線療法 concurrent chemoradiotherapy；CCRT

　1999年から2000年初めに，放射線治療と同時にシスプラチンを中心とする抗癌剤を投与する同時化学放射線療法 CCRT と放射線治療単独を比較した複数の第Ⅲ相試験の結果が発表され，CCRT の有効性が示された。また2008年にその後の同時化学放射線療法に関する臨床試験のメタ分析の結果が発表され，やはり生存期間に関する CCRT の有効性が示された。これらの結果をもとに腫瘍径の大きい症例や局所進行症例に対しては，主としてシスプラチンを含む抗癌剤を同時投与する方法が標準となっている。

強度変調放射線治療 intensity modulated radiotherapy；IMRT

　近年急速に普及しつつある放射線照射の技術である。X線のビームを強度を変えながら多数の方向から腫瘍に向けて照射することにより，全体として標的臓器に合わせた最適な線量分布を形成する方法である。結果として腫瘍周辺の正常臓器の線量を低減できる。わが国では子宮頸癌治療においても，応用が検討され始めたところである。

重粒子線治療

　重イオンである炭素イオン線は通常使用されている高エネルギーX線に比べ，生物効果が高く，また正常組織にほとんど照射することなく深部の標的に高い線量を集中できる性質があり，次世代の放射線療法として期待がもたれている。わが国の放射線医学総合研究所で

は，1998年より，扁平上皮癌に比べ放射線感受性が低く満足すべき治療ができなかった局所進行頸部腺癌に対して，試験治療を開始している．現在のところ良好な局所制御率が報告されており，今後非常に期待できる新しい放射線療法である．

4）術後放射線照射

手術により病巣を肉眼的には完全に摘出したが，なお再発を予防するために，手術後に予防的な照射をすることを術後照射という．術後照射は一般に選択的に行われている．その適応は術後病理所見により，リンパ節転移陽性例，子宮傍組織浸潤陽性例などの再発高危険群に行われることが多い．通常は全骨盤に対して50Gyの照射が行われる．さらに近年ではシスプラチンを併用したCCRTを用いることも検討されている．

なお，腟切除が不十分と考えられる場合には腔内照射（腟断端照射）を用いることが多い．

5）化学療法

抗癌剤は，放射線治療の補助や再発に対する緩和目的の治療に用いられる．抗癌剤のみでは根治目的の治療は困難であり，遠隔転移や再発の症例で，手術や放射線療法の適応とならないものに抗癌剤が使われ，ある程度の効果が認められている．プラチナ製剤が中心であり，パクリタキセルなどとの2剤併用が用いられている．

g. 治療後の管理

悪性腫瘍の患者は，治療後も長期に経過観察しなければならない．その目的は，再発や治療による合併症の発見とその治療，そして治療成績の確認と治療法の改善に資するためである．

1）治療後患者の経過観察

経過観察の最適な間隔については，確度の高い研究報告はない．経験的に，無症状の場合2年までは3〜4カ月ごと，以後年2回程度とするのが一般的である．再発のおよそ90％程度は治療後3年以内に起こることが多いので，この期間は特に要注意である．ただし，頻回な観察や検査が予後を改善するという知見は乏しいので，症状がないのにいたずらに観察の間隔を短縮したり，頻回な検査をすることは患者の精神的，経済的負担になることもあり控えたほうがよい．

観察期間については，再発のほとんどが治療後5年以内に起こることを考慮すると，5年無再発生存を得た患者は，再発に関しては症状がない限り定期フォローを終了してもよいと思われる．一方，放射線治療に伴う放射線膀胱炎や直腸炎は5年以降も増加する傾向がある．また術後合併症としての排尿障害やリンパ浮腫は永続的に継続することも多いので，治療に関連した障害に関してはその後も管理が必要である．

定期診察では，問診，内診，直腸診に加え，細胞診やコルポスコピー，必要なときは組織診をして，局所再発に注意する．治療後の合併症では，リンパ浮腫，尿管狭窄，膀胱および直腸出血などに注意する．遠隔転移は，胸部X線（年に1〜2回），傍大動脈リンパ節，鼠径リンパ節やVirchowリンパ節の腫大に注意する．そのほか全身的には，血算，生化学，尿検査，腫瘍マーカーなどを行う．

2）再発

再発はほぼ治療後5年以内に発生し，その約90％は3年以内に起こる．再発の部位は，手術例では腟断端，骨盤側壁，照射例では頸部原発巣などにみられることが多い．また鼠

径リンパ節，傍大動脈リンパ節やVirchowリンパ節，肺，肝，骨などへの遠隔転移も起こる．再発の診断は，腟断端や原発巣は，コルポスコピー，擦過細胞診（ときに穿刺細胞診）や組織診によるが，原発巣から離れた骨盤内再発の診断は難しい．CTなどの画像診断を必要に応じて行う（図3-94）．再発した場合，手術，放射線治療，抗癌剤などによる集学的治療を行ってもほとんどの場合患者は早期に死亡し，根治や5年以上の長期生存ができる例は数％程度のみである．また再発の治療には初回治療ほどの標準治療というものはないし，ましてランダム化比較試験ほどのエビデンスのある治療法もない．しかし，そこには一定の法則のようなものは存在し，選択すべきある程度定型的な治療は存在する．再発治療だからといって効果のありそうなものを無定見に行うという治療は許されるものではない．

①局所（骨盤内）再発：臨床的に再発腫瘍の位置によって2つに大別される（図3-95）．膀胱，直腸，腟に囲まれた骨盤中央部に位置する場合を中央再発，骨盤側壁に位置する場合を側方再発とよぶ．中央再発の場合，未照射野内の再発であれば放射線治療，照射野内であれば骨盤内臓器全摘術の適応であり，根治の可能性がある．これら以外の抗癌剤などの治療はすべて緩和目的の治療となる．側方再発には手術適応はない．未照射野内であれば放射線治療，照射野内であれば抗癌剤治療の適応になるが，側方再発の場合には根治は難しい．

②遠隔（骨盤外）再発：ほとんどの場合救命は困難である．症状緩和目的の治療となる場合がほとんどであり，腫瘍の位置や症状に応じて放射線治療や抗癌剤治療を行う．傍大動脈リンパ節再発への照射はときに根治を得る場合がある．また腫瘍が1個で初回治療から再発までの期間が長い場合（およそ2年以上）は手術摘出が有効な場合がある．ただし肝転移は1個の場合でも生存期間の延長や症状緩和に結びつかないため適応はない．

図3-94 骨盤内再発
術後に中央部と側方に再発

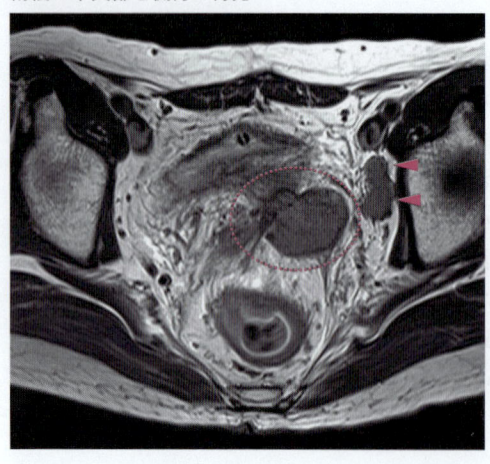

図3-95 局所（骨盤内）再発
中央部再発　側方再発

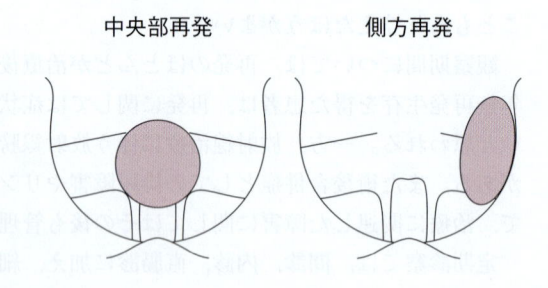

6. 子宮体部の腫瘍

A 類腫瘍・子宮腺筋症 adenomyosis

　子宮腺筋症とは間質を伴った子宮内膜類似組織が，子宮筋層内に異所性に存在発育する疾患である．性成熟期に発生し，エストロゲンによって増殖進行するが，病理組織学的には良性である．従来は，内性子宮内膜症として子宮内膜症のなかに分類されていたが，現在では，子宮筋層内に発育する子宮腺筋症と子宮以外に発生する子宮内膜症（外性子宮内膜症）とは，その発生機序からみて，異なった概念でとらえられるようになってきている．従って，子宮内膜症は現在では子宮外の病変のみをさし，子宮体部に存在するものは子宮腺筋症とよぶ．

a. 頻度
　婦人科開腹患者の約 10％に認められる．子宮腺筋症の年齢別頻度は，子宮筋腫と類似しており，30歳代後半から急増し，40歳代にピークをつくる．

b. 原因
　妊娠，分娩，炎症や子宮内膜掻爬術などの機械的刺激によって，子宮内膜基底層細胞が筋層内に直接侵入増殖して発生するといわれている．

c. 病理組織所見
1) 肉眼所見
　子宮筋層はびまん性あるいは限局性に肥大硬化するが，子宮が手拳大以上の大きさになることは少なく，筋腫のように巨大化することはない．また，筋腫と合併しない限り，子宮や子宮腔の変形は認めないことが多い．割面では肥厚した平滑筋による梁状構造が錯走し，その間に周囲筋層より疎で柔らかい病巣が散在する．出血を伴い茶褐色を呈するものや小囊胞を形成するものもある．子宮筋腫のような明瞭な結節形成はなく，結節様にみえる場合でも境界は不明瞭である．子宮筋腫や子宮内膜症を合併していることが多い．

2) 組織学的所見（図3-96）
　正常の子宮内膜と同一の構造を有する内膜組織と間質細胞が，筋層内に島状に認められる．この異所性内膜組織の性ステロイドに対する反応性は多様であり，分泌期像を欠いたり，周期的変化を示さない場合が多い．

d. 症状
　次第に増強する続発性月経困難症や過多月経，月経期間の延長などが主な症状であるが，子宮筋腫や外性子宮内膜症の合併の有無によって臨床症状は異なってくる．

e. 診断

小さな子宮腺筋症は，術前に正しく診断されていることは少なく，ほかの適応で子宮を摘出し，病理検査で発見されることも少なくない。

1）症状

問診により，前述の症状があるときは疑いをもつ。ただし，これらの症状は特異的なものではなく，ほかの疾患による症状である可能性にも十分注意する。

2）内診

内診ではびまん性に腫大した子宮を認めるが，子宮筋腫のような硬さや結節は認められないし，変形もない。ただし，しばしば子宮筋腫を合併するので注意を要する。

3）超音波断層法 ultrasonography

子宮陰影の全体的な腫大としてとらえられる。子宮壁の肥厚としてとらえられることも多い。

4）computed tomography；CT

腫大した子宮が均一に描写され，造影剤投与によってもあまり変化を認めない。

5）magnetic resonance imaging；MRI（図3-97）

T_2 強調像で，辺縁不明瞭な低信号病変として描出される。病変内部に，点状の高信号が認められることが多い。junctional zone の消失が認められることもある。

6）腫瘍マーカー

卵巣癌の腫瘍マーカーとして利用されている CA125 が高値を示すことがあり，治療効果判定や経過観察に利用されているが，特異的なものではない。

図3-96　子宮腺筋症の組織像
筋層内に大小の不整形の内膜腺組織と間質組織を認める（HE 染色，×40）。

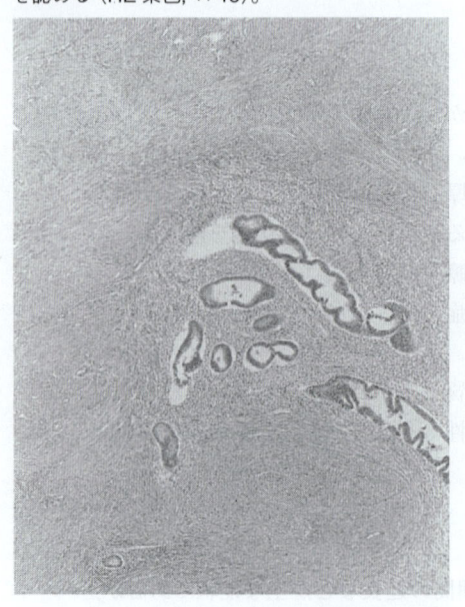

図3-97　子宮腺筋症（MRI T_2 強調像）
子宮は肥大し，子宮前壁に辺縁不明瞭な低信号領域があり，内部に点状の高信号が認められる。

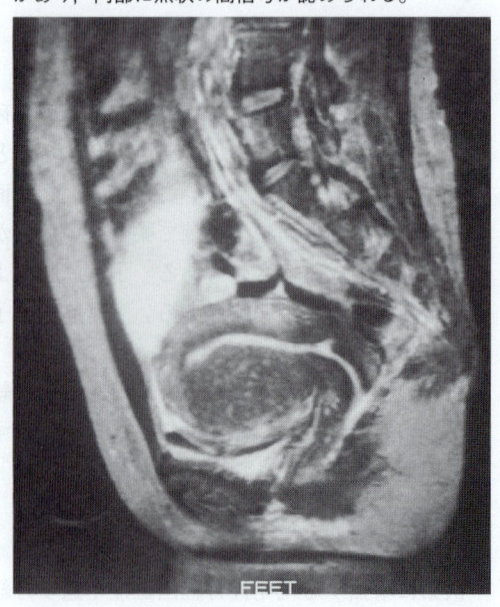

f. 子宮筋腫との鑑別診断

子宮筋腫と子宮腺筋症とはともに性成熟期に多く，症状も類似しており，両疾患が合併していることも多いので，鑑別は必ずしも容易ではない．しかしながら，不妊や習慣性流早産の患者などで，筋腫核出術を考える場合には術前に両者を鑑別することが必要である．鑑別に参考となる点を以下に述べる．

1）症状・内診

両疾患の症状は類似しているが，子宮腺筋症の場合に特徴的なことは，次第に増強する月経困難症が多い点である．また，子宮腺筋症は小児頭大以上の大きさになることはまれで，圧迫症状は少ない．内診で弾性硬の筋腫結節が確認できれば筋腫の診断は容易であるが，筋腫結節を明瞭に触知できない場合には，両者の鑑別が困難なこともある．

2）画像診断法

超音波で筋腫結節が同定できる場合には鑑別が可能であるが，超音波ですべての筋腫結節を確認できるとは限らない．CTでは両者の鑑別は必ずしも容易ではないが，MRIでは鑑別が比較的容易である．MRIのT_2強調像によって筋腫は辺縁が平滑で，周囲筋層と明瞭に区別できる低信号の腫瘤として描出されるが，腺筋症の場合には辺縁が不明確で，周囲筋層と明瞭に区別できない．また，腺筋症の場合には筋層内に点状の高信号を認めることが多い．

g. 治療

ほとんど症状がなく，妊娠の希望もないような場合には，特に治療を必要としない．また，閉経が近い患者では，閉経後に症状は消失するので，積極的な治療を要しないことも多い．治療法の選択に当たっては，年齢，挙児希望の有無，月経痛などの症状の程度を考慮するが，一般的には，まず薬物療法を行い，十分な効果が得られない場合に手術を行うことが多い．

1）薬物療法

軽度の月経痛のみで，妊娠を希望しない場合には，鎮痛薬投与で経過を観察する．症状が強い場合には，以下に述べるような低エストロゲン環境をつくりだす薬剤を使用する．これらの薬剤は使用中は諸症状を軽減または消失させるが，投与終了後は閉経に移行しない限り，症状の再発の可能性があり，繰り返し長期にわたる投与が必要となり，それに伴う副作用が問題となる．以下の薬剤は正式には子宮腺筋症に対する治療法としては承認されていないが，一時的には症状を軽減させ，病巣の縮小がみられることもあり，状況によっては用いられることもある．

①ダナゾール danazol：ダナゾールは間脳・下垂体に対する抗ゴナドトロピン作用，卵巣のエストロゲン合成抑制作用および子宮内膜に対する直接の抑制作用を有しており，子宮内膜は萎縮像を呈する．通常，月経周期2～5日目から，1日量400mgを4～6カ月間連続投与する．副作用として，体重増加，浮腫，消化器症状，肝機能障害，嗄声，脂質代謝異常，痤瘡などがある．

②GnRHアゴニスト gonadotropin releasing hormone agonist：GnRHアゴニストは，ゴナドトロピン分泌を刺激するが，反復大量投与によって逆に無反応となり，ゴナドトロピン分泌が抑制され，その結果卵巣からのエストロゲン分泌が低下する．GnRHアゴニスト製剤としては，酢酸ナファレリン（点鼻薬），酢酸ブセレリン（点鼻薬・皮下

注射薬），酢酸リュープロレリン（皮下注射薬），酢酸ゴセレリン（皮下注射薬）がある。骨密度低下の副作用のため，連続使用は6カ月までとされている。副作用としては，低エストロゲン状態による更年期障害様諸症状（hot flush，肩こり，頭重，頭痛，手足のしびれ，動悸，dry vaginaによる性生活の質の低下，うつ症状）や長期間投与時の骨塩量減少などがある。

③ジェノゲスト dienogest，低用量エストロゲン・プロゲスチン配合薬：ともに排卵を抑制し，月経痛の軽減に効果を発揮する。副作用として不正出血がある。

2）手術療法

手術の適応となるのは，①症状が強く，薬物療法が有効でないもの，②子宮が手拳大以上であるもの，などである。通常は，単純子宮全摘除術を行う。付属器を摘除するかどうかは，年齢や付属器病変の有無により決定するが，子宮以外の子宮内膜症を合併する場合には，根治手術としては両側付属器摘除術を行うこともある。子宮を温存するために病巣のみを切除する方法もあるが，妊娠時の子宮破裂のリスクが上昇することや再発の頻度が高いために，一般的ではない。

B 良性腫瘍・子宮筋腫

子宮筋腫 uterine leiomyoma とは，子宮筋層内の平滑筋成分から発生する良性腫瘍で，日常臨床において最も多く遭遇する女性性器腫瘍である。婦人科外来患者の5〜10%，婦人科手術の1/2〜2/3を占めており，婦人科診療上最も重要な疾患の1つである。

a. 頻度

小さな筋腫は，無症状のことが多く，内診でも触れ難いために，正確な頻度は不明であるが，性成熟期女性の20〜40%に存在するといわれている。初経発来後，年齢とともに増加し，40歳前後でピークに達する。

b. 原因

原因の詳細は不明であるが，以下のような仮説も提唱されている。すなわち子宮は，胎生体腔上皮から生じた左右のMüller管の融合により形成されるが，その際に，体腔上皮の一部は子宮内膜上皮となり，上皮に伴う間葉細胞が子宮平滑筋と子宮内膜間質細胞に分化する。この分化は，胎齢30週になりようやく完成するが，この長期間の分化過程の間に，未分化の細胞は種々の影響を受ける可能性がある。分化の途中で障害を受けた細胞が多中心性に子宮筋内に潜んでおり，思春期から増加してくる性ステロイドに反応して臨床的な子宮筋腫に成長していく可能性もある。初経発来前には子宮筋腫がみられないことや閉経後には筋腫の発生・発育がなく筋腫が縮小することから，エストロゲンが筋腫の発育に関与することは確かとされている。また，エストロゲンレセプターやプロゲステロンレセプターは，正常子宮筋よりも子宮筋腫のほうにより強く発現しており，性ステロイドに対する感受性が高まっている可能性もある。しかしながら，子宮筋腫の発生・発育機序に関してはいまだ不明の点も多く，今後の課題である。

c. 病理組織所見
1）肉眼所見（図3-98, 99）

　小は顕微鏡的な大きさから，大は数十kgのものまである。筋腫の90～95%は子宮体部に発生し，残りの5～10%が子宮頸部に発生する。体部の筋腫はしばしば多発するが，頸部筋腫はほとんど孤立性である。筋腫結節の占拠部位によって，図3-100 のように粘膜下筋腫，筋層内（壁内）筋腫，漿膜下筋腫の3種に分類される。

①粘膜下筋腫 myoma uteri submucosum：筋腫結節が内膜に接し，内腔に突出するもので，筋腫の発育に伴って子宮内膜が菲薄化し，壊死や感染などが起こり，出血しやすい状態となる。筋腫が小さいにもかかわらず，大量出血をきたし，高度の貧血を伴うこともまれではない。ときに，有茎ポリープ状となり，頸管内，さらに腟内に突出することがあり，筋腫分娩 Myomgeburt とよばれる。

②子宮壁内（筋層内）筋腫 myoma uteri intramurale：筋腫が子宮筋層内に発育するもので，最も頻度の高いものである。筋腫の発育に伴って，子宮や子宮腔の変形をきたす。

③漿膜下筋腫 myoma uteri subserosum：筋腫が子宮漿膜直下に発育し，漿膜面から突出するもので，ときに有茎状となる。有茎化した漿膜下筋腫が周囲臓器（腹膜，大網，そのほかの周囲臓器）に付着し，そこから血流を受けるようになると，子宮から分離して寄生筋腫 parasitic myoma となる。また，広間膜内に発育したものは広間膜内筋腫 intraligamentous myoma とよばれ，尿管や腸骨動静脈を圧迫することがあり，手術の際に注意を要する。

　典型的な筋腫は，硬さは弾性硬で球形，表面は結節状を呈しており，周囲の子宮筋層から明確に区別されているが，いわゆる被膜とよばれているものは真の被膜ではなく，圧排された筋線維またはそれを置換した結合織からなっている。割面は灰白色ないし黄褐色で膨隆し，特有の渦巻状あるいは束状パターンを示す筋線維束からなる。色調や硬さは，筋組織と線維組織との割合や血流量，さらに変性の有無などで異なってくる。しかし，全体として柔らかく，割面に渦巻状の構造がなく，赤褐色の肉様に見えるときには肉腫のこともあるので，必ず組織検査をして悪性所見の有無を確認しなければならない。

図3-98　子宮筋腫
粘膜下，壁内および漿膜下筋腫が多発している。

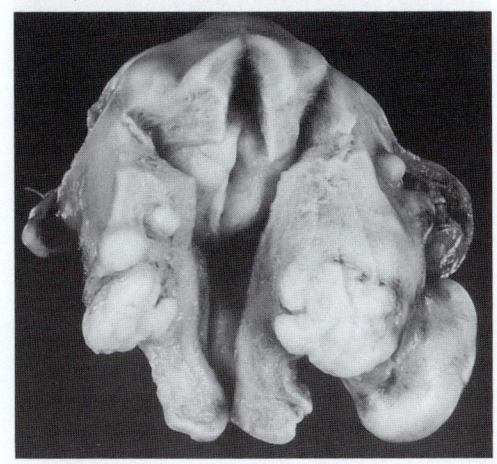

図3-99　子宮筋腫
子宮底に壁内～粘膜下筋腫を認める。

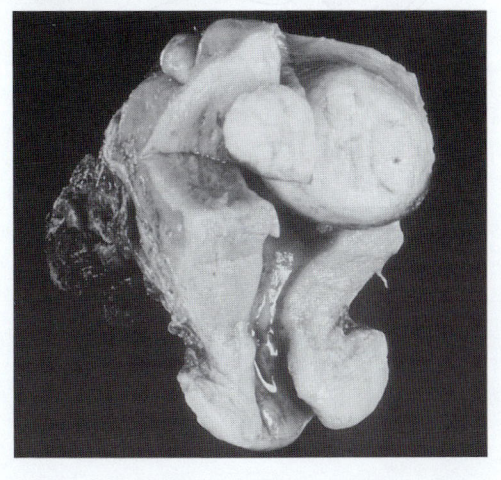

2）組織学的所見（図3-101）

　大型の細胞質に富んだ紡錘形の平滑筋細胞と結合織線維からなる。図3-101 に示すように，細胞は不規則な束状をなして相交錯する。核は紡錘状または桿状でクロマチンに富み，大きさはほぼ均一，細胞質はエオジン好性である。細胞分裂像はほとんどないか，あってもまれである。通常型とは異なる組織像を呈する筋腫に次のものがある。

① 細胞性平滑筋腫 cellular leiomyoma：筋腫細胞の密度が高いもので，平滑筋肉腫との鑑別が問題となる。核分裂像は強拡大10視野中5個以下の場合は良性であるが，6～9個を示す場合は，悪性経過をとることもあるとされる。

② 類上皮細胞性平滑筋腫 epithelioid leiomyoma：卵円形あるいは多角形の細胞が，集塊状または索状配列を示して増生する。細胞質がエオジン好性である腫瘍は平滑筋芽細胞腫 leiomyoblastoma，細胞質が淡明でグリコーゲンが豊富なものは明細胞性平滑筋腫 clear cell leiomyoma とよばれる。

3）続発性変化

　発育に伴う血行障害，感染，妊娠あるいは閉経後の萎縮などにより，筋腫には種々の二次的変化が生じてくるが，筋腫が変性を起こした場合には，治療を要するような症状が発現することがある。また，肉眼的に肉腫とまぎらわしくなり，十分な組織学的検索が必要となる。

① 硝子様変性 hyaline degeneration：最も多くみられる変性で筋腫の血行障害の結果である。割面は均一で，筋腫に特有の渦巻状パターンを欠き，細胞成分はまばらとなり，HE染色で鮮紅色に染まる無構造な組織像を示す。

② 囊胞性変性 cystic degeneration：硝子様変性から粘液水腫性変化を経て囊腫状となり，筋腫は軟化する。真の囊胞ではなく，内壁に上皮成分は存在しない。内容液はゼラチン様である。

図3-100　子宮筋腫の種類

（漿膜下筋腫，粘膜下筋腫，壁内筋腫，頸部筋腫，腟壁）

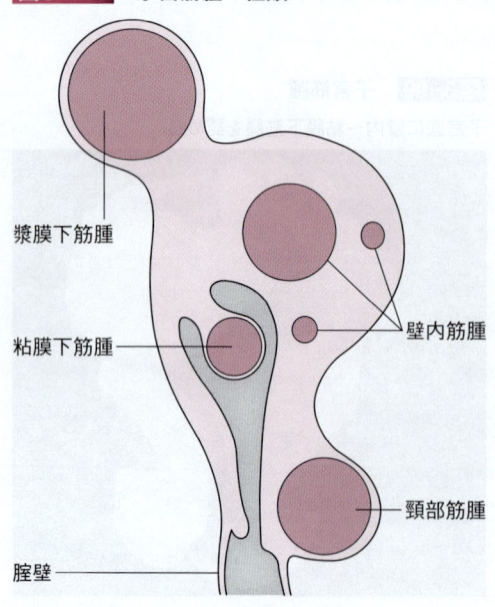

図3-101　子宮筋腫の組織像

紡錘形の平滑筋細胞が不規則な束状をなして錯走している（HE染色，×100）。

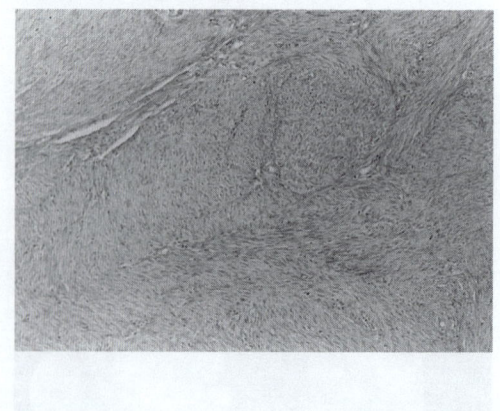

③壊死 necrosis：有茎筋腫の茎捻転など，高度の血行障害や感染に伴って起こり，腹痛や発熱などを伴う。
④赤色変性 red degeneration：筋腫実質内への出血と溶血を伴った無菌性壊死によるもので，疼痛を伴う。妊娠合併筋腫に起こりやすい。
⑤感染 infection：有茎粘膜下筋腫に起こりやすい。
⑥脂肪変性 fatty degeneration：まれであり，主に閉経後の退行性変性として起こる。割面は淡黄色を呈する。
⑦石灰沈着 calcification：閉経後の高齢者に起こりやすく，X線検査で発見できる。
⑧肉腫化 sarcomatous change：まれではあるが，二次的悪性変化として肉腫変性をきたすことがある。

d. 症状

小さな漿膜下筋腫や壁内筋腫が存在していても，まったく症状を示さないことが多い。また，大きな筋腫であっても，なんら症状がなく偶然に発見されることもまれではない。漿膜下筋腫では茎捻転を起こしたり巨大となり膀胱などの圧迫症状を示さない限り症状は軽い。これに対して，粘膜下筋腫では，小さなものでも過多月経を起こしたり，壊死や感染のための症状を呈することが多い。また，頸部筋腫や広間膜内筋腫では，膀胱，尿管，直腸などの圧迫症状をしばしば起こす。以上のように，筋腫ではその大きさよりも，筋腫の存在部位のほうが症状の程度と関連が深い。

1）性器出血

最もよくみられる症状で，月経期間の延長あるいは月経量の増加（過多月経）のかたちをとり，月経時以外に出血することは，粘膜下筋腫の壊死や感染の場合を除いてはまれである。筋層内筋腫や漿膜下筋腫が出血の原因となることは少なく，これらの筋腫を有する患者が月経時以外に性器出血を訴えた場合には，悪性疾患や内分泌異常を除外するための十分な検索が必要である。粘膜下筋腫や大きな筋層内筋腫の場合には，局所の子宮内膜が菲薄化するとともに，血行障害や子宮筋の収縮不全，さらにはうっ血や壊死，潰瘍などが生じて多量の出血をきたすと考えられている。出血が大量の場合には続発性に貧血を生じることがあり，貧血を契機として筋腫が発見されることも少なくない。

2）腫瘤感

筋腫が小児頭大以上に発育すると，患者自身が腫瘤に気づくことが多い。特に子宮前壁に発生したものでは触知しやすい。腫瘤を触知しなくても腫瘤感や腹部膨満感を訴えて来院する場合もある。閉経後は筋腫は発育を停止し，むしろやや縮小傾向を示すが，閉経後にさらに増大するときは悪性化の可能性も考えるべきである。

3）疼痛

30〜50％の例が，月経時に強い下腹痛や腰痛を訴える。この原因としては筋腫による子宮頸管や子宮腔の変形による月経血の排出障害，合併している子宮内膜症による疼痛，筋腫の続発性変化などが挙げられる。筋腫結節の部位に一致して圧痛があるときは，筋腫の赤色変性（妊娠合併時に多い）や感染が考えられ，急性腹症の症状を呈するときには漿膜下筋腫の茎捻転が考えられる。また，陣痛様の間欠的な下腹痛があるときは筋腫分娩の場合がある。ただし，子宮筋腫自体は典型的な意味での月経困難症の原因となることは少ない。

4) 圧迫症状

子宮頸部筋腫，特に頸部前壁に筋腫が発生した場合には，膀胱の圧迫症状として頻尿，排尿障害，まれに尿閉を起こすことがある。また，広間膜内筋腫の場合には，尿管を圧迫して，水尿管症や水腎症を起こす場合もあり，腰痛を訴えることがある。直腸が圧迫されると便秘が起こることがある。巨大な筋腫では骨盤内血管を圧迫して，下肢に浮腫や静脈瘤をきたすこともある。

5) 帯下

粘膜下筋腫では帯下の増量をみることがある。通常は粘液性であるが，感染や壊死を起こすと，膿性あるいは血性の帯下となる。

e. 子宮筋腫と妊娠・分娩

1) 不妊症と子宮筋腫

不妊症患者に筋腫が合併していることが発見された場合，必ずしも筋腫が不妊の原因とは限らない。子宮筋腫をもっていても大多数の者は正常に妊娠し，正期正常分娩に至るからである。筋腫にしばしば合併する子宮内膜症などが不妊の原因である場合も多いので，筋腫以外の不妊原因についても必ず検索すべきである。逆に，不妊患者で筋腫核出術を行ったあとの妊娠率は15〜35％と報告されており，筋腫の存在が不妊の原因となりうることもまちがいない。筋腫がなぜ妊娠成立を妨げるのかは十分に解明されてはいないが，筋腫による子宮腔の変形や卵管の通過障害，子宮筋の異常運動，さらに精子遡上障害が考えられている。また，子宮内膜に近く存在する筋腫による内膜の菲薄化や，血流障害による着床障害も推測されている。

2) 流早産と子宮筋腫

筋腫合併妊娠の頻度は0.45〜1.9％程度と報告されている。筋腫を合併した妊婦は流早産が多いといわれているが，反復流早産の原因はほかにも多いので，筋腫以外の原因についても十分な検索が必要である。筋腫合併妊婦の半数は特に自覚症状もなく経過するが，赤色変性のために疼痛を訴えることもまれではない。また，筋腫のために胎児の位置異常や胎児の発育障害をきたすこともある。妊娠中の筋腫核出術は原則として行ってはならない。術中出血が多量になるばかりか核出後の子宮筋層を縫合止血することが困難になり，妊娠継続をあきらめ止血を図らなければならない状態になることがあるためである。

3) 子宮筋腫と分娩

筋腫のために胎児の産道通過が障害される場合には，帝王切開が必要となる。また，微弱陣痛，弛緩出血，子宮復古不全などが起こりやすいといわれている。

f. 診断

子宮筋腫の診断は，まず前述の症状から疑い，多くの場合，双合診でほぼ可能であるが，小さなものや粘膜下筋腫の場合には，ほかの診断法の併用が必要となる。近年の画像診断法の進歩によって，筋腫結節の大きさならびに存在部位を正確に把握できるようになり，粘膜下筋腫の診断も容易になってきた。また，子宮腺筋症や卵巣腫瘍との鑑別も可能になってきた。

1) 内診，腟鏡診，子宮消息子診（ゾンデ診）

筋層内筋腫では子宮は全体的に腫大し，弾性硬のほぼ球形の平滑な腫瘤として触れるが，

発生数や部位あるいは癒着の有無などによりかなり変形偏位することもある。漿膜下筋腫は子宮から突出した弾性硬の腫瘤として触知しうるが，変性を起こしている場合には付属器腫瘍との鑑別が必要になる。頸部筋腫の場合には子宮腟部が対側に偏位したり，筋腫の増大とともに腟部が上方につり上げられ，子宮腟部が一見消失したように見えることがある。粘膜下筋腫の場合には，内診時に子宮の腫大以外の所見がないことが多い。症状から粘膜下筋腫を疑うときには，以下に述べるような補助診断法を併用すべきであるが，ゾンデで子宮内腔を注意深くさぐることにより，粘膜下筋腫の存在を触知できることがある。また，有茎性粘膜下筋腫が頸管内に下降していることもあるので，注意深く頸管内を観察する必要がある。筋腫分娩の場合には，腟鏡診により，頸管から筋腫が突出しているのが認められる。ゾンデにより子宮腔の拡張や変形などの有無についても確認しておく。

2) 超音波断層法 ultrasonography（図3-102）

子宮と連続した充実性の腫瘤として描写される。

① 経腹法：子宮が腫大し，筋腫により辺縁が部分的に突出した像を示す。子宮の腫大のみならず，筋腫結節の同定が重要である。筋腫結節は，通常，正常筋層に比べやや低エコーを示す球形のエコー像として描写されることが多いが，平滑筋細胞と結合織線維との割合によってエコー輝度が決まるので，結合織線維をより多く含んでいれば，エコー輝度は増加する。また種々の続発性変化によってもエコー輝度はさまざまに変化する。

② 経腟法：経腹法では観察が困難な小さい筋腫や粘膜下筋腫の検出が可能である。しかし，経腹法より高い周波数を用いるため，腟円蓋部から遠い部位の描写には不利であり，経腹，経腟両法を併用する必要がある。

3) computed tomography；CT（図3-103）

子宮と連続した充実性の腫瘤として描写される。造影剤投与により，辺縁明瞭な腫瘤全体が均一によく造影 enhance されるが，正常筋層との差はあまり認められない。子宮腔内の様子もよく判定できるので，粘膜下筋腫の診断も可能である。筋腫に変性がなければ，卵巣腫瘍やほかの骨盤内腫瘍との鑑別にも有用である。

図3-102 子宮筋腫（経腹超音波像）
左側方に突出した漿膜下筋腫が認められる。

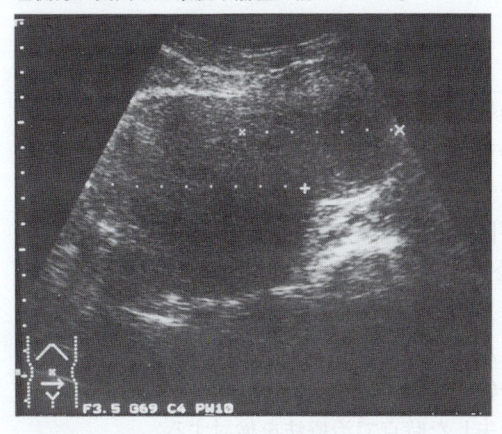

図3-103 子宮筋腫（CT像）
重量2,300gの巨大筋腫で，大きな壁内筋腫の中心部は変性している。

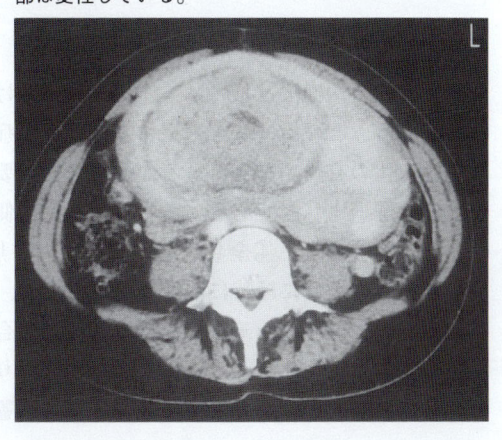

4) magnetic resonance imaging；MRI

　MRI は筋腫の診断上きわめて有用で，筋腫の位置，大きさ，子宮内膜や頸管との関係について正確な三次元的情報を与えてくれる．付属器腫瘍との鑑別のみならず，子宮筋腫と腺筋症との鑑別にも有用である．筋腫は T_2 強調像で，境界明瞭で low intensity な腫瘤として描出され，middle intensity となる正常筋層と識別される．また，T_2 強調像では，子宮内膜が high intensity に描出されるので，筋腫結節と子宮内膜との位置関係の把握も可能である．

5) 子宮卵管造影法 hysterosalpingography

　子宮腔の形態を観察できる．筋腫による子宮腔の拡大や変形，また粘膜下筋腫では陰影欠損などを認める．

6) 子宮鏡検査 hysteroscopy

　直視下に子宮内腔を観察できるので，粘膜下筋腫の診断に有用である．

g. 鑑別診断

1) 子宮腺筋症

　筋腫結節の有無が鑑別にとって重要となるが，経腹超音波法では，筋腫結節の同定が困難なことも少なくないので，経腟法も併用する．MRI の T_2 強調像では，子宮腺筋症は辺縁不明瞭で low intensity な病変として描出され，内部に点状の high intensity な部分が認められる．これに対して，筋腫では周囲筋層との境界が明瞭な病変として描出される．

2) 妊娠関連疾患

　正常妊娠，流産などの子宮腫大をきたすものとの鑑別には，無月経歴，妊娠反応検査，超音波検査が有用である．

3) 卵巣腫瘍

　充実性卵巣腫瘍と有茎性漿膜下筋腫との鑑別が困難なことがあるが，超音波検査，CT あるいは MRI が有用である．

4) 子宮体癌，子宮肉腫

　術前の細胞診や組織検査，術後の組織検査が不可欠である．超音波検査，CT あるいは MRI を用いても，子宮肉腫との鑑別は困難な場合が多く，今後の課題といえる．経腟カラードプラ法による腫瘍内および腫瘍周囲の血流動態の観察が悪性疾患との鑑別に有用との報告もある．

h. 治療

　子宮筋腫の治療法としては，①経過観察だけの待機療法，②手術療法，③保存療法，の3つがある．どの治療法を選択するかは，①症状の程度，②筋腫の大きさと発生部位，③続発性変化の有無，などによるが，患者側の要因も十分に考慮して個々の患者に最も適した方法を選択すべきである．考慮すべき患者側の要因としては，①年齢，②未婚か既婚か，③挙児希望の有無，④全身状態や合併症の有無，などが挙げられる．患者に訴えがなく，筋腫が小さい場合には特に治療の必要はなく，数カ月ごとの検診を行い，筋腫の大きさや貧血などの合併症のチェックを行う．妊娠に合併した筋腫の場合には，圧迫症状が著明であったり，赤色変性による疼痛が激しかったり，分娩時に障害にならない限り，原則として保存的に取り扱い，分娩終了後に妊娠の影響が消失した時点で治療法を検討する．

1) 手術療法

　手拳大以上の筋腫は一応治療の対象と考えられるが，前述のように，患者側の要因を十分に検討した後，手術をするかどうかを決定する．筋腫の大きさが手拳大以下の場合でも手術の適応となるのは，①発育が急速であるとき，②悪性が疑われるとき，③過多月経や月経困難症が高度のとき，④筋腫が不妊の原因と考えられるとき，⑤有茎性粘膜下筋腫，⑥茎捻転の危険のある漿膜下筋腫，⑦分娩障害が予測されるとき，⑧腫瘍が卵巣腫瘍か筋腫か鑑別しえないとき，などである．

①子宮筋腫核出術 myomectomy：不妊や挙児希望の患者には，妊孕性を温存するために子宮を保存し，筋腫のみを核出する本術式を行う．筋腫の状況に応じて，開腹または腹腔鏡下の術式が選択される．筋腫は正常の子宮筋を圧排して成長するものであるから，理論的にはいかなる筋腫も核出が可能である．筋腫が巨大であることや，数が多いことだけで，挙児を熱望する女性の子宮を安易に摘出してはならない．多数の筋腫核出術を施行したときには，子宮周囲臓器との癒着などの術後合併症を生じることがある．また，筋腫の再発率も 20% 前後と，かなり高率であるが，これは手術時には認識できない小さな筋腫が存在するためと考えられる．再発は主に若い年齢層や多数の筋腫結節を核出した例に多い．筋腫核出後の分娩で注意しなければならないのは子宮破裂である．実際には核出後の子宮破裂はきわめて少ないと報告されているが，①子宮創傷が広範囲に子宮内膜に及んだ場合，②子宮創傷の術後感染が疑われた場合，③創傷が内膜に達しなくても，筋腫が巨大であった場合，には帝王切開術を施行したほうがよい．有茎性粘膜下筋腫で茎が細い場合には，経腟的に筋腫摘除術を行う．

②子宮腟上部切断術 supravaginal hysterectomy：癒着がきわめて強く，尿管の走行が確認できず，尿管損傷の危険がある場合や，合併症などで手術侵襲をできるだけ少なくする必要のあるときに行われていたが，本術式では子宮腟部を残すので，将来子宮頸癌発生の可能性があることなどから，現在ではほとんど行われなくなった．

③単純子宮全摘除術 simple total hysterectomy：妊孕性を温存する必要のない場合には子宮全摘術を行うが，尿管，膀胱や腸管の損傷には十分に注意する．特に癒着のある場合には慎重な操作が必要である．また，頸部筋腫や広間膜内筋腫の場合には尿管が正常の位置からかなり偏位していることがあり，誤って損傷しないように注意する．単純子宮全摘術には腹式，腟式，腹腔鏡下がある．腟式手術は手術侵襲が少なく，術後の回復が早く，腹部に創痕をつくらないという美容上のメリットがあるが，十分に要約を守る必要がある．巨大なものや癒着のあるもの，また腹腔内の所見を確認する必要のある症例では腹式を選ぶべきである．腟式のメリットに近づけるため，腹腔鏡下で子宮周囲の癒着を剥離したり子宮周囲諸靱帯を処理した後に腟式の処理をすることや，すべての操作を腹腔鏡下に行うこともある．

④子宮鏡下手術：粘膜下筋腫の場合にレゼクトスコープを用いて，筋腫結節を経頸管的に切除する術式で，適応と要約を守れば，患者に対する侵襲も少なく術後の疼痛もほとんどない．特に術前に gonadotropin releasing hormone agonist を投与し，筋腫の縮小化と血流の減少をもたらしておくと手技が容易となる．

2) 保存療法

　薬物療法としては子宮筋腫はエストロゲン依存性に発育することから，低エストロゲン環境をつくりだす薬物が使用されている．しかし，子宮筋腫を完全に消失させることは不

可能で，主として月経異常などの性器出血に対して行われる対症療法であり，圧迫症状などに対する効果は乏しい。これらの薬物療法の欠点は，閉経期に移行しない限り再発の可能性があることであり，閉経前の場合には，繰り返し長期にわたる使用が必要となり，それに伴う副作用が問題になる。また，手術前に使用して，貧血などの改善を図ったり，筋腫をある程度縮小して手術を容易にし，出血量を減らす目的で使用されることもある。

> **GnRH アゴニスト gonadotropin releasing hormone agonist**
> GnRH アゴニストは，大量反復投与によって下垂体の GnRH に対する感受性を低下させ，ゴナドトロピンの分泌を抑制し，卵巣機能を抑制することにより，低エストロゲン状態をつくりだす。過多月経や月経痛などに対する対症的処置として，症状の軽減には有用で，筋腫子宮の縮小が認められることもある。しかし，投与を中止すると筋腫の再増大に伴い臨床症状の再発を認めることが多い。酢酸ブセレリン，酢酸ナファレリンは，連日鼻腔内噴霧し，4〜6カ月間投与する。酢酸ブセレリン徐放性製剤，酢酸リュープロレリンの場合には，4週間に1回の皮下注射を6カ月間続ける。副作用としては，投与後の一過性のゴナドトロピン分泌亢進相 flare up による出血（粘膜下筋腫では大量出血をきたし，やむをえず緊急手術を余儀なくされることがある）や低エストロゲン状態による更年期症状様の hot flush，肩こり，頭重，頭痛，手足のしびれ，動悸，さらには dry vagina による性生活の質の低下などがある。また，半年以上の長期にわたって使用すると，骨塩量の現象を認めることがあるので注意を要する。

C 悪性腫瘍

1 子宮肉腫

a. 分類

　子宮肉腫 uterine sarcoma は，子宮体部の悪性腫瘍の約6％を占めるにすぎないまれな疾患である。子宮にはその筋組織や結合織などの中胚葉組織からさまざまな間葉性腫瘍が発生し，その組織型の分類には，Mesenchymal tumor の WHO の分類が用いられることが多い。それを抜粋してまとめたものが 表3-38 である。悪性腫瘍である子宮肉腫はほとんどが子宮体部に由来し，代表的な組織型は，頻度の高い順に，癌肉腫，平滑筋肉腫，子宮内膜間質肉腫であり，アメリカではそれぞれ，10万人当たり0.82，0.64，0.19の発生頻度である。本稿ではこれらの頻度の高い子宮肉腫について解説する。

b. 進行期分類

　子宮肉腫の進行期分類は従来子宮体癌の進行期分類に準じていたが，International Federation of Gynecology and Obstetrics；FIGO が2008年に新しい進行期分類を採用した。I期は子宮に限局，II期は子宮を越えるが骨盤内まで，III期は腹腔内進展を示すもの，IV期は膀胱・直腸浸潤あるいは遠隔転移と分類された。また平滑筋肉腫と内膜間質肉腫では，I期を細分類し，腫瘍径5cm以下をIA期，5cmを超える場合をIB期に分類した（表3-39）。癌肉腫は発生起源を考慮して，子宮体癌の進行期分類を使用することになっている。

c. 癌肉腫 carcinosarcoma
1）概要

　子宮体部の癌肉腫は，以前は悪性 Müller 管混合腫瘍 malignant mullerian mixed tumors とよばれていたもので，多くは閉経後の高齢者に発生し，発生例の平均年齢は 60

表3-38 子宮肉腫の組織分類

（WHO の分類を基に一部抜粋した。下線を引いてある腫瘍は悪性腫瘍である。
（ ）内の和文は子宮体癌取扱い規約（第3版）に記載のある和名である）

Mesenchymal tumor
　Endometrial stromal sarcoma and related tumors
　　<u>Endometrial stromal sarcoma, low grade（低悪性度子宮内膜間質肉腫）</u>
　　Endometrial stromal nodule
　　<u>Undifferentiated endometrial sarcoma（未分化子宮内膜肉腫）</u>
　Smooth muscle tumors
　　<u>Leiomyosarcoma（平滑筋肉腫）</u>
　　　　<u>Epithelioid variant（類上皮平滑筋肉腫）</u>
　　　　<u>Myxoid variant（類粘液平滑筋肉腫）</u>
　　<u>Smooth muscle tumor of uncertain malignant potential（STUMP）</u>
　　（悪性度不明な平滑筋腫瘍）
　　Leiomyoma, not otherwise specified
　　　　Histologic variant
　　　　Growth pattern variant
Miscellaneus mesenchymal tumors
　　Mixed endometrial stromal and smooth muscle tumor
　　Perivascular epithelioid cell tumor
　　Adenomatoid tumor
　　<u>Other malignant mesenchymal tumors</u>
　　Other benign mesenchymal tumors
Mixed epithelial and mesenchymal tumors
　　<u>Carcinosarcoma（癌肉腫）</u>
　　（malignant mullerian mixed tumor, metaplastic carcinoma）
　　<u>Adenosarcoma（腺肉腫）</u>
　　Adenofibroma
　　Adenomyoma
　　　　Atypical polypoid variant

表3-39 平滑筋肉腫／子宮内膜間質肉腫の進行期分類（日産婦2011，FIGO 2008）

進行期	説　明
Ⅰ期	腫瘍が子宮に限局するもの
ⅠA期	腫瘍サイズが5cm以下のもの
ⅠB期	腫瘍サイズが5cmを超えるもの
Ⅱ期	腫瘍が骨盤腔に及ぶもの
ⅡA期	付属器浸潤のあるもの
ⅡB期	その他の骨盤内組織へ浸潤するもの
Ⅲ期	腫瘍が骨盤外に進展するもの
ⅢA期	1部位のもの
ⅢB期	2部位以上のもの
ⅢC期	骨盤リンパ節ならびに/あるいは傍大動脈リンパ節転移のあるもの
Ⅳ期	腫瘍が明らかに膀胱または直腸粘膜を侵すものあるいは遠隔転移を有するもの
ⅣA期	膀胱粘膜ならびに/あるいは直腸粘膜に浸潤のあるもの
ⅣB期	遠隔転移のあるもの

歳代という報告が多い。

最も多い症状は閉経後の不正出血である。典型例では子宮内腔を占拠するポリープ状の腫瘤を形成するため，子宮内膜の掻爬検体で術前に診断が確定することもしばしばある。またそのポリープ状の腫瘍が頸管内に突出したり，さらに子宮口から露出するようなかたちになることもあり，その場合には手術前に生検することがますます容易になる。

2）診断

腫瘍内に癌腫成分と肉腫成分が混在することで診断が確定する。前述のような腫瘍の発育形態から術前に確定診断がなされることもまれではないが，子宮の摘出検体で診断が確定することも多い。肉腫成分の中に子宮に本来存在する平滑筋や子宮内膜間質の腫瘍が確認される場合を同所性 homologous とよび，肉腫成分が骨肉腫や，軟骨肉腫，横紋筋肉腫など，本来子宮に存在しない成分であるものを異所性 heterologous とよんで区別するが，両者の予後の差異などは必ずしも明らかではなく，治療法も明確には区別されていない。

癌肉腫の組織発生に関する腫瘍の clonality 解析の検討によると，ほとんどの腫瘍細胞は単一細胞由来であり，単一の腫瘍細胞が腫瘍発生の過程で，上皮様形態を示す部分と間質様形態を示す部分に分化して形成されたのが癌肉腫であると考えるのが，現在の主流である。このような発生の理論から，癌肉腫の腫瘍細胞の性格や進展様式は，低分化な類内膜腺癌と類似していると考えられており，治療も子宮体癌に準じた戦略を用いることが多い。

d. 平滑筋肉腫 leiomyosarcoma

1）概要

発症の平均年齢は 55 歳前後と癌肉腫よりも若く，診断時には閉経前である例も多い。閉経前に発生する平滑筋肉腫は閉経後に発生するものより，診断時子宮に限られている例が多く，進行が緩徐で予後がよい傾向があるとする報告もある。不正出血は主要な自覚症状ではあるが，半数程度の症例にしか認めない。癌肉腫のような子宮内腔への発育を示す例が少ないのが，その理由と考えられる。その他の自覚症状としては，下腹部腫瘤の触知や腹痛が挙げられる。平滑筋肉腫は血行性転移をきたしやすく，初再発部位で最も多いのは肺であり，診断時にすでに肺転移を認めた例が 10％ にも上るという報告も存在する。転移が容易に起こることから，本腫瘍は予後不良である。GOG の報告では 3 年無増悪例は 31％ にすぎず，最近の報告を総合すると癌肉腫よりも予後は不良である。

2）診断

平滑筋肉腫は子宮の平滑筋内に発生するので，子宮内膜の組織診などによって術前に診断がつく可能性はきわめて低い。良性の平滑筋腫（子宮筋腫）と異なり，境界が不明瞭でしばしば内部に出血や壊死を伴う。しかし，画像所見や肉眼所見では平滑筋腫との鑑別は困難なことも多い。

平滑筋腫瘍の病理学的診断も決して容易ではない。核分裂像は診断において重要な要点ではあるが，細胞異型や細胞密度，構造面では脈管内発育や凝固壊死などを総合的に評価して診断を行う。

e. 子宮内膜間質肉腫 endometrial stromal sarcoma
1) 概要

子宮内膜間質肉腫は1908年にDoranとLockyerにより初めて報告され，1966年にNorrisとTaylorによって詳細に分類された腫瘍である。子宮内膜間質腫瘍には良性である子宮内膜間質結節が含まれるが，本項では低悪性度と高悪性度の子宮内膜間質肉腫について述べる。いずれも子宮内膜から発生し，内腔にポリープ状の発育を示すのが典型例である。

低悪性度子宮内膜間質肉腫 endometrial stromal sarcoma, low grade は，かつて endolymphatic stromal myosis とよばれることが多かった腫瘍であり，閉経前に発生する症例が多く，初発症状としては不正出血や，無症状の子宮腫大などが挙げられる。ホルモン依存性であり，子宮の完全摘出や付属器の合併切除を行わなかった例では再発率が高いとの報告もあるが，卵巣摘出を行っても予後には影響を与えなかったとする報告もあり，一定の見解を得ていない。再発や転移はしばしばみられるが，再発までの期間は5年以上である例も多く，進行は緩徐であり，予後は良好である。

一方，高悪性度子宮内膜間質肉腫 endometrial stromal sarcoma, high grade は，主に閉経後に発生し，転移を起こしやすく，急速な経過をたどる例が多い予後不良な疾患である。

2) 診断

腫瘍細胞は増殖期の内膜間質細胞に類似し，しばしば核分裂像を認める。その核分裂像が，高倍率で10視野に10未満のものは低悪性度子宮内膜間質肉腫に分類され，子宮筋層内に結節性増殖をし，虫状 wormlike fashion という特徴的な発育形態を示す例が典型である。核分裂像が10以上の腫瘍は，高悪性度子宮内膜間質肉腫に分類されるが，本腫瘍の細胞は子宮内膜間質との類似性が乏しいため，最近では未分化子宮内膜肉腫 undifferentiated endometrial sarcoma と呼称すべきとされ，WHOの分類でも，子宮体癌取扱い規約（第3版）でもこの呼称が用いられている。

f. 治療
1) 手術療法

子宮肉腫一般に，治療の第一選択は手術による摘出である。

癌肉腫においても，可能であれば病巣を手術で摘出することが主とした治療法となる。子宮外進展を伴う進行例も多いが，完全摘出を目指すことが予後改善につながる。さらに，癌肉腫においては，腫瘍が子宮内に限局していると考えられる例でも，骨盤リンパ節転移を伴っていることが多く，子宮摘出＋両側付属器摘出＋骨盤および傍大動脈リンパ節郭清が標準的であると考えられる。2009年版の「子宮体がん治療ガイドライン」では，頸部浸潤を伴った際の子宮摘出の方法も，後腹膜リンパ節郭清術の診断的意義も，子宮体癌に行われる手術と同様の論調で記載されている。

平滑筋肉腫の標準的な術式は単純子宮全摘術と両側付属器摘出術である。骨盤リンパ節郭清を含めた拡大手術は議論のあるところであり，少なくとも予後改善を示唆する報告はなく，転移が疑われるリンパ節の生検が妥当である。前述のように，術前に診断可能な症例は限られており，有症状の子宮筋腫と考えられた例に核出術を施行して術後初めて診断が得られる場合もある。そのような症例では，子宮付属器の完全摘出を目的に再開腹して

標準術式を行うべきである。一方，摘出子宮で初めて平滑筋肉腫が診断された症例に，付属器摘出のみを目的に再開腹する意義は高くはないと考えられている。

子宮内膜間質肉腫に対しても手術療法は重要である。低悪性度子宮内膜間質肉腫については，子宮全摘術と両側付属器摘出術が標準と考えられる。骨盤リンパ節への比較的高い転移率の報告もあるが，リンパ節郭清が予後を改善するという報告はみられない。

一方，高悪性度子宮内膜間質肉腫では，単純子宮全摘術＋両側付属器摘出術に加え，15～18％の後腹膜リンパ節転移がみられたとの報告があることから，「子宮体がん治療ガイドライン」では，骨盤・傍大動脈リンパ節郭清術／生検を考慮する記載がある。しかしながら，多くの症例が早期に遠隔転移を伴った再発をきたすことを考慮すると，後腹膜リンパ節の摘出は，リンパ節転移が疑わしい症例に腫瘍の完全切除を目指して行うのが妥当と考える。

2）放射線療法

癌肉腫に対しては，術後の追加療法として全骨盤への50～60Gyの外照射を行っている報告例は多い。局所再発は減少するとする報告もみられるが，照射野外の転移を制御できず，全生存には寄与しないと考えられている。

また平滑筋肉腫に関しては，骨盤内制御に役立つとする報告もあるが，局所制御率も生存率も改善しないとする報告もある。前述のように血行性転移のきわめて多い腫瘍であるため，術後の追加治療としては化学療法のほうが理論的には優れていると考えるべきであり，放射線療法が本腫瘍の治療に果たす役割は少ない。

子宮内膜間質肉腫についても，局所制御に役立つ可能性が示唆されているが，生存への寄与は明らかでない。

3）化学療法（薬物療法）

子宮体癌と同様の治療戦略と選択することが多い癌肉腫においては，術後の追加治療は化学療法が主流である。癌肉腫は子宮肉腫のなかでは症例数が多いが，RCTで確立された標準化学療法とよべるものはない。

単剤で奏功率の高い抗癌剤は，イフォスファミド（IFM）（36％），シスプラチン（CDDP）（19％），パクリタキセル（PTX）（18.2％）などであり，それらの併用療法が主に用いられている。高い奏功率が報告されているIFM＋CDDP（54％）はIFM単剤と比較され，PFSは若干有利であるものの，全生存の有意な延長は認められないとして正当性を得られていない。IFM＋ドキソルビシン（ADM）＋CDDPも奏功率は56％と高いが，毒性が強いことが問題である。GOGは癌肉腫の進行例214例に対しIFM単剤とPTX＋IFMの比較試験を行い，PTX＋IFMを行った群で有意な生存延長（8.4カ月 vs 13.5カ月）を認め，毒性も対応可能と報告している。婦人科のほかの癌腫でも頻用されているPTX＋カルボプラチン（CBDCA）も第Ⅱ相試験で，54％という高い奏功率を示し，今後のRCTの試験治療として有望視されている。

平滑筋肉腫に対する単剤化学療法の奏功率は，ADMが25％，IFMが18％と低い。CDDPは有効例が少なく，本腫瘍の化学療法に用いられるべきではない。併用療法では，進行例におけるIFM＋ADMの奏功率は30.3％であったが，中央生存期間は9.6カ月と長くはない。このような状況のなか，Memorial Sloan-Kettering Cancer Centerから2002年に報告されたGemcitabine（GEM）＋Docetaxel（DTX）の治療成績は注目された。切除不能の平滑筋肉腫（子宮が29例，その他が5例）に対しGEM＋DTXを施行し，増悪ま

での中央期間は5.6カ月と決して長くはないが，53%の奏功率が得られ，すでにADMを投与された症例でも50%が奏効した。この治療は，GOGの第II相試験として追試されたが，そのときの奏功率は35.8%とそれほどは高くなかった。また問題点としては，GEMの投与法がわが国では認められていない90分投与であることや，DTXの投与量も$100mg/m^2$とわが国では認められていない高用量であることが挙げられる。癌肉腫に比べ有効な化学療法が少ない平滑筋肉腫においては，現状ではIFM+ADMやGEM+DTXが実際に用いる化学療法の選択肢になるものと考える。

　低悪性度子宮内膜間質肉腫の完全切除例には術後の追加治療を施行すべきではない。低悪性度腫瘍ではエストロゲンおよびプロゲステロンの受容体を発現することが多く，黄体ホルモン療法が奏効する例も多く報告されているため，再発例や進行例には試みるべき薬物療法と考えられる。最近はAromatase inhibitorが一定の効果を示したとの報告もみられる。

　一方，高悪性度子宮内膜間質肉腫ではホルモン療法は無効であり，症例数が少ないため，抗癌化学療法の効果についても十分な検討はされていない。前方視試験があるのはIFMのみで，21例中3例のCRと4例のPR（奏功率33%）が報告されている。併用療法としては，IFM+ADMやIFM+ADM+CDDPの奏効が症例報告として認められるにすぎず，高悪性度腫瘍に対する化学療法はまったく定まっていないというのが現状である。

② 子宮体癌の前癌病変－子宮内膜増殖症

　子宮体癌取扱い規約によると，子宮内膜増殖症 endometrial hyperplasia は「子宮内膜腺の過剰増殖」と定義されている。子宮内膜増殖症と子宮体癌の関連についてはCullenが1900年に出版した著書から指摘され，その後TaylorやNovak and Yuiの報告によりよく知られるようになった。これらの病変は，自然にあるいは治療により正常に復するものや同じ状態で継続するものがある一方で，一部は子宮体癌に進行することが知られ，その意味で管理が重要な疾患である。

a. 診断・分類

　その分類に関しては，これまでさまざまなものが提唱されてきたが，Kurmanらが1985年に発表した分類が，現在の取扱い規約の基礎となっている。子宮内膜増殖症は上皮細胞の細胞異型の有無により，大きく，子宮内膜増殖症EMHと子宮内膜異型増殖症AEMHの2つの範疇に分けられる。細胞の異型とは，細胞の増大，極性の乱れ，N/C比の増大，核の腫大および円形化，核小体の肥大などを示す。これらは，腺構造の異常の程度により，さらに単純型と複雑型に分けられる。単純型は腺の嚢胞化と軽度ないし中等度の構造不整を示すものであり，複雑型は腺の著しく複雑な形（上皮細胞の腺腔側へ向かう乳頭状発育，腺腔の外側への芽出・分枝状発育）と腺の密度の高いものが含まれる。

　これらの細胞異型，構造異型により，4型〔単純型子宮内膜増殖症EMH-s（図3-104），複雑型子宮内膜増殖症EMH-c（図3-105），単純型子宮内膜異型増殖症AEMH-s（図3-106），複雑型子宮内膜異型増殖症AEMH-c（図3-107）〕に分類されている。

b. 癌への進展

子宮内膜増殖症を理解するうえで最も重要な点は，子宮体癌に進行する例が存在するということである．それぞれの型の子宮体癌への進展率に関する報告を（表3-40）にまとめた．現在の子宮内膜増殖症の分類のもとになった Kurman et al によれば，癌への進展率は，EMH からは1～3％ときわめて低く，AEMH-c からは29％と明らかに高く，AEMH-s からは8％の癌化率で，EMH より高いが，母集団が少ないので，評価は困難である．また，わが国のデータとしては，上坊らが12～195カ月に及ぶ子宮内膜増殖症の経過観察を行い，EMH-s, EMH-c, AEMH-s, AEMH-c からの癌化率をそれぞれ1.1％，3.5％，8.3％，21.4％と報告している．

c. 管理と治療（図3-108）

子宮内膜増殖症が体癌に進展するか否かには，細胞異型の有無が重要である．従って，細胞異型を伴わない増殖症に関しては，原則として細胞診や組織診を用いた経過観察を主体とするが，異型増殖症や子宮体癌の合併を否定するために症例によっては子宮内膜全面

図3-104 子宮内膜増殖症（単純型）の組織像
（HE 染色，弱拡大）

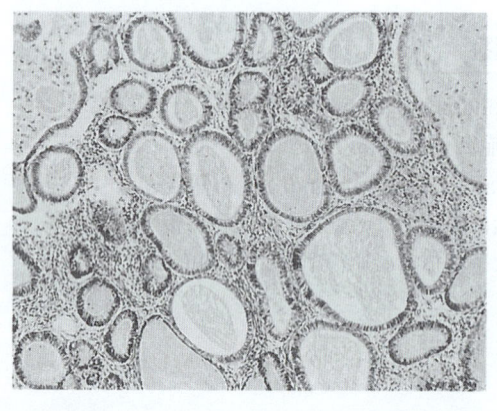

図3-105 子宮内膜増殖症（複雑型）の組織像
（HE 染色，弱拡大）

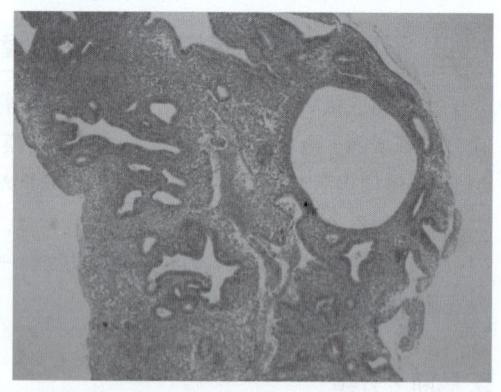

図3-106 子宮内膜異型増殖症（単純型）の組織像
（HE 染色，弱拡大）

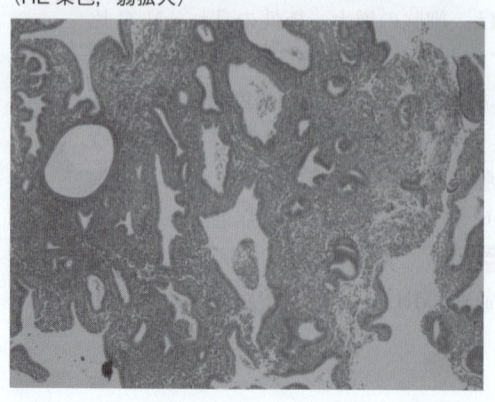

図3-107 子宮内膜異型増殖症（複雑型）の組織像
（HE 染色，弱拡大）

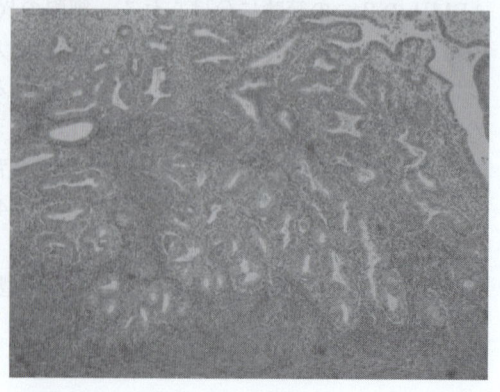

搔爬を行う．長期間継続する例に関しては周期的な低用量の黄体ホルモン療法を行う．症状が強く，子宮温存を必要としない例では，子宮全摘術も考慮される．

一方，異型増殖症に関しては積極的な治療が優先される．異型増殖症では子宮体癌の続発が多いばかりでなく，すでに子宮体癌が併存している可能性も低くないことがその理由である．GOG167はAEMHと癌がどの程度共存しているかを明らかにするために行われたprospective studyである．この研究で，AEMHと高分化型の腺癌の区別や，小範囲に癌を合併する症例の子宮摘出前の診断が難しいことが明らかになった．また診断が内膜全面搔爬で行われた例においては，摘出子宮に癌が存在した例はやや少ないことから，共存する癌をできるだけ否定するために，AEMHの管理方針のなかに，子宮内膜全面搔爬は含めるべきであろう．また，全面搔爬を行っても発見できない子宮体癌の合併がありうるので，子宮温存の必要のない患者には子宮全摘術を勧めるべきである．

妊孕性温存を必要とするAEMH例に対しては，高用量の黄体ホルモン療法が期待される．強い妊孕性温存の希望がある症例で，MRIや経腟超音波で筋層浸潤を伴う癌を疑わず，子宮内膜全面搔爬を行ってAEMHと診断された例には，Medroxy progesterone acetate；MPA 600mg 6カ月間連日投与による子宮温存療法を行う．東京大学の成績では，15例中14例（93％）に臨床的寛解が得られた．この14例のうち，未婚でEP療法を継続した3例を除く11例が速やかに妊娠を希望し，9例（82％）に延べ13回の妊娠が成立し，5

表3-40 子宮内膜増殖症の表

報告者 診　断	Kurman RJ, et al[1]		Jobo T, et al[2]	
	症例数	癌化例（％）	症例数	癌化例（％）
EMH-s	93	1 (1.1)	88	1 (1.1)
EMH-c	29	1 (3.4)	57	2 (3.5)
AEMH-s	13	1 (7.7)	12	1 (8.3)
AEMH-c	35	10 (28.6)	14	3 (21.4)

1) Kurman RJ, Kaminski PF, Norris HJ：Cancer 1985
2) Jobo T, Tateoka K, Kuramoto H：Int J Clin Oncol 1996

図3-108 子宮内膜増殖症の管理方法

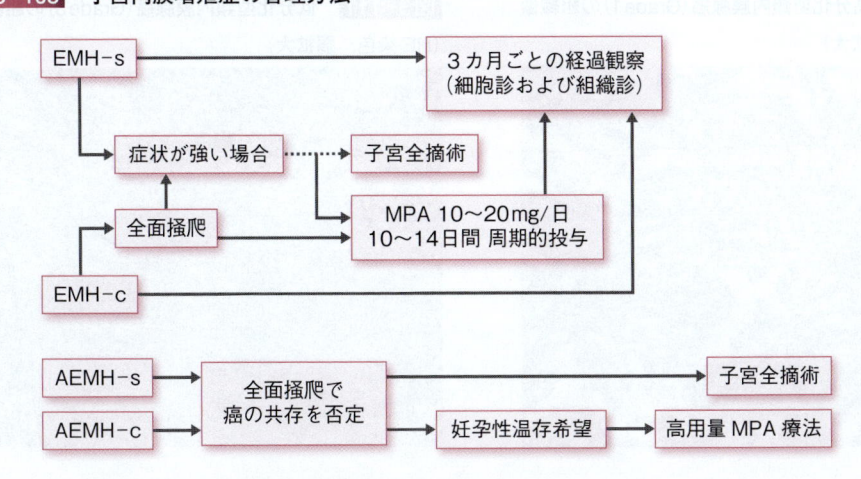

例（44％）が生児を得ている．再発は4例（29％）に認め，不妊治療中に再発した例が多かった．本療法は，有効率が高く，妊孕性温存を希望する患者には有用な治療と考えられるが，再発率も高く，速やかな妊娠成立を目指してARTを含む治療を積極的に行う必要がある．

③ 子宮体癌

近年の子宮体癌 endometrial carcinoma の増加は著しく，日本産科婦人科学会の登録数の合計は 図3-109 のように変化し，子宮頸癌（Ⅰ期～Ⅳ期）の発生数とほぼ同等の発生数になった．それに伴い，さまざまな臨床研究が行われ，治療方針も多くの部分で明確になってきた．

a. 組織分類

組織学的にはほとんどの症例が類内膜腺癌であり，その変異型である扁平上皮への分化を伴う類内膜腺癌も比較的多い．

類内膜腺癌は，構造異型と細胞異型によってGradeを分類する．すなわち，充実部の

図3-109　子宮体癌の報告症例数（子宮頸癌との比較）

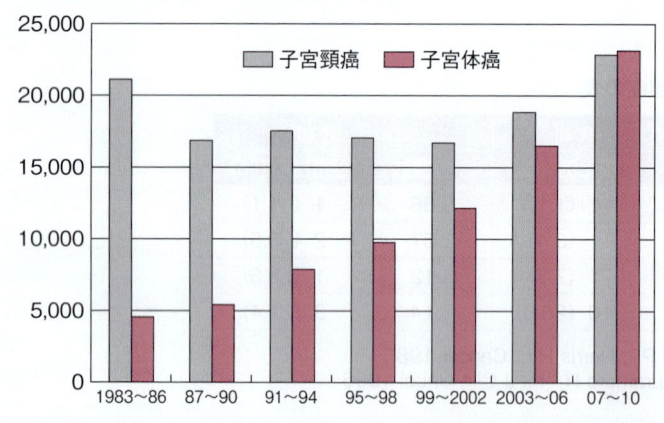

図3-110　高分化型類内膜腺癌（Grade 1）の組織像（HE染色，弱拡大）

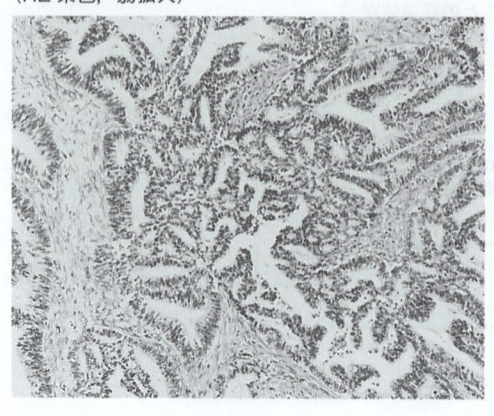

図3-111　低分化型類内膜腺癌（Grade 3）の組織像（HE染色，弱拡大）

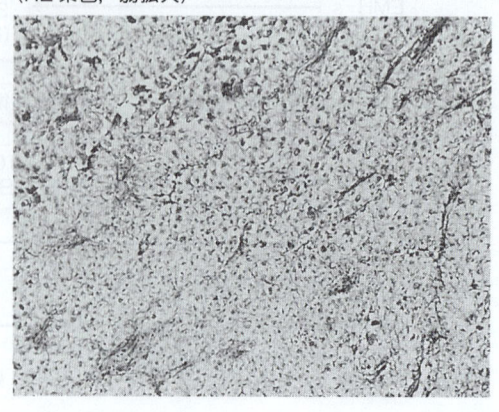

存在割合や細胞異型の程度によって高分化型（Grade 1），中分化型（Grade 2），低分化型（Grade 3）の3段階の分化度に分類する。この分化度は予後や黄体ホルモンへの反応などの指標になる。一般に高分化型（Grade 1）の類内膜腺癌（図3-110）は，転移が起こりにくいために予後が良好で，黄体ホルモンへの反応も良好であることが多い。一方，低分化型（Grade 3）の腺癌（図3-111）は，黄体ホルモンへの反応は乏しく，早期に転移を起こすことが多く予後が不良である。

　扁平上皮への分化を伴う類内膜腺癌においても腺癌成分の分化度が主に予後を反映すると考えられている。扁平上皮成分は良性の場合も悪性の場合もあり，以前は腺棘細胞癌と腺扁平上皮癌として区別していたが，扁平上皮成分は必ずしも予後を反映しないと考えられるようになった。

　類内膜腺癌以外には，漿液性腺癌や明細胞腺癌の発生が多く，特殊型と呼称する。これらの組織型は類内膜腺癌より予後が不良である。そのほか，まれに粘液性腺癌，扁平上皮癌などが発生する。

b. 進展様式

　子宮内膜に発生した癌は徐々に子宮筋層に深く浸潤し，やがて子宮漿膜に及び子宮外に広がる。子宮頸部に進展が及ぶと子宮頸部間質に進展し，子宮頸部支持組織に進展する場合もある。リンパ行性には骨盤リンパ節への進展が主であるが，傍大動脈リンパ節への直接転移もまれではない。ほかの癌と同様，血行性に肺や肝臓などに転移が起こる場合もある。

> **子宮体癌の後腹膜リンパ節転移**
>
> 　子宮体癌のリンパ行性転移は①子宮動静脈に沿って内腸骨節，外腸骨節，閉鎖節などに広がるもの，②卵巣動静脈に沿って傍大動脈節に至るもの，③円靱帯に沿って鼠径節に至るものの3つの経路が考えられる。婦人科癌の後腹膜リンパ節転移様式の比較を（図3-112）に示す。子宮頸癌では骨盤節にまず初めに転移が起こり，傍大動脈節に単独で転移がある症例はほとんどない。卵巣癌においては20％を超える症例で傍大動脈リンパ節に単独で転移がみられる。子宮体癌のリンパ行性転移は，子宮頸癌と卵巣癌の中間の様式を示し，傍大動脈リンパ節への単独転移は東京大学の検討では7％であった。また，骨盤リンパ節に転移を認める例の50〜60％に傍大動脈リンパ節転移を認める。すなわち，子宮体癌のリンパ行性転移において主体をなすのは骨盤リンパ節への転移経路であり，傍大動脈リンパ節への転移は，直接転移と骨盤リンパ節転移から順次起こる場合が存在すると考えられる。

c. 進行期分類

　international federation of gynecology and obstetrics；FIGOによって1974年に提案された臨床進行期分類（表3-41）は，治療前の所見に基づき進行期を判断して，その後の治療方針に反映させようとするものであった。その後，FIGOは手術進行期（1988）を発表し，手術例の進行期分類に関してはわが国でも1995年よりこの進行期分類を一部改変したものを取り入れてきた（表3-42）。このFIGO 1988分類もいくつかの問題点が指摘され，新しい手術進行期分類（日本産科婦人科学会2011，FIGO 2008）（表3-43）が取り入れられた。

　新しい手術進行期分類（日本産科婦人科学会2011，FIGO 2008）を旧手術進行期分類（日

本産科婦人科学会 1995, FIGO 1988）と比較すると，いくつかの重要な変更点がある。それらは，①旧分類で規定されていた 0 期（異型増殖症）は削除されたこと，②筋層浸潤に関しては 1/2 を境目に IA 期と IB 期が分類されたこと，③頸管腺浸潤のみでは II 期としないこと，④腹腔細胞診陽性のみでは IIIA 期としないこと，⑤子宮傍結合織浸潤は腟浸潤とともに IIIB 期に分類されること，⑥傍大動脈リンパ節転移の有無によって後腹膜リンパ節転移例を，IIIC1 期と IIIC2 期に分類したことである。また初回治療に放射線や化学療法を行う場合も，画像診断により進行期を推定することになった。

d. 症状

大多数の症例で初期から不正性器出血が認められる。閉経してしばらくたってからの不正出血は異常として認識されやすいが，閉経期には不順な月経と誤認されることもあり，注意を要する。

子宮体癌例の症状としての性器出血は初期には概して少量であることが多い。しかしながら，その出血は繰り返すことが多く，注意深い問診を行い子宮体癌の存在を疑うことが重要である。

そのほか漿液性の帯下を主訴とする場合もあるが，淡血性であることのほうが多い。また，進行すれば子宮内腔に癌病巣からの滲出などが貯留し下腹部痛（Simpson 徴候）を示

図3-112 子宮体癌の後腹膜リンパ節への転移様式（子宮頸癌，卵巣癌との比較）

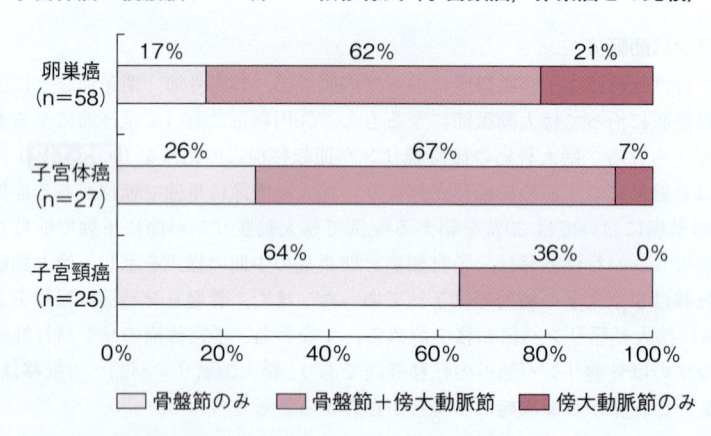

	骨盤節のみ	骨盤節＋傍大動脈節	傍大動脈節のみ
卵巣癌 (n=58)	17%	62%	21%
子宮体癌 (n=27)	26%	67%	7%
子宮頸癌 (n=25)	64%	36%	0%

（東京大学）

表3-41 子宮体癌の臨床進行期分類

0 期：組織所見が悪性を疑わせるが，決定的でないもの
I 期：癌が子宮体部に限局するもの Ia：子宮腔長が 8cm かそれ以下のもの Ib：子宮腔長が 8cm を超えるもの さらに分化度により $G_1 \sim G_3$ に細分類する
II 期：癌が体部と頸部を侵すが子宮外には広がっていないもの
III 期：癌が子宮を越えて広がっているが小骨盤を越えないもの
IV 期：癌が膀胱・直腸粘膜を侵すもの，または小骨盤を越えて広がっているもの

（FIGO 1974 年）

す場合もある。

e. 診断

子宮体癌の診断は，問診や内診，経腟超音波検査によって体癌の存在を疑うことから始まる。前項で述べたように不正出血の存在を注意深い問診で明らかにすることが第一歩になる。不正出血が明らかでない場合でも子宮体癌のハイリスク群に属すると考えられる場合には，積極的に内膜細胞診を用いたスクリーニングを行う。

表3-42　子宮体癌の手術進行期分類（日産婦 1995，FIGO 1988）

進行期	説　明
0期	子宮内膜異型増殖症
Ⅰ期	癌が子宮体部に限局するもの
ⅠA期	子宮内膜に限局するもの
ⅠB期	浸潤が子宮筋層1/2以内のもの
ⅠC期	浸潤が子宮筋層1/2を越えるもの
Ⅱ期	癌が体部および頸部に及ぶもの
ⅡA期	頸管腺のみを侵すもの
ⅡB期	頸部間質浸潤のあるもの
Ⅲ期	癌が子宮外に広がるが，小骨盤腔を越えていないもの，または所属リンパ節転移のあるもの
ⅢA期	漿膜ならびに/あるいは付属器を侵す，ならびに/あるいは腹腔細胞診陽性のもの
ⅢB期	腟転移のあるもの
ⅢC期	骨盤リンパ節ならびに/あるいは傍大動脈リンパ節転移のあるもの（子宮傍結合織浸潤例＜日産婦＞）
Ⅳ期	癌が小骨盤腔を越えているか，明らかに膀胱または腸粘膜を侵すもの
ⅣA期	膀胱ならびに/あるいは腸粘膜浸潤があるもの
ⅣB期	腹腔内ならびに/あるいは鼠径リンパ節転移を含む遠隔転移のあるもの

表3-43　子宮体癌の手術進行期分類（日産婦 2011，FIGO 2008）

進行期	説　明
Ⅰ期	癌が子宮体部に限局するもの
ⅠA期	浸潤が子宮筋層1/2以内のもの
ⅠB期	浸潤が子宮筋層1/2を越えるもの
Ⅱ期	癌が頸部間質に浸潤するが，子宮を越えていないもの
Ⅲ期	癌が子宮外に広がるが，小骨盤腔を越えていないもの，または所属リンパ節へ広がるもの
ⅢA期	子宮漿膜ならびに/あるいは付属器を侵すもの
ⅢB期	腟ならびに/あるいは子宮傍組織へ広がるもの
ⅢC期	骨盤リンパ節ならびに/あるいは傍大動脈リンパ節転移のあるもの
ⅢC1期	骨盤リンパ節陽性のもの
ⅢC2期	骨盤リンパ節への転移の有無にかかわらず，傍大動脈リンパ陽性のもの
Ⅳ期	癌が小骨盤腔を越えているか，明らかに膀胱または腸粘膜を侵すもの
ⅣA期	膀胱ならびに/あるいは腸粘膜浸潤があるもの
ⅣB期	腹腔内ならびに/あるいは鼠径リンパ節転移を含む遠隔転移のあるもの

1）検診（スクリーニング）と子宮体癌のリスク因子

子宮体癌の検診には内膜細胞診を用いる。2008年に発表された「がん予防重点健康教育及びがん検診実施のための指針」（厚生労働省）には，最近6カ月以内に，不正性器出血（一過性の少量の出血，閉経後出血など），月経異常（過多月経，不規則月経など）および褐色帯下のいずれかの症状を有していると，子宮体癌検診の対象になるとしている。また体癌のリスク因子としては，肥満，高血圧，糖尿病といった生活習慣病の合併や，未産や不妊，無排卵性月経などの内分泌環境の異常が挙げられる。

2）確定診断に必要な検査

子宮内腔から内膜生検を行って，癌組織を確認することで確定診断を得ることができる。子宮内膜組織検査は，一般に盲目的な掻爬によって行われるが，なるべく多数の方向から検体を採取することが重要である。またこの生検で異常が確認できない場合でも，子宮内膜細胞診の異常を認める場合や症状が続く場合には，ヒステロスコピーによる病変の有無を確認することや麻酔下に子宮内膜全面掻爬をすることが重要となる。

3）腫瘍の広がりの診断

① 全身の理学的診察：各種検査が発達した現在も，全身の理学所見は重要である。腹膜に癒着した播種は画像で明確でなくても腹部の触診で疑うことが可能である。鼠径リンパ節や鎖骨上窩リンパ節の触診も欠かせない。

② 内診，直腸診：双合診や直腸診では子宮の大きさ，卵巣腫大の有無，子宮の可動性，ダグラス窩の腫瘤や抵抗の有無，傍子宮組織や傍腟組織の抵抗や腫瘤の有無，直腸粘膜の性状を観察する。また腟粘膜の腫瘤の有無についても観察を行い，必要があれば腫瘤の生検も行う。

③ その他の臨床検査（画像検査など）：子宮体癌の広がりを明らかにするために有用な検査を（表3-44）にまとめた。子宮筋層への浸潤の判定には，経腟超音波やMRIが有効である。これらの検査を用いても筋層浸潤がないことを完全に否定するのは難しい症例も多く，子宮筋腫や腺筋症を合併しているときなどはさらに困難になる。子宮外への広がりを診断するためにはCTやPETが有効である。

表3-44 子宮体癌の広がりを明らかにするための臨床検査

I．子宮および子宮周囲の広がりのための検査
1）ヒステロスコープ
2）コルポスコープ
3）経腟超音波
4）MRI
5）膀胱鏡
6）直腸鏡

II．遠隔転移を調べる検査
1）MRI
2）CT
3）PET
4）骨シンチ

f. 治療

　子宮体癌の治療においても，ほかの癌腫と同様，手術療法，放射線療法，薬物療法を，患者の全身状態や合併症，腫瘍の進行度に基づき適切に組み合わせて選択するが，手術による摘出，進行度判定は最も重要である。進行期がⅠ期からⅢ期までは腫瘍の完全摘出が可能な場合が多く，摘出物の病理所見に併せて術後療法を選択する。

1）手術療法

　子宮体癌において，卵巣癌の合併率が高いことや，卵巣への転移率が無視できないことから，一般には子宮全摘とともに両側付属器も摘出する。子宮摘出の方法については，Ⅰ期の場合は単純子宮全摘術が基本となる。また，傍子宮組織と腟壁の切除を十分に行う目的で，準広汎子宮全摘術を採用する場合もある。Ⅱ期の場合は準広汎または広汎子宮全摘術で対応するが，広汎全摘術の適応は，頸部腺癌との区別がつかない場合などに限定される。

　卵巣癌ほど高率ではないが，子宮体癌においても傍大動脈リンパ節への単独転移例（3〜7％程度）が存在することから，後腹膜リンパ節転移の正確な診断には，骨盤および傍大動脈リンパ節の生検または郭清が必要である。高分化型類内膜癌で筋層浸潤がないかごくわずかの場合には，後腹膜リンパ節転移の可能性は低く，リンパ節郭清の省略の対象となる。

2）薬物療法

　子宮体癌の治療において薬物療法が主になる場合は多くはない。しかし，最近徐々に広まっている若年性の初期体癌に対する子宮温存療法では薬物療法が主体となる。すなわち，高分化型の類内膜腺癌で病変が内膜に限局する場合に行われる高用量の黄体ホルモン（Medroxy progesterone acetate, 600 mg/日など）を用いた治療法である。

　一方，化学療法においては，ドキソルビシン，プラチナ製剤，タキサン製剤が有効とされ，手術で再発の高リスク，あるいは中リスクと判断された例には術後の追加治療として抗癌剤投与が行われることが多くなった。主に用いられるレジメンはアドリアマイシン＋シスプラチン（AP）やパクリタキセル＋カルボプラチン（TC）である。標準治療は，現在のところ AP 療法であるが，国内では TC 療法を採用している施設も多い。国内で行われた，中リスク，高リスクの子宮体癌の術後療法としての AP vs TC vs ドセタキセル＋シスプラチン（DP）のランダム化比較試験は現在追跡解析中であり，この試験の結果が待たれる。

3）放射線療法

　以前は術後療法として行われたが，現在は行う施設が少なくなった。副作用面から敬遠されたこともあるが，GOG122 や JGOG2033 の試験で術後化学療法が放射線療法に劣らない成績を示したのがその理由である。しかし，合併症や全身状態などで手術のリスクが高いと考えられる症例には主治療として行われる。子宮頸癌の治療に準じ，全骨盤への照射と子宮腔内に照射量を集中させるタンデムを用いた腔内照射を併せて行う。Ⅰ期での根治率は7割程度と考えられている。

7. 卵巣腫瘍

a. 卵巣腫瘍の組織学的分類

　卵巣に発生する腫瘍は他臓器と比較しても種類がきわめて多く，その病理学的所見は複雑かつ多彩である．1990年に日本産科婦人科学会と日本病理学会の協力により，卵巣腫瘍の臨床病理学的分類（表3-45）が作成された．組織学的分類もWHO（2003年）分類に準拠してまとめられている（別項を参照．※卵巣腫瘍取扱い規約組織学的分類，2009年改訂．コード番号はICD-O，第3版に準拠）．▶p.833

　卵巣腫瘍の悪性度は，良性，境界悪性，悪性の3種類に分類されている．分類表を見てもわかるとおり，漿液性腫瘍や粘液性腫瘍といった各組織像のそれぞれに良性・境界悪性・悪性のいずれもが存在しえ，単一腫瘍の中に悪性度の異なる成分が共存することも少なくない．このことは，術中の迅速病理診断において悪性度の評価が100％正確ではないことの1つの大きな要因である．すなわち，仮に腫瘍の大部分が良性か境界悪性であっても，一部悪性の像を呈する腫瘍については，その最終診断は悪性となる．

　また，腫瘍の分類においては，発生母地による分類が重要であり，①表層上皮性・間質性（Common Epithelial）腫瘍，②性索間質性（Sex Cord Stromal）腫瘍，③胚細胞（Germ Cell）腫瘍，④その他（転移性ほか）に大別される．また，卵巣が嚢胞状に腫大しているが，真の新生物ではないものについては，「類腫瘍」の名称が用いられる．

b. 卵巣腫瘍の診断

　卵巣腫瘍の症状としては，下腹部腫瘤感，腹部膨満感，下腹痛，腰痛，月経異常，不正性器出血，排便・排尿障害，ときに男性化徴候など，腫瘍の大きさ・種類・周囲臓器との位置関係などによってさまざまであるが，無症状のことが多いため，早期診断が困難であることが多く，検診などで偶発的に見つかることも多い．

　卵巣腫瘍の診断においては，類腫瘍か腫瘍か，腫瘍であるなら良性か悪性かを評価する必要がある．卵巣腫瘍の診断に用いられる主な方法を表3-46に示した．問診にて，年齢・症状・月経歴・妊娠歴・既往歴などを聴取し，視診，触診，打診や内診による理学的検査を行う．内診の際に，経腟超音波検査を併用し，腫瘍の性状を調べることが多いが，腫瘍が大きく経腟超音波検査での評価が困難なときには，経腹超音波検査も施行する．胸部X線撮影は，胸水の有無をみるうえで簡便であり，腹部X線撮影による石灰化像の有無も診断に有用なことがある．腫瘍の性状，悪性度を推定するうえで，MRI（核磁気共鳴画像法）検査は非常に有用である．悪性の可能性が疑われる場合には，CTスキャンにより全身的な検索を行う必要がある．また，PET（ポジトロン断層法）検査も良悪性の鑑別や全身検索に有用であり，診断が困難な症例で用いられる．静脈性腎盂造影は尿管の走行や狭窄部位を調べるうえで有用である．腫瘍の消化管への浸潤や転移性卵巣癌との鑑別が問題となる場合には，注腸造影や消化管内視鏡検査による術前評価が有用である．腫瘍マーカーで

表3-45 卵巣腫瘍の臨床病理学的分類

項目	良性腫瘍	低悪性度腫瘍 （境界悪性腫瘍）	悪性腫瘍
表層上皮性・間質性腫瘍	漿液性腺腫 粘液性腺腫 類内膜腺腫 明細胞腺腫 腺線維腫（上記の各型） 漿液性表在性乳頭腫 ブレンナー腫瘍	漿液性境界悪性腫瘍 粘液性境界悪性腫瘍 類内膜境界悪性腫瘍 明細胞境界悪性腫瘍 境界悪性腺線維腫（上記の各型） 漿液性表在性境界悪性腫瘍 境界悪性ブレンナー腫瘍	漿液性腺癌 粘液性腺癌 類内膜腺癌 明細胞腺癌 腺癌線維腫（上記の各型） 癌肉腫 腺肉腫 未分化卵巣肉腫 悪性ブレンナー腫瘍 移行上皮癌 未分化癌
性索間質性腫瘍	莢膜細胞腫 線維腫 硬化型間質性腫瘍 セルトリ・間質細胞腫瘍（高分化型） ライデッヒ細胞腫 輪状細管を伴う性索腫瘍	顆粒膜細胞腫 セルトリ・間質細胞腫瘍（中分化型） ステロイド細胞腫瘍（ライデッヒ細胞腫，間質体黄体腫を除く） ギナンドロブラストーマ	線維肉腫 セルトリ・間質細胞腫瘍（低分化型）
胚細胞性腫瘍	成熟嚢胞性奇形腫〔皮様嚢腫〕 成熟充実性奇形腫 卵巣甲状腺腫	未熟奇形腫（G1，G2） カルチノイド	未分化胚細胞腫（ディスジャーミノーマ） 卵黄嚢腫瘍 胎芽性癌 多胎芽腫 絨毛癌 悪性転化を伴う成熟嚢胞性奇形腫 未熟奇形腫（G3）
その他	腺腫様腫瘍	性腺芽腫（純粋型）	小細胞癌 大細胞神経内分泌癌 肝様癌

（日本産科婦人科学会（編）：卵巣腫瘍取扱規約 第1部 第2版，金原出版，2009より）

表3-46 卵巣腫瘍の診断法

1）理学的検査	問診，視診，触診，打診，内診（双合診）
2）画像診断	超音波断層法（経腟・経腹），CTスキャン，MRI，PET検査，胸腹部X線撮影，静脈性腎盂造影，消化管造影，消化管内視鏡検査
3）血液検査	腫瘍マーカー（CA125, CA19-9, CEA, AFP他），血液生化学（LDH, ALP），ホルモン（hCG, エストロゲン，プロゲステロン，アンドロゲンなど），炎症反応（WBC, CRP他）
4）病理学的検査	子宮腟部・内膜の細胞診・組織診，胸水・腹水細胞診

は，CEA は粘液性腫瘍の一部，CA125 は表層上皮性卵巣癌や子宮内膜症，AFP は胎芽性癌，卵黄嚢腫瘍，未熟奇形腫，CA19-9 は成熟嚢胞性奇形腫や粘液性卵巣癌などで高値を示す。LDH，ALP は未分化胚細胞腫で高値を示すことがある。hCG は絨毛癌などの胚細胞腫瘍で有用であり，エストロゲン，アンドロゲンなどのホルモンはホルモン産生腫瘍の診断に重要である。子宮腟部・子宮内膜の病理組織学的検査は子宮悪性腫瘍との鑑別や子宮への浸潤の有無の検索に用いられる。また，卵巣悪性腫瘍において，子宮への明らかな浸潤がなくても，子宮内膜細胞診が陽性となることがある。胸水・腹水細胞診は，悪性腫瘍と Meigs 症候群（後述）の鑑別，遠隔転移の診断などに用いられる。

A 類腫瘍（腫瘍様病変）tumor-like conditions

卵巣に発生する腫瘤には，新生物である卵巣腫瘍のほかに，別項に示すように，非新生物である腫瘍様病変も種々存在する。以下に主な病変につき解説する。

a. 子宮内膜症性嚢胞 endometrial cyst

チョコレート嚢胞ともよばれる。子宮内膜症病変が卵巣に形成され，月経周期に一致して出血し，血液を貯留した嚢胞を形成することによる。

1）臨床

症状としては，子宮内膜症として，月経困難症，不妊などが多い。治療については，子宮内膜症の項も参照されたい。径 4 cm 以上で 40 歳以上では，子宮内膜症性嚢胞由来の卵巣癌の発症率が有意に上昇するため，手術療法を勧められることが多くなってきた。

2）病理

肉眼的には，外観は陳旧性血液が嚢胞壁を透かして見えるため，暗赤褐色を呈する。表面が一部不整で周囲との癒着をみることが多い。嚢胞内腔はフィブリン苔の付着で汚く粗造である。しばしば両側性に発生する。組織学的には，子宮内膜と同様の腺管と間質組織からなり，間質内への出血，組織球の集簇とヘモジデリン沈着を伴う。

b. 多嚢胞性卵巣 polycystic ovary（多発性卵胞嚢胞 Multiple follicle cysts）

多嚢胞性卵巣症候群 polycystic ovary syndrome；PCOS に特徴的な卵巣所見であり，両側性に卵巣被膜の白膜結合組織が肥厚し，その直下に大小多数の卵胞嚢胞が存在するもので，卵巣は軽度に腫大する。

1）臨床

PCOS の項を参照。PCOS は多嚢胞性卵巣のほかに，内分泌的所見も踏まえたうえで診断される。

2）病理

肉眼的には固い光沢がある白膜で覆われ，割面表層には比較的大きさが均一な多数の嚢胞が存在し，その中に黄色透明の内溶液を含む。組織学的には，被膜の白色結合組織はコラーゲン化で厚く肥厚し，中心部は黄体や白体を含まない間質からなることが多い。被膜の肥厚は排卵抑制の原因とも二次的変化とも考えうる。

c. 卵胞囊胞・黄体囊胞 follicle cyst, corpus luteum cyst

表層直下の皮質にみられる拡張した卵胞，あるいは黄体よりなる径1～2cmの単発性囊胞である。

1) 臨床

卵胞囊胞は初経直後，あるいは閉経期に多く，排卵が障害され卵胞が存続することによると考えられる。黄体囊胞は生殖年齢にみられる。いずれも自然破裂して腹腔内出血を起こすことがあるが，黄体囊胞のほうが出血の頻度は高い。いずれも数週間の経過観察により縮小していくことが多い。

2) 病理

肉眼的には表面滑沢で，単房性，壁は薄く，内面も平滑である。卵胞囊胞は漿液性透明，黄体囊胞は水様または血漿様の内溶液を有する。組織学的には，内面はいずれも顆粒膜細胞，莢膜細胞からなる。

d. 妊娠性黄体化卵胞囊胞 luteinized follicle cyst of pregnancy

ルテイン囊胞 Lutein cyst とよばれているものに相当する。妊娠時や絨毛性疾患を有するときに，ゴナドトロピン（hCG）の刺激で発生すると考えられている。

1) 臨床

妊娠初期に発生し，妊娠中期以降に縮小・消失するものが多く，茎捻転などの合併症を起こさない限りは経過観察するだけでよい。胞状奇胎や絨毛癌などの絨毛性疾患では約50％前後に合併するとされるが，原疾患の治療とともにやはり縮小・消失するものが多い。

2) 病理

大きさは鷲卵大～手拳大程度までであり，組織学的には内腔上皮はルテイン化（黄体化）した莢膜細胞からなる。

e. 卵巣広汎性浮腫 ovarian massive edema

正常な卵巣構造を有したまま，間質の浮腫により起こる著明な卵巣の腫大と定義されるまれな疾患である。

1) 臨床

6～33歳，平均21歳の若い女性に好発し，卵巣腫大の程度は直径5～33cm，平均11.5cmである。臨床症状としては，下腹痛，腹部膨満，月経異常，多毛，男性化徴候等が挙げられる。まれに，胸水，腹水を伴った Meigs 症候群を呈することもある。卵巣の腫大は主に片側性で，右が左の約2倍の頻度といわれている。原因としては，卵巣間膜の間欠的で部分的な茎捻転もしくは卵巣間質の線維化，黄体化などの過形成により起こる静脈およびリンパ管の還流障害によると考えられている。肉眼的にも充実性卵巣腫瘍との鑑別が困難であるため，手術適応・術式選択には注意が必要である。

2) 病理

肉眼所見は表面が白色不透明で，水っぽい外観を呈する。組織学的には著しい間質の浮腫が特徴で，間質に蛋白成分を含む水様液が貯留し，その間に卵胞が散在性に残存している。黄体化間質細胞の増生が約40％に認められる。

B 良性腫瘍

1 良性腫瘍の種類

別項に示した分類に準じて，ここでは主な良性腫瘍 benign tumors につき解説する。a〜eは表層上皮性・間質性腫瘍，f〜hは性索間質性腫瘍，i〜kは胚細胞腫瘍に分類される。

a. 漿液性嚢胞腺腫

嚢胞の内溶液が血清蛋白・アルブミンに富む黄色透明の漿液性であるため，この名でよばれる。全卵巣腫瘍の約20%，嚢胞性良性群の約25%を占める。発生は各年代に認められるが，大部分は性成熟期，特に30歳代〜40歳代に発生している。

1) 臨床

類腫瘍と異なり経過観察において縮小することなく，超音波断層法にて円形ないし不整円形の単房性の嚢胞を認めることが多い。境界悪性・悪性に比べ，良性では乳頭状隆起を形成する充実部は肉眼上目立たない。

2) 病理

腫瘍の大きさは手拳大程度までのものが多いが，ときに大きくなることもある。表面は平滑で，乳白色を呈し大部分は単房性である。内腔は黄色透明の水溶液で充満している。嚢胞壁は薄く，割面ではしばしば内腔に向かって乳頭状の発育が認められ，卵巣表層上皮あるいは卵管上皮に類似の形態を示す異型のない上皮からなる。

b. 粘液性嚢胞腺腫 mucinous cystadenoma

嚢胞の内溶液はムチン様であり，しばしば巨大な嚢腫を形成する。全卵巣腫瘍の約15%，嚢胞性良性群の約20%を占める。若年を含めた各年代に発生する。

1) 臨床

巨大な嚢腫をしばしば形成し，腹部膨満感，腫瘤感，腰痛などの圧迫症状を呈する。頻度は低いが，嚢腫壁が破綻して，内溶液とともに腫瘍細胞が腹腔内に流出し，腹腔内に播種状に広がることがあり，これを腹膜偽粘液腫 pseudomyxoma peritonei という。この場合，腫瘍細胞自体は良性であっても，腫瘍再形成による慢性的な腹膜炎をきたし，予後不良のことが多い。

2) 病理

大きさは，ほかの嚢胞性良性群に比べて大きく，平均直径は15cm以上，平均重量は2,000g以上に達する。表面は平滑で灰白色である。多くは多房性であり，内腔はムチン様またはゼラチン様の半透明液で充満している。嚢胞内壁は単層の高円柱上皮に覆われ，異型はなく，その組織像は腸管上皮（杯細胞や吸収上皮細胞，パネート細胞，神経内分泌細胞などを含む）に類似するもの，胃幽門腺に類似するもの，子宮頸管腺上皮に類似するものなどに分けられる。

> **腹膜偽粘液腫 pseudomyxoma peritonei**
> 　腹膜面に播種したムチン産生細胞から分泌されたゼラチン様の腹水が腹腔内に充満し，腹腔全体があたかも卵巣粘液性嚢腫のような形態をとり，腹部膨満を主症状とする疾患である。通常は腸型の良性粘液性腫瘍（または境界悪性腫瘍）に起こりやすいため，消化管原発，とりわけ虫垂腫瘍由来の腹膜疑粘液腫との鑑別がしばしば問題となる。腹部膨満により，消化管狭窄や呼吸困難，瘻孔形成，感染などが出現し，全身状態が悪化する。化学療法や放射線療法の効果は乏しく，手術による腹腔内溶液の排除以外に有効な治療法は乏しい。長期的な経過をたどるが予後不良であり，5年生存率は45%程度とされる。

c. 明細胞性嚢胞腺腫 clear cell cystadenoma
　異形の乏しい淡明細胞またはhobnail状細胞が単層性に腺管を構成している。境界悪性型とともにきわめてまれである。

d. 類内膜性嚢胞腺腫 endometrioid cystadenoma
　異型のない子宮内膜腺上皮に似た細胞からなる腫瘍を指す。境界悪性型とともに非常にまれである。

e. ブレンナー腫瘍 Brenner tumor
　1907年にBrennerが最初に報告したため，この名でよばれる。全卵巣腫瘍の1%前後のまれな腫瘍である。移行上皮腫瘍 transitional cell tumorsに分類される。40代以降の比率が高い。

1) 臨床
　本腫瘍は原則的に良性であるが，境界悪性や悪性に分類されるものも存在する。

2) 病理
　表面は凹凸不整で，割面は灰白色の充実性の硬固な腫瘍である。成熟尿路（移行）上皮に類似性を示す細胞からなる胞巣が，豊富な線維腫様の間質の中に散在性にみられる。コーヒー豆様の核をした特徴ある上皮性の腫瘍細胞が特徴的である。粘液性嚢胞腺腫と合併することがある。

f. 莢膜細胞腫 thecoma
　内莢膜細胞に類似した細胞からなる良性腫瘍で，エストロゲン産生能を有することのあるホルモン産生腫瘍の1つである。全卵巣腫瘍の1%以下で，大部分は閉経後にみられ，30歳以前の発生は10%以下である。

1) 臨床
　エストロゲンを産生する場合，閉経後出血，乳房腫大，子宮内膜の肥厚，腟細胞診のエストロゲン活性などの症状がみられる。

2) 病理
　表面は平滑で，球状あるいは結節状で，充実硬あるいはゴム状である。大きさはさまざまで成人頭大に至ることもある。割面は淡黄色またはオレンジ色を呈する。組織学的には，類円形の核を有する紡錘形または卵円形の腫瘍細胞が，間質の線維束により区切られている。脂質の豊富な広い細胞質が特徴的である。

ホルモン産生腫瘍

ホルモン産生腫瘍と判断される条件として以下のものが挙げられる。
①腫瘍と内分泌症状の共存がある。
②内分泌症状の原因となるホルモンを血中あるいは尿中に証明できる。
③腫瘍中にそのホルモンが大量に存在する。
④腫瘍摘出により，その内分泌症状が消失する。
⑤ in vitro で摘出腫瘍がそのホルモンを分泌する。

主なホルモン産生腫瘍を表3-47 に，ホルモン産生腫瘍の主な臨床症状を表3-48 に示した。

表3-47　ホルモン産生卵巣腫瘍の分類と分泌されるホルモン

1. 性索間質性腫瘍	
1) 顆粒膜細胞腫	エストロゲン，インヒビン
2) 莢膜細胞腫	エストロゲン
3) セルトリ・間質細胞腫瘍	アンドロゲン
4) ライディク細胞腫	アンドロゲン
2. 胚細胞腫瘍	
1) 未分化胚細胞腫	hCG
2) 胎芽性癌	hCG
3) 絨毛癌	hCG
4) 卵巣甲状腺腫	甲状腺ホルモン
5) 島状カルチノイド	セロトニン
6) 甲状腺腫性カルチノイド	甲状腺ホルモン，カルシトニン
3. 性腺芽腫	アンドロゲン
4. 表層上皮性・間質性腫瘍	
1) 上皮性卵巣腫瘍	エストロゲン
2) ブレンナー腫瘍	まれにアンドロゲン
5. 二次性（転移性）腫瘍	
1) クルッケンベルグ腫瘍	まれにアンドロゲン，エストロゲン

(日産婦誌59巻7号より改変引用)

表3-48　ホルモン産生卵巣腫瘍の臨床症状

1. アンドロゲン	陰核肥大，多毛（顔面，四肢，外陰部—男性型陰毛），声音低下，痤瘡多発，喉頭部軟骨隆起，前側頭部頭髪脱落，乳房・子宮の萎縮，希発〜無月経
2. エストロゲン	初経前：性早熟症（内外性器発育，月経発来，乳房肥大，陰毛発生，性器出血） 性成熟期：性器出血，月経不順，子宮内膜肥厚 閉経後：再女性化症状（性器出血，萎縮性器・乳房の肥大，子宮内膜肥厚，外陰・腟の湿潤化，頸管粘液・腟スメアの持続的エストロゲン作用）
3. hCG	エストロゲン過剰分泌を伴い，エストロゲン様作用がみられることがある
4. 甲状腺ホルモン	眼球突出，頻脈，手肢振戦，多汗，るいそう，月経不順
5. セロトニン	顔面・胸部の紅潮発作，発作時低血圧，頻脈，腸管運動亢進，下痢，気管支喘息，肺動脈・三尖弁狭窄・閉鎖不全

g. 線維腫 fibroma

卵巣の結合組織からなる良性腫瘍で，全卵巣腫瘍の3％前後を占める。片側性発生が大部分である。各年代に発生が認められ，平均年齢は40歳代後半である。

1）臨床

腫瘤が重く，癒着が少なく，有茎性発育が多いため茎捻転を起こしやすい傾向がある。また良性でありながら，胸水・腹水を伴うことがあり，Meigs症候群として知られている。この場合，腫瘍を摘出することにより胸・腹水は消失する。ほかの良性卵巣腫瘍でも胸腹水を伴うことがあり，広義のMeigs症候群と考えられる。

2）病理

表面は多くは平滑であるが，ときに凹凸不整のこともある。充実性で硬く，割面は白色チョーク様または灰白色である。一部分に退行変性を起こし，囊胞の形成・液化・出血・壊死がみられることもある。組織学的にはコラーゲン線維の間を紡錘形の細胞が交錯して配列している。

h. ライディヒ細胞腫 Leydig cell tumor

ライディヒ細胞腫（門細胞腫）とは，男性のライディヒ細胞に相当する細胞（卵巣門に存在；門細胞）から発生する腫瘍である。卵巣間質から発生したものは，非門型ライディヒ細胞腫とよび分けられる。いずれも非常にまれな腫瘍で，大部分は閉経後にみられる。

1）臨床

多くはアンドロゲン産生性を示すホルモン産生腫瘍であり，無月経，多毛，乳房の萎縮，声の低温化，陰核の肥大などの男性化徴候が認められる。後述のセルトリ・間質細胞腫瘍に比べ，高年齢に発現し，程度も軽く，尿中17-KSは増加していないことが多い。

2）病理

鶏卵大以下の腫瘍が大部分である。脂質に富んだ腫瘍からなり，脂質細胞腫瘍としても知られる。特徴的な所見として，細胞内に杆状のReinke結晶を認めることが挙げられる。

i. 成熟囊胞性奇形腫 mature cystic teratoma

成熟奇形腫で囊胞性のものであり，皮様囊腫 dermoid cyst に相当する（従来の分類の類皮囊胞腫）。囊胞性良性腫瘍のなかで最も多く，半数以上を占める。全卵巣腫瘍のなかでも40％を占めている。大部分は性成熟期に発生し，約80％が20～30歳代に発生するが，幼児および閉経期以降にもみられる。

1）臨床

若年に多く，無症状のまま妊娠や検診を契機に診断されることが少なくない。本腫瘍は続発性に悪性転化を伴う（約8割は扁平上皮癌）ことがあり，悪性転化を伴う成熟囊胞性奇形腫 mature cystic teratoma with malignant transformation とよばれる。悪性転化例は1～2％以下にすぎないが，その発生は主に30歳代以降であり，特に閉経以後では約10％を占めており，年齢とともに悪性化の可能性が高まることが知られている。

2）病理

胚細胞由来で卵の単性生殖による増殖と考えられている。両側性のことが比較的多い。囊胞壁は一般に厚く，灰白色で腫瘍内壁の一部に結節性隆起がある。三胚葉組織のなかで

外胚葉組織が最も多く，表皮・毛髪・毛囊・皮脂腺がよくみられる。歯牙・軟骨・骨もしばしば認められる。そのほか，脳・神経組織・甲状腺・唾液腺・消化管組織・汗腺・呼吸上皮・平滑筋・脂肪組織などが存在することがある。

j. 成熟充実性奇形腫 mature solid teratoma

囊胞性奇形腫に比してまれである。未熟成分の有無によって，未熟奇形腫か本腫瘍かが区別される。

1）臨床

全卵巣腫瘍の1～2％，充実性腫瘍の5～6％といわれている。10～30歳にわたってみられ，平均は20歳前後である。片側発生が大部分で，両側発生はきわめてまれである。

2）病理

外形は球形，卵円形で，外表面は平滑，弾性軟の腫瘍で，大きさは成人頭大までさまざまである。割面は充実性であるが，一部囊胞形成がみられることもある。三胚葉成分の混在が認められるが，組織由来の明確でないものがある。一般には，骨・軟骨・結合組織やリンパ組織などの中胚葉成分と，腸管・腺組織などの内胚葉成分が多く，外胚葉成分はむしろ少ない。すべての構成成分が成熟組織からなるものが該当する。未熟成分を有するものは，その割合により未熟奇形腫として3群に分類され，未熟成分がわずかもしくは中等度以下の第1度，第2度は境界悪性，広範囲に認められる第3度は悪性腫瘍に分類される。

k. 卵巣甲状腺腫 struma ovarii

単胚葉性に発生する奇形腫の1つであり，すべてあるいは大部分が甲状腺組織よりなる奇形腫をいう。

1）臨床

比較的高齢者にみられ，ピークは50歳代でまれな腫瘍である。大部分は良性であるが，悪性甲状腺腫もときに発生しうる。甲状腺機能亢進を示すこともあるが，その頻度は低い。

2）病理

割面は囊胞性で多房性であり，粘液性囊胞腺腫と類似しており，内溶液は赤褐色ないし緑褐色のゼラチン様である。組織学的には，正常甲状腺組織または甲状腺腫に類似しており，大小の腺房からなり，エオジン好染性のコロイド状物質を含んでいる。腺房の上皮は，一層の立方状または扁平な細胞である。

表3-49 卵巣腫瘍の手術適応

1. 6～8週間経過しても縮小しない，径5cmを超える囊胞性腫瘍
2. 充実性腫瘍
3. 囊胞壁に乳頭状増殖を認める囊胞性腫瘍
4. 径10cmを超える腫瘍
5. 腹水を伴う腫瘍
6. 初経前もしくは閉経後で，触知可能な程度の卵巣腫大
7. 茎捻転もしくは破裂が疑われる腫瘍

② 良性腫瘍の治療

　治療の基本は手術療法である．経過観察が選択されることも多いが，卵巣腫瘍は良性，境界悪性，悪性の鑑別が難しい場合があること，茎捻転や破裂による急性腹症の可能性があることに注意が必要である．手術療法の適応について，DiSaia らは 表3-49 のような項目を挙げている．術式としては，年齢，挙児希望の有無，腫瘍の性状（片側性か両側性か，癒着，茎捻転や破裂の有無，大きさ，悪性の可能性）などを考慮に入れ，選択される．良性卵巣腫瘍の多くは嚢胞性であり，腹腔鏡下手術が選択されることが多いが，境界悪性・悪性の可能性が考慮される場合には，一般的に開腹手術が選択される．術式としては以下のものが主である．

a. 腫瘍核出術 cystectomy (tumorectomy)

　患側についても正常卵巣組織を温存して，腫瘍（主として嚢腫）のみを核出し，摘出する方法である．若年者で選択されることが多い．

b. 付属器切除術 salpingo-oophorectomy

　患側の卵巣と卵管を腫瘍とともに摘出する方法である．一般的に患側のみの付属器を切除するが，閉経後で，卵巣温存の希望がない場合には，両側の付属器切除術が選択されることもある．術中迅速病理診断で境界悪性腫瘍以上の可能性もあるような場合など，状況によっては単純子宮全摘術も考慮される．

c. 卵巣切除術 oophorectomy

　卵管は切除せず，患側の卵巣を摘出する方法であるが，卵管のみを温存する意義は乏しく選択されないことが多い．

C 境界悪性腫瘍 tumors of borderline malignancy

① 境界悪性腫瘍の種類

　表3-45 に示すように，卵巣腫瘍には，良性腫瘍，悪性腫瘍のほかに両者の中間的病変として，境界悪性腫瘍が存在する．これには，表層上皮性・間質性腫瘍のなかで組織学的に良性・悪性の中間的な性格を示すもの，顆粒膜細胞腫のように組織型によるもの，未熟奇形腫（G1，G2）のように分化度によって分類されているものなどが含まれる．以下に主な境界悪性腫瘍につき解説する．

a. 漿液性境界悪性腫瘍 Serous borderline tumor
1）臨床

　幅広い年齢層でみられるが，好発年齢は 30〜40 歳代であり，半数近くが 40 歳未満である．Ⅰ期およびⅡ期が 70％以上を占めるが，両側発生例が多い特徴がある．Ⅲ期症例は大半が腹膜播種によるものであり，Ⅳ期症例はまれである．再発までの経過は長く，10年生存率は全体で 90％以上と良好であるが，長期的な経過観察が必要である．

2) 病理

軽度から中等度の異型のある上皮が良性に比べて旺盛な増殖態度を示す。良性の漿液性嚢胞腺腫に似ているが，乳頭状増殖はより多彩で広範囲にみられる。上皮細胞は卵管上皮細胞に類似しているが，核異型を伴う上皮細胞の増殖および重層化がみられる。間質浸潤の有無が漿液性腺癌との鑑別に重要である。微小乳頭状パターンを伴う漿液性境界悪性腫瘍 Serous borderline tumor with micropapillary pattern の概念があり，微小浸潤の範囲内にあるものは境界悪性腫瘍として扱われる。

b. 粘液性境界悪性腫瘍 Mucinous borderline tumor
1) 臨床

境界悪性腫瘍のなかでは最も高頻度にみられ，粘液性腺癌と同程度（50〜150%）の発生率が報告されている。閉経後の症例は20%程度と報告されており，粘液性腺癌と比べ若年に多い（中央値は30歳代後半）。ほとんどがⅠ期症例であり，両側発生の頻度も低い。臨床経過は緩徐で10年生存率は90%前後であるが，腹膜播種によって腹膜偽粘液腫 pseudomyxoma peritonei（「良性粘液性腺腫」の項を参照）の形態をとるものでは予後不良である。 ▶p.543

2) 病理

良性腺腫に比べ，乳頭状増殖は著明であり，粘液の豊富な充実部もみられる。腫瘍全体が境界悪性のこともあるが，良性腺腫が大部分で境界悪性の部位が一部のことも多く，術中迅速病理診断で正確な悪性度が困難な場合も少なくない。腸型と内頸部様の2つに大別される。通常，核異型は軽度から中等度で核分裂像も散見される程度である。間質浸潤がなければ境界悪性に分類され，高度の核異型がみられる場合も，上皮内癌 intraepithelial carcinoma を伴う粘液性境界悪性腫瘍として扱われる。

c. 類内膜境界悪性腫瘍，明細胞境界悪性腫瘍 endometrioid borderline tumor, clear cell borderline tumor

いずれもまれな腫瘍である。悪性との鑑別は間質浸潤を認めないことである。前者は種々の程度の異型を示す子宮内膜腺上皮類似の細胞からなり，後者は異型を有する淡明細胞やhobnail 状細胞の増殖からなり，大半は豊富な線維性間質を伴う明細胞境界悪性腺線維腫の形態を示す。

表層上皮性・間質性境界悪性腫瘍の組織学的特徴（例外については各項を参照）
①皮細胞の多層化
②腫瘍細胞集団の内腔への分離増殖
③良性と悪性の中間的な核異型や核分裂像
④間質浸潤の欠如

---

d. 顆粒膜細胞腫 Granulosa cell tumor

顆粒膜細胞を優位に含む腫瘍をいう。組織像の特徴から，成人型と若年型に分けられる。
1) 臨床

全卵巣腫瘍の1%，充実性腫瘍の4〜5%を占め，その5%が若年型，残りが中高年を

中心とした性成熟期以降にみられる成人型である。良性の莢膜細胞腫とともに，エストロゲン産生腫瘍の代表的なものであり，エストロゲンによる変化がみられる（表3-48，ホルモン産生腫瘍の臨床症状参照）。エストロゲン以外のホルモンとして，インヒビンも産生される。子宮内膜増殖症，子宮体癌の合併の有無を検索しておく必要がある。

2）病理

大部分は片側発生である。外表面は分葉化し，球形あるいは卵円形を示す。割面は黄色調，弾性硬の充実性で，一部には出血巣もみられる。多数の囊胞を中に形成することもある。組織学的には，成人型では濾胞状（微小濾胞と大濾胞），索状，島状，びまん性（肉腫様）など多彩な組織型を示す。微小濾胞像はグラーフ卵胞の顆粒膜細胞にみられる特色ある構造に類似し，Call-Exner body とよばれている。核の形態も特徴的であり，核形が不整で，長軸の配列は一定しない。核は多形性がなく核の濃染性を欠く。コーヒー豆に似た長軸方向の溝は核溝 nuclear groove とよばれる。若年型では核は円形または楕円形で，染色質の増量をみることが多い。核膜の特徴的な切れ込みをみることは少ない。一般に核異型が強く，核分裂像が多数みられることがあるが，予後には影響しない。

e. セルトリ・間質細胞腫瘍 Sertoli-stromal cell tumor

アンドロゲン産生腫瘍として，以前は男化腫瘍とよばれていたが，ホルモン活性がないものやエストロゲン活性を示すものもあることから，本名称が用いられるようになった。

1）臨床

全卵巣腫瘍の 0.4% とまれな腫瘍である。20～30 歳を中心に，主に若年にみられる。ほとんどがアンドロゲン産生性を示すホルモン産生腫瘍であり，無月経，多毛，乳房の萎縮，声の低温化，陰核の肥大などの男性化徴候が認められる。尿中 17-KS は正常か軽度上昇を示す。

2）病理

90% は片側発生で，外表面は平滑で光沢があり，球形または卵円形で一部分葉化もみられる。割面は灰黄色から黄色を呈する。囊胞形成，軟化，出血などもみられる。

睾丸のセルトリ細胞や Leydig 細胞に類似した腫瘍細胞からなる。セルトリ・間質細胞腫瘍は分化度により悪性度を評価し，高分化型が良性，中分化型が境界悪性，低分化型は悪性に分類される。

② 境界悪性腫瘍の治療

境界悪性腫瘍は，組織学的には隣接間質臓器への破壊的浸潤を欠く腫瘍ではあるが，腹腔内播種，遠隔転移を認めることもあり，また緩徐な進行ではあるが，再発もありうる。腹式単純子宮全摘，両側付属器切除，大網切除術が最も標準的な治療といえるが，若年かつⅠ期症例の比率が高いことから，妊孕性温存手術（患側付属器切除，大網切除，腹腔細胞診など）が選択されることも多い。境界悪性腫瘍で化学療法の有効性が確立されているものは乏しい。

D 悪性腫瘍

① 卵巣癌の臨床進行期

治療法の選択や予後の判定のためには，悪性卵巣腫瘍の進展状態について統一された分類が必要である．日本産科婦人科学会では，国際進行期分類（FIGO, 1988）[International Federation of Gynecology and Obstetrics] と，TNM 分類（UICC）[Union for International Cancer Control] を採用している．

a. 国際進行期分類（FIGO，表3-50）

卵巣癌の臨床進行期の決定は，子宮頸癌と異なり，臨床的検査のみでなく外科的検索によらなければならない．体腔滲出液については，細胞学的診断を考慮しなければならない．骨盤外の疑わしい箇所については生検して検索することが望ましい．

1) Ⅰ期

腫瘍の発育が卵巣に限局しているものである．そのうち，癌性腹水がなく，被膜表面へ

表3-50 国際臨床進行期分類（FIGO 1988）

\# In order to evaluate the impact on prognosis of the different criteria for all allotting cases to Stage Ic or Ⅱc, it would be of value to know if rupture of the capsule was spontaneous, or caused by the surgeon ; and if the source of malignant cells detected was peritoneal washings, or ascites.

Stage Ⅰ		Growth limited to the ovaries
	Ⅰa	Growth limited to one ovary ; no ascites present containing malignant cells. No tumor on the external surface; capsule intact
	Ⅰb	Growth limited to both ovaries ; no ascites present containing malignant cells. No tumor on the external surfaces; capsules intact
	Ⅰc#	Tumor either Ⅰa or Ⅰb, but with tumor on surface of one or both ovaries, or with capsule ruptured, or with ascites present containing malignant cells, or with positive peritoneal washings
Stage Ⅱ		Growth involving one or both ovaries with pelvic extension
	Ⅱa	Extension and/or metastases to the uterus and/or tubes
	Ⅱb	Extension to other pelvic tissues
	Ⅱc#	Tumor either Stage Ⅱa or Ⅱb, but with tumor on surface of one or both ovaries, or with capsule(s) ruptured, or with ascites present containing malignant cells, or with positive peritoneal washings
Stage Ⅲ		Tumor involving one or both ovaries with histologically confirmed peritoneal implants outside the pelvis and/or positive regional lymph nodes. Superficial liver metastases equals Stage Ⅲ. Tumor is limited to the true pelvis, but with histologically proven malignant extension to small bowel or omentum
	Ⅲa	Tumor grossly limited to the true pelvis, with negative nodes, but with histologically confirmed microscopic seeding of abdominal peritoneal surfaces, or histologic proven extension to small bowel or mesentery
	Ⅲb	Tumor of one or both ovaries with histologically confirmed implants, peritoneal metastasis of abdominal peritoneal surfaces, none exceeding 2 cm in diameter ; nodes are negative
	Ⅲc	Peritoneal metastasis beyond the pelvis >2cm in diameter and/or positive regional lymph nodes
Stage Ⅳ		Growth involving one or both ovaries with distant metastases. If pleural effusion is present, there must be positive cytology to allot a case to Stage Ⅳ. Parenchymal liver metastasis equals Stage Ⅳ

の浸潤もしくは被膜破綻がないもののなかで，腫瘍が片側の卵巣に限局していれば，Ⅰa期，両側卵巣に存在していれば，Ⅰb期となる。腫瘍は片側もしくは両側の卵巣に限局していても，被膜表面への浸潤や被膜破綻（術中破綻を含む）が認められたり，腹水または腹腔内洗浄液の細胞診にて悪性細胞が認められればⅠc期となる。

2）Ⅱ期

腫瘍が一側または両側の卵巣に存在し，さらに骨盤内への進展を認めるものである。進展ならびに／あるいは転移が，子宮ならびに／あるいは卵管に及ぶものはⅡa期，子宮・卵管以外の骨盤内臓器に進展するものはⅡb期，腫瘍発育がⅡaまたはⅡbで，被膜表面への浸潤や被膜破綻が認められたり，腹水または腹腔内洗浄液の細胞診にて悪性細胞が認められればⅡc期となる。

なお，Ⅰc期，Ⅱc期の症例において，被膜破綻が，自然被膜破綻例は(a)，手術操作による破綻例は(b)を，腹腔内の悪性細胞が，洗浄細胞診によるものは(1)，腹水細胞診によるものは(2)を付記し，Ⅰc(a)，Ⅰc(2)のように表現する。

3）Ⅲ期

腫瘍が一側または両側の卵巣に存在し，さらに骨盤外の腹膜播種ならびに／あるいは後腹膜または鼠径部のリンパ節転移を認めるもの。また腫瘍は小骨盤内に限局しているが，小腸や大網に組織学的転移を認めるものや，肝表面への転移の認められるものもⅢ期である。そのうち，リンパ節転移陰性で腫瘍は肉眼的には小骨盤に限局しているが，腹膜表面に顕微鏡的播種を認めるものはⅢa期，リンパ節転移陰性で組織学的に確認された直径2cm以下の腹腔内播種を認めるものはⅢb期，直径2cmを超える腹腔内播種ならびに／あるいは後腹膜または鼠径リンパ節に転移を認めるものはⅢc期となる。

4）Ⅳ期

腫瘍が一側または両側の卵巣に存在し，遠隔転移を伴うものである。胸水の存在によりⅣ期とする場合には，胸水中に悪性細胞を認めなければならない。また肝実質への転移はⅣ期となるが，画像診断による診断も許される。

b. TNM 分類（UICC）

TNM分類は，T：原発腫瘍の進展度，N：所属リンパ節転移の有無，M：遠隔転移の有無，の3つの因子に基づいて病変の解剖学的進展度を記述するものである。なお，卵巣癌の場合所属リンパ節には，傍大動脈節，総腸骨節，内・外腸骨節，仙骨節，閉鎖節，鼠径上節が含まれる。

TNM分類では，手術後の病理学的検索による病変の解剖学的進展度は，pT，pN，pMで表現している（pTNM分類）。卵巣癌の臨床進行期の決定は，開腹所見によってなされるため，卵巣癌においては，pTNM分類が重要な意味をなしている。

近年，進行卵巣癌に対して術前化学療法 neoadjuvant chemotherapy；NACが行われることが多くなる傾向にある。NAC後の手術における病理学的検索による病変の解剖学的進展度は，ypT，ypN，ypMで表現する。

国際進行期分類と，TNM分類はほぼ対応しており，遠隔転移陽性例（M1）はⅣ期，遠隔転移陰性で，所属リンパ節転移陽性例（N1M0）がⅢc期となる以外は，T分類はFIGO分類の進行期に相当する（表3-51）。

② 卵巣癌の術前検査

卵巣腫瘍が疑われ，超音波断層法，CT スキャン，MRI，PET などの画像診断，腫瘍マーカー，病理組織学的検索などから卵巣癌と判明もしくは悪性が疑われる場合，さらに検査を進めなければならない。卵巣腫瘍の診断に用いる検査と重複もあるが，必要な検査項目を表3-52 に示した。なかでも，最も重要なのが周囲臓器への浸潤の評価であり，表に挙げたような検査により，子宮，膀胱，上部尿路，直腸，小腸，結腸への浸潤の有無について有益な情報を得ることができる。これらの情報に基づいて，手術前に腫瘍完全摘除の可否や，尿路変向・人工肛門造設などの必要性につき見通しを立てることができる。卵巣癌，特に進行卵巣癌においては，凝固能の亢進と，腫瘍による大血管の圧迫により血栓の頻度が高く，凝固能の検査を行い必要に応じて超音波やCTを行う。また，腫瘍マーカー高値の症例，ホルモン産生腫瘍におけるホルモンの値などは診断に有益なばかりでなく，値の推移により，治療効果の判定や予後の推定，再発の検出にも役立つことから，手術直前に治療前の値として再検しておくことが望ましい。

表3-51 国際臨床進行期分類（FIGO）と TNM 分類（UICC）の対応

FIGO	TNM
Ⅰa	T1aN0M0
Ⅰb	T1bN0M0
Ⅰc	T1cN0M0
Ⅱa	T2aN0M0
Ⅱb	T2bN0M0
Ⅱc	T2cN0M0
Ⅲa	T3aN0M0
Ⅲb	T3bN0M0
Ⅲc	T3cN0M0 もしくは，T に関係なく N1M0
Ⅳ	T, N に関係なく M1

表3-52 卵巣癌術前検査

1. 病変の評価	
1）遠隔転移の評価	胸部単純X線撮影，胸部CT，PET，胸水穿刺細胞診
2）周囲臓器への浸潤（転移）の評価	子宮腟部・頸管・内膜の細胞診・組織診，膀胱鏡，DIP，尿細胞診，直腸鏡，注腸，大腸内視鏡，直腸超音波内視鏡，腹部CT，骨盤MRI，超音波断層法（腹水，リンパ節転移の有無）
3）原発臓器の検索	上部消化管造影，胃内視鏡，注腸，大腸内視鏡，CT，PET，乳房検査（触診，超音波，レントゲン），腫瘍マーカー（CA125，CA19-9，CEA，CA15-3，SLX，STN，SCC，AFP，hCG など）
2. 下肢血栓症の評価	血液凝固検査（D-D，FDP），下肢超音波，CT 検査
3. 呼吸機能の評価	血液ガス，呼吸機能
4. 治療効果判定補助のための血液検査	腫瘍マーカーなど（必要に応じて，手術直前に再検査）
5. 術後化学療法のための腎機能評価	血清クレアチニン，（計算による）クレアチニンクリアランス，BUN

③ 卵巣癌の治療

a. 卵巣癌初回治療の基本方針

卵巣癌の治療は，手術療法およびプラチナ製剤とタキサン系薬剤の併用化学療法を基盤とした集学的治療が中心であり，患者の病態や化学療法の効果（重篤な副作用の出現，耐性の出現，薬剤の組織移行の問題）などに応じてほかの薬剤による化学療法，投与経路の変更あるいは放射線療法なども適宜併用される．図3-113 に卵巣癌初回治療の際の基本戦略を示した．第一の戦略は卵巣癌Ⅰ期，Ⅱ期およびⅢ期，Ⅳ期の一部の症例に適応されるものであり，100～1,000 グラム（10^{11}～10^{12} 個）に及ぶ癌細胞を，初回手術 primary debulking surgery；PDS において原発巣および転移巣ともに可及的摘出により数グラム以内（最大腫瘍径にして 1 cm 以内［optimal surgery とよぶ］）とし，術後化学療法を 6～8 回施行することにより，癌細胞の消失もしくは寛解に持ち込む戦略であり，卵巣癌治療の標準的かつ理想的なパターンである．第二の戦略は卵巣癌Ⅲ期，Ⅳ期の症例に適応されるものであり，直径にして 1 cm 以上に及ぶ癌細胞が初回手術において残存した場合，効果をみながら術後化学療法を 2～4 回施行，ある程度効果が得られたところで，第二回手術 interval debulking surgery；IDS によって腫瘍減量 mass reduction を図り，さらに化学療法を 3～5 回追加することによって，癌細胞の消失もしくは寛解に持ち込む戦略であり，標準治療の 1 つの変法といえる．第三の戦略は，3～4 コースの neoadjuvant chemotherapy；NAC を行った後に，IDS を行い，さらに化学療法を 3～4 コース追加して寛解に持ち込む戦略である．

b. 卵巣癌初回治療戦略の比較

Ⅲ期，Ⅳ期の進行卵巣癌を対象として，前項の 2 つの戦略（戦略Ⅰ vs 戦略Ⅲ）を比較し

図3-113 手術療法と化学療法による卵巣癌治療戦略

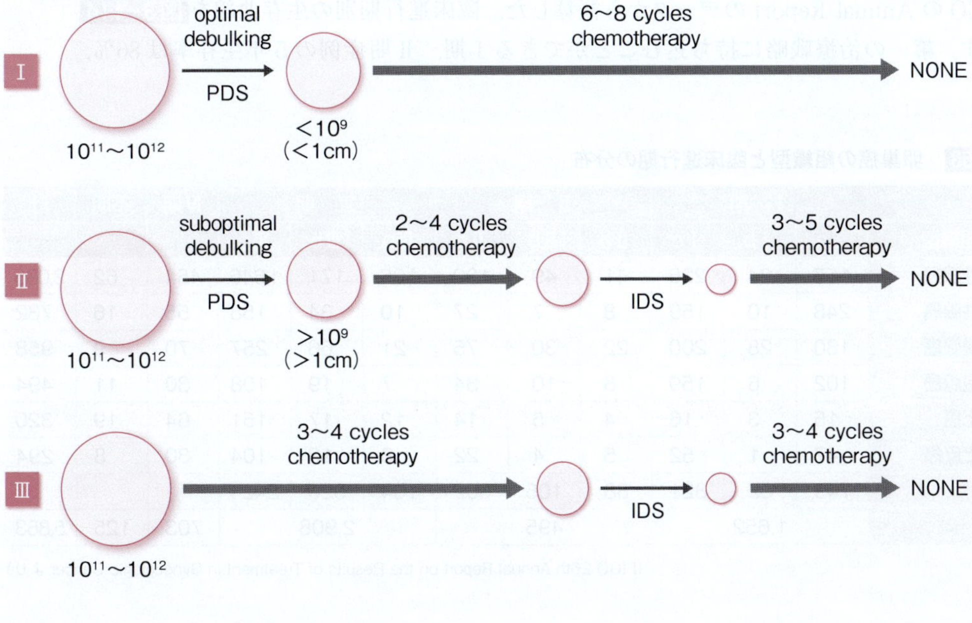

て解説する．従来，戦略Ⅲは，PDS で optimal surgery が困難な症例，高齢，合併症のため PDS が困難な症例に対して，標準治療の代替治療として行われていた．しかしながら，この条件の悪い症例に対する治療成績を，標準治療を行い得た症例の治療成績と比較した報告で，戦略Ⅲにより高率に optimal surgery が達成できて，戦略Ⅰと比較して遜色のない治療成績が得られること，手術にかかわる合併症が少ないことが示され，注目を集めた．第Ⅲの治療戦略は，第Ⅰの治療戦略と比較して，種々の利点がある反面問題点もあるが，この戦略の有用性を検証するため，European Organization for Research and Treatment of Cancer；EORTC と Medical Research Council Clinical Trials Unit；CTU-MRC，Japan Clinical Oncology Group；JCOG，インドのグループなどで第Ⅲ相無作為比較試験が行われた．現在，結果が明らかとなっている EORTC と CTU-MRC の試験では，第Ⅲの戦略（術前化学療法）は第Ⅰの戦略（標準治療）と比べてほぼ同等以上の治療成績で，治療に伴う合併症は第Ⅲの戦略において軽減される傾向であった．現時点では，第Ⅲの戦略は，選択しうる標準治療の1つと考えられている．今後，同様の結果が再現されれば，標準治療となるものと期待されている．

④ 卵巣癌治療成績

a. 臨床進行期と組織型の分布

1999〜2001 年に治療を行った症例の FIGO の世界集計（26th Annual Report on the Results of Treatment in Gynecologic Cancer）による卵巣癌症例の臨床進行期と組織型の分布を 表3-53 に示す．臨床進行期の分布はⅠ期1,652例，Ⅱ期495例，Ⅲ期2,908例，Ⅳ期703例で，進行期が判明している症例のうち，Ⅲ/Ⅳ期の進行症例が63％を占めている．組織型では，漿液性腺癌が最も多く，類内膜腺癌，粘液性腺癌，明細胞腺癌の4つの組織型で，90％近くを占めている．

b. 臨床進行期別治療成績

FIGO の Annual Report のデータから概算した，臨床進行期別の生存曲線を 図3-114 に示す．第一の治療戦略に持ち込むことができるⅠ期，Ⅱ期症例の5年生存率は86％，

表3-53 卵巣癌の組織型と臨床進行期の分布

組織型	Ⅰ期			Ⅱ期			Ⅲ期			Ⅳ期	不明	計
	Ⅰa	Ⅰb	Ⅰc	Ⅱa	Ⅱb	Ⅱc	Ⅲa	Ⅲb	Ⅲc			
漿液性腺癌	157	34	235	41	49	130	106	171	1,646	454	62	3,085
粘液性腺癌	248	10	159	8	7	27	10	34	158	55	16	732
類内膜腺癌	180	28	200	22	30	75	21	66	257	70	9	958
明細胞腺癌	102	6	159	8	10	34	7	19	108	30	11	494
未分化癌	15	3	16	4	5	14	12	17	151	64	19	320
混合上皮癌	47	1	52	5	4	22	8	13	104	30	8	294
小 計	749	82	821	88	105	302	164	320	2,424			
計		1,652			495			2,908		703	125	5,883

（FIGO 26th Annual Report on the Results of Treatment in Gynecologic Cancer より）

70％で比較的予後良好であるが，卵巣癌症例の約半数を占めるⅢ期症例においては，5年生存率34％と予後不良であり，Ⅳ期症例においては，5年生存例は19％のみであり，Ⅲ期，Ⅳ期など進行卵巣癌のさらなる予後改善が望まれる．

c. 組織型別治療成績

同様に，FIGOのAnnual Reportのデータから概算した，組織型別の生存曲線を図3-115に示す．5年生存率は，粘液性腺癌，類内膜腺癌，明細胞腺癌では65％前後，漿液性腺癌では41％であった．一般には，漿液性腺癌，類内膜腺癌は化学療法の感受性が高く，予後良好とされるが，漿液性腺癌は進行症例の割合が高く，全体では予後不良となっている．一方，明細胞腺癌，粘液性腺癌は，化学療法に対する反応性は不良であるが，早期癌症例の割合が高く，全体としては漿液性腺癌に比べて予後良好となっている．

図3-114 卵巣癌臨床進行期別生存率

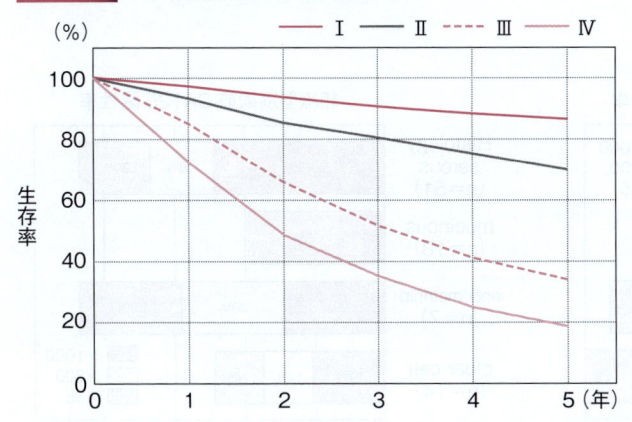

図3-115 卵巣癌組織型生存曲線

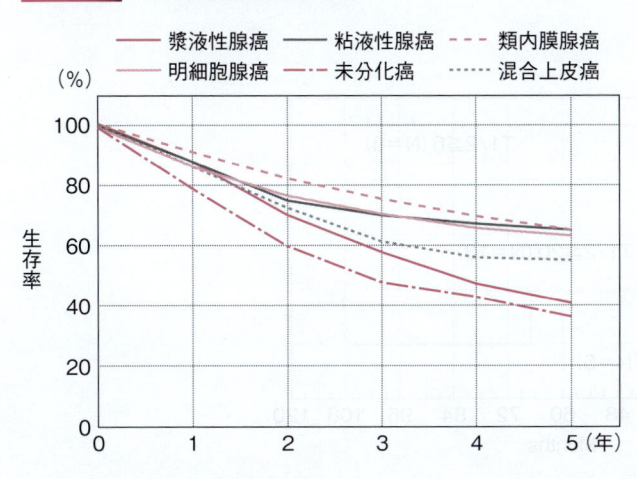

⑤ 腫瘍マーカーの推移による予後の推定

　卵巣癌治療において，Ⅲ期，Ⅳ期症例の治療成績については，前述のように必ずしも満足な結果は得られていない．手術療法の進歩により進行卵巣癌症例においても，初回手術での可及的腫瘍切除により，術後の化学療法の効果を判定する評価可能病変をもたない症例も経験される．そのような症例で，術前のCA125が，200 U/mLを超える症例においては，腫瘍マーカーの絶対値のほかに，CA125の推移もまた，治療効果判定の指標となりうる．この指標を用いることにより，予後不良群を早期に抽出することができる．

　臨床進行期別，組織型別のCA125陽性率を 図3-116 に示す．臨床進行期別の陽性率では，Ⅰ期40％，Ⅱ期54％と早期癌症例では半数程度の陽性率であるが，進行癌症例では，Ⅲ期93％，Ⅳ期100％とほとんどの例で陽性となっている．組織型別の陽性率では，粘液性腺癌，明細胞腺癌ではそれぞれ39％，50％と陽性率が低いが，漿液性腺癌，類内膜腺癌ではいずれも87％，86％と高い陽性率を示している．腹水などのためではなく，ある程度病勢を反映していると考えられる，200 U/mLを超える高値を治療開始前に示し，治

図3-116 卵巣癌術前CA125陽性率

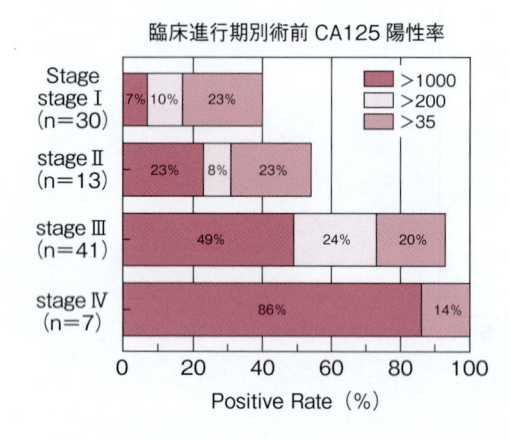

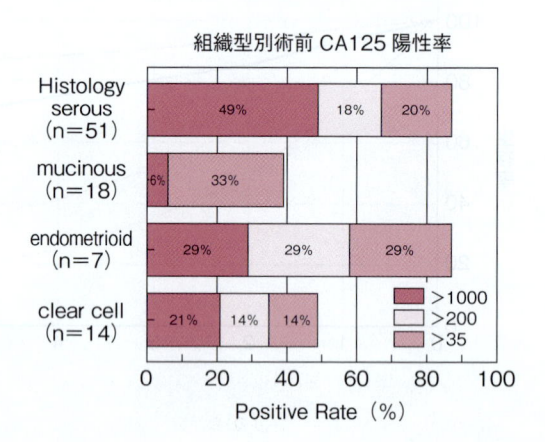

図3-117 CA125の推移と予後

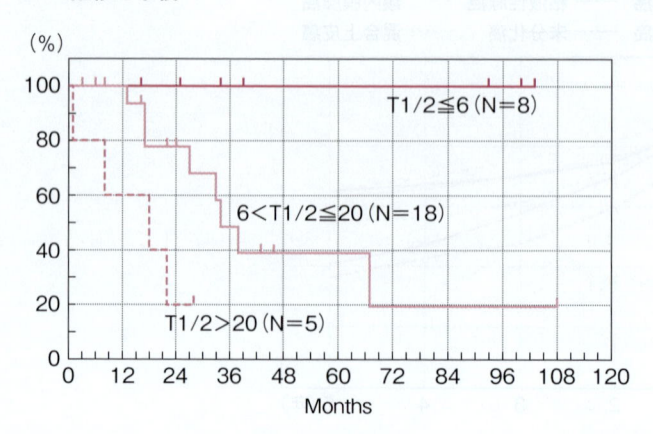

療開始後も CA125 の測定が経時的に十分に行われたⅢ期症例 29 例について，CA125 の推移と予後との関連を検討した．術前の CA125 値と，化学療法 2 コース後 2 週間目の CA125 値もしくは，それ以前に 20 未満となった例では，その時点での値より，CA125 が指数関数的に減少すると仮定して半減期（T1/2）を計算し，予後との関連を Kaplan-Meier 法で検討した（図3-117）．半減期 6 日，20 日を境に症例を 3 群に分けると，半減期 6 日以内の例は，ほかの 2 群に比べ，有意に予後良好であることがわかる．この半減期は，手術と初期の化学療法による治療効果を総合的に表し，より強力な治療を行うべき症例を治療早期に抽出するための指標として用いうると考えられる．

E 悪性腫瘍の手術療法

1 卵巣癌初回手術

卵巣癌初回手術の目的は，組織型の確認はもとより，腹腔内の観察および細胞診，組織診検体採取による腫瘍の広がりの診断（staging laparotomy）と，可及的に病巣を取り除くこと（maximum debulking）であり，この結果により，術後の治療方針が決定され，さらには個々の患者の予後が大きく左右されるといっても過言ではない．以下に，初回手術の手順を示す．

a. 皮膚切開
下腹部正中切開を原則とし，腫瘍の大きさ，癒着の状況によって，あるいは傍大動脈リンパ節郭清を行う際には臍左を迂回して臍上 5 cm までは躊躇せず切開し，十分な術野で手術を行う．

b. 細胞診
ほかの手術操作に先立って，開腹後すぐに腹水を採取，続いて腹腔内を観察しながら横隔膜下（肝表面），両側傍結腸窩，ダグラス窩（膀胱子宮窩）などの洗浄細胞診または擦過細胞診を採取する．転移が疑われる場合には，積極的に腹膜の生検も行う．stage Ⅰa と考えられる症例では腫瘍表面の擦過細胞診も採取する必要がある．

c. 基本術式
腹式単純子宮全摘 TAH，両側付属器切除 BSO，大網切除 omentectomy，リンパ節郭清 lymphadenectomy/ あるいは生検を基本術式とする．腫瘍摘出後は，迅速組織診断に提出し組織型，悪性度の確認を行う．リンパ節郭清の範囲は，骨盤リンパ節および腎静脈分岐部の高さまでの傍大動脈リンパ節である．ただし，腹腔内に 1 cm を超える残存腫瘍がある場合には，リンパ節の系統的郭清は通常行わない．進行例においては，下記の可及的腫瘍摘出を施行することにより，ほぼ完全手術となる，もしくは残存腫瘍が 1 cm 以下とできる場合には積極的に行う．

d. 可及的腫瘍摘出術
進行卵巣癌に対しては，転移病巣の局在に応じて，直腸低位前方切除，結腸切除，小腸切

除，脾摘，虫垂切除，転移リンパ節摘出などが行われる。必要に応じて，皮膚切開は剣状突起まで延長する。腹膜病変についても peritoneum resection により，可及的切除し，腫瘍減量を図る。

これらの操作により，卵巣癌Ⅲ期症例においても図3-113 に示す第一の治療戦略に持ち込み，予後の改善を図ることができる（図3-118）。

② 後腹膜リンパ節郭清

東大病院産婦人科では，1984年以降，残存腫瘍2cm以下の症例に対して骨盤リンパ節郭清を（陽性例では後に傍大動脈リンパ節郭清を追加），1987年以降は，同じく残存腫瘍2cm以下の症例に対して骨盤リンパ節および傍大動脈リンパ節郭清を行っていた。リンパ節転移の頻度は，腹腔内所見Ⅰ期，Ⅱ期でも20％を超えており，Ⅲ期では67％，Ⅳ期75％と非常に高い転移率といえる（表3-54）。卵巣癌におけるリンパ節郭清は，正確な

図3-118 卵巣癌Ⅲ期症例の手術療法

TAH/BSO → OMENTECTOMY → BOWEL RESECTION → PERITONEUM RESECTION

LYMPHADENECTOMY

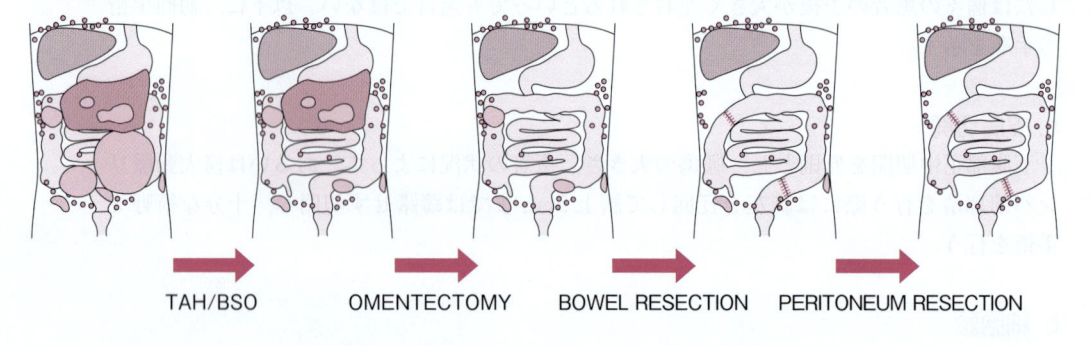

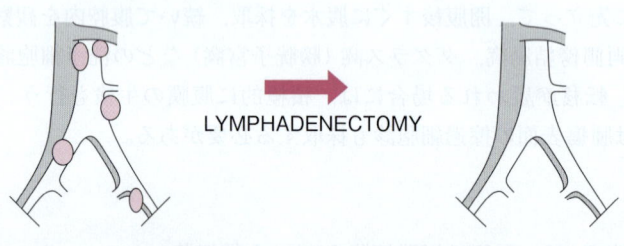

表3-54 卵巣癌におけるリンパ節転移頻度

リンパ節所見を除外した進行期	症例数	リンパ節転移陽性	傍大動脈節陽性	骨盤節のみ陽性
Stage Ⅰ	33	21％（7/33）	15％（5/33）	18％（6/33）
Stage Ⅱ	26	23％（6/26）	19％（5/26）	19％（5/26）
Stage Ⅲ	43	67％（29/43）	60％（26/43）	58％（25/43）
Stage Ⅳ	8	75％（6/8）	75％（6/8）	63％（5/8）
total	110	44％（48/110）	38％（42/110）	37％（41/110）

(Onda T, et al：Cancer 1996；78：803-8 より)

臨床進行期の決定のためのみでなく，腫瘍完全切除率の向上，後腹膜リンパ節再発の危険性の予知および後腹膜リンパ節再発率の減少，さらには，(リンパ節郭清を行うことにより) 腹腔鏡によるフォローアップが，より正確に行いうるなどの点で意義があると考えられる。しかしながら，卵巣癌における後腹膜リンパ節郭清により，無増悪生存期間の延長を認めたとする報告もあるが，その治療的意義は，いまだ確立されるには至っていない。

③ 初回不完全手術後の IDS

進行卵巣癌症例において，PDS を行ったものの，基本術式が困難な場合，全身状態が不良なため侵襲に耐えられない場合など，後の化学療法に期待して，診断のための生検のみを行う試験開腹術 exploratory laparotomy，あるいは腫瘍切除術のみが行われることもある。また，maximum debulking を試みても，optimal surgery が達成できず 1 cm を超える腫瘍が残存する場合もある。このような場合，数回の化学療法を行って，腫瘍の減量を図った後，再度腫瘍縮小術 (IDS) を試みる場合がある。(第 2 の戦略，図3-113) この場合の IDS の有用性を検証した試験はこれまでに 3 本報告されている (表3-55)。European Organization for Research and Treatment of Cancer；EORTC と Gynecologic Oncology Group；GOG の大規模試験は，反対の結果であり解釈には注意が必要である。EORTC と GOG の試験では，化学療法の種類が異なること，EORTC の試験では，一般外科医による生検のみに近い PDS が多く含まれており，PDS における maximum debulking 追求の姿勢の違いがあること，などが結果の違いとなっていると解釈されている。婦人科専門医による PDS が行われ，maximum debulking が追求されていれば，IDS のメリットは少ないと考えられている。

④ 術前化学療法 (NAC) 後の IDS

NAC 後に行われる腫瘍縮小手術 (IDS) では，これまでの報告から出血量の減少，輸血量の減少，腸管切除割合，脾摘割合の減少，手術合併症，ICU 滞在期間，入院期間の短縮など，手術侵襲の軽減が認められている。このことが NAC 療法が注目を集めている原

表3-55 Suboptimal 症例に対する IDS の有用性を検討した比較試験

報告	残存腫瘍	化学療法	治療群（症例数）	生存期間	有意差	IDS 群の IDS 施行割合と手術完遂度
Redman (1994)	≧2cm	CP (CPA + CDDP) or PAB (CDDP + ADM + Bleomycin)	IDS 施行群 (n = 37) 非施行群 (n = 42)	15M 12M	NS	68% (25/37) IDS 施行 51% (19/37) Optimal
EORTC (1995)	≧1cm	CP (CPA + CDDP)	IDS 施行群 (n = 140) 非施行群 (n = 138)	26M 20M	P = 0.01	93% (130/140) IDS 施行 58% (81/140) Optimal
GOG (2002)	≧1cm	TP (PTX + CDDP)	IDS 施行群 (n = 216) 非施行群 (n = 209)	32M 33M	NS	93% (201/216) IDS 施行 72% (156/216) Optimal

CPA：cyclophosphamide，CDDP：cisplatin，ADM：doxorubicin，PTX：paclitaxel
EORTC：European Organization for Research and Treatment of Cancer
GOG：Gynecologic Oncology Group
IDS：interval debulking surgery，NS：Not significant

因の1つでもある。

　NAC 後の IDS の目標（optimal surgery）に関して，PDS と同じ残存腫瘍＜1 cm が適応される場合が多いが，東京大学産婦人科でのⅢ期進行卵巣癌での治療成績から，長期的な予後が得られているのは，残存腫瘍0の症例のみであった。NAC 療法を標準治療が行えない対象に代替的に行うのではなく，標準治療の1つとしての位置付けで行う場合には残存腫瘍0を目指すべきである。東大病院でのⅢ期症例に対する治療経過と，IDS あるいは interval look surgery；ILS 後の残存腫瘍径別の予後を示す（図3-119）。（東大病院で

図3-119 東大病院における進行卵巣癌 IDS あるいは ILS 施行症例の予後

Ⅲ/Ⅳ期卵巣癌症例の治療経過

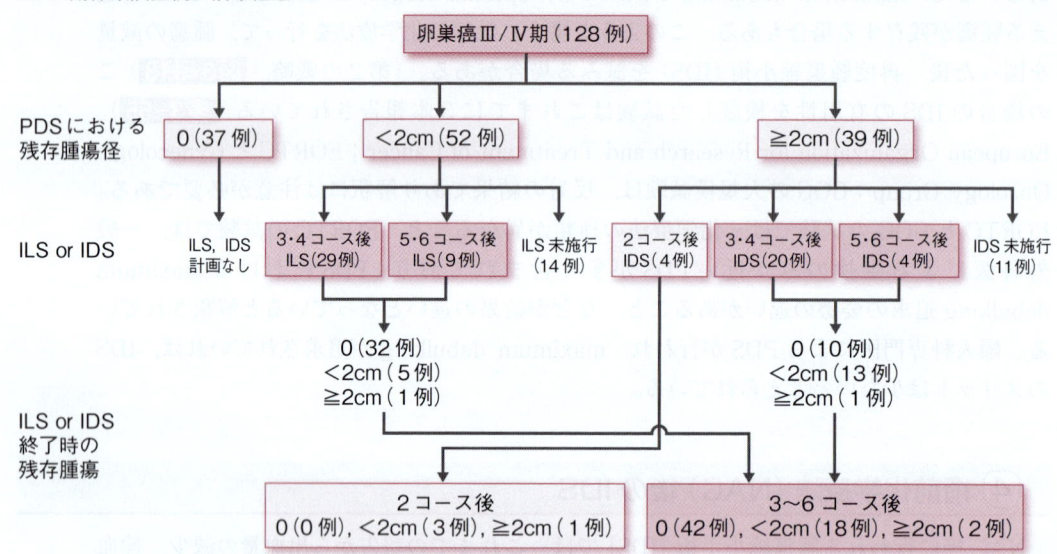

卵巣癌Ⅲ/Ⅳ期（128例）

PDS における残存腫瘍径：0（37例），＜2cm（52例），≧2cm（39例）

ILS or IDS：
- ILS, IDS 計画なし
- 3・4コース後 ILS（29例）
- 5・6コース後 ILS（9例）
- ILS 未施行（14例）
- 2コース後 IDS（4例）
- 3・4コース後 IDS（20例）
- 5・6コース後 IDS（4例）
- IDS 未施行（11例）

ILS or IDS 終了時の残存腫瘍：
- 0（32例），＜2cm（5例），≧2cm（1例）
- 0（10例），＜2cm（13例），≧2cm（1例）

2コース後：0（0例），＜2cm（3例），≧2cm（1例）
3〜6コース後：0（42例），＜2cm（18例），≧2cm（2例）

PDS：primary debulking surgery，ILS：interval look surgery，IDS：interval debulking surgery

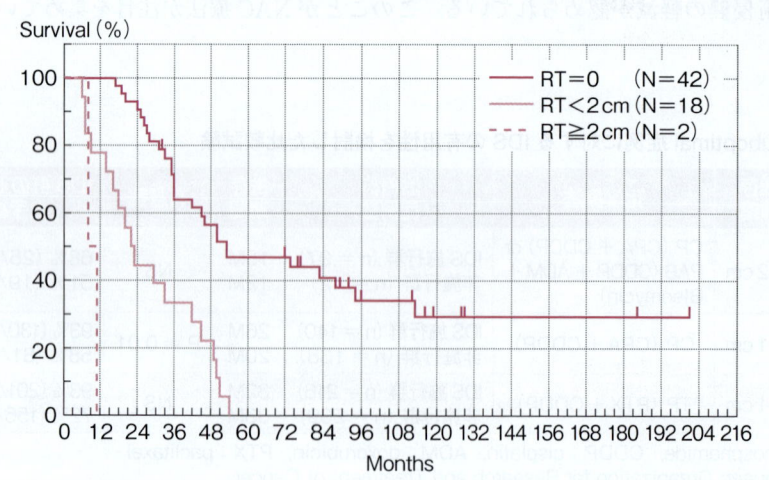

生存曲線：
- RT＝0（N＝42）
- RT＜2cm（N＝18）
- RT≧2cm（N＝2）

RT：residual tumor

（Onda T, et al：Jpn J Clin Oncol 2010；40：36-41 より）

の治療は厳密には NAC 療法ではないが，IDS あるいは ILS 終了時点の残存腫瘍と予後の関連については同等と考えられるため，行われた解析であることに注意。）

⑤ 妊孕性温存手術

　卵巣悪性腫瘍や境界悪性腫瘍であっても，基本術式ではなく，妊孕性を温存するために，片側付属器切除術と大網切除（およびリンパ節の生検あるいは郭清）のみが行われる場合がある。しかし，縮小手術は患者の予後にかかわるため，上皮性卵巣癌の場合，表3-56 に示すような条件をすべて満たした場合にのみ選択される術式と考えられる。この場合，術後の化学療法も，通常省略される対象である。近年，JCOG での多施設調査研究の結果から，Ic 期で G1-G2，Ia 期で明細胞腺癌症例も，化学療法を追加することにより，良好な予後が得られる可能性が高いことが示され，化学療法を行うことを条件に，妊孕性温存手術の対象として，今後検討されていくと考えられる（表3-57）。

⑥ 治療効果判定のための second-look operation；SLO

　初回治療後の，治療効果判定を目的に行われる再開腹手術を SLO とよんでいる。手術侵襲の軽減のため，腹腔鏡による観察，洗浄細胞診採取が行われることもある（second look laparoscopy；SLLS）。SLO は，画像診断よりも正確に腹腔内所見を診断できる方法であり，SLO により予後改善を認めたとする論文もみられるが，治療的意義に関する科学的根拠に乏しく，また，Ⅲ期症例で SLO 陰性と診断された症例も半数以上が再発することから，最近では実臨床では行われない傾向にある。

表3-56　（上皮性卵巣癌に対する）妊孕性温存手術の要件

1. 患者本人が挙児希望を有する若年者である。
2. 患者，家族が疾患を十分理解している。
3. 妊孕性温存術式は標準治療ではなく，risk が高まることを十分に理解している。
4. 厳重な経過観察可能
5. 高分化型上皮性卵巣癌（G1）*
6. 臨床進行期 Ia 期

*中分化型 G2 に関しても妊孕性温存を許容する報告が認められるが，確立された条件ではない。

表3-57　上皮性卵巣癌Ⅰ期症例に対する妊孕性温存手術条件の新たな提案

進行期	組織型／分化度		
	予後良好組織型で G1/G2	明細胞腺癌	G3
Ia 期	可能	化学療法併用のうえ考慮可	不可
Ic 期	化学療法併用のうえ考慮可	不可	不可

（Satoh T, et al：J Clin Oncol 2010；28（10）：1727-32 より）

7 SLO施行時の第二次腫瘍縮小手術 secondary debulking surgery（SLO/SDS）

SLO時に発見された再発腫瘍の切除に関しては，有用性を示す論文も認められるが，その予後改善効果に関しては否定的な報告が多い．先に述べたように，SLO自体が行われない傾向であり，SLO/SDSが適応される症例は限られていると考えられる．

8 再発後の secondary debulking surgery；SDS

卵巣癌治療の基本は，手術と化学療法の組み合わせであり，再発時の腫瘍縮小手術に関しても良好な予後が得られる症例が存在するのは過去の報告から明らかであるが，必ずしもSDSの意義が確立されているわけではない．また，実際の臨床の場で，症例をどのように選択するかはいまだ明確ではない．東大病院産婦人科ほか，いくつか提唱されている症例選択規準につき紹介する．OndaらはSDS施行症例44例の予後因子の多変量解析にて，無病期間，肝転移の有無，再発腫瘍の数，再発腫瘍径が独立した予後良好因子であり，4つの因子のうち3因子以上が予後良好を示唆すれば，SDSにより長期の予後が得られることを示し，これを症例選択基準として提唱した．図3-120にSDS後の残存腫瘍径別

図3-120　再発卵巣癌の治療成績

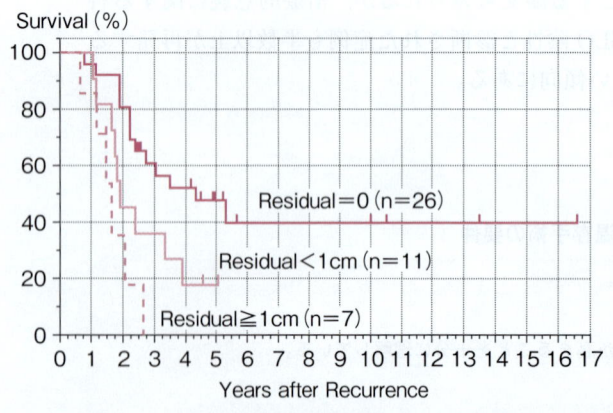

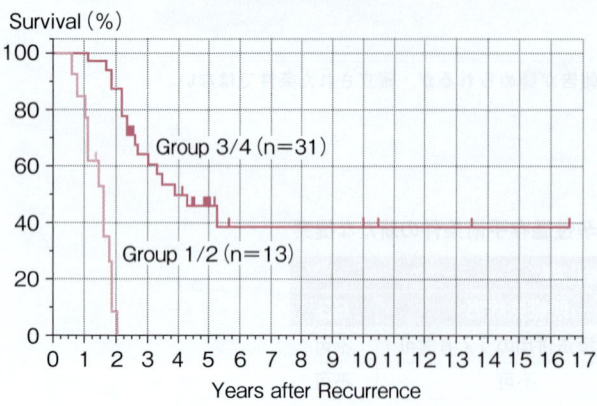

(Onda T, et al：Br J Cancer 2005；92：1026-32 より)

および予後良好因子数別の生存曲線を示す．良好な予後を期待するためには，残存腫瘍0を目標とするべきと考えられる．Chiらは，同様の多変量解析にて，無病期間と再発腫瘍の数の組み合わせによる症例選択基準を提唱し，手術では残存腫瘍径＜0.5cmを目指すことを提唱した．また，Tianらは多施設のデータを集積した検討により，5つの独立した予後因子を見出し，完全切除が期待できる症例選択規準として，これら5つの因子にFIGO（international federation of gynecology and obstetrics）進行期を加えた6因子を用いたrisk scoreを提唱している．このように，SDSの症例選択には確立した規準はなく，種々の因子を加味して総合的に評価する必要がある．表3-58に，代表的な症例選択規準をまとめた．

近年，arbeitsgemeinschaft gynäkologische onkologie；AGOやGOG213などSDSの有用性を検証する第Ⅲ相無作為比較試験が行われており，近い将来SDSの意義が明らかとなることが期待される．

F 悪性腫瘍の化学療法

① 化学療法の分類

化学療法は，手術療法とともに卵巣癌の集学的治療の基盤をなす治療法であり，ほとん

表3-58　SDSの症例選択規準

著者	多変量解析			症例選択基準
	有意な予後因子	HR（95％CI）	P値	
Onda et al	無病期間 （≧12カ月，＜12カ月）	2.45（1.11〜5.39）	0.027	4因子のうち，良好を示唆する因子の数を判定。 3因子以上が予後良好を示唆すれば，完全切除の可能性が高く，良好な予後が期待できる。
	肝転移（なし，あり）	4.00（1.40〜10.03）	0.013	
	再発腫瘍の数 （単発，多発）	3.73（1.79〜9.58）	＜0.001	
	最大腫瘍径 （＜6cm，≧6cm）	7.43（3.12〜18.92）	＜0.001	
Chi et al	再発腫瘍の数 （1，2〜19，≧20）	NA	0.01	再発腫瘍1個の場合，無病期間にかかわらず手術を勧める。 再発腫瘍2〜19個の場合，無病期間6〜12カ月なら手術検討，＞12カ月なら手術を勧める。 再発腫瘍≧20個の場合，無病期間12〜30カ月なら手術検討，＞30カ月なら手術を勧める。 手術の目標は≦0.5cmとする。
	無病期間 （連続変数として）	NA	0.004	
	SDS残存腫瘍径 （≦0.5cm，＞0.5cm）	NA	＜0.001	
Tian et al	PS（0/1，2/3）	NA	＜0.001	PS 2/3なら2.4，PDS残存＞0なら1.5，CA125＞105なら1.8，腹水ありなら3.0，無増悪期間＜16カ月なら2.4，FIGO進行期Ⅲ/Ⅳ*なら0.8のスコアを付与。6因子の合計スコアにより，判定。 スコア≦4.7なら完全切除可能性有意に高く，良好な予後が期待できる。
	PDS残存腫瘍径 （0，＞0）	NA	＜0.001	
	CA125 （≦105，＞105U/mL）	NA	＜0.001	
	腹水（なし，あり）	NA	＜0.001	
	無増悪期間 （≧16カ月，＜16カ月）	NA	＜0.001	

＊FIGO臨床進行期は，多変量解析では有意ではないが，スコアに組み込まれた。
FIGO：International Federation of Gynecology and Obstetrics

Ⅲ．女性腫瘍学

どの症例が化学療法の対象となる．卵巣癌に対する化学療法の分類は，「卵巣がん治療ガイドライン」の第2版である2007年版で変更となり，治療成績の向上を目的として行う初回化学療法 first line chemotherapy，初回手術に先立って，根治手術率の向上などを目的として行う術前化学療法 neoadjuvant chemotherapy，寛解後に長期生存を目的として行う維持化学療法 maintenance chemotherapy，再発時や初回化学療法に抵抗した場合に行われる二次化学療法 second-line chemotherapy などに分類される．化学療法は，主に全身化学療法として行われるが，治療成績の向上を目指して，腹腔内化学療法，投与間隔の短縮（毎週投与），分子標的薬剤の併用なども検討されている．

② first-line chemotherapy

a. 標準化学療法

卵巣癌の全身化学療法は，シスプラチン（CDDP）の導入後，CDDPを含んだ多剤併用化学療法が広く行われ，CDDPと cyclophosphamide（CPA），doxorubicin = adriamycin（ADM）の組み合わせのCAP療法や，CDDPとCPAの併用であるCP療法が主流であった．その後，GOG111試験や，EORTCとCanadian NCI（national cancer institute of canada）の共同研究（OV10）の結果を受けて，パクリタキセル（PTX）とCDDPの併用であるTP療法，さらにはGOG158試験，AGO（arbeitsgemeinschaft gynäkologische onkologie）試験の結果よりPTXとカルボプラチン（CBDCA）の併用であるTC療法が標準となり，TC療法が標準化学療法として広く受け入れられている．卵巣癌初回治療におけるTC療法の奏効率に関しては，70～100％の奏効割合，24～83％の完全奏効割合が報告されている（表3-59）．その後，scottish gynaecological cancer trials group のSCOTROC（scottish randomized trial in ovarian cancer）試験の結果より，docetaxel

表3-59 卵巣癌初回治療におけるTC療法の有効性に関するdata

Study Group	薬剤投与量 Paclitaxel	薬剤投与量 Carboplatin	有効性 奏効割合（PR+CR）	有効性 完全奏効割合（CR）
Austria (Phase Ⅱ) 2000	175 mg/m² (3hr)	AUC 6	81%（30/37）	70%（26/37）
AGO (Phase Ⅰ/Ⅱ) 1997	135～210 mg/m² (3hr)	AUC 5～7.5	70%（23/33）	24%（8/33）
GOG (Phase Ⅰ) 1996	175～225 mg/m² (3～96hr)	AUC 5～10	75%（18/24）	67%（16/24）
United Kingdom (Phase Ⅰ) 1997	150～225 mg/m² (3hr)	AUC 7	83%（5/6）	83%（5/6）
Italy (Phase Ⅰ) 1997	150～250 mg/m² (3hr)	300 mg/m²	81%（17/21）	67%（14/21）
Netherlands (Phase Ⅰ) 1997	125～225 mg/m² (3hr)	300～600 mg/m²	78%（26/33）	61%（20/33）
Netherlands (Phase Ⅱ) 1997	200 mg/m² (3hr)	550 mg/m²	100%（15/15）	53%（8/15）

AGO (Arbeitsgemeinschaft Gynäkologische Onkologie)
GOG (Gynecologic Oncology Group)

（恩田貴志：癌治療と宿主 2001；14：65-71 より）

（DTX）とCBDCAの併用であるDC療法がTC療法と同等の無増悪生存を示すことが示され（表3-60），症例によってはDC療法が選択されている．また，PTXをPLD（pegylated liposomal doxirubicine）に変更した，PLD/C療法は，やはりTC療法と同等以上の成績が示され，症例によっては選択されうる治療法となりうる（表3-60）．卵巣癌初回化学療法の変遷を図3-121に，標準化学療法の実際の投与法を図3-122に示す．

b. 腹腔内化学療法

腹水や腹腔内病変の制御を目的として，病変に直接高濃度の薬剤を投与するため，腹腔

表3-60 TC療法を標準治療として行われた代表的な第Ⅲ相無作為比較試験

	レジメン	症例数	無増悪生存（PFS）		全生存（OS）割合 or 期間		コメント
タキサンの変更							
SCOTROC	TC	538	14.8M	Control	68.9%（2Y）	Control	DC群は優越性は示せなかったものの，PFS，OSともTC群と同等の成績．DC群では，神経毒性は有意に低頻度（感覚性11%，運動性3%），好中球減少は有意に高頻度（94%）で認められた．
	DC	539	15.0M	NS	64.2%（2Y）	NS	
MITO-2	TC	410	16.8M	Control	53.2	Control	PLD/C群は，優越性は示せなかったものの，PFS，OSともTC群と同等以上の成績．PLD/C群では，神経毒性，脱毛の軽減が認められたが，貧血（68%），血小板減少（49%）は有意に高頻度で認められた．
	PLD/C	410	19.0M	NS	61.6	NS	
投与間隔の変更							
JGOG3016	TC	319	17.2M	Control	65.1%（3Y）	Control	試験治療群はPaclitaxel毎週＋CBDCAの3週ごと投与．PFS，OSとも有意に延長．試験治療群では53%（165/312）がプロトコール非完了，好中球減少（92%），貧血（69%）が高頻度に認められた．
	dd-wTC	312	28.0M	p＝0.0015	72.1%（3Y）	p＝0.03	
分子標的薬の併用							
GOG218	TC	625	10.3M	Control	39.3M（MST）	Control	TC6コース群とBev 15mg/kg，TC2コース時以降の併用群，さらに16コースの維持療法追加群の3群比較．維持療法の追加群でPFSの有意な延長を認めたがOSの改善は認めなかった．
	TC/Bev	625	11.2M	NS	38.7M（MST）	NS	
	TC/Bev＋Bev	623	14.1M	p＜0.001	39.7M（MST）	NS	
ICON7	TC	764	17.4M	Control	86%（1Y）	Control	TC5 or 6コース群とBev 7.5mg/kg，TC2コース時以降の併用±12コースの維持療法群の2群の比較．併用群でPFSの有意な延長を認めたがOSの改善は認めなかった．High risk症例に限った解析では，OSも有意な延長が認められた．
	TC/Bev±Bev	764	19.8M	p＝0.04	92%（1Y）	NS	

SCOTROC：Scottish Randomized Trial in Ovarian Cancer, MITO：Multicenter Italian Trials in Ovarian Cancer, JGOG：Japan Gynecologic Oncology Group
GOG：Gynecologic Oncology Group, ICON：International Collaborative Ovarian Neoplasm study, TC：Paclitaxel＋Carboplatin, DC：Docetaxel＋Carboplatin, dd-wTC：dose-dense weekly Paclitaxel＋Carboplatin, Bev：Bevacizumab, HR：Hazard ratio

内化学療法が行われることがある。現在までに，腹腔内投与 intraperitoneal infusion；IP の有用性を検証する7本の第Ⅲ相無作為比較試験が行われ，多くの試験でIPにより良好な生存が認められている。しかしながら，IP投与においては，腹腔内投与のルートであるポートのトラブルの問題や，種々のレジメンが用いられて至適レジメンを特定できていないという問題，試験においてIP群の薬剤投与量が多めに設定されているアンバランス

図3-121 卵巣癌に対する化学療法の変遷

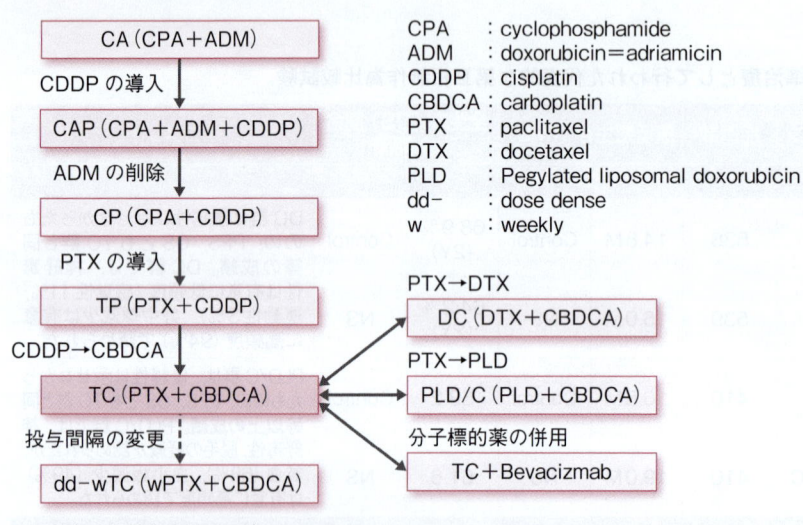

```
CA (CPA+ADM)
  │ CDDPの導入
CAP (CPA+ADM+CDDP)
  │ ADMの削除
CP (CPA+CDDP)
  │ PTXの導入
TP (PTX+CDDP)
  │ CDDP→CBDCA
TC (PTX+CBDCA) ──┬── PTX→DTX ── DC (DTX+CBDCA)
  │              ├── PTX→PLD ── PLD/C (PLD+CBDCA)
  │ 投与間隔の変更 └── 分子標的薬の併用 ── TC+Bevacizmab
dd-wTC (wPTX+CBDCA)
```

CPA ： cyclophosphamide
ADM ： doxorubicin＝adriamicin
CDDP ： cisplatin
CBDCA ： carboplatin
PTX ： paclitaxel
DTX ： docetaxel
PLD ： Pegylated liposomal doxorubicin
dd- ： dose dense
w ： weekly

TC療法の奏効率（PR+CR） 70〜100％
　　　完全奏効率（CR） 24〜83％

図3-122 卵巣癌に対する First-line chemotherapy

TC療法		
PTX	$175 \sim 180 \text{mg/m}^2$	3時間，点滴静注，day 1
CBDCA	AUC 5〜6	1時間，点滴静注，day 1
3週を1コースとして6〜8コース		

DC療法		
DTX	$60 \sim 70 \text{mg/m}^2$	1時間，点滴静注，day 1
CBDCA	AUC 5〜6	1時間，点滴静注，day 1
3週を1コースとして6〜8コース		

CBDCA 投与量の計算

投与量 (mg)＝目標 AUC (mg/mL・分)×(GFR (mL/分)＋25)　　［Calvert の式］
GFR は下記の Ccr で代用する

Ccr の計算（女性用の計算式）

$$\text{Ccr (mL/分)} = 0.85 \times \frac{\{(140-\text{年齢}) \times \text{体重 (kg)}\}}{72 \times \text{血清 Cr (mg/dL)}} \quad \text{［Cockcroft-Gault の式］}$$

$$\text{Ccr (mL/分)} = 0.9 \times \frac{\{98-0.8 \times (\text{年齢}-20)\} \times 1.73}{\text{血清 Cr (mg/dL)} \times \text{体表面積}} \quad \text{［Jelliffe の式］}$$

の問題，大規模比較試験の対照が標準治療である TC ではないなどの問題があり，依然，標準治療としては認められていない．現在，IP 療法の有用性をさらに確認するため，japan gynecologic oncology group；JGOG を中心とした，第Ⅲ相臨床試験 JGOG3019 が進行中である．この試験では，後述の dose dense TC 療法を標準治療として，CBDCA を IP 投与に変更した試験治療群との比較を行っている．

c. Dose dense TC 療法（表3-60）

TC 療法のうち，paclitaxel を毎週の分割投与とする dose dense weekly TC 療法が，3 週ごとの通常の TC 療法に比べて有効であることが JGOG3016 試験により示されたが，予定治療を完遂したのは半数に満たないこと，外来化学療法が困難な施設ではかえって投与困難であることなどの問題も指摘される．標準治療としては，追試を含めて今後さらなる検討が必要であると考えられる．

d. 分子標的治療薬（表3-60）

血管内皮増殖因子 vascular endothelial growth factor；VEGF に対する抗体（抗 VEGF 抗体）であり，VEGF シグナル伝達系を阻害することにより血管新生を阻害する Bevacizumab を TC 療法と併用する試験治療群と，さらに 1 年間の維持療法を追加する試験治療群，TC 療法のみの標準治療群の比較を行った GOG218 試験と ICON7（International Collaborative Ovarian Neoplasm study）試験では，生存期間の延長は認められないものの，維持療法まで行った群において無増悪生存期間の延長が認められた．国内では GOG218 試験に基づき，2013 年 11 月に FIGO stage Ⅲ以上の化学療法未治療例を対象に，TC 療法との併用で保険適用となった．その他の薬剤も検討されており，今後のさらなる発展が期待されている．

③ neoadjuvant chemotherapy

治療戦略としての NAC 療法は他項で記載したが，NAC における化学療法の選択，至適コース数の決定は今後の検討課題である．

NAC における化学療法の選択に関して行われた比較試験は認めないが，プラチナ製剤を含む化学療法で NAC 療法を施行した過去の 21 本の報告を解析した 2 つの meta-analysis では，いずれも PTX の使用割合が有意な予後因子として認められた．従って，NAC のための特別なレジメンではなく標準化学療法を用いるべきと考えられる．至適コース数に関しては，最初の meta-analysis では平均コース数が 1 コース増えるごとに 4.1 カ月生存期間が有意に短縮するという結果であったが，2 本目の meta-analysis では，ほかの因子の影響も考慮した高度な統計的手法を用いて解析を行い，その関連は再現しなかった（表3-61）．また，2 コースの NAC と 3 コースの NAC を比較したドイツのグループの第Ⅱ相試験では，有意な差は認められず，現時点では至適コース数に関する結論は得られていない．

④ maintenance chemotherapy

東大病院産婦人科では，維持化学療法 meintenance chemotherapy の1つとして，①初回手術時の腹腔内所見が pT3c であった症例の寛解導入後，②再発症例の寛解導入後，などの症例の予後改善を期待して，治療開始後2年までを目安に3カ月ごとに CAP 療法あるいは EP（Etoposide＋CDDP）療法による周期的化学療法を行っていた。しかしながら，maintenance chemotherapy に関して，GOG178 試験，AGO-GINECO（group d'investigateurs nationaux pour l'etude des cancers ovariens）試験，MITO-1（multicenter italian trials in ovarian cancer）試験，After-6 試験などの第Ⅲ相比較試験のいずれにおいても全生存期間の延長を証明することはできず，現在では化学療法による維持療法の有効性は低いと考えられている。ただ，GOG178 試験では，4週間ごとの PTX 12 カ月投与で，3 カ月投与に比べて，無増悪生存期間の有意な延長を中間解析で認めたため，試験が途中で有効中止となったが，最終解析で全生存期間の延長を示せなかったという経緯であった。また，前述の分子標的薬剤である，ベバシツマブでは，TC との併用と維持療法で，無増悪生存期間の有意な延長を認めており，維持療法の可能性は完全に否定されたわけではないと考えられている。

表3-61 NAC 療法の meta-analysis 結果の比較

NS：not significant, NA：not assessed

	Bristow	Kang
主な選択基準	1）Stage Ⅲ/Ⅳ症例の割合＞90％ 2）NAC のレジメンが CDDP or CBDCA を含む 3）腫瘍縮小手術に先行して NAC が投与されている	
Medline 検索対象期間	1989.1.1 ～ 2005.9.30	1989.1.1 ～ 2008.6.30
解析に用いた報告数	21	21
症例数を加味した平均		
生存期間中央値	24.5M	27.5M
タキサン系薬剤使用割合	47.7％	48.2％
Optimal 手術（残存＜2cm）	65.0％	70.0％
臨床進行期Ⅳ期症例割合	27.4％	28.9％
年齢	61.1 years	60.4 years
予後因子		
報告年	$p=0.004$　[1.1M/year]	$p=0.002$
タキサン系薬剤使用割合	$p<0.0005$　[1.6M/10％]	$p=0.007$
Optimal 手術（残存＜2cm）	$p=0.012$　[1.9M/10％]	$p=0.012$
臨床進行期Ⅳ期症例割合	$p=0.002$　[-2.3M/10％]	$p=0.101$（NS）
NAC コース数	$p=0.046$　[-4.1M/cycle]	$p=0.701$（NS）
年齢	$p=0.448$（NS）	NA
統計的手法	Simple linear regression model	Random-effects model

(Onda T, et al：Expert Rev Anticancer Ther. 2011；11：1055-69 より)

⑤ second-line chemotherapy

a. 再発時期による分類

　卵巣癌の治療は，再発時においても手術療法と化学療法が中心となる．しかし，再発時の化学療法は，薬剤耐性が初回治療時以上に問題となり，化学療法の選択は一般に困難である．

　東大病院産婦人科では，初回治療時にCAP療法を行った症例の再発後の治療成績の検討から，初回治療開始以後再発までの期間により，再発時のCAP療法に対する反応性が異なるとの結論を得，初回治療開始後18カ月以上経過後に再発した晩期再発群に対しては，初回治療時と同じCAP療法，再発までの期間が18カ月未満の早期再発例に対しては，CAP療法に対して抵抗性と判断し，別の化学療法を選択し治療を行っていた．現在は，最終化学療法から6カ月未満の再発（プラチナ抵抗性）か，6カ月以降の再発（プラチナ感受性）かで，化学療法を分けて考えるのが世界的に受け入れられている．タキサン系薬剤についても同様に考えられている．

b. プラチナ感受性症例に対する化学療法

　プラチナ感受性症例においては，プラチナの再投与により効果が期待できるため，通常プラチナの再投与が選択される．プラチナ単剤と，多剤併用療法の第Ⅲ相比較試験では，多剤併用の優越性が示されており，プラチナ製剤を含む多剤併用療法が推奨される．ただし，プラチナ再投与により得られる奏効期間は，最長でも前回化学療法による奏効期間程度であることを理解しておく必要がある．表3-62にプラチナ感受性症例に対する，second lineの代表的な第Ⅲ相比較試験の結果を示した．

表3-62 プラチナ感受性症例に対するsecond line化学療法

■はprimary endpoint
ICON：International Collaborative Ovarian Neoplasm study
AGO：Arbeitsgemeinschaft Gynäkologische Onkologie
NCIC：National Cancer Institute of Canada
EORTC：European Organization for Research and Treatment of Cancer
GINECO：Group d'Investigateurs Nationaux pour l'Etude des Cancers Ovariens
GCIG：Gynecologic Cancer Intergroup

著者 [試験グループ]	レジメン	症例数	適格規準	DFI>12M症例割合	奏効割合		無増悪生存		全生存	
Parmar [ICON4/AGO]	Pt base	410	DFI >6M	73%	54%	P=0.06	10M	p<0.001	24M	p=0.02
	PTX+Pt base	392		77%	66%		13M		29M	
Pfisterer [AGO/NCIC/EORTC]	CBDCA	178	DFI >6M	60%	30.9%	P=0.0016	5.8M	p=0.003	17M	NS
	CBDCA+GEM	178		60%	47.2%		8.6M		18M	
Pujade-Lauraine [GINECO-GCIG]	CBDCA+PTX	507	DFI >6M	65%	NA		9.4M	p=0.005	NA	
	CBDCA+PLD	466		64%	NA		11.3M		NA	

c. プラチナ抵抗性症例に対する化学療法

プラチナ抵抗性症例においては，プラチナ再投与により効果が得られる可能性は低く，プラチナ以外の薬剤が用いられる．現時点では，多剤併用が単剤に勝ることを示すエビデンスもないため，有害事象を軽減するため，単剤による治療が推奨される．薬剤の選択は初回治療と交差耐性のない薬剤が望ましい．多数の第Ⅱ相試験の結果の解析により，病状制御の割合（CR＋PR＋SD）が全生存期間と関連することが示されている．治療の目的は，症状の緩和であり，薬剤による有害事象の種類も考慮に入れて，QOL を損なわない治療の選択が重要である．表3-63 にプラチナ抵抗性症例に対する単剤の second line の第Ⅲ相試験の結果を示す．

G 放射線療法

卵巣癌治療の主体は，前述のように手術療法と化学療法である．腹腔内全域に広がる可能性のある卵巣癌を治療するには，消化管，肝，腎などへの副作用のため放射線を十分に照射できないという制約があり，卵巣癌治療において放射線療法が選択されることはまれで，化学療法に対して耐性を示し，ほかに選択の余地がない場合，未分化胚細胞腫のように放射線感受性がきわめて高い組織型の場合，傍大動脈リンパ節など，病変がきわめて限局しているが，手術で切除困難な場合，骨転移などによる疼痛の除去，脳転移に対する治療を目的とする場合，などに限られる．

表3-63 プラチナ抵抗性症例を含む対象に対する second line 化学療法

■ は primary endpoint
PTX：paclitaxel，PLD Pegylated liposomal doxorubicin，GEM：gemcitabin
SD：stable disease
NA：not available，NS：not significant

著者	レジメン	症例数	DFI<6M 症例割合	奏効割合 (PR+CR)		病勢制御割合 (PR+CR+SD)		無増悪生存		全生存	
Ten Bokkel Huinink	Topotecan	112	54%	20.5%		50%		23W	p = 0.002	61W	NS
	PTX	114	52%	13.2%	NS	46%	NA	14W		43W	
Gordon	Topotecan	235	53%	17.0%		57%		17.0W	NS	56.7W	NS
	PLD	239	54%	19.7%	NS	52%	NA	16.1W		60W	
Mutch	GEM	99	100%	6.1%		61%		3.6M	NS	12.7M	NS
	PLD	96	100%	8.3%	NS	47%	NS	3.1M		13.5M	
Ferrandina	GEM	77	56%	29%		71%		20W	NS	51W	P = 0.048
	PLD	76	57%	16%	NS	58%	NA	16W		56W	

8. 卵管，腹膜

A 類腫瘍

1 卵管留水腫

卵管遠位端の閉鎖によって起こる。単独で（限局した卵管炎などの結果として）生ずる場合と，種々の疾患（骨盤内炎症性疾患 pelvic inflammatory disease；PID，子宮内膜症，卵管妊娠，卵管腫瘍）の一部として生ずる場合がある。PIDによる場合はときに卵管留膿瘍となり，卵管妊娠による場合はしばしば卵管留血腫となる。

診断は基礎疾患の診断に加えて，経腟超音波断層法・MRI/CT などの画像診断が主となる。内診所見上はほかの付属器腫瘤との鑑別は困難である。画像診断では，子宮体部側方の囊胞性腫瘤で拡張・屈曲した卵管内腔を反映して"C"または"S"字型を呈するのが特徴である。充実性部分の有無は腫瘍性病変との鑑別に有用で，MRIでは内容液の性状が判別できる。

治療は手術療法で，卵管切除が原則となるが，卵管開口術が選択されることもある。

2 卵管留膿瘍

卵管遠位端閉鎖に伴う拡張した卵管腔内に，膿汁が貯留したものである。PIDの一表現型としてみられることが多く，原因となる病原体もPIDと同様である。すなわち，クラミジアトラコマティス Chlamydia Trachomatis，淋菌のほか，バクテロイデスなどの嫌気性菌，大腸菌，連鎖球菌，ガードネレラ Gardnerella vaginalis などの好気性菌である。

診断は，PIDに対する理学的診察所見と感染症学的検索に加えて，前項に述べた卵管腫瘤に対する画像診断を組み合わせて行う。

治療は，広域抗菌スペクトラムを有するセフェム系などの抗菌薬と，クラミジアなど特定の病原体を標的とするニューキノロン系・テトラサイクリン・エリスロマイシンなどの抗菌薬の投与が基本となる。保存的治療に対する反応不良時や，併存する病態に手術適応がある場合には，卵管切除をはじめとする外科的治療が行われる。

卵管留水腫，卵管留膿瘍の診療に際しては，背景となるPIDに対するアセスメントとそれに基づく診療計画が重要である。

B 卵管癌

原発性卵管癌は，女性生殖器悪性腫瘍のわずか0.3％を占めるにすぎないまれな疾患だが（Berek & Novak Gynecology 14th ed.），組織像・病態などさまざまな点で上皮性卵巣

癌や原発性腹膜癌と共通点があり，これらの疾患との病因論的関係が注目されている疾患でもある．

臨床症状としては，古典的三徴は①hydrops tubae profluens とよばれる多量の水様帯下，②疝痛様の下腹痛，③骨盤内腫瘤だが，①以外は特徴的症状とはいえない．術前診断の参考となるのは，画像診断上ほかの卵管腫瘤と同様に付属器領域に描出される"ソーセージ状""CまたはS字状"腫瘤の存在や，子宮内膜細胞診で腺癌の所見があるにもかかわらず内膜病変が証明されないことなどである．

好発年齢は50〜60歳代といわれ，組織型はほとんどすべてが上皮性で，最も多いのは漿液性腺癌で約50％を占めるが，卵巣癌でみられる組織型はいずれも卵管癌でも発現する（FIGO（International Federation of Gynecology and Obstetrics）annual report 2006）．まれではあるが，肉腫の報告も存在する．

以下に述べる進行期分類や治療指針について，卵管癌は症例数が少なく，エビデンスレベルの高い研究がないため，基本的に卵巣癌に準じたものとせざるをえない状況である．日本婦人科腫瘍学会では卵巣癌ガイドラインの一部として記載しており，NCCN（National Comprehensive Cancer Network）guideline では卵巣癌ガイドラインと同一の扱いとなっている．

1 進行期分類

卵管癌の進行期分類（FIGO 1991）は，卵巣癌に準じて定められている（表3-64）．

卵巣癌と同様，手術進行期分類である．FIGO annual report 2006 によれば，各進行期の頻度はⅠ期29.1％，Ⅱ期22.9％，Ⅲ期38.9％，Ⅳ期6.9％（不明2.9％）で，卵巣癌と比較してややⅠ/Ⅱ期の比率が高い．不正出血や帯下の異常などの症状がより早期に出現しやすいためかもしれない．

2 治療法

上皮性卵巣癌と同様，原則的にまず開腹手術を行う．正確な進行期の診断，原発巣・転移巣の切除が目的となる．術式は子宮全摘術と両側付属器切除，大網切除が基本であり，広範な転移がない場合には後腹膜リンパ節（骨盤リンパ節と腎静脈レベル以下の傍大動脈リンパ節）の郭清による進行期診断が考慮される．肉眼的完全切除が不可能な場合でも，可及的腫瘍減量手術 maximal debulking が予後を改善すると考えられているのも卵巣癌と同じである．

術後には一般的に補助化学療法が施行される．卵管癌に対する化学療法の臨床試験は，卵巣癌・腹膜癌と併せた疾患単位で行われることが多く，現時点での標準化学療法はパクリタキセル paclitaxel とカルボプラチン carboplatin の併用療法（TC療法）と考えられる．進行癌では術前化学療法 neoadjuvant chemotherapy；NAC → interval debulking surgery；IDS の治療法も考慮されるが，このような病態では卵巣癌という臨床診断で治療開始されていることが多いであろう．再発癌・治療抵抗性癌などの各種状況での化学療法については卵巣癌の項を参照されたい．

▶p.563

卵管癌では，腹腔全体に容易に進展するゆえの治療対象の範囲の広さと，多くが腺癌で

あるための放射線感受性の低さから，放射線治療が適応となることは少ない．強い症状を呈する限局した再発病巣に対する症状緩和目的の照射は検討されうる．

③ 予後

原発性卵管癌の進行期別 5 年生存率は I 期 81.3％，II 期 66.9％，III 期 41.3％，IV 期 33.3％であり，全進行期合計では 56.4％（無再発生存率は 48.0％）であった（FIGO annual report 2006）．進行期別の予後はおよそ卵巣癌と同様であるが，全体ではやや良好なのは，I／II 期の比率が卵管癌で少し高いためであろう．

④ 卵巣癌との鑑別

術前診断での鑑別点は既述した．卵管癌の可能性を疑うことが重要である．

摘出標本の病理学的診断では，病変が卵管内に限局している場合は卵巣癌との鑑別が問題となることはなく，卵巣を含む腹腔内や子宮内膜にも腫瘍が存在する場合に問題となる．Sedlis（1978）は，原発性卵管癌を卵巣癌から鑑別する基準を，①腫瘍が卵管内から発生していること，②組織学的に卵管内膜上皮の特徴をもっていること，③正常上皮から悪性

表3-64 原発性卵管癌進行期分類（FIGO 1991）

Stage 0	Carcinoma *in situ* (limited to tubal mucosa)
Stage I	Growth limited to the Fallopian tubes
	Ia　Growth is limited to one tube, with extension into the submucosa and/or muscularis, but not penetrating the serosal surface ; no ascites
	Ib　Growth is limited to both tubes, with extension into the submucosa and/or muscularis, but not penetrating the serosal surface ; no ascites
	Ic　Tumor either Stage Ia or Ib, but with tumor extension through or onto the tubal serosa, or with ascites present containing malignant cells, or with positive peritoneal washings
Stage II	Growth involving one or both Fallopian tubes with pelvic extension
	IIa　Extension and/or metastasis to the uterus and/or ovaries
	IIb　Extension to other pelvic tissues
	IIc　Tumor either Stage IIa or IIb and with ascites present containing malignant cells or with positive peritoneal washings
Stage III	Tumor involves one or both Fallopian tubes, with peritoneal implants outside the pelvis and/or positive retroperitoneal or inguinal nodes. Superficial liver metastasis equals Stage III. Tumor appears limited to the true pelvis, but with histologically-proven malignant extension to the small bowel or omentum
	IIIa　Tumor is grossly limited to the true pelvis, with negative nodes, but with histologically-confirmed microscopic seeding of abdominal peritoneal surfaces
	IIIb　Tumor involving one or both tubes, with histologically-confirmed implants of abdominal peritoneal surfaces, none exceeding 2 cm in diameter. Lymph nodes are negative
	IIIc　Abdominal implants ＞2 cm in diameter and/or positive retroperitoneal or inguinal nodes
Stage IV	Growth involving one or both Fallopian tubes with distant metastases. If pleural effusion is present, there must be positive cytology to be Stage IV. Parenchymal liver metastases equals Stage IV

IJGO Vol.95, Suppl. 1　　　　　　　　　　　　　　　　　　FIGO Annual Report, Vol.26（2006）

部分への移行像がみられること，④両側卵巣・子宮内膜は正常か卵管の腫瘍より小さな病変しか有さないことを挙げている。

⑤ 卵管捻転

卵管腫瘤は，非腫瘍性のものの多くは炎症性腫瘤であり，腫瘍性（卵管癌）の場合は過半が卵管を越えて進展しているため，いずれの場合も周囲の癒着のため捻転を起こしにくい。従って，卵管捻転という病態はきわめてまれであるといえる。Ⅰ期の卵管癌は捻転を起こしうる数少ない疾患の1つであるといえる。

C （原発性）腹膜癌

原発性腹膜癌 primary peritoneal cancer (or carcinoma) は，原始体腔上皮 coelomic epithelium から発生した腹膜とそれに伴う間質が，"secondary mullerian system" として発生母地になって生ずると考えられている。病変は，壁側・臓側を含む腹膜から多中心的に全腹腔に発育・進展し，臨床的には進行卵巣癌や卵管癌と同様の病像を示す。また，病理組織学的にも，卵巣癌および卵管癌でみられる漿液性腺癌（特に高悪性度）の像であり，これらの疾患との鑑別はしばしば困難である。基本的には腹腔内進展を示す漿液性腺癌の病態のなかで，原発性卵巣癌と原発性卵管癌とを除外して診断が行われることになる。正確な鑑別のためには手術が必要であり，手術所見・病理所見を踏まえた具体的な診断基準が gynecologic oncology group；GOG によって作成されている（Bloss JD et al, 1993）。日本婦人科腫瘍学会による邦訳を表3-65に示す。

腹膜癌は，十分な情報がそろっていても卵巣癌，卵管癌との鑑別が困難なことがあるうえ，大量腹水や胸水を伴う全身状態不良の症例では手術療法が行われない，または術前化学療法によって修飾された所見しか得られないことも少なくなく，"原発不明癌" として扱われることもあろう。従って，正確な発生数の把握も難しく，疫学的研究も取り扱いに関する臨床研究も行うことが非常に困難である。

① 進行期分類

一般に卵巣癌の FIGO 進行期（主としてⅢ/Ⅳ期）に準じて行われる。

表3-65 原発性腹膜癌の診断基準（GOG）

1. 両側卵巣の大きさは，正常大，もしくは良性変化による腫大でなければならない。
2. 卵巣外の病変が，卵巣表層の病変より大きくなければならない。
3. 顕微鏡的に卵巣の病変は，以下の1つを満たさなければならない。 　(a) 卵巣に病変がない。 　(b) 病巣は卵巣表層上皮に限局し，間質への浸潤がない。 　(c) 卵巣表層上皮および間質に病巣があるが，病巣は 5×5 mm 以内である。 　(d) 卵巣表層の病巣の有無にかかわらず，卵巣実質内の病巣が 5×5 mm 以内である。
4. 腫瘍の組織学的および細胞学的特徴は，卵巣漿液性癌と類似もしくは同一でなければならない。

（日本婦人科腫瘍学会編：卵巣がん治療ガイドライン 2010 年版より）

② 治療法

　腹膜癌は，診断的にも病態的にも進行卵巣癌・卵管癌と共通点が多く，単一疾患としてのエビデンスレベルの高い報告もないので，治療法は進行卵巣癌と基本を同じくする．

　診断的な意義を考えると，まず手術療法が行われるのが望ましく，その術式は卵巣癌における primary debulking surgery；PDS に準じる．すなわち，単純子宮全摘術，両側付属器切除術，大網切除術を含む可及的（播種）病巣切除である．後腹膜リンパ節（骨盤リンパ節および左腎静脈下の傍大動脈リンパ節（326b1/b2））への転移も高率であることが報告されているが，Ⅲ/Ⅳ期の進行癌が大多数を占める本疾患でのこれらのリンパ節の郭清の意義は不明である．多くの場合肉眼的残存腫瘍が生じ，術後化学療法が行われる．

　本疾患は卵管癌と同様，化学療法のエビデンスは卵巣癌と共通の疾患単位（Müller 管由来腺癌 mullerian adenocarcinoma）として集積されており，現時点での標準治療はパクリタキセル＋カルボプラチン（TC 療法）と考えられる．全身状態不良例では術前化学療法（NAC）が行われ，その場合化学療法中に interval debulking surgery；IDS の施行も考慮される．

③ 予後

　腹膜癌単独の予後の報告は十分ではない．本疾患の病態に卵巣漿液性腺癌と共通する部分が多い一方，好発年齢がより高齢であることを考えると，卵巣漿液性腺癌Ⅲ/Ⅳ期症例の 5 年生存率 30 〜 40％を上回ることはないと思われる．

④ 卵巣癌との鑑別

　腹膜癌の臨床診断は，癌性腹膜炎を呈する病態からまず消化器系をはじめとする非婦人科癌によるものを除外し，さらに卵巣癌・卵管癌と鑑別するという手順になる．いずれのステップにも困難がありうるが，Müller 管由来腺癌として統合された病態として扱われることもある卵巣癌・卵管癌との鑑別はしばしば非常に難しい．具体的診断基準は前述したとおり 表3-65 に示す GOG の基準を用いるのがよい．

漿液性卵管上皮内癌 serous tubal intraepithelial carcinoma；STIC と腹膜癌・卵巣癌発癌

　腹膜癌の発癌仮説としては，前述した "secondary mullerian system" 説があるが，卵管采遠位端の上皮内病変である STIC が起源であるとする説も注目されている．この説では STIC が腹膜に "implant" して腹膜癌の起源となるとされる．また STIC は排卵時などに卵巣表層上皮の破綻部位から卵巣に生着し，（特に高悪性度の）卵巣漿液性腺癌の起源になる可能性も指摘されている．さらに正常卵管上皮細胞も同様の機転で卵巣内に "inclusion cyst" を形成し，そこから種々の遺伝子変異を経て漿液性の境界悪性腫瘍や低悪性度癌が発生したり，経卵管的に子宮内膜症が形成された後に明細胞腺癌が発生するなど，いくつかの（なんらかの形で卵管が関係する）機転を総合し，多くの卵巣癌が実は卵巣外にその起源を有するのではないかという仮説も提出されている（Kurman RJ 2010）．このような観点からは，卵巣癌・卵管癌・腹膜癌を併せて単一の疾患概念としてとらえる mullerian adenocarcinoma という考え方が，本質的にも当を得ていることになるが，さらなる検討が必要であろう．

9. 絨毛性疾患

　絨毛性疾患とはその発生母地であるトロホブラストがもつ性質を備えた絨毛細胞に由来する腫瘍性病変で，胞状奇胎 hydatidiform mole，存続絨毛症 persistent trophoblastic disease，絨毛癌 choriocarcinoma を含有した疾患の総称である．本疾患の多くを占める胞状奇胎の診断は，これまで基本的には組織学あるいは遺伝子学的検査によらず，肉眼的診断に基づく所見が優先され，全胞状奇胎と部分胞状奇胎の鑑別疾患も肉眼所見によりなされてきた．近年，絨毛性疾患が画像診断，特に超音波診断の進歩に伴い，妊娠週数が10週以前に診断されるようになってきたため，これまでの肉眼所見に基づいた診断から組織学的所見および遺伝子解析所見に基づいた診断法へと推移してきている．

① 絨毛性疾患の分類

　絨毛性疾患は以下の6種類の疾患を含有する．①胞状奇胎，②侵入胞状奇胎，③絨毛癌，④胎盤部トロホブラスト腫瘍，⑤類上皮性トロホブラスト腫瘍，⑥存続絨毛症．トロホブラストとは栄養膜細胞であり，正常の栄養膜細胞は絨毛性と絨毛外性の2種類に分類される．絨毛性の栄養膜細胞の最外層は複数の核をもった合胞体栄養膜細胞 syncytiotrophoblast からなり，その細胞質は免疫組織学的に human chorionic gonadotropin；hCG 陽性である．絨毛性栄養膜細胞の最内層は細胞性栄養膜細胞 cytotrophoblast とよばれる単核の細胞からなる．絨毛外性の栄養膜細胞は，中間型栄養膜細胞 intermediate trophoblast とよばれ，絨毛性栄養細胞である合胞体栄養膜細胞と細胞性栄養膜細胞の中間的な性質を有する．中間型栄養膜細胞の核は単核もしくは複数の核を有し，細胞質は免疫組織学的に human placental lactogen；hPL 陽性を示す．

　以下に絨毛性疾患の臨床的分類を示す．
①胞状奇胎 hydatidiform mole
　　ⅰ）全胞状奇胎 complete hydatidiform mole
　　ⅱ）部分胞状奇胎 partial hydatidiform mole
②侵入胞状奇胎（侵入奇胎）invasive hydatidiform mole
　　ⅰ）侵入全胞状奇胎 invasive complete hydatidiform mole
　　ⅱ）侵入部分胞状奇胎 invasive partial hydatidiform mole
③絨毛癌 choriocarcinoma
　　ⅰ）妊娠性絨毛癌 gestational choriocarcinoma
　　　　ⓐ子宮絨毛癌 uterine choriocarcinoma
　　　　ⓑ子宮外絨毛癌 extrauterine choriocarcinoma
　　　　ⓒ胎盤内絨毛癌 intraplacental choriocarcinoma
　　ⅱ）非妊娠性絨毛癌 non-gestational choriocarcinoma

ⓐ胚細胞性絨毛癌 chiriocarcinoma of germ cell origin
　　　ⓑ他癌の分化異常によるもの choriocarcinoma derived from defifferentiation of other carcinomas
④胎盤部トロホブラスト腫瘍 placental site trophoblastic tumor
⑤類上皮性トロホブラスト腫瘍 epithelial trophoblastic tumor
⑥存続絨毛症 persistent trophoblastic disease
　　ⓐ奇胎後 hCG 存続症 post-molar persistent hCG
　　ⓑ臨床的侵入奇胎 clinical invasive mole
　　ⓒ臨床的絨毛癌 clinical choriocarcinoma

これに対して，病理学的分類は以下のようになっている。
①胞状奇胎 hydatidiform mole
　ⅰ）全胞状奇胎 complete hydatidiform mole
　ⅱ）部分胞状奇胎 partial hydatidiform mole
　ⅲ）侵入胞状奇胎（侵入奇胎） invasive hydatidiform mole
②絨毛癌 choriocarcinoma
③中間型トロホブラスト腫瘍 intermediate trophoblastic tumor
　ⅰ）胎盤部トロホブラスト腫瘍 placental site trophoblastic tumor
　ⅱ）類上皮性トロホブラスト腫瘍 epithelial trophoblastic tumor

② 絨毛性疾患の発生頻度

　絨毛性疾患の多くを占める胞状奇胎は受精の異常により発生するために，絨毛性疾患の発生頻度は妊娠数，出生数と大きく影響を受ける。1974～1978年の出生数は3,307,661で，この間の胞状奇胎の発生数は9,333例であり，出生数1,000当たりの奇胎の発生率は2.82であった。また，この間の侵入奇胎の発症例は435例，絨毛癌の発症例は283例であった。2004～2008年の間の出生数は2,537,720であり，この間の胞状奇胎の発症数は2,933例であり，出生数1,000当たりの奇胎の発生率は1.16であった。また，この間の侵入奇胎の発症例は86例，絨毛癌の発症例は46例であった。1974～1978年と比べ，2004～2008年の間において出生数は減少しているが，出生数1,000当たりの奇胎の発生率も減少しており，近年における胞状奇胎および絨毛性疾患の発症率の減少は，単に妊娠，出産の減少のみでは説明がつかず，もともと絨毛性疾患がアジアに多く，欧米に少ないことより，食生活におけるビタミン摂取の障害などが本疾患の発症に関連している可能性を示唆している。おそらく，食生活を含めたライフスタイルの変化に伴い，胞状奇胎および絨毛性疾患の発生頻度は年々減少傾向にあり，近年ではほぼ欧米における発生頻度と同等となってきている。侵入奇胎や絨毛癌は通常，胞状奇胎の罹患後に発生することが多い。近年，胞状奇胎を含めた絨毛性疾患の発生頻度は減少傾向にあるが，胞状奇胎の治療後に発症する続発性の絨毛性疾患の発症率は10～15％前後でほぼ変化はない。胞状奇胎には胎児成分を認めない全胞状奇胎と胎児成分を含む部分胞状奇胎があるが，全胞状奇胎から，その後の侵入奇胎の発生する確率は約12％で，絨毛癌の発生は約1.4％と報告されている。これに対して，部分胞状奇胎からの侵入奇胎の発生する確率は約1％程度とされている。また，

部分胞状奇胎からの絨毛癌の発生はほとんど報告されていない。

以上のように同じ胞状奇胎でも，全胞状奇胎と部分胞状奇胎ではその後の絨毛性腫瘍の発生リスクは大きく異なっている。1970年代には年間で50例程度の絨毛癌の発生がわが国でも報告されたが，近年ではほぼ年間10～20例程度と減少傾向にある。その原因としては，妊娠，出産数の減少にもよるが，近年における絨毛性疾患の管理の向上により，胞状奇胎に続発して発生する絨毛癌を含めた絨毛性腫瘍が，存続絨毛症や侵入奇胎の段階で診断されてきていることにもよると考えられる。

③ 絨毛性疾患の病理学的診断

絨毛を構成する正常栄養膜細胞は，絨毛性と絨毛外性の２つに分類される。絨毛性栄養膜細胞の最も内側は細胞性栄養膜細胞cytotrophoblastとよばれ，淡明な胞体をもつ単核細胞からなる。絨毛性栄養膜細胞の最も外側は，合法体栄養膜細胞syncytiotrophoblastとよばれ，淡赤色の胞体と多核を有し，免疫組織染色により，human chorionic gonadotropin；hCGが陽性となる。絨毛外性の栄養膜細胞は細胞性栄養膜細胞と合法体栄養膜細胞の中間的な特徴を有し，中間型栄養膜細胞intermediate trophoblastとよばれている。中間型栄養膜細胞の核は細胞性栄養膜細胞より大型で，単核もしくは多核であり，細胞質は免疫染色により，human placental lactogen；hPL陽性である。

胞状奇胎は絨毛の栄養細胞の異常増殖と絨毛の間質の浮腫を特徴とする疾患である。胞状奇胎の診断は以前には肉眼診断が重視されたが，現在では病理組織学所見に基づいて診断されることとなった。

全胞状奇胎は肉眼的には大部分の絨毛が水腫様に腫大し，絨毛の栄養膜細胞の異常増殖と絨毛の間質の浮腫を認め，胎児成分を認めない。妊娠の10週ごろまでの全胞状奇胎では栄養膜細胞の増殖と絨毛間質の浮腫は軽度であることが多い。それより早期の疾患でも，栄養膜細胞の異常増殖，間質細胞の浮腫，毛細血管の増生，間質細胞の核崩壊像やアポトーシスなどを認めれば，全胞状奇胎を疑う。

部分胞状奇胎は全胞状奇胎と異なり，栄養細胞膜の異常増殖，間質細胞の浮腫，毛細血管の増生，間質細胞の核崩壊像やアポトーシスなどは認めない。胞状奇胎と鑑別を要する疾患として，絨毛の浮腫を認める水腫様流産がある。水腫様流産では栄養膜細胞の異常増殖は認めない。

胎児共存奇胎は全胞状奇胎と正常受精卵からなる二卵性双胎であることが多い。

通常の病理組織学検査によって，全胞状奇胎と部分胞状奇胎との鑑別がつかない症例では，p57^{Kip2}抗体による免疫染色が有用である。p57^{Kip2}は11番染色体のインプリント遺伝子産物であり，男性由来のアリルにおいて，この遺伝子の発現はプロモーターのメチル化などにより抑制されており，蛋白の発現を認めない。従って，雄核発生により生じる全胞状奇胎においては，p57^{Kip2}の免疫染色は陰性となる。部分胞状奇胎は男性由来のアリルが通常は２本で，女性由来のアレルを１本有するために，p57^{Kip2}の免疫染色は陽性となる。通常の流産や水腫様流産の絨毛組織は，男性由来のアリルが１本で，女性由来のアレルを１本有するために，p57^{Kip2}の免疫染色は陽性となる。

侵入奇胎は，胞状奇胎病変の絨毛組織が子宮筋層もしくは子宮筋層内の血管内へ侵入する像を認めるもので，確定診断は病理組織学的検査によることと定義されている。侵入奇

胎の病理組織学的診断においては，全胞状奇胎もしくは部分胞状奇胎由来のいずれも区別をしない．

絨毛癌は異型性をもつ絨毛細胞の異常増殖を伴う悪性腫瘍である．絨毛癌病変の中心部には，出血を伴った壊死や変性を認める．腫瘍の辺縁部に活発な悪性腫瘍細胞の増殖を認める．絨毛癌には妊娠性の絨毛癌と非妊娠性の絨毛癌がある．妊娠性の絨毛癌は，癌の局在により，子宮絨毛癌，卵管や卵巣などの異所性妊娠が成立しうる子宮外絨毛癌と胎盤絨毛癌に分類される．これに対して，非妊娠性の絨毛癌の多くは卵巣もしくは卵巣以外の組織の胚細胞に由来し，発症することが多い．

胎盤部トロホブラスト腫瘍 placental site trophoblastic tumor；PSTT は着床部の中間型栄養膜細胞由来の腫瘍細胞の異常増殖による腫瘍形成を子宮に認める疾患である．肉眼的には灰白色の結節様病変で，組織学的には中間型栄養膜細胞由来の腫瘍細胞により腫瘍が形成される．胎盤部トロホブラスト腫瘍は周囲の平滑筋の束に分け入るようなシート状の増殖を特徴とする．腫瘍細胞の細胞質は弱酸性から淡明な胞体を有し，核は2核から多核である．絨毛癌に比して，核異型は弱く，核分裂像も少ない．絨毛癌と異なり，合胞体栄養膜細胞および細胞性栄養膜細胞を認めない．免疫染色法では，高率に hPL が陽性であり，hCG は陰性であることが多い．

類上皮性トロホブラスト腫瘍 epithelioid trophoblastic tumor；ETT は絨毛膜部の中間型栄養膜細胞に由来する絨毛性腫瘍である．肉眼的には，胎盤部トロホブラスト腫瘍より境界明瞭であることが多い．組織学的には，上皮性腫瘍に似た増殖形態をとり，子宮頸部に発生した類上皮性トロホブラスト腫瘍は子宮頸部の扁平上皮癌との鑑別を要することがある．免疫組織学的には，hPL, hCG, α-inhibin が一部陽性となる．

④ 絨毛性疾患の発症機転と遺伝子解析

全胞状奇胎の発生機序は，卵に含まれる女性側の配偶子の不活化に伴い，その卵に受精した精子の配偶子が2倍体化することにより生ずる．従って，このように発症した全胞状奇胎組織の核型は通常の2倍体であるが，それに含まれるアレルを解析すると，奇胎組織中に含まれるアレルはすべて男性のアレルのみで，しかもその1種類のアレルのみを含むことが，遺伝子解析により判明する．理論上は，このように生ずる全胞状奇胎の核型は46XX もしくは 46YY であるが，Y 遺伝子にはX 遺伝子に比べ，含まれる遺伝情報が少ないため，46YY の核型を持つ胞状奇胎は成長することなく死滅するため，1精子受精により生ずる全胞状奇胎の核型は，すべて 46XX（すべての染色体が男性の配偶子由来）である．まれに，全胞状奇胎が卵に含まれる女性側の配偶子の不活化に伴い，その卵に2つの精子が受精して生じることがある．この場合，全胞状奇胎の核型は2倍体で，46XX, 46XY もしくは 46YY の可能性があるが，上述した理由により，46YY の核型をもつ胞状奇胎は成長することなく死滅するため，このような機序で発生する全胞状奇胎は 46XX もしくは 46XY の核型を示す．

これに対して，部分胞状奇胎は通常，3倍体である．部分胞状奇胎は正常の卵の女性側の配偶子は保たれており，その卵に2つの精子が受精することにより生ずる．このようにして発生する部分胞状奇胎の核型は69XXX, 69XXX, 69XYY となる（赤い文字は女性の配偶子由来で，ゴシック体の文字は男性の配偶子由来）．まれに，1セットの女性配偶

子由来の染色体を持つ卵に，2倍体化した精子が受精することにより生ずる部分胞状奇胎もある。この場合の胞状奇胎組織の核型は69XXXもしくは69XYYとなる。また，部分胞状奇胎の一部に，女性由来の配偶子が2倍体化した卵に，1つの精子が受精することによって起こる場合がある。この胞状奇胎の核型は69XXXもしくは69XXYである。ただし，このように女性由来のゲノム量が男性由来のゲノム量を上回る場合には，絨毛の水腫化などの典型的な胞状奇胎の臨床像を示さない。胞状奇胎の通常の絨毛の水腫化や囊胞化には，男性由来のゲノム量が女性由来のゲノム量を上回ることが関与している可能性が高い。

　絨毛性疾患のDNA診断には，親子鑑定などで用いられるDNA多型解析が用いられる。遺伝子に含まれるshort tandem repeatsの繰り返し配列は染色体ごとに特異性がある。そのため，このshort tandem repeatsの繰り返し配列を含んだ遺伝子領域をPCR法で増幅し，キャピラリー電気泳動法により確認すると，増幅されたPCR産物の長さはshort tandem repeatsの繰り返し回数に相関するため，通常の2倍体の組織に含まれる染色体は2つのピークを示す。

　1精子受精により生じる全胞状奇胎では，男性の染色体に含まれるshort tandem repeatsの繰り返し回数に合致するピークを1つのみ認める。2精子受精により生じる全胞状奇胎では，男性の染色体に含まれるshort tandem repeatsの繰り返し回数に合致する2つのピークに一致したピークを2つ認める。これに対して，正常の卵の女性側の配偶子は保たれており，その卵に2つの精子が受精することにより生じる部分胞状奇胎の染色体を用いたPCR産物は女性の染色体に含まれるshort tandem repeatsの繰り返し回数に合致するピークを1つ，男性の染色体に含まれるshort tandem repeatsの繰り返し回数に合致するピークを2つ認める。1セットの女性配偶子由来の染色体を持つ卵に，2倍体化した精子が受精することにより生じる部分胞状奇胎では，女性の染色体に含まれるshort tandem repeatsの繰り返し回数に合致するピークを1つ，男性の染色体に含まれるshort tandem repeatsの繰り返し回数に合致するピークを1つのみ認める。女性由来の配偶子が2倍体化した卵に，1つの精子が受精することによって起こる胞状奇胎では，やはり女性の染色体に含まれるshort tandem repeatsの繰り返し回数に合致するピークを1つ，男性の染色体に含まれるshort tandem repeatsの繰り返し回数に合致するピークを1つのみ認める。

　このようなDNA診断は胞状奇胎に続発して生じる侵入奇胎や絨毛癌にも応用することが可能であり，これらの絨毛性疾患の組織中の遺伝子を同様な手法により解析することにより，それぞれの絨毛性疾患の発生母体が胞状奇胎によるのか，もしくは胞状奇胎であれば，全胞状奇胎もしくは部分胞状奇胎に由来するかが判明する。一般には部分胞状奇胎に由来する続発性の絨毛性腫瘍は非常にまれであるとされている。

⑤ 絨毛性疾患の画像診断

　全胞状奇胎では経腟超音波検査により，子宮腔内に多数の囊胞を認めるいわゆるmultivesicular patternを呈する（図3-123）。しかし，近年ではこのような典型的な胞状奇胎の所見を呈する症例は，早期に本疾患が診断されてきていることもあり，減少してきている。近年において，診断される全胞状奇胎症例は妊娠週数に比べ，高値を示すhCG値とともに超音波検査上，子宮腔内に胎囊を認めず，子宮腔内に不整形の隆起を伴

う絨毛の増殖を認める。一方，部分胞状奇胎では，超音波検査上，胎嚢，卵黄嚢，さらには胎芽を認め，その後に多数の嚢胞を認めるいわゆる multivesicular pattern を認める（図3-124）。通常，胎児は妊娠初期に流産に至ることが多い。侵入奇胎の診断には，子宮筋層への絨毛性腫瘍の浸潤を認めることが鍵となる（図3-125）。診断には，骨盤部のMRI検査が最も有用である。近年では，胞状奇胎の診断は病理組織学的検査によることが明記されているが，臨床上に本疾患を疑ううえで，血中hCG値の高値とともに，超音波検査所見および骨盤部のMRI検査は重要な位置を占めている。

存続絨毛症は画像診断的に明らかな病変の存在を認めずに，胞状奇胎の治療後にhCG値の高値を認める疾患で，侵入奇胎や絨毛癌が鑑別された後に診断される疾患である。絨毛癌は血中hCG値の異常高値を認める絨毛性疾患で，早期に肺転移を認めるため，本疾患が疑われた場合は，胸部X線撮影のみでなく，胸部を含めた全身のCT検査が必要である。絨毛癌では，同様に経腟超音波検査，特にカラードプラ法が有用であり，通常は絨毛癌病変を子宮筋層内に認めた場合は，その部位に一致して血流を認める。造影剤を用いた骨盤部MRI検査も非常に有効である。また，絨毛癌では肺転移や脳転移が多いため，

図3-123 全胞状奇胎の経腟超音波像

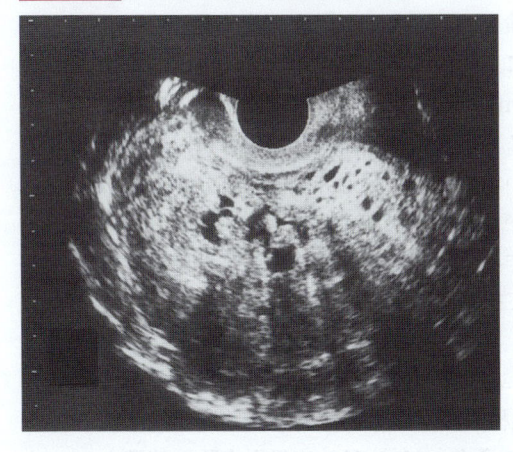

図3-124 部分胞状奇胎の経腟超音波像
胎盤の小嚢胞像および胎嚢，胎児部分，卵黄嚢がみられる。

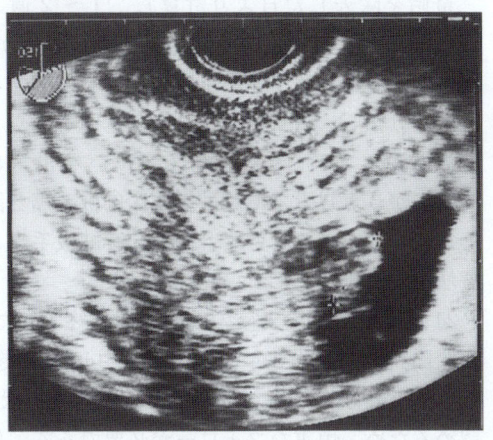

図3-125 侵入奇胎の肉眼所見

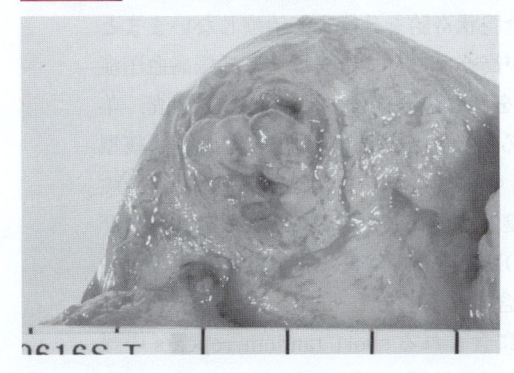

全身のCT検査も必須である。

妊娠中期において，絨毛のmultivesicular patternを認め，さらに胎児の生存を認める場合には，胎児共存奇胎を疑う。胎児共存奇胎は正常妊娠と全胞状奇胎の二卵性双胎であり，通常胎児は正常に成長するが，母体に妊娠高血圧を合併し，早産に至ることが多い。また，本疾患では，妊娠後に約半数において続発性絨毛性腫瘍の発生を認めるために，妊娠の継続は慎重に判断する必要がある。

画像診断としては，MRI検査により，多数の囊胞を認めるいわゆるmultivesicularな領域と正常の絨毛の領域がはっきりと区別される場合に本疾患を疑う。

⑥ 絨毛性疾患の治療

a. 胞状奇胎の治療

胞状奇胎と超音波検査などで診断された場合には，可能であれば吸引装置を用いた子宮腔内の奇胎除去術が勧められる。初期病変であれば，通常の胎盤鉗子を用いて，奇胎の除去を行う。これらの奇胎の除去を行うに際しては，子宮筋層の穿孔をきたさないように，経腹超音波検査下に施行することが望ましい。また，一般的には初回の奇胎除去術の1週間後に再度子宮内再搔爬を施行する。初回の奇胎除去術で，水腫化した絨毛組織が少量である場合には，再搔爬せずに超音波検査や子宮鏡検査で代用することも可能である。

奇胎を除去した日より計算し，1〜2週ごとに血中hCGを測定する。5週後の値が1,000 mU/mL以下であること，8週後の値が100 mU/mL以下であること，さらに24週後の値がカットオフ値を下回ることを確認する。これらの条件を満たした場合に，経過順調型と分類し，一点でもこれらの基準を満たさない場合には，経過非順調型と分類し，絨毛癌診断スコア（表3-66）に従い，合計スコアが4点以下であれば，臨床的侵入奇胎，スコアが5点以上であれば，臨床的絨毛癌と診断する。病理組織学的検査および画像診断で病変が同定されない場合には，存続絨毛症として扱い，必要に応じて，単剤による化学療法を検討する。

24週間の奇胎除去後の一次管理を終了した後，二次管理に移行する。二次管理として奇胎除去後，3〜5年にわたり血中hCGと超音波検査でフォローする。奇胎除去後，約6カ月で妊娠の許可が可能となるが，全胞状奇胎のうち，10〜20%に侵入奇胎の続発を認めるため，慎重なフォローが必要である。部分胞状奇胎では，数%において侵入奇胎の続発を認める。

まれな疾患として，全胞状奇胎と正常な胎児の合併である胎児共存奇胎がある。本疾患において正常の生児を得ることは可能であるが，全胞状奇胎を分娩まで治療しないままとなるために，分娩後に侵入奇胎や絨毛癌の発症率が高くなる。また，母体に妊娠高血圧症候群などの合併頻度が高くなるために，妊娠継続を望む場合には，MRIによる精査，羊水穿刺による染色体検査等の適応を十分に検討する必要がある。DNA検査により，核型が3倍体であれば，部分胞状奇胎である可能性が高く，2倍体であれば本疾患を強く疑う。分娩の希望が強い場合には，胎児娩出後に正常胎盤と水腫化した胎盤のDNA診断およびp57^{Kip2}の免疫染色を施行する。本疾患であれば，DNA検査では正常胎盤と水腫化した胎盤ともに2倍体で，正常胎盤では女性の染色体に含まれるshort tandem repeatsの繰り返し回数に合致するピークを1つ，男性の染色体に含まれるshort tandem repeatsの繰

り返し回数に合致するピークを1つのみ認め，水腫化した胎盤では，1精子受精により生ずる全胞状奇胎であれば，男性の染色体に含まれる short tandem repeats の繰り返し回数に合致するピークを1つのみ認める。p57^{Kip2} の免疫染色は，正常胎盤では陽性で，水腫化した胎盤では陰性となる。

b. 侵入奇胎の治療

絨毛癌診断スコアが4点以下であれば，本疾患と臨床的に診断する。本疾患の治療は基本的には化学療法による。化学療法は Methotrexate (MTX) 0.4 mg/kg もしくは 20 mg/body の筋注（day1〜5）を2週間ごとに行う。もしくは Actinomycin-D 10 μg/kg もしくは 0.5 mg/body の静注（day1〜5）を2週間ごとに行う。これらの単剤療法による寛解率は7〜9割である。単剤療法に対して抵抗性となった場合にはエトポシド単剤療法（60 mg/m^2 もしくは 100 mg/body, day1〜5, 2〜3週間隔）もしくは MTX と Actinomycin-D などの2剤併用療法へと移行する。まれに子宮からの強出血をきたす症例で，挙児希望がない症例では，子宮摘出が考慮されることがある。

c. 絨毛癌の治療

絨毛癌診断スコアが5点以上であれば，本疾患と臨床的に診断する。絨毛癌の治療は多剤併用療法が主体となる。現行では，EMA/CO 療法（MTX 300 mg/m^2, Etoposide 100 mg/m^2, Actinomycin-D 0.5 mg/body (day 1), Etoposide 100 mg/m^2, Actinomycin-D 0.5 mg/body, folinic acid 15 mg/body (day 2), Cyclophosphamide 600 mg/m^2,

表3-66 絨毛癌診断スコア

スコア〔絨毛癌である可能性〕	0 (〜50%)	1 (〜60%)	2 (〜70%)	3 (〜80%)	4 (〜90%)	5 (〜100%)
先行妊娠[*1]	胞状奇胎	—	—	流産	—	満期産
潜伏期[*2]	〜6カ月	—	—	—	6カ月〜3年	3年〜
原発病巣	子宮体部 子宮傍結合組織 腟	—	—	卵管 卵巣	子宮頸部	骨盤外
転移部位	なし・肺 骨盤内					骨盤外（肺を除く）
肺転移巣 直径	〜20 mm	—	—	20〜30 mm	—	30 mm〜
肺転移巣 大小不同性[*3]	なし				あり	
肺転移巣 個数	〜20					20〜
尿中 hCG 値	〜10^6 mIU/mL	10^6〜10^7 mIU/mL	—	10^7 mIU/mL	—	—
BBT[*4]（月経周期）	不規則・一相性（不規則）					二相性（調整）

合計スコア 4点以下…臨床的侵入奇胎あるいは転移性奇胎と診断する。
5点以上…臨床的絨毛癌と診断する。

注）[*1]：直前の妊娠とする。
　　[*2]：先行妊娠の終了から診断までの期間とする。
　　[*3]：肺陰影の大小に直径 1 cm 以上の差がある場合に大小不同とする。
　　[*4]：先行妊娠の終了から診断までの期間に少なくとも数カ月以上続いて BBT が二相性を示すか，あるいは，規則正しく月経が発来する場合に整調とする。なお，整調でなくともこの間に血中 hCG 値がカットオフ値以下であることが数回にわたって確認されれば5点を与える。

Vincristine 0.8〜1.0 mg/m^2 (day 8), day 1, 2 と day 8 を毎週交互に繰り返す) がファーストラインとなっている。子宮および転移臓器での腫瘍の外科的切除は，化学療法抵抗性で個発性の病変の場合に考慮される（表3-67）。絨毛癌の転移巣として最も頻度が高いのは肺であり，脳や肝などの肺以外の転移を認める症例では，化学療法の奏功がわるい傾向にある（表3-68）。

d. 胎盤部トロホブラスト腫瘍 placental site trophoblastic tumor の治療

化学療法の奏功率は低く，外科的な手術療法が第一選択である。子宮に限局した症例では，子宮全摘を行う。ただし，術前診断に苦慮することがある。転移のある胎盤部トロホブラスト腫瘍に対しては，EMA/CO 療法などの多剤併用療法が行われるが，奏功率は5割以下とされている。

e. 類上皮性トロホブラスト腫瘍の治療

本疾患は化学療法の感受性が低いため，子宮摘出を含めた外科的な治療が第一選択である。本疾患の約3割に転移巣の存在を認める。本疾患の転移部位としては，肺が最も頻度が高い。

表3-67 絨毛性腫瘍の臨床進行期

臨床進行期分類は 2000 年に発表された FIGO のステージングによる。

期	
I 期	子宮に限局するもの
II 期	絨毛性腫瘍が子宮外に進展するが，付属器や腟，広間膜などの婦人科臓器に限局するもの
III 期	肺転移を認めるもの
IV 期	肺以外の転移巣を認めるもの

表3-68 FIGO スコアリング

下記のスコアリングに従い，スコア6点以下を low-risk 絨毛性腫瘍，スコア7点以上を high-risk 絨毛性腫瘍と分類して，low-risk 絨毛性腫瘍には単剤の化学療法を考慮し，high-risk 絨毛性腫瘍には多剤併用療法を考慮する。

スコア	0	1	2	4
年齢	40 未満	40 以上		
先行妊娠	胞状奇胎	流産	正常分娩	
潜伏期間	4カ月未満	4〜7カ月未満	7〜13カ月未満	13カ月以上
血清 hCG	<1,000	1,000〜<10,000	10,000〜<100,000	100,000 以上
最大腫瘍径	<3cm	3〜5cm	5cm 以上	
転移部位	肺	脾臓，腎臓	胃，腸	肝，脳
転移箇所		1〜4	5〜8	9 以上
既往化学療法			単剤療法	多剤併用療法

10. 婦人科悪性腫瘍の緩和ケア

① 癌診療における緩和ケア

　WHO（世界保健機構）では，緩和ケアの定義を「生命を脅かす疾患に起因した諸問題に直面している患者と家族に対し，疼痛や身体的，心理的，社会的，スピリチュアルな問題を早期から正確に評価し解決することにより，苦痛の予防と軽減を図り生活の質を向上させるためのアプローチである」としている。緩和ケアを疾患の早期から適応することは，2007年4月から施行されたがん対策基本法にも「疾患の早期から緩和ケアが提供される体制を作る」と明記されている。緩和ケアと抗がん治療は互いに相補的なものであり，病状，全身状態に応じてその比重を調整していく必要がある。

② 緩和医療を提供する機関

a. 緩和ケア病棟 palliative care unit；PCU
　主にがん患者を対象とした，痛みや苦痛を取り，患者・家族の意向を尊重して治療やケアを行うことを目的とした病棟である。緩和ケア病棟で症状を緩和して自宅に退院することも可能であり，終末期患者のみが対象となる病棟ではない。

b. 緩和ケアチーム palliative care team；PCT
　主に一般病棟の入院患者を対象とし，身体症状の緩和を専門とする医師，精神症状の緩和を専門とする医師，緩和ケアの経験を有する看護師，緩和ケアの経験を有する薬剤師などにより，苦痛や辛さの緩和を行うコンサルテーションチームである。苦痛緩和は終末期のみではなく，抗がん治療を行っている時期から行われる。

c. 在宅療養支援診療所
　病院やほかの診療所，訪問看護ステーション，介護サービスなどと連携して，がん患者の緩和ケアを含む自宅療養の支援を提供する診療所を指す。24時間連絡を受ける医師または看護職員が配置されている。患者の必要に応じて24時間往診が可能な体制が確保されている。

③ 癌性疼痛のマネージメント

a. 痛みの性質による分類
1）体性痛
　皮膚，骨，筋肉，関節，結合組織などの体性組織への機械的刺激が原因で発生する痛み

である。組織への損傷，炎症などが原因で発生し，急性あるいは慢性の痛みとして経験される。損傷部位に痛みが限局しており，圧痛を伴う。さらに体動に随伴して痛みが増強する。骨，関節などの深部体性組織に病巣がある場合には，病巣から離れた部位に関連痛を認めることがある。

2）内臓痛

消化管などの管腔臓器の炎症や閉塞，肝臓，腎臓，膵臓などの炎症や腫瘍による圧迫，臓器被膜の急激な伸展が原因で発生する痛みである。切る，刺すなどの機械的刺激では痛みは起こらない。局在が不明な，「絞られるような」「押されるような」などと表現される痛みである。嘔気・嘔吐，発汗などの随伴症状や関連痛が発生することがある。

3）神経障害性疼痛

末梢，中枢神経の直接的損傷に伴って発生する痛みである。障害された神経の支配領域にさまざまな痛みや感覚異常が発生する。疼痛領域の感覚は低下しており，しばしば運動障害や発汗異常，皮膚色調変化などの自律神経系の異常を伴う。

自発痛として「灼けるような」持続的な灼熱痛や「槍で突きぬかれるような」「ビーンと走るような」電撃痛が混在していることが多い。また，通常では痛みを起こさない刺激によって引き起こされる痛みであるアロディニアが特徴的である。

神経障害性疼痛の発生機序には，主に末梢性感作，中枢性感作，脱抑制が関与している。持続的な刺激により神経の活性化閾値が低下し通常状態では反応しない侵害受容器が反応し，脊髄後角神経細胞がNメチルDアスパラギン酸（NMDA）受容体チャンネル複合体の活性化により感作される。また，末梢神経障害による抑制性介在ニューロンの消失等によって抑制系が機能低下することも痛みを増幅する原因となる。この結果，神経の興奮性の亢進により神経障害部位で自発痛やアロディニアが発生する。治療面においては，オピオイド受容体の機能低下等が示唆されており，オピオイドの作用が減弱している可能性がある。

b. 痛みのパターンによる分類

1）持続痛

24時間のうち12時間以上経験される平均的な痛みとして，患者によって表現される痛みである。治療や癌の進行に伴い持続痛の程度も変化するため，定期的な評価を必要とする。

2）突出痛 breakthrough pain

持続痛の有無や程度，鎮痛薬治療の有無にかかわらず，発生する一過性の痛みの増強である。痛みの発生からピークに達するまでの時間は3分程度と短く，平均持続時間は15～30分で9割は1時間以内に終息する。痛みの発生部位は持続痛と同じ部位のことが多く，持続痛の一過性増悪と考えられている。

c. 痛みの臨床的症候群

婦人科癌による痛みの臨床的症候群として以下のものがときとしてみられる。

1）脊髄圧迫症候群

腫瘍の転移や浸潤，腫瘍自体が脊髄を圧迫することによって痛みや筋力低下，感覚低下，自律神経障害などの神経学的症状が生じる。高頻度に背部痛が先行し，その後脊髄圧迫による神経学的徴候が現れることが多い。進行性の麻痺に移行するオンコロジーエマージェ

ンシーの1つであり，神経障害の進行を回避するために早期診断し放射線治療や整形外科的治療の検討を要する．

2) 腰仙部神経叢浸潤症候群・悪性腸腰筋症候群

骨盤内腫瘍の腰仙部神経叢への浸潤によって両下肢の筋力低下や痛みが生じ体動困難となる．下肢痛，下肢筋力低下，下肢浮腫，水腎症などを合併することがある．多くの場合，骨盤痛と両下肢痛がみられ，続いてしびれ感や感覚障害，筋力低下が進行する．痛み症状のみで神経学的症状を伴わないこともある．婦人科癌など骨盤内腫瘍による直接浸潤では第4腰椎～第1仙骨への腫瘍浸潤によって下部腰仙部神経叢障害を生じることが多い．疼痛部位は殿部，会陰部，大腿後面，下腿に認められる．第5腰椎，第1仙骨領域に筋力低下，感覚低下などがみられ，下肢浮腫，膀胱直腸障害，仙骨部圧痛などが認められる．悪性腸腰筋症候群では，腸腰筋内の悪性疾患の存在により患側股関節の屈曲位保持と伸展時の疼痛増強ならびに第1～第4腰椎の腰仙部神経叢障害を認める．

d. 痛みの評価

痛みの評価は日常生活への影響，痛みのパターン，痛みの強さ，痛みの部位，痛みの経過，痛みの性状，痛みの増悪因子・軽快因子，現在行っている治療への反応と副作用等に分けて行う．

痛みの強さは早期に評価しておくことが重要である．一番強いときの痛み，一番弱いときの痛み，1日の平均の痛みに分けて評価するとよい．評価法として信頼性，妥当性ともに検証され，臨床の場で用いられているものには numerical rating scale；NRS，visual analogue scale；VAS，verbal rating scale；VRS である（図3-126）．

NRS は，痛みを0～10の11段階に分け，痛みが全くないのを0，考えられるなかで

図3-126 痛みの強さの評価法

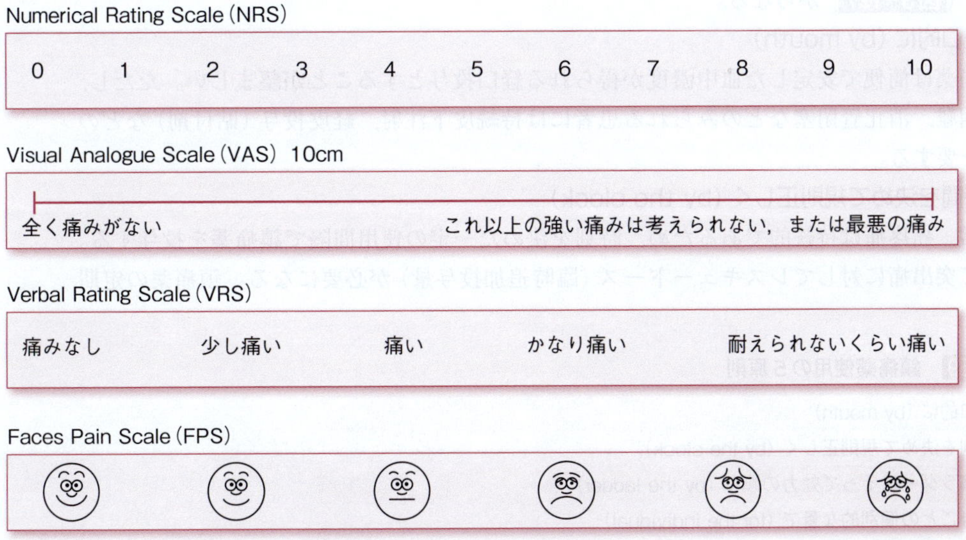

Numerical Rating Scale (NRS)

| 0 | 1 | 2 | 3 | 4 | 5 | 6 | 7 | 8 | 9 | 10 |

Visual Analogue Scale (VAS) 10cm

全く痛みがない ─────────── これ以上の強い痛みは考えられない，または最悪の痛み

Verbal Rating Scale (VRS)

| 痛みなし | 少し痛い | 痛い | かなり痛い | 耐えられないくらい痛い |

Faces Pain Scale (FPS)

(Whaley L, et al：Nursing Care of Infants and Children. 3rd ed. ST. Louis Mosby, 1987)
(日本緩和医療学会．がん疼痛の薬物療法に関するガイドライン．p27，金原出版，2010 より)

最悪の痛みを10として痛みの点数を問うものである。VASは，100mmの線の左端を「痛みなし」，右端を「最悪の痛み」として，患者の痛みの程度を表すところに印を付けてもらうものである。VRSは3段階から5段階の痛みの強さを表す言葉を数字の順に並べ，痛みを評価するものである。

face pain scale；FPSは，図3-126に示したような現在の痛みに一番合う顔を選んでもらうことで痛みを評価するものである。

自分で痛みを訴えられない患者の痛みの強さの評価には，患者の表情，声や話し方，身体の動き，様子や行動，他人とのかかわりの変化，日常生活パターンの変化，精神状態の変化を観察することが参考になる。

e. WHO方式癌疼痛治療法

癌疼痛治療の成績向上を目指してWHO方式癌疼痛治療法が作成され，その普及のために「がんの痛みからの開放」第2版が1996年にWHOから出版された。この疼痛治療法は6項目からなる治療戦略であり，緩和ケアのなかの一要素として癌の痛みのマネージメントを実施すべきであるとされている。

①チームアプローチによるがん患者の痛みの診断とマネージメントの重要性。
②詳細な問診，診察，画像診断などによる痛みの原因，部位，症状の十分な把握の必要性。
③痛みの治療における患者の心理的，社会的，スピリチュアルな側面への配慮と患者への説明の重要性。
④症状や病態に応じた薬物または非薬物療法の選択。
⑤段階的な治療目標の設定。
⑥臨床薬理学に基づいた鎮痛薬の使用法。

上記の実践により70～80％の鎮痛効果が得られるとされている。

鎮痛薬の使用法は，治療に当たって守るべき「鎮痛薬使用の5原則」（表3-69）と痛みの強さによる鎮痛薬の選択ならびに鎮痛薬の段階的な使用法を示した「三段階除痛ラダー」（図3-127）からなる。

1）経口的に（by mouth）

鎮痛薬は簡便で安定した血中濃度が得られる経口投与とすることが望ましい。ただし，嚥下困難，消化管閉塞などのみられる患者には持続皮下注射，経皮投与（貼付剤）などの検討を要する。

2）時間を決めて規則正しく（by the clock）

通常，癌疼痛は持続的であるため，時刻を決めた一定の使用間隔で鎮痛薬を投与する。加えて突出痛に対してレスキュードーズ（臨時追加投与量）が必要になる。鎮痛薬の定期

表3-69 鎮痛薬使用の5原則

- 経口的に（by mouth）
- 時刻を決めて規則正しく（by the clock）
- 除痛ラダーにそって効力の順に（by the ladder）
- 患者ごとの個別的な量で（for the individual）
- その上で細かい配慮を（with attention to detail）

（日本緩和医療学会．がん疼痛の薬物療法に関するガイドライン．p32，金原出版，2010より）

投与と同時にレスキュードーズを設定し，患者に使用を促すことも重要である。
3）除痛ラダーにそって効力の順に（by the ladder）
　鎮痛薬は 図3-127 に示した「三段階除痛ラダー」が示すところに従って選択する。ある鎮痛薬を増量しても効果が不十分な場合は，効果が一段階強い鎮痛薬に切り替える。またオピオイド使用時も非オピオイドを可能な限り併用すること，適応があれば鎮痛補助薬を併用することが重要である。
4）患者ごとの個別的な量で（for the individual）
　個々の患者の適正な投与量は効果判定を繰り返しつつ，調整していく必要がある。その際，非オピオイド鎮痛薬や弱オピオイドであるコデインには天井効果があるとされる。一方，強オピオイドには標準投与量というものはなく，適正な投与量とは，痛みが消え，眠気などの副作用が問題とならない量である。レスキュードーズを使用しながら十分な疼痛緩和が得られる定期投与量を決定する。
5）そのうえで細かい配慮を（with attention to detail）
　痛みの原因と鎮痛薬の作用機序についての情報を患者に十分説明し協力を求める。予想される副作用と予防策についての説明をあらかじめ行う。また，治療による患者の痛みの変化を観察し，痛みが変化したり異なる原因の痛みが出現した場合には再度評価を行う。
　除痛ラダーが示す重要な考え方は，3群の鎮痛薬を単独，あるいは組み合わせ，鎮痛効果が最大になるように適切に増量して使用するという幅の広い鎮痛治療を適用することである。オピオイド鎮痛薬の効果は中枢性感作が存在していると制約されることが多く，末梢性感作は炎症と神経障害の両方によって起きる。このことは非オピオイド鎮痛薬とオピオイド鎮痛薬をほとんどのがんの痛みに対して併用することの重要性を示し，骨や軟部組織のみならず，神経障害性疼痛に対しても両群の鎮痛薬を併用することの重要性を示している。

図3-127　三段階除痛ラダー

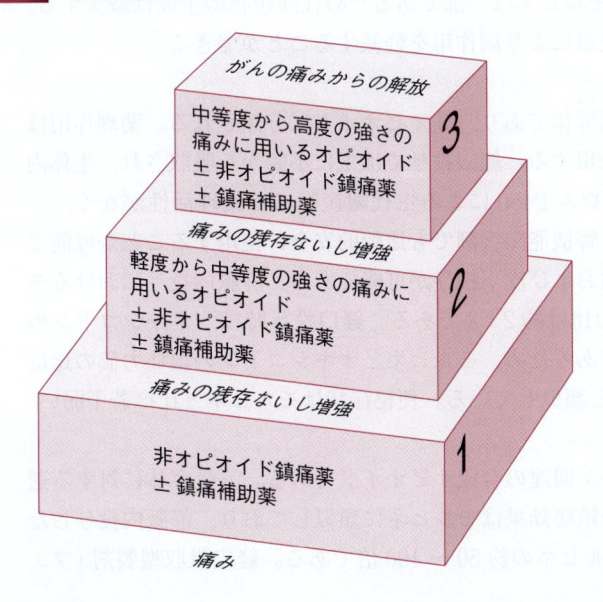

（日本緩和医療学会．がん疼痛の薬物療法に関するガイドライン．p32，金原出版，2010 より）

f. オピオイド

　オピオイドとは麻薬性鎮痛薬やその関連合成鎮痛薬などのアルカロイドおよびモルヒネ様活性を有する内因性または合成ペプチド類の総称である。オピオイド受容体は μ，δ，κ 受容体が同定されている。臨床の場で使用されるオピオイドであるモルヒネ，オキシコドン，フェンタニルは，すべて μ オピオイド受容体に対する親和性が高いものの，薬物間において薬理作用に違いがあることが知られている。この薬理作用の違いに関してはさまざまな見解があり，オピオイド受容体の多量体化に対する修飾の差異，あるいはオピオイド受容体にリガンドが結合した際の立体構造変化の差異などの説がある。

　モルヒネ，オキシコドン，フェンタニルなど多くのオピオイドによる鎮痛作用は，主に μ オピオイド受容体を介して発現する。鎮痛作用のほかに中枢神経系作用として呼吸抑制作用，鎮咳作用，催吐作用などが，末梢神経系への作用として消化管運動抑制作用などが知られている。

　オピオイド使用時には便秘や嘔気に対する予防的副作用対策を必ず行い，突出痛に対する臨時追加投与（レスキュードーズ）の処方も行う。また，眠気，便秘，嘔気等の副作用について説明をする。眠気，嘔気症状は数日以内に耐性を生じ，症状が治まってくることが多い。便秘症状の耐性形成はほとんど起こらないため継続的に下剤を投与するなどの対策が必要になる。

1）モルヒネ

　代表的なオピオイドであるモルヒネは μ オピオイド受容体に対する選択性は比較的高く，その作用のほとんどが μ オピオイド受容体を介して発現する。経口投与されたモルヒネは胃腸管から吸収される。生体内利用率は平均25％である。肝でグルクロン酸抱合によりモルヒネ-3-グルクロニド（M3G）とモルヒネ-6-グルクロニド（M6G）に代謝され，大部分が腎から排泄される。M3Gは鎮痛作用をもたないが，せん妄，ミオクローヌス，痛覚過敏，アロディニアの発現に関与している可能性がある。M6Gは鎮痛作用と鎮静作用をもつが，腎機能障害があると蓄積し，傾眠，呼吸抑制，悪心，嘔吐などの副作用が増悪する場合がある。腎機能障害例ではほかのオピオイドを使用することが望ましい。静脈注射，皮下注射では門脈を通過するモルヒネは一部であるため代謝産物の生成は減少する。経口から静脈注射，皮下注射への変更により副作用を軽減することができる。

2）オキシコドン

　オキシコドンは半合成テバイン誘導体であり，強オピオイドに分類される。薬理作用は主に μ オピオイド受容体を介して発現する。経口投与では主に小腸から吸収され，生体内利用率は60％である。肝のチトクロムP450による主代謝産物には薬理活性がなく，一部の活性代謝物は微量であるため，腎機能障害例でも比較的安全に使用することが可能である。オキシコドンは経口，静脈内および皮下投与が可能である。静脈内投与におけるモルヒネとオキシコドンの鎮痛力価の比は約2：3である。経口投与時は，オキシコドンの生体内利用率がモルヒネの約2倍であるため，モルヒネとオキシコドンの鎮痛力価の比は約3：2となる。副作用はモルヒネと類似している。便秘症状はモルヒネと比べ若干弱い。

3）フェンタニル

　フェンタニルはフェニルピペリジン関連の合成オピオイドである。μ 受容体に対する選択性が非常に高い。フェンタニルの鎮痛効果はモルヒネに類似しており，静脈内投与した場合，フェンタニルの鎮痛作用はモルヒネの約50～100倍である。経皮吸収型製剤（フェ

ンタニル貼付剤)の生体内利用率は約92%である。フェンタニルはほとんど肝でチトクロム P450 により代謝される。主代謝産物は非活性である。フェンタニルは脂溶性が高く，血液脳関門を速やかに移行する。副作用としてモルヒネと同様に嘔気・嘔吐があるが，便秘および眠気は比較的弱い。

4) コデイン

弱オピオイドに分類される。コデインのオピオイド受容体に対する親和性は柔らかく，その鎮痛効果はコデインの一部が O－脱メチル化されたモルヒネによるものである。コデインは鎮咳効果を有し，これはコデインそのものの作用である。モルヒネの 1/6〜1/10 の鎮痛作用を有する。副作用として嘔気・嘔吐，便秘および眠気がある。

5) トラマドール

弱オピオイドに分類される。トラマドールはコデイン類似の合成化合物であり，その鎮痛効果は μ 受容体に対する弱い親和性とセロトニン・ノルアドレナリン再取り込み阻害作用を合わせもつことで発揮されると考えられている。トラマドール経口剤の生体内利用率は 75% であり，中枢移行性は良好である。作用機序から神経障害性疼痛に効果的であることが報告されている。副作用としての便秘，嘔気・嘔吐の発生頻度は低い。痙攣発作を引き起こすことがある。

6) 特殊な病態でのオピオイドの選択

①腎機能障害：モルヒネの代謝産物 M3G, M6G はほとんど腎から排泄されるため，腎機能障害患者にモルヒネを使用すると鎮静作用を有する M6G が蓄積し，鎮静などの副作用への対処が困難になる。そのため，腎機能障害患者にはモルヒネを使用しないことが望ましい。使用する際には減量あるいは投与間隔を延長する。コデインも同様である。オキシコドンの代謝産物の鎮静活性はわずかである。使用する際には十分に注意し慎重な観察のもとに投与する。

フェンタニルは臨床経験の結果から比較的安全に腎機能障害患者に使用できるが，血中濃度が上昇するため減量して投与する。

②肝機能障害：モルヒネ，オキシコドン，フェンタニル，コデインはほとんど肝臓で代謝されるため，肝機能障害時には投与量の減量あるいは投与期間を延長して薬物の蓄積を防止する必要がある。

g. 非オピオイド鎮痛薬

WHO 方式の鎮痛薬使用法で三段階除痛ラダーの第一段階で使用する。オピオイド導入後も併用する。

1) 非ステロイド性消炎鎮痛薬 (NSAIDs)

腫瘍熱にも有効とされる。骨転移痛に有効である。

副作用として胃腸粘膜障害，腎機能障害，血小板機能低下などがある。COX-2 選択性阻害薬では胃粘膜障害，腎障害が少ない。使用時には胃潰瘍の予防薬としてプロスタグランジン製剤，プロトンポンプ阻害薬，H_2 受容体拮抗薬などを併用する。

　　例) ナプロキセン 200 mg/回　　1 日 3 回
　　　　ランソプラゾール 30 mg/回　1 日 1 回
　　例) メロキシカム 10 mg/回　　　1 日 1 回

　　　　　オメプラゾール 20 mg/回　　　1日1回
　　例）フルルビプロフェン 50 mg＋生理食塩液 50 mL　　1日2回　　点滴静注
　　　　　オメプラゾール 20 mg＋生理食塩液 50 mL　　1日2回　　点滴静注

2）アセトアミノフェン

　消化管，腎機能，血小板機能に対する影響は少ないと考えられ，これらの障害でNSAIDsが使用しにくい場合にも用いることができる。最も重篤な急性の副作用は過剰投与による肝細胞壊死である。黄疸では使用しない。

　　例）アセトアミノフェン 600 mg/回　1日3回

h. 鎮痛補助薬

　鎮痛補助薬は主な薬理作用には鎮痛作用を有しないが，鎮痛薬と併用することにより鎮痛効果を高め，特定の状況下で鎮痛作用を示す薬物である。

1）抗うつ薬

　中枢神経系のセロトニン，ノルアドレナリン再取り込みを阻害し，下行性抑制系を賦活することによって鎮痛効果を発揮する。アミノトリプチンなどの三環系抗うつ薬の有効性が高い。眠気，抗コリン作用，起立性低血圧，せん妄などが副作用としてみられる。

　　例）アミノトリプチン 10 mg/日（就寝前）から開始。3〜4日で効果を判定し，維持量は
　　　　10〜75 mg/日とする。

2）抗痙攣薬

　主な作用機序として①神経細胞膜のNa^+チャンネルの阻害，②GABA受容体に作用し過剰な神経興奮を抑える，③興奮性神経の前シナプスのCa^{2+}流入を抑制し神経興奮を抑える，などが考えられている。抗痙攣薬は薬物相互作用をきたす薬剤が多く，多剤併用に注意を要する。共通する副作用として眠気，ふらつきがあるため，投与は低用量から開始することが望ましい。ガバペンチンは肝臓での代謝をほとんど受けないため，薬物相互作用の影響を受けにくいという利点がある。一方で腎機能低下によって排泄が遅延されるため，腎機能に応じて投与量の調節が必要である。

　　例）ガバペンチン 200 mg/日（就寝前）から開始。1〜3日で効果を判定し，維持量は600〜
　　　　2,400 mg/日とする。

3）抗不整脈薬

　リドカイン，メキシレチンの主な作用機序としてNa^+チャンネルの阻害が考えられている。メキシレチンは肝初回通過効果が小さく，腸管からの吸収が良好であり経口で効果が期待できる。両剤とも重篤な刺激伝導障害のある患者には禁忌である。

　例）メキシレチン 50 mg/回　1日3回。2日で効果判定をし，100 mg/回まで増量可。

4）NMDA（N-methly-D-aspartate）受容体拮抗薬

　NMDA受容体は痛みなどの侵害情報伝達に重要な役割を果たしている。ケタミンは従来，麻酔薬として使用されてきたが，NMDA受容体阻害薬としてさまざまな神経障害性疼痛を緩和する。主な副作用として眠気，めまい，ふらつきがある。急性腎不全，呼吸抑制，痙攣に注意を要する。脳圧を亢進させるため，脳血管障害，高血圧，脳圧亢進症，重症の心代償不全の患者には禁忌である。

　　例）ケタミン 2 mg/時間　持続静脈注射または皮下注射。12時間で効果判定が可能。
　　　　6 mg/時間まで増量可。

5）コルチコステロイド

　骨転移痛，腫瘍による神経圧迫などによる痛みに使用される．作用機序は明確ではないが，痛みを感知する部位の浮腫軽減，プロスタグランジンなどの炎症物質の軽減による侵害受容器の活動性低下などとされる．作用時間が長く，電解質作用が比較的弱いベタメタゾン，デキサメタゾンが広く使用される．主な副作用として口腔カンジダ症，高血糖，消化器潰瘍，易感染性，骨粗鬆症，精神神経症状（せん妄）などがある．投与が長期になるに従い副作用の頻度が増すので，投与期間には注意を要する．

例）神経根あるいは神経管の圧迫：デキサメタゾン 4〜8 mg/日
例）脊髄圧迫：デキサメタゾン 12〜16 mg/日　骨転移を伴う場合には放射線療法の併用を要する．

6）ビスホスホネート

　骨転移痛に対して使用される．破骨細胞の活動を抑制し，骨吸収を阻害することにより鎮痛効果を発揮する．主な副作用として嘔気，めまい，発熱，急性腎不全などがある．重篤な副作用として顎骨壊死が出現することがある．

i. 放射線治療

　放射線治療は多くの癌に伴う局所の症状改善に有効な手段である．有痛性骨転移に対する有効性がよく知られているが，それ以外にも脳転移による頭痛，神経や軟部組織への腫瘍浸潤に伴う痛み，腫瘍による管腔臓器の狭窄・閉塞に伴う痛みなどは，放射線治療の適応となる可能性がある．

1）有痛性骨転移に対する放射線治療

　疼痛治療という観点での有効率は 60〜90％である．鎮痛効果は照射開始後 2 週程度から出現し 4〜8 週で最大になると考えられている．標準とされているのは 1 回 3 Gy を 10 回照射する方法である．末梢神経の圧迫や浸潤による神経障害を伴う病変に対しては，放射線治療による鎮痛効果は 40〜60％と低く報告されているため，鎮痛薬，鎮痛補助薬の使用などの他治療の併用を検討することも必要である．

2）脳転移に対する放射線治療

　脳転移による頭痛，めまい，嘔気・嘔吐，種々の神経障害の症状緩和を目的とする．通常は 25〜30 Gy/8〜10 回の外照射を行う．全身状態が良好な単発または 3 個程度までの脳転移に対しては，外科的切除や定位放射線治療などを組み合わせる場合もある．

④ 特定の病態による症状に対する治療

a. 癌による神経障害性疼痛

　薬物療法を行うとともに，外科治療，化学療法，放射線治療の適応について検討する．脊髄圧迫による痛みの場合，麻痺症状に進展した場合は患者の QOL が大きく損なわれるため，早急に放射線治療，外科治療について専門家に相談する．薬物治療としては非オピオイド鎮痛薬・オピオイド鎮痛薬による疼痛治療を行う．効果が不十分な場合には副作用や痛みの病態から検討した鎮痛補助薬を併用する．1 種類の鎮痛補助薬を増量しても十分な効果が得られない場合は，専門家へ相談したうえでほかの鎮痛補助薬への変更や併用を行う．

b. 骨転移による疼痛

疼痛症状に対して非オピオイド鎮痛薬・オピオイド鎮痛薬による疼痛治療を行う。予測される生命予後を検討したうえで，鎮痛効果を目的として放射線療法やビスホスホネート投与を行う。

c. 悪性腸腰筋症候群による疼痛

身体所見として患側の第1～4腰椎神経領域の神経障害，腸腰筋の攣縮を示唆する股関節屈曲固定がみられることが多い。疼痛に対して非オピオイド鎮痛薬・オピオイド鎮痛薬による疼痛治療を行う。神経障害性疼痛を伴う場合，鎮痛補助薬を併用する。腸腰筋の攣縮に伴う股間節の有痛性屈曲固定が認められた場合はジアゼパムなどの筋弛緩薬の併用を検討する。

d. 消化管閉塞

消化管による痛みに対して，非オピオイド鎮痛薬・オピオイド鎮痛薬による疼痛治療は，痛みを緩和すると考えられる。また，癌に伴う手術不可能な消化管閉塞による持続的な腸蠕動痛や嘔気，嘔吐の症状に対しては，消化管分泌抑制薬であるブチルスコポラミン臭化物，オクトレオチドの投与が有効である。蠕動痛に対しては抗コリン作用の強いブチルスコポラミン臭化物の使用を検討する。消化液滞留による嘔気，嘔吐症状に対してはオクトレオチド 0.3 mg/日やブチルスコポラミン臭化物 60 mg/日の投与にて 2～3 日で症状の改善がみられることが多い。オクトレオチドの副作用として，ときに徐脈を認めることがあり，投与量の減量や中止を要する場合がある。

コルチコステロイドの投与は，閉塞部位の浮腫軽減効果などにより，消化管閉塞を再開通させる可能性がある。ベタメサゾン 8～12 mg/日までを 3 日間投与し，効果があれば徐々に減量し，効果がない場合は中止する。

e. 悪性腫瘍による腹水

肝転移や肝硬変による門脈圧亢進の場合，漏出性腹水を認め利尿薬の投与が奏効する傾向がある。腹膜播種や乳糜腹水の場合は利尿薬投与の効果が低い。利尿薬は抗アルドステロン薬であるスピロノラクトンを検討し，フロセミドなどのループ利尿薬を併用することも多い。

腹水穿刺はしばしば選択される対症療法である。1 回の穿刺腹水量は 5 L 以下であれば比較的安全に施行できることが示唆されるものの，全身状態の急速な悪化を招く場合もあり，注意を要する。

穿刺採取した腹水を外圧濾過式システムにて濾過膜，濃縮膜を用いて濾過・濃縮・再静注することでアルブミンの喪失を軽減することが可能である。

腹水患者では過剰な輸液により腹水が増悪する場合があり，輸液を減量することで症状軽快を図れる場合がある。個々の症例に合わせた適切な輸液療法を行うことが推奨される。

f. 呼吸困難

原因に応じた対応と関連する特定の病態に応じた対応を行ったうえで，症状がある場合には酸素，オピオイドの全身投与を検討する。

オピオイドとしてはモルヒネを開始し，モルヒネがすでに投与されている場合には増量をしてもよい。弱オピオイドであるコデインの投与をしてもよいが，モルヒネとコデインは薬理作用が類似しているため併用は行わない。

疼痛に対してオキシコドン，フェンタニルなどがすでに投与されており，かつモルヒネの投与が困難な場合には，投与中のオピオイドを増量するか，モルヒネを併用することを検討する。

不安を合併した呼吸困難を訴える患者にはベンゾジアゼピン系薬を単独で投与してもよい。さらに，呼吸困難症状に対してオピオイドを投与しても十分に症状が緩和されない場合，ベンゾジアゼピン系薬をオピオイドに追加併用してもよい。

原因・病態が，癌性リンパ管症，上大動脈症候群，気管狭窄，気管支攣縮などの場合は，コルチコステロイドの投与を検討してよい。

g. 食欲不振，倦怠感

食欲不振は進行癌患者に多くみられ，低栄養状態や悪液質を伴うことが多い。薬物療法としてステロイドが用いられる。効果発現は数日以内と早いが，効果持続期間は数週間のことが多い。

倦怠感はがん患者の約75％に認められるが，治療の対象となっていないことが多い。貧血，不眠，痛み，抑うつ，薬剤性などの原因があれば，これらの治療により症状が改善することがある。また，ステロイド投与や適度なリハビリテーションが有効なことがある。

⑤ がん患者の精神症状

癌に罹患することは患者に大きな精神的負担をもたらす。このストレスに対する一般的な情緒的反応・適応の過程は，①初期反応，②不安・抑うつ，③適応，という3相に分けられる。初期の衝撃を受ける反応の後，不安，抑うつを経て次第に現実的な適応の努力が始まり，2週間程度で症状も軽減していくことが多い。一方で，一部の患者はこのような適応をうまく行うことができず，精神症状を抱えることになる。最も頻度の高いものが不安と抑うつである。治療を必要とする不安，抑うつの多くは適応障害とうつ病に相当する。終末期がん患者を対象とした精神症状の検討では，せん妄の頻度が高く，それに適応障害，うつ病が続く。

a. せん妄

急性の脳の機能不全による意識障害である。原因としては脳転移などの中枢神経系の直接的な原因と，肝・腎機能障害，電解質異常，薬剤の副作用などの間接的な原因がある。終末期には多要因であることが多い。治療はまず原因の同定と身体的原因の治療，原因薬剤の中止・減量・変更などである。

環境の整備として身近な家族や慣れ親しんだ医療スタッフとの接触，部屋を静寂で明るい状態とし，夜間の照明も暗すぎないようにする，視野に親しみのある物を置くこと，時間の感覚を保つことなどがある。家族に対してせん妄について説明し，家族の精神的負担に配慮する。

せん妄に対する薬物療法の第一選択薬は抗精神病薬である。定型抗精神病薬としてハロ

ペリドール，クロルプロマジン，非定型抗精神病薬としてリスペリドン，オランザピン，クエチアピンフマル酸塩などがある．ベンゾジアゼピン系薬剤はせん妄の原因・増悪因子となるため，単独投与は避ける．

　緊急の鎮静が必要な場合や抗精神病薬のみでは症状のコントロールが不十分な場合には，夜間の睡眠確保の目的にてミダゾラムやフルニトラゼパムなどのベンゾジアゼピン系薬剤が併用されることもある．

b. 適応障害
　強い心理的ストレスのために日常生活に支障をきたす程度の不安や抑うつなどを呈するもので，ストレス反応性の疾患である．
　治療においては患者の言葉に対して批判，解釈することなく，非審判的な態度で支持，傾聴，共感する支持的精神療法が基本となる．
　支持的かかわりなどのみでは効果が不十分であるときや，患者の苦痛が著しく強いときには，薬物療法を考慮する．半減期の短いアルプラゾラム，ロラゼパムなどの抗不安薬を少量から開始し，状態に応じて適宜漸増していくことが原則である．

c. うつ病
　うつ病をはじめ，抑うつ状態は，患者が自ら苦痛を訴えてくることが少ないため，医療者に見過ごされやすいことが知られている．目立たない半面，患者は内面的に苦悩していることが多く，一般人のみならずがん患者においても自殺の最大の原因であることが示唆されている．
　抑うつ症状として，①抑うつ気分，②興味や喜びの喪失，③食思不振・体重減少，④睡眠障害，⑤焦燥，⑥易疲労・気分減退，⑦無価値感・罪責感，⑧集中力低下，⑨希死念慮が挙げられる．①もしくは②を含む5つ以上の症状が2週間以上持続している場合に診断される．癌，あるいはその治療による身体症状が含まれるため，これを含めた評価が推奨される．
　うつ病に対しては支持的なコミュニケーションや精神療法に加えて薬物療法も併用されることが多い．
　不安や焦燥を合併した軽度うつ病ではアルプラゾラムを検討してよい．中等度以上のうつ病では有害事象のプロフィールをもとに薬物選択を行う．第一選択としては抗コリン作用や鎮静作用の少ないセルトラリンなどの選択的セロトニン再取り込み阻害薬（SSRI），セロトニン・ノルアドレナリン再取り込み阻害薬（SNRI）が推奨されるが，SSRIの多くがチトクロムP450阻害作用を有しており，併用するほかの薬剤との薬物相互作用に注意する必要がある．精神科一般臨床における通常投与量より少量から開始し，状態をみながら漸増していく．効果発現までは2～4週間を要し有害事象が効果に先行して出現することが多いので，患者に十分に説明したうえで用いる．

IV

女性のヘルス・ケア

1. 小児・思春期婦人科学

A 概要

　性機能が発達し，生殖能力を獲得していく過程である思春期においては，さまざまな心身の変化が起こる。思春期の性機能の調節系は不安定で，月経異常や子宮不正出血などが生じやすい一方，正常発育に伴う変化を異常と考えて思春期女子や母親が心配することもある。産婦人科を訪れた思春期女子の診療では心身の発達段階を考慮した病態評価が重要であるが，問診や身体の診察に関して成人女性に対するのとは異なる配慮が不可欠である。また，性機能が未発達である小児期においても帯下や性器の異常の訴えに対して産婦人科で診察を行う場合があり，やはり診察方法に十分配慮しなければならない。

　小児・思春期婦人科学の必要性は1940年代から1950年代にかけて認識され始め，次第に注目度を増した。「生む性」を受け入れ，生き方の基盤をつくっていくべきこの時期の心身の健康は，近年の思春期性行動の変容のほか，世間のやせ志向が背景にある摂食障害など背景にある社会環境と併せて考えなければいけない問題が多い。

　小児・思春期の健康管理には行政の母子保健施策や学校での保健教育も大きくかかわっており，小児・思春期婦人科学では疾患の理解に留まらず，健全な母性育成における産婦人科医の社会的役割を意識することが大切である。

① 小児・思春期女性のヘルスニーズ

　欧米では1940年から1950年代にかけて婦人科における小児・思春期患者の扱いに注意が払われ始め，専門外来が設けられるようになった。その後，10代妊娠の増加が問題となり，WHO（世界保健機構）において「思春期の人々のヘルスニーズ」が課題に挙がった。国際家族計画連盟は1978年に相談と診療の役割を併せもつ思春期外来の重要性を提唱し，これに応じて性や避妊について無料で相談できるクリニックや学校をベースにおいたクリニックなどが登場した。わが国においては1984年に日本家族計画協会の思春期外来が創設され，これをモデルとした地方クリニックのほか，全国各地に専門外来が設置されるようになったが，その数は十分とはいえない。

　中・高校生を対象とした調査でも「思春期外来や相談施設があったら利用したい」との声は多く，気軽に訪れることができる専門外来の必要性の高さがうかがわれる。今後専門外来がさらに増えていくことが望まれるが，一般外来で小児・思春期女性を扱う場合にも可能な限り環境に配慮することが大切である。

② 保健行政

わが国の厚生行政においては1981年12月の家庭保健基本問題検討委員会報告と1983年7月の中央児童福祉審議会の意見具申において「思春期」の話題が取り上げられたのを契機に思春期保健に関する事業が計画されるに至った。

a. 健全母性育成事業

思春期の男女とその親を対象として1984年から開始した事業で，個別相談と集団指導から組み立てられている。個別相談は専門知識を有する医師，保健師，助産師が個々のケースに対して電話や面接により行う。これにより，日本でも問題となり始めた10代妊娠に関して望まない妊娠や人工妊娠中絶を防止することも狙いとした。国のレベルで「思春期保健相談員」も認定されることとなり，保健医療従事者に高い関心をよんだ。1997年度からは，母子保健サービスの主体が市町村となったのに伴い，「子どもの心の健康づくり」対策事業の一環として事業が続けられた。

b.「健やか親子21」

2000年11月，20世紀中の母子保健の取り組みを踏まえ，諸課題を整理し21世紀の母子保健の取り組みの方向性を示した国民運動計画として「健やか親子21」が示された。その主要課題の1つが「思春期の保健対策の強化と健康教育の推進」であり，具体的な目標には10代の自殺率減少，10代の人工妊娠中絶実施率減少，10代の性感染症罹患率減少が掲げられている。当初2001年から2010年までの10年間を計画期間としていたが，2014年まで期間延長され，都道府県・市町村の次世代育成行動計画（2014年までが計画期間）と連携してさらなる推進が図られている。

B 小児・思春期の婦人科疾患

小児・思春期女性の診察においては成人女性と異なる配慮が必要である。また小児，思春期それぞれにおける特徴的な疾患を知ることが重要である。妊娠については，次項で扱う。

① 診察法

問診，全身診察，局所診察を年齢，発達段階に応じた内容，手順で行う。態度により精神的苦痛を与え，将来に心理的障害を残す可能性もありうるため十分注意する。ただし，気遣いのあまり診断に必要な診察，検査まで省略することは望ましくない。

a. 問診

小児・思春期の患者では婦人科での診察に警戒心をもつ者も多く，丁寧な問診はその不安を軽減させる第一歩である。

問診票をあらかじめ患者本人に可能な範囲で記入してもらい，それを確認しながら問診を進める。親が付き添って来院することが多いが，その場合も本人に直接問いかけること

が重要で，最初は親を同席させない配慮も必要である．親が同席すると多くの場合，親の発言が活発になり，その訴えも当事者である子の訴えと一致していないことがある．患者本人と対話することで，信頼関係を築くことができ，患者自身の問題意識もより明瞭になる．主な訴えを把握したところで，家族歴，家族構成，出生歴，幼児期からの健康状態，身長・体重の変化などを聞く．月経歴では初経時期，月経が順調になるまでの期間などに注意する．食生活や睡眠，学校での活動などの確認も重要で，日々の生活のリズムや精神的・身体的ストレスの有無を推測する手立てともなる．性交経験の有無の確認は適切な診察，診断のために非常に重要である．一通りの聴取あるいは診察が終わったところで，患者の同意を得た後に親からも話を聞く．親の同席の範囲に関しては，個別の対応が必要と考えられる．

b. 全身診察

身長，体重，血圧などを計測し，体格，栄養，皮膚の色調を観察する．第2次性徴の発現の有無と進行度の確認が必要であることを伝え，患者と正対して頭頸部から順に診察を行う．胸部の診察の際は衣類を捲りあげるようにさせ，必要に応じタオルをかけるなどの配慮をする．胸郭の形状の観察，聴診を行い，乳房の形状・左右対称性などを確認してTannerの分類に従って発育度を評価する．腹部の診察はベッド上で行い，衣類を恥骨まで下ろすように促し，タオルで下半身を覆いながら進める．腹部の視診，触診，打聴診を行い，陰毛発生についてもTanner分類に従った発育段階を評価する．全身診察をじっくり行うことで，産婦人科診察が小児科や内科の診察とも共通するものであることを意識させる．

c. 局所診察

全身診察に続き，診察の必要性を十分理解させたうえで行う．年齢，性交経験の有無により診察法を工夫する．

1) 小児期の診察

診察ベッドで胸膝位をとらせて行う．外陰部を視診し，両手で軽く陰裂を開きながら大きな呼吸を促すと腟内の観察も可能となる．さらなる腟内の観察が必要な場合には腟鏡の代わりに耳鏡や鼻鏡を用いる．内診，直腸診が必要となることはほとんどない．

2) 思春期の診察

診察台で内診を行う場合，まず外陰部を視診した後，腟入口の状態を確認し腟鏡を選択する．性交経験がない場合はSSSなどのサイズの利用を配慮し，挿入が困難な場合はゼリー状の潤滑液を使用する．腟鏡の使用が困難な場合には，ゾンデを挿入することで腟内の状態を確認する．腟鏡診では腟壁，腟分泌物，子宮腟部をよく観察する．続いて内診指の第2指，第3指を注意深く腟内に挿入し腟壁を触診し，双合診で子宮，付属器の状態を確認する．状況により直腸診で代用することもある．

② 検査法

a. 超音波断層法

超音波断層法検査は子宮，卵巣の形態や大きさを評価するのに有用な方法である．経腹

法では小児でも痛みを伴うことなく非侵襲的に検査できる。ただし，膀胱に十分尿が貯まった状態でないと骨盤内を描出しにくく事前の準備が必要である。性交経験のあるものでは必要に応じ経腟法での検査を行う。経腹法での評価が困難で，経腟法が不可能の場合は経直腸法を考慮する。プローブの大きさから小児期少女には不適当な場合も多く，慎重に検査法を選択する。いずれの方法も画面を患者側に向け説明しながら検査を行うなど，検査の意図が理解しやすいように配慮する。

b. 帯下検査（細菌学的検査）

帯下を主訴とする患者で重要な検査である。腟内あるいは外陰部に付着した帯下を，滅菌生理食塩液で湿らせた細い綿棒で採取し，鏡検や細菌培養を行う。

c. 内分泌学的検査
1) 基礎体温（BBT）

月経異常を主訴として来院した者では測定が勧められる。婦人体温計で毎朝起床時に舌下温を測定し記録するよう指導する。電子体温計でグラフが表示されるものもあるが，記録用紙への記入では備考欄に日々の体調やイベントを併記することも容易であり，評価に有用な情報が得られやすい。生活が不規則な場合もできるだけ測定し，備考欄に測定時刻を記載する。BBTを記録することは本人にとっても女性の性周期に対する理解の助けになる。数日間の単位で全体像を評価し，排卵の有無，黄体機能不全の有無を確認する。

また，BBT測定が難しい場合も月経時期・症状の記録をつけるよう勧める。

2) 血液検査

血清ホルモンの評価としてFSHとLH，プロラクチン，エストラジオール，テストステロンなどを測定する。ホルモン負荷検査（LHRH負荷試験）も適宜行う。やせが著明な場合は，TSHや甲状腺ホルモンも検査する。検査の説明では視床下部−下垂体−性腺の調節系を図示するなどして理解を促す。

③ 小児の婦人科疾患

0〜8歳の幼小児が産婦人科を受診する主訴は約半数が帯下であり，外性器異常，外陰掻痒，乳房腫大などが続く。診断結果としては，非特異性腟炎，外陰炎などの炎症性疾患が半数以上を占め，ほか小陰唇癒合症，思春期早発症などである。

a. 外陰・腟炎

小児では外陰部の皮膚，腟粘膜が薄く乳酸桿菌も少なく，易感染性である。小児の腟炎の多くは非特異性腟炎であり，起因菌は表皮ブドウ球菌，腸球菌，大腸菌，ヘモフィルス菌，連鎖球菌などの常在菌である。黄褐色や黄緑色の帯下が下着に付着するほか外陰の湿疹，びらん，掻痒などの症状が出現する。一部にカンジダがみられ，難治性の場合は嫌気性菌が起因菌であることもある。外陰炎，腟炎の原因として小児の腟内環境の特性に加え，外陰の不潔が挙げられる。治療は抗菌薬の内服，外用薬投与が主に行われるが，日常生活の注意として①排便後の肛門清拭を後方から行う，②刺激性の素材の下着を避け，適宜交換する，などが重要で親へも十分指導する。

b. 陰唇癒着症

小陰唇同士が被膜様に癒着した状態である．小児では外陰の可動性が少なく，左右の小陰唇が接近した状態にあるため，外陰炎・腟炎，外陰の外傷などで上皮細胞の剥離やびらんが生じると容易に癒着する（図4-1）．

無症状のこともあるが，尿が被膜の小孔から排出されるために尿線が乱れたり，尿が腟内に貯留しやすくなることで尿路感染を併発したりすることも多い．

年齢とともに自然治癒することが多く，無症状のものでは治療を行わず経過観察することが可能だが，本人と親への十分な説明が必要である．尿路障害を伴うものでは治療が必要で，外科ゾンデで癒着を剥離した後，癒着防止のため軟膏を塗布する．

なお先天的疾患である陰唇癒合症との鑑別が必要である．

c. 思春期早発症

思春期が早期に発来する，すなわち第2次性徴や初経が通常より早く起こるものでゴナドトロピンの刺激による卵巣機能の活発化が病態の中心にある場合と，卵巣機能は活性化していないがホルモン産生腫瘍などによるホルモン作用が原因となっている場合がある．器質的原因がある場合にはその治療を，明らかな原因がない特発性思春期早発症ではGnRHアナログなどのホルモン治療を行う．

乳房発育または陰毛発育のみが早発するものを部分的思春期早発症という．

d. 腟内異物

興味本位にヘアピンなどの身の回りのものを腟内に挿入していることがあり，疼痛や腟炎の併発が起きる．帯下が長期続く場合は腟内異物も疑う．肘膝位での視診や直腸診で確認できる．容易に抜去できない場合は麻酔下での操作が必要である．

図4-1　陰唇癒着症
左右の小陰唇が被膜様に癒着している．

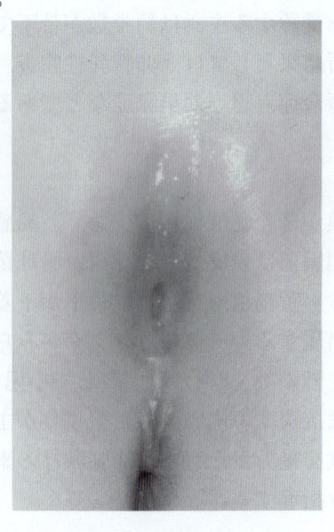

e. 外陰・腟の外傷

玩具や尖ったもので外陰，会陰に裂傷を起こすことがある．腟の損傷は会陰裂傷に連続して起こることが多いが，遊具などからの転落で棒が腟に突き刺さるケースなどもある．直腸や膀胱への穿孔，後腹膜血腫を伴う可能性があり注意が必要である．創の広がりを十分評価したうえで外科的治療を行う．

④ 思春期の婦人科疾患

9～18歳の女子の婦人科疾患のなかでは月経異常が多くを占める．月経異常には続発性無月経，初経未発来，月経不順などが含まれ，関連するものとして機能性子宮出血もみられる．性機能の発達過程にある思春期においては月経周期異常が病的なものであるかどうか慎重に判断する必要がある．初経発来前には小児と同じく腟炎・外陰炎も多くみられ，初経未発来のもののなかには思春期遅発症も含まれる．一方，付属器炎や妊娠の問題も生じうる．妊娠については次項で述べる．

a. 月経異常
1) 原発性無月経および思春期遅発症

原発性無月経の患者ではまず乳房発育や陰毛発育の有無および子宮の有無を確認し，ほかの生殖器の状態および内分泌学的異常の有無を順序立てて検査していく．Turner症候群などの性腺不全は原発性無月経の1/3を，子宮腟無形成は1/5を説明するといわれる．小児期に脳腫瘍で放射線照射を受けたり，血液悪性疾患で化学療法を受けたりして卵巣機能不全が生じ原発無月経を呈するケースもある．それぞれの原因に応じた治療を行う．

2) 続発性無月経

妊娠の可能性のあるものでは，まず除外する．

思春期の続発性無月経は視床下部性無月経が多く，特に体重減少，運動，ストレスなど明らかな誘因が存在するものが1/3～2/3を占める．第1度または第2度の無月経の程度に関しては，無月経期間が7カ月未満では第1度無月経が，8カ月以上では第2度無月経が多いことが報告されている．また，明らかな誘因のある場合は第2度無月経が多いとされる．

このことから，無月経期間が8カ月以上のものや無月経の誘因のあるものでは積極的な治療を考慮し，明らかな誘因がない第2度無月経も治療を考慮するのが望ましいと考えられる．十分な問診のうえ血中ホルモン測定，第1度または第2度の評価を行い，状態に応じた治療を選択する．治療はKaufmann療法が主体となるが，必要に応じクロミフェン投与による排卵有無の確認も行う．低エストロゲン状態が続くものでは骨密度の低下の可能性にも注意する．

誘因が明らかなものではそれを除去することが必要で，体重減少のうち単純な減食によるものでは食事指導により改善しやすいことが多いが神経性食欲不振症によるものでは精神科や心療内科でのカウンセリングを要し，治療は容易ではない．運動による無月経は運動性無月経とよばれ，ナショナルレベルのスポーツ選手では一般人に比べ初経年齢が遅いことが知られている．

3）月経周期異常

　思春期において月経周期は発達過程にあり，月経周期異常がみられても病的であるとは限らない。基礎体温を記録させ，排卵の有無，黄体期の日数を確認する。排卵がみられる場合は発達過程上の生理的な変化であることが多く経過観察してよいが，数年間無排卵周期が持続するものに関しては治療を検討する。無排卵周期に基づく月経周期異常や続発無月経の患者では多嚢胞性卵巣症候群が存在することもあり，注意する。

4）機能性子宮出血

　思春期の不正出血は，妊娠，外傷，炎症，ホルモン産生性の卵巣腫瘍，きわめてまれな悪性腫瘍であるブドウ状肉腫など器質的異常によるものもあるが，大部分は機能性子宮出血であり，さらにその多くの過程で生じる無排卵周期に伴う出血である。これらでは病的意義が少ないが，長期間持続する場合には貧血が生じうることや精神的負担も招く可能性もあり，いったん止血させることが必要である。

　問診，腹部の診察から妊娠や器質的疾患が強く疑われない場合，まずエストロゲンとプロゲステロンの配合剤を用いる。数日間の投与で止血が確認されたら，引き続き一定期間同様の製剤を内服させ終了後に消退出血を発来させる。予定通りに止血しない場合は，婦人科局所診察を考慮する。また，血液疾患の可能性も念頭に置き必要に応じ血液学的検査も行う。

5）月経困難症

　思春期の月経困難症は子宮内膜症などの器質的疾患によらない機能性月経困難症が大部分であり，機能性月経困難症は20歳代になってから開始することは少ない。月経困難症が開始した年齢，毎回あるのかどうか，痛みの部位や種類，随伴症状の有無，対処法などを詳細に問診する。非ステロイド抗炎症薬によるプロスタグランジン合成阻害が多くの場合有効であり，適切に使用するよう指導する。生活指導も重要である。まれに子宮・腟の形態異常が原因となっていることがあり，鎮痛が得られにくいものでは慎重な婦人科的診察が必要である。

6）月経前症候群

　月経前，3〜10日の黄体期のあいだ続く精神的あるいは身体的症状で，月経発来とともに減退または消失するものを指す。月経困難症に比べると「いらいら」や「怒りっぽくなる」といった精神症状と乳房症状が多い。わが国では月経前症候群に関する臨床研究が少ないが，松本らは思春期女性を対象とした詳細な月経随伴症状の調査を行った結果，思春期ではいらいらや怒りっぽくなるなどの症状が月経前のみ出現するものは少なく，これらが月経前に開始し月経期に下腹痛とともに最も強くなる「周経期症候群」というべき状態が多く存在することを示している。

b. 卵巣腫瘍

　下腹痛や下腹部膨隆を訴えて来院し，多くの場合小児科などの他科で下腹部腫瘤を指摘され発見に至る。ただし，初経発来後の卵巣腫大はしばしば卵胞嚢胞や黄体嚢胞などの非腫瘍性嚢腫が原因となっており，これらの場合は自然軽快を期待して1月経周期以上経過観察をする。一方，腫瘍性のものでは直ちに精査を行う。

　思春期の卵巣腫瘍の大部分は良性腫瘍で，成熟嚢胞性奇形腫が最も多い。成人でよくみられる嚢胞腺腫は思春期ではまれであるが，粘液性嚢胞腺腫では巨大化することがある。

境界悪性腫瘍に分類される顆粒膜細胞腫は思春期に多い性索間質性腫瘍であり子宮出血，乳房発育などエストロゲン産生による症状を伴う．悪性腫瘍は15％程度であり，未分化胚細胞腫，胎児性癌，充実性奇形腫などの胚細胞腫瘍が悪性腫瘍の60～70％を占める．

　治療は良性腫瘍では卵巣腫瘍の核出術を行い，健常卵巣の温存に努める．捻転で発見されるケースではすでに卵巣全体が壊死し温存が困難な場合もある．悪性腫瘍では，卵巣摘出を含め慎重な術式決定が必要で，化学療法や放射線療法も併用されることがある．

c. 性感染症

　思春期女子では子宮腟部円柱上皮のびらん状態が強く病原体が付着しやすい．思春期の性感染症は増加しており，5,000名以上の高校生を対象にした調査でクラミジア保有率は女子が13.1％，男子が3.9％と高い数値を示している．この背景には後に述べる思春期の性行動の増加とコンドームの不使用がある．クラミジア感染症は子宮頸管炎の段階では無症状のことが多いが，上行感染により子宮内膜炎，卵管炎をきたし将来の不妊や異所性妊娠の原因となりうるため，スクリーニング検査の必要性が提唱されている．淋菌感染症，非クラミジア非淋菌性尿道炎・頸管炎，性器ヘルペス，尖圭コンジローマなども思春期に起こりうる．腟炎を起こすものでは腟トリコモナス症やカンジダ症がある．カンジダは内因性日和見感染の性質があるが性感染症の側面ももつ．エストロゲン作用が増加している思春期では小児と異なり非特異性腟炎は生じにくく，外陰・腟炎がみられる場合，性感染症を考える．また，近年増加しつつあるHIV感染症はAIDS発症までの期間が短縮される傾向にあり，20歳前後での発症例もあるため，思春期の原因不明の間質性肺炎や帯状疱疹ではHIV感染の可能性も考慮する必要がある．

d. 先天異常

　腟欠損症，痕跡状無腔子宮などの先天異常が思春期に無月経を契機に初めて明らかになることが多い．腟欠損症では造腟術が必要になる．重複腟，重複子宮，双角子宮，中隔子宮などの先天異常がMüller管の発生異常により生じる．尿路系の異常を合併することがあり注意する．

e. 痤瘡と多毛

　痤瘡（いわゆる「にきび」）は毛包に一致して丘疹，膿疱が多発し，色素沈着を残し治癒する発疹で，思春期に多く発症する．思春期に男性ホルモンの増加により皮脂腺の機能が亢進し，過剰に分泌された皮脂が毛包に貯留しここにアクネ桿菌が作用する．治療は抗菌薬の内服，外用のほか洗顔，化粧品の使用法などの生活指導を行うが難治性のこともある．

　一方，多毛は体毛が過度に発達して解剖学的に男性の特徴に類似した状態を指す．多毛には多くの場合男性ホルモンの増加が関与しており，痤瘡と多毛を訴える思春期女性では，種々の内分泌異常を念頭に置くべきである．特に，多囊胞卵巣症候群が重要である．

f. 摂食障害

　神経性食欲不振症は古くから知られる食行動異常で，食欲が低下して食べられなくなり体重が異常に減少して無月経となる．最近では単なる拒食ではなく，拒食と過食を繰り返し過食の際に意図的に嘔吐したり下剤や利尿薬を乱用したりする例が増えている．これら

の患者は病識に乏しいが，無月経をきたすと心配して来院することが多い。生育環境や家族関係，精神発達過程でのつまずきなど，さまざまな問題が関係すると考えられているが病因は十分明らかになっておらず，治療には長期の入院による食事療法やカウンセリングが必要になることが多い。

近年社会全体の志向から思春期女性のやせ願望が強く，女子中・高校生を対象とした調査で8割近くが「やせたい」と回答しており，そこには肥満度が「正常」や「やせとその傾向」に属する者も含まれていることが示されている。このような背景を理解し，やせの者，月経異常の者では摂食障害の可能性に注意を払わなければならない。

肥満をきたしている場合も注意深く精査を行う。

g. 起立性調節障害

思春期女性の約5割が立ちくらみ，めまいを自覚し，その多くは生理的な現象であるが背景に疾患がある場合もあり，なかでも頻度が高いのは起立性調節障害である。起立性調節障害は中学生の約1割にみられ，一部のものは登校困難など日常生活に支障が生じる。立ちくらみ，めまいの症状のほか，朝起床しにくい，午後以降は元気になるなどの特徴があり怠けと誤解されやすい。身体疾患であることの説明を本人，保護者へ十分行い，水分摂取，生活リズムの改善，薬物療法などによる治療を行う。

h. 性虐待

性虐待の被害は幼児期と思春期に多く発生し，性交に至るものだけでなく電車での痴漢など性的部位に触る，性的な写真を撮る，無理やり性器を見せるなど，内容は多岐にわたる。わが国の調査で全女性のうち18歳までに性虐待を受けたものは80%と報告される。保護者のほか教師，保育士，スポーツのコーチなど身近でしかも本来子どもを守る立場にある者からの虐待も多く，複雑な心理的被害を与えることになる。本人の開示で明らかになることもあるが，性器出血や性器の疼痛，大腿部内側の傷などから性虐待が発見されることもある。状況に応じ性器の診察，性感染症の検査，妊娠の検査を行う。虐待を疑ったら児童相談所に通告することも必要である。

C 性行動と10代妊娠

思春期における性行動は社会の変化とも相まって時代とともに変容している。性交経験率の増加は前項の性感染症や予期しない妊娠の問題に結び付く。

① 性行動

過去30年間に思春期での性行動は日常化し，性交経験率は著しく増加した。ことに女子の変化が顕著で，かつて明らかだった男女差は消滅している。一方で性経験の少ない者も多数存在し，思春期の性行動には分極化がみられるが性行動の活発な者の最近の特徴として交際期間の短さがあり，複数のパートナーをもつ者も少なくない。

思春期の性行動に関して家族や学校への不適応が背景にあるとする見方や性規範の乱れを指摘する声もあるが，性行動の活発化にはさまざまな側面があり，固定観念によらず，

現実を多面的に把握する必要がある．

a. 性交開始年齢

　思春期におけるデートやキスなどの性的行動の経験は近年増加している．性交経験率も同様で，2005年の「青少年の性行動全国調査」では，16歳ごろから経験率が急上昇することが示されており，高校生において経験の増加が顕著になる（図4-2）．過去の調査では経験率のカーブの急勾配は20歳ごろにみられ，これより低年齢化していることがわかる．さらにかつては男子のほうが明らかに女子より性交経験率が多かったが近年女子のほうが男子より顕著な増加を示し，男女差は消失，逆転している．

　このように性交経験率は全体的に低年齢にシフトしているといえるが，10代初期での増加は少ない．最近30年間で初経発来や男子の精通経験など生理的側面に関する低年齢化はみられておらず，性行動の早期化には限界があると考えられる．

　低年齢化の背景には妊娠してからの結婚が社会で一般的な形として受け入れられるようになったことや，携帯電話などのコミュニケーションツールの普及による情報のパーソナル化がある．

b. 思春期の性行動の特徴

　思春期の性行動の最近の特徴として交際期間が短くターンオーバーが早いこと，パートナー数が多いことが挙げられ，性交経験のある高校生女子のうち1/3がこれまでのパートナー数を3人以上と答えていることが報告されている．性交経験が複数化することは性感染症や予期しない妊娠の可能性につながりうる．一方で，性交経験がある者のうち半数は日常的には性交をもたない生活を送っていることも示されており，性行動の活発な者から経験のまったくない者まで，思春期の性行動は分極化している．

　思春期の性行動に関して，家庭や学校における不適応が促進要因になるとの見方がある

図4-2　年齢別性交経験率

実線は女子，破線は男子
16歳ごろから性交経験率が急上昇する．近年女子が男子を上回る傾向にある．

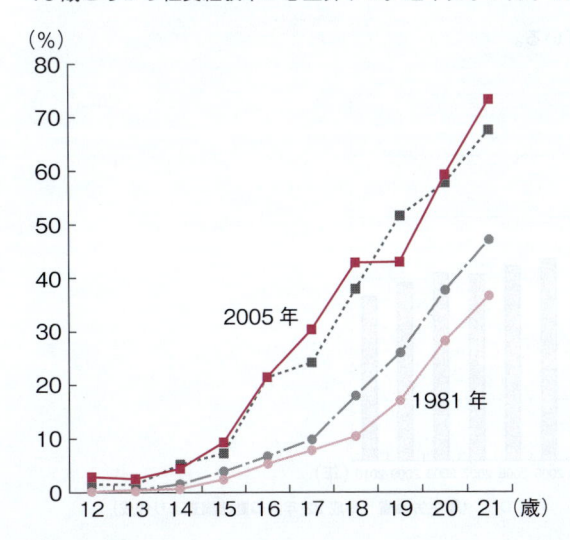

（2005年「青少年の性行動全国調査」より作成）

が最近では交友関係が広く，社会的活動の広い者で性行動が活発である傾向もみられる。性行動を活発化させるさまざまな要因のなかで特に携帯メールの利用頻度の違いが性行動の分極化に寄与すると考えられており，頻繁な利用者（1日に20通以上送信）の性交経験率はそうでない者の約3倍で，交際期間が短くパートナーが複数の者の率も多いことが示されている。社会問題化している「出会い系サイト」の利用も一部にみられる。

このような性行動の活発化に関して性規範の崩壊を危惧する声もあるが「性交には愛情が必要」と考える高校生女子の割合は時代とともに増加を続けており，愛情表現として性交を行うという規範は強化されている。ただし，入手する性情報により性規範意識は異なること，ことに男性向けのメディアでは性に対し反規範的なスタンスがとられがちで性規範にはジェンダー差があることを認識する必要がある。

② 10代妊娠

思春期における妊娠は若年妊娠，または「10代妊娠」として扱われ，その医学的，社会的側面に注意する必要がある。思春期には避妊に対する意識が十分でないことから性行動の結果として意図しない妊娠を招き，人工妊娠中絶や養育環境が整わないなかでの分娩に至ることも多く，個々の事情に応じた対応が求められる。

a. 10代妊娠の現況

10代妊娠の数を正確に把握することは困難であり，分娩数および人工妊娠中絶率から類推することになる。最近では，これまでの増加傾向から減少に転じている。

1）10代の分娩

人口動態統計によると10歳代後半の年間分娩数は1980年ごろから2002年にかけて増加傾向にあったが以後は減少に転じている（図4-3）。14歳未満でも同様の傾向がみられるが2009年は67件で増加している（図4-4）。

図4-3 15歳〜19歳の分娩数
1980年ごろから増加傾向にあったが以後減少に転じている。

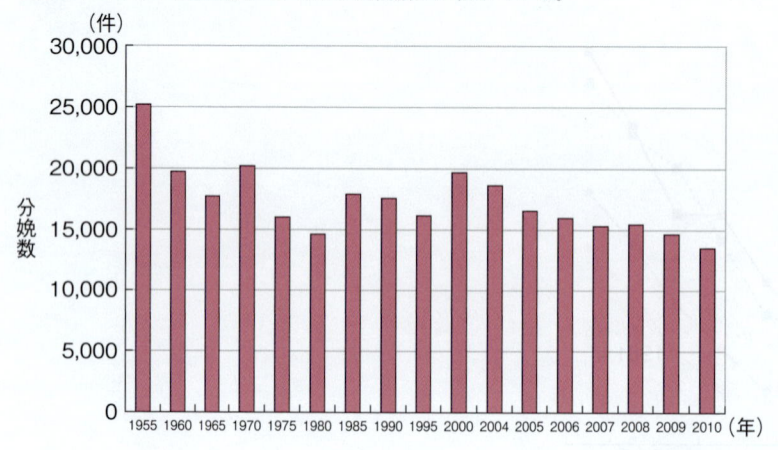

（厚生労働省 平成22年人口動態調査より作成）

分娩に至るケースにはすでに結婚している者が含まれることはもちろん，もとは意図しなかった妊娠であっても前向きにとらえ妊娠後に結婚する者，単身で生み育てる者などさまざまな状況がある。妊娠が判明するのが遅く選択の余地がないまま「望まない」分娩に至る者も少なからず存在すると考えられる。

2）人工妊娠中絶

10歳代の人工妊娠中絶件数は分娩数を上回るかたちで推移し1990年代後半に急増したが，2001年をピークとして減少を続けている（図4-5）。分娩数と併せて考えると10代妊娠は近年減少していると類推され，理由として低用量ピルの普及，性教育の効果などのほか，男性が性行動に消極的になったことが影響しているとする見解がある。いずれにしても，決して少なくない数の人工妊娠中絶が依然存在しており，2009年は21,199件で1日58件の計算になり，うち14歳以下は390件である。

図4-4　14歳未満の分娩数
増加傾向から減少に転じていたが2009年は67件で再び多くなっている。

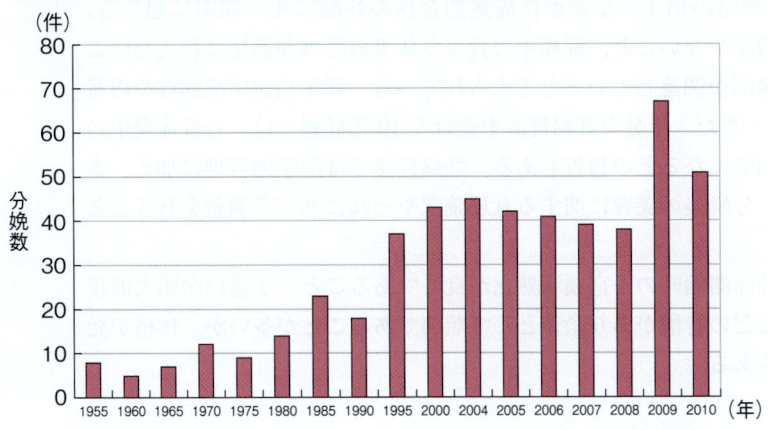

（厚生労働省　平成22年人口動態調査より作成）

図4-5　19歳以下の人工妊娠中絶数
1990年代後半に急増したが2001年をピークとして減少を続けている。

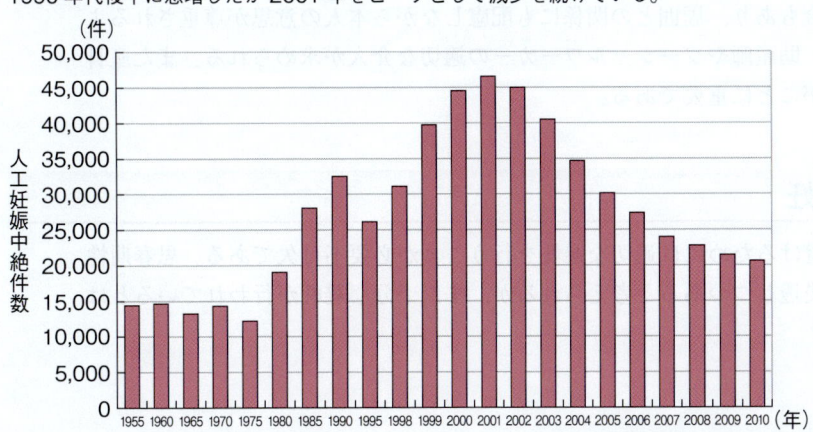

（厚生労働省　平成22年衛生行政報告例より作成）

人工妊娠中絶では女性と男性両方の同意が必要であるが，10歳代のケースではパートナーが複数で相手がわからないということもしばしばある．また，未成年で保護者の同意も必要であること，費用が準備できないことから受診が遅れやすく，中期中絶が多いこと，反復例が多いという問題がある．

b. 周産期管理上の注意

分娩に至る10代妊娠には妊娠中から分娩後まで，さまざまな注意が必要である．

1）初診時期

10代妊婦は初診時期が遅い傾向にあり，妊娠22週を超えてからの初診も多く，初診が分娩時ということも珍しくない．妊娠を疑いながら困惑して受診をためらう者や，もともと月経不順があり身体の変化に気付かない者が多いと考えられる．

初診が遅いことによって正確な週数が判断しにくい，妊婦健診の回数が少なく十分な分娩準備が行えないなどの問題が生じる．

2）妊娠・分娩の経過

10代妊娠では低出生体重児の出生，早産が性成熟期女性の妊娠に比べ高率に起こる．これには，妊婦健診の回数が少ないこと，妊娠中の食事や体重の管理が適切に行えないこと，喫煙などさまざまな要因が関連していると考えられている．妊娠高血圧症候群や周産期死亡も20歳代より多い．ただ，十分な妊婦健診を受けた10代妊婦では，合併症発生のリスクは性成熟期女性と同等になるとの報告もある．妊婦健診では医学的管理に加え，本人の社会的立場への配慮，分娩後の養育に関する意思確認やそれに基づく調整を行うことが特に必要となる．

分娩経過に関しては，陣痛開始時の子宮頸管熟化が良好であること，子宮口全開大前後の進行が急速であることなどの特徴があり全体として順調であることが多いが，体格が発育途上で難産になる場合もある．

3）分娩後の問題

福祉サービスなどに関する情報提供が必要となる．養育を希望しても環境不十分で結果的に育児放棄に至ることもあり，市区町村との連携が鍵となる．自分で養育することが困難な場合は，乳児院への入所や養子縁組を検討することになる．あらかじめ養育しないことを決定している場合の母子接触の是非はしばしば問題になる．また養育に関する意思決定が分娩後になる場合もあり，周囲との関係にも配慮しながら本人の意思が尊重されるよう必要な調整を行う．助産師やソーシャルワーカーの適切な介入が求められる．また産科学的には避妊の指導がことに重要である．

③ 思春期の避妊

意図しない妊娠を避けるためには適切な避妊を行うことが必要不可欠である．思春期性行動において避妊は浸透しつつあると考えられるが，まだ十分な避妊が行われているとはいい難い．

a. 避妊の現況

思春期の避妊法はコンドームが主体で，ほかに腟外射精，リズム法，低用量ピルも用い

られることが報告されている．腟外射精やリズム法は確実な避妊法とはいい難く，コンドームも正しく装着されているかどうか不明であるが，これらをすべて含めた避妊の実行率は過去より増加している．2005年に行われた青少年の性行動全国調査報告では性交相手をもつ高校生女子のうち「避妊をしている」と答えた者は92.3％，18歳以下で初交のあった女子のうち「避妊した」者は83.1％でいずれも過去の調査より増加していた．

しかしこれら18歳以下での避妊実行率は18歳以上の群に比べると低く，そのなかでも初交時年齢が低い者ほど実行率が低くなることが示されている．初交時に避妊をしなかった者ではした者よりその後の性交における避妊実行率が低くなることが示されており，パートナー数が多い者ほどコンドームの使用率が低いとの報告もある．初交の動機が相手への気持ちによるものではなく「なんとなく」「無理やり」などのものでは避妊実行率が低いことも示されており，初交の際の性交への心の準備状況が重要であるといえる．今後，避妊の確実性を高めるための避妊法の正しい知識の周知のほか，低年齢層を意識した避妊教育やハイリスク群に対するアプローチの検討が必要であろう．

b. 避妊法

コンドームは安価で使い方が比較的容易であり，性感染症の予防効果もある．しかし男性主体の方法であり，理想的な使用での妊娠率（失敗率）は3％であるが典型的な使用では14％と大幅に増加する．

一方，低用量ピルは女性が自分の意思で選ぶことのできる避妊法で，理想的な使用での妊娠率は0.3％と非常に低いが医師の処方箋が必要であり，服用開始時の悪心などの副作用や毎日服用しなくてはいけない煩わしさなどの問題がある．さらに思春期における低用量ピルの服用に関して「骨端線が早期に閉鎖し成長障害が起きる」「将来不妊になる」などの誤解もある．

ほかの避妊法としてIUDやペッサリーなどは装着の困難さなどから思春期女性には勧められない．リズム法は自らの月経周期を意識する意義はあるが単独での避妊法としては十分でない．思春期で多く行われている腟外射精も世界保健機構で「十分な準備のない状態での性交渉においては，軽視すべきではない避妊法」とみなされているが，ほかの方法が入手可能なわが国においては勧められる方法ではない．

思春期の避妊においてはそれぞれの方法の長所短所を踏まえ，個人の性行動や生活背景に合った方法を考える．当然，性感染症予防のためにはコンドームの使用が必要である．

D 思春期の健康管理

思春期女子に共通した健康管理のテーマとして月経時の適切なセルフケアの習得，予防接種の知識，性に関する健康教育の充実が挙げられる．思春期の健康管理においては学校の果たす役割が大きいが，家庭，地域のかかわりも重要である．

① 月経のセルフケア

月経時には適切な生理用品の使用や身体の清潔保持のほか，運動や気分転換などが月経痛の軽減に有効な手段であることを意識することが必要である．月経に関しては小学校の

授業や母親から学ぶことが一般的であるが月経異常や月経前症候群，月経中の生活などについて知られていないことも多い．

a. 月経時の処置

経血への対処法として外装具（ナプキン）と内装具（タンポン）があり，後者は長時間留置すると感染症を生じる可能性がある．疫学的調査で10代女性のタンポン使用者に中毒性ショック症候群が多かったことからタンポン使用は原則として高校生以上とし水泳時に限るのが望ましいとされ，適切な製品の選択や衛生的な使用法の正しい知識が必要である．ナプキン使用の場合も，まめに交換することが大切である．

b. 月経中の生活

月経時になんらかの痛みを自覚する者は多く，思春期においても8割以上と報告されている．プロスタグランジンに拮抗する鎮痛薬使用のほか，生活上の注意や行動で症状を軽減することができる．体操が月経痛を軽減することは古くから知られており，さまざまなプログラムが提案されている．運動による骨盤内の循環改善，充血の軽減や精神的リラクゼーションが寄与すると考えられる．気分転換のための活動をすることも月経痛を軽減する望ましい対処法であるが実際にはあまり活用されておらず，有効性の周知が望まれる．腹部や腰の保温，十分な睡眠，栄養への配慮も重要である．

c. 月経の記録

月経を記録することは自らの周期を理解し，月経随伴症状を把握する助けとなる．月経の記録により思春期の変化に対する不安が軽減し，月経を健康で明るいものとして受け入れやすくなると考えられている．基礎体温の測定や心身の変化の記録も同時に行うと，より効果的である．

② 予防接種

小児期・思春期は乳児期に続いてさまざまな予防接種が勧められる時期である．予防接種には予防接種法に基づく定期接種と制度に基づかない任意接種があり，これらのワクチンの接種推奨時期に関して小児科学会から同時接種を前提とした予防接種スケジュールが提言されている（表4-1）．思春期女性に関連するワクチンとしては特に近年開発されたヒトパピローマウイルスワクチン，妊娠前の感染予防に留意すべき麻疹，風疹のワクチンが重要である．

a. ヒトパピローマウイルスワクチン

ヒトパピローマウイルス human papilloma virus；HPVは子宮頸癌や尖圭コンジローマの原因として知られ，130以上の型に分類される．子宮頸癌からの検出率が最も高いHPV16/18に対する2価ワクチンとHPV16/18に尖圭コンジローマの原因となるHPV6/11を加えた4価ワクチンがあり，日本ではそれぞれ2009年，2011年に発売が開始された．ワクチンの効能はHPVが細胞に感染する前のブロックであるため，HPVの感染様式である性交が開始する前に接種することが推奨される．

接種対象者がワクチンの意義を理解できるよう HPV による健康被害，感染経路について年齢や知識に応じた教育や親への啓発が必要である。

b. 麻疹・風疹ワクチン

麻疹は麻疹ウイルスにより感染し高熱，コプリック斑，発疹などを生じる感染症で非常に強い感染力をもつ。妊婦が発症すると重症化するだけでなく，流産や早産に至ることもある。一方，風疹は発熱，発疹，リンパ節腫脹を三徴とするウイルス感染で妊娠初期に風疹を発症すると，出生児が先天性風疹症候群を発症することがある。

麻疹，風疹の予防は以前から重要と考えられ，麻疹ワクチンは1978年から，風疹ワクチンは1979年から定期接種となり，風疹に関しては中学生女子を対象とした予防接種が行われていた。1989年から「麻疹，おたふくかぜ，風疹」の3疾患に対するMMRワクチンが定期接種として1～4歳を対象に開始されたが，おたふくかぜワクチンによる無菌性髄膜炎が問題となり，1993年に中止された。その後2005年に麻疹風疹混合ワクチン（MRワクチン）が認可され，2006年4月から定期接種として男女とも1歳児と小学校入学前1

表4-1 日本小児科学会が推奨する同時接種を前提とした予防接種スケジュール

- 定期接種の推奨期間
- 定期接種の接種可能な期間
- 任意接種の推奨期間
- 任意接種の接種可能な期間
- 小児科学会として推奨

（注1）乳児期に接種していない児の水平感染予防のための接種

ワクチン名	乳児期 2カ月	3カ月	4カ月	5カ月	6～11カ月	幼児期 12カ月	15カ月	18カ月	2歳	3歳	4歳	5歳	学童期 6歳	7歳	8歳	9歳	10歳以上
インフルエンザ菌b型（Hib）	①	②	③			④											
肺炎球菌（PCV7）	①	②	③			④											
B型肝炎（HBV）	①	②		③													①②③（注1）
ロタウイルス	①	②	③														
四種混合（DPT-IPV）		①	②	③			④		(7.5歳まで)								
三種混合（DPT）		①	②	③			④		(7.5歳まで)								
BCG				①													
ポリオ（IPV）				①			②		(7.5歳まで)								
麻疹，風疹（MR）						①					②						
水痘						①	18-23										
流行性耳下腺炎						①					②						
日本脳炎									①②	③	(7.5歳まで)					④ 9～12歳	
インフルエンザ					毎年（10月，11月など）に①，②												13歳より①
二種混合（DT）															11歳①	12歳	
ヒトパピローマウイルス（HPV）													小6			中1 ①②③	中2～高1

613

年間の幼児への2回接種が行われている．かつては麻疹，風疹とも一度罹患すると多くの場合は終生免疫が得られたが，流行の減少に伴い自然の「ブースター効果」がなくなったことで，1回のワクチン接種では十分な免疫が得られず2回接種が推奨されるに至った．2012年3月までの経過措置としてワクチン未接種が想定される中学1年生，高校3年生の接種が定期接種として認められていた．

③ 性の健康教育

世界保健機構（WHO），パンアメリカン保健機構（PAHO），性の健康世界学会（WAS）が2000年に示した「セクシャルヘルスの推進―行動のための提言」では「包括的なセクシュアリティ教育をすべての人々に広く提供する」ことを目標に掲げており，人間の性のあらゆる側面にかかわる知識，技術，価値観を提供する「セクシュアリティ教育」は人生の早期に開始されるべきもので，人々の性の健康増進のための最も優れた社会投資であると明言している．

わが国において性に関する学校での教育のあり方は従来さまざまに議論されており，1998年の学習指導要領改訂において中学校でエイズと性感染症を取り扱うことが明記されるなど従来の月経教育や生理学的内容から指導内容の拡大が図られたが「行き過ぎである」との批判も多く，望ましい形が模索されている．思春期における人工妊娠中絶や増加する性感染症の防止のために正しい医学的知識を学ぶだけでなく，性の教育は生殖性，連帯性，快楽性という性の3側面を理解することにより自己尊重，相手への思いやりを豊かにする人間形成の意義ももつ．指導者が共通の理解をもち，家庭や地域との連携のなかで一貫した体制で教育していくことが求められる．

a. 学習指導要領と現況

現在学習指導要領では性に関する指導として小学校第4学年体育で第2次性徴を中心とした思春期の心身の変化，中学校保健体育で思春期の内分泌変化と性機能の成熟，エイズおよび性感染症の予防，高等学校保健体育で「感染症と予防」「思春期と健康」「結婚生活と健康」などの枠組みのなかでエイズや性的成熟に伴う行動への責任，異性の尊重，家族計画の意義や人工妊娠中絶の心身への影響などを理解できるようにすることと示されている．また保健体育以外の教科でも中学校道徳で「異性に対する理解，相手の人格の尊重」，特別活動で「男女相互の理解と協力」，「性的な発達への対応」が扱われ，高等学校でも特別活動のなかで「男女相互の理解と協力」「心身の健康と健全な生活態度や規律ある習慣の確立」の扱いがある．いずれも指導に当たって，発達の段階を踏まえること，学校全体で共通理解を図ること，保護者の理解を得ることに配慮するよう明記されており，個々の現場に合わせた運用が求められている．

性教育の授業担当は主に保健体育教諭が担っており，ほかに養護教諭，家庭科教諭，クラス担任や性教育の専門家，医師，保健師，助産師などの学外講師がかかわる場合もある．性教育の既習内容調査で，中学生では多くの者が妊娠のしくみ，性感染症・HIV，男女の心の違いを，また高校生では避妊，人工妊娠中絶，性交，男女平等を学んだと認識しているものが多く，学習指導要領に沿って中学から高等学校にかけて特に性交や避妊などの指導内容が拡がり，学生の啓蒙にもつながっていることが推察される．さらに，性教育を多

領域・多項目にわたって系統的に受けた者のほうが「役立った」と肯定的に受け止めているとの報告もある。

従来から女子に対して行われてきた月経教育は前述のとおり多くの者が初経前に小学校の担任教諭・養護教諭から受けているが，初経発来時やその後には母親に教わっていることが多いことが示されている。

b. 今後の課題
1) 担当者
性の第一の学びの場は家庭であり，幼少期からの人間教育のなかで生命を尊ぶ心や性に対する価値観も形成されていく。親がまっすぐ子供と向き合うことが大切であり，そのためには，親自身が正しい知識と豊かな人間性を備えていることが望まれる。

大学生に対し高校時代の性教育授業担当者として適切だと思う職種を調査したところ半数以上の者が養護教諭と性教育の専門家を挙げた。保健師・助産師・看護師，医師も一定の支持を得た。妊娠や性感染症，人工妊娠中絶，さらに生そのものついて専門家から学ぶことが求められている。養護教諭の授業担当範囲を見直し，専門性を生かしたかかわりができるよう配慮することが必要である。また学外の性教育の専門家や看護職，産婦人科医，小児科医などの講演を効果的に取り入れるとよい。

これらの担当者によりバランスよく系統だった性教育が組み立てられることが理想であるが，そのためには学校全体での共通理解だけでなく，地域全体での協力体制が構築されることが大切である。地域の小学校，中学校，高等学校と教育委員会，家庭，保健所，医師会が連携し性の教育に取り組むことが望ましいといえよう。地域全体で性教育の普及を図り，人工妊娠中絶減少などの成果を挙げている例もある。

2) 内容
第2次性徴や生殖器のしくみ，妊娠，避妊，性感染症についての知識は誰もが共通にもつべきものであり，性感染症に関してはHIVやクラミジアなどに加えヒトパピローマウイルス，ワクチンも必須のテーマである。月経教育に関しては，月経異常や月経前症候群まで踏み込んだ学習や月経中のセルフケアの周知も思春期女子には有用である。さらに，男女の歴史・文化，社会における男女の違い，ジェンダーやマイノリティーの性について知ることも重要であろう。

性の教育の根幹は性の生殖性，連帯性，快楽性という3側面の理解を通じた自己尊重，他者への思いやり，性に対する責任や節度ある態度，自ら判断し決定する「生きるための力」の育みであり，性の学びの場で知識の習得とともに大切なのは，教える側と学ぶ側，また学ぶ者同士が対話することによって性を自らの生の問題として考えられるようになることである。生きたコミュニケーションを行うには新しいデータ，具体的な事例，身近な問題を取り上げることが効果的であり，教える側がまず思春期の性の現状を正しく知ることが不可欠である。学ぶ者の主体性を引き出し，個別性にも配慮した教育のよりいっそうの充実が期待される。

2. 中高年女性の好発疾患と健康管理

A 概要

1 更年期に関する用語

　日本産科婦人科学会では，更年期に関する用語を以下のように定義している．すなわち，更年期 climacterium とは生殖期から生殖不能期への移行期で，加齢に伴い性腺機能が衰退し始め，やがて低下安定するまでの期間を指す．一方，閉経とは月経が消失することを指し，実際には無月経が1年間持続したらさかのぼって閉経であったと判定する．更年期とは閉経期周辺を指し，わが国では 45〜55 歳ぐらいが更年期に相当し，平均閉経年齢は 51〜52 歳と推定されている．満 40 歳未満で閉経するものを早発閉経，満 55 歳以降に閉経に至るものを遅発閉経とよぶ．また，卵巣機能の消失に伴い，自然に起こった閉経を自然閉経 natural menopause，卵巣摘出や放射線照射などにより人為的に卵巣機能が廃絶されたことによる閉経を人為的（医原的）閉経 artificial (iatrogenic) menopause という．子宮のみ摘出し卵巣が残っている場合には，臨床的に卵巣摘出による症状が出現せず，また血中ホルモンレベルも低下しないので，厳密な意味での閉経には含めない．なお，閉経期という表現もあるが，一般には閉経後のある一定期間を指している．

　一方，欧米の文献では，menopause，climacterium などの言葉が曖昧に使われ混乱が起きているが，これに対し WHO が提案を行い（1981），その内容は Jaszmann により図 4-6 のようにまとめられている．これによると，menopause は卵胞活動の消失による永久的な月経の閉止，すなわち閉経を指し，premenopause は閉経前 1〜2 年または閉経以前の全生殖期間を，postmenopause は閉経以後の期間と定義されている．また，menopause 直前の期間（内分泌学的，生物学的，ならびに臨床的に閉経が近づいたという特徴が現れる期間），および閉経後少なくとも最初の 1 年を含む期間を perimenopause としており，これがわが国でいう更年期に合致する．しかし，menopause または climacteric という言葉は，月経が自然に停止する期間を指す場合もあるとされており，

図 4-6 更年期に関係ある用語と時期（Jaszmann）

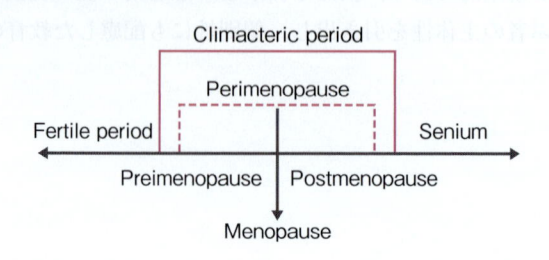

日本語でいう更年期の意味ももたせていると考えられる。

更年期における臨床的および内分泌学的指標の変化は，WHOにより 図4-7 のようにまとめられている。

② 更年期の重要性

更年期に起こる最も重要な生物学的変化は，卵巣機能（エストロゲン）の消退である。女性の体は多くの臓器・組織にエストロゲン受容体が存在していることが明らかになっており，エストロゲンの消退はこれらの臓器・組織に急性，慢性のさまざまな障害をきたす（図4-8, 9）。

更年期障害はのぼせ・発汗などの血管運動，神経症状を中心とする不定愁訴症候群であり，卵巣機能の消退過程に起こる内分泌学的変動が主な原因と考えられている。しかし，更年期障害のなかにはこの時期に起こりやすい心理社会的問題を背景とした心因性の症状も少なからず含まれており，これらの問題を適切に解決しておくことは，人生後半を健康に過ごすために重要である。泌尿生殖器系の萎縮性変化は排尿障害や性交障害，脱疾患などの原因となり，さらに局所の抵抗力が減弱することにより，非特異的感染・炎症の頻度が増加する。これらの症状は閉経後数年で顕在化することが多く，致命的な疾患ではないが，老年期の生活の質（QOL）を損なう慢性的な障害である。また，骨粗鬆症や動脈硬化性疾患は，閉経後無症状のまま潜在的に進行し，発症したときには不可逆的な状態に至っていることも多い。そのほか皮膚・粘膜の萎縮や脳神経系の加齢変化も，エストロゲンとの関連が推測されている。これらの障害は後述する閉経後のホルモン補充療法により，改善または進行を遅らせることができるが，将来の疾病構造との関連から，骨粗鬆症と動脈

図4-7 更年期における臨床的，生物学的および内分泌学的諸指標のシェーマ（WHO）

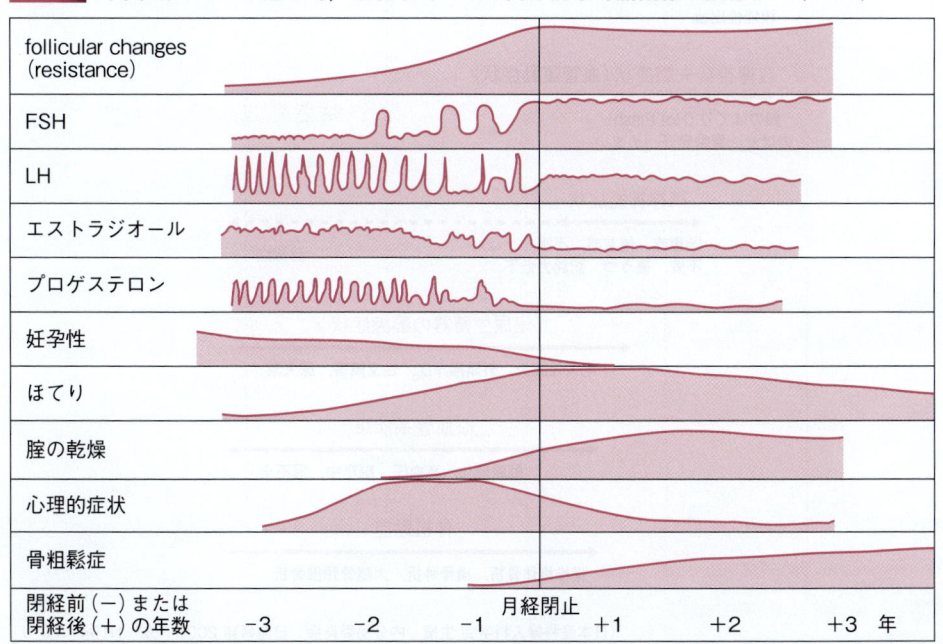

図4-8 エストロゲン受容体をもつ主な臓器とエストロゲン欠乏症状

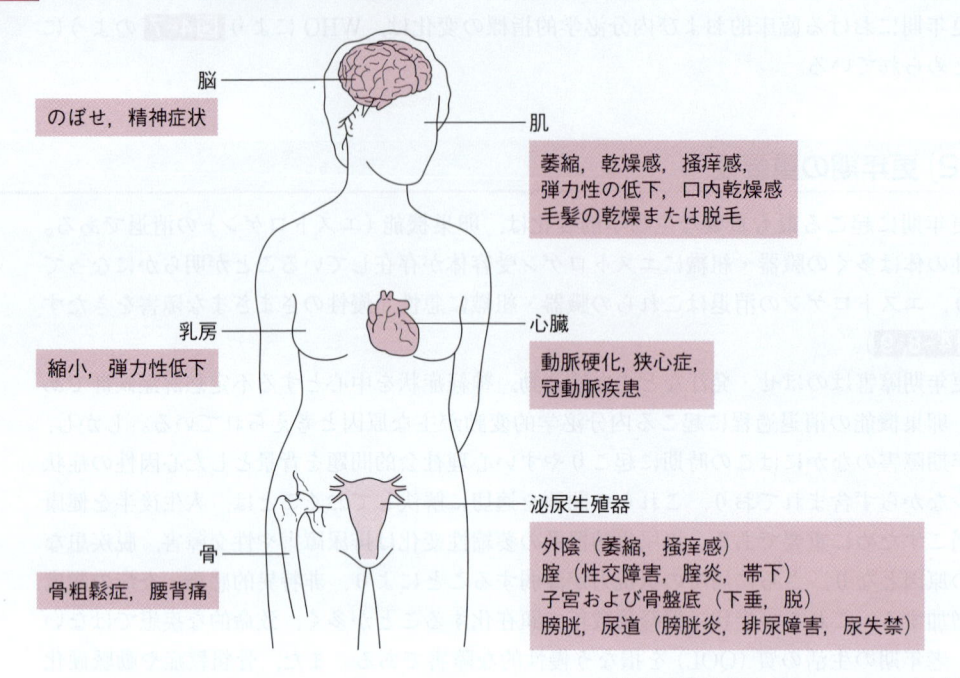

脳
のぼせ，精神症状

肌
萎縮，乾燥感，掻痒感，
弾力性の低下，口内乾燥感
毛髪の乾燥または脱毛

乳房
縮小，弾力性低下

心臓
動脈硬化，狭心症，
冠動脈疾患

骨
骨粗鬆症，腰背痛

泌尿生殖器
外陰（萎縮，掻痒感）
腟（性交障害，腟炎，帯下）
子宮および骨盤底（下垂，脱）
膀胱，尿道（膀胱炎，排尿障害，尿失禁）

（日本健康科学学会誌 1994；10：192 より改変引用）

図4-9 加齢に伴うエストロゲン欠乏症上の変化

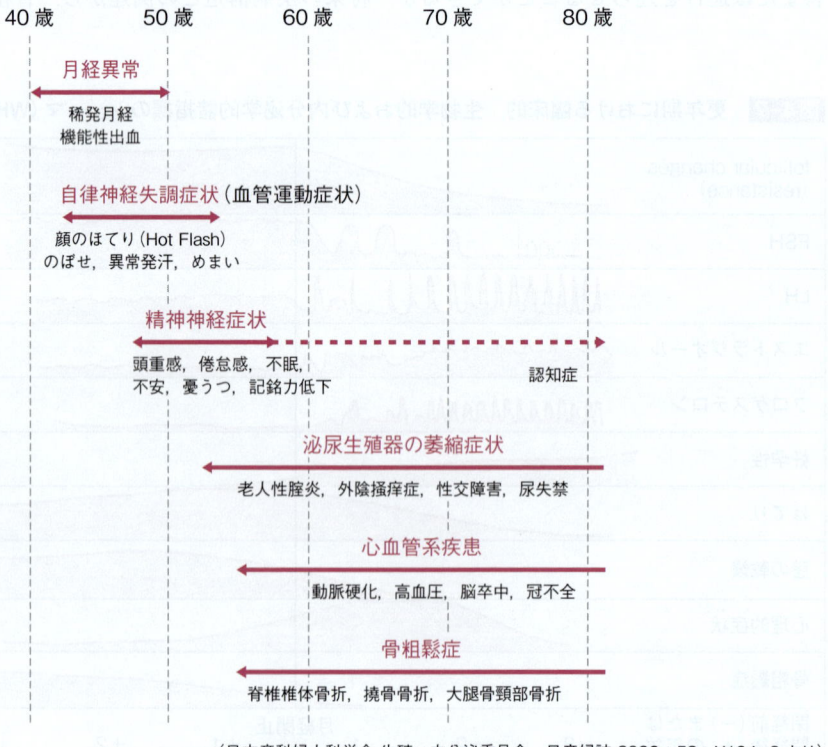

40歳　50歳　60歳　70歳　80歳

月経異常
稀発月経
機能性出血

自律神経失調症状（血管運動症状）
顔のほてり（Hot Flash）
のぼせ，異常発汗，めまい

精神神経症状
頭重感，倦怠感，不眠，
不安，憂うつ，記銘力低下
認知症

泌尿生殖器の萎縮症状
老人性腟炎，外陰掻痒症，性交障害，尿失禁

心血管系疾患
動脈硬化，高血圧，脳卒中，冠不全

骨粗鬆症
脊椎椎体骨折，橈骨骨折，大腿骨頸部骨折

（日本産科婦人科学会 生殖・内分泌委員会　日産婦誌 2000；52：N194-8 より）

硬化性疾患に対する予防効果が最近特に注目されている。

さらにこの時期は，成人病や悪性疾患の好発年齢であり，またエストロゲンと直接関係のない加齢現象や退行期の精神障害なども徐々に顕性化する時期である。したがって，更年期は生殖機能という面からのみならず，女性のライフサイクル全般からみて critical な時期としてとらえる必要がある。

③ 疫学的見地からみた更年期

わが国は，1989年に男子の平均寿命が75.9歳，女子が81.8歳に達して以来，世界一の長命国となっている。この平均寿命の延長は出生率の低下と相まって人口の高齢化を加速し，今後数十年間前例のない超高齢化社会が続くことが予測されている。人口研究所人口推計によれば，65歳以上の高齢人口は1990年の1,486万人に対し，2000年には2,200万人，2025年には3,635万人に達し，全人口の30％，すなわち3.3人に1人が高齢者となり，しかもその半数以上が75歳以上の後期老年人口で占められると推測されている（図4-10）。これは日本が世界一早く超高齢化国となることを示しており，さまざまな分野でその対応が迫られている。

特に医療の分野では，疾病構造の変化への対応，高齢者のQOLの向上，老人医療費の

図4-10　老年人口・高齢化率の推移

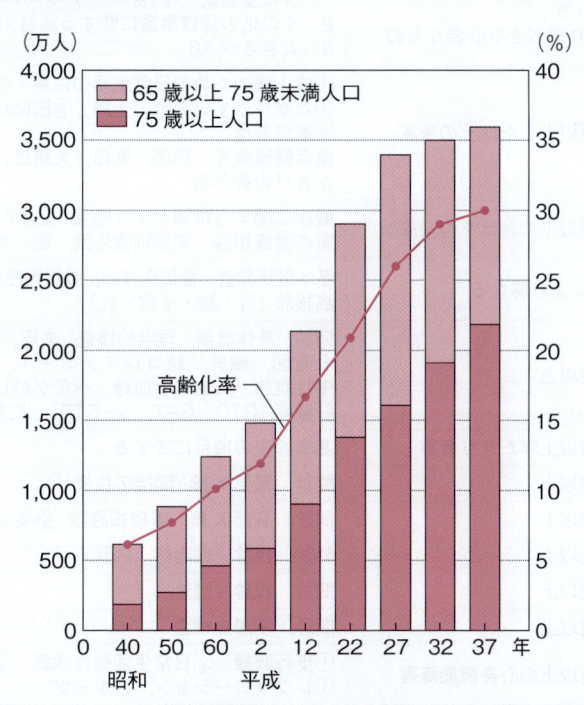

（注）高齢化率とは，65歳以上人口が総人口に占める比率のことを指す。

（資料：平成12年までは総務庁「国勢調査」平成12年以降は国立社会保障人口問題研究所「日本の将来推計人口」
（平成18年12月暫定推計）（平成23年度版「厚生白書」より改変引用）

Ⅳ. 女性のヘルス・ケア

削減などが重要な課題である．2010年における全年齢の死亡順位は悪性新生物（29.5％），心疾患（15.8％），脳血管疾患（10.3％）となっているが，高齢者では悪性新生物の割合が上昇し，心疾患や脳血管疾患などの循環器疾患によるものが減少する．特に女性の場合は40歳以上から悪性新生物による死亡率が第1位となる．その他，糖尿病，筋骨格系疾患，認知症をはじめとする精神疾患などの増加も高齢者の特徴であり，1988年を基準にした場合，2025年には65歳以上の寝たきり高齢者数が約3.2倍，65歳以上の認知症高齢者数が約3.7倍に増加すると予測とされている．これらの疾患は高齢者の生活の質を著しく低下させると同時に，介護するマンパワーのほとんどを更年期以降の女性に頼っているという現状もあり，女性にとって複雑な問題を提起している．さらに，年々増加する国民医療費はすでに総額37兆円に達している（平成22年）が，その約55％までが高齢者に使われており，今後生産年齢人口が減少し扶養能力が低下することを考えると問題は深刻である．

このような状況を抑制するための政策として，昭和57年老人保健法が成立し，健康管理サービス，疾病の予防と早期発見および福祉を含んだ包括的なシステムの整備が進められてきた．老人保健法の医療以外の保健事業として，健康教育や健康相談をはじめ，成人

表4-2 健康増進法における健康増進の概要（市町村などの地方自治体主導）

項目	対象	内容
健康手帳の交付	1. 70歳以上 2. 65～69歳で寝たきりのもの 3. 40歳以上で必要なもの	健康手帳の様式 1. 医療（医療の受給資格を証するページと医療記録のページは全国統一様式） 2. その他の保健事業に関する項目（市町村が創意工夫） 3. 大きさ→A6
健康教育	40歳以上またはその家族	①成人病のための日常生活の注意　②食生活　③健康増進 ④かかりやすい病気の予防　⑤医師にかかる時の心がけ ⑥家庭看護 重点健康教育　肺癌，乳癌，大腸癌，糖尿病，骨粗鬆症，寝たきりの各予防
健康相談	40歳以上またはその家族	健康に関する指導および助言（必要に応じて血圧測定，検尿） 重点健康相談　病態別食生活，歯，老人の各健康相談
健康診査	項目により異なる	基本健康診査，歯周病検診，骨粗鬆症検診，肝炎ウイルス検診 癌検診（胃・肺・子宮・乳）
基本健康診査　基本健康診査	40歳以上	問診，身体計測，理学的検査，血圧，検尿（蛋白，潜血，糖），心電図，眼底，総コレステロール，HDLコレステロール，中性脂肪，貧血（赤血球，ヘモグロビン，ヘマトクリット），肝機能（GTO，GPT，γ-GTP），血糖（糖負荷），腹囲測定
基本健康診査　訪問診査	40歳以上寝たきり者等	基本診査の項目に準ずる
癌検診　胃癌検診	40歳以上	問診，胃部X線（間接7枚撮り）
癌検診　肺癌検診	40歳以上	問診，胸部X線，喀痰細胞診（必要と認めた者）
癌検診　子宮癌検診	30歳以上	問診，視診，細胞診，内診
癌検診　乳癌検診	30歳以上	問診，視診，触診
癌検診　大腸癌検診	40歳以上	問診，便潜血検査
機能訓練	40歳以上の心身機能障害	①歩行訓練　②日常生活動作訓練　③手工芸などの訓練 ④レクリエーション，スポーツ
訪問指導	40歳以上の在宅寝たきり者および訪問指導の必要なもの	①看護方法（清拭，褥瘡予防）②食事，栄養，生活指導 ③日常生活動作訓練法の指導

（安西　定：第2版公衆衛生看護学大系⑩健康管理論．第1章3健康管理の歴史的展開，日本看護協会出版会，1995より改変引用）

病の早期発見のための健康診断や癌検診，障害者に対する機能訓練や訪問指導など，医療以前のケアからリハビリテーションまで一貫した事業が含まれていた．平成12年からは「生活習慣病」という概念が導入され，これまで成人病対策として二次予防に重点を置いていたが，一次予防対策も推進していく方針を新たに導入した．「21世紀における国民健康づくり運動」（健康日本21）が開始され，癌，心臓病，脳卒中，糖尿病などの生活習慣病に関する目標値が設定されている．そのため特定健康診査，特定保健指導では，40〜74歳の被保険者および被扶養者を対象として，血圧，血糖，脂質等に関する健康診査の結果から，生活習慣の改善の必要な者を抽出して指導をすることが医療保険者に義務付けられている．平成14年に健康増進法が制定され，市町村にて健康推進事業として実施されている（表4-2）．

このように到来しつつある高齢化社会において，「健康に老いる」ことは個人的レベルでも，また社会的・疫学的レベルでも重要な課題になっている．更年期はまさに壮年期から老年期への移行期であり，閉経以後に残された30年余をいかに健康に生きるかという問題について，心身両面から改めて考え直すための節目ととらえることができる．このような観点から，更年期医療は従来の疾病治療の概念を超え，予防医療やQOLの問題も含め女性の健康問題全般を広く扱う領域として視点を拡大している．

B 好発疾患と管理

1 更年期障害

a. 病態

更年期障害は，更年期に現れる多種多様の症候群で，器質的変化に相応しない自律神経失調症を中心とする不定愁訴を主訴とする症候群と定義され，性腺機能の衰退に伴う中枢神経系の機能失調による神経性・代謝性の症状と社会心理的要因に基づく症状が複雑に絡みあって発症すると考えられている．すなわち広義の更年期障害とは，加齢に伴う卵巣機能の低下とこの時期に多くみられる社会心理的要因がそれぞれ視床下部・下垂体系や大脳皮質に影響を及ぼし，その結果生じる自律神経失調症状および精神症状のすべてを含むと考えられる（図4-11）．一方，臨床的にはこれらすべての症状を同時に論じることは困難であるため，研究者によっては，これらの症状のうち卵巣機能の低下に基づく自律神経失調症状のみを狭義の更年期障害として扱う立場もある．しかし，実際には自律神経失調症状と精神症状が相互に修飾しあって病像を複雑にしている点が更年期障害の1つの特徴でもあり，その範囲を厳密に定義することは難しい．

図4-11 更年期障害の病態

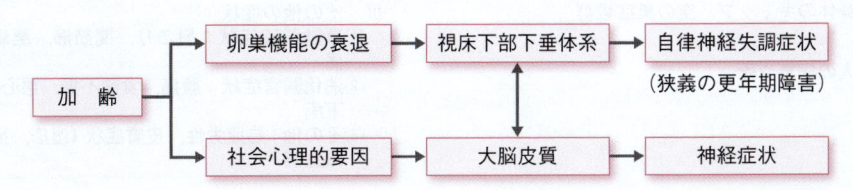

b. 発症機序
1) 内分泌学的要因

更年期を特徴づける最も重要な内分泌学的要因は，卵巣機能の衰退である．性成熟期にみられる月経周期は，視床下部・下垂体・卵巣系における複雑なフィードバック機構によって維持されているが，40歳代になると卵巣機能が徐々に低下し，中枢からの刺激ホルモンの分泌が増加する（図4-12）．その結果，閉経前数年間は月経周期が不規則になったり，無排卵周期に基づく出血量の変化や不正出血などが多くみられるようになる．更年期障害の症状の多くはエストロゲン投与により軽快ないし消失するが，個々の症状の詳細な発症機序には不明な点が多い．更年期に特有といわれる，のぼせ hot flush の症状は黄体化ホルモン（LH）の律動的分泌に一致するという報告があるが，そのほかの症状は視床下部・

図4-12　更年期障害の内分泌的要因

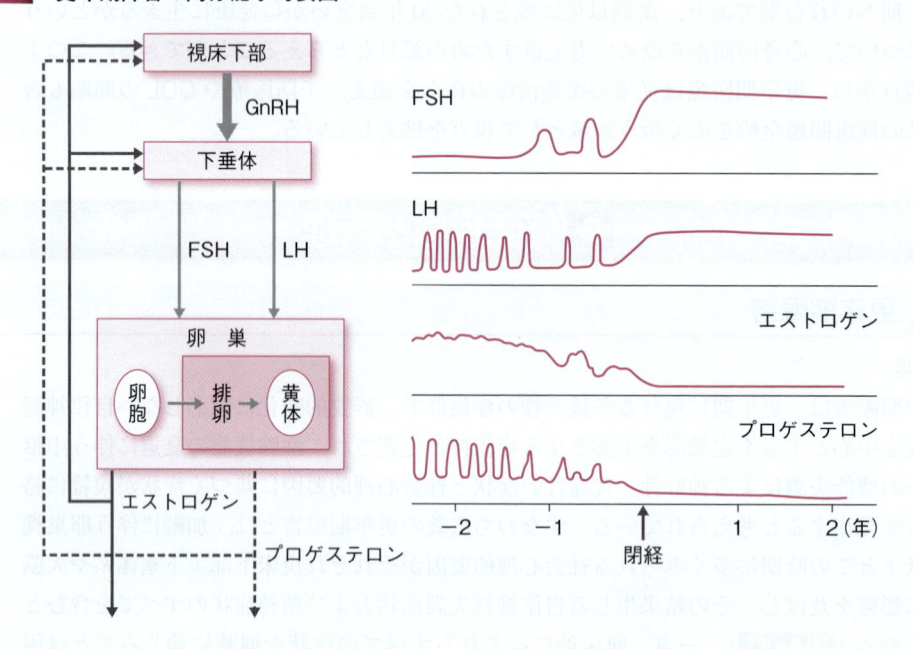

表4-3　更年期女性を取り巻く社会心理的ストレス
①家族の問題 　配偶者：病気や死，定年，不和 　子ども：問題行動，受験，自立，病気や障害 　その他：老人の介護や死
②職場の問題 　人間関係，責任の増大
③自分自身の問題 　健康に対する自信の喪失，老化の意識 　精神と身体のギャップ，空の巣症候群
④その他 　親しい人の病気や死

表4-4　更年期障害の症状
Ⅰ．自律神経失調症状 　①血管運動神経症状：熱感（顔面紅潮，のぼせ），発汗，冷え性 　②睡眠障害 　③その他：動悸，頭痛，めまい，耳鳴り
Ⅱ．精神症状 　抑うつ，精神不安定，意欲低下，不安感，記憶力減退
Ⅲ．その他の症状 　①運動器官症状：肩こり，関節痛，腰痛，筋肉痛 　②消化器官症状：腹痛，食欲不振，悪心・嘔吐，下痢 　③その他：易疲労性，皮膚症状（湿疹，搔痒感），口渇感

下垂体・卵巣系の変化が視床下部の自律神経中枢に影響を及ぼすことが一因と考えられている。

2) 社会心理的要因

更年期という時期は，女性を取り巻く環境要因にさまざまな変化が起こりやすい時期であり，前記のような身体的（内分泌学的）変化と社会心理的ストレスを同時に経験しなければならないことが更年期障害の病像を複雑にしている．社会心理的ストレスの具体的な内容としては，家族関係の問題，職場での人間関係，健康に対する自信の喪失や老化の意識などが挙げられる（表4-3）が，これらの要因はこの時期の精神症状（抑うつ，情緒不安定など）の原因になると同時に，間接的に身体症状を増幅させていると推測される．

c. 症状と病型

更年期障害の症状としては表4-4のようなものが挙げられる。これらのうち，顔面紅潮，のぼせなどの血管運動神経症状が典型的であるが，頻度としては肩こり，腰痛，易疲労性などが多い．

更年期障害の病型は，症状と背景にある要因との相互関係から，身体的素因と内分泌学的要因の関与の大きい自律神経失調型，性格的素因と社会心理的要因の関与の大きい神経症型，および両者の混在した心身症型の3型に分けることができる（図4-13）。一般的には内分泌学的要因の関与が大きい場合は，血管運動神経症状を中心とした身体症状が中心になることが多く，社会心理的要因の関与が大きい場合は精神症状が中心になることが多いが，症状のみでは判断しかねる場合も少なくない。また，精神症状が主体となる症例の病態としては，抑うつを中心とする感情障害や不安障害がよくみられるが，なかには幼

図4-13 更年期障害の病型

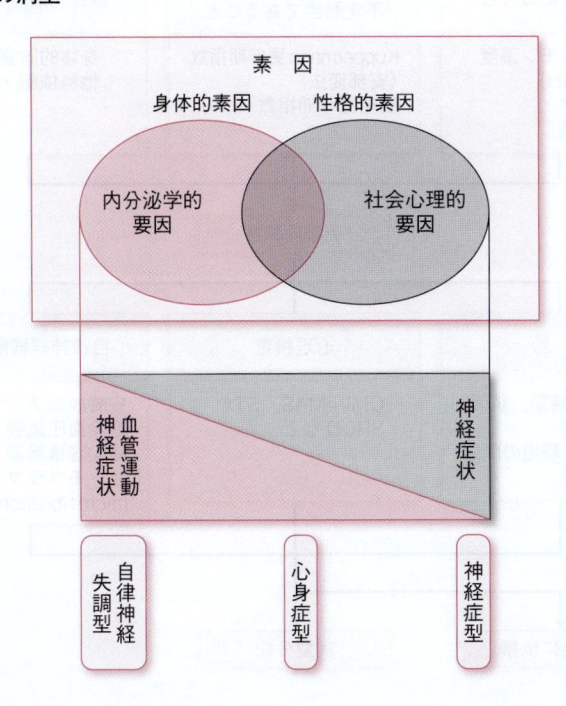

少時期からもっていたストレスに対する脆弱性が，更年期に起きる社会心理的要因を契機に顕在化したと考えられるものもある。

d. 診断（図4-14）

1）更年期障害であることの診断

患者が更年期にあること，患者の訴えが更年期障害に特有なものであること，および器質的疾患や精神疾患が除外されれば更年期障害と診断される。

更年期であることの診断は，内分泌学的検査法によって行われる。これには血中ホルモン濃度の測定，腟スメア，基礎体温などがあるが，更年期障害との関連をみるには血中エストラジオール（E2）および卵胞刺激ホルモン（FSH）濃度の測定により，卵巣機能の低下を確認することが有用である。血中 E_2 濃度が 10 pg/mL 以下かつ FSH が常に 30 mIU/mL 以上の場合は卵巣機能は低下していると考えられ，このような場合には月経周期は不規則になっていることが多い。

患者の訴えが更年期障害として特有なものであることの認識は，質問紙法によって行われる。よく用いるものは，Kuppermann 更年期指数（安部変法）（表4-5），簡易更年期指数 simplified menopausal index；SMI（表4-6）などがある。これらの指数は更年期障害として比較的特異的な症状をスクリーニングすることができ，また症状の分類や経過観

図4-14　更年期障害の診断

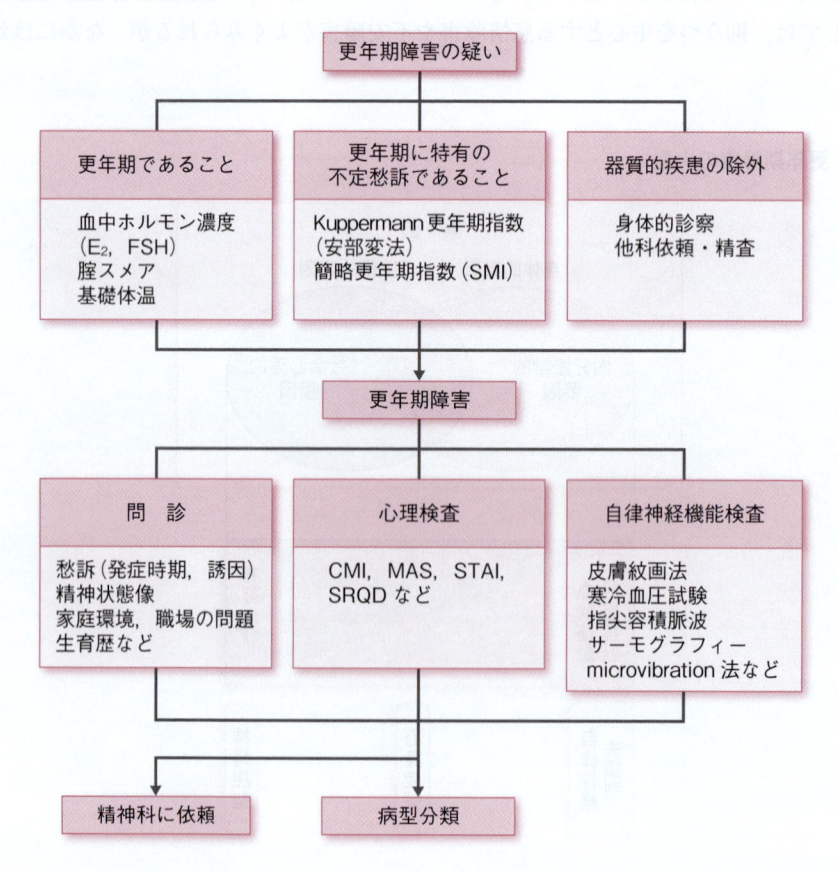

表4-5 Kuppermann 更年期指数（安部変法）

[症状の程度] 症状なし＝0，軽度＝1，中等度＝2，重度＝3
各症状群の点数は各症状群に属する症状の重症度の最高点×factor であり，全症状群の点数の総数が更年期指数となる。

症　状	症状の程度	評価 (factor)	＝指数
顔が熱くなる（ほてり） 汗をかきやすい 腰や手足が冷える 息切れがする		×4	
手足がしびれる 手足の感覚が鈍い		×2	
夜なかなか寝つけない 夜眠っても眼を覚ましやすい		×2	
興奮しやすい 神経質である		×2	
つまらないことにくよくよする		×1	
めまいや吐き気がある		×1	
疲れやすい		×1	
肩こり，腰痛，関節痛がある		×1	
頭が痛い		×1	
動悸がある		×1	
皮膚を蟻が這うような感じがある		×1	
		更年期指数合計	

表4-6 簡略更年期指数（小山ら）

評価法　0～25点＝問題なし　26～50点＝食事・運動に気をつけ，無理をしないように　51～65点＝更年期－閉経外来で生活指導カウンセリング，薬物療法を受けたほうがよい　66～80点＝長期（半年以上）の治療が必要　81～100点＝各科の精密検査を受け，更年期障害のみである場合は，更年期閉経外来での長期の治療が必要

症　状	症状の程度 強	中	弱	無	点　数	症状群	割合(%)
1．顔がほてる	10	6	3	0		血管運動神経系症状	46
2．汗をかきやすい	10	6	3	0			
3．腰や手足が冷えやすい	14	9	5	0			
4．息切れ・動悸がする	12	8	4	0			
5．寝つきが悪い，または眠りが浅い	14	9	5	0		精神・神経系症状	40
6．怒りやすく，すぐいらいらする	12	8	4	0			
7．くよくよしたり，憂うつになることがある	7	5	3	0			
8．頭痛・めまい・吐き気がよくある	7	5	3	0			
9．疲れやすい	7	4	2	0		運動・神経系症状	14
10．肩こり，腰痛，手足の痛みがある	7	5	3	0			

察にも応用することができる。

更年期は成人病をはじめとする種々の疾患の好発時期でもあるので，器質的疾患の除外は重要である。更年期障害と鑑別すべき疾患は甲状腺疾患や心血管疾患などの内科疾患のほか，整形外科的疾患，脳神経外科的疾患，耳鼻科疾患など多岐にわたるが，疑わしい場合には専門各科に依頼し精査を行うのが原則である。更年期障害の診断は器質的疾患が除外された後，初めてつけられるものであり，更年期障害の診断のもとに器質的疾患が見逃されることのないよう十分な注意が必要である。また，更年期障害とさまざまな精神疾患との鑑別も重要であるが，実際には難しい場合も少なくない。前述したように更年期によくみられる精神症状としては，抑うつを中心とする感情障害や不安障害などがあるが，これらの症状の発症にエストロゲンの離脱が関与している可能性も否定できず，また患者の性格的素因とこの時期に特有の社会心理的要因を背景に発症した場合は，更年期障害と考えることもできる。どこまでを更年期障害として扱うかは治療者の判断にも依存するが，重症例（抑うつ傾向が強く希死念慮のある者，不安発作を頻回に起こす者など），精神障害の既往や家族歴がある者，更年期に至るまでの社会適応に問題がある者などは早めに精神科や心療内科に依頼したほうがよい。診断に迷う場合は後述するような治療を一定期間（3カ月程度）試み，その反応をみて判断するのもよい。更年期女性にみられるうつ状態の鑑別点を表4-7に示す。

2) 病型診断

更年期障害の病型診断は前記の質問紙法に加え，詳細な問診と自律神経機能検査，種々の心理検査を組み合わせて行う。自律神経機能検査に異常がみられ，心理検査に問題がない場合は自律神経失調型，逆の場合には神経症型とおおよそ考えることができる。

問診では愁訴の発症時期や誘因を早い時期に聞いておく。血管運動神経症状以外の症状が主訴の場合は特に精神状態像（抑うつ状態，不安状態，心気的，強迫的など）に注目する。ストレスに対する脆弱性が疑われる場合は生育歴が参考になる。

表4-7 更年期女性にみられるうつ状態とその鑑別

	エストロゲン離脱に起因すると思われるうつ状態	エストロゲン離脱に起因しないうつ状態		
		うつ病	仮面うつ病	抑うつ神経症
症　状	抑うつ症状と血管・運動神経症状が同時にみられることが多い	抑うつ状態が主体日内変動多い	身体症状が主体だが疲労感や睡眠障害を伴うことが多い	抑うつ症状が主体日内変動ははっきりしないことが多い
発症時期	更年期	更年期に多い	更年期に多い	更年期前から連続的
誘　因	はっきりしないことが多い	さまざまなストレス	さまざまなストレス	さまざまなストレス
病前性格	特徴的でない	執着性格循環性格	執着性格循環性格	未熟，依存的，他責傾向
発症前の適応状態	特徴的でない	良好	良好	しばしば不良
うつ状態の既往歴	ないことが多い	しばしばあり	不定愁訴や自律神経失調症などの既往をもつことあり	以前から神経症症状が存在することが多い
SRQD	高得点	高得点	高得点	高得点
ホルモン状態	エストロゲン低下，ゴナドトロピン上昇	不定	不定	不定

表4-8　SRQD（self-rating questionaire for depression：東邦大学式抑うつ尺度）

調査表

調査表

記入　　年　月　日

姓名　　　　　　　年齢　　　　男・女　職業

次の質問の各項目についてあてはまるところに○印をおつけください。

質　問	いいえ	はい 時々	はい しばしば	はい 常に
1. 身体がだるく疲れやすいですか				
2. 騒音が気になりますか				
3. 最近気が沈んだり気が重くなることがありますか				
4. 音楽をきいて楽しいですか				
5. 朝のうち特に無気力ですか				
6. 議論に熱中できますか				
7. くびすじや肩がこって仕方がないですか				
8. 頭痛持ちですか				
9. 眠れないで朝早く目ざめることがありますか				
10. 事故やけがをしやすいですか				
11. 食事がすすまず味がないですか				
12. テレビを見て楽しいですか				
13. 息がつまって胸苦しくなることがありますか				
14. のどの奥に物がつかえている感じがしますか				
15. 自分の人生がつまらなく感じますか				
16. 仕事の能率があがらず何をするのもおっくうですか				
17. 以前にも現在と似た症状がありましたか				
18. 本来は仕事熱心で几帳面ですか				

（東邦大学式）

判定法

得点計算は		
「いいえ」		0点
「はい」	時々	1点
	しばしば	2点
	常に	3点

としてその合計得点を計算し，3点評価尺度で判定する。

ただし，質問2，4，6，8，10，12に関しては計算加点しない。

したがって，得点計算は質問1，3，5，7，9，11，13，14，15，16，17，18の12質問について行えばよい。その際の合計得点は最小0点，最大36点となる。

健常者に行った平均スコアは8.6で，女子にやや得点の増加傾向がみられるが，いずれも10点以下である。

Depressionでは，得点の増加が著しく，軽症うつ病の平均スコアは19.1点で，両群で1％以下の危険率で有意差を認める。

したがって，スコア
10点以下はほとんど問題なし
11〜15点は borderline
16点以上は，軽症うつ病を疑ってよい

図4-15　更年期障害の治療

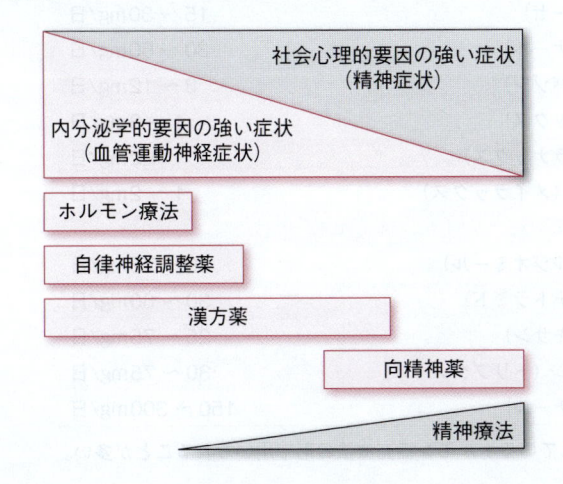

社会心理的要因の強い症状
（精神症状）

内分泌学的要因の強い症状
（血管運動神経症状）

- ホルモン療法
- 自律神経調整薬
- 漢方薬
- 向精神薬
- 精神療法

心理検査としてよく用いられるものには，cornell medical index；CMI，顕性不安尺度（MAS），状態・特性不安検査（STAI），抑うつ評価尺度 self-rating questionaire for depression；SRQD（表4-8）などがある。

自律神経機能検査としては，皮膚紋画法，寒冷血圧試験，指尖容積脈波，Thermography，microvibration法などがあるが，更年期障害に特有のパターンは明らかではない。

e. 治療（図4-15）

薬物療法と精神療法を組み合わせて行う。

1）薬物療法

更年期障害に対して用いられる薬剤には，女性ホルモン剤（エストロゲン），自律神経

表4-9　更年期障害に用いられる薬剤

①ホルモン剤（エストロゲン製剤）	
・結合型エストロゲン（プレマリン）	0.625mg/日
・エストラジオール貼付剤（エストラダーム）	2mg/隔日
・エストリオール（エストリール）	2mg/日
・メストラノール（デボシン）*	0.02〜0.03mg/日
②自律神経調整薬	
・トフィソパム（グランダキシン）	150mg/日
・ベレルガル	3〜4T/日
・γ-オリザノール（γオーゼット）	10〜50mg/日
③漢方薬	
・当帰芍薬散	
・加味逍遙散	
・女神散	
・桂枝茯苓丸	
・柴胡加竜骨牡蠣湯	
・桃核承気湯　など	
④向精神薬	
・抗不安薬	
クロチアゼパム（リーゼ）	15〜30mg/日
オキサゾラム（セレナール）	30〜60mg/日
クロキサゾラム（セパゾン）	3〜12mg/日
ロラゼパム（ワイパックス）	1〜3mg/日
アルプラゾラム（ソラナックス）	1.2mg/日
ロフラゼプ酸エチル（メイラックス）	1〜2mg/日
・抗うつ薬	
塩酸マプロチリン（ルジオミール）	30〜75mg/日
塩酸ミアンセリン（テトラミド）	30〜60mg/日
アモキサピン（アモキサン）	25〜75mg/日
塩酸アミトリプチリン（トリプタノール）	30〜75mg/日
スルピリド（ドグマチール）	150〜300mg/日

＊最近では別項に述べられているホルモン補充療法の形で用いられることが多い。

調整薬，漢方薬，向精神薬などがあるが，主として血管運動神経症状を中心とする自律神経失調症状にはホルモン剤や自律神経調整薬が，精神症状には向精神薬が用いられる．漢方薬は患者の証に合わせて処方されるので証決定ができれば応用範囲は広い．よく用いられる薬剤には 表4-9 のようなものがある．

2）精神療法

愁訴の背景に社会心理的要因が関与していると推測される患者に対しては，精神療法的対応が有用である．過去に精神障害の既往がなく，更年期に至るまでの社会適応に問題がなければ，受容 acceptance，支持 support，保証 reassurance の3つを原則とした簡易精神療法で十分である．

特に初診時には，患者のペースに合わせ，批判や評価を避け，患者の訴えに耳を傾ける（受容）．愁訴の背景にある患者の感情を言語化することにより，患者の不安や不満を理解していることを伝える（支持）．この過程で患者の性格傾向やストレスに対する対応の仕方を推測することができる．患者の症状や病態を整理し，わかりやすい形で説明する（保証）．必要に応じて各種の検査（身体的な検査も含め）を行い，患者の不安を取り除くと同時に，患者自身が問題の焦点に気付くよう働きかける．患者との関係ができてきたら，日常生活での現実的な対応のなかで徐々に患者が問題を克服していくよう援助する．更年期は女性のライフサイクルのなかの大きなターニングポイントであるが，このような過程を通じて，患者が人生後半を積極的に生きていく力を身につけることができれば理想的である．

② 閉経後女性における生殖器の退行性変化と諸問題

性器出血をはじめとする内性器と外陰の諸症状は，閉経後女性においても，腫瘍，感染などあらゆる年齢層に起こる病気の現れである可能性がある．一方，卵巣ホルモンの欠落，加齢などに端を発する固有の退行性変化は，閉経後にすべての女性が経験するものであり，腟と外陰，膀胱尿道などに関連の問題が頻発する．多くの場合に，妊娠出産による恒久的な変化がこれらの問題に複合，影響を与えている．

閉経期以降に生じる腟・外陰領域の退行性変化と違和感とは，広く知られている．さらに退行性変化が高じて，尿失禁，子宮脱や膀胱瘤などの起こるとき，日常の労作に支障をきたし，家庭生活や就労などにも悪影響がある．高齢期にあっては，排泄関係のトラブルは，社会生活を難しくする一因ともなる．

女性が健やかな加齢を果たすうえで，閉経期女性における生殖器，特に腟・外陰領域の退行性変化と膀胱尿道への影響とは，取り組むべき課題の1つである．生涯を通じての，女性の社会参加能力の維持や生活の質の向上という観点では，これらの退行性変化へのマネジメントは意義が大きい．

a. 出血

出血の生じる部位は，子宮内膜，子宮頸部，腟，外陰に区分される．尿道粘膜や肛門直腸からの出血も，下履きやトイレットペーパーに付着し性器出血と区別しにくいために，しばしば産婦人科が受診の窓口となる（表4-10）．

1) 子宮内からの出血

　閉経後の女性では重層扁平上皮と円柱上皮の移行帯は頸管内に位置し，上皮異型や悪性新生物に起因する出血は，頸管内からの出血となり，内膜出血と区別しにくくなる。悪性新生物については「子宮頸部悪性腫瘍」，「子宮体部の悪性腫瘍」の項に詳しい。 ▶p.500 ▶p.513

　治療や管理の目的でエストロゲンやプロゲスチンを投与している場合や，乳癌のアジュバント療法にタモキシフェンを投与している場合などに，内膜から出血することがある。一定量以上のエストロゲン単独の長期投与，プロゲスチン周期的投与を伴うエストロゲン／プロゲスチンの組み合わせ投与では，生理的に内膜出血が起こる。タモキシフェンの長期投与では，一部の女性で投与中に内膜が脱落膜化し出血する。これらは内膜の機能的出血で，内膜そのものは内分泌的要因に普通の反応を起こしているにすぎない。

　頸管内のポリープから出血することがある。多くは炎症性ポリープである。内膜の細菌感染により出血することも多い。子宮内の感染炎症を引き起こす要因には，エストロゲン欠乏のほか，避妊用の子宮内デバイス留置，頸管の癒着性狭窄，子宮の下垂や脱出，腟ペッサリーの留置，などがある。

　閉経後女性における子宮内からの出血は大半が付着する程度の少量であり，子宮留水腫を合併している場合でも疼痛や発熱を伴うことは少ない。一方で，腫瘍性疾患や感染が出血の原因になっている場合，個別的な診断と病態の把握が必要である。

　抗凝固薬や抗血小板薬を服用している人では，子宮内膜や頸管は出血しやすい条件にあるとみられるが，局所的な原因なしに抗凝固薬や抗血小板薬の作用だけで出血することはほとんど経験されない。子宮内からの出血は，何らかの局所的な原因の存在を示唆している。

2) 子宮腟部や腟からの出血

　腟からの出血を生じる腫瘍性の疾患としては，腟癌がある（「腫瘍とその関連病変 B. 腟」

表4-10　性器出血と外陰部／肛囲の出血

下着の内側の出血は，尿路や肛門からの出血であっても性器出血と紛らわしいことがある。悪性新生物以外の出血源を表に示す。

出血部位	出血の原因
子宮内膜	エストロゲン作用
	内膜炎
	子宮内デバイス
子宮頸部	ポリープ
腟	腟炎
	粘膜の摩擦，損傷，剝離
	メッシュ露出（性器脱手術後）
その他	バルトリン腺炎，毛囊炎
	尿道カルンクラ
	血尿
	内痔核，外痔核，裂肛
	大腸炎
	大腸ポリープ
	性交時の男性側の出血

の項を参照）。閉経後女性では頸癌による出血は腟部からの出血とみられず，子宮からの出血に類似する。　▶p.484

　子宮頸部に炎症性ポリープができて出血することがある。外子宮口から腟に至る領域では，エストロゲン欠乏による腟萎縮を背景として，性生活や細菌感染によって出血が起こる。一部は痛みや灼熱感を伴う。薬物に対するアレルギーや天疱瘡などの皮膚疾患において，腟粘膜の剝脱や出血がみられることがある。

　性生活と関連する性器出血では，子宮や腟だけでなく，男性外性器由来の出血や精液への血液混入などについても適宜検討する。腟から外陰部にかけての出血は，排尿の際に尿に混入し血尿と見誤られることがある。

3) 外陰，尿路，肛門からの出血

　外陰癌は，受診の動機からも診断のうえからも，出血よりも皮膚所見が軸となる疾患である。

　尿道脱や尿道カルンクラで尿道粘膜が外翻すると，しばしば出血が起こる。痔核の脱出や痔瘻なども，下着に付く血性の汚れのために，産婦人科外来に受診することがある。粘膜からの出血は，浮腫状変化や炎症を契機として起こる。

　膀胱疾患で真性の血尿を起こしているのに，本人が腟からの出血と思い込むことがある。直腸からの出血を腟からの出血と思い込むことも起こる。外陰部や腟からの出血で受診する人には，膀胱や肛門，直腸からの出血についても適宜検討する。

b. 感染

1)（閉経後）萎縮性腟炎

　腟内は温かく湿っており有機物が豊富であるために，本来微生物の増殖に適している。閉経後の腟は抵抗力が低下し，腸内細菌などが居着きやすい。毒性のある細菌が固定的に増殖しても腟壁の反応はしばしば緩慢で，腟分泌物は膿性になり，悪臭を伴う。軽度の不快感から排尿痛，灼熱感，自発的疼痛まで，さまざまな自覚症状が随伴する。この状態は（閉経後）萎縮性腟炎とよばれる。

　萎縮性腟炎のマネジメントは，まずパッド当てや尿・便の漏れなど，局所の清潔管理上の問題を検討する。局所の管理は再発防止の観点で重要である。積極的な治療策としては，エストロゲン投与が第1選択である。投与に先立ち，子宮留水腫や留膿腫などの感染源，乳癌や子宮体癌などエストロゲン投与の禁忌となる条件を除外する必要がある。

　外来で遭遇する萎縮性腟炎の治療には，E3製剤が広く用いられる。E3製剤は，腟内に投与しても局所から吸収され全身に作用する。長期的な腟の萎縮への対策には，E2製剤の経口投与や経皮投与を用いることが増えている。腟の血流量が増え上皮細胞の増殖と代謝が活発になると，腟の自浄能は強化され細菌叢は安定に向かう。

　エストロゲン投与を行うと，萎縮性腟炎の大半は単純に症状が軽快するが，一部，好ましくない細菌叢が定着し細菌性腟症に移行する症例が存在する。これらは，細菌性腟症と同様に取り扱う。

2) 子宮内膜炎，感染性腟炎，腟周囲の深部性の感染など

　子宮留水腫，留膿腫など，頸管の通過障害と慢性的な感染が懸念される状況にしばしば遭遇する。この場合，帯下よりも下腹痛で気づかれることが多い。

　子宮内部に感染が封じ込められているとき，最終的にはエストロゲン投与が感染を根絶

するのに役立つとしても，いきなりエストロゲン製剤を投与することは危険である。まずは頸管を拡張し，貯留物をドレナージする。物理的に通路を確保したうえで，PG 製剤が著効を現す（Misoprostol，保険適用なし）。

腟周囲から後腹膜の深部に及ぶ感染症では，血液を混じた膿性帯下や疼痛などが不規則に混ざり合った病像となる。汚染の要因はさまざまであるが，パッドやおむつの使用が影響していることが多い。子宮脱・膀胱瘤の管理のために腟ペッサリーを装着したままになっていることもある。

ADL の低下した人では，ペッサリーは，腟の癒着，ペッサリーの嵌頓，膿瘍形成や瘻孔の発生などの問題につながるリスクがあり，継続的な装着を推奨できない。臥床を主体とする生活では，可及的にペッサリーを抜去すべきである。

手術で埋没されたスリングやパッチメッシュに感染を起こしている症例では，まず生体組織を傷めない範囲で，腟内に露出した異物を切除し，抗菌剤を投与してある程度感染を制御する。最終的な治療には，エストロゲン治療や手術室でのメッシュトリミングが必要になることが多い。

③ 外陰掻痒症と萎縮性病変

閉経後女性には，外陰掻痒が頻発する。加齢に伴い全身の皮膚は薄くなり，痒みを感じやすくなる。着衣や生活習慣など外因性の要因が加わると，痒みと掻破の悪循環に陥りがちである。

皮膚固有の病態で痒みを伴うものには，外陰ジストロフィー（ビダール苔癬，硬化性萎縮性苔癬）がある。これらの疾患による痒みは高度で，長期的な炎症により皮膚の萎縮ないしは硬化性変化をきたす。寄生虫や糸状菌感染による外陰の痒みも，散見される。

Bowen 病，乳房外 Paget 病，外陰癌などの腫瘍性疾患が外陰部の痒みによって発見されることがある（「腫瘍とその関連病変 A. 外陰」の項を参照）。 ▶p.470

1）外陰掻痒症

閉経後女性における外陰掻痒症の多くは，生体に作用する物質を含む帯下や排泄物の付着による局所の皮膚への侵襲が元になっている。薬剤や化粧品の外用が加わることもある。パッド類の使用による生体作用物質の滞留，温水洗浄便座による過度の洗浄，手指による掻破などは，いずれも局所への侵襲を強める。

治療には，痒みを和らげる薬剤を用い，局所的な改善策（こすれ，かぶれ，蒸れの回避）と掻破回避の指導を行って対処する。ステロイド外用薬も繁用されるが長期的な投与は望ましくない。痒みが慢性化して習慣的に掻破している場合，痒みと掻破の習慣から離脱するのに 2～3 カ月以上の期間が必要になる。

2）ビダール苔癬

閉経前後期の女性に好発，項部，陰部，腕，大腿などに痒みを伴う丘疹が現われ，掻破により集簇，皮膚肥厚をきたす。表面は乾燥しており，患部とその周囲の境界が明瞭である。

物理的，化学的な外的刺激が原因とされている。治療には，掻かないよう指導し，一定期間，止痒薬を用いる。

3）硬化性萎縮性苔癬

外陰性器，会陰部などに硬化局面を生じる疾患で，激しい痒みや灼熱感を伴う。最初は角化した白い丘疹で，丘疹が寄り集まって角化性の白い硬化した局面が形成される。国の難病対策事業によって難病の指定を受け，障害者総合支援法の対象疾病，難病患者等居宅生活支援事業の対象疾患となっている。

全身の皮膚のなかで，硬化性萎縮性苔癬の発生は外陰部に集中しており，男女比は1：10，年齢層は40～70歳に多い。発症の原因は未解明であるが，要因として，主要組織適合抗原との関連，自己免疫現象，エストロゲン欠乏などが指摘されている。

慢性に経過し，自然寛解はまれである。長期的な経過のなかで，一部症例に悪性変化が起こる。

4）毛じらみ症

毛じらみは，外陰部の陰毛などに寄生する昆虫である。虫体は体長が1 mmほどで，毛を保持しながら口器を皮膚の毛細血管に挿入し吸血する。虫体や虫卵を見つけることができれば診断が確定する。

治療は，陰毛を剃りフェノトリンを陰毛領域に外用，止痒薬も併用する。

5）股部白癬

皮膚糸状菌の感染による。糖尿病や肝臓疾患など抵抗力の低下した状態ではかかりやすくなる。強い痒みを伴う境界明瞭な環状の紅斑を呈し，落屑があり，中心治癒傾向を示す。

診断は，鏡検や培養法により糸状菌を証明する。抗真菌剤の外用により治療する。

④ 支持組織の弛緩，脱および排尿障害

a. 女性の骨盤底の構造と機能

骨盤底とは，骨盤壁に囲まれた空間に広がっている支持組織の総称である。骨盤底は骨盤と腹腔領域の内臓を下から支えており，①内骨盤筋膜，②骨盤隔膜，③会陰膜，会陰筋および外肛門括約筋，の3つの階層から構成されている（図4-16）。

内骨盤筋膜は，骨盤壁から子宮や膀胱，直腸などの骨盤内臓に向かう血管や神経などを含む線維成分が多い組織で，部位により，仙骨子宮靱帯，基靱帯，恥頸靱帯，直腸側方靱帯などと呼ばれている。これらの支持組織は骨盤内臓を懸垂し，骨盤底の最上層を形成している。PetrosおよびUlmstenのインテグラル理論およびDeLancey理論にもあるように，内骨盤筋膜が骨盤内臓を骨盤隔膜より上方へ懸垂することによって，骨盤隔膜が内臓を下から支持することが可能になる。

第2層の骨盤隔膜を構成する主体は肛門挙筋である。肛門挙筋は，恥骨枝から起こり一部腟と直腸・肛門の外側部に固着し，一部が直腸と肛門をU字状に取り巻く厚い筋束（恥骨直腸筋）と，坐骨から起こり直腸後方の正中線につくやや薄い筋束（坐骨尾骨筋）の複合体である。これらの筋束の走行は，立位ではおおむね水平方向である。肛門挙筋は横紋筋であるため，内骨盤筋膜や生殖器と比較すると女性ホルモンによる支配を受けない。また，肛門挙筋は，伸展に対して強く，排泄，性交，分娩などの際には弛緩と伸展によって骨盤底を開放することができ，理学療法により収縮力を強化することが可能である。恥骨直腸筋は骨盤底支持における最も主要な構造であり，骨盤臓器脱症例の大多数に恥骨直腸筋の収縮力低下が観察される。生理的に，骨盤底筋の収縮は腹腔内圧上昇に伴う反射性の

収縮が圧倒的に多く，反射性収縮を機能の主体とする不随意筋としての性格が強いが，尿意や便意に抗するときには，骨盤底筋は意図的に収縮される．骨盤底筋による骨盤支持能が良好であるためには，筋束に収縮能があり，次いで筋束と腟や直腸との生理的固着が維持されており，さらに収縮反射の神経路が正常に機能していることが必要である．

　第3層として肛門挙筋の下方には，前方会陰三角の下張りとなる会陰膜と後方会陰三角の最下層に位置する会陰筋，および外肛門括約筋がある．会陰膜はコラーゲンやエラスチンに平滑筋線維や横紋筋線維のまばらに集合した膜状構造で，外側で坐骨恥骨枝に起こり，内側で腟の外側部と会陰腱中心 perineal body，会陰浅層の筋および外肛門括約筋に付いている．会陰膜は，尿道周囲組織と線維を交換して尿道の支持に寄与し，会陰腱中心を介して肛門挙筋による懸垂力を副次的に補強している．

　女性骨盤底は，内骨盤筋膜，骨盤隔膜，および会陰膜の中央に子宮と腟があるために必ずしもその支持力は十分ではなく，子宮や産道をもたない男性骨盤底と比較するとその相違は明らかである．また，妊娠と出産の過程を通じて，内骨盤筋膜，骨盤隔膜，および会陰膜には過伸展，断裂，剝離などの損傷が起こりがちであり，一般的に女性骨盤底の支持力は妊娠出産の過程を通じてさらに低下する．このような女性骨盤底の特色は，骨盤底弛緩や性器脱の成り立ちを理解するうえで重要である．

b. 下部尿路の生理

　下部尿路は平滑筋でできた管腔臓器で，機能的には尿を貯める袋（膀胱）と袋の口を開閉するバルブ（尿道）に区分される．膀胱と尿道は平滑筋構造としては連続的であるが，神経支配は膀胱と尿道で独立しており，排尿筋は主に副交感神経 S2–S4 の支配を受け，尿道は主に交感神経 S2–S4 の支配を受けている．

　膀胱は，さらに膀胱三角と固有排尿筋に区分される．膀胱三角は左右の尿管開口部と膀胱頸部（尿道への移行部）に境界される部分で，構造的にも機能的にも尿道とのかかわり

図4-16　骨盤底を支持する3層（模式図）
内骨盤筋膜が最も上層を担当し，骨盤隔膜がその下で骨盤底を開閉する．最下層の会陰膜は骨盤底の前半を補助的に支えている．

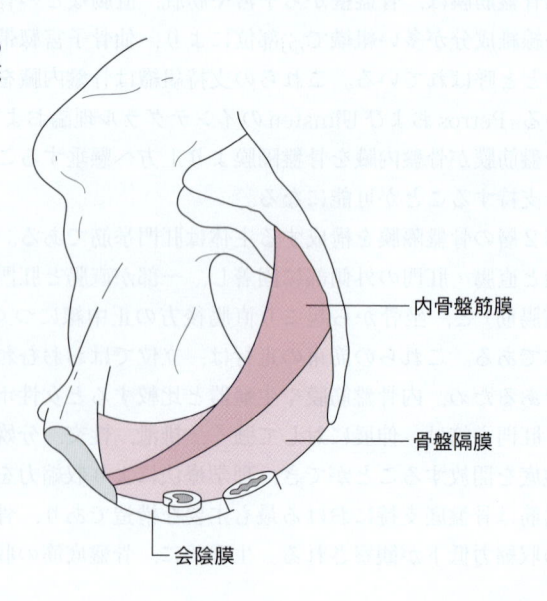

が深い。固有排尿筋は，膀胱三角以外の袋状の膀胱平滑筋である。貯尿相における排尿筋はきわめて粘弾性に富んでおり，ほかの平滑筋臓器，例えば消化管や血管などと比較にならないほど弱い内圧で大きく伸展される。排尿相になると，排尿筋は一転して収縮し，かなりの排尿圧が形成される。機能的に，排尿筋と尿道とは，一方が収縮するとき他方が弛緩する関係にある。排尿筋の並外れた伸展能と膀胱と尿道の協調性とが，下部尿路がスムーズな排尿機能（安定した貯尿と切れ味のよい排尿）をもつための主要な条件である。

女性尿道は全長約 4 cm の管腔臓器である。尿道は粘膜層，粘膜下層，および尿道括約筋からなり，尿道壁の内部に尿道周囲静脈叢を含んでいる。上皮の型は基本的に粘膜と同じ移行上皮であるが，性成熟期以後の女性では尿道から膀胱三角に至る領域に，しばしば腟上皮と同一起源の扁平上皮がパッチ状に散在している。粘膜面には縦方向の皺襞が多数あり，尿道括約筋の収縮するときには襞同士が尿道内で押し合って水密的に閉鎖される。粘膜下層とその周囲の尿道壁には，平滑筋線維のほか，コラーゲン，エラスチンが豊富である。尿道粘膜と周囲の尿道壁は，女性ホルモンの支配を受けており，閉経後には粘膜の襞は低く尿道壁の厚みは薄くなり，尿道周囲静脈叢の血流量は性成熟期より少なくなる。

尿道括約筋には，内括約筋と外括約筋がある。内括約筋とは膀胱頸部と上部尿道の尿道壁に分布する平滑筋線維である。外括約筋とは，尿道閉鎖に関与するやや散在性の横紋筋線維の総称であり，尿道中部，会陰膜の高さを中心として，尿道壁と尿道壁周囲に分布している。外括約筋は陰部神経（S2-S4）の支配を受け，意図的に収縮することが可能である。

c. 骨盤底弛緩の諸形と機能障害
1）総論

骨盤底の支持装置（内骨盤筋膜，骨盤隔膜，会陰膜）に出産や外科手術などによって機能損傷が生じると，骨盤底の力学的均衡が失われる（表4-11）。この結果，骨盤底に変形を生じる。これが骨盤底弛緩である。骨盤底弛緩を大別すると，子宮，膀胱尿道，直腸など腟に接する臓器が腟内に落ちこむ性器下垂，または性器脱と会陰そのものが骨盤壁に対して下降する会陰下降の 2 型がある。

性器下垂・性器脱には，下垂する部位によって，尿道下垂，膀胱瘤，子宮下垂，ダグラス窩瘤，直腸瘤の 5 つの区分があり（図4-17），それぞれの脱出部位に対して，腟中程に達しない初期のものを第 1 期，それより下に下がるものを第 2 期，腟口に達するかそれより高度のものを第 3 期に分類する。尿道下垂と膀胱瘤は，機能的には排尿障害とのかかわりが深い。

腟内への臓器下垂とは別に，肛囲と会陰の全体が骨盤壁に対して下がる現象が会陰下降である（図4-18）。会陰下降は高齢者には数多くみられ，機能的には肛門失禁とのかかわりが深い。会陰下降によって，肛囲の疼痛，知覚低下，肛門緊張の低下など進行性の神経系の異常を生じるとき，会陰下降症候群とよばれる。

そのほか，痩身の経産女性にみられる閉鎖孔ヘルニアも，骨盤底の弛緩を基礎として生じる疾患である。

2）各論
①尿道下垂と膀胱瘤：膀胱腟中隔とその下の膀胱底が病的に下垂した状態を膀胱瘤とよび，腟前壁下部が下垂している場合には尿道下垂を合併する。腟前壁下垂の機転には，腟壁の前側方の骨盤底への固定部分の損傷と，腟前壁自体の伸展延長とがあるが，多くの症

例では，多少とも両者の要素が混合している。多くの場合，分娩による腟前壁の骨盤壁への固定の損傷と腟閉鎖力の低下が膀胱瘤と尿道下垂の原因になっている。膀胱瘤と尿道下垂の初期には，尿道上部と膀胱頸部の下垂や過可動性のために，膀胱尿道の違和感や腹圧のかかる動作に伴う尿失禁（＝腹圧性尿失禁）がみられることが多い。腟前壁の下垂と脱出が進むと，尿道の屈曲や膀胱の過可動性のためにむしろ腹圧性尿失禁は軽減し，排尿相が損なわれて排尿困難や慢性の不完全排尿（排尿後の残尿）がみられるようになる。長期間放置された膀胱瘤と尿道下垂には，しばしば排尿困難に起因する二次的な不安定膀胱，上部尿路閉塞，腎後性腎不全などが合併し，いずれは排尿機能，腎機能

表4-11 骨盤底支持の障害

障害を生じる部位	障害の本質	障害を生じる機会	関連のある骨盤底弛緩の型
内骨盤筋膜	裂傷，過伸展	妊娠，出産	子宮下垂・子宮脱，小腸瘤
恥骨直腸筋	過伸展，裂傷	出産	性器脱一般，会陰下降
恥骨直腸筋	反射性収縮の異常	先天的？	性器脱一般，会陰下降
恥骨直腸筋	反射性収縮の異常	骨盤内の慢性的疼痛など	性器脱一般，会陰下降
恥骨直腸筋	反射性収縮の異常	神経系の機能障害	性器脱一般，会陰下降
腟前側方，骨盤壁への固定部分	剝離，過伸展	妊娠，出産	膀胱瘤・尿道下垂
会陰膜，会陰腱中心 (perineal body)，肛門括約筋	裂傷	出産	尿道下垂，膀胱瘤，低位直腸瘤
尿道の会陰膜への固定部分	剝離	出産	尿道下垂
直腸腟中隔	裂傷，過伸展	出産	直腸瘤
直腸側方の恥骨直腸筋への固定部分	剝離	出産	直腸瘤

図4-17 さまざまな性器脱

a：子宮下垂，子宮脱
b：膀胱瘤，尿道下垂，子宮脱
c：直腸瘤
d：小腸瘤，子宮脱

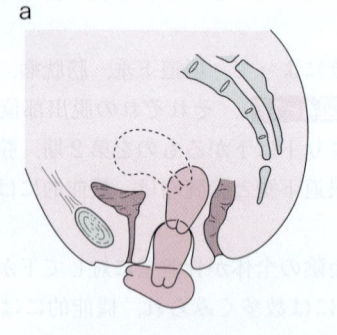

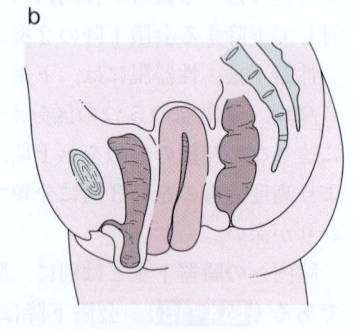

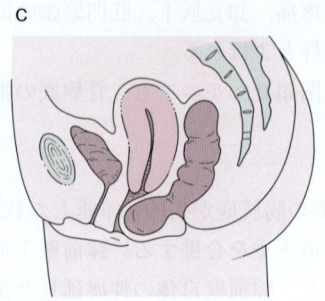

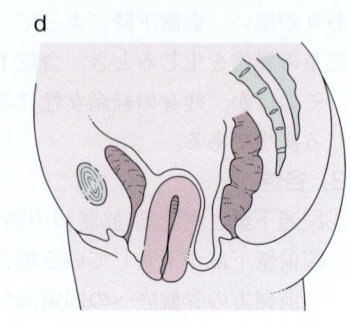

ともに荒廃する。
②子宮下垂（子宮脱）：生理的な状態では，子宮は内骨盤筋膜（なかでも仙骨子宮靱帯，基靱帯，膀胱子宮靱帯）によって骨盤内に懸垂されており，腹圧上昇時には収縮した肛門挙筋と会陰浅層の筋によって下から支持されている。この力学的平衡が崩れて子宮が腟内に落ちこんだり腟外へ脱出したりするのが子宮下垂（子宮脱）である。子宮頸部は前方で膀胱に，後方でダグラス窩に接しているために，ある程度子宮が腟内に落ちこむと，膀胱ないしはダグラス窩が下方へ牽引されて膀胱瘤や小腸瘤を伴うことが多い。子宮下垂（子宮脱）自体の機能障害は軽度であり，腟外へ脱出するようになるまで無症状のことが少なくないが，約半数の症例には，下垂の過程で下腹部の圧迫感や大腿に放散する鈍痛などの違和感が自覚される。
③小腸瘤と直腸瘤：骨盤底のダグラス窩が下方向へ伸びだし，腹膜ポケットが形成されたものを小腸瘤 enterocele（解剖学的にはダグラス窩瘤）という。診察所見では後腟壁高位の膨隆（子宮のある患者），または腟天井の膨隆（子宮摘除後の患者）を呈し，高度な場合は腟が体外に外翻する。小腸瘤は，性器脱や腹圧性尿失禁の外科治療，なかでも子宮摘除術と恥骨裏式の膀胱頸部挙上術によって，骨盤底の腹膜ポケットが広くなった場合に生じやすい。小腸瘤の主要な症状は，腹圧時の骨盤底の不安定感と腟の外翻によるさまざまな障害である。直腸瘤とは，直腸に接する後腟壁が直腸壁とともに次第に伸展され，腟内へ袋状に突出したものである。小腸瘤では，膨隆した腟壁の向こう側は腹膜腔であるが，直腸瘤では膨隆した腟壁の向こう側は直腸腔である。直腸腟中隔の断裂や伸展などの損傷と腟閉鎖力の低下とが，直腸瘤の形成される原因である。直腸瘤による機能障害はおおむね軽微で，腟の外翻による不快感以外に問題を起こさないことが多いが，およそ2割の患者は排便困難や便秘を伴う。これは直腸内容が直腸瘤に落ちこんでうまく排出できなくなるためである。

会陰下降とは別に，高齢者では一般に骨盤底の支持力が弱まり，骨盤底の全体が重力の影響を受けて下がる傾向にある。骨盤底が進行性に下降し，いきみ動作のときさらに骨

図4-18 会陰下降
肛囲を中心として，骨盤底全体が尾方へ緩んでいる。

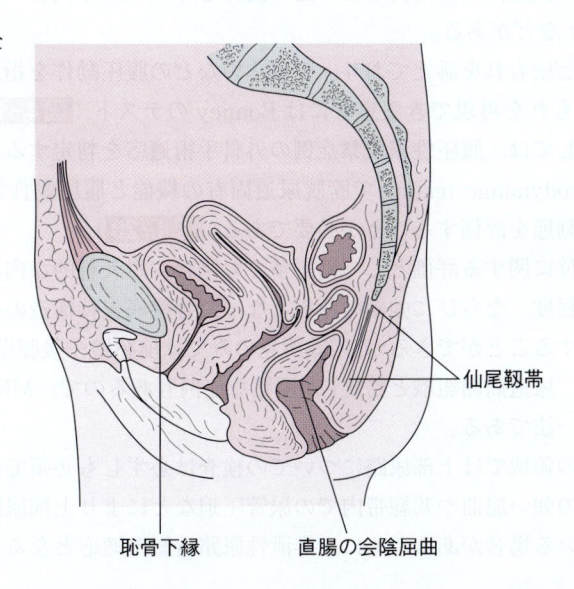

仙尾靱帯

恥骨下縁　　直腸の会陰屈曲

637

盤底が下降する状態は，会陰下降 perineal descent とよばれている．会陰下降のみられる女性の多くは肛門括約筋の緊張が低く，肛門禁制が低下している．

④閉鎖孔ヘルニア：正常な位置関係では，閉鎖孔（閉鎖神経と閉鎖動静脈が骨盤から大腿内側へ出る通路）は子宮広間膜の基部深くに隠れているが，骨盤底が弛緩して薄くなると，しばしば広間膜は骨盤壁に沿って下降し，閉鎖孔は腹膜1枚に覆われた状態で腹膜腔に露出するようになる．この状態の閉鎖孔にはしばしば閉鎖神経・血管に沿う腹膜ポケットが形成され，腸管が嵌頓して急性腹症を起こす．これを閉鎖孔ヘルニアという．腟内または直腸内から内診して，ヘルニア嚢と嵌頓した腸管を触れれば診断は確定する．急性腹症の精査の過程で，CT や MRI などの画像診断にヘルニア嚢が描出されることもある．

⑤女性の排尿障害：中高年女性によくみられる排尿障害には，①腹圧性尿失禁，②膀胱収縮や排尿反射を伴う尿失禁，③頻尿，④尿意増強，などがある．これらの機能障害の出現する下地としては，（ⅰ）膀胱瘤や尿道下垂などの下部尿路の下降や過可動性を伴う性器脱，（ⅱ）尿道内圧低下や不安定尿道などの尿道機能異常，および，（ⅲ）膀胱充満感の低下や膀胱伸展性の低下，などの膀胱機能の異常が重要である．また，（ⅱ）の背景として，女性尿道は腟と同様にエストロゲンが欠乏すると代謝活動の低下する臓器であるため，閉経を契機として自浄作用が低下し，尿道炎などによる過敏や不安定を生じがちである．

d. 女性骨盤底の検査

尿失禁，性器脱などを対象とする女性骨盤底医療では，多くの場合問診や診察所見を軸として診断を下すことが可能である．患者の排尿機能の評価に当たっては，症候として現れた排尿機能異常から膀胱尿道機能と骨盤底機能における問題点を再構成することと，患者の抱えている機能障害が生活上どのようなハンディキャップを生んでいるのかを評価したうえで排尿機能検査を行うとよく，排尿記録（患者が自分でトイレに行った時間や排尿量などを記録する表）とパッドテスト（尿失禁の重症度を判定するために，一定量の水を飲んだ後で，歩行，跳躍，階段昇降など一連の動作を 10～20 分間行わせ，パッドにもれた水分を秤量する）などがある．

腹圧性尿失禁など尿もれを訴えており，咳ばらいなどの腹圧動作を指示することによって診察台の上で尿もれを再現できる患者には Bonney のテスト（図4-19）を試すとよいが，現今の趨勢としては，腹圧性尿失禁症例の外科手術適応を判定するためには，膀胱尿道生理機能検査 urodynamic testing で膀胱尿道固有の機能と腹圧動作に伴う尿道周囲と腹腔内の圧分布の動態を評価することが必要である（図4-20）．

骨盤底弛緩の部位に関する評価としては，多くの場合，婦人科的な内診で弛緩を生じている部位と弛緩の程度，ならびに弛緩の原因となった骨盤底支持構造の損傷や機能的欠陥などを正確に評価することができるが，内診所見のみでは前腟壁や後腟壁の膨隆の区分（ダグラス窩と直腸瘤，尿道周囲組織と膀胱）が困難な症例もあるので，MRI による正中矢状断像を得ることも一法である．

女性骨盤底医療の領域では上部尿路についての検査は必ずしも必須ではないが，高度の性器脱では，尿道の強い屈曲や基靱帯内での尿管圧迫などにより上部尿路の拡張や腎後性腎不全を起こしている場合があるために，排泄性尿路造影の適応となる．また，子宮摘除

など後腹膜へ到達する外科手術の術後には尿道の偏位を伴うことがあるので，後腹膜に触れる手術を受けたことのある患者に性器脱などの外科治療を行う場合には，尿管の走行を確認する目的で術前に排泄性尿路造影を行っておく必要がある．

　尿失禁の症例では，膀胱頸部の漏斗状変形（膀胱頸部が緊張を失って恒常的に開放している状態）の有無によって治療方針が左右される場合がある．膀胱頸部の形態的評価には，経会陰的超音波断層法，膀胱／尿道鏡，MRI，および，chain urethro-cystogram（逆行性に造影剤と金属の鎖を尿路に導入してX線写真を撮る）などが有用である．なかでも，産婦人科診察に用いられる経腟超音波探索子を外尿道口付近にアプライする経会陰超音波断層法検査は，膀胱頸部と尿道の形態をかなり正確に評価できる優れた方法である．MRIやchain urethro-cystogramと比較すると，経会陰超音波断層法は，簡便で侵襲がなく，腹圧時を含めた動的な評価を行えるという強力な利点がある．

e. 骨盤底弛緩の予防と治療
1）骨盤底弛緩の予防
　骨盤底弛緩が発症する原因は，そもそも骨盤底支持装置に力学的な欠陥があり，全体として不安定になっているためである（表4-11）．骨盤底支持装置に欠陥を生じる原因としては，先天性の構造や体質などの弱点のある場合，出産や外科手術などによる骨盤底損傷，加齢に伴う筋肉の収縮力低下，の3点が主なものである．骨盤底弛緩の根本的な発生予防策としては，まずは，出産時と産褥期の骨盤底防護が大切である．具体的には，①～⑥のような対策法が考えられる．

①分娩取り扱いにあたってクリステル児圧出法は腟前側壁の骨盤壁への固定を損傷して膀胱瘤や尿道下垂の原因をつくることが多いので，可及的に避ける．
②会陰切開の必要な分娩では，十分な切開を適時におき，会陰裂傷を避ける．「会陰切開がなくても娩出可能」とは，会陰切開をおかずに児を娩出しても腟粘膜や外陰皮膚が切

図4-19　Bonneyのテスト
腟円蓋の前側方2点を示指と中指で腹腔領域へ還納したとき，咳ばらいによる尿もれが消失すれば陽性と判定する．

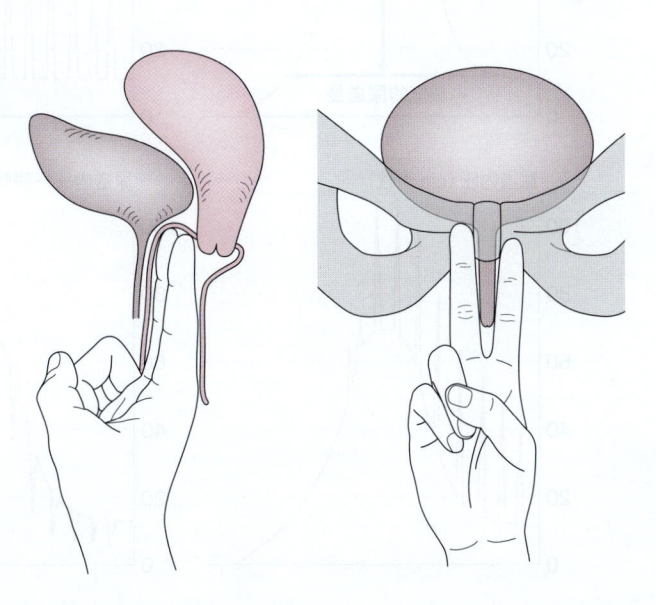

れないばかりでなく，その下にある骨盤底の支持装置を損傷しないで娩出できるというように考えられる。会陰切開は，清潔な環境の下に確実な層ごとの縫合修復を行う。

③牽出分娩では，鉗子や吸引カップによる児娩出前に十分な会陰切開を入れる。

④産褥前期（約3週間）に積極的に臥床時間を取る。これによって，腟前側方の骨盤壁との固定部分の損傷がよりよい条件で治癒する。この期間にウエストニッパーで胴回りを締めつけたり，腹筋を積極的に鍛練したりすると，膀胱瘤や尿道下垂が形成されやすい。腹筋鍛練や胴回りを締めつける衣服は，骨盤底の復古する産褥8週間までは不適当である。

⑤産後の骨盤底回復支援プログラムにより骨盤底筋機能や腹圧性尿失禁症状を改善することがある程度可能であるが，産後の骨盤底筋体操の尿失禁への効果については議論があり明確に効果があるとは結論が出ていない。

⑥軽度の性器下垂および会陰下降の伸展予防には，恥骨直腸筋の収縮力を鍛える理学療法（表4-12）が効果的である。

図4-20 urodynamic testing の記録
尿道内カテーテルを移動させて描いた尿道内圧のプロフィル2種類。安静時の静止内圧曲線（左）と咳ばらいさせて膀胱と尿道の内圧を記録した負荷内圧曲線（右）。

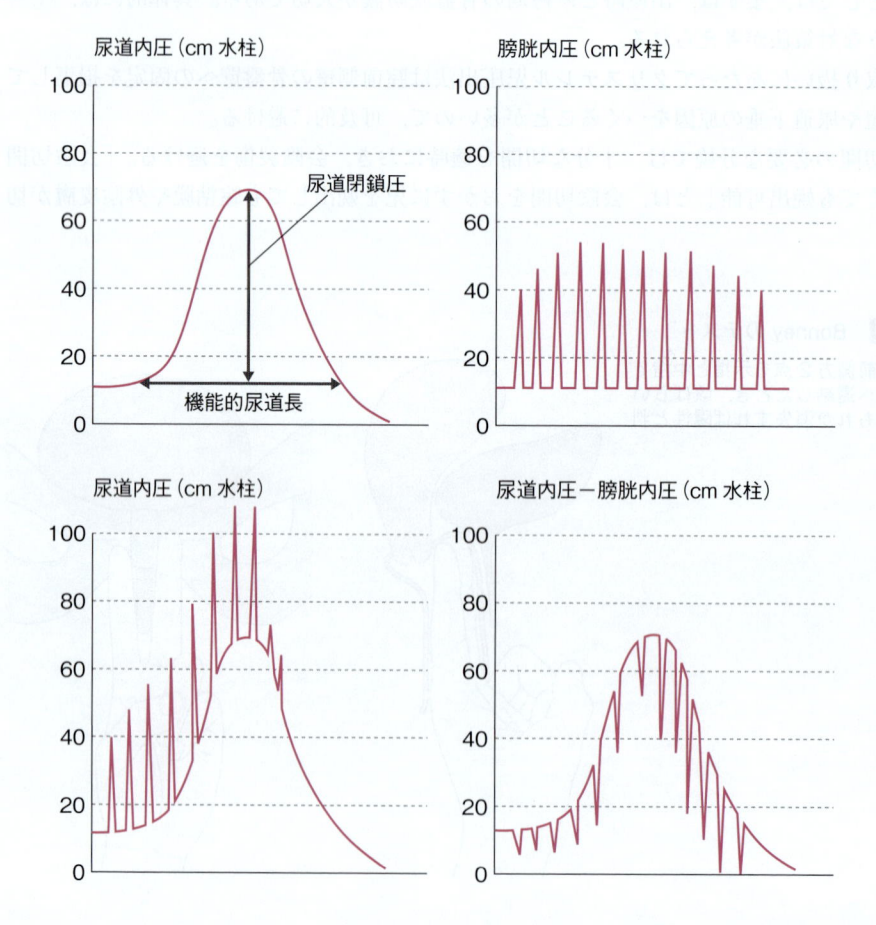

2）骨盤底弛緩の治療

性器脱・下垂の外科手術による整復の適応があるのは，以下のような場合が考えられる。
①膀胱瘤・尿道下垂のために排尿機能異常（尿失禁や排尿困難，頻尿など）を生じている。
②下垂・脱による自覚的な不快感（疼痛や骨盤底の不安定感など）を伴う。
③子宮腟部が脱出するために出血や帯下を伴う。
④臓器が体外に脱出しているために，入浴や性交などの日常生活に支障をきたしている場合。
⑤腟ペッサリー（後述）などの保存的治療が功を奏さない場合。

非観血的な整復手技として，腟ペッサリーによる整復がある。腟ペッサリーによる整復では，性交に支障をきたし，しかも排尿機能も含めて評価すると安定した長期の整復を得ることはなかなか難しいが，排尿困難のある場合などの術前の暫定的な整復法としては優れている。また合併症のため手術施行が困難な場合にも用いられる。外科手術による骨盤底弛緩の整復として代表的な術式は以下のようなものがあり，約50種類存在するともいわれバリエーションに富む。

- 骨盤底修復術（膀胱底挙上，内骨盤筋膜裂口の閉鎖および会陰の補強，子宮摘除を同時に行う場合もある）
- マンチェスター手術（子宮を前屈させると同時に腟式に膀胱瘤を修復する）
- 仙棘靱帯腟固定術（腟断端を骨盤深部に固定する）
- 腟閉鎖術（Le-Fort 手術）
- TVM（Tension-free Vaginal Mesh）手術
- 仙骨腟固定術（開腹または腹腔鏡下にて行われる）

性器脱に伴う排尿障害では，性器脱を整復し膀胱底と尿道上部を力学的な腹腔領域に還納することによって，長期的に排尿障害が軽減する。特に腹圧性尿失禁では，手術によって一期的に尿もれは消失することが多い。しかしなかには，性器脱のために屈曲していた尿道が術後にストレートになるため，尿失禁の重くなる症例がある（de novo SUI とよばれる）。このような場合でも，膀胱の不安定収縮は術後数カ月でおさまる傾向があり，多くの場合，尿もれはいずれ軽減する。

腹圧性尿失禁のうち外科適応となるほどの性器脱を合併しない例では，治療方式として，骨盤底トレーニングと膀胱底挙上術のいずれも適応となる。

薬物治療として，排尿筋の収縮力を抑制し尿道括約筋の緊張を強める効果のある β-stimulant も効果がある。尿失禁や頻尿の症例で排尿困難や排尿後の残尿のないものは，

表4-12 骨盤底トレーニングの進め方

1. 骨盤底をイメージする。
2. 骨盤底を締める動作を体感する。
3. 骨盤底筋を鍛える。
4. 骨盤底を締める動作をほかの動作（腹筋，横隔膜，下肢）から分離する。
5. 日常生活で，腹筋に力の入るとき必ず骨盤底を締めるよう習慣づける。

抗コリン剤や 3 環系抗うつ剤で排尿筋の収縮力を抑制することによって，機能障害が軽減される．尿道の過敏や不安定に対しては，経腟エストロゲン補充が効果的であることが多い．

そのほか，飲水量の適切な配分，1 回排尿量の制限，正しい排尿動作の指導などによって，さまざまな排尿機能のハンディキャップを克服することが可能である．

⑤ 骨粗鬆症

骨はコラーゲンからなる骨基質にカルシウムとリン酸が骨塩として沈着して形成されているが，その骨基質および骨塩との比が一定のまま，つまり化学的組成に変化のないまま両者が減少し，椎体，近位大腿骨および橈骨遠位端などでの骨折発症をもたらす骨量と骨強度の減少する状態をオステオポローシス osteoporosis という．男性では 80 歳を過ぎないと増えてこないが，女性は 50 歳代より段階的に増え，80 歳代では 70% 以上が罹患している．

女性のエストロゲン血中濃度の経時的な変化をみると，正常に卵巣機能が保たれていても，30 歳ごろからすでに減少が始まる．さらにエストロゲンの急激に低下する更年期を境にして，骨量は加速度的に減少していく（閉経後オステオポローシス）．腰椎骨ではすでに 30 歳代から骨量の減少が始まる（図 4-21）．やむをえず閉経前に卵巣全摘出術（卵摘）を受けた場合には，エストロゲン消失によって骨量は急激に減少する．まさに骨量はエストロゲンの推移と平行して減少していくといってよい．

子宮内膜症の治療として，ゴナドトロピン放出ホルモン gonadotropin releasing hormone（GnRH）投与による人工閉経治療が行われている場合や，過激な運動その他の

図 4-21 若年期における腰椎 BMD の年齢による変化（QDR-1000 による測定）

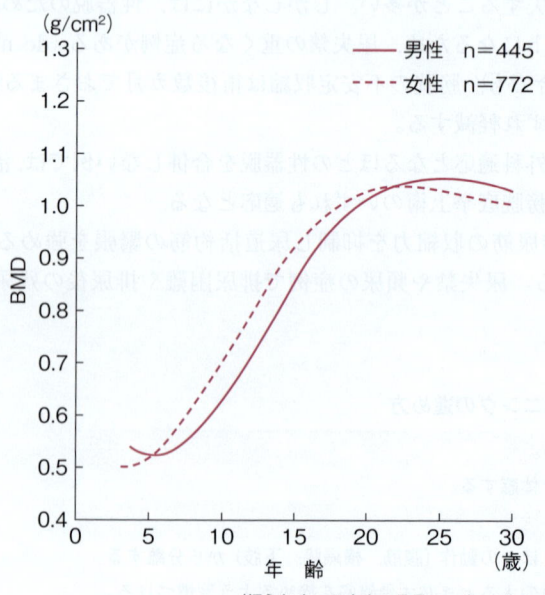

（福永仁夫：日本人の骨量の一生．Clinical Calcium 1995；15：14 より）

排卵障害などによる卵巣機能の低下している状態では，やはりエストロゲンが低下しており，骨量減少の危険性が高い．

a. 骨粗鬆症の分類

骨粗鬆症は原発性骨粗鬆症と，種々の内分泌疾患や血液疾患などに伴う続発性骨粗鬆症に大別される（表4-13）．原発性骨粗鬆症は，さらに加齢に伴う退行期骨粗鬆症 involutional osteoporosis と若年性骨粗鬆症に分類される．若年性骨粗鬆症は患者数も少なく，不明な点が多い．退行期骨粗鬆症は，人口の老齢化に伴い患者数は著しく増加している．退行期骨粗鬆症は，閉経後の女性に認められる閉経後骨粗鬆症と，より高齢の男女に認められる老人性骨粗鬆症に分類される．このうち閉経後骨粗鬆症は，閉経によるエストロゲンの低下がその発症に重要な役割を果たしており，エストロゲンの補充療法によりその発症が予防できる．

閉経によるエストロゲンの低下により骨代謝は亢進し，骨吸収，骨形成ともに促進される．このうち骨吸収が骨形成に比べて多いため，骨量は低下する．閉経に伴う骨量の減少は閉経周辺の約5年間に最も顕著であり，その後は次第に軽度となる．しかし，エストロゲンの低下による骨量の減少は閉経後20年程度まで続くとの報告もあり，エストロゲン低下の影響は閉経後長期にわたって続く．閉経後骨粗鬆症の骨代謝は亢進しており，高代謝回転型（high turnover）骨粗鬆症に分類される．主として閉経後15～20年以内の女性にみられ，脊椎圧迫骨折や橈骨遠位端の骨折を多くきたす．通常，閉経後骨粗鬆症を発症して約15年から20年を経過して老人性骨粗鬆症へと移行していく．しかし，老人性骨粗鬆症は不明な点が多く，多種の疾患群を含んでいると考えられる．

b. 骨リモデリングの機構

成長期を過ぎると，骨は支持器官としての機能維持および生体内のミネラルの恒常性を保つため，骨形成と骨吸収が常に平衡して繰り返され，骨の再構築すなわち骨リモデリング（remodeling）が起こるようになる．骨吸収と骨形成のバランスが保たれた骨リモデリングにより骨量は維持される．吸収が形成を上回ること（uncoupling）によりオステオポローシスが生じる．これらの骨細胞の機能を支配するのは，カルシウム調節ホルモンおよび局所の免疫担当細胞やほかの細胞から産生される多くの生理活性物質である．

骨は皮質骨と海綿骨に分類され，各々は単一な組織ではなく，微小区域 quantum の集合からなっている．この微小区域がリモデリングを行う最小単位である．この微小区域を皮質骨の場合オステオン osteon，海綿骨の場合パケット packet という．骨のリモデリン

表4-13 骨粗鬆症の分類

原発性骨粗鬆症	続発性骨粗鬆症
退行期骨粗鬆症 　閉経後骨粗鬆症 　老人性骨粗鬆症 若人性骨粗鬆症	内分泌疾患に伴うもの 　原発性副甲状腺機能亢進症，甲状腺機能亢進症，性腺機能不全，クッシング症候群など 血液疾患に伴うもの 　多発性骨髄腫，悪性リンパ腫など 遺伝性疾患 　骨形成不全症，ホモシスチン尿症，マルファン症候群など その他 　リウマチ様関節炎，不動性骨萎縮，アルコール中毒など

グ(図4-22)について最初にその理論を提唱したのはParfittであり,彼の理論によれば,骨のリモデリングはまず古い骨の破壊から始まる.骨表面には未石灰化骨基質の類骨があり,そのうえに一層の休止期にある骨芽細胞のlining cellが覆っている(休止期).そのために破骨細胞は骨に接着できない.そこに骨吸収因子(PTH, PGs, $1\alpha, 25(OH)_2D_3$など)が作用すると,破骨細胞による骨吸収に先立ち骨外層の類骨が分解される.この分解は,bone lining cellから分泌産生される中性コラゲナーゼにより行われる.骨吸収因子はこの骨芽細胞からのコラゲナーゼ産生を促進するとともに骨芽細胞の形態変化を起こし,骨の表面に細胞で覆われていないスペースが生じる.すなわち,これらの骨吸収因子は類骨の分解を促し,破骨細胞が骨に接着するスペースをつくりだす(活性期).このようにして破骨細胞は骨表面に付着形成されて,骨吸収が起こる(吸収期).破骨細胞からは強酸性物質およびカテプシンLが分泌され,各々ハイドロキシアパタイトとコラーゲンの分解を行う.破骨細胞が骨を吸収した後,そこにマクロファージが出現して,吸収部位を清掃する(逆転期).その後,骨芽細胞が集まり骨形成が行われる.骨芽細胞はⅠ型コラーゲンと非コラーゲン性蛋白を産生・分泌し,類骨osteoidをつくる.類骨にはやがてヒドロキシアパタイトが沈着して石灰化し(形成期),リモデリングのサイクルは終わる,という考えである.

　この考えを発展させて,Eriksenは新しい説を提唱している.すなわち,骨のリモデリングの単位であるオステオンあるいはパケットには一時に1種類の細胞だけが存在するのではなく,破骨細胞と骨芽細胞が常に共存しているという考え方である.海綿骨の場合,1つのパケットを壊す時間は約1カ月半,そこに新しい骨をつくる時間は約4カ月半,合計約6カ月ぐらいかかるという(図4-22).皮質骨のオステオンの改造にはもっと長い時間が必要である.このように,骨芽細胞と破骨細胞の間には常にcell-to-cell interactionがあり,特に破骨細胞機能を制御しているのは骨芽細胞で,骨芽細胞から多くの生理活性

図4-22 骨のリモデリング
a:Parfittの説.
b:Eriksenの説.

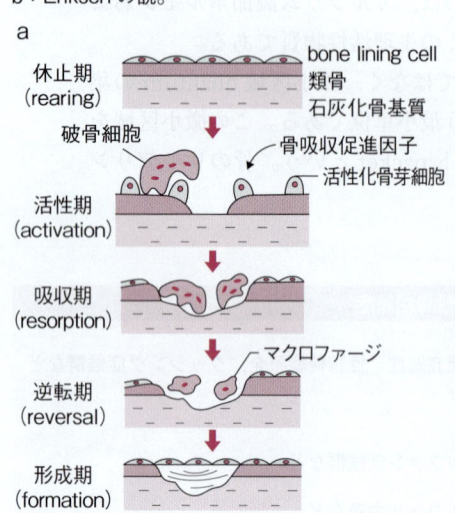

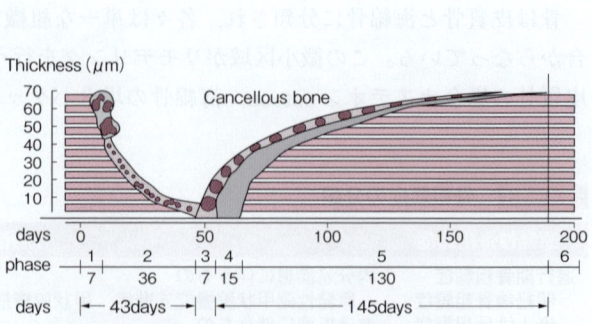

1. Osteoclastic bone resorption : Erosion period
2. Mononuclear bone resorption
3. Preosteoblastic migration and differentiation into osteoblasts
4. Osteoblastic matrix (osteoid) formation : Formation period
5. Mineralization

物質が分泌または伝達されることにより行われていることが明らかとなってきた。

c. 遅行期骨粗鬆症の発症機構

退行期骨粗鬆症は閉経後骨粗鬆症と老人性骨粗鬆症に分類され，前者はエストロゲン欠乏による種々のサイトカインの変動により惹起される高回転型の骨粗鬆症であり，後者は低回転型骨粗鬆症で，その発症機序は不明な点が多い。

1）閉経後骨粗鬆症

その主な機序は十分に明らかにはされていないが，現在は2つの説が有力である（図4-23）。

1つは，エストロゲンの低下により骨吸収を促進するサイトカイン（IL-1，TNFα，GM-CSFなど）の末梢血単球からの分泌予備能が高まり，骨表面のコラーゲン，オステオポンチンなどと単球が接触すると，その局所でこれらサイトカインの分泌が亢進し，その結果，骨吸収が亢進するという考え方である。実際閉経後骨粗鬆症では末梢血単球からのIL-1，TNFαなどのサイトカイン分泌量は高く，ホルモン補充療法を行うとその分泌量が減少する。また卵巣摘除を行うと，エストロゲンの急激な減少に伴ってこれらサイトカインの末梢血単球よりの分泌増加が起こり，エストロゲンを投与するとその分泌が減少する。これらの結果からエストロゲンが減少すると末梢血単球でのサイトカイン分泌能が亢進して，骨吸収を促進すると考えられるのである。

図4-23 エストロゲン低下による骨量減少機序

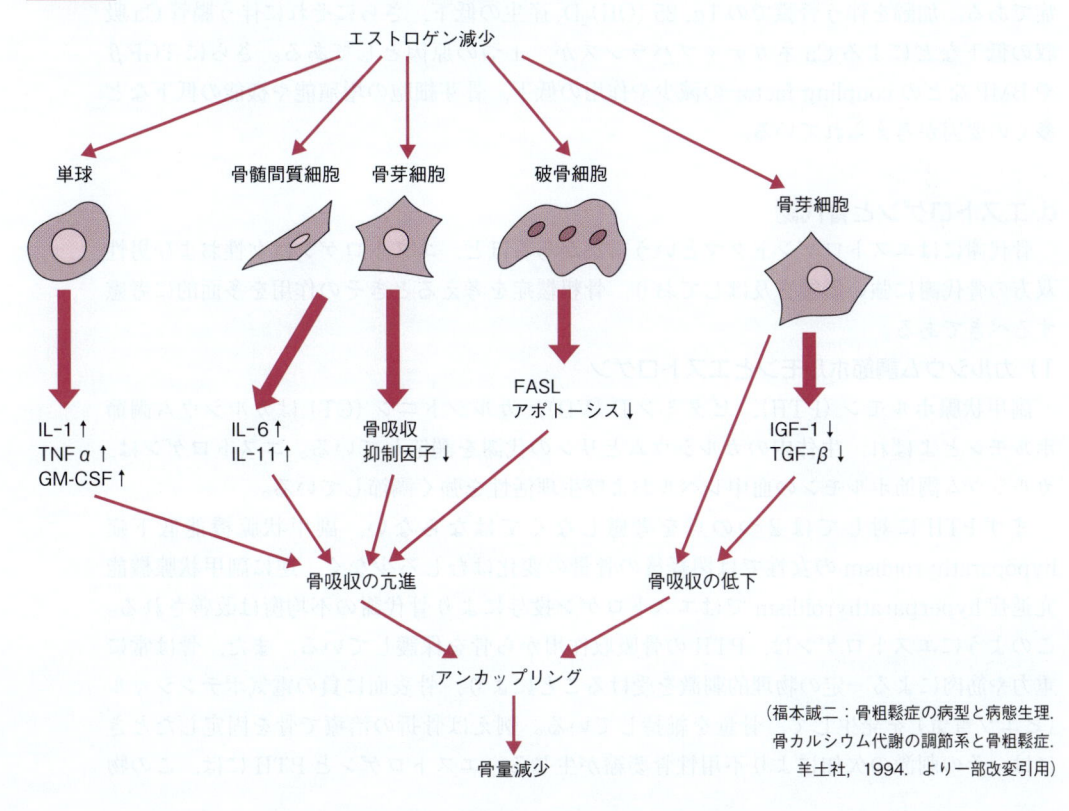

（福本誠二：骨粗鬆症の病型と病態生理．骨カルシウム代謝の調節系と骨粗鬆症．羊土社，1994．より一部改変引用）

これに対しエストロゲン低下により骨髄間質細胞，骨芽細胞より IL-6 の産生が亢進して，これが IL-11 の産生を促進して，両者がともに骨吸収を亢進させるという説がある。マウス，ラットの骨芽細胞，骨髄間質細胞やヒト骨芽細胞は IL-1 や TNFα などにより IL-6 を産生するが，エストロゲンはこの IL-6 産生を抑制する。またマウス骨髄細胞からの破骨細胞形成は卵巣摘除により亢進するが，抗 IL-6 抗体によりその形成が阻害される。このように IL-6 と IL-11 がエストロゲン低下による骨吸収の中心物質として機能しているという考え方である。また破骨細胞特異的エストロゲン受容体α遺伝子ノックアウトマウスでは，雌マウスでのみ大腿骨遠位および脊椎骨で顕著な骨量減少を認め，同ノックアウトマウスでは破骨細胞数の増加に伴う高代謝回転型の骨粗鬆症を呈する。エストロゲン投与により破骨細胞数が調節されていることが明らかとなったが，実際には細胞死誘導因子 (Fas ligand) が誘導され，成熟破骨細胞の寿命が短縮することで骨吸収が抑制されると考えられる。

しかし，骨量の減少は骨吸収と骨形成のアンカップリングが起こることにより生じるので，サイトカイン産生の増加のみで骨量減少は説明できない。エストロゲンは骨芽細胞に作用して増殖や分化を促進するとともに，TGFβ や IGF-I などの増殖因子の産生も促進する。それゆえにエストロゲンが低下すると骨芽細胞の増殖や機能は低下し，骨芽細胞に由来する各種増殖因子の骨間質での含有量も低下することにより骨代謝のアンカップリングが生じると考えられている。

2) 老人性骨粗鬆症

老人性骨粗鬆症は主に 70 歳以上の男女に出現し，脊椎の多発性楔状骨折や大腿骨頸部骨折を起こしやすい。骨表面では吸収面と形成面はともに少なく，低代謝回転型の骨粗鬆症である。加齢を伴う腎臓での $1α, 25(OH)_2D_3$ 産生の低下，さらにそれに伴う腸管 Ca 吸収の低下などによる Ca ネガティブバランスが，1つの原因としてある。さらに TGFβ や BMP などの coupling factor の減少や作用の低下，骨芽細胞の増殖能や機能の低下など多くの要因が考えられている。

d. エストロゲンと骨代謝

骨代謝にはエストロゲンドグマという言葉があるほど，エストロゲンは女性および男性双方の骨代謝に強い影響を及ぼしており，骨粗鬆症を考えるときその作用を多面的に考慮するべきである。

1) カルシウム調節ホルモンとエストロゲン

副甲状腺ホルモン (PTH)，ビタミン D (VD)，カルシトニン (CT) はカルシウム調節ホルモンとよばれ，生体内のカルシウムとリンの代謝を調節している。エストロゲンは，カルシウム調節ホルモンの血中レベルおよび生理活性を強く調節している。

まず PTH に対しては 2 つの点を考慮しなくてはならない。副甲状腺機能低下症 hypoparathyroidism の女性では閉経後の骨量の変化はむしろ少なく，逆に副甲状腺機能亢進症 hyperparathyroidism ではエストロゲン投与により骨代謝の不均衡は改善される。このようにエストロゲンは，PTH の骨吸収作用から骨を保護している。また，骨は常に重力や筋肉による一定の物理的刺激を受けることにより，骨表面に負の電気ポテンシャル（ピエゾ電気）を発生して，骨量を維持している。例えば骨折の治療で骨を固定したときには，その刺激の欠如により不用性骨萎縮が生じる。エストロゲンと PTH には，この物

理的刺激に対する骨の感受性閾値（メカノスタット）を変化させる．エストロゲンが欠乏してPTHが変化しない場合には，骨のメカノスタットは変化し，同一の外力が作用してもそれをより小さい力としか認識できなくなり，骨量の減少が起こる．閉経後にエストロゲンは低下するのに対し，PTHは閉経直後のしばらくの間は低下してその後に上昇していく．以上よりPTHが不変でエストロゲンが低下すると，その保護作用は消失することと，メカノスタットの変化により外力を小さいものとしか認識できなくなることにより，骨吸収は促進される．

$1,25(OH)_2D$ の低下によりくる病，骨軟化症が生じるように，その生理作用は骨石灰化の促進による骨形成の維持である．すなわち，$1,25(OH)_2D$ は骨芽細胞に直接作用してオステオカルシンやオステオポンチンなど各種の基質蛋白の合成を促進する．また，ハイドロキシアパタイト結晶の形成の初期段階に必要な骨芽細胞膜の酸性リン脂質の合成を促進し，石灰化を促進する．さらに，$1,25(OH)_2D$ は骨および腎遠位尿細管でのPTH作用の発現にも相補的に必要であり，ビタミンDが低下すると，骨代謝の異常とともに血中 Ca^{2+} 濃度の低下をきたす．腎臓の近位曲尿細管に存在するビタミンD1α水酸化酵素系はPTHに依存して活性化し，$1α,25(OH)_2D$ を産生するが，エストロゲンはPTHと共同してその活性を上昇させる．また消化管粘膜中の $1α,25(OH)_2D_3$ レセプター量は，卵摘により減少する．それゆえにエストロゲンの減少が起こると，腎尿細管での $1α,25(OH)_2D_3$ 産生障害が起こり，$1α,25(OH)_2D_3$ は低値となり，骨芽細胞機能の低下を引き起こす．さらに消化管粘膜細胞中のビタミンDレセプターの減少が起こることにより，腸管からのカルシウム吸収は低下することとなり，負のカルシウムバランスが出現する．その状態にエストロゲンを投与すると，$1α,25(OH)_2D_3$ レベルは上昇し，腸管からのカルシウム吸収は上昇する．

カルシトニンcalcitoninも骨量維持に重要である．カルシトニン分泌予備能は年齢が上がるとともに低下していき，女性の場合60歳以降はほとんど消失する．一種の加齢現象と考えられるが，これら女性にエストロゲンを投与するとカルシトニン濃度の上昇をみる．このようにエストロゲンは，甲状腺C細胞でのカルシトニンの産生および分泌を促進する．逆に高齢者に投与しても血中レベルは不変であるが，骨のカルシトニン感受性を亢進させるとの報告もある．

2）骨細胞とエストロゲン

骨細胞にエストロゲンレセプターは存在しないといわれてきたが，男性，女性ともにレセプターが存在することが証明され，重要な直接作用のあることが明らかとなってきた．エストロゲンにより，骨細胞でTGFβやⅠ型プロコラーゲンprocollagen typeⅠが発現する．TGFβは骨基質中で蛋白質（マスキング蛋白質）と結合しており，酸性条件下で遊離して，EGF存在下で破骨細胞の機能を阻止し，さらに骨芽細胞でのⅠ型コラーゲンの産生を促進する．それゆえエストロゲンが欠乏すると，Ⅰ型コラーゲンの産生が低下し，骨基質の減少と骨石灰化不全を起こし，TGFβの低下は骨形成不全を起こすことが推測される．TGFβ以外にも骨細胞でのサイトカインの産生分泌にエストロゲンは深くかかわっている．

3）局所因子とエストロゲン

局所因子の骨細胞への関与は重要で，そのなかでもサイトカインは強くその細胞機能を支配している．IL-1は活性化された末梢血単核細胞から分泌され，骨髄幹細胞の破骨細

胞への増殖分化を促進し，さらに破骨細胞を刺激して骨吸収を促進する．骨芽細胞に対してはアルカリホスファターゼ，I型コラーゲンの産生を抑制する．高代謝回転型オステオポローシスでは末梢血単球から大量に分泌されており，この状態にエストロゲン，プロゲステロンを投与すると，その分泌量は減少して骨代謝回転が抑制される．IGF-Iは，骨芽細胞でのI型コラーゲンの産生を促進する．エストロゲンはIGF-I，IIを上昇させ骨芽細胞の増殖分化を促進するとともに，骨芽細胞自身でのIGF-I，IIの産生も高める．その血中レベルとBMDは正の相関性をもっており，特に皮質骨の骨量と相関性が高い．このようにエストロゲンは局所因子に対しても大きな影響を有する．

> **アンドロゲンおよびプロゲステロン骨代謝**
>
> 　アンドロゲンも骨代謝に関与しており，男性の性腺不全症では骨量が著明に低下した高代謝回転型を示す．骨細胞には男女ともにエストロゲンとアンドロゲンレセプターが共存しており，そのレセプター量はエストロゲンのほうが約2倍多い．閉経後はエストロゲンが急激に減少するのに対し，アンドロゲンは副腎と卵巣の両者に由来するので急激に減少することはない．
>
> 　もし閉経後にアンドロゲンも減少するならばオステオポローシスが急激に発症することになるであろう．しかし，閉経後の骨量維持はこのアンドロゲンによってもなされており，すべての女性がオステオポローシスを発症しない原因の1つもここにある．
>
> 　グルココルチコイドの長期投与によりオステオポローシスを発症するが，プロゲステロンを併用投与するとその進展が阻止される．これはプロゲステロンがこのグルココルチコイドレセプターに競合して結合し，その骨吸収作用を阻害するためであるといわれてきた．その作用機序に加え骨芽細胞にその特異レセプターが存在し，プロゲステロン独自の作用があることも見出された．オステオポローシスに，エストロゲン単独よりもプロゲステロンを同時に与えたほうが骨量の増加がより多くみられることや，1周期でも排卵がなくプロゲステロンが分泌されないと骨量減少が起こる現象などはそれを示唆するものである．

e. 骨量検査
1）骨量測定

　骨粗鬆症とは，全身性の骨疾患，骨塩量の低下，骨組織の微小構造の変化などにより，骨強度が低下し骨折が生じやすい状態となったもの（1993年，国際骨粗鬆症シンポジウム）をいう．骨強度の低下は，骨密度のほかにコラーゲンの弾性低下・骨構造の変化や微小骨折の修復の遅延などの因子が総合された結果生じるものであり，骨密度が低いからといって必ずしも骨折を伴うものではない．骨量は骨強度の70％を規定しているので，骨量測定は骨粗鬆症の診断に重要である．残りの30％の説明要因は"骨質"という用語に集約され，その内容には構造，骨代謝回転，微細損傷の集積，骨組織のミネラル化などが挙げられる（図4-24）．さらに卵巣摘出，ステロイド投与，胃切除，糖尿病，腎性骨異栄養症，副甲状腺機能亢進症などは骨密度に与える影響は大きく，骨量測定は必須の検査といえる．

　過去20年間に非侵襲的な骨量測定法は急速に進歩し，身体各部の骨密度を優れた精度で，かつ安全に測定することが可能となってきた．現在は表4-14に示す手法がある．スクリーニング検査に向いているもの，精密検査に向いているものなどそれぞれ特徴があって，長所と問題点を熟知して使用すべきである．さらに骨はすべて一様に変化するものではなく，骨量減少開始の時期および減少速度は異なっている．海綿骨は皮質骨に比べ

表面積が大きく，代謝速度は皮質骨の約8倍であるといわれている．それゆえに1つの方法で1つの骨を測定することのみで，すべての臨床的要求を満たすことはできない．従って，目的に応じて最も適した方法で，最も適した部位を測定することが必要となる．

①骨定量の臨床応用およびその意義

ⅰ）骨減少を伴う疾患での測定意義：骨量変化は 図4-25 に示すように，全生涯を通じていくつかの phase を経て推移するので，各時期での骨量測定には異なった意義がある．すなわち，骨成長期には，骨の正常な発達を知る目的で骨量測定がなされ，その後の比較的安定した最大骨量の維持される時期では，骨量の減少者を早期に発見して治療を開始するか否かを決めることが目的となる．この時期での対象者は，骨減少が生じる疾患や各種薬物使用，その他の危険因子を有するものである．

ⅱ）骨粗鬆症の検診：年齢が進み，ひとたび骨の脆弱化が進むと，元の健常な骨に回復させることは困難なため，骨減少の予防と早期の治療が必要となる．そのため，閉経前，閉経早期および閉経後の女性をスクリーニングして骨粗鬆症患者を早期に発見することが重要となる．また，正常であっても骨粗鬆症に進展する fast bone loser を見出して，予防対策をたてることは，さらに重要である．そのためには，骨量以外の危険因子の解析や，骨代謝マーカーを併せて検査する必要がある．

ⅲ）骨粗鬆症の診断および重症度判定：原発性骨粗鬆症の診断基準は，日本骨代謝学会で 表4-15 のように規定されている．

ⅳ）骨塩量の monitoring（繰り返しの測定）：骨粗鬆症治療薬の有効性は骨塩定量によってなされているが，効果判定のための骨密度測定には，高い精度が要求される．
測定誤差には，被検者の体位，被検骨の部位，位置などに基づく誤差と，生物学的誤差として，骨減少率自体の変動や被検者の経時的身体変化，つまり体脂肪量や骨髄脂肪量の変化や，腰椎の変形・硬化性変化や腹部大動脈石灰化などがある．従って，再現性のよい繰り返し測定をするには，装置の品質管理を厳密にし，上述の誤差に対する配慮が必要である．さらに骨代謝マーカーの測定を併用することで，治療効果の判定をより容易にすることが期待される．

2）骨量測定の現状と問題点

① MD 法，DIP 法，CXD 法：MD 法は，両手の中央に標準のアルミ階段を置いて手骨をX線撮影し，中手骨を分析する骨塩定量法である．第2中手骨の中央をマイクロデンシトメータで走査し，得られた濃度とアルミ階段濃度との比較より骨密度に相当する指標や骨

図4-24 骨強度に及ぼす骨密度と骨質の関係

骨質に関連するすべての要因は，骨密度とともに骨強度に関連し，骨折危険因子となりうることを示している．

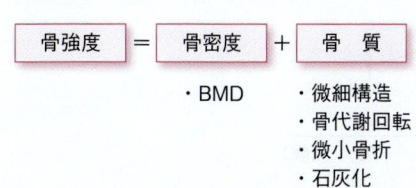

骨強度 ＝ 骨密度 ＋ 骨質
　　　　　・BMD　　・微細構造
　　　　　　　　　　・骨代謝回転
　　　　　　　　　　・微小骨折
　　　　　　　　　　・石灰化

（NIH コンセンサス会議のステートメントより）

表4-14 骨量測定法

① MD 法，DIP 法，CXD 法
② QCT 法，pQCT 法
③ DXA 法，DPA 法
④ 超音波法

皮質幅を得る。この方法は，まずノギスを用いて皮質骨の幅を計測する radiogrammetry 法に始まり，アルミニウム階段と比較して陰影濃度から骨密度を算出する方法を加える photodensitometry 法へと発展した。

Microdensitometry（MD）法は，簡便であることからわが国の多くの施設で利用されてきたが，測定精度が十分でないので，DIP（digital image processing）法，CXD（computed X-ray densitometry）法が改良考案された。DIP 法は中手骨フィルムをビデオにとり高分解能画像処理装置で自動分析するもので，CXD 法は X 線フィルム濃度を Charge coupled device；CCD で取り込み自動解析するものである。両法により，解析時間は短縮し測定精度は改善した。多くのパラメータから中手骨密度（ΣGS/D）と中手骨皮膚幅（MCI）が算出される。

② QCT 法：CT で得られる画像は物質の吸収係数の分布を示すので，種々の濃度の骨塩等価物質を内蔵した基準ファントムと腰椎を含む腹部をスキャンし，各濃度の骨塩等価物質と CT 値から得られる標準曲線を作成し，被検腰椎に相当する骨塩等価物質の濃度を求める方法が開発された。これが定量的 CT（QCT）である。ほかの骨塩定量法では単位長さあるいは面積当たりの骨塩量が得られるが，これらは骨の大きさによる影響を

図4-25 骨塩量の経時的推移
種々の測定法による種々の部位での骨塩量の年代別変化。

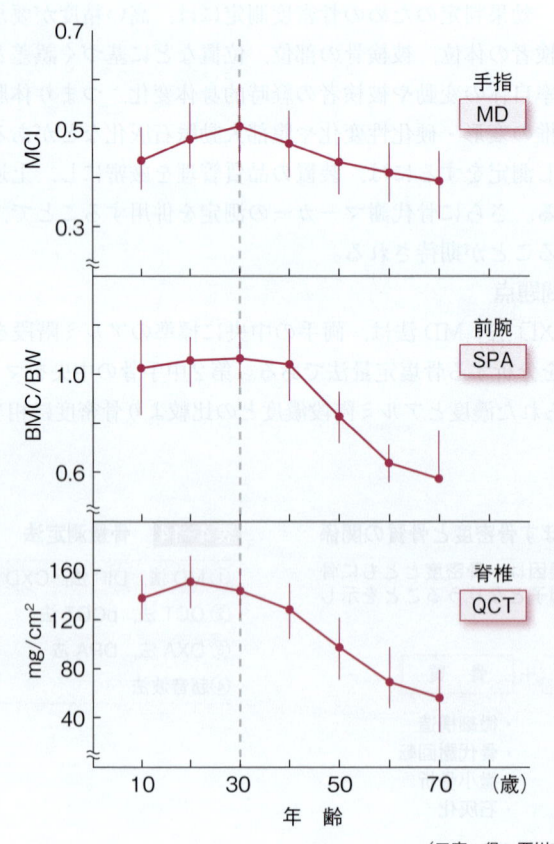

（三宅 侃，西川吉伸ほか：1991 より）

除外できない。その点，QCT では単位体積当たりの骨密度が得られる。すなわち，ほかの骨塩定量法は海綿骨と皮質骨を併せた骨塩量を求めるのに対して，両者の独立した骨密度の測定が可能である。

しかし，QCT は測定スライスや関心領域の再現性が十分でなく，骨髄脂肪の量に影響を受け測定精度がやや劣ることや，被曝線量が大きいことなど多くの問題がある。それに対し最近登場した橈骨専用の pQCT は，橈骨遠位部の皮質骨，海綿骨を分離し，しかも三次元骨密度として得られる特徴を有し，精度も 1% と良好であり，今後の臨床応用に強い期待がもたれている。

③ DXA 法，DPA 法：DXA 法（dual energy X-ray absorptiometry）は，2 つの異なるエネルギーの X 線により，軟部組織量と骨塩量を算出する方法である。軟部組織は脂肪と脂肪以外の組織 lean body mass に分けて計測することもできる。DXA 法の測定精度は高く，現在最も信頼性の高い測定法といわれ，検診車タイプのものもあって臨床応用が広く行われている。腰椎，大腿骨頸部，全身骨や橈骨などの任意の骨を測定対象にできるなどの基本機能をもっている。骨塩量のみならず，脂肪量や lean body mass の評価，骨粗鬆症の治療経過観察にも DXA 法は用いられている。このように DXA 法は骨粗鬆症をはじめとする代謝性骨疾患の臨床において欠かせない。

DXA 法は再現性が高く，X 線被曝量も少なく，全身の各骨のみならず，脂肪量や lean body mass をも測定することができるので，骨粗鬆症をはじめとする代謝性骨疾患の臨床に不可欠な検査法となりつつある。骨粗鬆症の診断基準，閉経後骨量減少症の治療開始基準などにおいても，重要な役割を果たしている。

表4-15 原発性骨粗鬆症の診断基準（2000 年度改訂版）

低骨量をきたす骨粗鬆症以外の疾患または続発性骨粗鬆症を認めず，骨評価の結果が下記の条件を満たす場合，原発性骨粗鬆症と診断する。

Ⅰ 脆弱性骨折(注1) あり

Ⅱ 脆弱性骨折なし

	骨密度値(注2)	脊椎 X 線像での骨粗鬆症化(注3)
正　常	YAM の 80% 以上	なし
骨量減少	YAM の 70～80%	疑いあり
骨粗鬆症	YAM の 70% 未満	あり

YAM：若年成人平均値（20～44 歳）
注1：脆弱性骨折：低骨量（骨密度が YAM の 80% 未満，あるいは脊椎 X 線像で骨粗鬆化がある場合）が原因で，軽微な外力によって発生した非外傷性骨折。骨折部位は脊椎，大腿骨頸部，橈骨遠位端，その他。
注2：骨密度は原則として腰椎骨密度とする。ただし，高齢者において，脊椎変形などのために腰椎骨密度の測定が適当でないと判断される場合には大腿骨頸部骨密度とする。これらの測定が困難な場合は，橈骨，第二中手骨，踵骨の骨密度を用いる。
注3：脊椎 X 線像での骨粗鬆化の評価は，従来の骨萎縮度判定基準を参考にして行う。

脊椎 X 線像での骨粗鬆化	従来の骨萎縮度判定基準
なし	骨萎縮なし
疑いあり	骨萎縮度 Ⅰ 度
あり	骨萎縮度 Ⅱ 度以上

（骨粗鬆症の予防と治療のガイドライン　2006 年版より）

なお，測定値のBMD (bone mineal density；g/cm^2) は骨の面積当たりの骨塩量であって，真の骨密度を測定しているものではない。また，DXAには多種があって，それぞれの機種により値が異なる点にも注意を要する。DXAの被曝量は数mR以下のわずかな線量なので，小児にも施行可能と考えられる。

なお，2種の異なるエネルギーを有するγ線で測定するDPA法 (dual photonadsorptiometry) はわが国においてはほとんど用いられていない。

④超音波 (QUS) 法：踵骨は海綿骨が95％で緻密な骨が少なく，超音波が通りやすい。そこで踵部を37℃の恒温槽につけ，超音波の伝播速度 speed of sound；SOSや減衰特性 broadband ultrasound attenuation；BUA などを測定するのがQUS法である。SOSが骨塩量を，BUAが骨構造の変化を反映するものと考えられている。さらに，両者から算出される骨の力学特性である剛性 stiffness も得られる。QUS法は，骨の硬さと骨質の両者がみられるが，直接骨密度を測定しているものではなく，物性の一般的特性に基づいて骨密度や骨の力学的特性を評価しているのである。機器が簡単であり，測定時間が速く，放射線を使用しない利点がある。

現在は女性の50歳代以降，男性の70歳代以降の骨量減少に目が向けられているが，骨粗鬆症の予防の1つは最大骨量をできるだけ上げておくことであるから，骨量が飛躍的に増加する10歳代の時期も重要である。そこでQUS法が学童の集団検診に導入できれば，10歳代前半から骨量を測り，骨量をいかに上げるかの指導を徹底することができ，予防，また，骨粗鬆症の第一次スクリーニングとして有用である可能性がある。しかし，再現性の点ではDXA法よりは劣る。

超音波で膝蓋骨を測定する機器もあり，この超音波とSXA法を組み合わせて，骨の弾性を定量化する装置がわが国で開発された。この装置で測定される値 elastic index は骨単位面積当たりの力という性状の明らかな単位を有するものであり，骨強度評価に新たな視点を開くものとして期待される。

SXA法

SXA法は，踵骨を水に浸して，単一エネルギーのX線を照射し，骨を透過した後の線量を測定し，これを換算して単位面積当たりの踵骨の骨塩量を求めるものである。骨量減少の早期の診断や高齢者の測定には優れている。

---

f. 骨粗鬆症の診断

骨粗鬆症の診断基準は前述のとおり，日本骨代謝学会により定められている（表4-15）。特徴的な臨床症状としては運動開始時や運動中にのみ起こる間欠的な腰痛である。同一部の重圧感，疲労感もある。進行すると，ときおり脊椎の圧迫骨折を起こし，しばらく激しい腰痛が続き，一定時間後に軽快する。そして，また次の圧迫骨折が起こると激しい腰痛が生じ，やがて軽快するという周期的な悪化と軽快を繰り返して慢性的に進展経過していく。やがて圧迫骨折により胸椎を中心としたなだらかな円背や胸腰椎の移行部を中心とした鋭角の脊椎前彎などを起こす。X線上からは，腰椎および胸椎での骨梁の減少と粗鬆化や圧迫骨折変形をみる。橈骨下端骨折（Colles骨折）や大腿骨頸部骨折も生じる。後者は長期臥床を必要とし，多くの合併症を併発し寝たきり老人という結果を引き起こす。また高齢女性においては生活習慣病の併発によりさらなる骨脆弱性がもたらされる。

鑑別疾患 表4-16 として骨軟化症が重要で，これは成人で骨形成，特に石灰化の不全を起こし，骨には石灰化していない基質である類骨組織が著増している疾患をいう。続発性骨粗鬆症の頻度に関する正確な統計は見られないが，日常診療で比較的頻度の高い続発性骨粗鬆症は薬剤性ステロイド骨粗鬆症である。

g. 閉経および卵巣摘出による骨量の推移およびその評価

女性の腰椎骨密度は，18から19歳で最大骨量に達してそれ以降徐々に低下していく。すなわち30歳以前よりすでに骨量の減少が起こり，閉経を境に急激に骨量の減少を起こして閉経後オステオポローシスを発症していくのである。躯幹海綿骨と末梢皮質骨の骨量推移（図4-25）をみると，両者はともに減少するが，代謝速度を比較すると海綿骨は皮質骨の約4～8倍と高い。一生を通じて骨量の減少量は，皮質骨で35％，海綿骨では

表4-16 原発性骨粗鬆症と鑑別すべき疾患

1) 続発性骨粗鬆症
2) ほかの低骨量を呈する疾患
   ⅰ) 各種の骨軟化症
   ⅱ) 原発性，続発性
       副甲状腺機能亢進症
   ⅲ) 悪性腫瘍の骨転移
   ⅳ) 多発性骨髄腫
   ⅴ) 脊椎血管腫
   ⅵ) 脊椎カリエス
   ⅶ) 化膿性脊椎炎
   ⅷ) その他

図4-26 卵巣摘出後のZ-スコアでみた各種骨代謝パラメータの推移

▲：尿中ヒドロキシプロリン排泄量　　●：血清酒石酸抵抗性酸ホスファターゼ
○：血清アルカリホスファターゼ　　▼：中手骨皮質骨量　　×：腰椎BMD

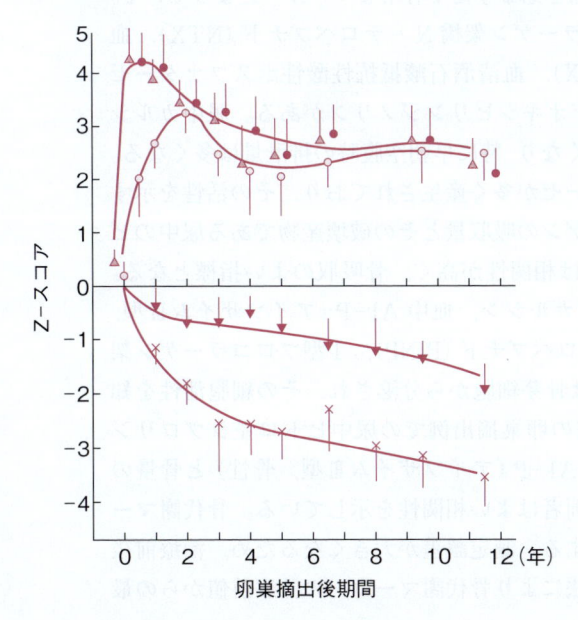

(Stepan JJ, Pospical J, et al；Bone 1987；8(5)：279 より改変引用)

60％にまで達するといわれている。それは海綿骨は蜂の巣状の構造を示し，皮質骨に比べ，骨の吸収，形成の代謝が営まれる表面積がより大であることによる。そのため，エストロゲンが欠乏すると，主として海綿骨からなる脊椎骨のほうが，皮質骨からなる中手骨や上・下肢骨に比べてより早期に減少をきたし（図4-25），まず脊椎骨オステオポローシスの病態を呈することになる。

　閉経後・卵巣摘出後の変化はともにエストロゲン欠乏により起こり，卵巣摘出のほうが急激なので，急速相の減少率は大きく，その期間は2～6年と比較的短い。引き続いて緩徐な減少相へ入っていく。卵巣摘出の骨塩量の推移をDPA法でみたのが図4-26である。皮質骨では3年以内ではあまり変化を示さず，それ以降に減少する。脊椎骨は3ヵ月ごろからすでに減少傾向を示し，8カ月では7.5％，8年で21.6％にも達する減少を引き起こしている。卵巣摘出後1～2年に年間減少率が最大となり，卵巣摘出後2年間に腰椎骨で17.7％の減少があったとの報告すらある。卵巣摘出および閉経後の骨量減少はともに最初の5年間が最も顕著である。

　骨粗鬆症の診断とその治療効果の判定には，骨量変化を正しく評価することが重要である。卵巣摘出または閉経後，あるいは閉経前でもリスク因子のある場合には定期的に骨量の測定を行い，治療を早期に開始し，治療中はその効果判定のためには半年または1年ごとの骨量測定も必要となる。

h. 骨代謝パラメータ

　原発性骨粗鬆症（表4-17）では，血清カルシウム，リン，アルカリフォスファターゼ（Al-P）はほぼ正常範囲にあることが特徴であり，診断的意義は高くない。ただし老年ではアルブミンが低くて見かけ上低カルシウム血症となることがあったり，閉経後に血清リンの軽度上昇をみることや，脊椎圧迫骨折を起こした例などではAl-Pの軽度上昇がある。それに対し，血中および尿中の骨代謝パラメータ（表4-18）は，骨リモデリングの状態をみるのによい指標になる。これらは各々骨芽細胞の破骨細胞が機能することにより特異的に産生される物質であり，各細胞の活性化状態を知るうえで有用なマーカーとなっている。

　骨吸収のパラメータとしては，血清Ⅰ型コラーゲン架橋N-テロペプチド（NTX），血清Ⅰ型コラーゲン架橋C-テロペプチド（CTX），血清酒石酸抵抗性酸性ホスファターゼ（TRACP5b），尿中NTX，尿中CTX，尿中デオキシピリジノリンがある。尿中カルシウム／クレアチニンの比率は骨粗鬆症では高くなり，特に早朝空腹時の排泄量は多くなる。破骨細胞からは酒石酸抵抗性酸性ホスファターゼが多く産生されており，その活性を示すよい指標となる。破骨細胞によるⅠ型コラーゲンの吸収量とその破壊産物である尿中のピリジノリン，デオキシピリジノリン排泄量とは相関性が高く，骨吸収のよい指標となる。骨形成のパラメータとしては，血中オステオカルシン，血中Al-P（アイソザイムⅢ型，骨性，BAP），Ⅰ型プロコラーゲン架橋N-テロペプチド（PINP），Ⅰ型プロコラーゲン架橋C-テロペプチド（CINP）がある。これらは骨芽細胞から分泌され，その細胞活性を知るうえでよい指標になる。図4-26は閉経前の卵巣摘出例での尿中ヒドロキシプロリン排泄量，酒石酸抵抗性酸性ホスファターゼ，Al-P（アイソザイムⅢ型，骨性）と骨量の推移をZスコアを用いてみたものであるが，両者はよい相関性を示している。骨代謝マーカーには日内変動があり，朝高く午後に低下する。測定誤差が大きくなるため，治療前後で同時刻に測定することが望ましい。薬物療法により骨代謝マーカーの治療前値からの最

小有意変化（minimum significant change；MSC）を超える有意な変化が認められれば，骨代謝に変化が生じ薬剤効果があると判定できる（表4-18）。

i. 骨粗鬆症の治療（表4-19，図4-27）

骨粗鬆症の治療は困難なことが多いので，積極的な予防が理想的である。また骨粗鬆症

表4-17　原発性骨粗鬆症の診断手順

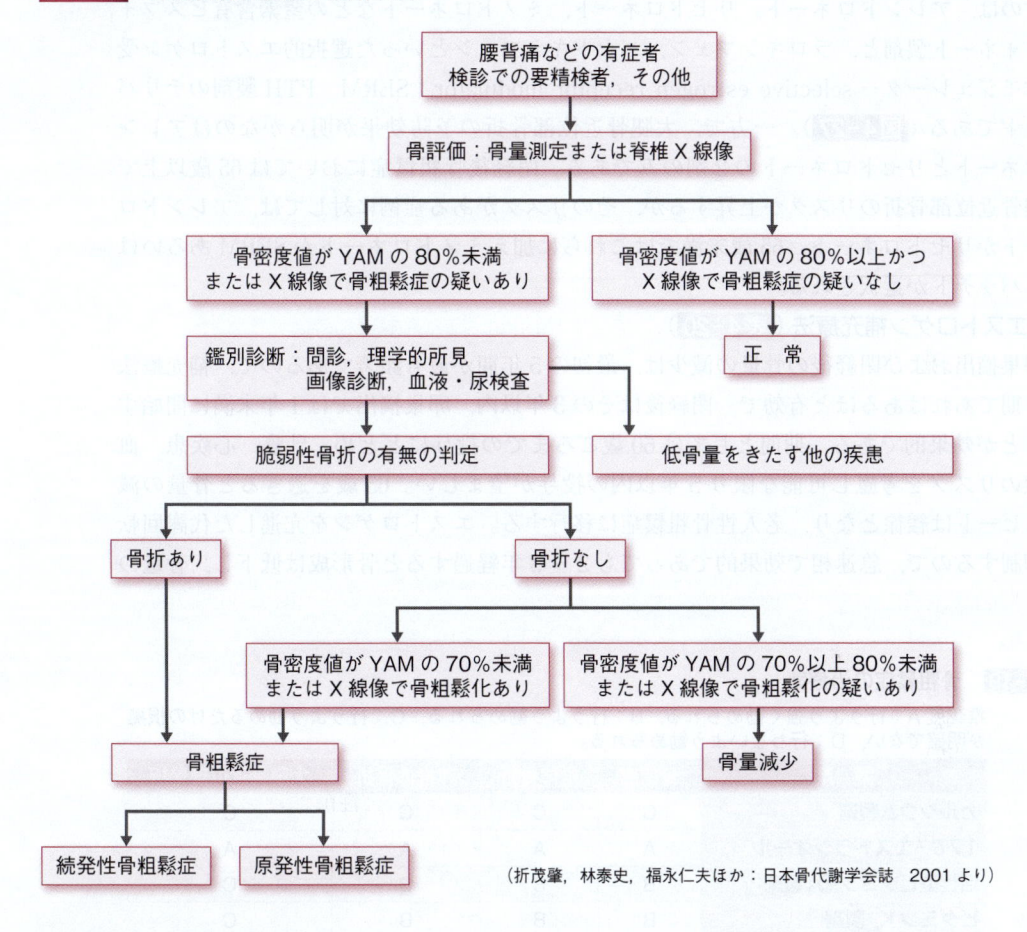

```
                腰背痛などの有症者
                検診での要精検者，その他
                        │
                        ▼
                骨評価：骨量測定または脊椎X線像
                        │
            ┌───────────┴───────────┐
            ▼                       ▼
    骨密度値がYAMの80％未満       骨密度値がYAMの80％以上かつ
    またはX線像で骨粗鬆症の疑いあり  X線像で骨粗鬆症の疑いなし
            │                       │
            ▼                       ▼
    鑑別診断：問診，理学的所見         正　常
    画像診断，血液・尿検査
            │
            ▼
    脆弱性骨折の有無の判定    低骨量をきたす他の疾患
            │
    ┌───────┴───────┐
    ▼               ▼
  骨折あり          骨折なし
    │       ┌───────┴───────┐
    │       ▼               ▼
    │  骨密度値がYAMの70％未満  骨密度値がYAMの70％以上80％未満
    │  またはX線像で骨粗鬆化あり またはX線像で骨粗鬆化の疑いあり
    │       │                   │
    ▼       ▼                   ▼
    骨粗鬆症                   骨量減少
    │
┌───┴───┐
▼       ▼
続発性   原発性
骨粗鬆症 骨粗鬆症
```

（折茂肇，林泰史，福永仁夫ほか：日本骨代謝学会誌　2001より）

表4-18　骨粗鬆症診療において測定される骨代謝マーカーの基準値

骨代謝マーカーの基準値は，健常閉経前女性で確立された平均±1.96標準偏差の範囲とする。
MSCは閉経後骨粗鬆症患者の早朝の日差変動の2倍を示し（％），その信頼性は8％以下の危険率に相当する。

骨代謝マーカー	カテゴリー	検体	測定方法	単位	基準値	MSC（％）
BAP	形成マーカー	血清	EIA	U/L	7.9〜29.0	23.1
DPD	吸収マーカー	尿	ELISA	nmol/mmol・Cr	2.8〜7.6	29.6
CTX	吸収マーカー	尿	ELISA	μg/mmol・Cr	40.3〜301.4	51.1
NTX	吸収マーカー	尿	ELISA	nmolBCE/mmol・Cr	9.3〜54.3	35.0
NTX	吸収マーカー	血清	ELISA	nmolBCE/L	7.5〜16.5	14.2

の危険因子として，カルシウム摂取不足，コーヒー，アルコールの大量摂取，喫煙，運動不足があり，これら自明な危険因子を積極的に除く努力が必要である．卵摘および・閉経後の骨量減少は，エストロゲン欠乏によるものであるが，通常はラロキシフェンまたはアレンドロネートやリセドロネートといったビスフォスフォネート製剤が用いられる．明らかな更年期障害を合併している場合に限り，ホルモン補充療法の適応となる．

　骨強度の増強に最も有効な方法は薬物療法であり，表4-19 に現在わが国で保険上使用可能な骨粗鬆治療薬をエビデンスからみた推奨度で示す．明らかな椎体骨折予防効果を示すのは，アレンドロネート，リセドロネート，ミノドロネートなどの窒素含有ビスフォスフォネート製剤と，ラロキシフェン，バセドキシフェンといった選択的エストロゲン受容体モジュレーター selective estrogen receptor modulator；SERM，PTH製剤のテリパラチドである（図4-27）．一方で，大腿骨近位部骨折の予防効果が明らかなのはアレンドロネートとリセドロネートの2剤のみである．閉経後骨粗鬆症においては65歳以上で大腿骨近位部骨折のリスクが上昇するが，そのリスクがある症例に対しては，アレンドロネートかリセドロネート，65歳未満ではこれらに加えミノドロネートかSERMあるいはテリパラチドが選択される．

1）エストロゲン補充療法（表4-20）

　卵巣摘出および閉経後の骨量の減少は，最初の5年間が最も顕著であるので，補充療法は早期であればあるほど有効で，閉経後はその3年以内，卵巣摘出では1年未満に開始することが効果的である．期間としては60歳ごろまでの投与にとどめ，乳癌，心疾患，血栓症のリスクを考慮し可能な限り5年以内の投与が望ましい．65歳を過ぎると骨量の減少スピードは緩徐となり，老人性骨粗鬆症に移行する．エストロゲンを亢進した代謝回転を抑制するので，急速相で効果的であっても2～3年経過すると骨形成は低下し，骨量の

表4-19　骨粗鬆症の治療薬

推奨度A：行うよう強く勧められる，B：行うよう勧められる，C：行うよう勧めるだけの根拠が明確でない，D：行わないよう勧められる．

薬剤	骨密度	椎体骨折	非椎体骨折	大腿骨近位部骨折
カルシウム製剤	C	C	C	C
17β-エストラジオール	A	A	A	A
活性型ビタミンD₃製剤	B	B	B	C
ビタミンK₂製剤	B	B	B	C
エチドロネート	A	B	B	C
アレンドロネート	A	A	A	A
リセドロネート	A	A	A	A
ミノドロネート	A	A	C	C
ラロキシフェン塩酸塩	A	A	B	C
バゼドキシフェン	A	A	B	C
テリパラチド	A	A	A	C
カルシトニン	B	B	C	C
イプリフラボン	C	C	C	C
蛋白同化ステロイド	C	C	C	C

（骨粗鬆症の予防と治療のガイドライン2006年度版より）

増加は期待できない．しかし，エストロゲンを中止するとその時点から急速相が出現することになるので注意が必要である．この場合でも加齢による骨量の減少を遅らせることになり，骨量の骨折閾値へ達する年齢を遅らせる意義は十分にある．ホルモン補充療法の終了後は，骨量減少の程度により骨量維持の目的でラロキシフェンなどのSERMやビスフォスフォネート製剤に移行することも考慮される．

天然型エストロゲン製剤（17βエストラジオール，エストリオール，結合型エストロゲ

図4-27 骨粗鬆症治療薬による脊椎骨折に対する有効性

骨粗鬆症治療薬に関する二重盲検試験を集め，メタアナリシスした結果を図示．ラロキシフェンおよびビスフォスフォネート製剤すべてで脊椎骨折の抑制効果がある．

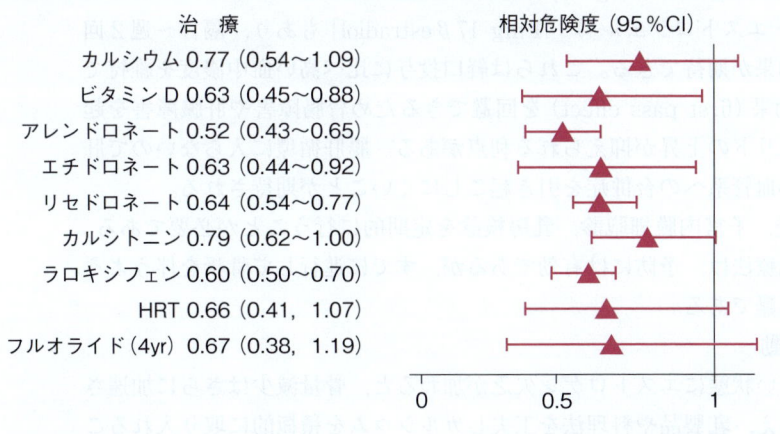

治療	相対危険度（95％CI）
カルシウム	0.77（0.54～1.09）
ビタミンD	0.63（0.45～0.88）
アレンドロネート	0.52（0.43～0.65）
エチドロネート	0.63（0.44～0.92）
リセドロネート	0.64（0.54～0.77）
カルシトニン	0.79（0.62～1.00）
ラロキシフェン	0.60（0.50～0.70）
HRT	0.66（0.41，1.07）
フルオライド（4yr）	0.67（0.38，1.19）

（Crarrey A, et al：Endocrine Review 2002 より改変引用）

表4-20 経口剤と経皮吸収剤の比較

	経口剤 E1 製剤	経皮吸収剤 E2 製剤
メリット	・使用経験が多い ・臨床データが多い ・LDL-C 減少，HDL-C 増加 ・骨密度増加作用 ・薬価が安い	・肝初回通過効果（first pass effect）がない ①活性の高い 17β-E2 が投与できる ②脂質代謝や血液凝固などへの悪影響が少ない ③肝代謝酵素に影響を与える薬剤と併用できる ④一定した血中濃度を維持できる ・WHI で指摘された心血管疾患患者への影響が少ない可能性がある ・エストロゲン容量の調節が容易である
デメリット	・肝初回通過効果がある ①TG 増加，ATⅢ低下 ②肝代謝による悪影響 ③血糖降下剤の作用を減弱 ④血中濃度が一定しない ・WHI で心血管疾患，乳癌，脳卒中，肺塞栓症への影響が指摘された ・単独・長期療法で子宮内膜癌が上昇 ・好感度 CRP が上昇する ・用量調節には粉砕の必要がある	・貼付，塗布部位の皮膚刺激症状がある（ゲル剤＜貼付剤） ・夏期は発汗の増加によりはがれやすい ・経口剤（ゲスターゲン製剤）との併用が煩雑 ・薬価が高い

（田中栄一ほか：経口剤と経皮剤の比較．Hormone Frontier in Gynecology 2002；9 より改変引用）

ン premarin など) が長期投与するのによい．骨量の維持または増加を期待するには，エストラジオール血中濃度で 30〜50 pg/mL が必要であり，この濃度を得るには結合型エストロゲンでは 0.625〜1.25 mg/日，微小粒子化した 17β-エストラジオールでは 0.5〜1 mg/日，estriol では 2〜3 mg/日の投与が必要である．また重大な副作用としてエストロゲン単独では子宮内膜癌の発症がある．結合型エストロゲン剤の長期投与に関して投与量が 0.625 mg/日以上となると投与量に対応して尿中カルシウム排泄量が抑制されるが，0.625 mg/日以上で内膜癌の危険性は同時に漸増する．しかし，プロゲステロンの併用投与によりそのリスクは対照とほぼ同等となる．子宮を有する例で長期間治療する場合は両者の併用使用が必須となる．

経口投与以外に，エストロゲンの経皮投与[エストラジオール経皮パッチ（エストラーナ®，フェミエスト®）；0.72 mg〜4.33 mg 17β estradiol あるいはエストラジオールゲル外用薬（ディビゲル®，ル・エストロジェル®）；1 mg 17β estradiol]もあり，隔日〜週2回の塗布で経口と同等の効果が期待できる．これらは経口投与に比べ高い血中濃度を維持でき，肝臓での初回通過効果（first pass effect）を回避できるため胃腸障害や肝臓障害を起こしにくく，血中グリセリドの上昇が抑えられる利点がある．腸肝循環に入らないので肝を介する血液凝固系，心血管系への合併症を引き起こしにくいことが期待される．

投与中は，肝機能検査，子宮内膜細胞診，乳房検診を定期的に行うことが必要である．ただしエストロゲン補充療法は，予防には有効であるが，すでに進行して骨折を伴うような場合に修復するのは困難である．

2) カルシウムおよび運動

カルシウム摂取の少ない状態にエストロゲン欠乏が加わると，骨量減少はさらに加速されることになる．それゆえ，乳製品や料理法を工夫しカルシウムを積極的に取り入れることが必要である．カルシウム製剤を服用することも考慮する．夜間は血中カルシウムが低下し，PTH の上昇する傾向にあるので，カルシウム製剤は夕食後に服用すると効果的に吸収され，PTH 上昇も阻止される．日本人の最低必要カルシウム摂取量は 600 mg/日であるが，大部分はその量にも達していないのが現況である．カルシウムバランスを保つうえでの1日量は，閉経前 1,000 mg，閉経前後で 1,200 mg，閉経後で 1,400 mg が必要とされている．それとともに生活の基本として適度な運動，日光浴を心がけるべきである．

3) ビタミン D

本剤は腸管からのカルシウム吸収を増し，骨芽細胞の石灰化反応を促進する作用を有しており，老人性骨粗鬆症の第1選択薬剤である．

加齢性オステオポローシスにはビタミン D は有効であるが，エストロゲン欠乏性オステオポローシスには，その効果が疑問視されていた．しかし，卵巣摘出後の症例に対し 1αヒドロキシビタミン D_3 [$1α(OH)D_3$] を投与することにより腰椎骨量減少を阻止する効果のあることが認められ，$1α, 25(OH)_2D_3$ 血中レベルは正常範囲内での軽度上昇をみている．この軽度上昇でも骨芽細胞への作用は十分に期待できるものと考えられる．エストロゲン禁忌の症例には試みてよい方法である．しかし，$1α(OH)D_3$ 無効例もなかにはあり，十分な観察下で治療する必要がある．

本剤は，閉経直後例に使用してもその骨密度減少速度をわずかにしか減速しないので，エストロゲンの代用にはならない．本剤の効果は，従来，皮質骨においてのみ確認されていたが，最近では海綿骨における効果も確認されている．

4）ビスフォスフォネート bisphosphonate 製剤

本剤は骨基質に取り込まれて，骨吸収を抑制する．事実，本剤の臨床用量の使用で骨代謝マーカーは急速に低下し，特に海綿骨骨密度は増加する．本剤は骨蓄積性があり，間欠的投与でも連続的投与でもほぼ総投与量に比例した骨密度増加作用を示す．本剤にはおそらく骨形成作用はなく，骨吸収抑制剤と考えられている．本剤は現在第一世代（エチドロネート），第二世代（アレンドロネート），第三世代（リセドロネート）までの種々の誘導体がある．本製剤の今後の問題は，過度な骨吸収の抑制をどのように避けるかという用法上の工夫をしなければならないという点である．高齢女性に対する5年以上のビスフォスフォネート継続例では，骨粗鬆症で典型的な大腿骨近位部骨折（頸部骨折）のリスクは軽減されるが，非定型大腿骨骨折（転子下骨折あるいは大腿骨骨幹部骨折）の発症が増加するという問題がある．また，服用方法に制限があり消化管障害や長期投与に伴う顎骨壊死も指摘されている．しかし，そのような点があっても，本剤は最も確実かつ高度に骨密度の増加をもたらす．

5）選択的エストロゲン受容体モジュレータ selective estrogen receptor modulator；SERM

乳癌の治療薬として開発された第一世代の SERM であるタモキシフェンに続き骨粗鬆症治療薬として第二世代のラロキシフェンが開発された．

塩酸ラロキシフェンは SERM としてエストロゲンとほぼ同等の親和性でエストロゲン受容体αに結合し，組織選択的な薬理作用を発揮する．その結果，乳房や子宮ではエストロゲン様作用を発揮しないが，骨に対してはエストロゲン様作用を発揮する．ラロキシフェンの骨粗鬆症に対する主要なエビデンスは閉経後骨粗鬆症女性を対象として海外で実施された大規模臨床試験（multiple outcome of raloxifene evaluation；MORE）により有意な骨密度（腰椎・大腿骨）の増加，椎体骨骨折の予防効果を認めている．非椎体骨折の防止効果についてはエビデンスが不十分である．

ラロキシフェンに続く第三世代の SERM としてバセドキシフェン，ラソフォキシフェンが開発されている．バセドキシフェンは椎体骨骨折だけではなく非椎体骨骨折に対しても予防効果を認めており，ラロキシフェンを上回る骨折予防効果が示されている．

近年では，従来ホルモン療法で子宮内膜刺激の抑制に必用としていたプロゲスチンの代わりに，SERM を用いて子宮内膜肥厚を防止するという新しいホルモン療法である tissue selective estrogen complex；TSEC が考案され，臨床研究が開始されている．結語型エストロゲン（CEE）0.625 mg とバゼドキシフェン（BZA）20 mg の合剤である TSEC は，短期間ではラロキシフェン単独あるいは BZA 単独よりも腰椎および大腿骨頸部の骨密度増加効果や脂質プロファイルを改善し，ホットフラッシュや腟内環境の悪化を改善する．血栓症や心疾患のリスクは上昇していないが，乳腺に対する安全性は確立していない．今後の安全性評価により症例の選択が決まると考えられる．

6）カルシトニン

カルシトニンは，骨吸収抑制作用に加え鎮痛効果もある．また点鼻薬もある．破骨細胞はカルシトニンの受容体を有し，その活性を抑制するので本剤は骨吸収抑制剤に分類されている．カルシトニンが骨粗鬆症の発生になにか役割を果たしているか否かに関しては，否定的な見解が多かったが，閉経前後において内因性カルシトニン血中濃度が低い例は骨密度の低下速度が早い事実があり，カルシトニン減少も骨粗鬆症の発症に大きく関与して

7) ビタミン K_2

本剤は，骨粗鬆症の皮質骨の骨密度を増加させる効果を有しており，1, 25 $(OH)_2D_3$ と共同してヒト骨芽細胞の石灰化反応を促進する．さらにヒト骨芽細胞の PGE_2（プロスタグランジン E_2）産生を抑制し，器官培養において骨吸収促進物質の作用を抑制する．患者に投与すると，オステオカルシンの濃度を上昇させるが，骨吸収パラメータには変化がみられない．興味深いことには，本剤の効果が血液中 1, 25 $(OH)_2D$ の濃度が高値なものほど高いということである．このような事実は，本剤が *in vivo* では骨吸収抑制剤としての効果と骨形成促進剤としての効果の二面性を有し，*in vivo* においては骨形成促進効果が強く，かつその効果が 1, 25 $(OH)_2D$ により増強されるという可能性を示している．

8) その他

アルファルファから抽出したフラボノイドであるイプリフラボンは，骨吸収抑制効果を示す．PTH の存在下でも効果を示し，カルシトニン分泌を増やし骨芽細胞のコラーゲン合成を増加する作用もある．本剤の作用機序は骨吸収の抑制とカルシトニン分泌の促進と考えられている．

副甲状腺ホルモン (PTH) は長く骨吸収促進効果のみを有すると考えられてきたのが，ヒト PTH (1-34)（テリパラチド）皮下注射剤連日投与により，腰椎および大腿骨近位部骨密度の著明な増加を認めており，骨折率の減少が短期間で得られる．骨形成の促進により，たとえ骨代謝回転が高まっても骨密度は増加することが臨床的に示されたことになる．

⑥ 脂質代謝，動脈硬化

a. 高脂血症の疫学

高脂血症は，高血圧，喫煙とともに三大危険因子として動脈硬化を進行させ，冠動脈疾患や虚血性脳疾患を引き起こす．糖尿病，肥満症などの代謝性疾患も重要であり，これら代謝性疾患の管理および予防も動脈硬化性疾患の予防につながる．いずれの代謝性疾患も遺伝因子とともに，栄養学的因子や環境因子が大きく，生活の近代化や欧米化により急速に増加している．特に高脂血症の頻度は増加している．

血清コレステロールは，飽和脂肪酸の摂取量に強く影響を受けるが，現在の脂肪摂取量は昭和 30 年の 3 倍に増加し，動物性脂肪の摂取量は 7 倍以上に達している．その結果，最近の 10 年間に血清コレステロールは約 7.5%（10～15mg/dL）上昇している．コレステロールが 1% 増加すると 2% 動脈硬化性疾患の増加を引き起こすといわれており，このことは，動脈硬化性疾患の発症を約 15% 上昇させている可能性を示唆するものである．例えば 30 歳未満の剖検例で大動脈，冠動脈，脳動脈の動脈硬化所見は 10 年前に比較して，著しく早発かつ多発してきている．心疾患による死亡率は 40 年前の約 4 倍に増加して，悪性新生物に次いで日本人の死因の第 2 位となっている．そのうち虚血性心疾患による死亡率は昭和 40 年代後半まで増加して，それ以降は横這いの状態にある．これは，虚血性心疾患の有病率そのものは増加しているが，社会的認識の広まり，診断技術や治療の発展によるものと推定される．

日本人の男性で 30%，女性では 35% が高コレステロール血症にあり，特に更年期を過ぎた 50 歳以降の女性の約半数が高コレステロール血症と診断されている．この理由とし

て，中高年婦人は耐糖機能低下と運動不足によるカロリー摂取過剰状態にあることや加齢によるエストロゲンの減少により，脂質代謝において低比重リポ蛋白 low density lipoprotein（LDL）receptor の低下による LDL 異化障害とリポ蛋白リパーゼ lipoprotein lipase（LPL）活性低下による超低比重リポ蛋白 very low density lipoprotein（VLDL）異化障害がみられること，またステロイドホルモン合成に消費されるコレステロール必要量が減少することなどが，この高脂血の原因と考えられている。

b. 高脂血症の分類

空腹時の血清総コレステロール 220 mg/dL 以上，血清トリグリセリド（TG）150 mg/dL 以上のいずれか，または双方を超えるものを高脂血症という。高比重リポ蛋白 high density lipoprotein（HDL）-コレステロール 40 mg/dL 以下が異常と考えられ，TG が 300 mg/dL 以下の場合には，Friedewald の式より，全コレステロール（TC），HDL-コレステロール，TG の値から，LDL-コレステロールの値が計算される。

LDL-コレステロール＝ TC－（HDL-コレステロール＋ TG/5（mg/dL））

LDL コレステロールの正常値は 140 mg/dL 以下である。

高脂血症には複数の脂質異常が合併することが多く，一般的な分類はリポ蛋白の異常の組み合わせによる Fredrickson ら，あるいは WHO の表現型分類（表4-21）があり，血中に増加するリポ蛋白の種類に基づき，I〜V の 5 型に分類される。さらにこれに低 HDL コレステロール血症と高 Lp（a）血症を加える。

原発性と続発性高脂血症の分類もあるが，続発性高脂血症は約 5％を占めるにすぎず，残り約 95％は原発性であり，大部分が家族性高コレステロール血症である。

家族性高コレステロール血症は IIa または IIb 型に属し，LDL 受容体の減少または欠損により起こる。

中高年女性の高脂血症は，非遺伝的な続発性高脂血症であり，ほとんどが IIa 型（58％）と IV 型（25％）である。このタイプは，主として肝・腎疾患，糖尿病，甲状腺疾患，自己免疫疾患などに続発するものと，アルコール過剰摂取，食事，薬物内服に続発するものとがある。

c. 動脈硬化症の成因とコレステロール

粥状硬化症は 2 つの過程で形成される。過剰なコレステロールが細胞に供給された場合，細胞表面上の LDL receptor 数が減少することにより，細胞へのコレステロール供給を低下させる機序が働く。すなわち血漿 LDL 値が上昇するとともに LDL receptor 数は減少

表4-21 高脂血症の分類

I 型		高カイロミクロン血症
IIa 型		高 LDL 血症
IIb 型		高 LDL，高 VLDL 血症
III 型		β－VLDL 血症
IV 型		高 VLDL 血症
V 型		高カイロミクロン，高 VLDL 血症

（追加）
　低 HDL 血症
　高 Lp（a）血症

して，過剰のLDLが血中あるいは間質液中に滞留する．この過剰のLDLが血管壁に沈着することにより，動脈硬化巣の初期病変である泡沫細胞の集合であるfatty streakが形成される．すなわち動脈硬化症の初期病変は，コレステロールエステルを大量に蓄積した泡沫細胞が出現することにある．その抱沫細胞の大部分は血中の単球に由来するマクロファージであって，このマクロファージの泡沫化が初期の粥状動脈硬化病変形成の重要なステップになる．抱沫細胞に蓄積したコレステロールエステルは，LDL receptorを介してLDLが直接取り込まれたものではなく，種々の血管内皮細胞によって酸化やアセトアルデヒドによる修飾を受けた酸化LDLが，マクロファージのスカベンジャーreceptorを介して取り込まれたものである．このreceptorは，コレステロールの過剰な取り込みに対して，negative feedback機構を欠くので，無制限に変性したLDLを細胞内に取り込んでいくことになる．すなわち粥状硬化巣に沈着するコレステロールエステルはすべて血中LDLに由来しており，動脈硬化症の最大の危険因子は高LDLコレステロール血症である．ここにほかの危険因子が加わり，血管壁における病的反応が惹起されることにより，進展した動脈硬化病変が形成される．冠動脈硬化症は加齢とともに進行して，種々の危険因子の影響を受けながら完成した病変を形成する．一方，HDLは末梢組織の過剰なコレステロールを引き抜き，これを肝に戻す作用がある．

d. リポ蛋白代謝

遊離脂肪酸 free fatty acid；FFA以外の脂質は，リポ蛋白という蛋白と脂質の複合体を形成して血中に存在している．リポ蛋白は，アポ蛋白，酵素，receptorを介して互いに影響を及ぼし合って複雑な代謝を営んでいる．図4-28にリポ蛋白の基本構造を示す．水に溶けにくい（非極性）脂質であるコレステロールとトリグリセリド（TG）は芯coreを形成し，その周囲をリン脂質と遊離コレステロールからなる一層の膜である外殻 surface coatが覆う構造をとる．外殻にはアポ蛋白とよばれる蛋白が存在している．アポ蛋白は

図4-28 リポ蛋白の構造

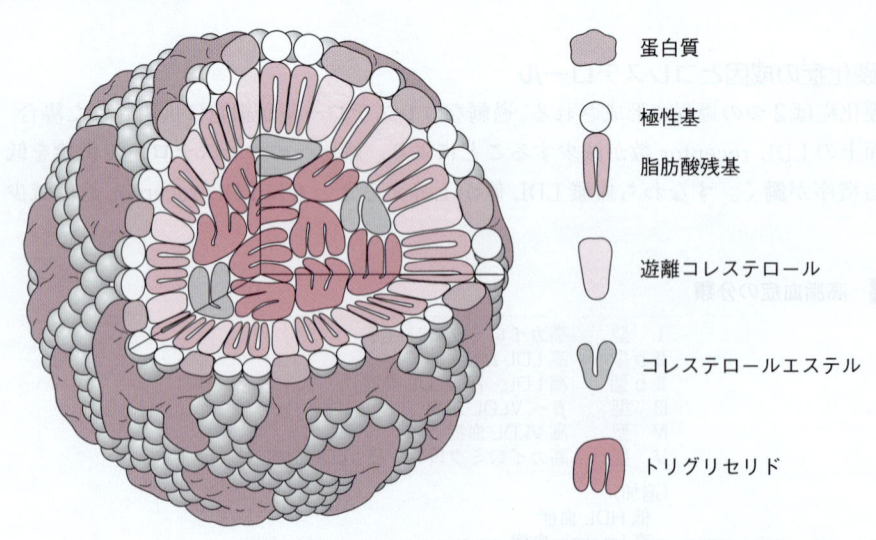

蛋白質
極性基
脂肪酸残基
遊離コレステロール
コレステロールエステル
トリグリセリド

（毛受正和，山本 章：わかりやすい脂質代謝とその異常．五島雄一郎編．1991．より改変引用）

リポ蛋白の構築に必須のほか，脂質の加水分解や転移に関する酵素活性の修飾，ならびにリポ蛋白粒子が運搬されて標的細胞に receptor を介して取り込まれる際のリガンドとしての機能を有している．

リポ蛋白はその比重の違いにより5種類に分類（図4-29）され，それぞれ大きさ，組成，機能は異なっている．また主にエネルギーの供給源である TG の輸送に関与するものとして外因性の腸管に由来する脂質を運ぶカイロミクロン，および内因性の肝臓に由来する脂質を運ぶ VLDL があり，これらは TG が豊富で，TG rich リポ蛋白ともいう．さらにコレステロールとリン脂質の輸送に関与するものとして LDL と HDL とがある．

図4-29 リポ蛋白の種類と組成
TG：トリグリセライド，EC：エステル型コレステロール，FC：遊離コレステロール

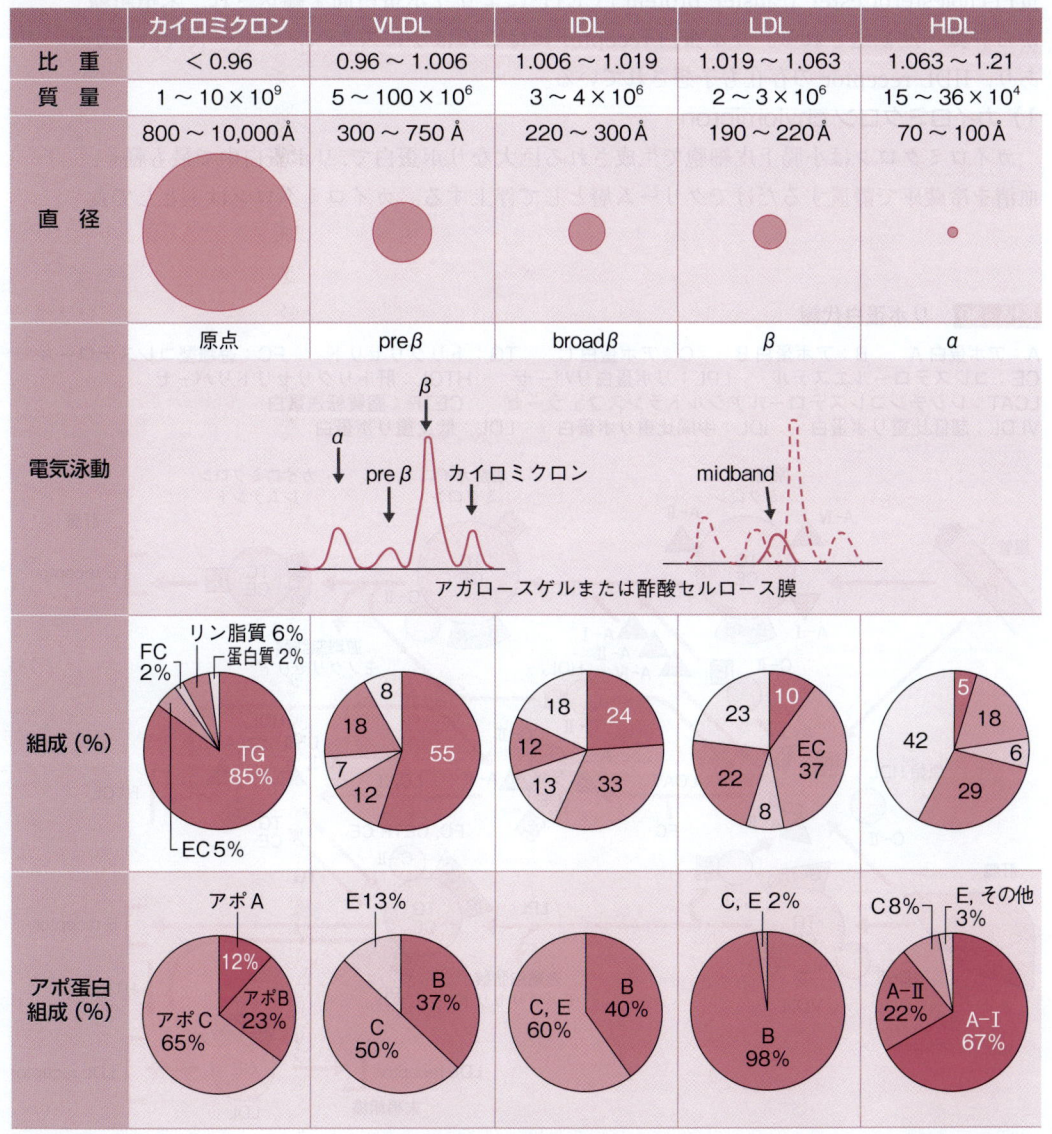

	カイロミクロン	VLDL	IDL	LDL	HDL
比重	< 0.96	0.96～1.006	1.006～1.019	1.019～1.063	1.063～1.21
質量	$1～10×10^9$	$5～100×10^6$	$3～4×10^6$	$2～3×10^6$	$15～36×10^4$
直径	800～10,000 Å	300～750 Å	220～300 Å	190～220 Å	70～100 Å
電気泳動	原点	preβ	broadβ	β	α
組成（%）	TG 85%, EC 5%, FC 2%, リン脂質 6%, 蛋白質 2%	8, 18, 7, 12, 55	18, 12, 13, 33, 24	23, 22, 8, 10, EC 37	5, 18, 6, 29, 42
アポ蛋白組成（%）	アポA 12%, アポB 23%, アポC 65%	E 13%, B 37%, C 50%	C,E 60%, B 40%, C,E 2%	B 98%, C 8%, E・その他 3%	A-Ⅱ 22%, A-Ⅰ 67%

（斎藤　康：原発性高脂血症．日本医師会編．臨床医のための動脈硬化症．1992 より改変引用）

リポ蛋白代謝の概要（図4-30）として，まずTGが豊富な大型のリポ蛋白であるカイロミクロンとVLDLはまずLPLにより異化代謝され，各々小型のカイロミクロンレムナントとVLDLレムナントおよび中間比重リポ蛋白（IDL）となる。カイロミクロンレムナントは，レムナントreceptor（アポE receptor）により肝臓に取り込まれて，外因性コレステロールを肝臓に供給する。IDLはさらに肝性リパーゼhepatic triglyceride lipase；HTGLの作用を受けてLDLに変化し，LDL receptor（アポB，E receptor）と結合して肝臓および末梢組織に取り込まれコレステロールを供給する。このVLDL-LDL経路と並行して，最近発見されたVLDL receptorはリパーゼを介さず直接VLDLをエネルギー需要の高い組織に取り込むと考えられている。

一方，この脂質供給系と逆に，コレステロールはレシチンコレステロールアシルトランスフェラーゼlecithin cholesterol acyltransferase；LCATとコレステロールエステル転送蛋白cholesterol ester transfer protein；CETPによりリポ蛋白間を輸送され，末梢組織から肝臓へ逆転送される。リポ蛋白receptorにはこのほかにスカベンジャーreceptorがあり，HDL receptorの存在も予想されている。

1）カイロミクロン chylomicron

カイロミクロンは小腸上皮細胞で生成される巨大なリポ蛋白で，リポ蛋白中で最も軽く，血清を冷蔵庫で静置するだけでクリーム層として浮上する。カイロミクロンは主として食

図4-30　リポ蛋白代謝

A：アポ蛋白A　　B：アポ蛋白B　　C：アポ蛋白C　　TG：トリグリセリド　　FC：遊離型コレステロール
CE：コレステロールエステル　　LPL：リポ蛋白リパーゼ　　HTGL：肝トリグリセリドリパーゼ
LCAT：レシチンコレステロールアシルトランスフェラーゼ　　CETP：脂質転送蛋白
VLDL：超低比重リポ蛋白　　IDL：中間比重リポ蛋白　　LDL：低比重リポ蛋白

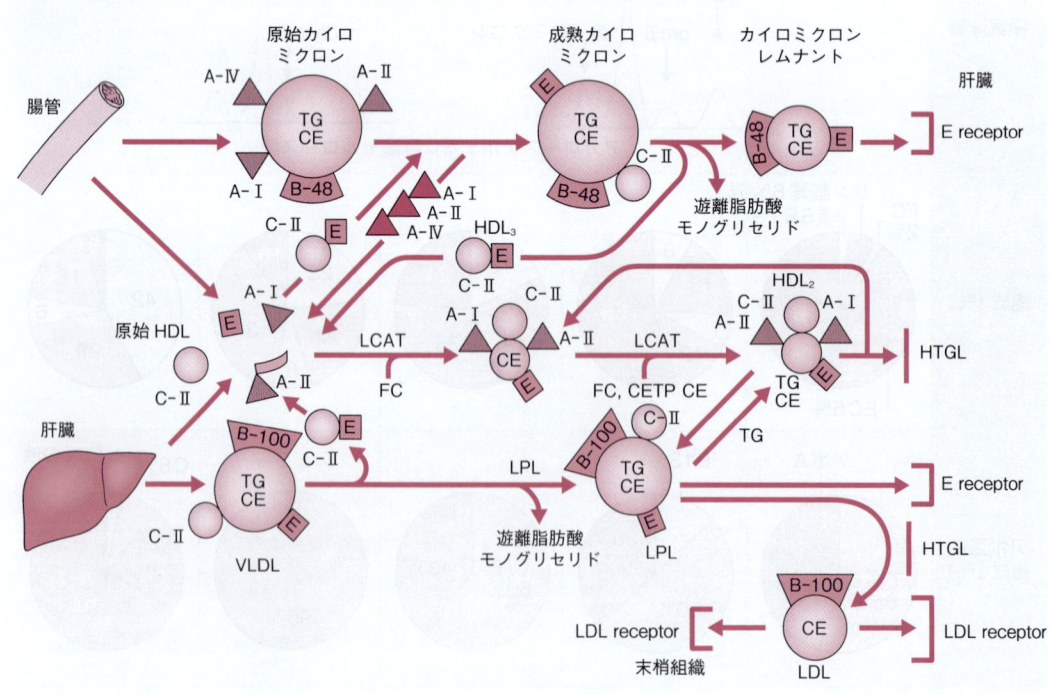

（池田康行，山本　章：酵素の働き．五島雄一郎編．わかりやすい脂質代謝とその異常．1991より改変引用）

事性のTGを体循環に搬送する際の担体となるが，その血中濃度は食事摂取後3～5時間で頂値に達し，以後漸減する。健常者においては，絶食12時間以降の血漿中にカイロミクロンを認めることはない。カイロミクロンは体循環に入るとLPLにより加水分解を受け，TG含量が減少して粒子径も低下したカイロミクロンレムナントに変化する。

2) 超低比重リポ蛋白 very low density lipoprotein；VLDL

VLDLはカイロミクロンに次ぐ大きさの粒子で，肝臓で合成されたTGとコレステロールを全身の組織に運搬する作用をもっている。VLDLもLPLによりTGが加水分解を受け，TG含量が漸減し，それに伴い粒子径も小さくなり，中間比重リポ蛋白（IDL）に代謝される。なおVLDLの約9割がLDLにまで代謝される。

3) 中間比重リポ蛋白 intermediate density lipoprotein；IDL

IDLはVLDLからLDLに変換される過程における中間代謝産物であり，比重はVLDLとLDLの中間にあり，粒子径はVLDLより小型である。HTGLにより加水分解を受けTG含量が減少して，LDLに転換される。このレムナント粒子はアポBをHDLから与えられ，肝臓の受容体から取り込まれることにより，食事性脂質を肝臓に輸送する作用もある。VLDLに比べTGの減少を認める。一方，アポ蛋白ではアポE，Cの含量の減少を認めるが，アポEはB100とともにIDLの肝臓による取り込みに関係していると考えられている。

4) 低比重リポ蛋白 low density lipoprotein；LDL

VLDLの最終代謝産物であり，血漿中コレステロールの70％の担体となる。粒子径はIDLよりさらに小さく，TG含量はきわめて低い。アポ蛋白の大部分はアポB100よりなる。また，LDLは粥状動脈硬化症の発生機構に深くかかわっている。その血清値の調節はLDL receptorによる取り込み，ならびに続いて起こる異化機構に基づいて行われている。

LDLreceptorは，アポB100およびEをリガントとして，LDLを細胞に取り込み，細胞膜や胆汁酸の基質としてのコレステロールを組織に供給している。receptorの約半数は肝臓に存在しており，このreceptor量は細胞内のコレステロールの量によりnegative feedbackを受けて増減する。また，このreceptorの異常により血中LDLが細胞内に取り込まれず，高LDL血症をきたす疾患を家族性高コレステロール血症という。

VLDLからIDL，LDLへ異化代謝される過程で，HDL上のLCATにより生成されたコレステロールエステルをCETPの働きにより受け取り，コレステロールエステル含量を増やしていく。このLDLは，LDL receptorを介して細胞内に取り込まれ，コレステロールは種々の代謝を受ける。エステル型は細胞内に蓄積され，遊離型は細胞表面から再びHDLに移行していく。

5) 高比重リポ蛋白 high density lipoprotein；HDL

HDLはLDLに比べより比重の高い粒子であり，主に肝臓と小腸で合成され，一部はカイロミクロン，VLDLの異化過程でつくられる。分泌直後のHDLは遊離型コレステロール，アポ蛋白（アポA-1）とリン脂質を主成分とする同盤状の粒子で，原始HDL（nascent HDL）とよばれる。このHDLは，末梢細胞からとほかのリポ蛋白の水解過程で生じる遊離コレステロールを受け取り，HDL粒子中に存在するLCATによってコレステロールエステルへ転換され，これを疎水性の粒子中心部に保持しつつ，球状HDLへと成熟する。成熟HDLは比重によりHDL_2とHDL_3に分けられる。さらにアポAは，アポEに置換されていく。

LDL は LDL receptor を介して末梢細胞にコレステロールを供給しているが，一方で肝臓から末梢細胞への流れとは逆に，末梢細胞から肝臓へ向かうコレステロールの流れも存在する．この過程はコレステロール逆転送系 reverse cholesterol transport system (図4-31) とよばれ，組織へのコレステロール蓄積を防御しており，HDL がその中心として機能している．マクロファージや平滑筋細胞からコレステロールが HDL により除去されるが，まず HDL はマクロファージの HDL receptor を介して細胞内に取り込まれ，細胞内の遊離コレステロールを結合して再び細胞外へ出ていく．この HDL は HDL_3 で，細胞から得たコレステロールは LCAT によりエステル化され，HDL はコレステロールエステルに富む粒子になり粒子径を拡大して HDL_2 に変化していく．HDL 内部のコレステロールエステルは血中の CETP によって，VLDL, IDL や LDL へと転送され，代わりに TG が HDL_2 へ移動する．HDL_2 に運ばれた TG は HTGL により水解され，HDL_2 は HDL_3 へ変化して，前述の経路を介して細胞内のコレステロールの除去を繰り返し行うことになる．コレステロールエステルを受け取った LDL は receptor を介して肝臓に取り込まれ処理される．この経路はコレステロール逆転送系の約 70％を占めて，粥状動脈硬化の発症を防止している．一方，マクロファージはコレステロール蓄積に伴いアポ E を合成してアポ E リン脂質複合体として分泌し，これは HDL_2 と結合して HDL_1 となり肝臓に取り込まれる．

アポ E 含有 HDL が LDL receptor，またはアポ E のみを認識するレムナント receptor を介して肝臓に取り込まれる経路も推定されている．また，HDL 中のコレステロールエステルが直接肝臓に取り込まれる機構も存在する．肝臓に取り込まれたコレステロールの一部は再利用され，一部は胆汁酸として胆汁中に排泄される．

6) Lp (a)

LDL にアポ (a) とよぶ糖蛋白が結合したリポ蛋白を LP (a) という．その生理的意義は十分に解明されていないが，Lp (a) 濃度は主に遺伝的に規定されており，心筋梗塞や手

図4-31 HDL の代謝およびコレステロールの逆転送

LPL：リポ蛋白リパーゼ　　HTGL：肝性トリグリセリドリパーゼ　　CE：コレステロールエステル
CETP：コレステロールエステル転送蛋白　　LCAT：レシチンコレステロールアシルトランスフェラーゼ
R：レセプター　　TG：トリグリセリド

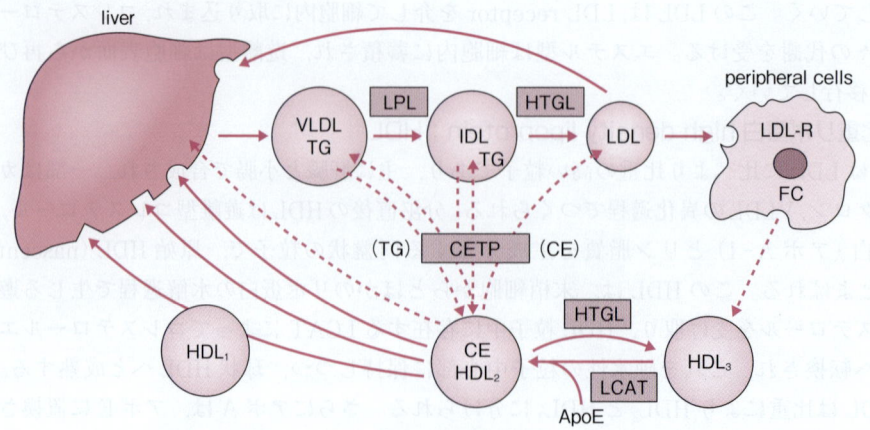

(山下静也：低 HDL コレステロール血症と動脈硬化. Medicina 1995；32：655-9 より改変引用)

術で一過性に上昇することや，エストロゲン投与により低下する．

　Lp（a）は動脈硬化性疾患に深い関係をもち，虚血性心疾患群では正常群に比べ高値例が多く，Lp（a）25 mg/dL 以上ではその相対危険度は約3倍であり，心筋梗塞の独立した危険因子である．アポ（a）はプラスミノーゲンと類似の構造をもち，プラスミノーゲンのフィブリンまた血管内皮細胞への結合を競合阻害することにより，血栓の発現を促進する．すなわち，血液凝固線溶系での動脈硬化促進因子として機能している．多彩な遺伝子多型が報告されており，今後の解明が待たれる．

e. リポ蛋白代謝に関与する酵素および receptor

　リポ蛋白が円滑に異化代謝されるには，主に4つの酵素および蛋白が必要である（図4-28, 29）．

1）リポ蛋白リパーゼ lipoprotein lipase；LPL

　LPL は毛細血管の細胞表面に存在し，カイロミクロンや VLDL の TG を水解してカイロミクロンレムナントや IDL を形成する．このとき FFA が遊離し，アルブミンと結合して実質細胞へ転送されてエネルギー源として利用される．アポ C-II は補酵素としてこれらの過程を促進する．LPL の合成・分泌は種々のホルモンや栄養状態により短時間に調節されており，インスリンや糖質コルチコイドによって合成は促進され，グルカゴンやカテコラミンで合成は抑制される．

　LPL はヘパリン静注により HTGL とともに速やかに血中に遊離してくる．

　LPL 欠損症では高カイロミクロン血症を呈し，LPL ヘテロ遺伝子異常では高 TG 血症（IV型高脂血症）となる．

2）肝性リパーゼ hepatic triglyceride lipase；HTGL

　HTGL は肝ジヌソイド内皮表面に存在して，カイロミクロンレムナントおよび IDL の TG を水解し，小型のカイロミクロンレムナントおよび LDL を生成する．これらはレムナント receptor や LDL receptor のリガンドとなり異化代謝される．また，HTGL は HDL_2 の TG を水解して小型の HDL_3 に変換することにより，コレステロール逆転送にも関与している．HTGL の合成・分泌は甲状腺機能低下症やエストロゲン投与によりその酵素活性は低下し，黄体ホルモン投与では上昇する．

　HTGL 欠損症では，TG に富む LDL が増加して高 TG 血症となり，HDL_2 が増加し，動脈硬化症の促進がみられる．

3）レシチン：コレステロールアシルトランスフェラーゼ lecithin cholesterol acyltransferase；LCAT

　LCAT は肝で合成され，主に HDL に存在している．LCAT はコレステロールの OH 基にレシチンのアシル基を転移させ，コレステロールエステルとリゾレシチンを生成する．HDL で生成されたコレステロールエステルの一部は，CETP により VLDL, IDL, LDL などのほかのリポ蛋白に転送され，最終的には LDL receptor を介して肝臓などに取り込まれることになる．残ったコレステロールエステルは HDL に蓄積して，コレステロールエステル含有量が多くて非エステル型コレステロールの少ない HDL_2 に成熟していく．この過程で HDL はほかのリポ蛋白や細胞膜から持続的に遊離型コレステロールを吸収する．このようにして，LCAT は HDL, CETP と共同してコレステロールを末梢組織から肝臓に逆輸送することになる．欠損症では角膜混濁，腎障害による蛋白尿，標的赤血球と溶血

性貧血などの臨床症状を示す。

4) コレステロールエステル転送蛋白 cholesterol ester transfer protein；CETP

CETPは主として肝臓で産生され，血中の80%以上がHDL粒子中に存在して，HDL粒子中のコレステロールエステルをVLDL，IDLやLDLに転送し，逆にVLDLやIDLからTGをHDLに運ぶ作用をもつ。すなわちLDLの生成とコレステロールの逆転送に関与している蛋白である。CETP活性は栄養状態によって変化し，高脂肪食，高コレステロール食で増加し，炭水化物摂取後は低下する。インスリンやステロイドホルモンはCETP活性を低下させる。欠損症のホモ接合体では100 mg/dL以上の著しい高HDLコレステロール血症を呈する。

5) アポリポ蛋白 apolipoprotein

アポリポ蛋白はリポ蛋白の表層に存在する蛋白質であり，リポ蛋白の構造，代謝を決定する重要な役割を果たしている。アポリポ蛋白の主な機能は，親水基，疎水基の働きによりリポ蛋白の構造を安定化させること，リポ蛋白に関与する酵素などの蛋白を活性化すること，リポ蛋白の異化を行うリポ蛋白receptorのリガンドとして働くこと，の3つである。アポリポ蛋白はこのような役割を果たすために，あるものはリポ蛋白間を移動しながら，またあるものはそのリポ蛋白上に留まって，リポ蛋白の代謝を司っている（図4-28）。

f. 高脂血症

動脈硬化を引き起こす主な危険因子として，高LDL血症，高TG血症，低HDL血症が重要である。

1) 高LDL血症

高LDL血症と虚欠性心疾患の発症との関係については，Framingham Studyや日本の原発性高脂血症調査研究班の結果からも，その因果関係は明確である。動脈硬化ガイドライン2007年度版では，診断基準および管理目標値から総コレステロール（TC）の項目が割愛され，原則として低比重リポ蛋白コレステロール（LDL-C）で評価するよう定められた。これは高TC血漿の中には"善玉コレステロール"高比重リポ蛋白コレステロール（HDL-C）高値によるものが含まれていること，TC高値のみで安易な投薬を避けるためである。これにより，脂質異常症の診断では高LDL-C血症（≧140 mg/dL），低HDL-C血症（≦40 mg/dL），高TG（中性脂肪）血症（≧150 mg/dL）の3項目を判定することが原則となった。LDL-Cの測定法は，直接測定法を用いるか，血漿総コレステロール値，HDLコレステロール値，TG値を測定したうえでFriedewaldの式（LDL-C = TC − HDL-C − 0.2 × TG）から算出する。

2) 高トリグリセリド（TG）血症

従来の疫学調査では，高TG血症は虚血性心疾患の危険因子であるとするものの，コレステロールの高値やHDLの低値の状態と比較すると独立した危険因子としての性格が弱いと考えられていた。しかし，近年になって，虚血性心疾患を発症するグループを詳細に検討した結果，高TG血症を呈する場合が多いことが明らかとなり，50歳以上の女性では，高TG血症は虚欠性心疾患の独立した危険因子と考えられる。高TG血症では，低HDL血症，small dense LDLの増加，高レムナント血症を発症して，血管壁のコレステロール蓄積を促進し，また血栓形成を助長することにより血管壁の病的反応を引き起こして，動脈硬化の進展に作用する。そして，高コレステロール血症や低HDL血症を合併した場合

こそ，重大な危険因子になるとされている。

CETP 活性が高いと動脈硬化を促進するといわれるが，高 TG 血症では CETP 活性が高くなる傾向がある。CETP は HDL コレステロール ester と TG-rich lipoprotein（VLDL，IDL）の TG を交換する作用を有する。この活性が高いと VLDL，IDL は TG を失い，コレステロールが増えて小型化し，比重が重くなる。その結果，小型の重い LDL が増加する。高 VLDL 血症では，VLDL レムナントの増加に加えて，小型 LDL が増えてともに動脈硬化を促進する結果となる。また，CETP により HDL のコレステロールエステルは TG-rich リポ蛋白に転送されるが，その活性が高いと，HDL コレステロール値は低下し，コレステロール逆転送系が十分機能しなくなる。

VLDL はリポ蛋白電気泳動で，pre β 位に移動するが一部 β 位に移動するものがあり，これを β-VLDL とよぶ。カイロミクロンレムナント，VLDL レムナントは β-VLDL を構成しており，動脈硬化促進作用が強い。この高レムナント血症（Ⅲ型高脂血症）は虚血性心疾患の危険因子として最も重要な因子である。通常 LDL は変化を受けてマクロファージのスカーベンジャー receptor を介して取り込まれるが，レムナントリポ蛋白は変化を受けなくてもマクロファージに取り込まれてマクロファージを泡沫化させることによる。

3）低 HDL 血症

低 HDL 血症が冠動脈疾患増加をもたらすとの多くの疫学調査があり，総コレステロールがたとえ正常範囲内にあっても低 HDL 血症は注意されなければならない。特に高齢者ではその傾向が強い。コレステロールや TG が高く HDL が低い場合には，コレステロール逆転送系が十分に働かず，末梢組織にコレステロールが蓄積して，粥状動脈硬化をきたすと考えられる。それゆえ，低 HDL 血症（男＜ 35，女＜ 40 mg/dL）は冠動脈疾患の危険因子とみなされるばかりでなく，種々の動脈硬化性疾患の独立した危険因子であるといえる。

さらに HDL が著しく低下する遺伝性疾患では，黄色腫，角膜混濁などの脂質蓄積症状や若年発症動脈硬化性疾患の合併が多い。

一般に TG と HDL コレステロールには負の相関性があって高脂血症は HDL の低値を合併することが多い。さらに HDL コレステロールが低値の場合には，基礎疾患としての高 TG 血症に加えて，運動不足，肥満，喫煙，糖尿病，甲状腺疾患，肝硬変症，慢性腎不全などの疾患，プロブコールなどの薬物でも HDL コレステロール値は低下する。

閉経以前の女性では HDL コレステロールの高い傾向がある。それはエストロゲンによ

表 4-22 リスク別脂質管理目標値

治療方針の原則	カテゴリー分類（LDL-C 以外の主要冠危険因子数）	脂質管理目標値（mg/dL）		
		LDL-C	HDL-C	TG
一次予防	Ⅰ（低リスク群）：0	＜ 160	≧ 40	＜ 150
	Ⅱ（中リスク群）：1〜2	＜ 140		
	Ⅲ（高リスク群）：3〜	＜ 120		
二次予防	冠動脈疾患の既往	＜ 100		

＊ LDL-C 以外の主要冠血管危険因子：加齢（男性 ≧ 45 歳，女性 ≧ 55 歳），高血圧，糖尿病（耐糖能異常を含む），喫煙，冠動脈疾患の家族歴，低 HDL-C 血症
＊ 脳梗塞，閉塞性動脈硬化症の合併はカテゴリーⅢ，糖尿病があればカテゴリーⅢ扱いとする。

（動脈硬化性疾患ガイドライン 2007 年度版より）

り引き起こされており，閉経後は低下傾向を示す。またアルコールを多飲するとCETP活性を抑制するので，HDLコレステロールを高める傾向にある。しかし，100mg/dL以上の著しい高値の場合には，CETP活性欠損またはHTGL欠損の可能性が疑われる。

　危険因子の重複は，虚血性心疾患のリスクを相乗的に増加させることが，Framingham Studyによって示されている。さらに近年，個々のリスクが重症でないにもかかわらず，虚血性心疾患を高率に発症するグループとして，syndrome X, Deadly quartet（死の四重奏）が注目されている。これらはいずれも肥満，過栄養，運動不足，遺伝要因などのなんらかの原因により，インスリン抵抗性，高インスリン血症，高TG血症，低HDL血症，耐糖能障害，高血圧を招き，虚血性心疾患に至る疾患である。

g. 治療

　冠動脈硬化症の最大の危険因子は高LDLコレステロール血症であり，LDLコレステロールを強力に低下させることにより冠動脈硬化症病変は退縮または安定化する可能性もある。治療の基本は食事療法であり，適切な指導によってしばしば改善し，正常化することがある。また，薬物療法の開始に当たっては，患者の病態や危険因子を十分に考慮する。危険因子が重複する場合や虚血性心疾患の既往歴のある場合は，動脈硬化症が進展していると判断し積極的な薬物療法を行う。治療の目標値は低ければ低いほどよい。一方，罹病期間も短く，危険因子が少ないlow riskの場合は，治療はもっぱら動脈硬化症の予防となる。この場合，投薬の開始に関しては，時間的余裕があると考え，患者の食事療法への取り組みを考慮しながら，日常生活の指導を気長に行うことが大切である。

　1％の血漿コレステロール値の低下は，冠動脈硬化症を2％抑制する。従って，高コレステロール血症の治療は，粥状動脈硬化症治療にとっては不可欠な治療と考えられるとともに，一時的な治療ではなく長期的に実施されなければならない治療である。

1）高脂血症の食事療法

①高コレステロール血症の食事療法：非家族性高コレステロール血症の食事指導の目標はLDLコレステロール値160mg/dL以下に低下させるように指導する。一方，喫煙，高血圧，糖尿病，低HDL血症，肥満，高尿酸血症などの危険因子を有する場合の目標値は，リスクカテゴリーに応じてLDLコレステロール値120〜140mg/dL以下に定めて食事指導を行うとともに，危険因子の除去を行う。(表4-22)

②高TG血症の食事療法：食事による影響が強いので，摂取エネルギーを制限して肥満を改善させるように努める。アルコールの制限と糖質（甘い菓子類，甘い果物類，清涼飲料水）の制限によっても血清TGが150mg/dL以下に低下しない場合は薬物療法を併用する。指導の目安は1日のアルコール摂取量はビール大びん1本，日本酒1合，ウイスキーシングル3杯以内にとどめるよう指導する。

2）高脂血症の薬物療法

　生活指導と食事療法の指導をしても改善がみられなければ，薬物療法を開始する。軽度の高脂血症であっても高血圧や糖尿病を合併している場合や，虚血性心疾患が家族内に発症している場合には，薬物療法を開始するべきであるとされている。

C 閉経期女性の健康管理

① ホルモン補充療法

　中高年女性の精神・身体的変化はエストロゲン欠乏によるものと自然の老化によるものが絡み合って複雑であるが，近年，女性の体の多くの臓器にエストロゲンのreceptorが存在していることが明らかになり，従来老化現象と考えられていた症状のいくつかがエストロゲンの投与により，改善または予防できることが示されてきた。中高年の健康管理は疾病の治療と同時に，その予防および疾病と共存しながら，いかにquality of lifeを維持するかという視点が重要になるが，その意味でホルモン補充療法の果たす役割は大きい。個々の疾患の治療は各項で述べるので，ここでは閉経以降の女性の健康維持全般を目的に，広く行われつつあるホルモン補充療法について概説する。

a. 歴史

　1857年，Tiltは閉経およびさまざまな更年期症状が卵巣の退行に伴う現象である可能性を，統計的分析の結果からすでに指摘していた。1923年，卵胞液中にエストロゲンが発見され，1950年代には更年期障害に対する治療的応用も試みられていたが，これが一般に広く知られる契機となったのは，1966年Wilsonによる『Feminine Forever』の発刊であった。彼はこの本のなかで，「閉経と同時に女性は女性性の全てを失うが，ホルモン補充療法によりこれを防ぐことができる」と記述し，若さや美貌を失うことを恐れた閉経後の女性たちの注目を集めた。当時ホルモン補充療法に対する医学的関心は大きいものではなかったが，その後20年間の研究の蓄積により，これが骨粗鬆症や心血管疾患の予防に寄与しうることが明らかになり，見かけの若さだけでなく，健康維持という面からも有力な手段であることが認識されるようになった。このことは高齢化の問題が進行し，心血管疾患による死亡が第1位を占めるようになった欧米において，ホルモン補充療法に対する期待を大きくし，ホルモン補充療法は老年期疾患の予防的治療法として改めて医学的な注目を浴びることになった。

　実際には1960年ごろよりエストロゲンの低下に伴う泌尿生殖器症状やhot flash改善を目的としてエストロゲン補充療法estrogen-alone therapy；ETとして導入された。その後エストロゲン単独療法では子宮内膜癌の発生の危険性が上昇することが問題となり，子宮内膜の増殖抑制のため1980年ごろより子宮のある女性に対してはエストロゲンとプロゲスチンを併用する方法（estrogen progestin therapy；EPT）に発展した。日本では1980年代後半より導入され，骨粗鬆症の予防・治療あるいは心血管系疾患の予防に有効であるとの結果が報告され，更年期医療の柱として定着した。

　ところが，それまでのホルモン補充療法の評価をすべて覆すような報告が2002年に米国立保健研究所national institute of health；NIHが主導するWHI（World health initiative）より報告され，EPTはリスクがベネフィットを上回ることが明らかとなり，EPTの大規模臨床試験は打ち切られた（図4-32）。また，ホルモン補充療法は心血管系疾患の一次予防としての効果はなく，むしろそのリスクを上昇させることが明らかとなり，合わせて深部静脈血栓症や乳癌リスクの上昇を認めた（図4-33）。しかしその後のサブ解析により，それらのリスクの多くは併用されるゲスターゲン製剤（特に酢酸メドロキシプロゲス

テロン；MPA）による悪影響であることがわかってきている。WHI は従来の常識を覆し，HT はすべての女性の健康増進にとって有用なものであるわけではなく，ベネフィットを享受するためには慎重な投与が必要であることが明らかになってきている。

b. ホルモン補充療法の定義

　ホルモン補充療法 hormone replacement therapy；HRT は，子宮摘出後の女性にエス

図4-32　WHI における EPT および ET での主要評価項目

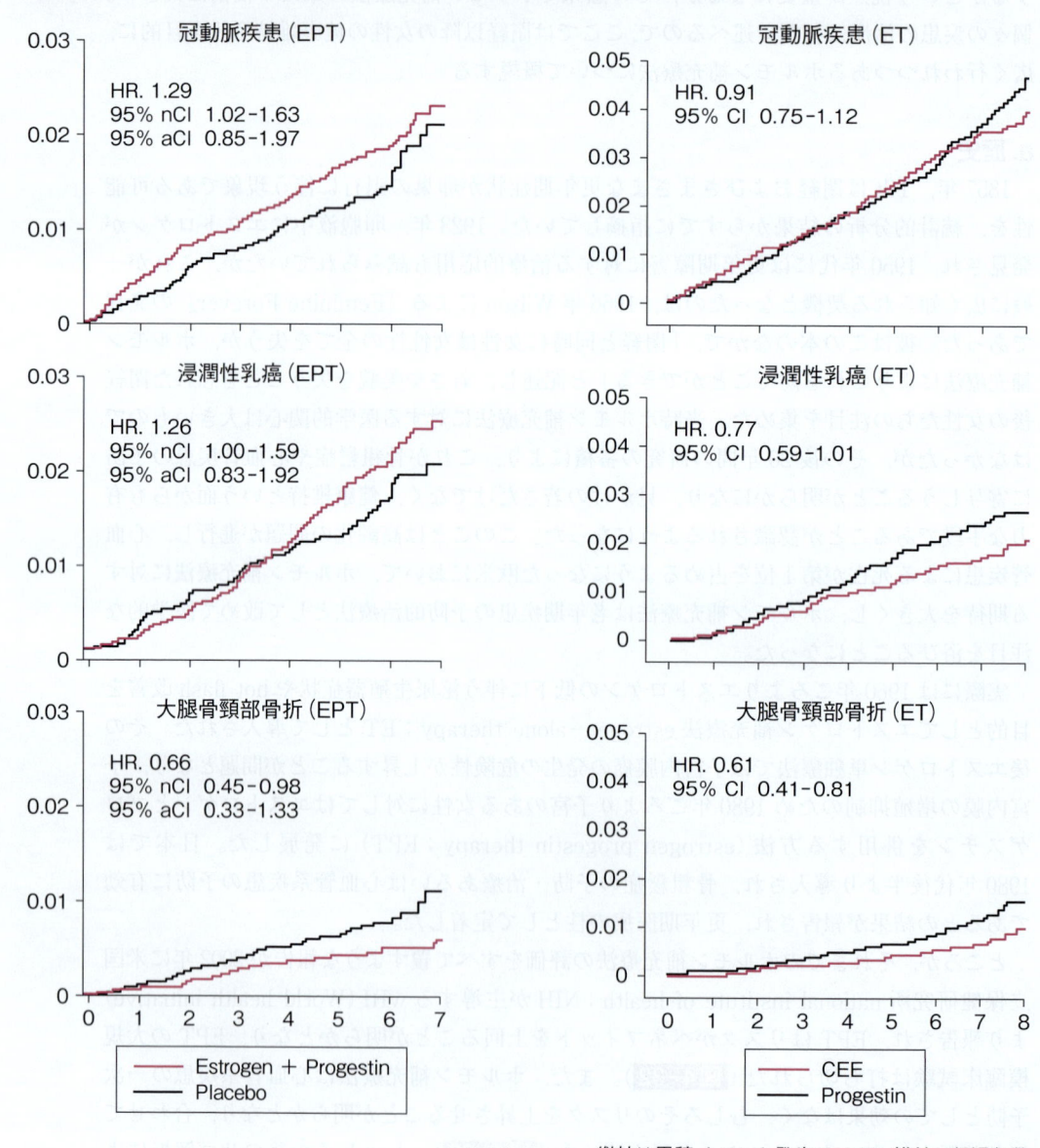

冠動脈疾患（EPT）
HR. 1.29
95% nCI 1.02-1.63
95% aCI 0.85-1.97

冠動脈疾患（ET）
HR. 0.91
95% CI 0.75-1.12

浸潤性乳癌（EPT）
HR. 1.26
95% nCI 1.00-1.59
95% aCI 0.83-1.92

浸潤性乳癌（ET）
HR. 0.77
95% CI 0.59-1.01

大腿骨頸部骨折（EPT）
HR. 0.66
95% nCI 0.45-0.98
95% aCI 0.33-1.33

大腿骨頸部骨折（ET）
HR. 0.61
95% CI 0.41-0.81

― Estrogen + Progestin
― Placebo

― CEE
― Progestin

縦軸は累積イベント発生リスク，横軸は経過年数

（Rossouw JE, et al：JAMA 2002, Anderson GL：JAMA 2004　より改変引用）

トロゲンのみを与える方法（ET）と，子宮を有する女性にエストロゲンと黄体ホルモン剤を与える方法（EPT）に分けられる．WHIの報告以降，国際閉経学会や米国産婦人科学会では，低エストロゲン状態による臨床症状を示す女性に対して女性ホルモンを与える場合をHRT，症状のない女性にヘルスケア・退行期疾患予防目的にて女性ホルモンを与える場合はホルモン療法 hormone therapy；HT というように使い分ける場合がある．

c. 適応

ホルモン補充療法は，閉経後の骨粗鬆症の予防，治療および血管運動障害（Hot Flashes），尿道腟粘膜萎縮に対する症状の改善にコンセンサスが得られているのみである．ホルモン補充療法の開始時期は閉経後早期が良いとされている．血管運動障害の持続期間が平均4年間であることや，乳癌発症のリスクを考慮すると，治療期間は3～5年の短期間投与が推奨される．現在治療期間に関しては明確なコンセンサスが得られていないが，長期間のHRTによる危険を認知したうえで更年期症状が強い場合に限りHRTの延長，継続が可能である．

d. 副作用と禁忌疾患

ホルモン補充療法の副作用は，エストロゲン依存性腫瘍の問題，代謝性副作用，血栓性

図4-33 HRT施行後の1年あたりのリスクとベネフィット

枠内の数値はHRT施行女性10,000人あたりのリスクの増減を示す．上段はCEE+MPA 5年間投与後の群（EPT），下段はCEE単剤7年間投与後の群（ET）での評価である．

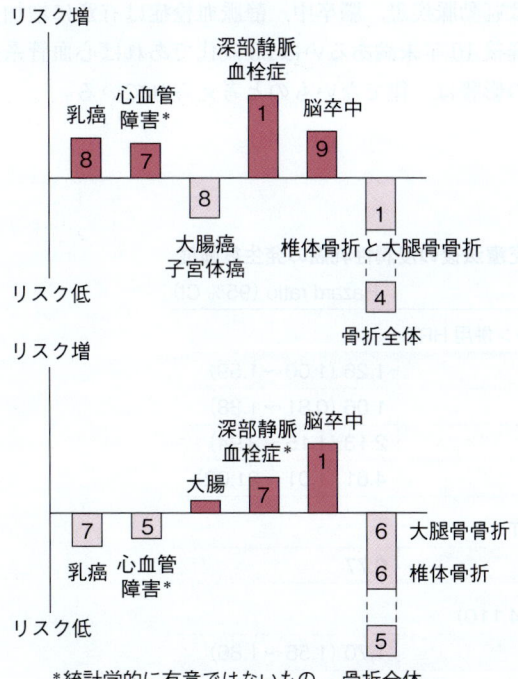

（MacLennan, et al：Climacteric 2004 より改変引用）

副作用および出血や月経随伴症状といった婦人科的問題の4種類にまとめられる。

1）エストロゲン依存性腫瘍

子宮内膜癌と乳癌が問題になる。エストロゲンの単独投与を10年以上行った場合，子宮内膜癌の危険率は5～8倍に増加する。エストロゲン投与中の子宮内膜癌は分化度が良好で，生命予後もよいといわれているが，黄体ホルモンの併用によりほぼ完全に予防できることが明らかになり，現在，子宮を有する女性にホルモン補充療法を行う場合には，黄体ホルモンの併用が一般的である。

一方，乳癌に対するホルモン補充療法の影響については，投与量や投与期間，乳癌の家族歴などと関連して相対危険率が上昇する。EPTに関するWHI報告では乳癌の発症リスクが1.26倍となり子宮内膜癌の予防を目的に併用される黄体ホルモンが，乳癌の発症を増加させている可能性がある（表4-23）。

2）代謝性副作用（肝障害）

エストロゲンによる代謝性副作用の多くは，エストロゲンが肝臓での蛋白合成を促進することと関連している。肝臓の代謝に及ぼすエストロゲンの作用には表4-24のようなものがあり，脂質代謝への作用が動脈硬化性疾患の予防として期待される一方，レニン基質や凝固因子の産生増加は，高血圧や血栓症などの副作用の原因となる。これらの作用の強さは，投与するエストロゲン剤の種類，投与経路，合成される蛋白の種類，などによって異なるが，一般に天然型よりも合成エストロゲンで，また非経口投与より経口投与で強くなる。

そのほか，エストロゲンによる耐糖能の低下や胆石の増加などが報告されているので，リスクを有する女性には慎重に投与する必要がある。

3）血栓性副作用

WHIの報告ではEPTでは冠動脈疾患，脳卒中，静脈血栓症は有意に増加しており，注意が必要である。ただし閉経後10年未満あるいは50歳代であれば心血管系のリスクは減少しており，冠動脈疾患への影響は一律でないものと考えられている。

表4-23 閉経後ホルモン補充療法後の浸潤性乳癌の発生危険度

	Hazard ratio（95% CI）
WHI：エストロゲン・プロゲスチン併用HRT	
対象集団全体（n＝16,608）	1.26（1.00～1.59）
HRT治療歴なし	1.06（0.81～1.38）
5年のHRT治療歴あり	2.13（1.15～3.94）
5～10年のHRT治療歴あり	4.61（1.01～21.02）
WHI：エストロゲン単剤投与HRT	
対象集団全体（n＝10,739）	0.77
Million Women Study（n＝1,084,110）	
HRT使用者全体	1.70（1.56～1.86）
エストロゲン単剤投与群	1.30（1.21～1.40）

（Hickey M, et al：Lancet 366, 2005 より改変引用）

4）その他の婦人科的副作用

出血，月経前症候群様の不定愁訴，および子宮筋腫の増大や子宮内膜症の再発などが挙げられる。

子宮を有する女性では，ホルモン補充療法により半数以上が性器出血を経験する。出血パターンやその継続期間は，薬剤の投与方法によって異なるが，この副作用はホルモン補

表4-24　肝臓での代謝作用に対するエストロゲンの影響

affected function	possible consequences
plasma protein synthesis	increase of renin substrate and several transport proteins
	hypertension
blood coagulation	increase of clotting factors
	decrease of anti-thrombin III
	venous thromboembolism
lipid metabolism	increase of HDL-fraction and apolipoprotein AI
	decrease of LDL-fraction
	reduced risk of atherosclerosis and ischemic heart disease
secretory function	bile secretion reduced
	gall bladder disease
	cholestasis of pregnancy
glucose metabolism	reduced glucose tolerance
	diabetes
enzymatic metabolism	sex differences
	altered drug tolerance
phagocytic function	increased phagocytosis
	immunological effects?

（von Schoulty, 1988より）

表4-25　ホルモン補充療法の禁忌疾患

絶対的禁忌	比較的禁忌（慎重投与）
・重度の活動性肝疾患	・子宮内膜癌の既往者
・現在の乳癌とその既往	・卵巣癌の既往者
・現在の子宮内膜癌，低悪性度子宮内膜間質肉腫	・肥満者
・原因不明の不正性器出血	・60歳以上の新規投与
・妊娠が疑われる場合	・血栓症のリスクを有する症例
・急性血栓性静脈炎または血栓塞栓症とその既往	・慢性肝疾患
・冠動脈疾患既往者	・胆嚢炎および胆石症の既往者
・脳卒中既往者	・重症の家族性高トリグリセリド血症
	・コントロール不良な糖尿病
	・子宮筋腫および子宮内膜症の既往
	・高血圧
	・片頭痛

（日本産科婦人科学会：生殖内分泌委員会報告 1993．麻生武志：ホルモン補充療法．研修ノート　日本母性保護産婦人科医会 1995 より改変引用）

充療法のコンプライアンスを低下させる最も大きな原因になっている。ホルモン補充療法により，腹部膨満感，乳房痛，いらいらといった月経前症候群様の症状が出現することがあるが，通常は軽度で，問題になることは少ない。特に乳房痛はエストロゲン投与開始後2～3カ月で最も強くなり，その後は軽快することがほとんどである。

また，子宮筋腫の増大や子宮内膜症の再燃には注意が必要であり，これらの疾患を有する女性にホルモン補充療法を行う場合には，適宜内診や超音波検査を行い，経過を観察する必要がある。しかし，通常のホルモン補充療法を行った場合のエストロゲンの血中濃度は，100pg/mL以下であることが多く，この程度の濃度ではこれらの疾患が再燃することは少ないという意見もある。

さらに子宮内膜癌の予防の目的で併用される黄体ホルモンが，エストロゲンの作用を阻害したり新たな副作用を生じる可能性がないか，という点も問題になる。現在使われている黄体ホルモン剤は，この作用が少ないといわれているが，今後新たな薬剤の開発とともに検討されるべき課題である。

5）禁忌疾患

以上のことから，日本産婦人科学会生殖・内分泌委員会報告では 表4-25 のような疾患，または病態をホルモン補充療法の禁忌として挙げている。

d. 投与方法と投与中の管理
1）薬剤の種類と投与経路

現在，わが国で用いられている薬剤には 表4-26 のようなものがある。これらは経口あるいは経皮的に投与されるが，欧米ではクリーム，腟坐薬，皮下移植などの非経口投与も試みられている。わが国でも貼付剤や低刺激のゲル剤，微小顆粒の形で経口投与可能な17β estradiol などが開発され臨床現場にて使用されている。

表4-26 ホルモン補充療法に用いられる薬剤と剤形，投与量

エストロゲン製剤	剤形・投与量	商品名
・結合型エストロゲン（E1）	錠：0.625mg/day	プレマリン
・17βエストラジオール（E2）	錠：0.5～1mg/day（微小顆粒経口エストラジオール製剤）	ジュリナ
	貼付剤：0.72mg/2day	エストラーナ
	貼付剤：2.17, 4.33mg/3～4day	フェミエスト
	ゲル剤：1mg/day	ディビゲル，ル・エストロジェル
・エストリオール（E3）	錠：0.5mg, 1mg（1～2mg/day）	エストリール，ホーリン
ゲスターゲン製剤		
・酢酸メドロキシプロゲステロン（MPA）	錠：2.5mg～5mg/day	プロベラ，ヒスロン
エストロゲン・ゲスターゲン合剤		
・エストラジオール・レボノルゲストレル	錠：エストラジオール1mg レボノルゲストレル0.04mg 1日1錠	ウェールナラ配合錠
・エストラジオール・酢酸ノルエチステロン	貼付剤：エストラジオール0.62mg ノルエチステロン2.70mg 週2回貼付	メノエイドコンビパッチ

2) 投与法

黄体ホルモン剤の併用の有無により，単独療法と併用療法に大きく分けられ，併用療法はさらに逐次投与法 sequential，連続同時投与法 continuous combined，周期的併用療法 cyclic に分けられている（図4-34）。

前述のように，黄体ホルモン剤は子宮内膜癌の予防の目的で併用されるものであり，子宮摘出後の女性にはエストロゲン単独療法（結合型エストロゲン 0.625 mg/day 連日など）でよい．3種類の併用療法のうち，黄体ホルモン剤を周期的に併用する逐次投与法，および周期的併用療法では，黄体ホルモン剤投与後に月経様の消退出血が起こる．連続同時投与法では，投与開始後数カ月から1年の間は不規則な破綻出血をみることが多いが，その後内膜が萎縮するため出血が起こらなくなる．閉経後間もない女性では前者でよいが，高齢女性や出血を嫌がる女性には後者が勧められる．

3) 管理

ホルモン補充療法を行う場合は，開始前および6～12カ月ごとに，子宮癌・乳癌検診，骨量測定，血液生化学検査（肝機能・脂質代謝）などを行い，治療効果および副作用の有無を検討する．

e. 開始時期と継続期間

更年期障害や泌尿生殖器系症状の治療に対して，ホルモン補充療法を行う場合は，症状の程度によって開始すればよい．未閉経女性の不定愁訴で，更年期障害の診断が難しい場合は，血中ゴナドトロピン濃度の上昇が参考になる．更年期障害は数カ月から数年の経過で軽快するので，症状の推移をみながら適宜治療を終了することができる．泌尿生殖器系症状の場合は，治療を中止すると再燃するが，estriol などを用いることで，副作用の軽減を図ることが可能である．

図4-34 投与法

結合型エストロゲンは連日投与し，4週または月初めの10日間または12日間 MPA を反復投与する．

(1) 逐次投与法

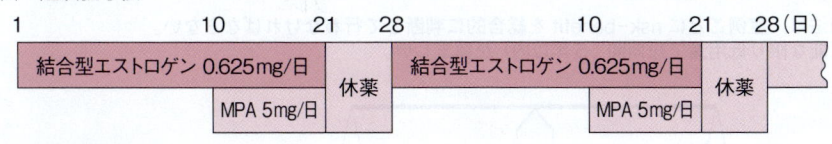

(2) 連続同時投与法

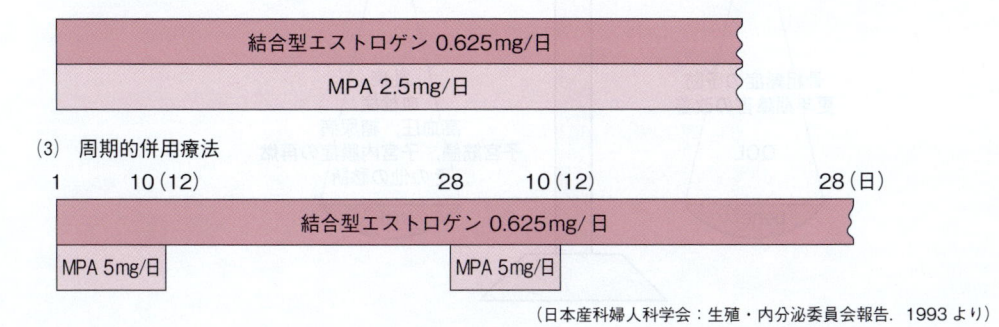

(3) 周期的併用療法

（日本産科婦人科学会：生殖・内分泌委員会報告．1993 より）

骨粗鬆症の予防を目的としたホルモン補充療法は，骨代謝の亢進が始まる前，すなわち閉経後早期に開始するのが理想であるが，閉経後数年で開始してもある程度の効果は期待できる。

WHIでのETにおける投与開始年齢で分類したサブ解析では，50〜59歳で開始した場合冠動脈疾患は39％減少し，60〜69歳では14％減少，70〜79歳では10％増加した。この結果はほかの観察研究の結果と一致し，59歳以下では心血管保護作用を見込める可能性が示唆されている。EPTについては，メタアナリシスやNurse's Health Studyの報告によると，閉経周辺期で開始した場合30％前後の冠動脈疾患が減少することが明らかとなっている。WHIのEPTにおいて心疾患を発症したものについては総コレステロール値，LDLの高いものでリスクが上昇することが報告されている。

WHI Memory Studyでは，HTを71〜76歳の女性に施行して認知症の発症が増加したが，60歳前半で始めた場合はよい影響を与えるとの報告もあり，ホルモン補充療法の開始年齢が重要であると考えられている。

f. ホルモン補充療法の考え方

ホルモン補充療法は，疫学的には閉経後女性の健康維持に資するところが大きいと考えられるが，個人のレベルでは症例ごとにrisk-benefitを評価し，患者自らの意志でその適応を決定すべきである（図4-35）。早発閉経や閉経前の卵巣摘出などでは，ホルモン補充療法の有用性が高いと考えられるが，現段階では閉経後のすべての女性にこれを行うという考え方は必ずしも一般的なコンセンサスを得られたわけではない。

② 生活指導

更年期以降の慢性疾患は，ライフスタイルとの関連が大きく，発症後の治療よりも一般的な生活指導や健康教育が重要な意味をもつ。

図4-35　長期的ホルモン補充療法の考え方
長期的ホルモン補充療法は，症例ごとにrisk-benefitを総合的に判断して行わなければならない。
ホルモン用量として可能な限り低用量で短期間（5年以内）が望ましい。

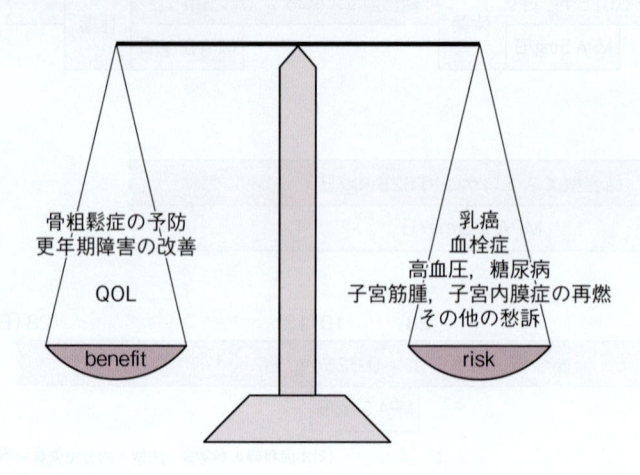

benefit：骨粗鬆症の予防，更年期障害の改善，QOL
risk：乳癌，血栓症，高血圧，糖尿病，子宮筋腫，子宮内膜症の再燃，その他の愁訴

2. 中高年女性の好発疾患と健康管理

わが国では，昭和63年から「アクティブ80ヘルスプラン」と称する第二次国民健康づくり対策（図4-36）が実施されているが，ここでは疾病の発生予防と健康増進という一次予防に重点がおかれ，健康増進の3要素として栄養・運動・休養の重要性が強調されている。

a. 栄養

わが国における栄養面での問題は，昭和40年代を境に食糧不足と欠乏症から過食・飽食へと移り変わってきたが，特に最近では成人病予防を目的とした食生活の改善が重要な課題となっており，1985年厚生省が発表した「健康づくりのための食生活指針」（表4-27）においても，肥満予防や脂肪・塩分の摂取制限などが中心的な部分として盛り込まれている。ここでは特に成人病と関連の深い高脂血症と，最近婦人科で扱うことの多い骨粗鬆症に対する栄養指導の要点について概説する。

1) 高脂血症に対する栄養指導

中高年の疾患のなかで，動脈硬化症を基礎とする血管障害は特に重要である。従来，わが国においては高血圧を背景とした脳血管障害の頻度が高くなっていたが，近年高血圧対策が進む一方で，食生活が欧米化し，現在では特に65歳以上の女性でみると，心疾患による死亡率が脳血管障害を抜いて第1位を占めるに至っている。病的な動脈硬化は，多くのリスク因子の集積によって起こるが，なかでも高脂血症との関連が多くの疫学調査で明らかにされている。

図4-36 アクティブ80ヘルスプラン

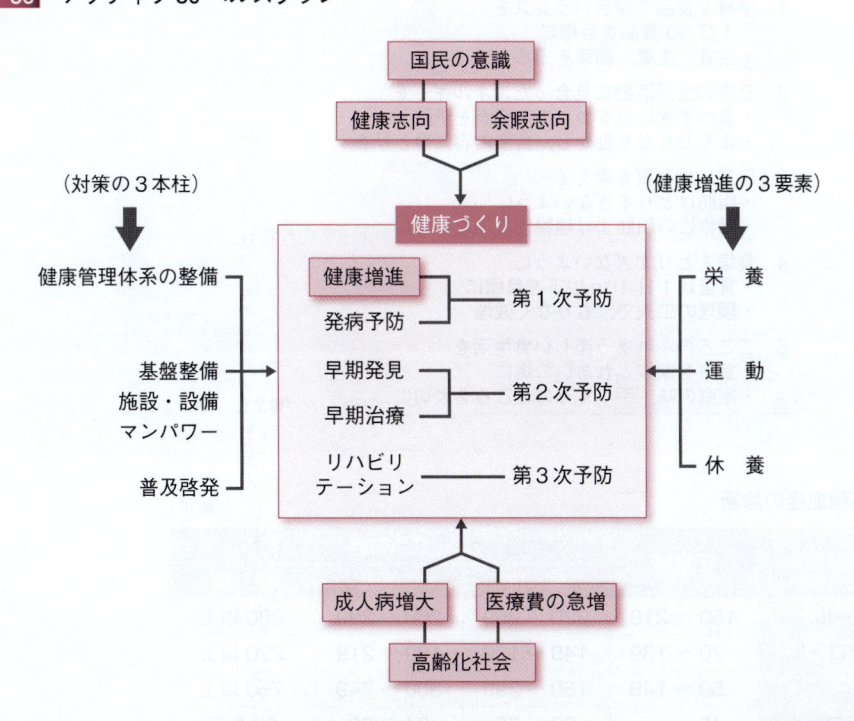

（第2次国民健康づくり対策．1988．厚生統計協会，1994年国民衛生の動向より）

血漿中の脂質は，遊離脂肪酸を除きリポ蛋白の形で存在し，リポ蛋白は比重によりカイロマイクロン，超低比重リポ蛋白（VLDL），中間型リポ蛋白（IDL），低比重リポ蛋白（LDL），および高比重リポ蛋白（HDL）に分類されている。脂質含量の高い低比重系リポ蛋白は，脂質を脂肪組織に送って蓄えたり，そのほかの末梢組織で利用する働きを担っており，小型でリン脂質の含量が高い高比重リポ蛋白は，末梢細胞の表面にあるコレステロールを肝臓に返送する作用をもつ（コレステロールの逆転送）。疫学的には総コレステロールおよび LDL コレステロールの高値，HDL コレステロール低値が動脈硬化性疾患のリスクであることが明らかになっており，さらに最近では，中性脂肪の上昇が動脈硬化や血栓症のリスクになることが指摘されている。臨床的にはこれらの血性脂質を測定し，表 4-28 に基づいて高脂血症とその重症度を診断する。

食事中のコレステロールを増加させると，血性総コレステロール，主に LDL コレステロールが上昇する。これは肝細胞のコレステロール含量が増加することにより LDL レセプターの合成が抑制され，LDL の処理が低下するためと考えられる。また，カイロマイクロンや VLDL のコレステロール含量も高まり，これらは動脈硬化を促進する方向に作用する。ほかの食事脂肪も，血性脂質にさまざまな影響を及ぼす。脂肪酸は飽和度により飽和脂肪酸 saturated fatty acid；SFA，一価不飽和脂肪酸 monounsaturated fatty acid；MUFA，多価不飽和脂肪酸 polyunsaturated fatty acid；PUFA に分類され，PUFA はさらに二重結合の位置により，ω-6 系と ω-3 系に細分される。脂肪酸の主な種類と血性脂

表4-27　健康づくりのための食生活指針

1. 多様な食品で栄養バランスを
   - 1日30食品を目標に
   - 主食，主菜，副菜をそろえて
2. 日常の生活活動に見合ったエネルギーを
   - 食べすぎに気をつけて，肥満を予防
   - よくからだを動かし，食事内容にゆとりを
3. 脂肪は量と質を考えて
   - 脂肪はとりすぎないように
   - 動物性の脂肪より植物性の油を多めに
4. 食塩をとりすぎないように
   - 食塩は1日10g以下を目標に
   - 調理の工夫で，むりなく減塩
5. こころのふれあう楽しい食生活を
   - 食卓を家族ふれあいの場に
   - 家庭の味，手づくりのこころを大切に

（厚生省，1985より）

表4-28　高脂血症の診断

(mg/dL)

血性脂質	正常域	高脂血症 軽度	高脂血症 中等度	高脂血症 高度
総コレステロール	150〜219	220〜259	260〜299	300以上
LDL コレステロール	70〜139	140〜179	180〜219	220以上
中性脂肪	50〜149	150〜299	300〜749	750以上
HDL コレステロール	40〜	39〜35	34〜30	29以下

質に及ぼす影響を 表4-29 に示す。一般に飽和脂肪酸は，血性総コレステロールを増加させ，不飽和脂肪酸はこれを低下させる方向に働くが，リノール酸の過剰摂取はHDLコレステロールの合成を抑制するのに対し，オレイン酸はHDLコレステロールを低下させずに総コレステロールを低下させる，などの特徴がみられる。また，魚油に多く含まれるEPAは，肝におけるVLDLの合成を抑制することによって，血性総コレステロールや中性脂肪を低下させるが，同時に血小板凝集抑制作用もあり，注目されている。さらに，血中の中性脂肪は，高糖質食やアルコール摂取で上昇する。高糖質食摂取の場合は，低HDL血症を伴うことが多く，また血糖値の上昇はインスリンの分泌を介して肥満をもたらすので，間接的にも動脈硬化を促進する。アルコールの長期摂取は，中性脂肪やVLDLを増加させるが，適量ではLDL低下とHDL上昇の作用をもち，動脈硬化に対し抑制的に働くと考えられている。

以上のような食事と血性脂質との関係から，実際の食事指導の要点としては，コレステロール摂取量，脂肪酸の組成，脂肪／エネルギー比，糖質およびアルコール摂取量などが挙げられる。コレステロール摂取量は，少なくとも1日300mg以下に制限する。コレステロール指数（ 表4-30 ）が，1日100以下になるような食品の組み合わせを指導するとよい。脂肪酸の組成は，不飽和脂肪酸（P＋M）と飽和脂肪酸（S）の比が1～2，脂肪／エネルギー比は20～25％が望ましい。中性脂肪が高い場合は，砂糖の摂取を1日50g以下，アルコール摂取はエチルアルコールとして1日30mL以内に制限する。その他，食物繊維が高脂血症をはじめとする成人病の予防に有効であることが指摘されており，1日20～30g程度の摂取が勧められる。米国公衆衛生研究所（NIH）では，これらの要点をまとめて一般医家向けのガイドラインを報告している（ 表4-31 ）。

2）骨粗鬆症に対する栄養指導

骨粗鬆症は，進行するにつれ腰背痛，身長短縮，易骨折性などの症状が出現し，特に高齢者で大腿骨頸部骨折を起こした場合には寝たきり高齢者や認知症を誘発することも少なくなく，高齢化社会を前に社会的にも問題になっている疾患である。骨粗鬆症はさまざまな原因で起こるが，最も多いのは加齢に伴う退行期骨粗鬆症で，特に閉経直後の数年間にエストロゲン欠乏に伴って急速に骨量が減少する女性において，圧倒的に頻度が高くなっている。

骨粗鬆症に関連する栄養面での問題としては，カルシウム摂取不足，ビタミンD欠乏，不適切な蛋白質摂取，などが挙げられるが，なかでもカルシウムの不足が最も重要な要因である。特に高齢者では，腎臓でのビタミンDの活性化が低下することに加え，腸管の

表4-29 主な脂肪酸と血性脂質に及ぼす影響

	種類	多く含む食品	血性脂肪に及ぼす影響
飽和脂肪酸	ミリスチン酸（C14：0）	獣脂，乳脂肪，ヤシ油	LDL増加，総コレステロール増加
	パルミチン酸（C16：0）		LDL増加，総コレステロール増加
	ステアリン酸（C18：0）		LDL，総コレステロール増加または不変
一価不飽和脂肪酸	オレイン酸（C18：1）	オリーブ油	総コレステロール低下，HDLコレステロール不変
多価不飽和脂肪酸	リノール酸（C18：2）（ω-6系）	サフラワー油，ヒマワリ油，大豆油	LDL低下，総コレステロール低下，過剰摂取ではHDL合成抑制
	EPA（C20：5）（ω-3系）	魚油	VLDL合成抑制（血小板凝集抑制作用あり）

ビタミン D receptor の数も減少するため，腸管からのカルシウム吸収能力が低下する。カルシウムの補充が不十分な場合は，カルシウム吸収量の低下を補うために，PTH の分泌が亢進し骨のカルシウムが動員されるが，骨から動員された余分なカルシウムは骨には戻らず，血管や脳の組織に沈着して種々の障害の原因になる（カルシウムパラドックス）。

　従来，カルシウム補充によって閉経後の骨量減少が予防されるか否かについては，議論の多いところであったが，最近 Dawson-Hughes ら（1990）が prospective な疫学調査により，その効果を確認している。彼らの報告によれば，この効果は閉経後年数によって異

表4-30　主な食品のコレステロール指数

コレステロール指数：食品を摂取した場合に予測される血清総コレステロールへの影響を計算し，指数として表したもの。

食品名	分量(g)	CIJ	食品名	分量(g)	CIJ	食品名	分量(g)	CIJ
食パン	90	2.1	あじ（生）	70	11.0	ウィンナーソーセージ	30	13.6
うどん	200	-1.2	うなぎ	30	22.6	コンビーフ	30	14.8
ご飯	140	0.1	かつお（生）	70	13.4	鶏卵（全卵）	50	65.4
カステラ	50	33.4	かれい	70	7.1	鶏卵（卵黄）	18	72.8
バター	10	31.0	きす	50	15.1	牛乳 A	180	21.4
マーガリン	10	18.4	さば	70	11.8	牛乳 B	200	23.8
マーガリン（リノール酸60％）	10	-7.4	牛肉（霜降り）	60	52.8	チーズ	25	25.1
調合コメ油	10	-8.1	鶏肉（ささみ）	60	8.8	アイスクリーム	60	21.7
ごま（白）	2	-1.0	鶏もつ	30	43.9	スキムミルク	20	0.4
落花生	15	-2.9	豚肉（ロース）	60	32.5	マヨネーズ A	15	2.9
うずら豆	50	-1.1	ハム（ロース）	30	10.4	マヨネーズ B	15	10.2
とうふ	50	-2.8	ハム（プレス）	30	11.5	ドレッシング	10	-1.3
白みそ	20	-0.8	ベーコン	10	9.6			

（中村治雄，石川俊次ほか：臨床栄養 1980；56：153 より）

表4-31　高コレステロール血症のための食事療法（NIH）

栄養素	奨励される1日当たりの摂取量　ステップ1 ⟶ ステップ2
総エネルギー	望ましい体重の達成と維持を目的として
総脂肪酸	総エネルギーの30％未満
飽和脂肪酸	総エネルギーの10％未満 ⟶ 総エネルギーの7％未満
多価不飽和脂肪酸	総エネルギーの10％まで
一価不飽和脂肪酸	総エネルギーの10〜15％
炭水化物（糖質）	総エネルギーの50〜60％
蛋白質	総エネルギーの10〜20％
コレステロール	300mg 未満 ⟶ 200mg 未満
アルコール*	30g 未満

*ウイスキー 75mL，ワイン 250mL，またはビール 750mL 中に 30g のアルコールまたはエタノールが含有されている。

なっており，閉経直後の骨量減少に対する効果は明らかではないが，閉経後5年以上経過すると，カルシウムの補充により骨量減少は有意に抑制される。したがって，カルシウムの補充は閉経後の年数が経過した高齢者に対して特に推奨される。

わが国では1日当たりのカルシウム所要量は600mgとされているが，骨量減少を予防するためには1日1,000mg程度が必要と考えられている。主な食品のカルシウム含量を 表4-32 に示す。日本人のカルシウム摂取状態は欧米と異なり，乳製品以外の野菜や魚介類が中心になっているが，実際に吸収されるカルシウムの量は食品によって大きく異なり，吸収率は牛乳で53％，小魚で38％，野菜で18％と報告されている（兼松，1953）。牛乳に含まれる乳糖やカゼインといった蛋白は，その分解産物がカルシウムの吸収を促進する作用があり，カルシウム供給源として理想的な食品である。また，良質蛋白質の不足は，腸管からのカルシウム吸収を低下させるが，著しい高蛋白食は腎臓からのカルシウムの排泄を促進することが指摘されており，適度な蛋白質摂取が必要である。

活性型ビタミンDは，腸管からのカルシウム吸収を促進すると同時に，骨代謝を活性化する作用をもつ。活性型ビタミンDは，食品から摂取されるか紫外線によって皮膚で生成されたビタミンDが肝臓および腎臓で活性化されてつくられるが，肝臓でつくられた25(OH)Dの半減期は約2週間なので，毎日の補給は必要ない。主な食品のビタミンD含有量を 表4-33 に示す。

わが国ではビタミンDの1日所要量は100IUとされており，日光照射によっても十分なビタミンDが生成される（夏期716IU，冬期392IU；尾形ほか，1993）。

その他，喫煙や過度のアルコール摂取は，骨折の危険因子とされている。カフェインは尿，便中のカルシウム排泄を促進するが，少量では骨塩量にほとんど影響しないと考えられている。

b. 運動

運動は心血管系の疾患や代謝異常を予防し，筋肉・関節痛を軽減するなどの直接的効果のみならず，ストレスを解消して不定愁訴を減らすといった精神的効果や，運動を通して人間関係を形成するといった社会的効果も期待することができ，中高年のライフスタイルの改善に有用である。健康増進のための運動プログラムは，専門家が各人の生活状態や体力をふまえて作成・実施することが望ましく，アクティブ80ヘルスプランではこのための指導者養成が目標の1つに掲げられている。一般的な体力の基準としては，体重1kg当たり1分間に最大どのくらいの酸素を消費できるかという最大酸素摂取量（VO_2max）が用いられる。VO_2max は心臓機能を表す指標と考えることができ，健康度との相関が高い。VO_2max はトレッドミル試験や自転車エルゴメーターで測定することができ，運動を治療として処方する場合は，これらによって患者の体力を正確に評価する必要があるが，一般的には脈拍数を目安に運動強度を設定することができる。体力を向上させるためには，VO_2max 40〜70％程度の運動を，1回最低15分以上，週2〜3回程度行う必要がある。運動の種類は，各人が興味をもて，快適で無理なく継続できるものがよい。主な運動の強度の幅を 図4-37 に示す。

運動の効果は運動の質によって異なり，脂質代謝や末梢循環を改善して呼吸循環機能を高めるためには有酸素運動が効果的であるが，骨量を増加させるためには無酸素運動のほうが有効である。身体活動の多い人ではHDL-Cが高く，虚血性心疾患の合併率が低い

表4-32 食品中のCa・P含量とその比較

食品名	容量・目安量	重量(g)	Ca(mg)	P(mg)	Ca/P
●穀類					
精白米飯	茶碗1杯	130	2.6	39	0.07
食パン	1斤	350	144	280	0.51
そば	1玉	170	30.6	289	0.11
うどん	1玉	250	37.5	137.5	0.27
そうめん・ひやむぎ	1袋	250	52.5	200	0.26
中華めん	1玉	120	18	72	0.25
即席中華めん	1袋	85	15.3	63.8	0.24
マカロニ・スパゲティ	1袋	200	36	240	0.15
●いも・でんぷん類					
さつまいも	中1本	200	64	88	0.73
さといも	中1個	40	8.8	16.8	0.52
じゃがいも	1個	130	6.5	71.5	0.09
●種実類					
ごま	大さじ山盛り1杯	10	120	54	2.22
落花生（乾）	1カップ	120	60	456	0.13
●豆類					
あずき	1カップ	160	120	560	0.21
いんげんまめ	1カップ	140	182	560	0.33
えんどう	1カップ	145	94.3	522	0.18
そらまめ	1カップ	110	110	484	0.23
だいず	1カップ	130	312	754	0.41
とうふ	1丁	200	240	170	1.41
油揚げ	1枚	20	60	46	1.30
●魚介類					
ししゃも（生干し）	2尾	100	440	480	0.92
丸干し（まいわし）	中2尾	30	420	360	1.17
煮干し	5尾	10	220	150	1.47
しらす干し	大さじ3強	15	80	90	0.89
干しえび	1/5袋	10	230	120	1.92
あじ	中1尾	100	65	190	0.34
あゆ	1尾	60	162	186	0.87
いわし	1尾	100	60	180	0.33
かつお	1切れ	100	10	270	0.04
●獣鳥鯨肉類					
牛肉		200	10	300	0.03
鶏肉		200	12	280	0.04
豚肉		200	10	380	0.03
●卵類					
鶏卵	1個	60	33	120	0.28
●乳類					
牛乳	1本	200	200	180	1.11
ヨーグルト（全脂無糖）	1本	100	110	100	1.10
スキムミルク（国産）	大さじ1/2	20	220	200	1.10
●野菜類					
こまつな	1/3わ	100	290	55	5.27
しゅんぎく	1/4わ	100	90	47	1.91
だいこん	中1/10本	100	30	22	1.36
キャベツ	2枚	100	43	27	1.59
きゅうり	中1本	100	24	37	0.65
●野菜類					
トマト	中1個	100	9	18	0.50
なす	1個	70	11.2	18.9	0.59
にんじん	中1/2本	100	39	36	1.08
ねぎ	中1本	100	47	20	2.35
はくさい	1/10株	100	35	36	0.97
ピーマン	中1個	30	3	6.9	0.43
ほうれん草	1/3わ	100	55	60	0.92
●藻類					
ひじき（干し）	1/5カップ	10	140	10	14.00
わかめ（干し）	1/4カップ	5	48	20	2.40

（「四訂日本食品標準成分表」より）

ことは疫学的にも認められている。これは運動によってLPL活性が上昇し，間接的にHDL-Cが増加することがメカニズムの1つと考えられているが，運動不足となりやすいライフスタイル自体が肥満や高血圧を引き起こし，動脈硬化を促進すると考えられる。

骨量に関しては，有酸素運動より無酸素運動が，また非荷重運動より荷重運動が効果的である。しかし，高齢者の場合は基礎的体力の低下や合併症，骨の力学的特性の変化，神経伝達速度の遅延などを考慮し，比較的軽い運動から始めるのがよい。アクティブ80ヘルスプランでは1万歩運動が提唱されているが，1日5,000歩以上で骨量維持はある程度可能であり，1万歩以上歩行しても骨量増加は期待できないといわれている。骨折予防の見地からは，関節可動域を高め柔軟性を保持するようなストレッチ運動や筋力増強トレーニングを併せて指導することが望ましい。

C. 癌検診

更年期は各種婦人科癌の好発年齢であることから，疾患の早期発見を目的とする二次予防，すなわち検診も重要である。昭和58年に施行された老人保健法では，医療以外の保健事業として基本健康診査や癌検診を含む健康診査の実施を推進しており，婦人科領域で

表4-33 主な食品におけるビタミンD含有量

食品名	単位（IU/100g）
魚類	
うなぎ（カバ焼き）	2,858
ひらめ（生）	2,130
かつお（塩辛）	1,423
まだい（生）	946
きはだまぐろ（生）	899
さわら（生）	785
さば（生）	781
かつお（生）	749
いわし（生干し）	736
いわし（しらす干し）	555
かつおぶし	273
あじ（開き干し）	185
きのこ類	
きくらげ（生）	1,821
干ししいたけ	970
しいたけ（生，露地物）	390
マッシュルーム	112
乳産物	
生クリーム	159
ヨーグルト	34
卵類	
卵黄	160
全卵	100

（A. Takeuchi, et al. 1984. を一部改変し作成．後山，1994より）

Ⅳ. 女性のヘルス・ケア

は昭和58年度の第一次5カ年計画から子宮頸癌検診が，また昭和62年度の第二次5カ年計画からは乳癌および子宮体癌検診が導入されている．第二次5カ年計画における子宮癌および乳癌検診の受診率を表4-34に示す．

わが国における子宮頸癌検診は，昭和40年代からすでに行われていたが，昭和58年からは老人保健法補助対策事業に取り入れられ，平成3年の第三次計画からは利用券方式に

図4-37 運動の種類による強度

トレーニング心拍数（拍/分）＝{最高心拍数（拍/分）−安静心拍数（拍/分）}×最大酸素摂取量の相対値（％）×1/100＋安静時心拍数（拍/分）（最高心拍数＝220−年齢）

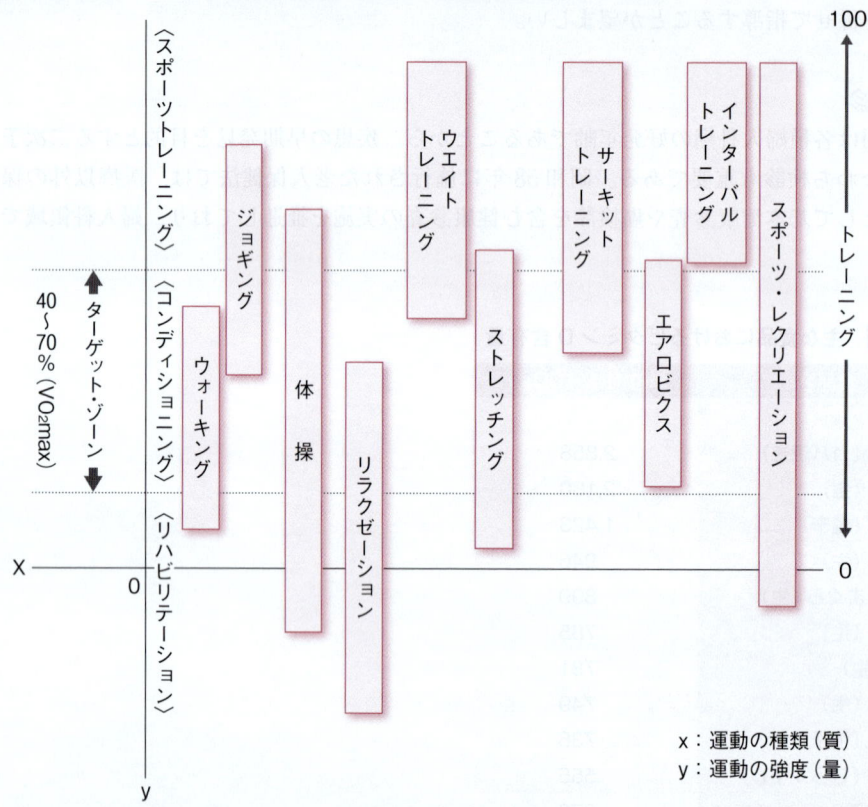

x：運動の種類（質）
y：運動の強度（量）

（労働省　中央労働災害防止協会．ヘルスケア・トレーナー養成研修テキストより）

表4-34 子宮癌・乳癌検診の実績

単位：千人，（　）内は対象者に対する実施者の割合．

検診年度	子宮癌 計画（予算）	子宮癌 実績	乳癌 計画（予算）	乳癌 実績
昭和62年度	7,362（24.0％）	3,675（13.9％）	1,263（4.0％）	1,434（5.4％）
昭和63年度	6,968（25.5％）	3,716（14.0％）	2,350（8.6％）	1,818（6.9％）
平成元年度	7,163（27.0％）	3,710（14.1％）	3,501（13.2％）	2,099（7.8％）
平成2年度	6,704（28.5％）	3,844（14.6％）	4,187（17.8％）	2,466（9.7％）
平成3年度	6,315（30.3％）	4,182（16.2％）	4,788（22.5％）	2,781（10.5％）

（岡光序治編：老人保健制度解説　1993より）

よる医療機関での個別検診も行われるようになっている。対象は30歳以上の女性全員で，問診，視診，内診，子宮腟部および頸部細胞診を行い，結果はPapanicolaou分類に基づき5段階（Class 1～5）に判定される。その後の指導指針は日本母性保護産婦人科医会がん対策委員会によると，Class 1：1年に1回の定期検診，Class 2：半年後の再検，Class 3以上：コルポスコープと病理組織診が必要になる。第五次悪性新生物実態調査によると，1988年度末までに全国の99.9％の市区町村で子宮癌検診が実施されており，受診者における癌の発見率は0.08％前後と推計されている。検診によって子宮頸癌による死亡率や罹患率が低下していることは疫学的にも確認されているが，一方ある年数を経過すると初回受診者率が低下し，頸癌による死亡を一定以下にできないという問題も生じ始めている。

子宮体癌は近年わが国でも増加傾向にあるが，子宮頸癌に比べその患者数は10分の1程度であることから，対象は表4-35のようなリスク因子のある者に限られ，子宮頸癌検診の際，問診によって選定される。内膜細胞の採取には吸引法や擦過法が用いられ，結果は陽性，疑陽性，陰性の3段階に評価される。疑陽性以上の要精検者には，十分な設備と技術を有する医療機関での組織診を行うよう指導する。子宮体癌検診の成績は表4-36のとおりで，実施率は上昇しているが要精検率や体癌発見率はむしろ減少しており，子宮頸癌と同様，受診者の固定化が推測される。子宮体癌の検診では，若年体癌や高齢者の頸管狭窄例における検診，疑陽性例のfollow upシステムなども問題として残されている。

わが国における乳癌死亡率は1950年代から増加傾向にあり，1985年には子宮癌を上回っている。また1990年の乳癌患者数は約2万人と推定されており，この数値は子宮癌のほぼ2倍に相当する。乳癌検診は，乳癌研究会検討委員会により図4-38のような体制がつくられているが，老人保健法に定められた検診はこのなかの一次検診（A）に相当する問診，および視触診に限られている。対象は30歳以上の女性で，表4-37の基準により正常または要精検に判定される。要精検者には乳癌についての説明を行い，十分な設

表4-35　子宮体癌検診の対象者

1) 最近6カ月以内に不整性器出血のあった者で，
   a) 年齢50歳以上
   b) 閉経後
   c) 未妊婦で，月経不規則
   のいずれかに該当する者

2) 上記に該当しなくとも，医師が必要と認めた者

(矢島 聰:老人保健法による子宮体癌検診　1988より)

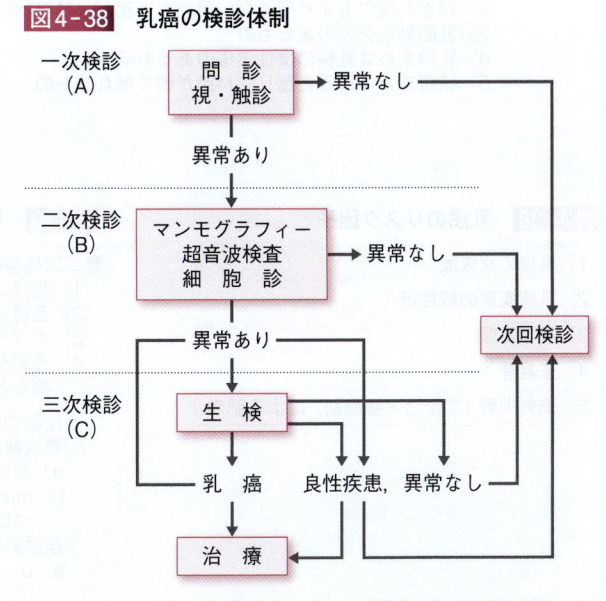

図4-38　乳癌の検診体制

一次検診(A): 問診・視・触診 → 異常なし／異常あり
二次検診(B): マンモグラフィー・超音波検査・細胞診 → 異常なし／異常あり
三次検診(C): 生検 → 乳癌／良性疾患，異常なし
→ 治療
→ 次回検診

(「乳癌研究会検討委員会」より)

備と技術を有する医療機関で二次検診（B）以下の各種検査を受けるよう指導する．また，乳癌は体表臓器にあるため自己発見可能な癌であり，実際検診以外の時期に発見されることも少なくない（中間期発見癌 interval cancer）ことから，自己検診も重要である．特に 表4-38 のようなリスク因子をもつ女性に対しては，年1回の検診とともに月1回の自己検診を行うよう指導する．しかし，視触診による乳癌検診では早期癌が発見される頻度は高いものの，生存率では外来発見癌と有意差がみられないという報告もあり，一次健診に画像診断を導入したほうがよいという意見もある．

最後に卵巣癌の検診について触れておく．卵巣癌は子宮癌や乳癌に比べて罹患率が低く，また，従来有効なスクリーニング方法がなかったため，検診システムとして確立するには

表4-36 子宮体癌検診の実績

検診年度	子宮癌検診受診者総数(A)	体癌検診 被検者数(B)	実施率(B/A)	要精検例数(C)	要精検率(C/B)	発見体癌数(D)	体癌発見率(D/B)
昭和62	3,674,936	20,115	0.5%	1,534	7.6%	75	0.37%
昭和63	3,715,572	40,251	1.1%	1,298	3.2%	102	0.25%
平成元	3,710,182	68,697	1.9%	1,710	2.5%	108	0.16%
平成2	3,843,501	91,944	2.4%	1,991	2.2%	138	0.15%
平成3	4,182,270	131,013	3.1%	2,629	2.0%	161	0.12%

（厚生省統計情報部：老人保健事業報告より）

表4-37 乳癌の集団検診による一次検診の判定基準

正常：乳房・腋窩リンパ節・鎖骨上窩リンパ節に異常のないもの

要精検者：1）乳房に腫瘤または結節のあるもの
2）びまん性のあまり硬くない硬結の一部が，結節状に触れるかまたは硬く触れるもの
3）乳頭異常分泌のあるもの
4）乳頭または乳輪に慢性湿疹のあるもの
5）腋窩または鎖骨上窩リンパ節が硬く触れるもの

（「日本対がん協会」より）

表4-38 乳癌のリスク因子

1) 乳癌の家族歴
2) 乳腺疾患の既往歴
3) 高年初産
4) 未経産
5) 過剰栄養（高蛋白・高脂肪）による肥満

表4-39 卵巣癌検診の判定基準

要二次検診の判定基準
1) 長径30mm以上の付属器腫瘤
2) 長径40mm以上の正常卵巣部分を含む腫瘤
3) ダグラス窩に5cm以上の腹水貯留を認めた場合
4) その他：腫瘍の長径が29cm以下でも年齢，性周期などを考慮して要注意としたもの

二次検診の結果判定
①要治療群
　a. 長径60mm以上の腫瘤
　b. mix type または solid type で長径40～59mm かつ腫瘍マーカー陽性
②経過観察群
　a. b. の条件をすべては満たさないもの

（東京都がん検診センター．大村峯夫．1994より）

2. 中高年女性の好発疾患と健康管理

至っていない．しかし，発見されたときにはすでに進行していることが多く，また最近増加傾向にあるため，その早期発見は重要な課題となっていた．近年，経腟超音波検査の普及や各種腫瘍マーカーの開発により，卵巣癌を無症状のうちに発見することが可能になりつつあり，将来の集団検診に向けその方法が模索されている．東京都癌検診センターでは，平成2年から子宮癌検診対象者に対し，一次検診として経腟超音波検査を，また二次検診として超音波検査，CT，MRI，腫瘍マーカーなどを組み合わせて行い，表4-39 のような判定基準を用いて卵巣癌の検診を行っている．これにより平成4年6月までの間に，一次検診者17,286名のうち二次検診者が526名（3.0％），要治療者147名（0.9％）が抽出され，5名の初期卵巣癌が発見されている（大村，1994）．現在，卵巣癌検診は施設によって独自の方法が試みられているのが実情であるが，救命率の向上に寄与しかつ費用効率のよいシステムの確立が期待される．

3. 婦人科感染症

A 婦人科感染症の現状

1 性感染症（STI もしくは STD）

　性的接触を介して伝播・感染する感染様式を性行為感染 sexually transmission とよび，性行為感染する病原体とその感染症を性感染症 sexually transmitted infection；STI もしくは sexually transmitted diseases；STD とよぶ。STI と STD の厳密な定義や使い分けは国際的には定められていない。学術団体や学者によって異なるが，STI と STD を同義と考える学者も多い。本項では，STD は感染後に高率に症状を発症するいわゆる感染症といえる病原体に用いている（一方，STI は性行為感染する病原体の総称として広義の意味である）。すなわち，後述する感染症新法の五類感染症に指定されている性感染症を STD と記載している。

表4-40　主な STD とその病原体

	疾　患	病原体
細　菌	梅毒	treponema pallidum
	淋病	neisseria gonorrhoeae
	軟性下疳	haemophilus ducreyi
ウイルス	性器ヘルペス	herpes simplex virus（HSV）
	尖圭コンジローマ	human papillomavirus（HPV）
	伝染性軟属腫	Mollusucum contagionsum virus
	HIV 感染症，AIDS	human immunodeficiency virus（HIV）
	肝炎	hepatitis virus
	成人 T 細胞性白血病	human T cell lymphotropic virus（HTLV-1）
	伝染性単核症	Epstein-Barr virus
	サイトメガロウイルス感染症	cytomegalovirus
クラミジア	子宮頸管炎，尿道炎	chlamydia trachomatis
	骨盤内感染症	
	鼠径リンパ肉芽腫症	
マイコプラズマ	子宮頸管炎	mycoplasma hominis
	尿道炎	ureaplasma urealyticum
真　菌	カンジダ腟炎，外陰炎	candida albicans
原　虫	トリコモナス腟炎	trichomonas vaginalis
	アメーバ赤痢	entamoeba histolytica
寄生虫	疥癬	sarcoptes scabiei
	毛虱症	phthirus pubis

3. 婦人科感染症

図4-39 4大性感染症罹患患者数の年次推移

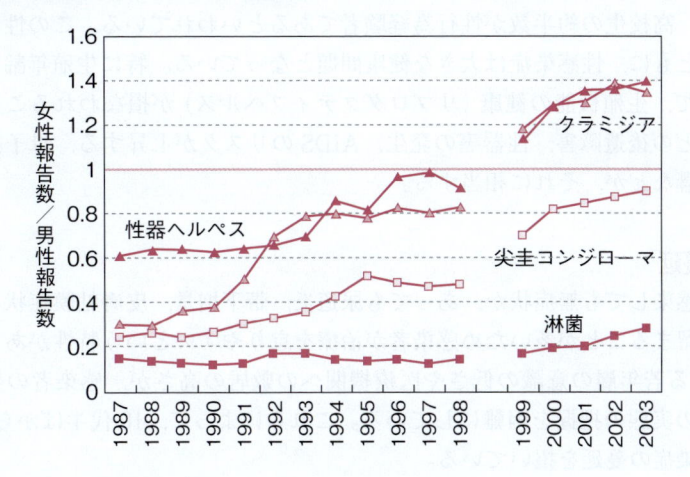

図4-40 4大性感染症の最近の発生数（全体）

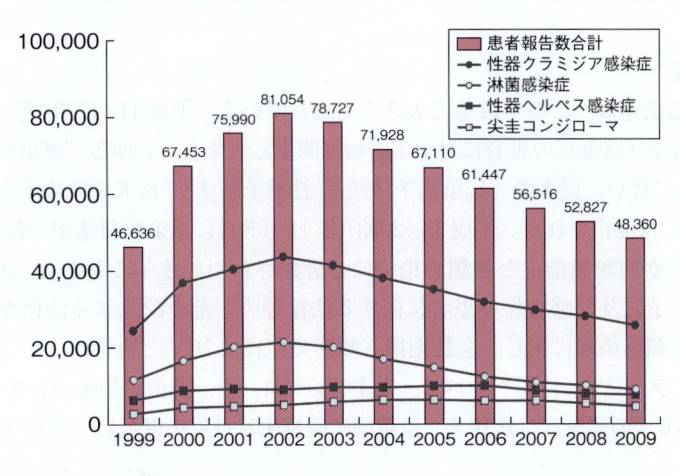

図4-41 4大性感染症の最近の発生数（女性）

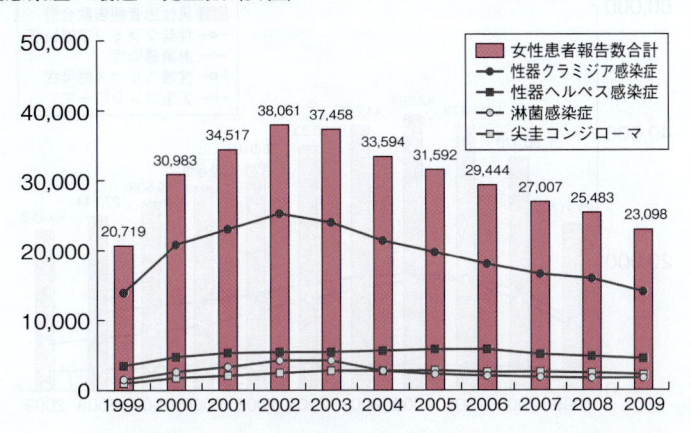

691

a. リプロダクティブヘルス

現代日本では，高校生の約半数が性行為経験者であるといわれている。この性に対する開放感が増すとともに，性感染症は大きな健康問題となっている。特に生殖年齢にある女性の罹患に伴って，生殖機能の健康（リプロダクティブヘルス）が損なわれることが問題となる。不妊などの後遺障害，性器癌の発生，AIDSのリスクが上昇する，母子感染による次世代への影響などが，それに相当する。

b. 性感染症の蔓延

性感染症は，感染しても無症状か，あっても尿道炎，帯下増量，皮膚粘膜症状などの比較的軽い症状に留まることが多いため感染者が治療を怠りやすいという特性がある。また，10代を中心とする若年層の意識の低さや医療機関への敷居の高さが，感染者の発見を遅らせ，また感染の実態の把握を困難にしている。これらによって，10代半ばから20代前半を中心に性感染症の蔓延を招いている。

この観点から，性感染症の治療に当たる場合には，性的接触のパートナーの治療も非常に重要な意味をもつ。女性だけ治療してもパートナーが無治療だと，治療の有効性は得られず感染の拡大を見落としてしまうことになる。

c. 公衆衛生行政

感染症に関する法律は，この十数年で大きく変遷している。平成11（1999）年4月1日より「感染症の予防及び感染症の患者に対する医療に関する法律」いわゆる"感染症新法"が施行された。これに伴い，従来の「伝染病予防法」「性病予防法」「後天性免疫不全症候群の予防に関する法律」は廃止された。平成15（2003）年11月5日に感染症新法が一部改訂され，四類感染症の類型が四類感染症と五類感染症に再分類された。さらに平成18（2006）年12月8日に感染症の予防及び感染症の患者に関する法律等の一部を改正する法律が公布された。性感染症は五類感染症に属し，全数把握五類感染症にはHIVと梅毒が，定点把握五類感染症には性器クラミジア，性器ヘルペス，尖圭コンジローマ，淋菌感染症が含まれている。すなわち，これら6つの感染症は法律で，重点的に監視する対象疾患として認められている。

図4-42　4大性感染症の最近の発生数（男性）

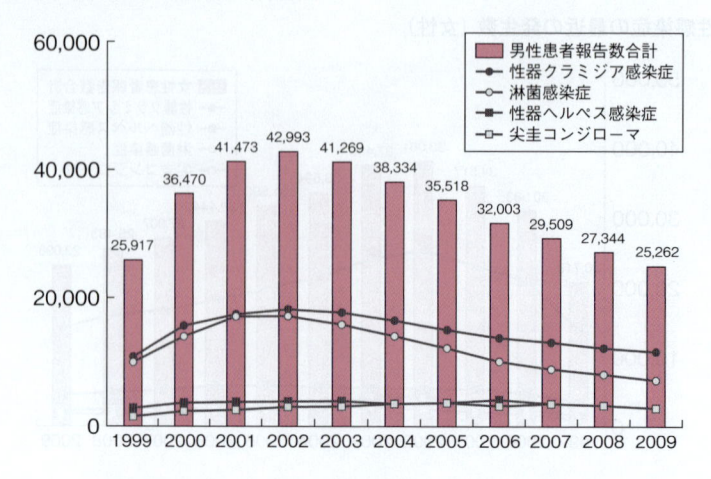

従来の法律が集団の感染症予防に重点を置いてきたのに対し，感染症新法では個々の国民の予防および良質かつ適切な医療の積み重ねによる社会全体の感染症の予防の推進に基本方針を転換している．すなわち，これからの性感染症のあるべき将来像は，集団予防，mass prevention，であることを明記している．近年，尖圭コンジローマについてはHPVワクチンが開発され，その疾患予防効果も確認され始めていることは画期的である．

この指針では，性器クラミジア感染症，性器ヘルペス，尖圭コンジローマ，淋菌感染症，梅毒を対象としている．AIDSについては，後天性免疫不全症候群に関する指針が作られている．これらの法令に基づき，発生動向の調査を行うために，AIDS，梅毒は診断した医師（全数報告）から都道府県知事に届出をする必要がある．その他の4疾患は，指定届出機関（定点報告）から都道府県知事に届出を行うこととなっている．

d. 性感染症の発生動向

主な性感染症とその病原体については表4-40にまとめた．そのうち，定点調査が実施される五類感染症についてはその発生動向が把握されている（図4-39～42）．男性では，性器クラミジア感染症と淋菌感染症の発生頻度がほぼ同等であるのに対して，女性では，性器クラミジア感染症の頻度が圧倒的に高く，逆に淋菌感染症は最も頻度が低い．男女ともに，性器ヘルペス，尖圭コンジローマは近年漸増しているが，性器クラミジア，淋菌感染症は減少傾向にある．その結果，女性の発生頻度は，性器クラミジア感染症＞性器ヘルペス＞尖圭コンジローマ＞淋菌感染症の順となっている．これら4つの疾患を「四大性感染症」と位置づけている．ただし，この発生頻度はあくまでも医療機関で診断をつけられた患者数（定点報告数）であって，医療機関を受診していない隠れた感染者数は計りしれない．

B 検査

① 自浄作用

成熟期の女性では，エストロゲンの作用によって腟内の酸度はほぼ一定に保たれ，腟内に侵入する病原菌の増殖を阻止し，上部性器への細菌感染が防止される．このような作用を腟の自浄作用という．この作用は次のような機序によって行われる．

性成熟期の腟上皮細胞にはグリコーゲンが含まれているが，上皮細胞が剝脱すると内部のグリコーゲンは糖化酵素によって分解されてブドウ糖になる．ブドウ糖から腟内細菌の作用によって乳酸が産生される．そのため腟内の酸性度は増加し，非病原性の乳酸桿菌の発育が盛んとなり，本菌の糖発酵によって産生された乳酸によってますます腟の酸度は高まる．pHは5以下となり，雑菌や病原菌は死滅し，腟内の細菌はほとんど乳酸桿菌で占められることになる．これが腟の浄化作用の本態である．

妊娠時にはエストロゲンが大量に産生されるが，そのため腟上皮細胞中のグリコーゲン含有量は増加し，乳酸の産生量が増え，腟内の酸度は著明に上昇する．すなわち，妊娠時には腟の自浄作用は非妊時に比較して上昇しているということができる．

以上のように，腟の自浄作用は卵巣ホルモンに依存している．更年期以後においては卵巣機能が低下する結果，腟の酸度が低下し自浄作用も弱まり，細菌感染などを起こしやすくなる（老人性腟炎）．

② 帯下の検査

　帯下とは，性器分泌物が増加し，腟入口から流出し，外陰部に不快感を与えるものである。不快感の程度は個人差があり，帯下の量的増加のほか患者の精神状態などによって大きく左右される。帯下には感染性帯下，ホルモン失調性帯下，妊娠性帯下があるが，主訴として受診する頻度が高いのは感染性帯下である。感染性帯下は，腟帯下，頸管帯下，子宮帯下に分けられる。腟帯下の代表的な原因は，カンジダ腟炎，トリコモナス腟炎，細菌性腟症である（表4-41）。頸管帯下は，クラミジアトラコマティスと淋菌がある。子宮帯下は骨盤内感染症（子宮内膜炎，付属器炎）によるが頸管帯下ほどはっきりしたものではなく，しかも通常は腟帯下や頸管帯下と混在している。

　帯下の患者は次の順序に従って検査を進める。

1）問診
①年齢，月経周期との関係
②不快感の性状（搔痒感，疼痛，灼熱感，帯下感）
③精神状態，内科疾患（糖尿病，腎疾患，肝疾患，悪性腫瘍など），アレルギー，常用薬物の有無
④性病感染の可能性
⑤IUD挿入の有無

2）視診
①量・性状（チーズ状，粥状，酒粕状，泡沫状，膿性，肉汁状，粘液性，漿液性）
②部位（腟内のみ，外子宮口からの流出の有無）
③色調（白色，灰白色，黄色，淡黄色，黄緑色，褐色，血性）
④臭気
⑤外陰，腟壁，外子宮口（発赤，腫脹，潰瘍，裂傷，出血，腟内の異物）

3）内診
①子宮，付属器，ダグラス窩，子宮傍結合組織（圧痛，腫脹，抵抗の有無）
②子宮消息子診（外子宮口からゾンデを挿入し，分泌物の流出があるかないか）

4）検査法
　まず新鮮標本の直接検鏡を施行する。スライドグラスに生理食塩水を1滴垂らし，鑷子で腟内から採取した被検材料を混ぜ，無染色でカバーグラスをかけ検鏡する。正常の性成

表4-41 腟帯下を特徴とする代表的疾患

	カンジダ腟炎	トリコモナス腟炎	細菌性腟症
病原体	カンジダ	トリコモナス	G.vaginalisと嫌気性菌など
自覚症状	強い搔痒，帯下	帯下，臭気	臭気，少量帯下
性状	チーズ状，粥状	淡膿性，泡沫状，多量	灰色，量は正常
炎症所見	腟壁発赤	腟壁発赤	なし
腟内pH	<4.5	≧5.0	≧5.0
アミン臭	なし	しばしばあり	あり
鏡検	胞子，仮性菌糸　白血球	トリコモナス原虫　白血球多	Clue cell，細菌　白血球稀

熟女性の帯下には腟の自浄作用により，デーデルライン桿菌と上皮細胞が主体で，これにごく少数の白血球がみられる。

a. 腟帯下
1）カンジダ腟炎
　candida albicans または torulopsis glabrata によるもので，外陰部に搔痒があり，腟内に粥状，チーズ状あるいは酒粕状の帯下がみられる。外陰部は急性期には発赤，腫脹するが，慢性期では肥厚し灰白色となる。
①新鮮標本の直接検鏡：分芽胞子，偽菌糸がみられる。ただし torulopsis は偽菌糸をつくらない。
②グラム染色標本：グラム陽性の球形，楕円形または棍棒状の分芽胞子や偽菌糸がみられる。
③20％カセイカリ 20 mL と Parker 51 superchrome blue black ink 10 mL の混合液による検鏡：外陰部の擦過表皮に上記混合液を2滴垂らし，乾燥後カバーグラスをかけ検鏡する。カセイカリにより表皮などは融解し，青色の背景に非染色の分芽胞子と偽菌糸が判別できる。
④培養法：簡易診断用培地である水野・高田培地による診断が便利である。

2）トリコモナス腟炎
　腟トリコモナスによるもので，帯下感，搔痒，灼熱感，疼痛などがある。帯下は漿液膿性，淡黄色で泡沫状である。外陰部は発赤し，腟壁もまた発赤・充血している。腟壁の発赤はしばしば斑点状である。
①新鮮標本の直接検鏡：運動性のある白血球よりやや大きい西洋梨形の鞭毛をもつ虫体がみられる。時間が経過したり，生理食塩水が冷たいときは運動性がみられない。
②3～5％ neutral red 添加生理食塩水による検鏡：生鮮標本に生理食塩水の代わりに上記液を帯下と混ぜると，淡赤色の背景に非染色のトリコモナス虫体が明瞭に判明できる。
③蛍光顕微鏡：蛍光色素として 12,000～15,000 倍の acridine orange 溶液で混和し，蛍光顕微鏡で観察する。トリコモナス虫体と鞭毛は淡黄緑色または淡赤緑色を発し，核のみが黄色を発する白血球と区別できる。
④培養法：簡易培地（日水）が用いられている。

3）細菌性腟症
　乳酸桿菌が優勢な腟内細菌叢から，好気性菌（ガルドネラバギナリス），嫌気性菌（バクテロイデス）などが過剰に増殖した複数菌感染として起こる病態である。

b. 頸管帯下
1）子宮頸管炎
　主症状が帯下で，腟鏡診にて淡黄色または帯黄白色で粘液膿性の分泌物が頸管から流出するのを観察できる。子宮頸部は充血し，ときに出血を伴う。近年，クラミジアトラコマティスによる子宮頸管炎が急増している。それ以外は淋菌性子宮頸管炎である。ときに合併をみる。これら2つの病原体を同一検体から同時に検出できる検査キットが有用である。

c. 子宮帯下

1）子宮内膜炎・付属器炎

腟感染症とは起炎菌が異なるため、子宮内細菌培養や病原体検査（核酸増幅法によるクラミジア、淋菌検査）が必要である。性感染症を疑う場合は、子宮頸管分泌物の病原体検査も行う。

③ 感染症の病原体診断

感染症の確定診断は、目的の病原体を病巣から分離し同定することによりなされる。従来は、細菌やウイルスを培地や培養細胞内で分離培養し、それをなんらかの方法で同定することが行われてきた。しかし、その特異性や迅速性の面で満足できない場合も多い。最近、遺伝子レベルで病原体の存在を検出するいわゆるDNA診断が臨床応用されつつある。

この原理は以下のとおりである。目的病原体に特異的なDNAの塩基配列を決定し、これになんらかの標識（アイソトープやビオチン）をつけたもの（プローブ）を作成する。DNAは互いに相補的な塩基配列が2本鎖を形成（ハイブリダイゼーション）するので、このDNAプローブと病原体のDNAによる2本鎖遺伝子を検出することによって病原体の存在が証明される。細菌の場合、DNAでは感度が低く、細菌1個にあたり多数存在するリボソームRNAをプローブにすることも多い。

PCR法 polymerase chain reactionとは、DNAの特定部分から酵素反応でDNAを合成し、それを基質として次々にDNAを増幅させる反応である。このPCR法を用いて、病原体のDNAを増幅させた後、DNA診断を行うことにより、非常に微量な目的病原体の検出が可能になった。

実際、HSV、ヒトパピローマウイルス（HPV）、クラミジアトラコマティス、淋菌などでは臨床応用が開始されている。また実験室レベルでは多数のウイルス、細菌のDNA診断が行われている。

クラミジアトラコマティス、淋菌については、近年は同時に複数の病原体を同定できるキットがある。クラミジアトラコマティス＋淋菌は混合感染も多いこと、保険収載されており重要な診断ツールとなっている（表4-42）。

HSVの病原体診断にも近年はPCR法やLAMP法などの核酸増幅法が用いられるよう

表4-42　クラミジア感染・淋菌感染検査法の特徴

検査法	長所	短所	用途
性器クラミジア感染症			
分離培養法	特異性高	感度低、費用と時間がかかる	診断、治療効果判定
EIA法、免疫クロマト法	特異性比較的高、迅速診断	感度中等	治療効果判定
核酸増幅法（PCR法）	特異性高、感度高	死菌を検出	スクリーニング、PIDの診断
血清抗体検査	現感染の特異性低	既感染も含、感染直後は不可	PID・不妊因子の診断
淋菌感染症			
分離培養法	特異性高	感度低、検体採取難、時間がかかる	診断、治療効果判定
核酸増幅法（PCR法）	特異性高、感度高	咽頭常在菌で疑陽性の可能性	スクリーニング、PIDの診断

になっている。LAMP法はわが国で開発されたもので比較的簡単な手技で，しかも短時間で結果が出せるので今後臨床の場での簡易検査法としておおいに期待できる。

HPVは，子宮頸癌とその前駆病変の原因ウイルスであることから，癌の早期発見や前駆病変の管理という観点からHPV検査が普及している。癌と関連のあるハイリスクHPVの有無を調べるHPVグルーピング検査と，HPVタイプを同定するHPVタイピング検査がある。いずれも子宮頸癌検診で細胞診異常を指摘された患者に対して保険診療で検査できるが，現時点では尖圭コンジローマの診断目的でのHPV検査は保険収載されていない。行うとしたら自費診療となる。

C 婦人科感染症の症候群

① 外陰腟炎

外陰炎は，原因により非特異性と特異性に分けられる。後者には，真菌症，ウイルス感染症のように特異な微生物による疾患が含まれる（表4-43）。

a. 非特異性非感染性外陰炎 nonspecific noninfectious vulvitis
1) 発症要因

①子宮・腟からの分泌物，②尿や便による汚染，③石鹸や避妊薬剤などの化学的刺激，④肌着や生理用品などの機械的刺激（肥満女性では皮膚間の摩擦が機械的刺激となる），⑤アレルギー，⑥内分泌・代謝異常（特に糖尿病），などが要因となる。

2) 症状

外陰部の掻痒感と疼痛を訴える。局所所見として，発赤，腫脹，湿疹所見が認められる。

3) 診断

外陰炎症状があり，感染性のものが除外された場合に診断され，問診と局所所見から原因が推定される。

表4-43 腟炎の原因別分類

1. 非特異的な微生物感染
2. 特異的な微生物感染 　①原虫……………トリコモナス 　②真菌……………カンジダ，トルロプシス 　③性病……………淋菌 　④急性伝染症……ジフテリア，チフス 　⑤ウイルス………ヘルペスウイルス，ヒト乳頭腫ウイルス 　⑥寄生虫
3. アレルギーによる腟炎 　①薬物アレルギー 　②精子アレルギー
4. 刺激による腟炎 　①機械的刺激 　②化学的刺激
5. 腟壁の萎縮による腟炎 　①老人性腟炎

4）治療

治療は原因を除去することである。全身疾患による場合は局所治療とともに，全身疾患の治療を行う。一般に局所の安静と清潔を保ち，湿潤を避ける。下着は木綿製品を用い，刺激の強い石鹸を使用しないようにする。局所炎症部位には副腎皮質ホルモン外用剤，非ステロイド系の消炎外用剤が用いられる。二次感染の治療に抗菌薬の配合されている外用剤も用いられる。

夜間の外陰部掻痒のため，局所が搔爬により増悪することがある。このような場合は抗ヒスタミン薬を就眠時に経口投与する。また，副腎皮質ホルモン外用剤は多くの場合有効であるが，疾患（ヘルペス症や真菌症など）によっては病状を悪化させることもある。局所所見が改善しない場合は長期の使用を避け，原因について再検討する必要がある。

b. 非特異性感染性外陰炎 nonspecific infectious vulvitis

1）症状と診断

外陰部の細菌感染は，恥丘や大陰唇の毛根部の毛嚢炎として小膿疱を形成する。小膿疱は痂皮を形成し，やがて治癒する。

毛嚢炎が進展すると，毛囊周囲炎や皮脂腺に化膿性感染巣（癤 furuncle）を形成する。自覚的には疼痛，熱感を伴い，急性期には歩行困難なこともある。局所所見では，発赤，

図4-43　偽菌糸

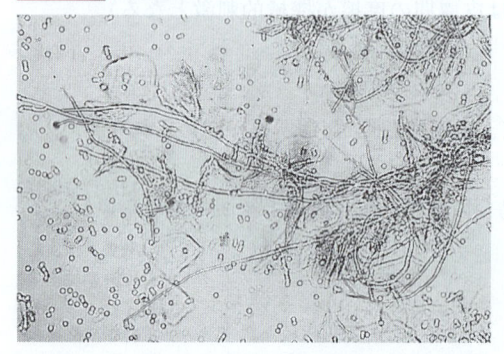

表4-44　表在性真菌症の薬剤（腟錠と外用剤）

薬剤名	商品名（腟錠）	（外用剤）
ミコナゾール	フロリード 100mg/錠	フロリードDクリーム 1% 10g
トリコマイシン	トリコマイシン 5万単位/錠	軟膏15万単位/g，25g
ピマリシン	ピマフシン 25mg/錠	軟膏2% 10g
クロトリマゾール	エンペシド 100mg/錠	クリーム1% 10g
硝酸エコナゾール	パラベール 50mg/錠	クリーム1% 10g
硝酸イソコナゾール	アデスタンG 100mg/錠，300mg/錠	アデスタンクリーム 1% 10g

腫脹，圧痛が認められ，化膿し膿瘍を形成すると波動が認められる．
2）治療

　毛嚢炎の治療は外陰部を清潔に保ち，抗菌薬含有の軟膏を塗布する．症状によっては抗菌薬の内服も併用する．進展した化膿性感染巣の治療は患部の安静を保ち，リバノール湿布，抗菌薬の全身投与を行う．膿瘍が形成された場合は切開し排膿する．

c. 外陰・腟真菌症 vulvovaginal mycosis

　外陰・腟の真菌症を発症させる菌は candida albicans が大部分で，一部に torulopsis glabrata がある．candida albicans は，非妊婦の外陰・腟に12％，妊婦では30％前後に検出される．

1）発症要因

　宿主側の変化に伴い異常に増加し発症する．①局所の温度・湿度の変化，②エストロゲンの亢進による腟上皮グリコーゲンの増量と乳酸産生過剰がもたらす腟内 pH の低下に伴う細菌叢の変動（妊婦やピル服用者に発症しやすい），③抗菌薬やメトロニダゾールの投与による菌交代現象，④糖尿病，などが要因となる．

　感染経路は，性交による感染，直腸や尿道からの感染，手指やタオルからの感染などである．

2）症状

　腟入口部に掻痒感が強い．帯下は粥状，酒粕状で，ときに偽膜をつくり，これを剝がすと出血することもある．外陰部は発赤・腫脹・湿潤を伴い，強い掻痒感のための掻傷がみられることがある．慢性化すると，外陰は肥厚し，灰白色を呈して発赤は消失する．

　真菌が腟内で異常増殖すると，腟壁は発赤・腫脹し，腟内容物は酸性度が高くなり，粥状，酒粕状の分泌物となる．

　妊娠末期に発症した場合は，経腟分娩後に新生児に皮膚カンジダ症や鵞口瘡を発症することがある．

3）診断

　外陰掻痒感と上記の外陰・腟・腟内容物の所見，菌の検出により診断される．菌の検出には，直接生標本を検鏡する方法と培養法とがある．

①生標本の直接検鏡：腟内容物を採取し，生理食塩水と混ぜ，強拡大で検鏡する．分芽胞子と，偽菌糸体が認められる（図4-43）．
②培養法：検鏡より検出率はよい．水野・高田培地，CA-TG 培地が用いられる．

4）治療

　抗真菌薬を配合した腟錠と軟膏による局所療法が主で（表4-44），全身的な治療は全身の真菌症や難治性の症例など限られた例で行われる．掻痒時のステロイド軟膏使用は禁忌である．本症は再発しやすいため，1クールの治療が終了したあと2週経たときに再診し，腟内容物の検鏡や培養を行うことが大切である．直腸や尿路からカンジダが検出されたときは，アムホテリシンB，フルシトシンを副作用に注意しながら投与する．

② Bartholin 腺炎

　Bartholin 腺は腟前庭の前庭球の後部に位置する腺で，その排泄管は約2cmで処女膜の

側方の腟口に開口する。起炎菌は近年では淋菌によることは少なく，好気性菌や嫌気性菌，これらの混合感染によることが多い。

a. 急性Bartholin腺炎
1）症状
　排泄管に炎症が起こり，開口部が発赤腫脹して疼痛を訴える。炎症はさらに深部に及び，排泄開口部が閉鎖すると，膿が排泄管内に貯留して，膿瘍を形成する（Bartholin腺膿瘍 abscess of Bartholin's gland）。膿瘍は外方に膨隆し，腫瘤として触知される。炎症が腺に及ぶと，腫脹・疼痛が強くなり，起坐や歩行時に自発痛を訴える。膿瘍は腺自体よりも，排泄管開口部の癒着による排泄管の拡大によることが多く，これを偽Bartholin腺膿瘍として区別することもある。排泄管開口部が閉鎖されると再発を繰り返すことが多い。
2）治療
　急性型では抗菌薬の全身投与，局所湿布などの抗炎症療法により治癒する。抗菌薬は，菌の培養・同定・感受性試験によって選択されることが望ましい。ペニシリン系，セファロスポリン系，マクロライド系抗菌薬，ニューキノロン系抗菌物質が用いられる。

　膿瘍を形成すれば，切開・排膿が必要である。切開部が再び閉鎖して，排膿が妨げられないように処置することが大切である。

b. 慢性Bartholin腺炎
　急性期を過ぎて慢性型に移行するものと，最初から慢性経過をとる場合がある。大陰唇後方の皮下に腫脹した腺体や，拡大した排泄管が囊胞として触知される（Bartholin腺囊胞 cyst of Bartholin's gland）（図4-44）。
1）症状
　症状は軽く，歩行時や性交時の異物感程度で，自発痛や圧痛はないことが多い。囊胞は小指頭大からクルミ大程度の囊胞で，多くは一側性である。大陰唇の下半部を外側と内側から母指と示指で診察すると，球形の波動のある腫瘤として触知される。

図4-44　Bartholin腺囊胞

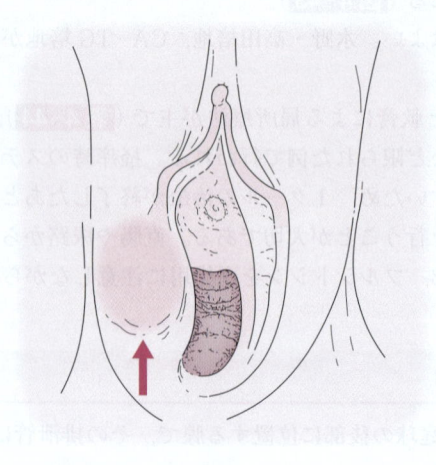

2）治療
慢性型の囊胞に対しては，手術療法を行う。

①造袋術 marsupialization：Bartholin 腺の分泌機能を保存することができるので，性行為を行う症例で適応となる。小陰唇の内側を切開し，十分排膿した後，切開創を開いたままにして開口部とする方法である。簡単な手術で効果的であるが，開口部が再び閉鎖すると再発することがある。

②Bartholin 腺囊胞摘出術：再発を繰り返し，慢性炎症症状の高度になったものや，造袋術が不成功に終わったものに行う。囊胞を形成する壁を全部摘出する方法で，より根治的であるが，分泌機能が廃絶するため，性交障害が起きることがある。また，血流に富む部位であるため，術後に血腫をつくりやすい。

③ 骨盤内感染症（PID）

骨盤内感染症 pelvic inflammatory disease；PID とは，小骨盤腔にある臓器，すなわち子宮，付属器，S 状結腸，直腸，ダグラス窩，膀胱子宮窩を含む小骨盤内の細菌感染症の総称である。婦人科的には，付属器炎，卵管膿瘍，ダグラス窩膿瘍，骨盤腹膜炎が含まれる。実際には，それらを個別に診断することは難しいし，併発していることも多い。PID の診断基準を 表4-45 に示す。下腹痛，子宮付属器周囲の圧痛，発熱，WBC 上昇，ダグラス窩からの膿汁が挙げられる。ただし，実際の臨床の現場で診断する際には診断基準のすべての検査ができるわけではない。そこで，下腹痛を主訴とする患者から PID 診断のための診断フローチャートが日本性感染症学会診断治療ガイドライン 2011 に記載されている（図4-45）。

a. 子宮付属器炎 adnexitis

卵管と卵巣（子宮付属器という）の炎症が子宮付属器炎である。骨盤内臓器のうち卵管は最も炎症の起こりやすい所である。卵管の炎症は，卵管だけに限局することは少なく，卵巣や骨盤腹膜に波及することが多い。また，炎症部位を明確にすることが困難な場合もあり，子宮付属器炎に骨盤腹膜炎やダグラス窩膿瘍を加えて骨盤内感染症として取り扱うほうが欧米では一般的である。

1）発病要因と起炎菌
発病要因として，性感染症，流産や分娩，子宮内操作を伴う医療行為，子宮内避妊リング（IUD）といった上行性感染と，虫垂炎や結核性腹膜炎からの下行性感染，月経など血

表4-45 骨盤内感染症（PID）の診断基準

（必須診断基準）
・下腹痛，下腹部圧痛　・子宮付属器および周辺の圧痛

（付加診断基準）
・発熱，38℃以上　・白血球増加　・CRP の上昇

（特異的診断基準）
・経腟超音波，MRI による膿瘍像　・ダグラス窩穿刺膿汁の吸引
・内視鏡，開腹により病巣を確認

（産婦人科診療ガイドライン 2011）

行性感染も考えられる。卵巣子宮内膜症，悪性子宮腫瘍は感染部位になりやすく，感染巣の温床となりうる。

起炎菌は，性感染症としてクラミジアトラコマティスと淋菌，一般細菌としてグラム陰性桿菌（大腸菌など），グラム陽性球菌（ブドウ球菌，連鎖球菌）などの好気性菌と，嫌気性菌（バクテロイデス，ペプトコッカスなど）が重要である（表4-46）。これらが単独もしくは混合感染している。放線菌（アクチノミセス）はIUDを長期間使用した場合に第一に疑う起炎菌である。欧米では淋菌が多いとの報告もある。

2）症状

急性期では発病要因のある女性に急激に下腹部痛と発熱をもって発症する。下腹部痛は，中等度または強度で，腹膜刺激症状を呈し，悪心・嘔吐を伴うこともある。発熱はときに悪寒戦慄をもって発症し，38℃以上の弛張熱が続き，全身倦怠感を訴える。他覚的には，付属器の圧痛，子宮頸部の移動痛など下腹部の腹膜刺激症状が認められる。付属器部に境界不鮮明な腫瘤や抵抗を触知することもある。子宮の炎症を伴うときには，しばしば性器出血や帯下の増加がある。

図4-45 PID診断のためのフローチャート

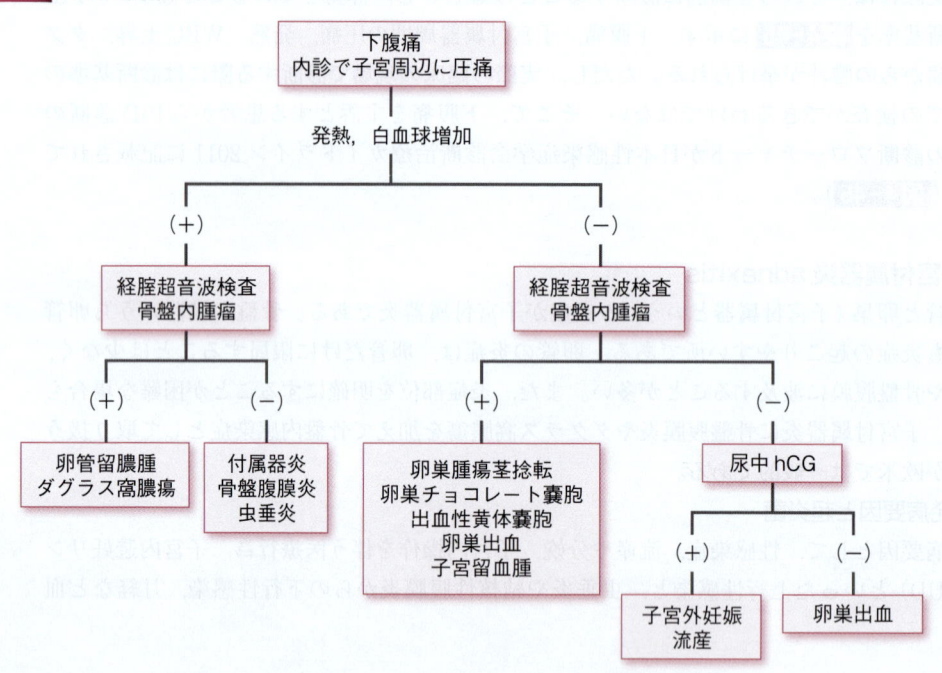

表4-46 女性のPIDもしくは子宮付属器炎の起炎菌として頻度の高い菌

・グラム陰性桿菌（大腸菌，クレブシエラ，変形菌）	36%
・グラム陽性球菌（ブドウ球菌，レンサ球菌）	25%
・嫌気性菌（バクテロイデス）	22%
・クラミジアトラコマティス	33%

（岩破ほか，産婦人科の実際，61，2012）

白血球増多，赤沈亢進，CRP 陽性などの炎症に伴う血液検査所見の変化がみられる。急性期の症状は，適切な抗菌薬の投与によって，多くは1週間以内に消退する。

卵管留膿腫 pyosalpinx，卵管留水腫 hydrosalpinx，卵巣膿瘍 ovarian abscess などの病態を呈することもある。

卵管留膿腫は，卵管采が炎症により癒着して閉塞し，卵管腔に膿が貯留した病態である。膿腫は，子宮，直腸・S状結腸，骨盤腹膜と癒着し，さらに，大網がこれに癒着することも多い。

卵管留水腫（図4-46）は，卵管腔に漿液性滲出液が貯留した病態である。卵管壁が伸展し内容液が透視されることが多い。卵管采の炎症による閉塞が原因と考えられる場合が多い。

卵巣膿瘍（図4-47）は，卵管炎が卵巣周囲，卵巣に及び，細菌が卵巣実質内に侵入して膿瘍が形成される。卵巣子宮内膜症を有する症例では膿瘍が形成されやすい。

3）診断

発熱，下腹痛，内診所見と白血球増多，赤沈亢進，CRP 陽性などの炎症検査所見から診断される。病変の拡大状況は，腹膜刺激症状から判断される。

検査法として，経腹または経腟超音波法，X線 CT，MRI，ラパロスコピーが有用である。

起炎菌の決定は時間を要し困難であることが多い。膿瘍内容の培養が最適であるが，採取が困難な場合が多い。また採取操作により炎症が拡大することがあり，注意が必要である。性器出血を伴う場合は，子宮外妊娠，卵巣出血との鑑別が必要となる。月経歴，妊娠反応，血液所見，超音波断層法の所見が参考となる（PID 診断フローチャート参照）。 ▶p.702

4）治療

子宮付属器炎の治療において，合併症である卵管・卵巣膿瘍・腹膜炎への進展を防ぐための治療と，その後の後遺症である不妊，異所性妊娠，慢性骨盤内癒着による慢性痛を予防することが重要である。従って疑わしきは罰する姿勢で，適切な治療が必要となる。内性器の感染症であるため起炎菌の同定はしばしば難しく，判明されるとしても数日を要す

図4-46 卵管留水腫（両側）
両側卵管の発赤，腫脹が認められる。

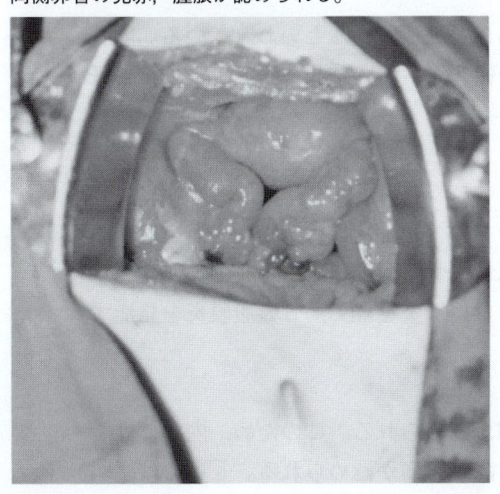

図4-47 右卵巣膿瘍と左卵管留膿腫
右卵巣は鶯卵大に腫大，左卵管は超クルミ大に腫大。

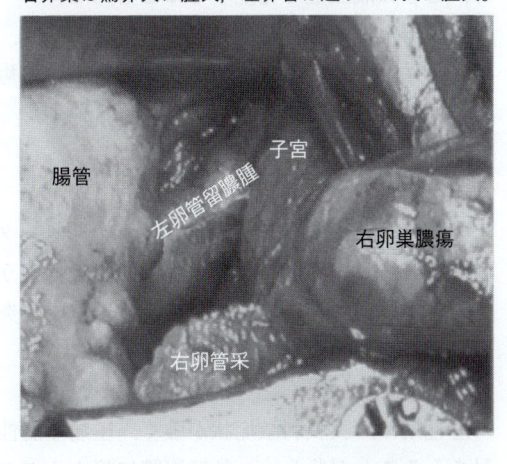

ることが多い。実際的には一般細菌を対象として抗菌スペクトルの広い薬剤を選択する。

初期の経口投与で症状が軽快しても，臨床所見が正常化することを確認する。クラミジア・淋菌は選択薬剤が一般細菌とは異なり，放置することで上述したような後遺症を残す危険があるからである。

入院のタイミングについては，CDCのガイドラインによると，①外科的疾患が否定できない，②妊婦，③経口薬が無効，④悪心嘔吐や高熱を伴う，⑤卵巣卵管膿瘍を伴う，の場合には入院加療が必要としている。

以下に，産婦人科診療ガイドラインの例を示す。

＜PID治療の抗菌薬選択＞
- 軽症：外来での経口薬投与が原則である。セフェム（セフジトレン，セフカペン，セフジニル），ニューキノロン（レボフロキサシン，トスフロキサシン，シプロフロキサシン）がよく使われる。
- 中等症：第2世代までのセフェム系薬剤の点滴静注を行う。
- 重症：第3世代以降のセフェム，カルバペネム系の点滴静注を行う。

特異的な起炎菌に対する抗菌薬使用としてクラミジアの複合感染が疑われる場合は，アジスロマイシン，ミノサイクリン，ニューキノロン系，クラリスロマイシンを併用する。クラミジアと混合感染しやすい淋菌感染症もカバーするために，セフトリアキソン（ロセフィン）1g静注をかぶせることもよく行われる。放線菌にはペニシリン静注が著効する。

卵管留膿腫，卵巣膿瘍を形成している場合は，ある程度炎症が治まったところで外科的処置を行う。年齢，妊孕能の保存，基礎疾患，開腹所見を考慮し術式を決める。

膿瘍摘出術，卵管切除術，卵巣摘出術または付属器切除術にドレーン設置を行う。子宮全摘術を必要とする場合もある。

5）予後

経過は，起炎菌の種類，内性器の諸状況，治療開始時期，治療法などにより影響される。産褥や流産後では，骨盤内うっ血があり防御機能の低下を伴っているので重症になりやすく，ときに敗血症を発症することもある。

付属器炎は，しばしば再発することがあり，20％は再発例であるといわれている。卵管の炎症は，内腔の癒着や卵管の骨盤腹膜への癒着を招来し，その結果，不妊症や子宮外妊娠の原因となりやすい。

b. 骨盤腹膜炎 pelvic peritonitis

骨盤腹膜とは，膀胱子宮窩，子宮・卵管，ダグラス窩，直腸・S状結腸の表面を覆う腹膜をいい，この部位の炎症を骨盤腹膜炎という。急性の骨盤腹膜炎は，付属器炎に続発することが多い。特に流産や分娩後は子宮内膜炎から付属器炎を経て，骨盤腹膜炎を発症する。その他，開腹術後の感染からも起こる。

1）症状

急性期は，腹膜刺激症状が強く，圧痛や筋性防御が認められる。このため，内診では所見をとることが難しい。骨盤腹膜に接するダグラス窩に圧痛が認められる。しばしば悪寒

戦慄を伴い，39℃以上に発熱する．
　腹膜炎による滲出液や膿がダグラス窩に貯留すると，ダグラス窩膿瘍が形成される．
　血液所見では，白血球増多，核左方移動，赤沈亢進，CRP 陽性などの急性炎症所見が認められる．
　慢性期に移行すると，内性器と直腸・S状結腸・大網などが癒着し，下腹部痛，腹痛，腹満感などの不定愁訴がみられる．内診では下腹部に境界不鮮明な抵抗が認められる．子宮がダグラス窩に癒着し，癒着性子宮後屈となることがある．

2）診断
　性感染症，卵巣子宮内膜症など付属器炎を起こす既往歴の有無，前記の症状と検査所見から診断される．膿瘍が疑われる場合は，超音波断層法，X線CT，MRIなどの画像診断が有用である．ダグラス窩膿瘍が形成された場合は，ダグラス窩穿刺による滲出液や膿の証明より診断される．骨盤腹膜炎の原因となった感染巣を決定することは困難な場合があるが，婦人科疾患と虫垂炎から波及した病態との鑑別は重要であり，外科と協力し慎重に行う．
　鑑別診断として，急性期では，子宮外妊娠，卵巣出血，慢性期では，子宮内膜症，癌性腹膜炎，性器結核がある．

3）治療
　急性期は，炎症を限局化させるため安静とし，強力な抗菌薬療法を行う．ダグラス窩膿瘍が形成された場合は，ダグラス窩切開を行い，ドレーンを設置し，排膿する．
　卵管留膿腫，卵巣膿瘍を合併している場合は，「子宮付属器炎」の項を参照．　▶p.701
　慢性期に移行すると治療は困難である．排便，疼痛などの症状に対症療法が行われる．

c. 子宮内膜炎 endometritis
　子宮体部の感染症の大部分は，子宮内膜炎で，これが進行すると子宮筋層炎 myometritis，さらに進むと子宮周囲炎 perimetritis となる．
　成熟女性の子宮内膜は，月経周期により，剥脱と再生を繰り返すので，細菌が侵入しても感染症は起こりにくい．しかし，分娩後や流産後では，このような周期的な変化がなく，子宮口が開いているため腟からの上行性感染が起こりやすい．さらに胎盤・卵膜の残留，血液の貯留は細菌の増殖に好都合な条件となる．感染性流産では菌の産生したエンドトキシンによりショック状態になることがある．
　妊娠と関係のない場合では，性感染症による子宮頸管炎からの波及，汚染された器具を用いた子宮内膜生検，子宮卵管造影，卵管通水術などに続発することがある．子宮内操作は，子宮頸管炎のある場合は避け，また腟内の細菌をもち込まないように注意しなければならない．
　子宮頸部・体部の悪性腫瘍，子宮頸部手術後の癒着や老齢による子宮頸管閉鎖のため，子宮腔からの分泌物が貯留し，これに細菌が感染して子宮留膿腫 pyometra を発症する．

1）感染経路と起炎菌
　感染経路としては，腟・子宮頸管からの上行性感染が大部分である．起炎菌として，一般細菌では好気性菌として連鎖球菌，ブドウ球菌，大腸菌，嫌気性菌としてバクテロイデス，ペプトストレプトコッカス，クラミジアトラコマティス，淋菌がある．

2）症状と診断

多くの場合，下腹部痛，発熱，帯下の増加や不正出血がみられる。内診により，子宮に圧痛がみられる。炎症が付属器や骨盤腹膜に拡大していると付属器やダグラス窩に圧痛が認められ，全身状態の変化を伴うことがある。

診断は，前記の症状と子宮内容物からの菌の証明，内膜の組織学的炎症所見より行うことができる。ただし，内膜の掻爬は，遺残組織の排出には有効であるが，急性期では，炎症を拡大することがあるので注意を要する。

3）治療

軽症例は外来での経口抗菌薬投与を行うが，中等症以上は入院とし，抗菌薬の点滴静注を行う（「子宮付属器炎」の項を参照）。 ▶p.704

流産後や分娩後では，子宮収縮剤を投与し，子宮腔内の遺残組織の排出を図る。しかし，遺残組織の排出には子宮頸管の拡張と子宮内操作が必要な場合があり，この場合，炎症の拡大を防ぐため，慎重な操作を心がけ，十分な抗菌薬を操作前より併用する。子宮内リング装着例ではリングを抜去する。慢性子宮内膜炎では，内膜の血管新生や増殖を図るため，エストロゲンの投与を行う。

d. 子宮傍結合組織炎 parametritis または骨盤結合組織炎

子宮頸周囲の疎な結合組織の炎症を子宮傍結合組織炎という。この結合組織は，後腹膜にあって膀胱や直腸周囲結合組織とつながり，さらに，これらの臓器から骨盤壁にかけての結合組織や腟管周囲とも連結している。そのため，子宮頸周囲の炎症は，これらの結合組織に満たされた腔に連続的に広がりやすい。また，この腔には膿などを排出するための自然の経路がないので治りにくい。

1）病原菌と原因

病原菌は，連鎖球菌，ブドウ球菌，大腸菌，嫌気性菌などで，これらの混合感染が多い。

原因は，円錐切除，頸管拡張，小線源放射線治療など子宮頸管や腟の操作後に，また，子宮摘出術後，骨盤リンパ節郭清術後に続発することがある。

2）症状と診断

発症は比較的緩慢で，感染後1～2週間で発症する。持続性の腰部，骨盤深部の自発痛を訴える。重症の場合，38℃以上に発熱し，弛張熱となるが，軽症では，熱感程度である。

内診や直腸診によって，子宮頸部と骨盤壁の間に境界不鮮明な圧痛のある抵抗が触知される。膿瘍が形成されると波動性のある有痛性の腫瘤が触知され，経腟超音波法では，子宮頸部と骨盤壁の間に液体貯留像が認められる。膿瘍が大きくなれば，X線CT，MRIによる膿瘍の位置と広がりの確認も必要である。

起炎菌の検査は困難な場合が多いが，膿瘍が形成された場合は穿刺により材料を得ることができる。

3）治療

起炎菌の同定前は，混合感染が多いので，広域スペクトルの抗菌薬を投与する。同定後は，感受性のある抗菌薬に変更する。膿瘍が形成された場合は，後腟円蓋または腹壁を切開，排膿し，ドレーンを設置する。

④ 外陰潰瘍性病変

　外陰部に潰瘍を形成する疾患には主として3つある．性器ヘルペス，Behçet症候群，急性外陰潰瘍である．また梅毒，軟性下疳，外陰結核などの感染症も鑑別に挙げられる．それ以外にも外用薬による皮膚炎で潰瘍を形成する場合もある．性器ヘルペスが最も頻度が高く，性感染症であることから，その対応はほかの疾患とは大きく異なる．

a. 性器ヘルペス
　（「原因微生物」の項を参照）　　　　　　　　　　　　　　　　　　　　　▶p.709

b. Behçet病・急性外陰（Lipschütz）潰瘍
　性器ヘルペスとの鑑別が非常に難しい外陰潰瘍性疾患として，Behçet病・急性外陰（Lipschütz）潰瘍がある．図4-48に示すように肉眼的には鑑別は難しい．また臨床経過も性器ヘルペスと同様で，外陰部疼痛を伴い，しかも数週間で自然軽快する点も類似している．そのため，しばしば性器ヘルペスと誤診される．Behçet病・急性外陰潰瘍はウイルス感染症ではなく，もちろん性行為感染ではないことから，外来での対応は慎重に行うべきである．患者への精神的ダメージを考えると，外陰部潰瘍を見て即座に性器ヘルペスと断言しないほうがよい．

①Behçet病：外陰潰瘍，口腔粘膜のアフタ性病変，虹彩炎の三主徴を示す疾患にBehçet病がある．Behçet病には，この三主徴がすべてそろう完全型と，その一部しかみられない不全型がある．本症では，種々の免疫学的パラメーターに異常がみられるところから，自己免疫疾患と考えている学者が多い．HLA拘束性があると言われている．病理組織学的には，真皮と皮下脂肪組織間の血管炎と，それに伴う脂肪織炎が主である．

②急性外陰（Lipschütz）潰瘍：急性外陰（Lipschütz）潰瘍も腟内の細菌叢に対するアレ

図4-48　急性外陰潰瘍

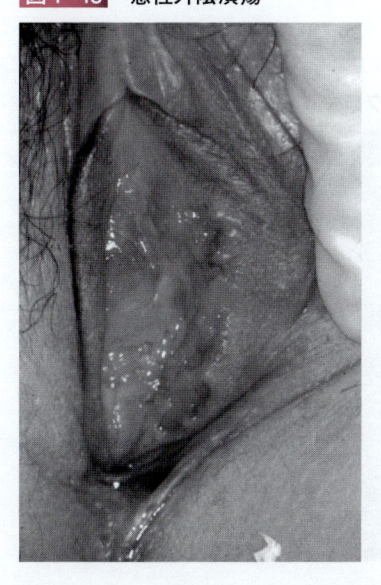

図4-49　Behçet病

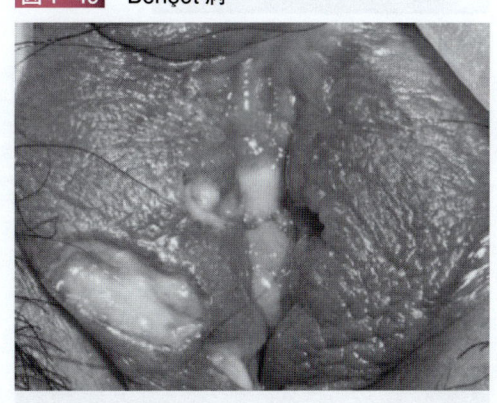

ルギー反応であると考えられているが，厳密には病因はわかっていない。クロマイ腟錠投与などによる腟内細菌叢の除菌が著効することがある。まれに口腔内アフタを併発することもあり，Behçet病との鑑別も難しい。

1) 症状

若い女性の外陰部に，性交と関係なく1〜数個の有痛性の深くえぐれたような潰瘍が生じ，再発を繰り返して慢性に経過する（図4-49）。潰瘍は，特に大・小陰唇や会陰に多く発症するが，腟や子宮腟部に発症することもある。癌と間違えられることがあるが，自然に治癒することや，細胞診・組織診で悪性所見のないことから鑑別できる。

再発は月経時に起きやすいので，内分泌環境の変化が誘因として考えられている。潰瘍は，瘢痕を残して2〜4週間で自然治癒する。

図4-50 性器ヘルペス

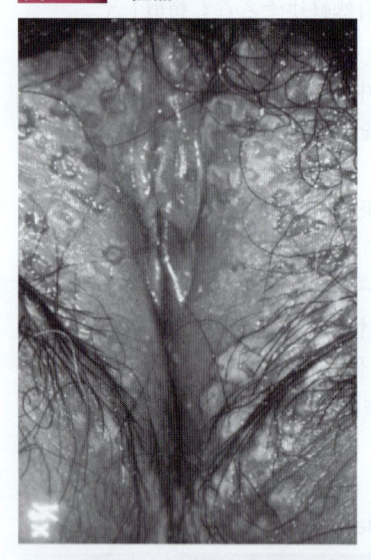

図4-51 腟内の潰瘍（治療前）

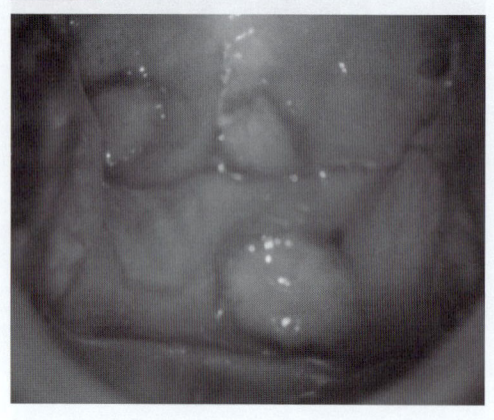

図4-52 クロマイ腟錠1週間使用後

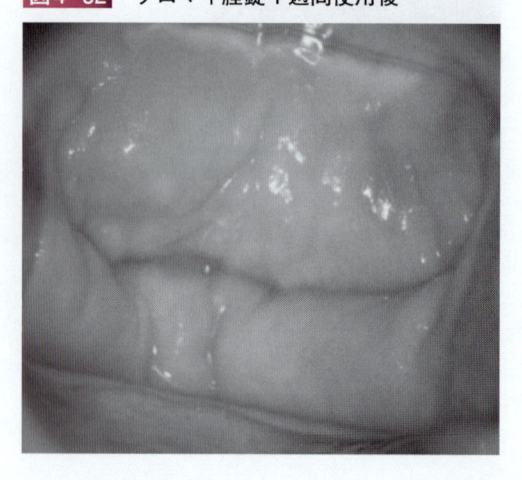

Behçet病の場合は，口腔粘膜のアフタ性病変が大部分の症例でみられる。ただし，必ずしも外陰潰瘍と同時ではなく，既往に反復性に認められる場合も多い。眼の病変と皮膚の症状を伴うときは，Behçet病の完全型となる。眼には，虹彩毛様体炎，網膜脈絡膜炎，皮膚には，結節性紅斑様皮疹，血栓性静脈炎，被刺激性亢進などの症状が出現することが多い。

2) 検査所見（図4-50）

　一番大切なことは，性器ヘルペスを否定することである。性器ヘルペスの病原体診断は偽陰性が多いため，最も確実なのは性器ヘルペスの原因ウイルスである単純ヘルペスウイルス（HSV）の抗体検査が陰性であることを確認することである。HSV-1，HSV-2抗体が陰性で写真のような外陰部潰瘍を形成している場合は，Behçet病か急性外陰潰瘍を疑う。

　血沈亢進，CRP陽性，白血球増加などの炎症反応が出現する。その他，A/G比の低下，血清ムコ蛋白の増加もみられる。

3) 治療（図4-51, 52）

　局所を清潔に保ち，アクリノール液による洗浄や抗菌薬の入った軟膏を塗布する。腟や子宮腟部に潰瘍があるときは，抗菌薬を含む腟錠も用いられる。

　炎症反応が強くみられることから，非ステロイド性抗炎症薬の投与は，症状の軽減に有効である。症状が特に強いときは，ステロイド剤の投与も行われる。ステロイドと抗菌薬が配合されているクロマイP軟膏がよい。月経時に再発することから，内分泌環境を変える目的で，経口避妊薬の投与を行うこともある。

D 原因微生物

a. 性器クラミジア

　クラミジアトラコマティス Chlamydia trachomatis（以下 C. trachomatis）は，眼瞼結膜に感染するトラコーマの原因菌であるが，現代の C. trachomatis 感染のほとんどは，性行為を介した子宮頸管，尿道，咽頭へ感染である。わが国では，男女ともに性感染症のなかで最多の罹患数で，性器クラミジア感染症だけで性感染症全体の4割を占めている。

1) 症状

　女性における性器クラミジアでは，クラミジアトラコマティスが性行為を介して腟内に侵入する。子宮頸管粘膜が最初の感染標的となり，感染後1～3週間で子宮頸管炎を発症する。同時に尿道口から侵入すると尿道炎を発症することもある。子宮頸管炎では，帯下増量，不正出血が最も多い症状である。

　子宮頸管粘膜で増殖したクラミジアは，上部生殖器である子宮内膜，子宮付属器，腹腔内へと拡がり，子宮内膜炎，子宮付属器（卵管）炎，骨盤腹膜炎を発症する。まれではあるが上腹部まで感染が拡がると，肝臓周囲の炎症・癒着を引き起こし，肝周囲炎（Fitz-Hugh-Curtis症候群）となる。卵管炎や骨盤腹膜炎の発症は，子宮頸管炎と同時の場合もありうるし，子宮頸管炎が鎮静化した後の場合もある。卵管炎を起こすと卵管上皮が障害され，受精卵や卵の通過障害を生じ，卵管因子による不妊症を続発することがある。また，受精卵の通過障害に伴う子宮外妊娠の可能性も出てくる。性行為感染であること，無症候性感染が多いことから，自然経過のなかで感染時期を同定することは難しい。そのために

感染後の時間経過と病態の変化との関係に関しては十分に把握されていない。
　近年の性活動の多様化に伴い，クラミジア・淋菌の口腔内感染が増加している。慢性の扁桃腺炎，咽頭炎のうち，セフェム系薬抵抗性のうち約30％はクラミジアによるものであるという報告もある。これに対しては咽頭擦過物による病原体診断が可能である。

2）診断

　性器クラミジアの病原体診断は開発が進んでいる。婦人科感染症の病原体診断の項で示した表を参考にされたい。子宮頸管分泌物を採取し表のような検査を行う。淋菌感染症との混合感染を考慮し，クラミジア・淋菌を同時に検出可能な核酸検出キットを用いることが推奨されている。 ▶p.696

　性器クラミジア感染症の最大の問題は無症候性感染である。これらの感染者は感染しているという自覚がないまま，パートナーへの感染源となり，それが連鎖してクラミジアの蔓延をもたらしている。日本全国で施行された妊娠スクリーニングのクラミジア検査の結果では，妊婦の性器クラミジア感染率は10代で22.3％，20代前半で8.8％，20代後半で3.6％である。これに対し，有症状で医療機関を受診して診断を受けた症候性感染者は，10代で1.0％，20代前半で1.2％，20代後半で0.9％である。従って，診断されていなかった無症候性感染者は，診断された感染者に比べて，20代では4〜6倍，10代では20倍近いことがわかる。10代女性の性感染症に対する意識の低さと医療機関への敷居の高さが示されている。このような10代に対しては，性器クラミジア感染症のスクリーニングが必要である。

3）治療

　治療は，マクロライド系もしくはニューキノロン系の抗菌薬投与が有効である。若年層のクラミジア感染者は服薬の飲み忘れなどコンプライアンスが悪いことがあるため，単回投与（アジスロマイシン1,000mg，1回内服）で有効性の得られる投与法が開発されている。

　性器クラミジア感染症を合併している妊婦では，子宮頸管炎からの上行感染によって絨毛羊膜炎を発症し，流早産の原因になりうる。また，産道感染による新生児結膜炎・肺炎が起こりうる。妊婦でも性器クラミジア感染症の診断がついたらマクロライド系抗菌薬（アジスロマイシンのほうがクラリスロマイシンよりも危険性が低い）の投与を行う。

　クラミジアトラコマティスは，現時点では薬剤耐性菌の存在はあまり問題となっていないが，内服加療のコンプライアンス，パートナーへの加療の有無を確認するためにも，内服加療後3〜4週間後に必ず子宮頸管分泌物による病原体診断を行い，陰性化したことを確認することが必要である。この陰性化の確認は治療直後では，まだ死菌のDNAととらえてしまう可能性があるので，あえて3週間以上は時間をあけて行う。

b. 性器ヘルペス

　性器ヘルペスは単純ヘルペスウイルス herpes simplex virus；HSV の1型（HSV-1）または2型（HSV-2）の感染によって発症する代表的なウイルス性感染症である。性感染症のなかで女性では性器クラミジア感染症に次いで第2位に，男性では性器クラミジア感染症，淋菌感染症に次いで第3位に位置する重要な疾患である。性器ヘルペスが蔓延する理由の1つは感染源となっている性行為のパートナーにある。HSV-2の初感染者の性行為のパートナーを追跡したところ，その約70％は無症候性かHSVキャリアーであること

を非認識であったとの報告がある。ウイルス排出者が認識していないことがコンドームの未使用につながっている。

1) 症状

HSV は皮膚・粘膜を通してヒトに感染すると知覚神経末端に入り，知覚神経を上行して知覚神経節に潜伏感染する。潜伏感染している HSV はなんらかの刺激により再活性化され再び知覚神経を下行し皮膚・粘膜に現れここで増殖して水疱や浅い潰瘍性病変を作る。

①初感染初発：感染の機会があってから平均3～5日（2～21日）の潜伏期の後に発症することが多い。女性では比較的突然に外陰部に浅い潰瘍や水疱が出現する（図4-53）。外陰部の疼痛は排尿や椅子に腰かけることもできないほど強く，ときに歩行も困難となる。両側の鼠径部のリンパ節の腫脹圧痛はほぼ必発である。約6～7割に発熱，全身倦怠感が出現する。排尿痛，膀胱炎症状もみられる。また仙骨神経根神経障害を併発し，排尿排便困難となり，ときに尿閉に至ることもある（Elsberg 症候群）。女性では約3割に無菌性髄膜炎を併発するとされている。無治療でも約2～3週間で自然治癒する。初感染でも，その約 70％ は無症候であるといわれる。

②非初感染初発：発症は初めてであるが，実は無症候のうちにすでに知覚神経節に感染していた HSV が再活性化され発症したものである。従って，発症時にすでに HSV 抗体(IgG 抗体)は陽性である。病変の数はより少なく鼠径リンパ節の腫脹の頻度も少ない。発熱などの全身所見はみられず，治癒までの期間も短く，全体としてより軽症であることが多い。

③再発：知覚神経節に潜伏感染している HSV の再活性によって発症する。病変は小水疱や潰瘍性病変が1～数個出現する（図4-53）。多くは1週間以内に自然治癒する。再発する前に神経痛様の疼痛，違和感などの前兆が約 30～50％ の患者にみられる。再発の頻度は HSV-2 感染例のほうが HSV-1 感染例よりもはるかに多い（再発性器ヘルペ

図4-53 外陰部の性器ヘルペス

初感染初発型

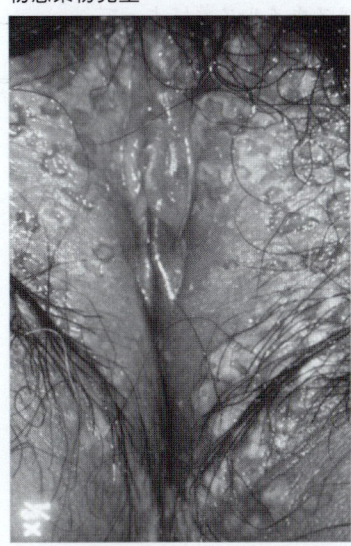

再発型

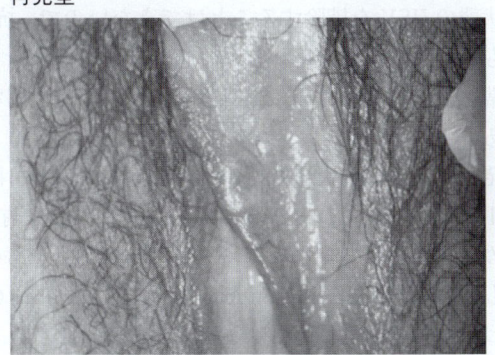

スの80％はHSV-2による)。再発の契機となるのは，心身の疲労，風邪などの発熱，月経などが多い。再発を繰り返す場合，精神的ストレスも加わる。このような観点から，抗ヘルペスウイルス薬を持続的に服用し再発を抑制する「再発抑制療法」が開発された。

2) 診断法

HSVまたはHSV抗原やHSV-DNAを検出して診断するもので，HSVの型を決めることができる。分離培養法がgold standardであり，感度と特異度がともに優れているが，時間と費用がかかる。蛍光抗体法により感染細胞を検出する方法は，時間もかからず簡単で保険適用もあるが，偽陰性が多い。そこで最近注目されているのが，PCR法やLAMP法などの核酸増幅法である。LAMP法はわが国で開発されたもので比較的簡単な手技で，しかも短時間で結果が出せるので，今後，臨床の場での簡易検査法としておおいに期待できる。

ウイルス感染症の血清診断は，急性期に比べて回復期の抗体価が有意に上昇しているか，感染初期に出現するIgM抗体を検出することによって行う。IgM抗体は7〜10病日にならないと出現しないので，血清診断は診療の実際からはあまり役に立たない。再発性器ヘルペスの80％はHSV-2によるので，外陰に再発性の性器ヘルペス様の病変が存在する場合，HSV-2抗体が検出されればかなりの確率で性器ヘルペスと診断できる。中和抗体法ではHSV-2抗体を特異的に検出することはできなかったが，ウイルス表面にあるglycoprotein GがHSV-1とHSV-2で異なることを利用して感染しているHSVの型を診断できるようになってきた。

3) 治療

抗ヘルペスウイルス薬として，アシクロビル(ACV)，バラシクロビル(VACV)が，わが国では保険適用となっている。いずれもHSVの増殖を抑制し，治癒までの期間が短縮され著効を示す。ACVは血中濃度を維持するために1日5回服用する必要があったが，VACVはACVのプロドラッグで腸管からの吸収がよいため1日2回(500mg×2)でよく，治療しやすくなった。

①初発：一般に初発(特に初感染初発)は症状が強く病変が広いうえに抗体が陰性であるため，治癒までの時間もかかる。投与期間は5〜10日間とされている。現在の薬剤は潜伏感染状態のHSVを排除することはできないので，抗ヘルペスウイルス薬によって，治療してもその後の再発は免れない。髄膜炎を合併したり，外陰の病変が広く，排尿痛が強く日常生活が困難な場合，末梢神経麻痺による尿閉などを合併する場合は入院治療が必要である。

②再発：再発例は一般に症状が軽いので，投与期間は5日間と短い。再発の治療は，発症してから1日以内，できれば6時間以内に投薬すると有意な治療効果が得られるので，あらかじめ患者に薬剤を渡しておいて，再発の前兆があったときに服用させると発症しないことも多い(先制療法Patient initiated treatment)ので外国ではしばしば行われているが，わが国では保険の適用はない。

③再発抑制療法：繰り返す再発は患者に再発を抑制するべく持続的に抗ウイルス薬を服用する抑制療法(suppressive treatment)が開発され，良好な結果を得ている。約3カ月間では再発しないものが約70％であったのに対し，プラセボ群ではわずかに約10％で有意な差があったとしている。抑制療法中でも再発することはあるが，その症状は軽い。さらに，抑制療法を行ったときにはHSVの排泄も抑えられる結果，パートナーへの感

染率も約70％抑えられることも証明されている（図4-54）。すなわち，本療法により患者本人にとっては再発を減らすことにより QOL が改善されるだけでなく，他人へ感染させるのではないかという不安もある程度解消できる。副作用が心配になるが，現在のところ長期に服用しても問題となる副作用は知られていない。平成18年9月にバラシクロビル 500mg 1日1回を用いる抑制療法が保険で行えるようになった。

c. 尖圭コンジローマ

尖圭コンジローマは，一部のヒトパピローマウイルス human papillomavirus；HPV 感染によってできる良性乳頭腫で，ほとんどが性交によって感染する。女性では3番目に多い性感染症である。HPV には100種以上のタイプ（型）が同定されているが，尖圭コンジローマの95％以上は，ローリスク型の HPV 6型か HPV 11型である（非常にまれに42, 43, 44型などがある）。尖圭コンジローマの罹患者の多くは 10～20歳代に集中する。全年齢では尖圭コンジローマの罹患率は10万人対で30人であるが，10～20歳代では10万人対で約150人となる。

HPV には，子宮頸癌，腟癌，外陰癌などの発癌に深く関与するハイリスク型 HPV も存在する。ハイリスク型 HPV には 16, 18, 31, 33, 35, 39, 45, 51, 52, 56, 58, 61, 68型などがあるが，ローリスク型 HPV とは全く異なる型であるので混同してはならない。尖圭コンジローマもしくはローリスク型 HPV 感染が癌化（悪性転化）することはほとんど考えなくてよい。

1）症状

性行為によって伝播してきた HPV は，性交渉などでできた粘膜面の小さな傷口から重層扁平上皮の基底層に潜伏する。尖圭コンジローマは男女を問わず，病気として発症する。HPV 6/11 感染後，視診できるまでには3週～8カ月（平均2～3カ月）を要する。感染者

図4-54　再発抑制療法による再発リスクの低下

対　象：1年間に6回以上再発を繰り返した再発性器ヘルペス患者 1,479例
方　法：バルトレックス 250mg, 500mg もしくは 1,000mg を1日1回，または 250mg を1日2回，もしくはプラセボを無作為二重盲検法により52週間投与した。
安全性：有害事象はいずれのバルトレックス群でもプラセボ群と同等であった。

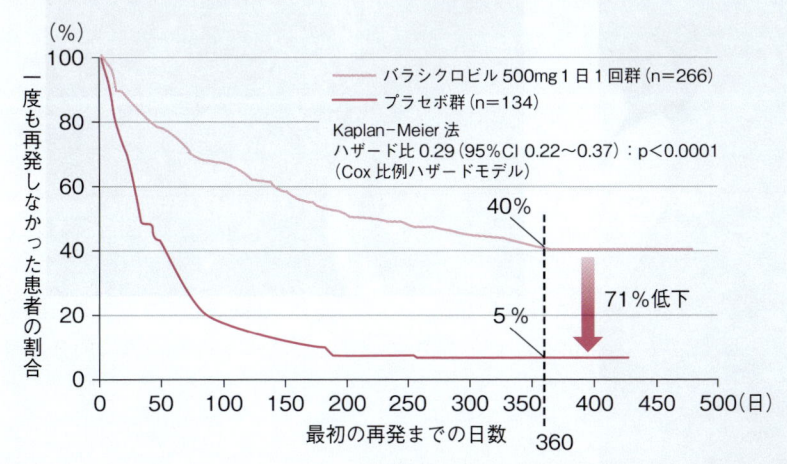

（Reitano M, et al：J Infect Dis, 1998；179, 603 より一部改変）

の67％は1年以内に発症する。尖圭コンジローマは，外陰，陰茎，肛門周囲，肛門内，尿道口，腟壁，子宮頸部の外性器のどこにでも発生する。尖圭コンジローマは，乳頭状，鶏冠状の疣（いぼ）を形成する。一般に自覚症状はないが，疣の茎が切れたり，表層が下着で擦れたりすることにより，疼痛や搔痒がみられる。腟前庭部乳頭腫（女性）と真珠性丘疹（男性）は，ほぼ同様の場所に疣を形成するため，尖圭コンジローマと見誤らないように注意する必要がある（図4-55）（腟前庭部乳頭腫と真珠性丘疹は生理的な変化であり，ウイルスは関与しない）。

HPV6/11感染者のうち，尖圭コンジローマを認めるのは約25％であり，残りの3/4は不顕性感染者である。これらの不顕性感染者は，ステロイド使用や妊娠という免疫抑制状態になると尖圭コンジローマを発症することがある。

また，尖圭コンジローマは若年女性が最も罹患しやすい集団であることから，その後の妊娠時に尖圭コンジローマを合併した妊婦がいる。その妊婦から生まれた出生児に発症しうる若年性再発性呼吸器乳頭腫症 juvenile-onset recurrent respiratory papillomatosis；JORRPがHPV6/11の母子感染症として問題となる。JORRPは，気道粘膜にびまん性に形成される良性乳頭腫である。喉頭・咽頭・気管支・細気管支に至るまでのどの気道粘膜にも発生する。小児の良性咽頭・喉頭腫瘍のなかでは最も多い疾患で，小児の嗄声の原因の第2位である。JORRPの最もやっかいな点は，再発を繰り返すことであり，乳児期に発症すると年間4～6回の手術を要し，生涯に必要な手術回数は中央値13回という。手術摘出のために気管狭窄して気管切開を要する場合もある。

われわれの外来を受診した尖圭コンジローマ合併妊婦の年齢分布を図4-56に示す。やはり，20歳前後の妊婦に集中している。また，これらの尖圭コンジローマ合併妊婦の90％以上は非妊娠時には尖圭コンジローマは発症していない不顕性感染者であった。

図4-55 尖圭コンジローマの鑑別
尖圭コンジローマ　　　　　　　　　腟前庭部乳頭腫症

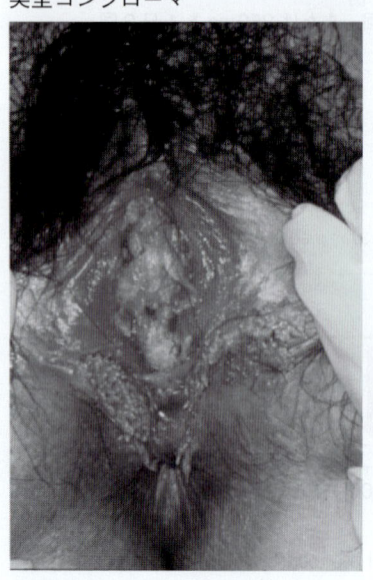

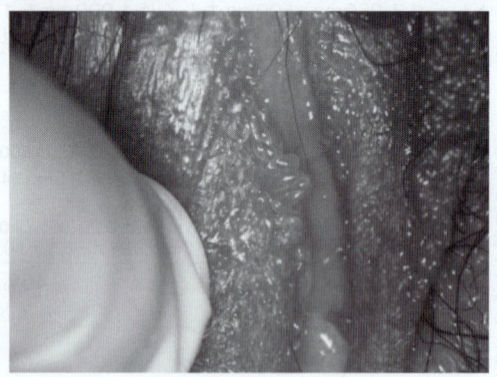

2）診断法

　臨床像を視診することにより診断する。3％もしくは5％酢酸溶液による加工処理とコルポスコピーによる観察は病変範囲の同定に有用である。視診による診断が不確実な場合には生検して組織診断を行う。コイロサイトーシスなどHPV感染像がみられる。ときに腟前庭部乳頭腫症との類似した組織像となるため，組織診断だけでは混乱する場合があるので注意する。この鑑別には，図で示したように乳頭状腫瘍の根部がどうなっているかを確認する視診が一番有用である（図4-55）。

　病原体診断法（HPVテスト）は，保険適用はないものの自費診療で調べることはできる。外陰部や子宮頸部の擦過細胞を用いてHPVタイピングを行い，HPV6/11が検出されれば尖圭コンジローマと確定できる。血清学的検査は商業ベースでは行えない。

3）治療

　免疫調整外用薬である5％イミキモドクリーム（ベセルナクリーム®）が現在の第一選択薬である。イミキモドクリーム塗布は，完全消失までの使用期間が平均8週である（最長16週間使用可）。数週間使用しただけで治療効果が得られなくても，その後に急激に消失する場合がしばしば経験されることから，辛抱強く使用することが肝要である。

　5-フルオロウラシル（5-FU）軟膏，ブレオマイシン塗布などによって治療可能であるが，保険適用外使用であり，推奨はされていない。諸外国では，10～25％のポドフィリンアルコール溶液の外用が行われ一般薬として販売されているが，日本では製造・販売されていない。

　外科的切除，レーザー蒸散，電気焼灼，液体窒素による凍結療法が，保険適用となっている。

　いずれの薬剤もウイルス自体を排除できる抗ウイルス薬ではなく，無症状の粘膜にHPVが潜伏している可能性がある。外科的切除による治療では，肉眼的な病変を完全に消失させても，3カ月以内に約30％が再発する。しかし，イミキモドクリーム塗布では，外科的治療のように傷をつけながら消失させるものではないので，HPVの創部への再感染が少なく，しかもHPVに対する非特異的・特異的免疫誘導を促す作用から再発病変に対する細胞性免疫が病変を制御すると考えられる。そのため，再発率は8～10％と非常に低くなった。ただし妊婦にはイミキモドクリームは禁忌となっているため，妊娠中は

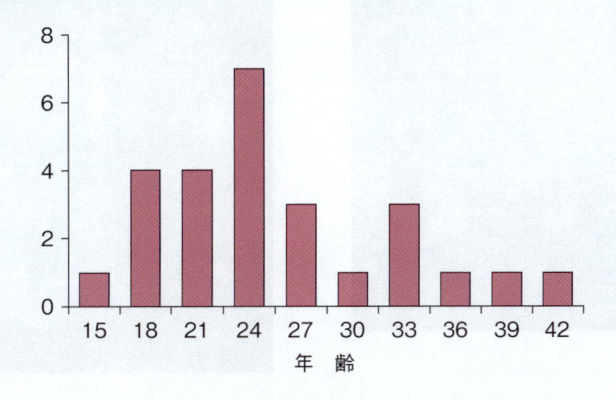

図4-56　東大病院を受診した尖圭コンジローマ妊婦の年齢分布

レーザー蒸散術によって尖圭コンジローマを肉眼的に消失させることができる。それによって，産道感染を予防できるといわれており，われわれが妊娠中にレーザー蒸散術を施行した26例の尖圭コンジローマ妊婦では，1例も母子感染した症例はなかった。そのうちの1例を 図4-57 に示す。治療前には10cm大の尖圭コンジローマが子宮頸部から出現し，腟内に充満していたが，レーザー蒸散術により尖圭コンジローマは消失し，経腟分娩に至った。

パートナーからのピンポン感染もありうるので，パートナーの加療・追跡も重要である。治療によって肉眼的寛解を得ても，必ず3カ月後に再発がないかを確認する必要がある。ステロイド常用者，HIV感染者，特発性リンパ球減少症など，細胞性免疫が抑制状態にある患者では，しばしば難治性となる。

4) HPVワクチン

HPV 6/11型の感染予防が可能となった。ハイリスク型の16/18型と6/11型のウイルス様粒子（VLP）をカクテルにした4価HPVワクチン（ガーダシル®）が開発され，国内外で承認・使用されている。オーストラリア・イギリスなどでは，学校でのワクチンプログラムにガーダシル®が取り入れられ，12～13歳を中心とした学童女子を対象として公費助成によって予防接種が行われている。その結果，それらの国では助成対象年齢の女子のHPVワクチン接種率は90％以上となっている。

またオーストラリアでは，成人女性に対しても2年間の無料接種キャンペーンを行った。その結果，尖圭コンジローマ患者が社会から減少し始めているというデータが示されている（図4-58）。学童女子のような性交未経験者は，HPVに感染している可能性がないため，ワクチンの有効性が確実に得られる。HPVワクチンは子宮頸癌の予防にもつながることからも，今後，日本でも学童女子を中心としたHPVワクチンの普及が急務である。2009年からは国内でもHPVワクチンが導入され，2010年からは中学1年～高校1年の女子を対象として公費助成が開始され，2013年度からは定期接種化された。その結果，2010年には対象年齢の女子の約70％がHPVワクチンを接種された。このペースで4価

図4-57 尖圭コンジローマ合併妊婦（治療前後）

子宮頸部から腟内に発育した尖圭コンジローマ　　　レーザー蒸散術後に病変消失

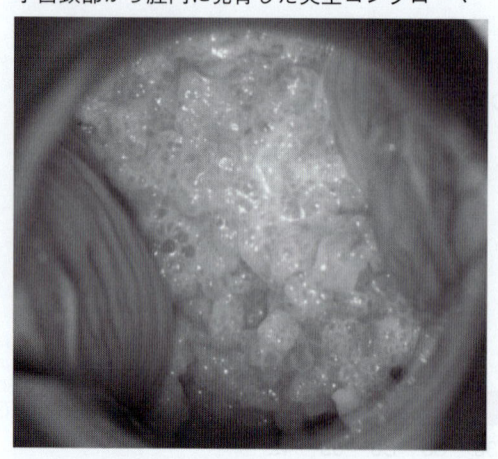

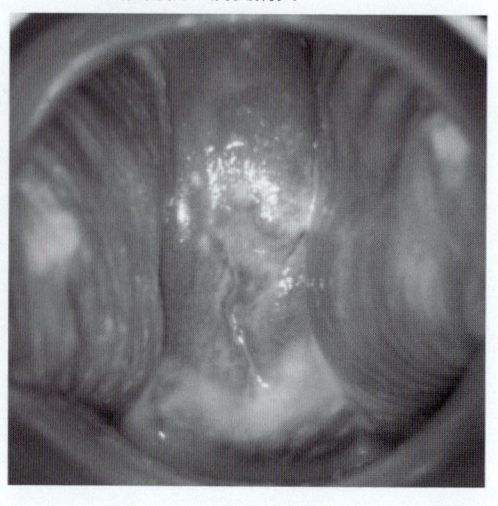

HPVワクチンが学童女子に接種され続ければ，近い将来，国内でも尖圭コンジローマ患者が減少すると期待される．

d. 淋菌感染症

淋菌感染症は Neisseria gonorrhoeae（以下，N. gonorrhoeae）による感染症で，女性の体内においては C. trachomatis と似た拡がりを示す．そして N. gonorrhoeae と C. trachomatis は同時感染することが多い．両者の一番違う点は，性器クラミジア感染症と比べると女性の淋菌感染はほとんどの症例が無症候性である．1回の性行為で3割が感染するという強い感染性をもつ．無症候性の女性感染者を介して蔓延することから，女性のスクリーニング検査の必要性は性器クラミジア感染症以上に高い．

1）症状

男性の淋菌感染症では，感染後1週間以内に排尿痛，尿道分泌物が出現する．男性では性器クラミジア感染症と並んで多い性感染症である．男性尿道と女性子宮頸管に主に感染するが，女性では尿道炎も合併することがある．重症化すると精巣上体炎，骨盤腹膜炎を発症する．男性の尿道炎は排尿痛，膿性の尿道分泌物といった強い症状を呈する．女性の子宮頸管炎は，典型例では粘液性・膿性の分泌物をみるぐらいであるが，多くは無症候性である．ほかの性感染症と異なり，淋菌感染症では女性のほうが男性よりも症状が出現しづらい．多様化する性交渉によって咽頭，直腸への感染も増加している．性器淋菌感染者の約30％が咽頭から淋菌が検出されている．近年，抗菌薬耐性化が進んでいるため治療には苦慮することがある．

2）診断法

尿道もしくは子宮頸管の分泌物を採取して，分離培養，核酸検出法を行う．淋菌が乾燥に弱いことから，培養を行う場合は採取後に速やかに培地に接種する必要がある．対象者によっては，咽頭や直腸から採取することも必要であるが，これらの部位では菌体量が少ないため検出率は低い．淋菌検査の特徴は，血清抗体検査がないことである．従って淋菌

図4-58 オーストラリアでのHPVワクチンによる尖圭コンジローマ患者の減少

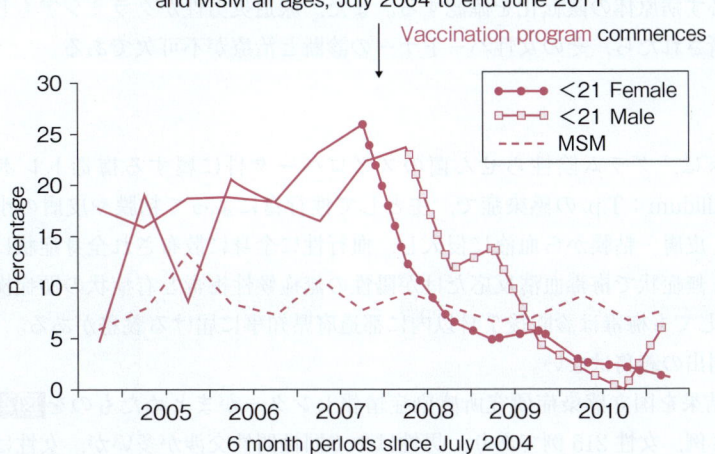

の診断法は，病原診断しかない。

①分離培養法：分離培養の特異性は高く，淋菌が同定されれば確定診断となる。感度は採取部位によって異なり，尿道に比べると子宮頸管，咽頭，直腸からの検体では淋菌検出の感度は低くなる。これらの部位に存在する菌量が少ないことが原因として挙げられる。また子宮頸管や直腸の検体は，常在菌など混在する菌種が多く，血液，粘液の混入も多いため，淋菌選択培地を使用する必要がある。スクリーニング検査には向かない。

②核酸検出法（増幅法など）：淋菌性子宮頸管炎のスクリーニング検査の場合，男性淋菌尿道炎と異なり，子宮頸管の菌量が少ないことや頸管検体中に混入物が多いことから，より高感度の検査法が求められる。淋菌検査キットの中で検出感度が最も高いのがPCRを用いた核酸増幅法（5CFUまで検出可）であるが，それでも検出率は90％に達しないといわれる。

PCR法を用いた「APTIMA Combo2^R」，「Probe Tec^R ET」やハイブリッドキャプチャー法を用いた「クラミジアDNAミツビシ」は，N. gonorrhoeaeとC. trachomatisを同時に検査することができる。淋菌感染症の20～30％に性器クラミジア感染が合併し，性器クラミジア感染症の数％に淋菌感染が合併することから，これらの2種類の菌体を1回で検査できるキットは有用性が高い。

淋菌性咽頭感染については，常在菌の非病原性ナイセリア（Neisserria subflavaなど）が存在するため，PCR法などの核酸増幅法では疑陽性となる可能性を考慮する必要がある。特に治療効果判定の場合には，核酸増幅法だけでは判断を間違える可能性がある。

3）治療

近年，淋菌の抗菌薬耐性化が進んでいるため，治療に苦慮することがある。これまでよく使われてきたニューキノロンやテトラサイクリンは耐性率が80％を超える。第三経口セフェムでも耐性率は30～50％となる。

有効な薬剤としては，静注薬では，セフェム系のセフトリアキソン（ロセフィン®），スペクチノマイシン（トロビシン®），PIPC（ペントシリン：保険適用外使用）があるが，患者のコンプライアンスの悪さを考え単回投与がよい。また外来診療で，より簡便に投与できるものとして経口薬も認可されている。アジスロマイシン（ジスロマックSR®）は，やはり単回投与でよく，1回4gの単回投与である。性器クラミジアもカバーできる点で有用な治療法である。

治療後には必ず病原体の陰転化を確認する。また，尿道炎男性がクラミジアもしくは淋菌感染症と診断されたら，その女性パートナーの診断と治療が不可欠である。

e. 梅毒

梅毒SyphilisはIは，グラム陰性らせん菌のスピロヘータ科に属する梅毒トレポネーマTreponema pallidum；T.p.の感染症で，主として性行為によって粘膜や皮膚の小さな傷から感染する。皮膚・粘膜から血液に侵入し，血行性に全身に散布され全身症状につながる。梅毒には，無症状で梅毒血清反応だけが陽性の無症候性梅毒と有症状の顕症梅毒があるが，どちらにしても梅毒は診断後7日以内に都道府県知事に届ける義務がある。ただし，陳旧性梅毒は届出の義務はない。

全数報告の結果を国立感染症研究所感染症情報センターがまとめたものを図4-59に示す。男性618例，女性215例であり，男性はやや同性間性交渉が多いが，女性はほとん

どが異性間性交渉である。母子感染はほとんどみられない。

また，梅毒を診断した場合はHIV感染の有無を検査することが推奨される。男性の同性愛者はHIVのリスクが高いことが理由である。特に，潰瘍性病変がある場合はHIV感染率が高い。HIV感染者では，梅毒の臨床症状・血清反応が非典型的であることに注意する。

1）症状

無症候梅毒とは，臨床症状はないが，血清梅毒反応（TPHAまたはFTA-ABS法）が陽性である状態をいう。感染直後の発症前か，古い感染を示す陳旧性梅毒の場合が多い。

顕症梅毒には，第1期〜4期まで病期が進行するが，第3，4期に至る症例は現在ほとんどない。

第1期：感染後約3週間で，侵入部位の粘膜皮膚病変を発症する。硬結・硬性下疳（腫脹と潰瘍）・鼠径リンパ節腫脹を呈するが，2〜3週間で無症状となる。

第2期：第1期終了後約3ヵ月〜3年にわたり，全身に散布されたトレポネーマによって全身性の発疹や臓器症状を呈する。バラ疹，梅毒疹，乾癬，扁平コンジローマ（肛門，外陰の灰白色の柔らかい扁平疣状腫瘤），アンギーナ（軟口蓋のびらん，潰瘍，発赤），脱毛など多彩である。その後，自然に消退して無症候梅毒となるが，再発を繰り返す。

第3，4期：感染後3年以上経過すると結節性梅毒疹，ゴム腫，大動脈炎，進行麻痺など

図4-59 感染症発生動向調査による梅毒の感染経路と年齢分布

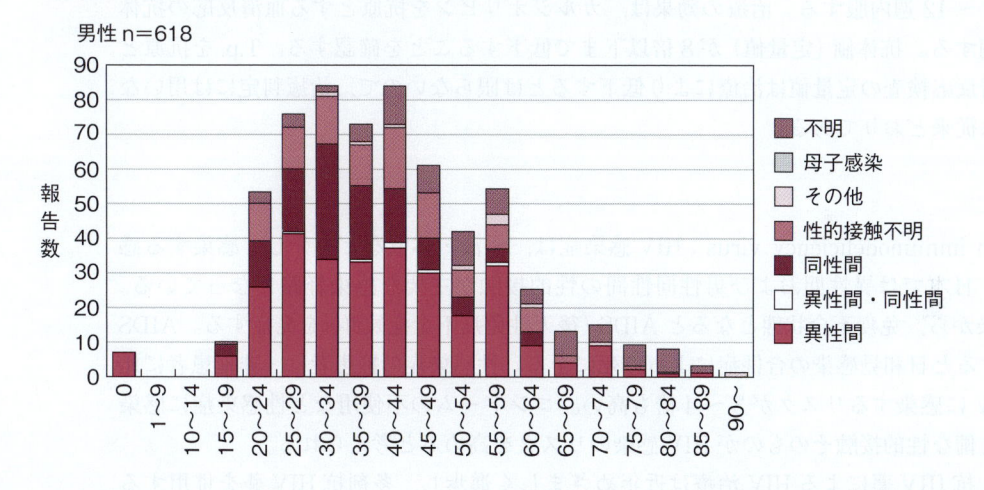

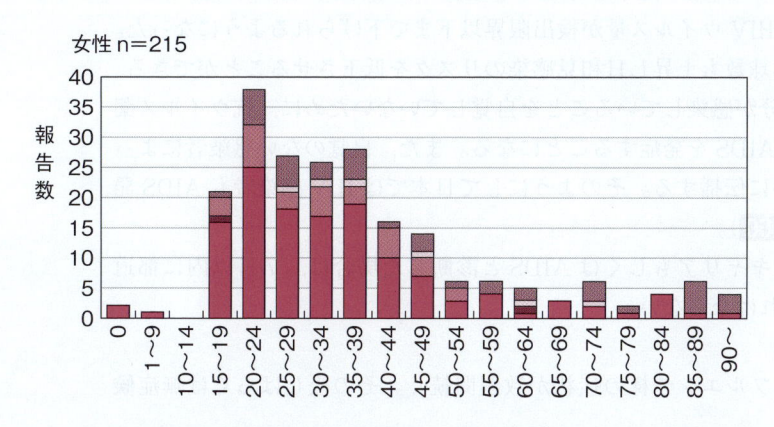

が現れる。現在ではほとんどみられない。

2）診断法

梅毒の診断（梅毒血清反応）では，近年はSTS法による希釈法が中止になったことが大きな変更点である。STSに用いられてきた蛋白質が販売中止になったためである。それとともに，希釈法ではなく，単位による数値表示となる。カルジオリピンを抗原とするRPRカードテスト，凝集法を行い，陽性の場合はT.p.を抗原とするTPHA法，FTA-ABS法を施行する。TPHA法，FTA-ABS法が陽性の場合は，梅毒と診断する。しかし，感染後4週間は陽性を示さないので，陰性でも梅毒の疑いが強い場合には再検査を行うべきである。

T.p.の検出は硬結や硬性下疳の表面をメスで擦るなどして検体を採取し，鏡検で菌体を可視できる。その場で確定診断できるが，煩雑であり慣れていないと難しいため，汎用されないのが実際である。

顕症梅毒，無症候梅毒と診断された患者と90日以内に性交渉があったパートナーは，梅毒検査を行う必要がある。

3）治療

治療は，経口合成ペニシリン薬（ABPC，AMPC：500mg×3など）が第一選択。投与期間は，第1期で2～4週間，第2期で4～8週間を必要とする。無症候梅毒ではカルジオリピンを抗原とする検査が正常値の16倍以上で治療の対象となり，感染時期が不明な場合は8～12週内服する。治療の効果は，カルジオリピンを抗原とする血清反応の抗体価と相関する。抗体価（定量値）が8倍以下まで低下することを確認する。T.p.を抗原とする血清反応検査の定量値は治療により低下するとは限らないので，治癒判定には用いないことは従来どおりである。

f. HIV

human immunodeficiency virus；HIV感染症は，血液・体液などを介して感染する感染症で，日本では異性間および男性同性間の性的接触が主要な感染経路となっている。HIV感染から，免疫不全状態となるとAIDS（後天性免疫不全症候群）を発症する。AIDSを発症すると日和見感染の合併症によって死に至る。性感染症の罹患者は，非罹患者に比べてHIVに感染するリスクが3～4倍も高い。コンドームの不使用など性感染症に感染する無防備な性的接触そのものがHIV感染のリスクを高めると考えられる。

一方，抗HIV薬によるHIV治療は近年めざましく進歩し，多剤抗HIV薬を併用することによって多くの症例でHIVウイルス量が検出限界以下まで下げられるようになった。これによりCD4陽性リンパ球数も上昇し日和見感染のリスクを低下させることができる。しかし，感染者の多くは自分が感染していることを自覚していないために，抗ウイルス薬によって制御する間もなくAIDSを発症することになる。また，自覚のない感染者によってHIVがさらに新たな相手に伝播する。そのようにして日本ではHIV感染者もAIDS発症者も増えつつある（図4-60）。

医師は，HIVの無症候性キャリアもしくはAIDSと診断した場合は，7日以内に都道府県知事に届出を行わなければならない。

1）症状

HIV感染の初期は，インフルエンザ様の症状が数週間続く。その後しばらくは無症候

期に移行する．無症候期でもウイルスは産生され，CD4陽性リンパ球は感染を受け，破壊され，血液中のCD4陽性リンパ球が徐々に減少する．血漿中のウイルス量が多いほど病態の進行が早くCD4陽性リンパ球の減少も早い．これを放置すると，やがてAIDS（後天性免疫不全状態）を発症する．無症候期は約5～10年と推定されるが個人差が大きい．

2）診断

無症候期にHIV感染に気付き，適切な時期に治療を開始するためには，HIV抗体検査によるスクリーニングが重要となる．

HIV抗体スクリーニング検査はELISA法などで行われ，スクリーニング検査でHIV抗体陽性なら，二次検査としてウエスタンブロット法による抗体確認検査か，もしくはHIV抗原検査，ウイルス分離・核酸診断法による病原体検査か，どちらかを行う．どちらかが陽性の場合はHIV感染と診断する．

一方，AIDSの診断基準は，HIV感染症の基準を満たし，表4-47 に示したAIDS指標疾患の1つ以上が明らかに認められる場合にAIDSと診断する．

3）治療

治療は，HIVウイルス量を検出限界以下に抑え続けることで，抗HIV薬を三剤併用療法（HAART）が基本で，長期的有効性が示されている．耐性ウイルスが出現するとサルベージ療法は成功しにくいことから，初期から強力な治療を行うことが重要となる．日本では25種類の抗HIV薬が承認されているが，実際にHAARTとして用いるのは，TDF（ビ

図4-60 年間の新規HIV感染者とAIDS患者の発生数

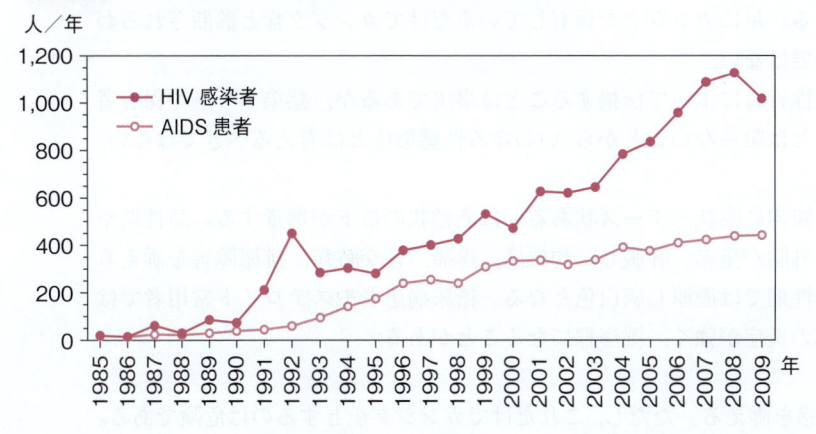

（厚生労働省エイズ動向委員会：平成21年エイズ発生動向年報より引用）

表4-47 AIDSの指標疾患

A.	真菌症：カンジダ症，クリプトコッカス症，コクシジオイデス症，ヒストプラズマ症，ニューモシスティス肺炎
B.	原虫症：トキソプラズマ症，クリプトスポリジウム症，イソスポラ症
C.	細菌感染症：化膿性細菌感染症，サルモネラ菌血症，活動性結核，非結核性抗酸菌症
D.	ウイルス感染症：サイトメガロウイルス感染症，単純ヘルペスウイルス感染症，進行性多巣性白質脳症
E.	腫瘍：カポジ肉腫，原発性脳リンパ腫，非ホジキンリンパ腫，子宮頸癌
F.	その他：反復性肺炎，リンパ性間質性肺炎，HIV脳症，HIV消耗性症候群

リアード®）+ FTC（エムトリバ®）を基調として，三剤目として EFV（ストックリン®），ATV（レイアタッツ®），DRV（ダルナビル®），RAL（アイセントレス®）を加える。

治療の開始時期は専門家の間でも議論がある。できるだけ早期に治療を開始することにより二次感染のリスクを低下させ，社会として HIV の蔓延を予防するという考え方が主流になってきている。CD4 陽性リンパ球数が 350 〜 500/μL 以下で開始するのが一般的である。

妊婦の場合は，AZT（レトロビル®）単独投与が安全で，かつ母子感染率を低下させる。耐性ウイルスの出現を抑えるために，三剤併用療法も試みられている。ただし EFV（ストックリン®）は妊婦には禁忌である。選択的帝王切開も母子感染の予防に有効である。

g. 性器カンジダ症

性器カンジダ症は，カンジダ属によって外陰炎・腟炎を引き起こす疾患である。カンジダ属のうち病原菌は candida albicans が大部分で，次いで candida glabrata, candida tropicalis である。C. albicans が腟上皮に最も付着しやすく，症状も強い。カンジダ属同士の混合感染もある。女性特有の疾患といってもよく，男性での罹患例は少ない。

C. albicans の発育の最適条件は pH5 〜 6.5 と豊富なグリコーゲンの存在であり，性器カンジダ症は局所の温度変化，エストロゲンの亢進による腟上皮のグリコーゲンの増加（妊娠，ピル服用など），抗菌薬の服用による菌交代現象，糖尿病などの宿主側の変化により発症しやすくなる。常在菌による感染のほか，直腸，尿道，手指，タオル，性交などによる感染も起こる。

カンジダは外陰や腟に常在菌として存在し，非妊婦の約 15％，妊婦の約 30％が腟内にカンジダを保有している。単にカンジダを保有しているだけでカンジダ症と診断されるわけではなく，治療の必要はない。

性器カンジダ症は，性行為によって伝播することは事実であるが，感染ルートや保有者が性行為を伴っているとは限らないことから，いわゆる性感染症とは考えるべきではない。

1) 症状

外陰や腟の掻痒感と腟内に粥状，チーズ状あるいは酒粕状の帯下が増量する。急性期や重症の場合には，腟，外陰が発赤，腫脹し，灼熱感，疼痛，性交時痛，排尿障害を訴えることも少なくない。慢性期では肥厚し灰白色となる。糖尿病患者やステロイド常用者では腟よりも外陰部，股部の炎症が強く，湿疹様になることがある。

2) 診断

問診では，強い掻痒感を訴える。ただし，これだけでカンジダ症とするのは危険である。外陰部の視診をしっかりすること。カンジダ症の場合は外陰炎の所見として，掻痒感のある部位に一致して外陰の発赤を伴うことが多い。強い掻痒感を伴う疾患として硬化性苔癬という外陰角化性疾患があるので注意する（「外陰」の項を参照）。

腟鏡診では，典型的な帯下をみることができる（図 4-61）。

新鮮標本の直接検鏡では，分芽胞子，偽菌糸がみられる。ただし torulopsis は偽菌糸をつくらない。グラム染色標本でも，グラム陽性の球形，楕円形または棍棒状の分芽胞子や偽菌糸がみられる。20% カセイカリ 20 mL と Parker 51 superchrome blue black ink 10 mL の混合液による検鏡を行うと，外陰部の擦過表皮に上記混合液を 2 滴たらし，乾燥後カバーグラスをかけ検鏡する。カセイカリにより表皮などは融解し，青色の背景に非染色の分芽

胞子と偽菌糸が判別しやすくなる。
培養法：簡易診断用培地である水野・高田培地による診断が便利である（図4-62）。

3）治療

一般には連日通院を原則として，腟内洗浄後に腟錠を挿入する。腟錠はイミダゾール系（各種抗真菌腟錠100mg/日）を用いる。連日投与の場合は1週間治療を行った後に効果判定する。連日通院困難な例では，週1回投与の方法もある。来院時には腟内洗浄後にイミダゾール系腟錠（各種抗真菌腟錠300～600mg/日）を挿入する。通常，腟錠使用とともに1日2～3回外陰部に抗真菌イミダゾール系外用薬を塗布する。

妊娠中の管理としては，搔痒感，帯下増量がある場合は，非妊婦と同様の治療を行う。分娩時にカンジダが産道感染すると新生児に鵞口瘡となる場合があるので，分娩が近づいて多量のカンジダを認める場合は治療をしておく。

通常は1～2週間の治療によって90％前後が治癒に至る。ただし，再発を繰り返す例もあり，その場合は，少量のカンジダが残存しているか，自己の腸管からの再感染か，性行為のパートナーからの再感染が考えられる。再発を繰り返すカンジダ症では，パートナーの検査をすることも勧められる。

h. 腟トリコモナス症

腟トリコモナス Trichomonas vaginalis という原虫による感染症で，性行為感染する。近年日本では，全体的には減少傾向にあるが，地域差が大きい。トリコモナスは，女性では腟，子宮頸管，尿道に感染し，男性では前立腺，尿道，精囊に感染する。いわゆる性感染症と異なり，腟トリコモナス症では，感染者の年齢層が中高年にも及ぶ。また性交経験のない女性や女児にも感染することから，性的交渉だけが感染経路とはいえない。下着，タオル，便器，内診台，浴槽（温泉など）を通じた感染がしばしばみられる。そのため，患者への感染経路に関する説明は慎重に行う必要がある。

図4-61 カンジダ腟症の帯下

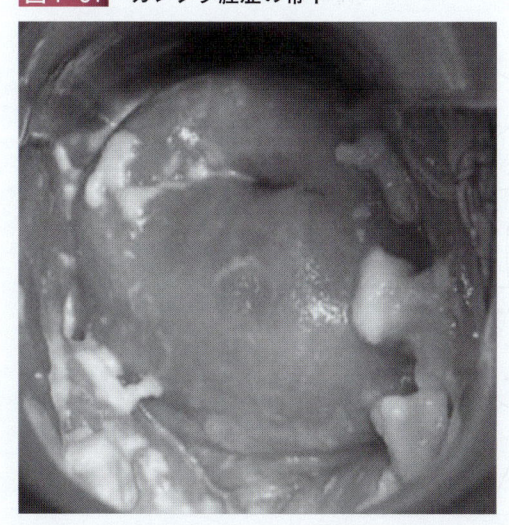

図4-62 偽菌糸

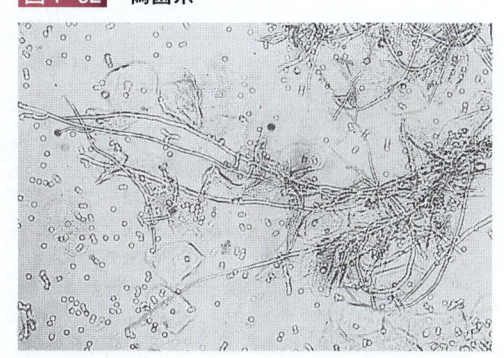

1）症状

女性のほうが男性よりも症状を呈することが多い（男性の多くは一般に無症状である）。女性では，5～8割程度が有症状であり，感染から6カ月以内に発症することが多い。泡状の悪臭の強い帯下増加と強い掻痒感・違和感が典型的な症状である。トリコモナスによって腟内浄化に関与する乳酸桿菌が抑制されるために，腟の浄化作用が破たんし，細菌の混合感染が多い。これが帯下の臭気の原因である。

2）診断

診断には帯下の性状が重要であるが，上述した典型的な帯下が出現するのは約半数である。腟内容の鏡検で活動するトリコモナス原虫が観察されれば確定する。形態は瓜実型で2～4本の鞭毛と1つの波動膜をもち，これで活発に運動する。軸索が前後に走り，一端は鞭毛の反対側に突出する。大きさは20×14μmで白血球よりやや大きく，腟上皮細胞よりやや小さい（図4-63）。それでわからないときはトリコモナス培地による培養が有用である。男性では初尿や分泌物を用いる。

3）治療

腟トリコモナス症では，患者自身とそのパートナーが必ず一緒に治療を受ける必要がある。男性が無症状やトリコモナス検査で陰性の場合もあるが，治療は同時に行う。メトロニダゾール（フラジール®）が一般的である。500mg/日分2を10日間内服する。男性では前立腺に，女性では尿路に棲息している可能性があるため，男女ともに経口剤を用いるべきである。女性では，腟洗浄とともに腟錠による局所療法を行うことも考える。難治性や再発例では，経口，腟錠による併用を行う。

治療中は性的交渉を避ける。妊婦の場合は，経口剤の使用は避け，腟錠による局所療法のみとする。腟錠は血中への移行が低いので安全性が高い。治療後は必ずトリコモナスが消失したかを確認する。パートナーと同時に治療すれば，ほとんどは治癒する。

図4-63　トリコモナス原虫

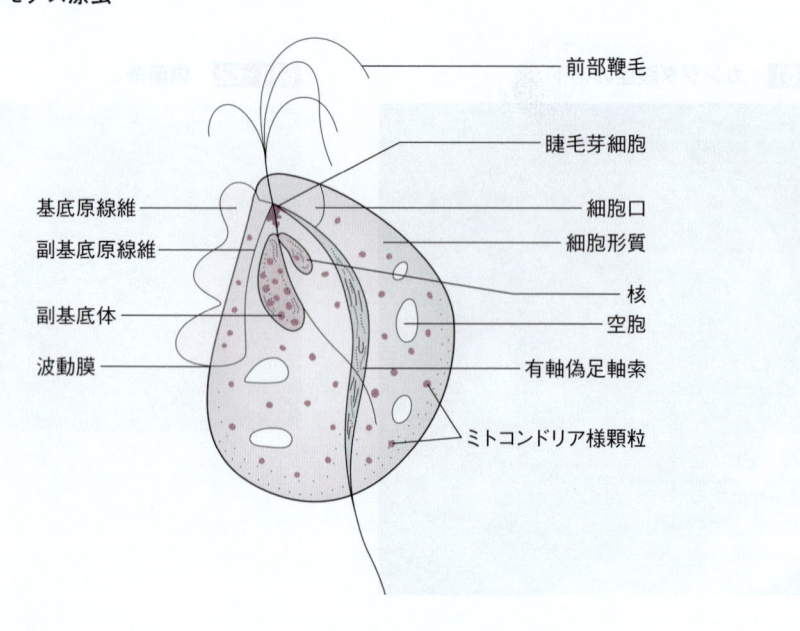

エストロゲンが十分に分泌されている女性では，腟粘膜からのグリコーゲンが豊富な場合はトリコモナスによって消費されても，乳酸桿菌が発育しやすく治療が奏効しやすい。エストロゲン欠乏状態の中高年女性では乳酸桿菌が発育しにくいため，ときに細菌性腟症の治療も並行して行うことがある。

i. ケジラミ

ケジラミ Phthirus pubis という寄生虫（吸血性昆虫）が陰毛に寄生する感染症である。ケジラミは，性的交渉（陰毛の直接接触）によって感染することが多いが，毛布などの寝具やタオルでも感染しうる。感染する宿主はヒトのみであるため，ペットなどから感染することはない。ヒトから吸血した血液を栄養源として成長し，卵を陰毛に産み付ける。ケジラミは，成虫の体長が 1.0〜1.2 mm で褐色を帯びた白色，卵は白色で光沢をもち陰毛の基部近くに固着されている。

1）症状

寄生部位の掻痒のみで，吸血された部位のケジラミの唾液に対するアレルギー反応によって掻痒を発する。掻痒を自覚するのは感染後 1〜2 カ月が多い。陰毛を拡大鏡で見ると，褐色〜白色の虫体が観察でき，鑷子で虫体をつまむと足を動かすので診断がつく。陰毛に産み付けられた卵を鏡検しても診断できる。

2）診断

ケジラミは主に陰毛および肛門周囲の毛に寄生し，まれに腋窩，胸毛，眉毛などにも寄生する。ヒトから離れると 2 日以内に餓死する。体長は 1 mm 前後で頭部は小さく横に広い形をし，3 対 6 本の脚をもち，後 2 対の脚に大きな爪を備えている（図 4-64）。成虫の移動は 1 日 10 mm 以内で，毛根部に密着して吸血する。診断は陰毛基部に付着する脂漏性白色物を鏡検し，虫体または虫卵を確認することである。

図 4-64　ケジラミの成虫
雄 0.8〜1.0 mm，雌 1.0〜1.2 mm で，外形は横に広い。脚は 6 本で，前脚は中・後脚より小さい。

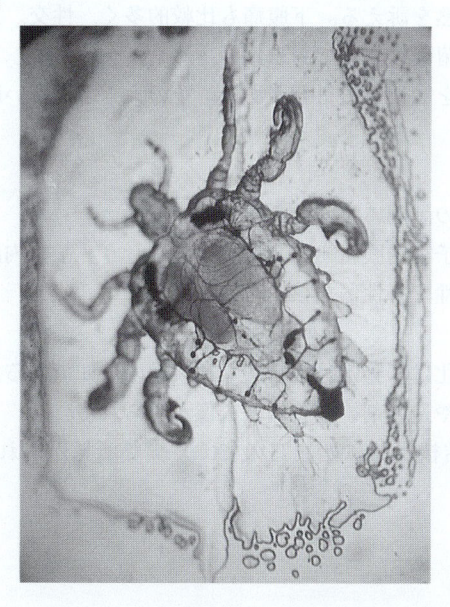

（高杉信義．図説産婦人科 VIEW5，性感染症より引用）

3）治療

治療は，寄生部位の陰毛を剃毛することが一番安価で確実である．剃毛が困難な場合や部位では，フェノトリン（スミスリン）パウダー（一般市販薬）を散布し，1～2時間後に洗い落とす．治療で重要なことは，必ずパートナーの治療を行うことである．親子感染もあるため，家族単位での治療も考慮される．陰毛以外の頭髪，腋毛，眉毛などにも寄生することがあるので，寄生の有無を確認する．ヒトから離れた虫体は，衣類などで生存している可能性があるため，アイロンやドライクリーニングなどの熱処理で滅菌する．

治癒判定には，寄生虫体が消失したことを確認する．抜け殻になった卵の存在で未治療と誤らないようにする．ケジラミ症では，ほかの性感染症の合併がしばしばみられるため検査を行う．

j. 性器結核 genital tuberculosis

マイコバクテリム属（抗酸菌）に属する結核菌は $1～4×0.3～0.6\mu m$ のグラム陽性好気性桿菌である．紫外線には弱いが，ほかの物理的，化学的処理に抵抗性が強い．特に乾燥には強く3カ月以上も生存可能であり，熱や消毒剤にも抵抗性が強い．

性器結核は，肺結核の10％に合併するといわれている．結核が著しく減少した現在では，性器結核に遭遇する機会は少ない．

1）感染経路

主に肺の初感染巣から血行性に感染する．卵管の初感染巣は，粘膜で大部分両側性である．卵管から連続的に骨盤内臓器，腹腔内臓器に波及する．腹膜結核の50％以上に性器結核を合併する．性器結核の部位別頻度は，卵管90％，子宮40～60％，卵巣10～50％，子宮頸部2～3％，腟5％，外陰1％といわれている．性交による結核菌の感染は，まれである．

2）症状

無症候で不妊症を主訴として来院し，検査によって発見されることが多い．不妊症患者で既往歴，家族歴に結核があるときは，本症を念頭に置く．性器結核の50％が不妊を訴える．ほかに全身倦怠感，微熱を訴える．下腹痛も比較的多く，性交，運動，月経，子宮内操作で増悪する．通常の抗菌薬は無効である．

内診所見では，付属器腫瘤を触知することがある．その大きさは軽い腫大から大きな卵管腫瘤までさまざまである．

3）診断と検査

結核性病変，または結核菌の証明により診断する．

①子宮内膜掻爬：月経直前に子宮内膜組織診と培養検査を行う．子宮内膜結核は，性器結核の半数なので本検査が陰性でも性器結核の否定はできない．

②月経血の結核菌培養

③子宮卵管造影法：特徴的変化は卵管走行の均一な連続性の欠如である．子宮では内腔像が不整となり，内腔癒着像や造影剤の脈管内侵入像がみられる．

④胸部X線など：大部分の結核は肺に始まるので，X線で所見があれば，喀痰，胃液，尿の検査を行う．

⑤ツベルクリン反応

4）治療

性器結核は，全身感染の一部であり，抗結核薬の全身投与が主な治療法である。

①薬物療法：不妊以外に症状がなく，付属器腫瘤を触れない軽症例では，isoniazid 0.3 g/日と PAS 10 g/日を 3 カ月間服用する。付属器腫瘤を触れる進行例では，isoniazid，PAS，SM の三者併用を行う。3 カ月以上の治療で腫瘤が消失しない場合は，手術療法を行う。

②手術療法：薬物療法後にも付属器腫瘤を触れるものや，3〜4 クールの抗結核療法を行っても子宮内膜結核が再発するものに行う。術式は，両側の卵管または卵管卵巣を摘除する。高年患者では，子宮全摘も行う。

予後としては，性器結核による不妊症は，結核を治療しても卵管の疎通性と子宮内膜に異常があり，妊娠を期待することはほとんどできない。

k. 細菌性腟症

細菌性腟症は，厳密には原因微生物が決まっているわけではない。従って，いわゆる性感染症と考えるべきではない。本項では，異常帯下の鑑別においてきわめて重要であることからあえて取り上げた（婦人科感染症の症候群，帯下の項を参照）。異常帯下をきたす性感染症，婦人科感染症は多々あるが，細菌性腟症は最も頻度が高い疾患である。▶p.694

細菌性腟症は，特定の原因病原体があるのではなく，正常細菌叢の崩壊により起こるものである。すなわち，乳酸桿菌 Lactobacillus が優勢の腟内細菌叢から，好気性菌のガルドネラバギナリス Gardnerella Vaginalis や，嫌気性菌のバクテロイデス属などが過剰増殖した複数菌増殖した腟内細菌叢になってしまうことである。言い換えると，腟炎が起こっているなかで，カンジダ，トリコモナス，淋菌，などの特定の病原体が検出されない非特異的腟炎のことを細菌性腟症とよんでいる。

以下に WHO の診断基準を示す（表4-48）が，この診断基準に合致する例の半数は，無症状であるといわれ，まだ病因は解明されていない。

1）症状

細菌性腟症の半数は無症状であり，自覚症状としては帯下増量があるが，カンジダ，トリコモナスと比べると帯下感は軽い。腟分泌物の多くは灰色，漿液性，均質性である。悪臭を訴えることもある。腟壁には明らかな発赤等の炎症反応はみられない。

腟内細菌叢の乱れによって繁殖した雑菌が上行性感染し子宮内膜炎，子宮付属器炎，骨盤腹膜炎に広がる可能性もある。

妊婦の細菌性腟症は，絨毛羊膜炎，正常期前の低出生体重児，産褥子宮内膜炎などと関係がある。特に，妊娠後期に細菌性腟症が起これば，早産，新生児の肺炎・髄膜炎・菌血症などの感染症の原因にもなりうる。

表4-48 細菌性腟症の診断基準（WHO）

- 腟分泌物の性状は，薄く，均一である
- 腟分泌物の生食標本で，顆粒状細胞質を有する clue cell が存在する
- 腟分泌物に，10% KOH を 1 滴加えた時にアミン臭がある
- 腟分泌物の pH が 4.5 以上である

2）診断

診断基準を用いてできるだけ客観的に診断するべきである．実際には除外診断として細菌性腟症と診断されていることも多い．上述のWHOの基準以外にも，Nugentの判定方法もあるが，グラム染色を用いていることから煩雑さと習熟が求められ，汎用されていない．実際には，腟分泌物の性状，腟粘膜の炎症所見の有無，アミン臭の有無，腟分泌物のpH，腟分泌物の鏡検による細胞像，などによって総合的に診断されている．従って，検査としては，腟分泌物を用いた，鏡検，アミン臭判定，pHが診断の手掛かりとなる．近年，腟分泌物のこれらの特徴をシートで検出したり，ガルドネラバギナリスなどの存在を調べたりできる簡易キットの開発が進んでいる．

3）治療

局所療法と内服療法があるが，主として局所療法である．

クロラムフェニコール腟錠（クロマイ腟錠®）もしくはメトロニダゾール腟錠（フラジール腟錠®）を6日間腟内挿入する．薬剤の効果を高めるために治療初期は腟内洗浄を行う．ただし，薬剤使用以降の腟内洗浄は，乳酸桿菌の低下を引き起こすので避けたほうがよい．

妊娠中も同様であり，抗菌薬の腟内挿入を積極的に行う．

I．B型肝炎ウイルス

B型肝炎ウイルス（HBV）が性行為によって伝播することは，1971年にHBs抗原キャリアとの性行為によって急性B型肝炎を発症した例が報告されてから，認識されるようになってきた．その後，同性愛者の疫学研究によって性行為感染で伝播するHBVがあることが確定した．アメリカのデータによると，急性B型肝炎の40～50％が異性間性交渉による性感染症であったという．

国内においてHBVは，母子感染防止対策事業が最も有効であった病原体である．しかし近年は，国内でもHBVの伝播ルートとして性行為感染が注目されている．精液中，唾液中のHBVが確認されるとの報告もある．HBVはHIVやHCVと比べウイルス量が多く，感染性も強いことから，感染予防には注意を払う．HBワクチンは海外ではユニバーサルワクチンとして乳幼児期から接種されている．

1）症状・経過

性行為感染の後，2～6週間でHBs抗原が陽性化する．輸血や針刺しでは数日～数週間であることを考えると性行為感染による伝播は感染するウイルス量が少ないと考えられる．HBs抗原陽転とともにHBe抗原，HBV-DNAが陽性化する．その後2～3週でGPTが上昇し始め，GPT上昇がピークに達するころに，倦怠感，食欲不振，赤褐色尿などを訴えて受診する．急性HBV感染の1/3は，急性肝炎を発症する．

慢性肝炎化は，欧米と比べて国内では少ない．HBVの遺伝子型の違いといわれている．劇症肝炎に至るのは1％以下であるが，その場合は60～70％は死亡する．

2）診断

急性B型肝炎の診断で最も重要なのは，HBcのIgM抗体である．HBs抗原に目がいきやすいが，これは血中から速やかに消失するため診断には有用とはいえない．HBcのIgMが陽性の場合はHBVによる急性肝炎と診断する．その後，HBe抗原とHBe抗体を測定し，HBe抗原が持続陽性なら性行為感染ではなくキャリアからの急性肝炎の発症と考えるべきである．HBV-DNA測定法は感度・定量性とも優れているが，急性B型肝炎

においては測定の必要はない。長期化する場合には検査する。
3）治療
　多くの症例は自然に軽快するので，劇症化に注意を払いながら慎重に経過観察する。上述の自覚症状がある場合やGPTが300 IU/Lを超える場合は，入院管理が必要である。インターフェロン，抗HBVウイルス薬（ラミブジン，エンテカビル）は急性B型肝炎では適応がない。劇症化や慢性化している場合は抗ウイルス薬の適応となるが，消化器科に受診させる。
　劇症化しなければ予後は良好である。HBs抗体陽転後には自然な再発はない。しかし，HBs抗体陽性の人が，抗癌剤使用のような免疫抑制状態になる場合には，事前に消化器科医と十分に相談しなければならない。
　HBVの感染源となった性行為のパートナーは，HBVキャリアであり，かつウイルス量も多い状態である。医療機関への受診を勧める。

m. C型肝炎ウイルス
　C型肝炎ウイルス（HCV）は1988年に同定された。HCVはB型肝炎ウイルスと異なり，感染のキャリア化が健常成人でも起こりうるのが特徴である。わが国には約200万人のキャリアがいると推定され，数十年後にはその一部が肝硬変を経て肝癌に移行する。感染の原因は輸血や血液製剤であったが，1992年以降，血液のスクリーニング法が進歩し，この経路の感染はほとんどなくなった。性行為や針刺し事故による頻度は非常に低いとされている。
　性行為もHCVの感染経路の1つと考えられるが，その頻度は一般に低いとされている。前向き研究では，夫婦間のHCV感染率は年間0.23％という報告があり，性行為感染は存在するが低率である。Commercial sex worker；CSWの調査では，HCV抗体陽性率が同世代の一般女性と比べて8～10倍高く，梅毒との関連もある。急性C型肝炎例の調査では，HCV感染者との性交渉をもった例が36％であったという。HBVに比べて感染性は低いものの，HCVも性感染症の1つととらえておく必要がある。
1）症状
　HCVに感染してから2～3カ月で急性肝障害を起こす。倦怠感，食欲不振で発症するが気付かない人も多い。急性肝炎例の30～40％は自然軽快し，残りの60～70％が慢性肝炎となる。
2）診断
　まずはHCV抗体を測定し，抗体価が低値の場合は過去の感染既往（自然治癒）の可能性を考える。また感染後2～3カ月間は，HCV抗体は陽性化しない。そこで，HCV-RNA測定を行う。
3）治療
　30～40％は自然に軽快するので，まずは経過観察する。上述の自覚症状がある場合やGPTが300 IU/Lを超える場合は，入院管理が必要である。慢性化することが予想される場合は早期にインターフェロン（IFN）治療を開始することが推奨される。発症後12週過ぎてもHCV-RNA陽性の場合は慢性化する。発症後20週過ぎるとIFN治療の効果が低下する。12週を過ぎたら20週までには治療を開始する。HCV-RNAが陰性化すればHCV駆除と考えられる。

n. 成人T細胞白血病（HTLV-1）

human T lymphotropic virus type 1；HTLV-1は成人T細胞白血病ATLLおよびその関連疾患の原因ウイルスである。ATLLは40歳以上のキャリアから年間1,000～2,000人に1人の割合で発症する。乳幼児期の感染から発症までには約40年以上を要する。感染経路として、輸血、性行為、母子感染がある。ATLLを発症するときわめて難治性であることから、母子感染予防は重要である。母子感染経路は、母乳感染が主たる経路であることから、産科編、偶発合併症の項を参照されたい。

o. マイコプラズマ mycoplasma

マイコプラズマは、一般細菌と同じくDNA、RNAを有し自己増殖能をもっているが、一般細菌とは異なり、細胞壁をもたず細胞質膜が直接外界に接している点で特異な細菌である。大きさは0.3～0.7μmと小さい。

性行為感染を起こすことがあるマイコプラズマは、ureaplasma urealyticumとmycoplasma hominisの2種がある。前者は発育に尿素ureaを必要とする。マイコプラズマは非淋菌性尿道炎や女子の子宮頸管炎、流産の原因菌の1つと考えられているが、現在のところ病原性は確定的ではない。

治療は、マクロライド系とテトラサイクリン系抗菌薬が有効である。

p. B群レンサ球菌（GBS）

GBSはgroup B streptococcusの略で、レンサ球菌属のなかのstreptococcus agalactiaeを指す。レンサ球菌属は細胞壁の多糖類の抗原性によるLancefieldの分類（A-H、K-V群）がなされており、化膿レンサ球菌S. pyogenesはA群、S. agalactiaeはB群（GBS）に分類される。GBSはさらに膜多糖体の抗原性の違いにより数種の血清型に分類される。血清型により病態や病原性に違い（Ia、Ⅲ、ⅢR型は病原性が強く、またⅢ型は髄膜に親和性をもつ）がある。GBSは成人の感染症の起因菌となることはまれで、抗菌薬に対する感受性も高い。しかし、新生児に感染すると重篤になりやすく、死亡率が非常に高い。

GBSは妊婦の腟下部および直腸に繁殖しており、妊婦の保菌率はアメリカでは15～40％、わが国では10～25％といわれている。妊婦がGBS保菌者であっても、ほとんどの場合顕性感染は起こさないが、絨毛羊膜炎の起因菌となり、PROM（前期破水）や早産、産褥期には子宮内膜炎、産褥熱の原因となることが報告されている。婦人科感染症として問題となることはなく、妊娠中の管理はきわめて重要である。

新生児のGBS感染症は欧米において出生1,000人に2～3件の頻度で発生している。わが国では出生2,000人に1件といわれていたが、年々増加し欧米並みに近づいている。臨床的には生後7日未満に発症する早発型と、7日以後に発症する遅発型に分けられ、早発型が多い。

早発型は、産道感染（一部子宮内感染）＝垂直感染により惹起され、ほとんどが生後24時間以内に発症し、肺炎、敗血症、髄膜炎となる。初発症状は呼吸障害が圧倒的に多い。1993年の全国266施設の調査では、血清型はⅢ、Ia、NT6、Ib型の順で、死亡率は14％、後遺症を含めると21％であった。

遅発型は、垂直感染以外に分娩後の母体からの水平感染や院内感染が原因と考えられている。主に生後2～4週に発症し髄膜炎を呈することが多い。敗血症がこれに次ぎ、肺炎

は少ない。初発症状は発熱，呼吸障害，哺乳障害に次いで痙攣，嘔吐が多い。血清型は髄膜に親和性のあるⅢ型がほとんどで，上記の全国266施設の調査で死亡率は19％，後遺症を含めると39％であった。

一度感染を起こすと，非常に高い死亡率，後遺症発生率をもたらす新生児GBS感染症では，感染予防が最も重要である。現在のところ，妊娠中期と後期に最低2回は腟，会陰（直腸）の培養を行い，GBS陽性でかつ早産，PROM，発熱などのリスクファクターがある場合は，分娩時に母体に予防的抗菌薬投与を必ず行う。GBS陽性母体よりの新生児は分娩直後に胃吸引，耳介・咽頭培養を行う，などが対策としてとられている。

治療薬はペニシリン，セフェム系が主に用いられる。
（詳しくは産科編，偶発合併症の項を参照されたい。）

q. 疥癬 scabies

ヒト疥癬虫 sarcoptes scabiei の感染によるもので，主に直接ヒトからヒトへ，ときに寝具などを介して伝播する。陰部，下腹部，乳房下部などの柔らかい皮膚や全身に丘疹や漿液性丘疹を形成する。家族，特に夫が同様の症状を呈することが多い。ときに虫体の通ったあとが皮膚面にみられることがあり，疥癬トンネルという。基本的に接触感染であり，性行為感染の場合もあるが，その他の感染経路も多いため，いわゆる性感染症とはいえない。

1）症状

強い搔痒と皮疹が症状であり，皮疹は丘疹，結節，疥癬トンネルと多彩である。これらは幼虫が一時的に潜んで脱皮した後の穴で，脱皮の後の遺物に対するアレルギー症状ととらえることができる。基礎疾患として免疫抑制状態にある患者では，重症化して角化型疥癬となる。

2）診断

新しい丘疹や小水疱の頂点を切り取って，苛性カリ浸漬標本とし虫体を証明する。ヒゼンダニはクモ類の一種で，節足動物に属する。白色，半透明の円板状で雌成虫は 0.4 ×

図4-65 疥癬虫（雌の成虫）

雄は体長 0.2～0.3mm，幅 0.15～0.2mm，雌は体長 0.4～0.5mm，幅 0.25～0.3mm で，卵円形である。4対の脚があるが，前2対の脚と後2対の脚とはかなり離れていて，前2対の脚は短く，後2脚はともに長い毛が生えている。胴には無数のシワ状紋理と円錐形のトゲを持つ。

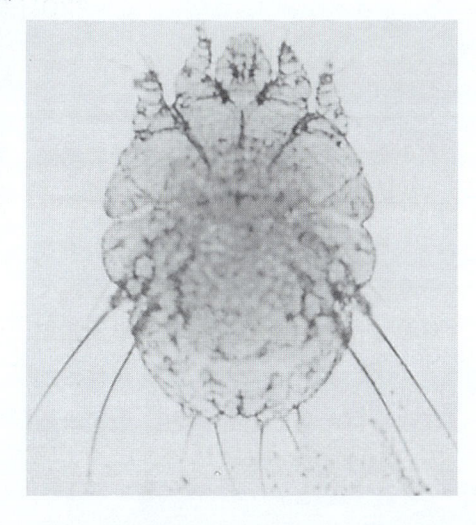

（高杉信義．図説産婦人科VIEW5，性感染症より引用）

0.3mm, 雄成虫はその約2/3の大きさであり, 肉眼では見えにくい（図4-65）。結節などはヒゼンダニの生息後の跡のことがあるため, 虫体・虫卵の検出率は約30%と高くはない。

3）治療

治療は, イベルメクチン（ストロメクトール®）内服を2週間続ける。治癒には2～3カ月を要する。強い痒みを伴うことが多く, 抗ヒスタミン薬の併用が必要となる。

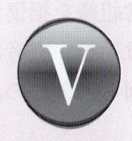

V 婦人科疾患の手術療法

1. 手術療法

　手術療法は，施行の時点で劇的な治癒効果をもたらすベネフィットをもつ反面，直接的，間接的に正常組織を損傷することにより，機能異常や機能消失を起こすリスクもはらんでいる．術者は手術が患者にもたらすベネフィットとリスクを十分に考え，ベネフィットがリスクを上回るときにのみ手術を決定すべきである．

① 手術療法のベネフィットとリスクのバランス

　手術のベネフィットとリスクを比較してリスクのほうが大きければ，経過観察や薬物療法などの他の治療（放射線治療，化学療法，ホルモン療法，子宮動脈塞栓術など）が選択される．これは，手術療法と他の治療のどちらかが，患者個人の生活の質をよくするかを考慮して決めるべきことである．手術のアプローチ法においても，開腹術としての腹式か腟式かに加えて，腹腔鏡下手術，子宮鏡下手術，ロボット手術を比較して，ベネフィットとリスクを評価する時代となっている．また，手術の切除範囲においても，適切な術式について議論があるものも少なくない．全体の流れとしては，アプローチ法，切除範囲のいずれにおいても，低侵襲の術式が普及しつつある．

　合併症や高年齢などで適切な低侵襲治療を選ぶ場合，子宮体癌ではリンパ節郭清を省略し，単純子宮全摘出術＋両側付属器摘出術だけの縮小手術を選ぶことが多いのに対して，子宮頸癌では放射線治療を選択することが一般的である．つまり，できるだけ標準治療に劣らない縮小治療（低侵襲治療）を選ぶべきである．進行卵巣癌で縮小手術を選択しなければならない場合，手術時間や出血量の限度を決めて，生命予後に影響する大きな腫瘍から順に切除してゆく判断力が必要である．病変の拡がりにより異なるが，多くは付属器切除と大網切除が優先されることになる．

② 手術合併症と有害事象

　大量出血，臓器（膀胱，尿管，直腸，小腸など）損傷，血栓塞栓症，無気肺，肺炎，創感染，静脈カテーテル感染，尿路感染，縫合不全，術後乏尿，術後イレウス，術後肝障害，腹腔内膿瘍，リンパ浮腫，リンパ囊胞，腹壁瘢痕ヘルニア，異物遺残，排尿障害など術後に起こりうる合併症は多い．

　婦人科手術では，脳・心・肺・肝の手術のように，手術中や手術直後に生命的危機をもたらす合併症を生じることは少ない．しかし，隣接臓器である膀胱，尿管，直腸への損傷や，その支配神経の損傷や癒着などにより，膀胱・直腸の機能障害をもたらすことは少なくない．その場合，術後の日常生活の質を損なってしまうことになる．

　産婦人科医が特に考慮しなければならないのは，生殖機能や性機能に対する手術の影響

である．例えば，若年女性の良性卵巣腫瘍や卵巣囊胞の摘出の際，可及的に腫瘍・囊胞のみの摘出に留め，健常な卵巣組織を温存すべきである．卵巣組織とその機能の温存のみでなく，妊孕性を配慮して卵管の取り扱いを丁寧にしなくてはならない．癒着によって卵管の運動機能が損なわれないように取り扱う．高齢者の性器脱手術においても性機能温存・尿失禁のコントロールに配慮し，安易に腟中央閉鎖術を行わないようにする．

③ 妊孕能温存と卵巣機能温存

産婦人科医は，患者の生殖歴（月経歴，妊娠・出産歴，月経異常，不妊，避妊，閉経年齢など）を知り，それに対応することが重要である．

癌治療においては，生殖機能（妊孕能）を犠牲にせざるをえない場合がある．婦人科癌以外では主として化学療法や放射線治療による影響であるが，婦人科癌ではそれに加えて，生殖器自体を摘出する手術による影響が加わるので高頻度に生殖機能を犠牲にすることになる．生殖機能温存が生命存続よりも優先されるわけではないだけに，根拠なく生殖機能を犠牲にすることも起こりやすい．患者個人の人生に影響を与えるだけでなく，生まれてくるべき生命を奪うことで，人類の未来に多大な影響を与えることを忘れてはならない．

妊孕性温存治療は生命予後がきわめて良好か，標準の根治治療と差がない場合に取り入れられてきた．わが国では生殖年齢における子宮頸癌，子宮体癌，卵巣癌が急増していることに加え，結婚・妊娠・分娩の高齢化，妊孕性温存治療の進行癌への拡大と併せて，妊孕性温存治療の対象が増加している．妊孕性温存手術だけでなく，薬物療法との組み合わせにより，妊孕性温存治療自体が多様化している．また，生殖補助医療の進歩により，受精卵，未受精卵，卵巣組織などの凍結保存と体外受精を用いる場合や，これに代理懐胎を組み合わせるなど癌治療体系とは独立した方法論も進歩しつつある．

卵巣機能温存としては，IB 期までの扁平上皮癌の子宮頸癌手術では卵巣を温存することも可能である．また，悪性腫瘍でも多くの場合（エストロゲン依存性である進行子宮体癌治療後の一部，子宮体癌再発，低悪性度子宮内膜間質性肉腫治療後を除いて）はホルモン補充療法（HRT）ができることも知るべきで，若年女性に対し，根拠なく HRT を避けることは許されない．

④ 性機能温存

婦人科手術後の性生活についての説明が必要なことは言うまでもない．閉経前の若い女性はもちろん，閉経後女性においても性生活を可能にしておく必要がある．従って，性器脱（子宮脱，膀胱脱，直腸脱など）の患者に安易に腟中央閉鎖術を行うことや，広汎性子宮全摘術で必要以上に腟を切除することは戒めなければならない．一方で，放射線治療でも腟壁が硬くなることなど，手術以外の治療によっても，性機能が障害されることも知る必要がある．性機能を維持するためにも，婦人科手術による卵巣機能低下・消失により閉経となった若年者に対して，一部の例外を除いて，HRT を行うべきである．

⑤ 手術リスクの評価

　手術リスク（surgical risk）を評価すること，つまり手術に耐えられる全身条件かどうかや手術実施可能な局所条件を満たすかを評価することは重要で，特に全身状態について慎重な評価が必要である．

　年齢だけが独立したリスク因子になるかについては議論のあるところで，臨床試験では特に年齢制限を設けないものもある．しかし，高齢者には呼吸器系，循環器系，代謝内分泌系の合併症や肥満なども多く，運動機能に制限のある場合もあり，徹底した精査にも限度があり，独立したリスク因子と考えるべきである．特に80歳以上の高齢者では，明確な合併症や既往歴がない場合でも，心電図，心エコー，呼吸機能検査に加えて，循環器内科医，呼吸内科医にコンサルトすることが勧められる．

　婦人科悪性腫瘍においては術前に深部静脈血栓や肺塞栓が無症状で存在することが多く，これを見逃すと術後に致命的な肺塞栓をもたらす危険がある．治療前の無症状の深部静脈血栓症は，下肢超音波検査では卵巣癌で25％程度，子宮体癌で10％程度，子宮頸癌で5％程度に検出される．肺シンチグラムや肺CTでは，このうち半数近くに無症状の肺塞栓が検出される．Dダイマーが高い症例では下肢超音波検査での深部静脈血栓のスクリーニングが勧められる．深部静脈血栓症や肺塞栓が検出された場合は，少なくとも1～2週間は抗凝固療法に徹するべきで，その改善状況（血栓塞栓の縮小・消失）と疾患の性格（癌種，進行期，抗癌剤感受性）を判断して，予定した根治手術のリスクが高い場合には縮小手術，術前化学療法なども利用した管理をすることになる．

　手術リスクとしては，good risk：他臓器に合併障害がなく，手術に危険がない，fair risk：1つあるいはそれ以上の不利な因子があるが手術にはたいして危険を伴わない，poor risk：術前に十分な準備をしなければ危険を伴うもので，できるだけ手術侵襲を少なくし，麻酔薬も無害なものを選ばなければならない，serious risk：重要臓器に重篤な機能不全があり，手術侵襲を加えると生命の危険がある場合，などと分類される．心疾患ではNYHA分類，呼吸器疾患ではHugh-Jones分類，肝硬変ではChild分類も参考にする．

　子宮頸癌には，放射線療法もかなり有効であるうえ，放射線治癒率も高いので，fair risk以上症例では，手術を強行せずに放射線療法を選ぶことも多い．また，子宮体癌では，縮小手術でも高い治癒率が期待できることが多い．Poor riskの症例では，良性・悪性にかかわらず，最も侵襲の少ない方法あるいは手順を工夫しなければならない．

　骨盤内臓器全摘出術 pelvic exenteration や進行卵巣癌に対する debulking surgery は，手術侵襲が特に大きいので熟練した手術チームおよび万全の設備のもとに行うべきである．

⑥ 緊急手術の留意点

　救命を優先する婦人科緊急手術としては，卵管妊娠破裂などによる出血性ショックなどがそれに当たるが，経腟超音波検査による子宮内胎嚢の確認とそれに伴う異所性妊娠の早期診断・治療により，このような婦人科緊急手術は激減しているし，多くは破裂前に腹腔鏡下手術で対応されている．妊産婦死亡原因として，異所性妊娠（子宮外妊娠）は昭和20～30年代においては年に数百名いたが最近では2～3名以内である．同じ腹腔内出血でも

数百 mL 以内の卵巣出血では，保存的治療にできることが多い。発症の時期が黄体期であること，妊娠反応陰性から異所性妊娠との鑑別は容易である。骨盤腹膜炎などでも開腹などによる緊急ドレナージを要することは多くなく，抗菌薬使用後の定時手術で済むことが増えてきた。卵巣腫瘍の茎捻転や破裂，内膜症性囊胞破裂などで緊急手術となる場合も全身状態はよいことが多く，一般には腹腔鏡下手術で対応できる。

　緊急手術の場合に，必ず聴取しておかなければならない事項に AMPLE History がある。A：Allergy/Airway（アレルギー，気道），M：Medications（薬剤），P：Past medical history（既往歴，妊娠），L：Last meal（最後の食事），E：Event-What happened?（出来事や環境）である。

⑦ 手術の基本原則

①解剖学的層を正しく把握する：手術解剖学を十分に理解し，臓器間・組織間の層を探すことが重要である。

②適切な器械，器具を選ぶこと：腹腔鏡下手術，ロボット手術における新たな器械，器具が多く出現していることはもちろん，一般の開腹手術においても，超音波凝固切開装置，bipolar scissors，LigaSure（TM）などさまざまな装置の登場によって，手術を安全かつ低侵襲に行う環境が整いつつある。

③癒着や癌浸潤のために解剖がわかりにくい場合の対応：遠回りでもよくわかるところから始めること。進行卵巣癌で子宮や対側付属器が視認できない場合，円靱帯切断などルーチンにできることをまず行う。それも難しい場合，腸腰筋表面の骨盤腹膜を切開して後腹膜腔に入り，外腸骨動静脈・尿管を見ながら切離を進める。尿管がわからないときには尿管が総腸骨血管を横切るところを露出して下方にたどる。
ダグラス窩が腫瘍で閉鎖されている場合，逆行性子宮全摘として，腟の前壁・後壁を切断し，仙骨子宮靱帯を切断し，腫瘍と直腸との間を逆行性に剝離する。直腸筋層への浸潤が明らかなら，そのまま低位前方切除に移行する。

④突然の大出血への対応：突然の大出血で部位がわからないことが起こりうる。内腸骨静脈系，腟傍結合織，下大静脈の枝，仙骨前面などで起こりやすい。およその見当で広い範囲をガーゼや指で圧迫せざるをえない。焦って無用な操作を加えるほうが傷は大きくなる。骨盤内であれば大動脈や総腸骨動脈を強く圧迫したり，一時的に挟鉗することが有効なことがある。周辺部から徐々に圧迫を解除し，ツッペルや指先までに絞り込み，さらに出血点を特定して，止血することになる。

⑤どうせ癒着が起こるものなら，よい位置で癒着を生じるようにする。

⑥可及的に機能温存を図る：組織本来の機能温存のためには，よい血流を保つとともに，栄養神経の温存も図る。臓器を可能な限り生理的な位置に保つことも重要である。

⑦手術時の心構え：eagle's eye, lion's heart, lady's hand。術野を鷲のような目でしっかり見つめる。果敢に手術をする勇気と，状況によっては手術を中止・変更する勇気も必要である。すべての操作は優しく丹念に行う。

8 よくある術前準備

1) 出血・貧血の管理

婦人科疾患に合併する貧血のうちでは，過多月経や不正性器出血による小球性低色素性の鉄欠乏性貧血が最も多い．それは，子宮筋腫，子宮腺筋症，子宮内膜増殖症，出血性素因による過多月経や子宮頸癌，子宮体癌による不正出血など長期にわたる過剰出血による貧血が多いからである．このような場合は，鉄剤による治療が適切なことが多い．急性の出血では，正球性正色素性貧血である．

①鉄剤による治療：外来では主として経口投与による．低蛋白血症や消化管の吸収障害がある場合には，鉄剤の効果が落ちるので注意する．鉄剤の服用が困難な場合には，鉄剤の静注を外来や病棟で行うことがある．また，自己血輸血の準備中にも鉄剤の使用が必要である．

②輸血による治療：失血性ショックや Hb 5 g/dL 以下の場合には輸血の適応となる．赤血球濃厚液を使うことが多いが，出血傾向のあるような場合には新鮮凍結血漿の併用投与が必要なこともある．

③自己血輸血の準備：貯血法が多く用いられる．手術前に 2～3 回採血（1 回に 400 mL）を行い，採血した血液を手術中や手術後に患者に輸血する．全血冷蔵保存（自己血を全血としてそのまま 4～6℃で冷蔵保存）や MAP（濃厚赤血球）・FFP（新鮮凍結血漿）保存（自己血を赤血球と血漿に分離した後，赤血球に MAP 液（保存液）を加え冷蔵保存，血漿は FFP として冷凍保存）が用いられる．800 mL 以上の場合，鉄剤内服に加え，エリスロポエチンを投与することがある．

2) 中止薬の確認

ワーファリンは 3～5 日前に，バイアスピリンは 7 日前に，パナルジンは 10～14 日前，三環系うつ薬は 14 日前，MAO 阻害剤は 14 日前，経口避妊薬やそれに類する女性ホルモン剤は 1 カ月前に中止することになっている．ワーファリンでは中止だけではなく，ヘパリンに切り替える必要があることが多い．これ以外にも抗血小板作用のあるものでは遅くても 2 日前までに中止すべきものが多くある．

2. 腟式手術

① 腟式手術術式

　腟式単純子宮全摘除術の前に，Shirodkar頸管縫縮術，腟式卵管結紮術を修練しておく必要があるので，これら3つの手術術式を念頭に置いて術式を述べる。

①砕石位：

　体位は，強い砕石位とする。患者の殿部が手術台より10cm突き出るくらいにする。台より殿部が突き出ていると腟鏡がうまくかかり，腟腔を展開しやすい。長時間の手術で，膝から下に血液がプールされると血栓症を起こすおそれがあるので，両足は膝関節で軽く屈曲し，上方に挙上しておく。なるべく第2，第3助手が足の間に入り，術者を援助しやすいようにする。

②小陰唇を大腿内側に縫合し，腟入口部を露出する。

③木下式腟鏡を挿入し，腟内・子宮腟部を消毒後，子宮腟部前唇・後唇に鉗子をかけて牽引する。

　子宮腟部円錐切除術で，子宮腟部の損傷をなるべく避けたいときは，子宮腟部鉗子を前唇のみにかけるか，太い糸をかけて牽引と同時に組織検査のための目印にするとよい。

　妊娠初期・中期のShirodkar手術では，塚原鉗子のような鈍的な先端をもった子宮腟部鉗子を使用して，充血している子宮腟部をなるべく傷つけないようにする。

　腟式子宮摘除では，ミュゾーまたはゼゴン鉗子で，子宮腟部前唇・後唇をしっかり把持する。

④膀胱の下端をS状金属カテーテルで確認する。子宮腟部前唇を下方へ強く牽引した状態では，膀胱腟中隔と膀胱子宮頸部中隔は下方へ強く牽引され，膀胱下端がわかりにくい（図5-1）。S状カテーテルを尿道口から挿入して，膀胱下端を確認する。この位置は，子宮腟部前唇の牽引を緩めるとき，ちょうど，腟粘膜皺壁が目立って変わる部分に一致する。

図5-1 腟粘膜切開部

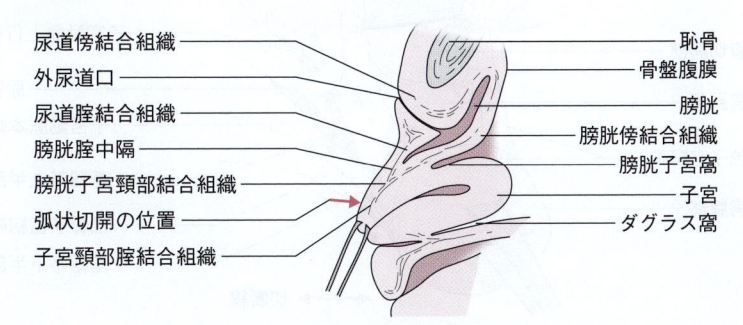

⑤子宮腟部粘膜切開部位の腟粘膜下に10〜20万倍ボスミン液を浸潤する。腟粘膜上皮直下の粘膜下組織内にボスミン希釈液が浸潤すると，腟粘膜切開時，創面の血管は収縮し出血量が減少する。さらに，膀胱子宮頸部中隔の下にボスミン希釈液が浸潤すると，膀胱を（膀胱子宮頸部中隔とともに）容易に子宮頸部から剥離できる。この操作により30〜40分間は小出血を止めることができる。言い換えれば手術はこの時間内に終了しないと出血が増えることになる。

⑥子宮頸部腟粘膜の切開：
　腟粘膜が子宮頸部へ移行する直前の腟粘膜を輪状に切開する。
　Shirodkar頸管縫縮術では前方のみ切開する。
　腟式卵管結紮では，前方もしくは後方のみ切開する。
　腟式単純子宮全摘術では，全周にわたり腟粘膜を切開する。

⑦子宮頸部の露出：
　前方では，膀胱子宮頸部中隔と子宮頸部の間を剥離していく。膀胱を挙上すると膀胱子宮窩腹膜を触れる。
　後方では，腟粘膜を曲がりペアン鉗子で把持し，下方へ直腸を圧排剥離するとダグラス窩腹膜がみられる。
　側方では，腟粘膜を鈍的に外方へ圧排すると，子宮傍組織が露出される（図5-2）。

⑧Shirodkar手術では，膀胱子宮窩腹膜の翻転部付近（子宮傍組織の上1/3の部位）で，クリーブランド結紮糸誘導器またはデシャンDeschamps動脈瘤針を用いて子宮頸部直外側を前から刺入し，頸部後面に出す。結紮糸は後ろから前へ引き抜く。対側も同様にして，結紮糸を前方で結紮する。糸またはテープを付けたまま後方から行ってもよい。

⑨腟式卵管結紮では，通常後方の腟粘膜切開のみを行い，ダグラス窩腹膜へ達し，これを切開して腹腔へ入る。両側卵管を腟壁へ引き出し，マドレーネル卵管結紮を行う。前方術式では前方の腟粘膜切開後，膀胱子宮窩腹膜をあけ，同様の操作を行う。

⑩腟式単純子宮全摘除術では，全周性に腟粘膜を輪状切開し，腟粘膜を剥離し，まずダグラス窩腹膜を切開して腹腔に入る。膀胱子宮窩腹膜が容易に切開できれば，これを切開するが，無理してこの時点で切開しなくても，子宮傍組織切断後に自然に腹膜は切開される。

図5-2 腟式手術における子宮傍結合組織と切断部の解剖的関係

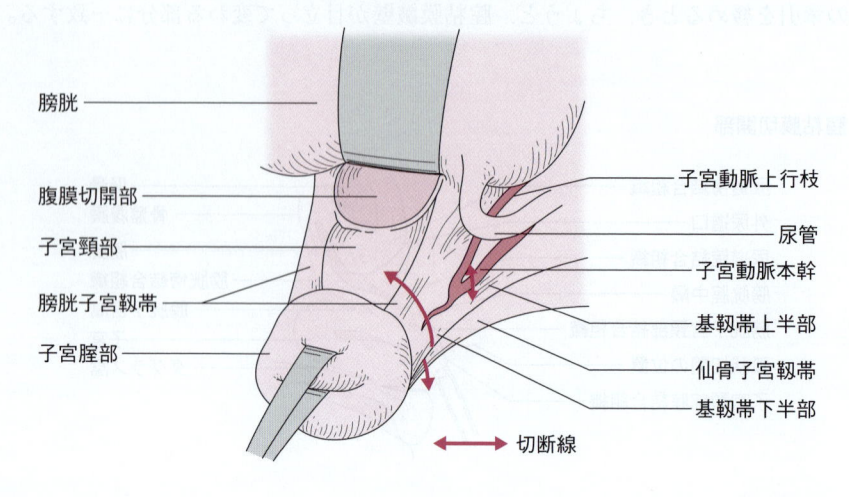

なお，腹膜切開時には，骨盤高位にしておけば消化管は骨盤内から頭方へ移動するので，より安全である。

⑪腟式単純子宮全摘除術，子宮傍組織の上行性切断：

ダグラス窩腹膜切開に引き続いて，子宮傍組織を上行性に挟鉗，切断，結紮する。すなわち，まず子宮頸部の一番下方に付着している仙骨子宮靱帯を挟鉗し，切断し縫合結紮する。次いで，膀胱子宮靱帯，そして基靱帯の下半分を挟鉗，切断，結紮する。最後に基靱帯の上半分を切断，結紮する（図5-3）。このときに操作は可及的に腟入口部に近いところで行うことがポイントで，無理して一括して原因組織を一度に処理することを考えず，何回にも分けて行ったほうが安全である。

通常，基靱帯上部の切断時に子宮動脈本幹もしくは上行枝が含まれる。なお，血管束は二重結紮する。

⑫子宮体部を，ミュゾー鉗子を用いて翻転して引き出す。

⑬子宮体部靱帯の下行性切断：

子宮体部を翻転し，すぐ手前にくる卵管と卵管間膜をまず挟鉗し，切断し縫合結紮する。次いで卵管間膜と子宮円索とを切断し，最後に子宮傍組織へ連なる広間膜を切断する。子宮体部靱帯が太くなければ，集束結紮1回で十分安全に切断できる。

⑭腹膜の閉鎖：

子宮摘除後は，付属器（卵管と卵管間膜など）の切断端を牽引して，これが腹膜外へくるように固定する。付属器の切断端は，一番奥に位置するので，これを腹膜外に牽引固定することにより，すべての集束結紮断端が腹膜外に固定されることになる（図5-3）。

⑮腟壁の閉鎖：

前方では腟粘膜，膀胱子宮頸部隔膜，後方では，腟粘膜，直腸腟隔膜が剥離されている。腟粘膜だけを浅く縫合したのでは血腫ができやすいし，後出血を起こすおそれもある。特に後方はどんな場合でも仙骨子宮靱帯が切り離されてしまっていることが多い。そこで後側方は特に注意して十分に腟組織を広げる心がけがポイントである。必ず，腟粘膜と膀胱子宮頸部隔膜の剥離面を含めて大きく縫合針を刺入し，後面も同様にして腟切開創面を括約結紮縫合する。

図5-3　付属器切断端，各靱帯切断端を腹膜外に固定，腹膜閉鎖

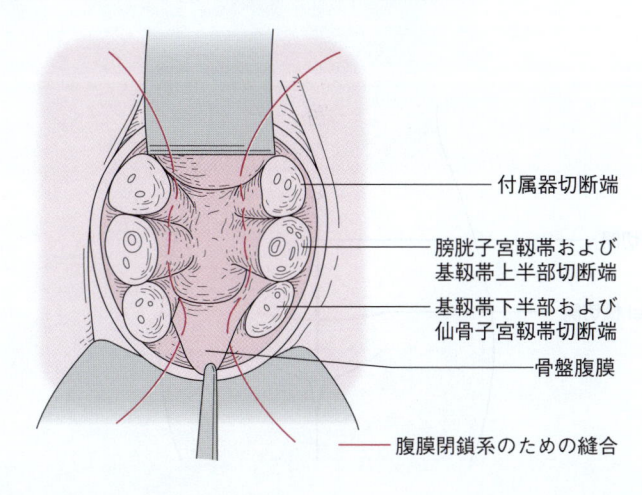

3. 腹式開腹手術手技

　腹式手術が腟式手術に比べて明らかに有利であるのは，直視下の比較的広い術野で手術できること，必要ならいつでも切開創を延長できることの2点であろう。
　代表的な開腹法を2つ述べる（図5-4）。
①下腹部正中切開：
　婦人科手術で最も繁用される切開法である。本法は，必要なら臍を迂曲して剣状突起まで切開創を延長できるので，大きな下腹部腫瘍，子宮頸癌の手術などに用いられる。
　本法では，皮膚を正中線で縦切開，筋膜を縦切開（副正中線切開），筋肉を白線より分離し，腹膜を縦切開する。骨盤内を展開露出するのに最も優れているし，時間的に速やかに開腹できるので，緊急帝王切開にも適している。ただし，白線切開では腹壁瘢痕ヘルニアが比較的多く，ことに腹壁発達不良のもの，頻産婦で腹直筋の弾力性が失われているもの，さらに切開創が臍に近い場合起こりやすい。
② Pfannenstiel 横切開：
　これは若年女性の良性卵巣腫瘍や，比較的小さな子宮筋腫切除術，手拳大くらいまでの子宮摘除術など，ほとんど良性疾患の手術，および帝王切開術などで用いられる。
　皮膚は，陰毛線上端のところを弧状に切開する。皮膚創直下の筋膜を横切開する。白線近くの筋膜をコッヘル鉗子で把持して，白線の靱帯を鋭的・鈍的に切離して腹直筋を露出する。腹直筋を正中の白線から剝離し，左右に展開する。腹膜は縦切開する。
　本法を正中切開法と比べると，皮膚切開時に血管の断裂が多く出血が多いこと，骨盤内へ到達するまでの時間が余計にかかること，また，骨盤内の展開露出がやや悪いことなどがある。
　本法の利点としては，皮膚切開が皮膚線条に沿っているため，皮膚癒合が良好であり，その創部は下着で隠れるなど，特にコスメティックなものである。

図5-4　開腹法

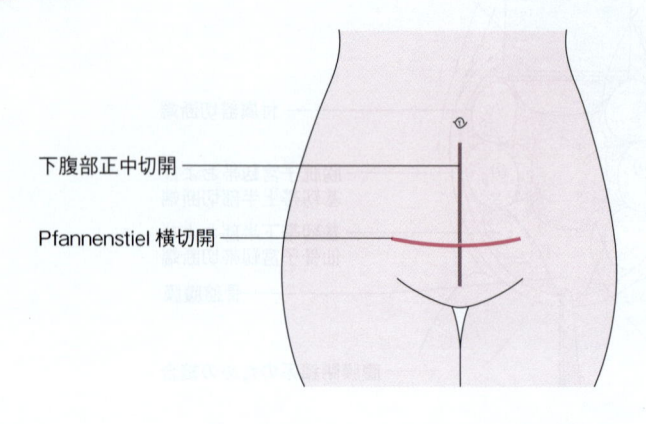

切開が下方になるほどケロイドができやすい. 美容的配慮のためには縫合法の工夫が必要である. 本法のもう1つの利点は瘢痕ヘルニアが少ないことである. また, 欠点としては感染が起こると, 剥離面が大きいので皮下に大きな膿瘍をつくりやすいことである.

腹式手術では, 骨盤内臓器を露出するのに消化管を挙上圧排しなければならない. これは, 腰椎麻酔であれば少なくともTh6, Th7くらいまで効かせる必要があり, 消化管の動きをある程度抑えるために, 全麻でも筋弛緩剤を必要とする. 臓器を圧排して骨盤内を展開する腸ガーゼの挿入は, 消化管の癒着の原因になりうる. また, 切開創面は必然的に大きい. しかし, これらの欠点にもかかわらず, 直視下で確実な手術操作ができるという利点があるために, より安全な手術が求められている今日, 腹式手術は腟式に比べてきわめて多い. 一方, 腟式手術は婦人科医のみが行いうる手術であることを考えると, 腟式手術を適用しうる患者に対しては, 積極的に腟式手術を行う努力は必要であろう.

4. 内視鏡手術

① 婦人科における内視鏡手術

　患者に対する侵襲を少なくする minimally invasive surgery の代表が内視鏡手術である．婦人科における内視鏡手術には腹腔鏡下手術と子宮鏡下手術がある．適応症例，手術症例数ともに腹腔鏡下手術がはるかに多い．良性疾患においては，従来は開腹で施行されていた大多数の手術が内視鏡によって実施されるようになった（表 5-1）．内視鏡手術の利点は開腹を回避でき，患者に対する侵襲を軽減できることにある．よって，患者の術後の疼痛は少なく，入院期間は短縮され，術後社会復帰までの日数も半減以下になるといえる．また，術後癒着が少ないため，手術による不妊症発生が少なく，腸管癒着による将来のイレウス発生のリスク低下が期待できる．

a. 内視鏡手術の心得

　内視鏡手術を行うに当たり，開腹手術と比較した際の弱点を意識する必要がある（表 5-1, 2）．まず，臓器に直接手を触れる開腹手術と異なり，内視鏡手術では鉗子を介して操作を行うため，操作性に制限が加わる．また，鉗子を介しての操作のため触覚も乏しくなる．視野に関しては，スコープを介してのため視野に制限が加わる．モニターは二次元のため奥行きがわかりづらくなることがある．一方，内視鏡の利点として，モニターで拡大視が可能なこと，ダグラス窩の深部などのように部位によっては開腹より視野を得やすい部位があること，気腹により小さい静脈からの出血が減少することなどがある．要は，弱点を最小にし，利点を最大限に活用する手術をすることである．すなわち，解剖を熟知

表 5-1　婦人科疾患に対する内視鏡手術

疾患	手術術式
子宮筋腫	腹腔鏡下子宮全摘術，腹腔鏡下筋腫核出術，子宮鏡下筋腫核出術
子宮腺筋症	腹腔鏡下子宮全摘術，腹腔鏡下子宮腺筋症切除術
卵巣嚢腫	腹腔鏡下嚢腫摘出術，腹腔鏡下付属器摘出術
子宮内膜症	腹腔鏡下子宮内膜症病巣除去術
子宮外妊娠	腹腔鏡下卵管切除術，腹腔鏡下卵管線状切開術
卵管閉塞	腹腔鏡下卵管開口術，腹腔鏡下卵管形成術，卵管鏡下卵管形成術
多嚢胞性卵巣	腹腔鏡下卵巣多孔術
子宮中隔	子宮鏡下中隔切除術
子宮内癒着（Asherman 症候群）	子宮鏡下癒着剥離術
子宮内膜ポリープ	子宮鏡下ポリープ摘出術
子宮体癌	腹腔鏡下子宮全摘術，腹腔鏡下リンパ節摘出術

して，内視鏡での視野にどのように見えるかを念頭に置いて手術を行う。相対的な位置関係を把握するために，常にランドマークとなる解剖学的部位を確認しながら手術を進める。出血は出たら止めるのではなく，出血させない手術を行う。このために，術野が拡大して見えることを利用して，繊細な操作を行い，小さな出血はその場ですぐに凝固するなどして止血する。操作に制限が加わる弱点を克服するには，まずはドライボックスなどで十分な手技のトレーニングを行う。手術に際しては，術式，想定される視野，想定される操作をあらかじめ頭の中でシミュレーションして，適切な鉗子を適切な部位に設置したトロッカーを介して操作を行うようにする。内視鏡手術ではモノポーラー，バイポーラー，超音波メスなど種々のデバイスを用いるが，熱の及ぶ範囲などの特性を理解して操作する。最後に，決して無理をしないことが大切である。内視鏡手術で安全に完遂することが不能と判断した場合には早期に開腹手術に切り替えることが必要である。

② 腹腔鏡手術の実際

a. 機器（表5-1, 3）

1）光学系機器

光学系機器は手術野をモニターに映し出すために必要である。光学視管，ビデオカメラシステム，テレビモニター，光源装置の4点が基本である。光学視管として通常は硬性鏡

表5-2　腹腔鏡下手術の利点・弱点

利　点	弱　点
1. 創が微小（5～10mm）	1. 特殊機器・器具を必要とする
2. 術後疼痛が微小（多数が鎮痛薬不要）	2. 全身麻酔を必要とする
3. 入院期間短縮（術後3～7日で退院）	3. 骨盤高位の体位を必要とする
4. 早期社会復帰可能	4. 気腹を必要とする
5. 術後癒着が微小	5. 腹腔鏡下手術に特異的な合併症がありうる
6. 骨盤内の死角の解消	6. 摘出物の回収が困難な場合がある
7. 拡大した術野で手術可能	7. 手術操作に多少の制限がある
8. 電気メスを含む特殊器具の使用が可能	8. 手術時間が延長する傾向がある

表5-3　腹腔鏡下手術に必要な機器・器具など

機器など	コメント
トロッカー	鉗子類挿入のための管状のルート。通常12, 10ないし5mm径を使用する。
腹腔鏡（硬性鏡）	光ファイバー付き。10mm径が主だが細径化（2～3mm）が図られている。
気腹装置	自動気腹圧調節機構により一定圧のガス（CO_2）を供給する。
光源	キセノンランプ。自動光量調節装置により映像の明るさを一定に保つ。
カメラ	3CCDカメラが主流で鮮明な画像が得られる。
ビデオ装置	モニター画面をレコーダーで保存することができる。
電気メス	モノポーラー式（対極板を必要とする），バイポーラー式（止血に優れる）
レーザー	KTP（切開・止血ともに優れる），YAG，CO_2，アルゴン。
鉗子類	操作鉗子（鋏・把持用・剥離用など），自動縫合器，持針器，組織回収用バッグ。

が使用される．硬性鏡は中央部分に観察した像が伝わる管腔があり，その周囲に同心円状に光源からの照射光を伝える光ファイバーが配置されている．得られる視野に関しては，直視のものと一定の角度をつけた斜視のものがある．これをトロッカーから挿入使用する．内視鏡先端に超小型カメラを取り付けた電子内視鏡が存在する．電子内視鏡には先端部に可動性があるフレキシブルタイプのものと硬性タイプのものがある．

　腹腔鏡下手術では硬性鏡に接続したビデオカメラで腹腔内をテレビモニターの画面に映し出し，それを観察しつつ手術を行う．カメラでは硬性鏡からの光信号を電気信号に変換するが，3原色処理する3CCD方式は鮮明な画像が得られ，手術の精度向上が図られる．テレビモニターとの関連においては，ハイビジョンシステムを用いるとより鮮明な画像が得られる．

　光源はキセノン電球が主流であるがLEDを使用するものも登場してきている．光源の光はファイバーケーブルを通じて腹腔鏡に接続させる．光量の調節は自動調光機能によってなされる．これはビデオ装置が感知した光量の情報を輝度が一定になるよう，光源の絞りにフィードバックするものである．

2）気腹装置

　腹腔鏡下手術で，手術の視野を得るために腹腔鏡内をガスで充満させる．気腹装置は一定圧（通常 $8\sim10$ mmHg）の腹腔内圧を保つようガス（CO_2）を供給する機器である．術前に気腹圧と流量を設定すれば腹腔内圧を感知し，ガスの出力は自動的に調整される．ただし，腹壁吊り上げ法を用いる場合は気腹は不要である．

3）トロッカー

　トロッカーは腹腔外から腹腔内へと光学視管，鉗子類などを出し入れする穴として腹壁に設置される．直径が5mm，12mmのものが主流である．

4）鉗子類

　操作鉗子は用途別に分けると，把持鉗子，剝離鉗子，鋏鉗子，生検鉗子などがあり，その多くは電気メスとして利用できる．腹腔鏡用の持針器もある．効率よく術野の洗浄を行うために各種の洗浄吸引器具がある．腹腔鏡下手術用の特殊器具として自動縫合器，チタン製クリップ，あらかじめ結び目が作られているリング状の糸（結紮が容易である），腹腔内から囊腫などの組織を回収するために考案された袋などがある．

5）切開・止血凝固器具

　電気メスは最も一般的なエネルギー供給装置である．生体内を電流が流れるときに発生する熱作用により，切開・凝固を行うもので，電極の形式によりモノポーラー式とバイポーラー式に分けられる．前者は対極板を要し，メス先からの電流は対極板に流れ込む．バイポーラー式は鉗子の先の間に電流が流れ，凝固作用に優れている．バイポーラー組織シーリングシステムは，コンピューター制御によるバイポーラーシステムで，コンピューターが組織の抵抗値を測定し電流と電圧を自動調整しながら生体組織の凝固および脈管の癒合を行うシステムである．超音波メスは，電気エネルギーをハンドピース内の圧電素子により超音波振動エネルギーに変換することにより組織の切開・凝固を行うものである．レーザーは大量の光エネルギーを組織に照射することにより生ずる熱反応により作用を発現する．レーザー媒質の種類にはいくつかあり，生体組織への作用範囲が異なる．

b. セットアップと手術野の作成

術前処置は開腹手術とほぼ同様であるが，臍部にトロッカーを設置するため臍窩の消毒を十分に行っておく。

c. 体位

ほとんどの婦人科手術では経腟的に子宮を動かすので開脚とする。腸管により骨盤内臓器の視野を妨げられないようにするため，通常 10 ～ 15°程度の骨盤高位をとる。

d. 気腹法

気腹法には気腹針を用いるクローズド法，直接トロッカーを刺入するダイレクト法，あらかじめ腹腔内に至る小切開を加えてから気腹を開始するオープン法がある。ここでは，オープン法について説明する。
①臍の縁に 1.5cm 程度の皮膚切開を加える。
②筋膜をコッヘル鉗子で把持して切開を加え，糸をかけておく。
③腹膜を露出させてペアン鉗子で把持して切開を加え，腹腔内に到達する。腹膜にも糸をかけておく。
④ハッソン型トロッカーを腹腔に挿入して，筋膜にかけた糸で固定する。
⑤気腹チューブをトロッカーに装着し，気腹する。

e. 操作用トロッカー穿刺

簡単な手術を除くと操作鉗子用トロッカーは 3 本（術者 2 本，助手 1 本使用）使用する。下腹部の左右と正中に挿入する（トライアングル配置）か，左右のいずれかに 2 本と対側に 1 本挿入（パラレル配置）する（図 5-5）。

図 5-5　トロッカーの挿入部位（術者が患者の左側の場合）

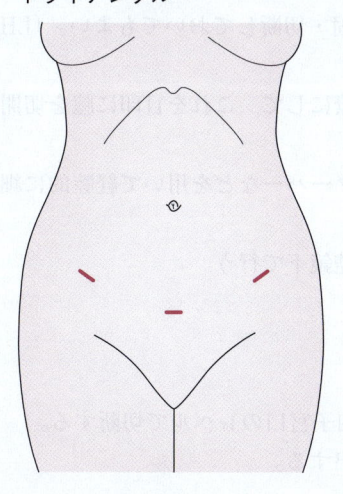

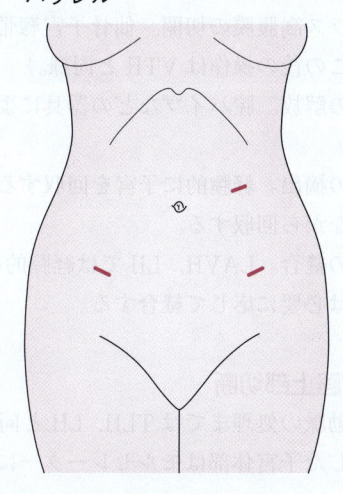

トライアングル　　　　　　　　パラレル

f. 視野確保と子宮操作

　腹腔鏡手術では十分な視野を確保するために，開腹手術とは異なる工夫を必要とする。通常，仰臥位では子宮・卵巣に腸管・大網が覆いかぶさっている。10～20°の骨盤高位とすることにより，腸管・大網を上腹部に移動でき，骨盤内の観察が容易となる。子宮は子宮操作用の器具を腟から装着すると，助手が子宮を動かして必要な視野を得ることができる。

g. 手術終了時

　トロッカー抜去に際して，できれば腹腔内から創部に出血がないことを確認する。必要に応じてドレーンを留置する。1 cm 以上の創部では必ず筋膜を縫合する。

③ 各種手術手技

a. 子宮全摘術

　腹腔鏡を使用する単純子宮全摘術は全腹腔鏡下子宮全摘術（TLH），腹腔鏡下子宮全摘術（LH），腹腔鏡補助下腟式子宮全摘術（LAVH）に分類される。LAVH では子宮の上部靱帯の処理までを腹腔鏡下で行い，LH では子宮動脈の処理と基靱帯の処理までを腹腔鏡下に行い，残りを腟式に処理する。TLH ではすべての操作を腹腔鏡下に行う。
適応：強固な腹腔内癒着がなく，かつ，子宮の重量が推定 500 g 程度までが一般的な適応
　　　である。経腟操作の多い LAVH では経腟分娩の既往があるものを原則とする。
①子宮操作鉗子の装着。子宮を前後左右に動かすことのできる子宮操作鉗子を装着して手術操作を容易にする。
②子宮上部靱帯の凝固・切断。子宮円索，卵管，卵巣固有靱帯を各々凝固・切断する。（LAVH ではこの後の操作は VTH と同様。）
③子宮動脈の露出と凝固・切断。広間膜を展開して子宮動脈を同定，周囲組織より剝離して凝固・切断する。広間膜を展開する際に尿管を同定し露出しておくとオリエンテーションが得やすいが，必ずしも行わなくてよい。子宮動脈の同定が困難なときは，側臍靱帯を先に同定してこれをたどると容易に子宮動脈が見つかる。
④膀胱子宮窩腹膜の切開と膀胱の剝離。この操作は③の前に行うこともある。
⑤ダグラス窩腹膜の切開。仙骨子宮靱帯をこの段階で凝固・切断しておいてもよい。（LH ではこの後の操作は VTH と同様。）
⑥腟管の解放。腟パイプなどの器具により腟円蓋部を明瞭にして，これを目印に腟を切開する。
⑦子宮の摘出。経腟的に子宮を回収する。大きいときはクーパーなどを用いて経腟的に細切しながら回収する。
⑧腟管の縫合。LAVH，LH では経腟的に，TLH では腹腔鏡下で行う。
⑨腹膜は必要に応じて縫合する。

b. 子宮腟上部切断

①子宮動脈の処理までは TLH，LH と同様。子宮頸部を内子宮口のレベルで切断する。
②遊離した子宮体部はモルセレーターにより細切して摘出する。

③子宮頸部の断端は十分に止血しておく．必要に応じて縫合する．

c. 子宮筋腫核出術
　　腹腔鏡下で行う子宮筋腫核出術では正確な剝離層の見極めが重要である．
適応：原則として漿膜下筋腫，筋層内筋腫が適応である．筋層内筋腫では視野の関係より
　　　直径 10 cm 以上になると操作が非常に困難である．操作性を上げるためには，術前
　　　に GnRH アナログを 4 コース程度使用して縮小させておくとよい．
①子宮の血流を減らすために，100 倍希釈したピトレッシンを子宮筋腫に注入する．副作
　用として徐脈があるので注意する．
②子宮筋層に切開を加えて，筋腫を露出させる．超音波メスもしくはモノポーラーを用い
　る．切開は十分な長さと深さで行う．
③筋腫を把持し，筋層を剝離して摘出する．
④筋層を吸収糸で 1～3 層に縫合する．
⑥モルセレーターを使用して筋腫を細切して腹腔外に摘出する．
⑦縫合部に癒着防止剤などを貼付する．

d. 卵巣囊腫摘出術
適応：良性卵巣囊腫などが対象となる．巨大なもの，癒着が激しいものには適さないこと
　　　がある．悪性腫瘍は適応とならない．
①卵管への損傷を避けるために，卵巣門のなるべく対側で囊腫外側の卵巣実質をモノポー
　ラーなどで切開する．良性卵巣囊腫では先に内容液を吸引してもよい．
②囊腫から卵巣実質を剝離して，囊腫を摘出する．摘出された囊腫は組織回収バッグなど
　に入れ，体外に取り出す．
③卵巣の剝離面の出血を止血する．粗暴な凝固止血は卵巣機能を低下させるので避ける．
④必要に応じて卵巣を縫合する．

e. 卵管摘出術
適応：卵管瘤水症，卵管妊娠などが適応となる．癒着の激しいものには適さないことがあ
　　　る．
①卵巣と卵管采の間の靱帯を凝固・切断する．
②卵管間膜を凝固・切断する．
③卵管を子宮近傍で凝固・切離する．（①～③の順序は状況により異なる）
④摘出された卵管は組織回収バッグなどに入れ，体外に取り出す．

f. 付属器摘出術
適応：卵巣囊腫摘出術と同様
①卵巣提索を凝固・切断する．癒着がある場合などは，広間膜を展開して尿管をあらかじ
　め確認しておくと安全である．
②広間膜の切断端より腹膜の切開を進める．
③卵管を子宮近傍で凝固・切断する．
④卵巣固有靱帯を凝固・切断する．

⑤遊離した付属器を組織回収バッグなどに入れ，体外に取り出す．

g. 卵巣表面多孔術 ovarian drilling
適応：多嚢胞性卵巣症候群 polycystic ovary syndrome；PCOS の卵巣に対する手術療法としてかつては卵巣楔状切除術であったが，この方法は侵襲が大きいため，現在は腹腔鏡下の卵巣表面多孔術が行われる．

①卵巣表面を穿刺して直下に存在する小卵胞に到達させてその内腔を焼灼する．パワーソースとしてはモノポーラー電気メス，レーザーのいずれでもよい．PCOS 症例の卵巣では卵巣皮質が肥厚して硬くなっていることが多いので，しっかりと穿通させる．小卵胞に到達すると焼灼操作により卵胞液が沸騰するさまがみられるので，目安になる．
②穿刺は卵巣表面にまんべんなく一側卵巣あたり 15 カ所程度以上は行う．

h. 子宮内膜症手術
　子宮内膜症の手術の対象は，腹膜病変，子宮内膜症性卵巣嚢胞，ダグラス窩深部病巣である．いずれも癒着を伴うことが多く，安定した手術操作を行うためには，適切な癒着剝離操作と，臓器のオリエンテーションの正確な把握が必要となる．尿管や直腸の損傷のリスクが高いので慎重な操作を要する．もし，癒着剝離が適切に施行できなければ，オリエンテーションがあやふやとなり，出血を増やすのみならず，結果として卵巣などの臓器を粗暴に扱って機能を損なうおそれがある．適切な癒着剝離のコツは，定型的な癒着のパターンを理解することである．解剖学的に子宮内膜症の進展の様式には多くの症例で共通のパターンがある．このパターンを理解したうえで，癒着剝離における正しい層の見分け方に習熟することにより，適切に癒着剝離を行うことができ，結果としてオリエンテーションを正しく把握して手術操作を進めることができる．
以下に定型化した手順を示す．

1）腹腔内の観察
①S 状結腸の左側骨盤壁への生理的癒着が視野の妨げとなる症例では，まずこれを剝離して十分な視野を確保する．
②骨盤内を十分に観察し，rASRM のスコアリングを行う．不妊症であれば通色素検査を施行する．

2）卵巣嚢胞の摘出
③卵巣嚢胞内容をいつ吸引するかは症例によって異なる．一般に，大きな卵巣嚢胞では先に卵巣を穿刺して内容を吸引しておくと視野が得やすく手術操作が容易になることが多い．逆に，あまり大きくないものでは，癒着剝離に際して嚢胞が破綻したときに吸引する．
④卵巣嚢胞に腸間の癒着（多くは S 状結腸～直腸）もしくは左右卵巣の癒着があればこれを剝離する．次に，卵巣嚢胞を仙骨子宮靱帯，広間膜後葉より剝離する．ここでのコツは，なるべく子宮からみて遠位の広間膜後葉への癒着部位を丁寧に剝離することである（図5-6）．適切な層を見つけて剝離することにより出血の少ない剝離操作が容易にできる．また，卵巣を持ち上げるようにすると鈍的に剝離されることも多いが，剝離が困難な部分は卵巣を挙上しながら癒着部分を切離する．卵巣固有靱帯が仙骨子宮靱帯に強固に癒着して引き延ばされていることがあるので，卵巣固有靱帯の走行を意識して癒着

剥離を行っておく。
⑤卵巣囊胞壁を摘出する。卵巣実質と囊胞壁の境界がわかりにくい場合は，壁全体に切開を入れていくと境界が容易に判別できる。卵巣実質と囊胞壁を鉗子で反対方向に牽引しながら，もう一本の鉗子でできるだけ良い層を見つけて剥離を進める。剥離操作は剥離したい部分のなるたけ近くにカウンタートラクションをかけて，こまめに鉗子を動かすのがコツである。剥離面が正しい層であるほど，出血が少なく剥離が容易である。剥離操作は卵巣に対して愛護的であるように気を配る。
⑥摘出された組織は，トロッカーを通過するような大きさであればそのまま，大きなものであれば腹腔内で収納バッグに入れてから腹腔外へ取り出す。
⑦囊胞摘出後の卵巣からの止血を完全にする。出血しやすい部位は，卵巣固有靱帯近傍，卵管卵巣靱帯近傍（卵管采の近く），卵巣門に向かって組織が裂けているような部分で，これらの部分に注目すれば止血しやすい。卵巣実質への熱損傷を少なくするためにできるだけ洗浄しながら出血点を確実に視認してピンポイントで止血する。
⑧摘出後の卵巣内部の剥離面が自然と合わさるような位置になるようであれば縫合は必要ない。それ以外の場合は卵巣を縫合して形成する。

3）子宮後壁～直腸の癒着剥離と深部病巣の除去
⑨子宮後壁～直腸の癒着剥離は難度が高く，適応は慎重に選ぶ。ここからの操作においては，左右の仙骨子宮靱帯が子宮に付着する部位の間のアーチ状の部分（torus uterinus）（図5-7）が目印となるため，この位置を把握もしくは想定しておく。直腸が子宮体部後面に癒着している場合はまずこれを剥離する。子宮側に沿って剥離を進めるように心がける。
⑩仙骨子宮靱帯，子宮後壁の癒着剥離。子宮内膜症では上記 torus uterinus を中心として癒着しやすい。特に，ここを中心に子宮体部と子宮頸部が癒着していることが多い。この癒着を剥離するには子宮を起こすような方向に力を加えながら操作を行う。

図5-6　卵巣囊胞の癒着剥離
子宮からみて遠位の広間膜後葉から剥離を進める。

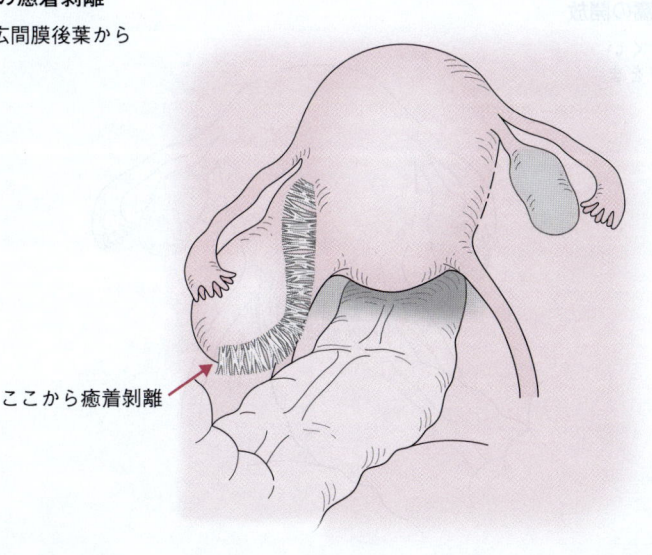

ここから癒着剥離

⑪ダグラス窩の完全開放。左右の仙骨子宮靱帯によるアーチに直腸がはさまれたようになっているので，子宮を強く前屈させながら直腸との癒着部分を見つけ剝離する。癒着部分がすぐにはわかりにくい場合は，仙骨子宮靱帯と直腸の間で癒着のない部分をダグラス窩より離れた部分で見つけて，子宮に向かって両者の間の癒着剝離を進める（図5-8）。仙骨子宮靱帯と直腸が完全に剝離された後に仙骨子宮靱帯やダグラス窩の深部病変を同定し，周囲組織より丁寧に切離する。

4）腹膜病変の処置
⑫腹膜病変の処置は赤色病変を中心に行う。小さな病変は，バイポーラー，モノポーラー，アルゴンプラズマコアギュレーターなどで焼灼するが，焼灼部分が深くなりすぎないよ

図5-7 子宮後壁〜直腸の癒着剝離
仙骨子宮靱帯の子宮に付着する部位とその間のアーチ状の部分（torus uterinus）を目印として把握する。

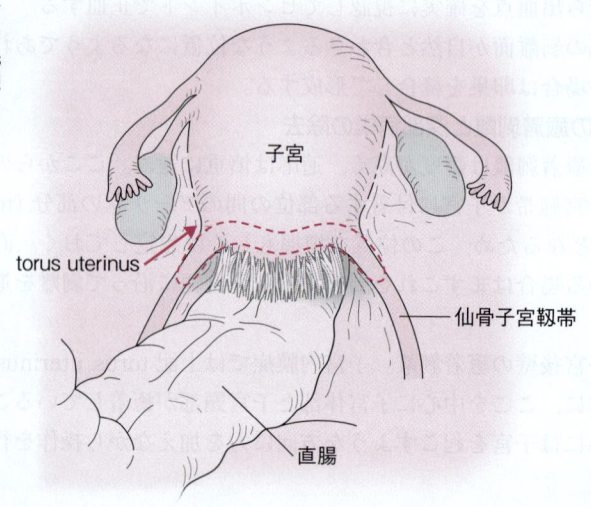

図5-8 ダグラス窩の開放
癒着部分がわかりにくい場合は，直腸の側方をまず開放する。

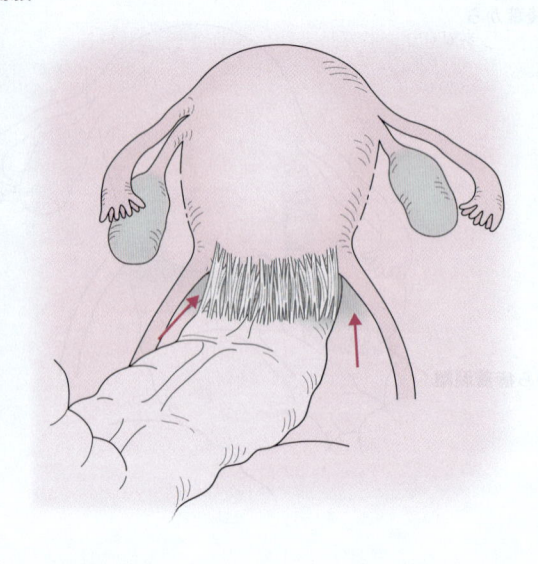

うに注意する。大きいものは周囲の腹膜を切開して腹膜ごと摘出する。
5）手術の終了
⑬癒着剝離面が広範で術後癒着が懸念される場合には癒着防止剤（インターシードやセプラフィルムなど）を貼付する。術後出血の懸念があるときは，ドレーンを一晩留置しておく。

i. 単孔式手術
腹腔鏡手術は元来，美容的に低侵襲である。この整容性をさらに向上させようと考案されたのが単孔式手術である。近年，本術式に応じた器具の開発が進んだため本術式の普及が進んでいる。実際は，臍部のみに3cm程度の切開を加えて，ここからスコープと複数の鉗子を挿入して手術を行う。鉗子の数が制限され，かつ，自由度が小さなため熟練を要する。

j. ロボット支援下手術
腹腔鏡下手術をロボット支援下に行う手術が普及してきている。ロボット支援手術では術者が遠隔操作化に高解像度の三次元画像を見ることによりロボット操作により手術を行う。手術用ロボットでは鉗子の自由度が高いうえに，手振れ防止機構などが備わっている。このため，術者が手で行う手術に近い感覚で，かつ，繊細で円滑な操作が可能である。

一方で，触覚がない，器具が高価であるなどの欠点がある。婦人科領域では骨盤の深部で複雑な操作を要するような難度の高い手術への応用が期待されている。

④ 子宮鏡下手術

子宮鏡下手術は経腟的に子宮頸管よりレゼクトスコープを挿入して，子宮内で手術を行う手術である。粘膜下筋腫，粘膜下ポリープ，中隔子宮，Asherman症候群などが手術の対象となる。

a. 機器
光学系機器は腹腔鏡と同じものを使用する。子宮鏡下手術に使用するレゼクトスコープは，内筒と外筒が組み合わされたものよりできており，内筒の中に光学視管が入る。子宮鏡手術では視野を得るために子宮内を灌流液で充満させる。通常はモノポーラー電極を用いるため灌流液は通電性のない3％ソルビトール液を使用するが，バイポーラー電極を使用する場合は生理食塩水でもよい。灌流液はバッグより自然落下させてレゼクトスコープに流入させる。流入した灌流液は光学視管と内筒の間を流れてスコープ先端より流出し，子宮内を環流した後に外筒側面の穴より流入して内筒と外筒の間を流れてレゼクトスコープの外へと回収される。レゼクトスコープには凝固用ボーラー型電極や切断用ループ型電極など種々のタイプの電極を先端に装着でき，ハンドル操作によりこれらの電極が先端で前後する仕組みになっている。

b. 手術の実際
レゼクトスコープの直径は約1cm程度あるため，あらかじめダイラパンなどで頸管拡

張を行っておく．体位は載石位とする．消毒，布かけは通常の腟式手術と同様である．膀胱にバルーンを留置し膀胱内に 300 mL 程度の食塩水を注入してクランプしておくと，経腹超音波断層法により手術中の操作をモニターすることができる．準備ができたら子宮腟部をマルチン鉗子などで把持し，外子宮口よりレゼクトスコープを挿入し，子宮内を観察，手術を開始する．術中は灌流液のインアウトバランスに注意し，灌流液の血管内への過剰な流入による水中毒を予防する．

c. 子宮粘膜下筋腫・子宮粘膜下ポリープ
適応：3 cm 程度までで，内腔に 2/3 以上突出していることが望ましい．
①灌流液を流しながらカッティングループを用いて筋腫もしくはポリープを小片に分けて切除する．
②切除した小片を摘出する．
③出血部位を凝固・止血する．
④子宮内膜欠損部が広い場合には避妊用子宮内リングなどを挿入しておく．

d. 子宮中隔
適応：挙児希望女性における不妊症または不育症の原因となる中隔．
①カッティングループ・フック型電極などにより中隔を手前側より徐々に切離もしくは切除する．
②適宜，凝固・止血する．
③内腔が十分に拡張したことを確認して終了する．
④子宮内膜欠損部が広い場合には避妊用子宮内リングなどを挿入しておく．

5. 子宮の手術

① 子宮全摘除術

a. 腹式単純子宮全摘除術 abdominal total hysterectomy

腹式単純子宮全摘除術は，産婦人科手術のなかで最も基本的，かつ汎用される術式である．術式は，開腹して子宮支持装置（子宮円索，基靱帯，膀胱子宮靱帯，仙骨子宮靱帯，子宮広間膜），子宮に付着する付属器および腟管を子宮付着部またはその近傍で切断し，子宮を摘除する方法である．必要のあるときは付属器も一緒に摘除される（図5-9）．子宮頸部操作によって2つの術式に分かれる．

①筋膜外子宮全摘除術：基靱帯，膀胱子宮靱帯，仙骨子宮靱帯を子宮頸部付着部，すなわち子宮頸部筋膜の外側で切断する術式（図5-10）で，通常は単に子宮全摘術とよばれている．

②筋膜内子宮全摘除術（Aldridge法）：子宮筋層は外層の縦走筋束と内側のらせん状筋束から構成されているので，内外筋束の間で両層を分離することが可能で，そのような分離操作によって，尿管はもとより基靱帯，膀胱子宮靱帯，仙骨子宮靱帯にも触れることなく子宮を摘除できる（図5-10）．本法は筋膜外子宮全摘除術で最も問題になる尿管損傷を避けるために工夫されたもので，子宮内膜症などで，子宮頸部周囲に強度の癒着のあるとき（例えばダグラス窩の開放不可能のとき）などに用いられている．

1）適応

①婦人科領域：子宮筋腫，子宮腺筋症，月経瘻，子宮体癌Ⅰ期，子宮頸癌0期，子宮肉腫，卵巣癌，絨毛性腫瘍，卵管癌など

②産科領域：子宮破裂，子宮穿孔，止血不能の弛緩出血，癒着胎盤，常位胎盤早期剝離など

図5-9 単純子宮全摘術の切開線

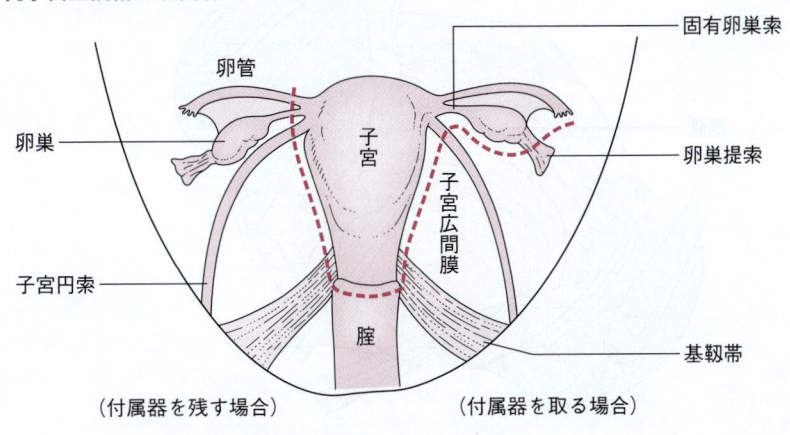

2) 手術手技

①筋膜外子宮全摘除術

ⅰ) 付属器を摘除する場合：開腹後，まず長直コッヘルを用いて子宮底卵管角の部分で子宮体部にできるだけ接して卵管，子宮円索，卵巣固有靱帯を一括挟鉗する。このとき，子宮体側壁の静脈叢を傷つけないよう，またコッヘルの先端が基靱帯の上端にかからないように注意しなければならない。そのコツとして，広間膜を透光してみて静脈の走行を確認し，それを避けるようにコッヘルをかける。まず子宮円索をピンセットでつまみ上げ，子宮より約3cm離して糸を通し結紮し，結紮糸を外側へ牽引して広間膜を持ち上げ，結紮糸の内側にて子宮円索を切断する（図5-11）。次いで，広間膜前葉を膀胱子宮窩に向かって内子宮口の高さまで切開する。広間膜内の粗鬆結合組織

図5-10 筋膜外および筋膜内子宮全摘除術の原理
A：縦走筋層，B：らせん状筋層　→：筋膜外術式分離線，--→：筋膜内術式分離線

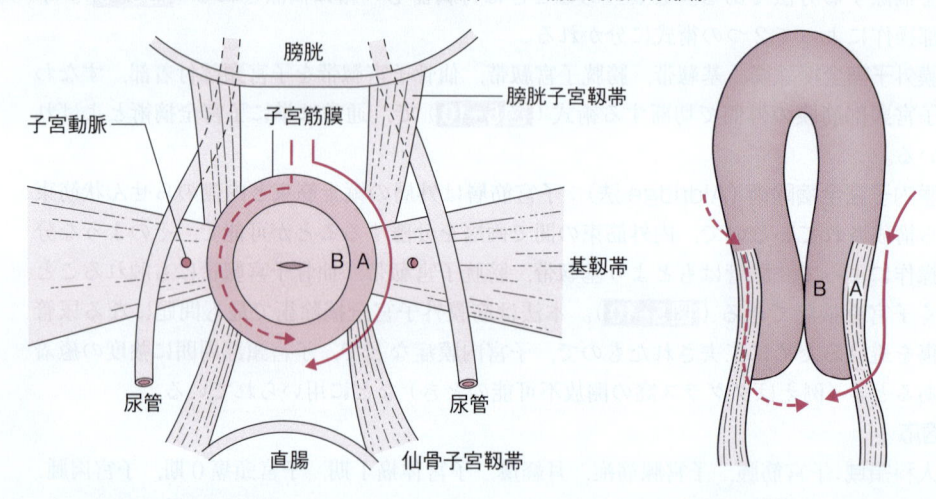

図5-11 筋膜外子宮全摘除術①
------ 切開線

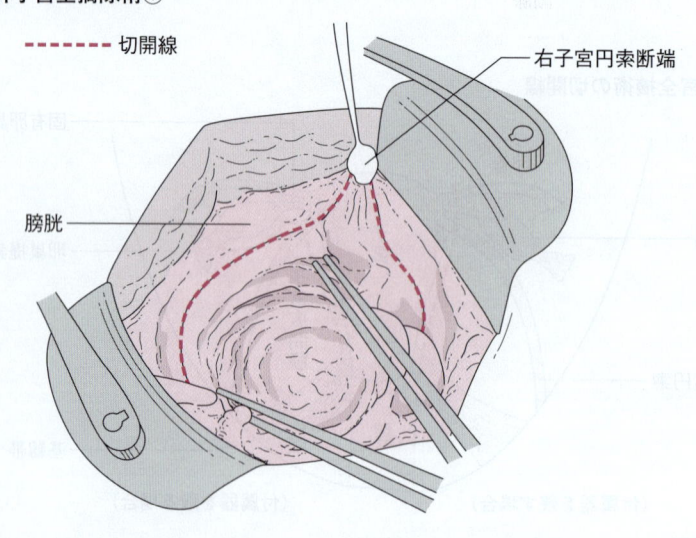

を展開し，広間膜後葉の内側（直腸を圧排するように）に卵巣提索（骨盤漏斗靱帯）および尿管を確認した後，卵巣より約3cm頭方で骨盤漏斗靱帯内を走る全血管叢に糸をかけ結紮し，さらにその尾方（卵巣側）に第2結紮を行い，その1cm卵巣側で切断する（図5-12）。この骨盤漏斗靱帯切断操作は尿管の損傷を起こしやすい部位であるので，尿管を確認して注意深く行う。

　膀胱子宮窩腹膜を索引し切開を入れ，両側方に延長し広間膜前葉の切開創と連絡させる。膀胱子宮窩で膀胱と子宮頸部との間に展張する結合組織をピンセットでつまみ上げ，血管を避けて切断し，膀胱を中央部で子宮腟部が明瞭になるまで剝離する。次いで，子宮翻転器を中央部にかけて膀胱を下方に圧排し，外側方においても膀胱を十分剝離する（図5-13）。この際中央剝離は比較的容易であるが，側方剝離は，膀胱子宮靱帯と傍腟結合組織内に豊富な静脈叢があるため，損傷すると思わぬ出血をもたらし止血が困難なことがある。しかし，両者は粗鬆な結合組織で接しているだけなので，この層を見つけて膀胱子宮靱帯を側方へ圧排すれば出血なく操作できる。ガーゼなどを用いて一挙に盲目的に剝離するなどの方法は危険である。子宮頸部に付着する

図5-12　筋膜外子宮全摘除術②

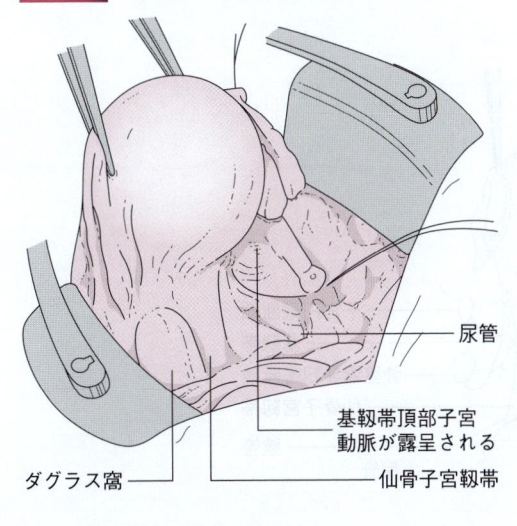

尿管
基靱帯頂部子宮動脈が露呈される
ダグラス窩
仙骨子宮靱帯

図5-13　筋膜外子宮全摘除術③

膀胱子宮靱帯
膀胱結合組織

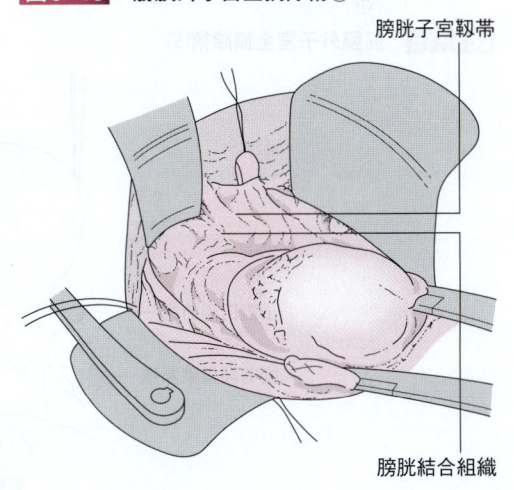

図5-14　筋膜外子宮全摘除術④

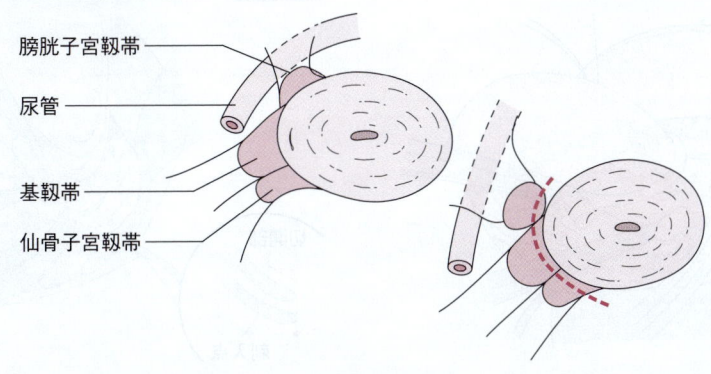

膀胱子宮靱帯
尿管
基靱帯
仙骨子宮靱帯

諸靱帯の位置関係は 図5-14 のようで，膀胱子宮靱帯を傍腟結合組織の表面から側方へずらしてしまえば，尿管は完全に側方へ逃げてしまい，基靱帯を子宮に接して切断すれば尿管を損傷することはない。

　基靱帯前面を覆う広間膜前葉を剝離し，基靱帯を露出するとその中を走る子宮動静脈が見えるようになる。そこで長彎コッヘルを基靱帯の上半部に子宮動脈を直角に挟鉗するように，仙骨子宮靱帯付着部に向かって血管および結合織束を一括挟鉗してかける。基靱帯の子宮付着部には長直コッヘルをかけ，子宮よりの逆流出血を防止する（図5-15～17）。長彎コッヘルと長直コッヘルの間を切断し，図5-17 に示すように長彎コッヘルの先端下方1～2mmのところに糸を通し結紮する。二重結紮とするか子宮動脈断端を結紮しておくのが安全である。

　子宮翻転器で膀胱を十分下方に圧排し，基靱帯下半部と仙骨子宮靱帯を一括して，長彎コッヘルあるいは長直コッヘルで挟鉗し，できるだけ子宮側をメスにて切断し糸にて結紮する。基靱帯が切断されたのち，さらに腟管を切断する高さで左右それぞれの傍腟結合組織と腟管側壁を長彎コッヘルにて一緒に挟鉗しておくと，子宮摘出後傍腟結合組織と腟管の間が裂けて出血を起こすことが避けられる。

図5-15　筋膜外子宮全摘除術⑤

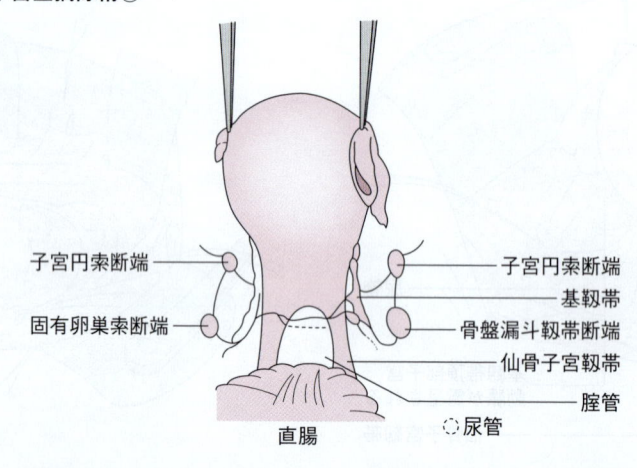

図5-16　筋膜外子宮全摘除術⑥

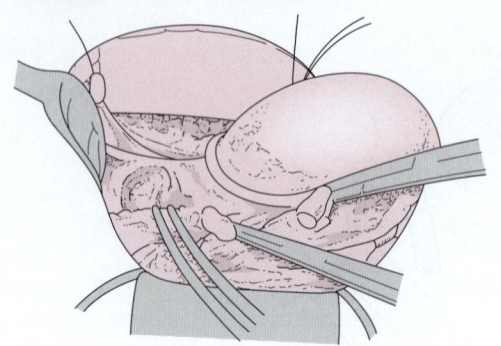

図5-17　筋膜外子宮全摘除術⑦

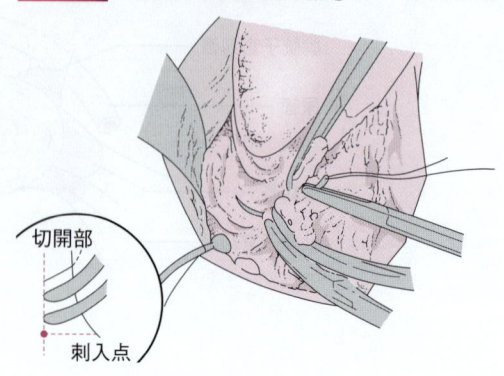

両側の傍腟結合組織断端を結んだ線上よりやや上方にて腟前壁に横切開を加え，長直コッヘルにて切開口をつまみ上げ腟管内を消毒する．腟壁切開を全周に行い子宮を摘出する．あらかじめ長彎コッヘルをかけた傍腟結合組織と腟管の部分に吸収糸にてZ縫合を施し，前後の腟壁を中央部を残しZ縫合あるいはU字縫合にて閉鎖する（図5-18）．

手術創全体の止血を確認し，子宮円索，骨盤漏斗靱帯の断端を埋没し，腹膜は結節縫合によって骨盤腹膜を閉鎖する．ただし，骨盤腹膜の閉鎖は必須ではない．次いで腹壁を縫合閉腹し手術を終了する．

ⅱ）付属器を残す場合：子宮の把持・牽引に用いた長直コッヘルに平行に約2cm外側で子宮円索，卵管，卵巣固有靱帯を長直コッヘルにて一括挟鉗する．これに接して子宮側に安全鉗子をかけ，これと子宮把持鉗子の間を切断し，二重結紮を行う．次いで広間膜後葉を仙骨子宮靱帯付着部まで切りおろしておく．これ以外は前述の操作を行えばよい．

3）注意点

①尿管損傷の起きやすい部位：ⅰ）骨盤漏斗靱帯の切断時，ⅱ）仙骨子宮靱帯の切断時，ⅲ）基靱帯，特に膀胱子宮靱帯近傍切断時

②出血の起きやすい部位：ⅰ）膀胱剝離，特に側方剝離，ⅱ）腟断端，特に傍腟結合組織と腟管の裂隙，ⅲ）基靱帯と仙骨子宮靱帯の間

③筋膜内単純子宮全摘除術：子宮円索，付属器の処理は筋膜外子宮全摘除術と同様に行う．広間膜両葉を分離して内子宮口の高さまで切開する．膀胱剝離は子宮頸部中央で前腟円蓋部の近くまででよく，それ以上深くする必要はない．子宮動静脈を腟円蓋上方1～2cmの部位にて一括挟鉗し切断結紮する．結紮糸は子宮筋層に入るよう，やや深くかける．切断結紮後断端をガーゼで下方にゆっくり圧排すると，結紮部は約1cm下方に下がり，以下の操作がやりやすくなる．子宮頸部を頭側に強く牽引し，子宮頸部に緊張がかかるようにして子宮動脈断端の高さで深さ3～4mmで横切開を加える．このとき，両側の基靱帯付着部は出血しやすいのであとで処理することにして切開を入れないで残す．子宮を恥骨結合方向へ引きながら，後壁に3～4mmの深さの横切開を入れ筋膜を剝離する．次に残した両側基靱帯付着部位を筋膜内で挟鉗し切断結紮する．切開した筋膜の下

図5-18 筋膜外子宮全摘除術⑧

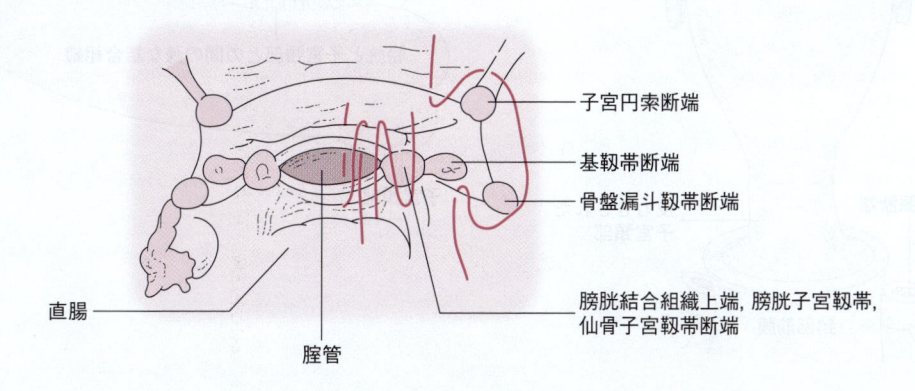

- 子宮円索断端
- 基靱帯断端
- 骨盤漏斗靱帯断端
- 膀胱結合組織上端，膀胱子宮靱帯，仙骨子宮靱帯断端
- 直腸
- 腟管

縁をコッヘルにてつまみ上げ，メスにて腟円蓋部を切開し子宮を摘出する（図5-19）。腟断端を吸収糸で縫合閉鎖し，次いで筋膜を縫合閉鎖する。両者一緒に縫合してもよい。骨盤腹膜を閉鎖ののち，閉腹する。

　この方法はダグラス窩が閉鎖しており，尿管の送行が追えない場合に有効な方法であるが，操作が迅速に行われないと出血量が増える欠点がある。

b. 腟式単純子宮全摘除術 vaginal total hysterectomy

開腹せずに経腟的に子宮を摘出する手術術式で，腹式手術と異なり手術野が制限されるため，一定の要約が満たされなければならない。

要約すると，①子宮体部の大きさは一応手拳大以下までを適応とする（半切などを行えばそれ以上でも手術可能である）。②子宮の移動性が良好で，牽引によって子宮腟部が腟管の下1/2の高さ以下に下降すること。③経産婦で腟入口部および腟腔が拡大し，伸展性が良好であること。従って高齢者，未産婦は対象外である。④開腹術や腹膜炎，子宮付属器炎などの腹腔内炎症の既往のないこと。⑤子宮の良性疾患であること。

1）手術手技

子宮腟部に鉗子をかけ後下方に牽引する。腟壁からの出血防止のため10万〜20万倍希釈のアドレナリン液を子宮腟部剝離部に浸潤注射する。次に前腟壁に腟鏡の前葉をかけて腟壁を緊張させ，そのとき子宮腟部にかけた鉗子をゆるめると腟壁には皺ができるが子宮腟部は平滑である。その境界部から約1cm上方で，腟壁にメスにて切開を入れ（図5-20），メスを移動させて子宮腟部全周にわたって腟壁を完全に（子宮頸部に少し入り込むくらい十分に切り込むこと）切断する。この際，一部切断された仙骨子宮靱帯に相当する腟後壁の5時と7時の部より動脈性の出血を認めることが多いので止血する。子宮頸部中央で腟壁を挙上し，膀胱と子宮頸部前面を剝離し，膀胱子宮窩の腹膜が露出確認できる

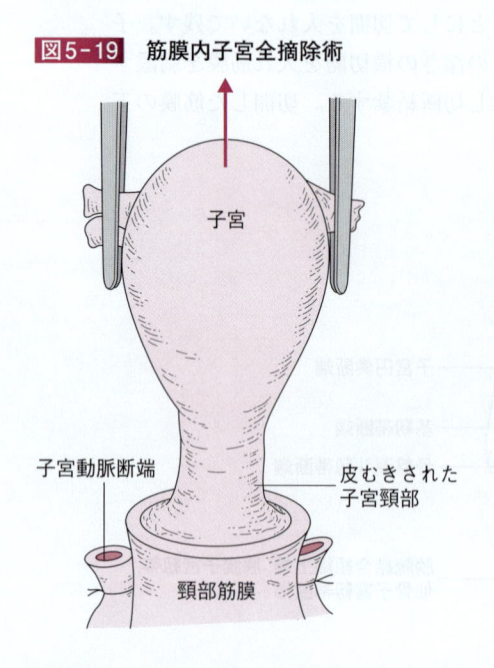

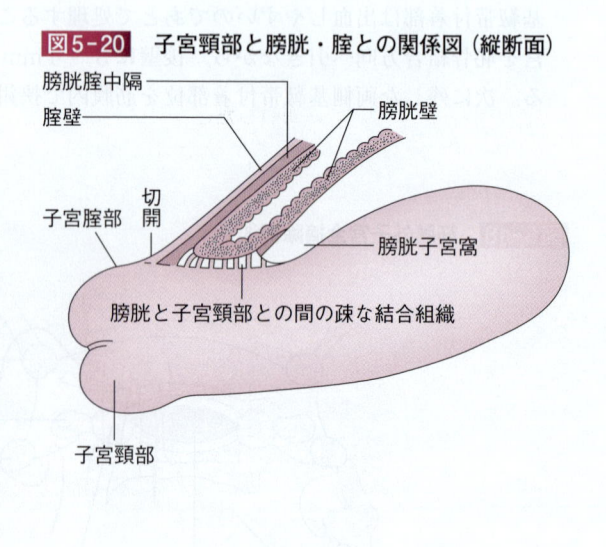

図5-19　筋膜内子宮全摘除術

図5-20　子宮頸部と膀胱・腟との関係図（縦断面）

まで剥離挙上する。側方も膀胱脚のところまで剥離しておく。この操作によって膀胱・尿管は側方上方へ逃げる。

　子宮腟部を前下方に牽引し，子宮頸部後壁中央を後壁に沿って上方に剥離を進めつつ，直腸壁を後方に圧排すると腹膜が現れる。子宮頸部後壁から約1cm離れた部位で切開を入れ腹腔内に入る。腹膜切開を仙骨子宮靱帯付着部まで横に拡大する。

　子宮腟部の側方に入れた切開部より腟壁を子宮頸部から剥離し，膀胱子宮靱帯，基靱帯，仙骨子宮靱帯の子宮頸部付着部を露出する。

　左側仙骨子宮靱帯を切断結紮するため子宮腟部を右前方へ挙上牽引し，ダグラス窩に示指を挿入し索状に触れる左側仙骨子宮靱帯を確認する。

　その部分を挟鉗，切断し結紮を行う。次に2時から4時の位置にある左基靱帯を切断結紮する。この断端を左上方に軽く圧排すると子宮頸部左側に蛇行する子宮動脈上行枝が現れるのでそれに沿って下側方に結合組織を剥離除去すると，子宮動脈の本幹が左上方に走るのが見えるのでこれを分離結紮，切断する（図5-21）。右側の仙骨子宮靱帯，基靱帯，子宮動脈も同様に処理する。

　子宮腟部を下後方に牽引し，鉤にて膀胱を上方に圧排し，膀胱子宮窩の腹膜を露出させ，切開し腹腔を開放する。

　子宮体部前壁に鉗子をかけ下方に牽引，さらに子宮腟部にかけた鉗子を上方に圧し上げるようにして膀胱子宮窩腹膜切開部より子宮体部を腟経外に反転露出させる。もし，子宮体部が予想以上に大きいときは，子宮腟部から体部に向かって縦切開を入れ子宮を2つに折半し別々に摘除する（折半法）。また，筋腫核に切開を入れて小片にして一部ずつ切除し，子宮の縮小を図り，その後反転露出させる（分割法 morcellation）。

　子宮円索，卵管，卵巣固有靱帯は一括して切断結紮することもあるが，別々に処理したほうが安全である。まず，子宮円索を切断結紮し，卵管，卵巣固有靱帯を切断結紮する。そのとき，子宮円索と卵管の間の腹膜が裂けるのを防ぐため，両者を別に結紮するか，それぞれの結紮糸を結んでおくのがよい。

図5-21　子宮を下後方に牽引したときの各靱帯の関係

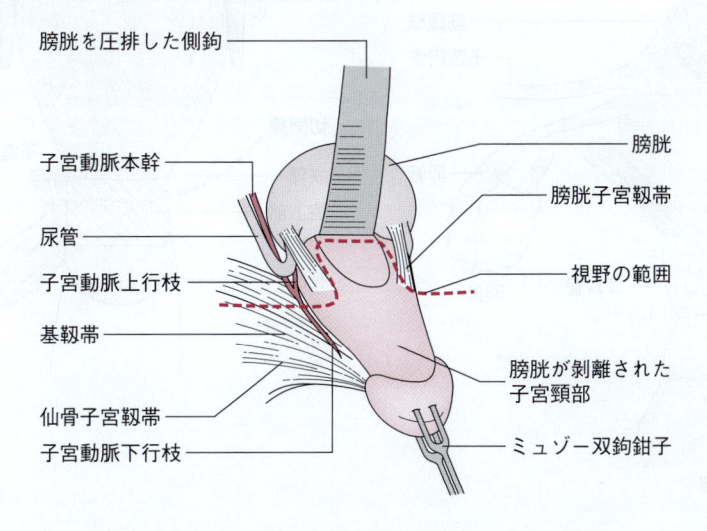

(Martius より)

V. 婦人科疾患の手術療法

切断したすべての断端の止血を確認し，それら断端が腹膜外となるようにして腹膜を縫合閉鎖する。

腹壁は吸収糸で結節縫合して手術を終了する。腹壁と腹膜との間にドレーンを設置することもあるが，止血が確認されていれば通常は必要ない。

② 子宮筋腫核出術 myomectomy

子宮筋腫核出術 myomectomy は，子宮筋腫のみを核出し，子宮を温存する一種の保存手術である。核出術の目的は子宮を温存し，生殖能力を維持させ，妊娠，分娩を可能にすることにある。適応としては，子宮筋腫の存在が確認され，それによって不妊，習慣流・早産，過多月経，下腹痛，腰痛などがあり，術後も挙児を希望する患者が手術の対象となる。

良性腫瘍である筋腫は，周囲の健常子宮組織を圧排しつつ層状に発育するから，筋層被膜 Myom Kapsel と周囲の子宮組織とは分離可能で，筋腫核のみを核出することができる。術前に子宮腺筋症，悪性腫瘍などを除外することが必要である。

a. 手術手技

有茎筋腫は茎部で切除する。壁内筋腫（漿膜下，筋層内筋腫）は筋腫核の部位を触診したのち，その頂点にメスにて切開を入れ，筋腫被膜を確認し，子宮組織との間を剝離する。筋腫は通常赤味を帯びているが被膜は白色である。次に筋腫核を牽引しつつ，被膜と子宮組織の間をさらに分離剝離する。筋腫核の牽引の方法として，絹糸を通して牽引する方法

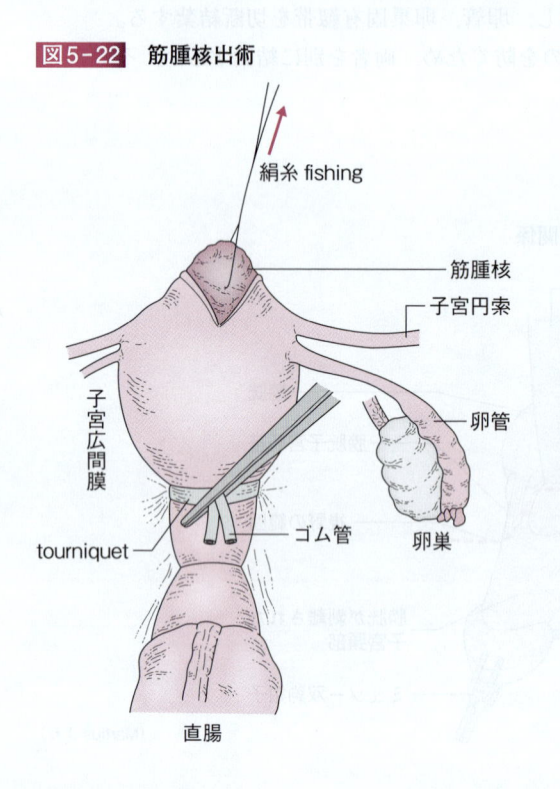

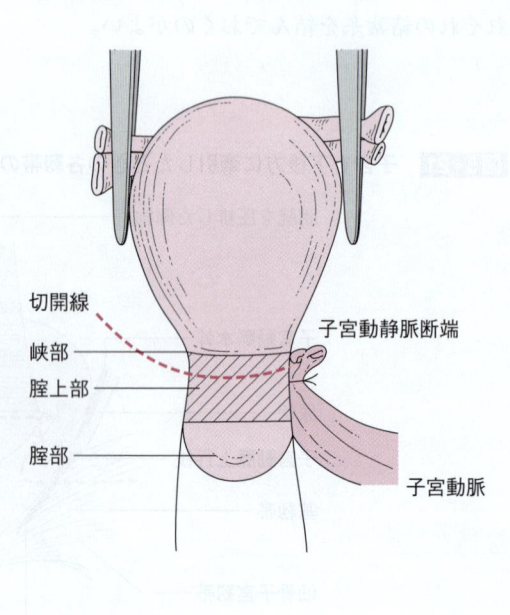

図5-22 筋腫核出術

図5-23 子宮腟上部切断術切開線

(図5-22)，ミオームボーラーで牽引する方法，ミュゾーやマルチンで牽引する方法がある。剥離面が正しければ出血は少ないが，出血の多いときは出血部を縫合止血する。筋腫核出後の創面は，死腔を残さないように子宮筋層を数層に埋没縫合によって閉鎖し，漿膜切開創は別に縫合する。

筋腫が大きく分離面が広く出血の予想されるときは，広間膜を貫通させたゴム管で子宮峡部を絞扼して，子宮動脈の上行枝を圧迫遮断する方法（Rubin法）(図5-22)もしくは100倍希釈ピトレシン（バゾルレシン 0.2U/mL）を筋腫核とその周囲に注入する方法を用いる。Rubin法に加えて，骨盤漏斗靭帯（両側）を腸鉗子やゴム管をかぶせたペアンで挟鉗して卵巣動脈も圧迫遮断するとさらに効果的である。しかし，組織が無酸素にならないように1回の圧迫は30分以内に留めるのが望ましい。

直径3cm以下の粘膜下筋腫は，子宮鏡下でレゼクトスコープを用いて切除することが一般的であるが，有茎の粘膜下筋腫を腟式に摘出する方法もある。まず腟式子宮全摘除術のときと同じように膀胱を剥離し，次いで子宮腟部12時の位置から上方に縦に子宮頸部を切開し子宮内腔を開放する。筋腫茎の付着部を確認しその部で切断結紮する。

筋腫核出術で注意すべきことは，子宮底部に筋腫のあるときは卵管間質部を損傷しないようにすることである。子宮内膜近くにまで達している筋腫の核出には，できるだけ子宮内膜を損傷しないように細心の注意をする。核出後の創面縫合には死腔を残さないことが重要である。

③ 子宮腟上部切断術

子宮腟上部切断術 abdominal supravaginal (supracervical) hysterectomy は，腹式に腟上部で子宮頸部を切断し，子宮体部のみを摘除する術式である。全摘除術に比べ手術侵襲が少なく尿管の損傷なども起きにくく，出血量も少ない特徴があるが，術後残存子宮頸部からの癌発生，分泌物増加などの問題があり，近年この術式は特別の場合を除きほとんど行われなくなった。適応は妊娠子宮体部破裂，炎症などによる癒着によって膀胱，直腸の剥離不可能な子宮良性疾患に用いられるが，その範囲は狭い。

a. 手術手技

円索，卵管，卵巣の切断摘除は子宮全摘除術と同様に行う。膀胱を軽度剥離し，腟上部切開線よりやや下方で子宮動脈の上行枝を切断結紮する(図5-23)。

腟上部に楔状の切開を加え子宮体部を摘除する。腟上部切開部断端を結節縫合によって閉鎖する。そのとき，死腔が残らないよう前後壁に十分深く針をかけて結紮する。断端を漿膜で被覆する。

④ 子宮奇形の形成術

a. 適応

Müller管の癒合不全によって種々の程度の子宮奇形が起こるが，双頸双角子宮から弓状子宮までその程度によって不妊，習慣流・早産，分娩障害，月経痛などの障害が現れる。手術の適応となるのは，子宮留血腫を伴い強度の月経痛の原因となる副角子宮，分娩障害

となる分離重複子宮，習慣流・早産の原因となる単頸双角子宮，中隔子宮，双頸双角子宮などである。

分離重複子宮，副角子宮などはその障害があるときは障害となる側を摘除する．両側の子宮を手術的に癒合することによって，子宮内腔を拡張し正常子宮の形態に近づける必要のあるときはStrassmann手術，Jones & Jones手術，Tompkins手術を行う．Strassmann手術は双角子宮に対して，Jones & Jones手術とTompkins手術は中隔子宮に対して適した手術方法である．

b. 手術術式
1) Strassmann手術
単頸双角子宮，中隔子宮，やや高度の弓状子宮に対して行われる．両側の卵管角の内側1 cmぐらいのところに絹糸をかけて，子宮を吊り上げるようにして固定する．次に，子宮底部に両側の絹糸の間に横切開を入れて子宮腔内を開放する．子宮腔内に隔壁のあるときはそれを切除する（図5-24）．次に，図5-24のように切開方向とは直角に縫合できるように糸をかけ，創部を閉鎖する．第1層目で子宮内膜を合致させるが，そのとき内腔

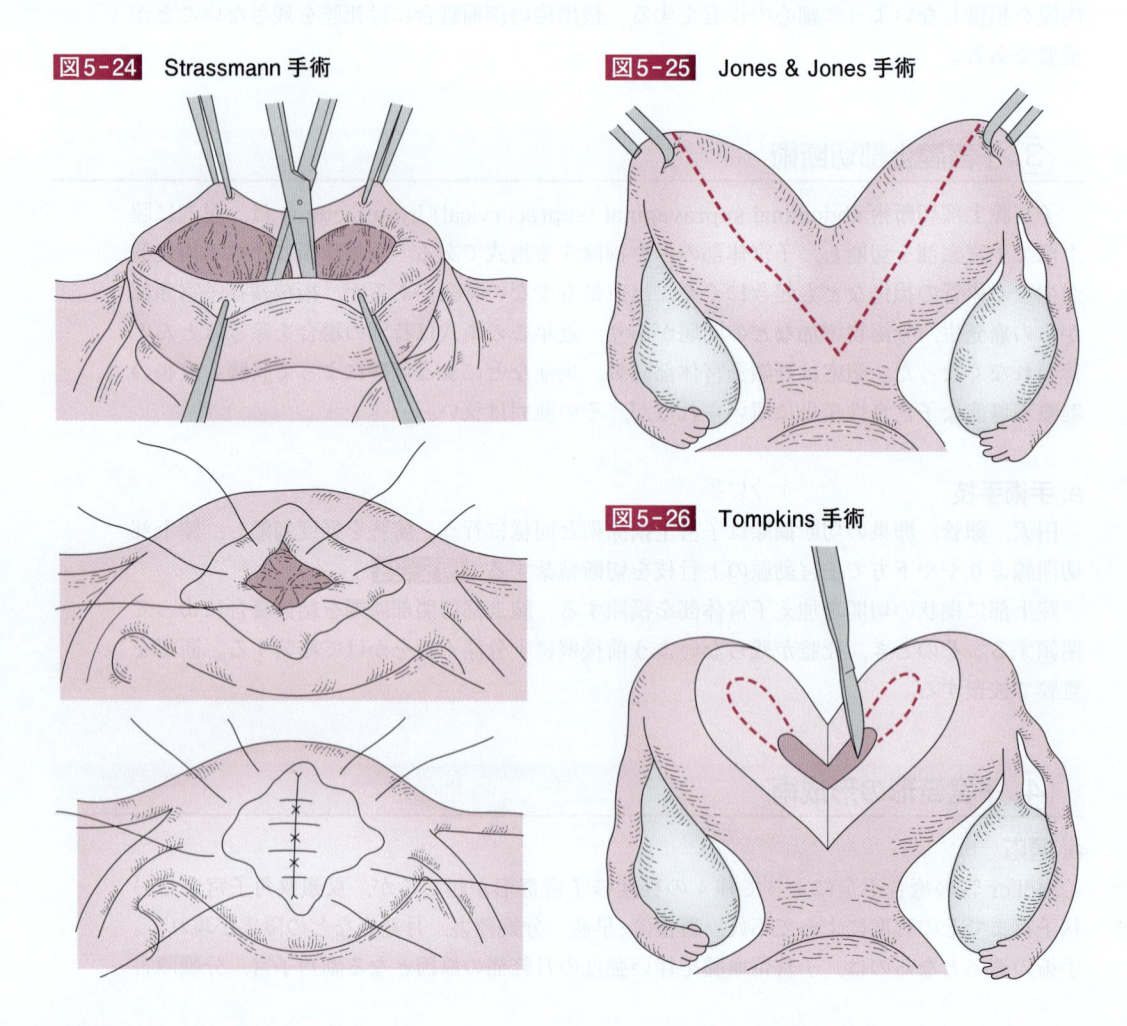

図5-24 Strassmann手術

図5-25 Jones & Jones手術

図5-26 Tompkins手術

に糸が出ないように注意する．第2層以後で筋層を，最後に漿膜を結節縫合する（図5-24）．筋層縫合時死腔を残さないように注意する．術後出血や滲出液の排出のため，子宮頸管をあらかじめ拡大しておき，必要なドレーンを子宮腔内から腟内に出しておく．卵管角を損傷することがあるので注意を要する．

2）Jones & Jones 手術

高度の単頸双角子宮，双頸双角子宮，中隔子宮に対して行われる．図5-25 に示すように，隔壁を含む子宮前後壁の正中部を狭く楔状に縦に切除し，子宮腔を開放する．このときできるだけ子宮内膜の切除面を少なくする．子宮壁の切除部の下端は内子宮口付近に止め，それ以下は隔壁の切除のみにする．縫合第1層で内膜面を合致させるが，内腔に糸が出ないように注意する．筋層縫合は死腔を残さないようにし，最後に漿膜層を縫合する．頸管内の隔壁は腟式に行ったほうが操作がやりやすい．Strassmann 手術と違い，卵管を損傷する危険はない．

3）Tompkins 手術

中隔子宮に対しての術式であるが，現在では子宮鏡下での中隔切除術が一般的である．術式の特徴は子宮内膜面積を減少させないことである．一方，欠点としては中隔が切除されることなく残るため，残存中隔組織による不都合の生じる可能性が残ることがある．まず，子宮底最頂部に矢状方向に縦切開を加え，中隔内を子宮腔に達するまで下方に進める．子宮腔に達したところで中隔を左右の子宮底部に向かって横切開により切り上げる（図5-26）．最後に左右の子宮腔を Strassmann 手術のように縫合する．

⑤ 広汎子宮全摘術

a．概説，適応

子宮頸癌に対する子宮全摘出術は Wertheim（1911）によって，初めて近代術式としてまとめられ，さらにウィーンの Latzko（1919），わが国の岡林秀一（1921）によってその広汎度を高められ，文字どおり広汎性子宮全摘除術 radical hysterectomy with pelvic lymphadnectomy として完成された．広汎全摘の意図するところは，いかに病巣から離れて（骨盤壁に近いところで切る，また腟管を長く摘除する）切断するかという点と，転移の可能性のあるリンパ節を十分に摘除することである．このために子宮を支える3つの靱帯を分離するために膀胱・直腸側腔を開放すること，リンパ節が乗っている血管シートを周囲組織より分離すること，尿管・膀胱の機能を十分に残すための処理などが手術術式のポイントであり，これらの操作に対する改良により術式が完成されてきた．幾多の優れた術者によって改善され固有名詞を冠した術式が提唱されている．ここでは岡林術式の荻野・小林変法を基本に坂元により改変された術式に対し，近年の術式変更に合わせて修正加筆したものである．

子宮頸癌Ⅰb期以上に対する標準術式である．子宮頸癌Ⅰa2期，子宮体癌の深い頸管浸潤を伴う場合にも本術式を行う場合もある．最近では，浸潤性子宮頸癌に対する妊孕性温存手術として広汎子宮頸部摘出術（後述）を行うことがあるが，この術式は子宮支持組織の切除方法は，広汎子宮全摘出術と全く同様である．

b. 術式一覧

1) 開腹，再診
2) 骨盤腹膜の展開
①子宮の把持牽引
②子宮円索の二重結紮切断（術者の側）（患者の右，術者が右利きの場合，まず患者の右に立ち，左側を終わって，場所を変わる）
③膀胱子宮窩腹膜および腸骨窩腹膜切開（子宮円索切断の際に同時に行うとよい）
④骨盤漏斗靱帯の二重結紮，切断（右側）
⑤対側処理（左側）
⑥両側付属器を子宮後壁に固定
⑦膀胱子宮窩腹膜切開完成（膀胱側腹膜壁固定，これはあとで前方処理の際行ってもよい）
⑧膀胱の暫定的剝離（手術可能性再検，初期のものは触知するだけでもよい）
3) 暫定的膀胱側腔，直腸側腔開放による骨盤側壁の露出（左側）
①膀胱側板による視野の拡大（骨盤漏斗靱帯断端部付近を上内方へ展開する）
②直腸側腔入口部の開放
③膀胱側腔入口部の開放
4) リンパ節郭清（左側）
①外腸骨血管の腸腰筋からの剝離，血管外側リンパ脂肪組織の骨盤壁からの分離（背方は閉鎖神経が露出する深さまで）
②骨盤リンパ管集合部（総腸骨筋上端）で集束結紮切断
③逆行性リンパ節郭清
 ⅰ）（大動脈節）→総腸骨節→外腸骨節
 ⅱ）内総腸骨節（必要により）
 ⅲ）外鼠径上節→内鼠径上節
 ⅳ）閉鎖節→内腸骨節（基靱帯節，傍子宮動脈節，仙骨節などは基靱帯処理の際およびその後にとる）
5) 子宮動脈の遊離・切断（左側）
①側臍靱帯の把持
②子宮動脈（上・下膀胱動脈）の分離
③子宮動脈の結紮・切断
④傍子宮動脈節の摘除（必要により）
⑤浅子宮静脈の分離・結紮・切断
6) 尿管剝離（左側）
①広間膜後葉の把持（粘膜鉗子2本）
②尿管剝離（尿管鉤による把持）
③子宮動脈からの尿管剝離と尿管トンネル入口部露出
④広間膜後葉切断
7) 基靱帯の処理・切断（左側）
①膀胱側腔の展開
②直腸側腔頭方室の展開（傍直腸結合組織の圧排・切断）
③基靱帯節摘除，基靱帯起始部の徹底的清掃による裸出（前面→後面起始部）

④植物神経温存（基靱帯血管部と神経部との分離）
⑤基靱帯の挟鉗・切断・結紮
8）対側処理（術者場所変更，3〜8まで右側）
9）仙骨子宮靱帯（直腸腟靱帯）の遊離・切断（右→左）
①ダグラス窩腹膜および広間膜後葉切開
②直腸腟開腔の展開
ⅰ）直腸剝離
ⅱ）直腸腟靱帯内面の十分な露出
③直腸腟（＋仙骨子宮）靱帯外側処理（基靱帯との分離，直腸側交感神経束の分離）
④直腸腟靱帯の挟鉗・切断・結紮
⑤対側処理および敷ガーゼ充填
10）膀胱子宮靱帯の遊離・切断（右側）
①膀胱の徹底的剝離
②前層処理─前層の遊離・挟鉗・切断・結紮（縦曲がり鉗子2本使用）
③後層処理
ⅰ）後層遊離（後層下方トンネル部開通）
ⅱ）後層内面における尿管の外方への剝離
ⅲ）後層の後方組織からの分離
ⅳ）膀胱神経温存のための処理
ⅴ）後層の挟鉗・切断・結紮（縦曲がり鉗子2本）
11）傍腟結合組織の露出，結紮（二重），切断（切断部上方子宮側に強彎鉗子，分泌物流出を防ぐ）（右側）
12）対側処理（左側，10〜11まで）
13）腟管の切断および断端処理
14）骨盤腔内の出血部位の検査，諸断端の止血確認
15）後腹膜腔ドレーン（両側骨盤死控へ各1本のJ-VACドレーンの設置）
16）骨盤腹膜閉鎖
17）腹壁縫合

c. 術式

1）開腹・再診

　腹壁正中切開にて腹腔内に入る。その際臍の左側を迂回し，臍上部まで切創を延長しておくと視野も広く，リンパ節郭清も容易である。

2）骨盤腹膜の展開

　子宮の把持牽引：長直コッヘル2本を用い子宮底卵管角の部で子宮体部側壁に沿って卵管，子宮円索，卵巣固有靱帯を挟鉗，子宮を牽引する。子宮体部側壁の静脈層を傷つけないように，コッヘル先端は外方に向け広間膜上に位置するようにする（図5-27）。子宮円索を骨盤漏斗靱帯より先に切断するのは尿管を確認するのに有利であるからである。両方のコッヘルをガーゼなどにより1つにまとめておくと，その後の操作に便利である。

3）暫定的膀胱側腔，直腸側腔開放による骨盤側壁の露出（図5-28）

①まず予備的操作として外腸骨血管外側で，腸骨窩にある脂肪組織を両手指で上下に，上

V. 婦人科疾患の手術療法

は総腸骨血管一杯上まで，下方は外鼠径上節の部まで圧排し，外腸骨血管，腸腰筋を露出させる。下方に存在する疎な膜状結合組織を第二・第三指ですくいあげ，電気メスにて下方に向けて切開しておくと，後の操作がやりやすくなる。次いで膀胱側板を用いて，広間膜後葉をやや浮かせ気味にし，総腸骨血管に沿うように上方に牽引し，尿管が血管と交叉する部分を越えたら尿管ごと内側に引くようにすると総腸骨血管が全部露出する。膀胱側板をオクトパス OCTOPUS (Iron Intern) 手術固定装置に変えて，固定する。さらに下方の腹壁を鞍状鈎により軽く前下方に牽引すると，操作に十分な視野が得られる。

②直腸側腔入口開放：内腸骨動脈の内側で尿管の外側に相当する部位から尿管を内側に移動させるようにして，尿管および広間膜後葉をまっすぐ中央内側方に圧排すると，腸骨

図5-27 子宮の把持，骨盤腹膜の展開

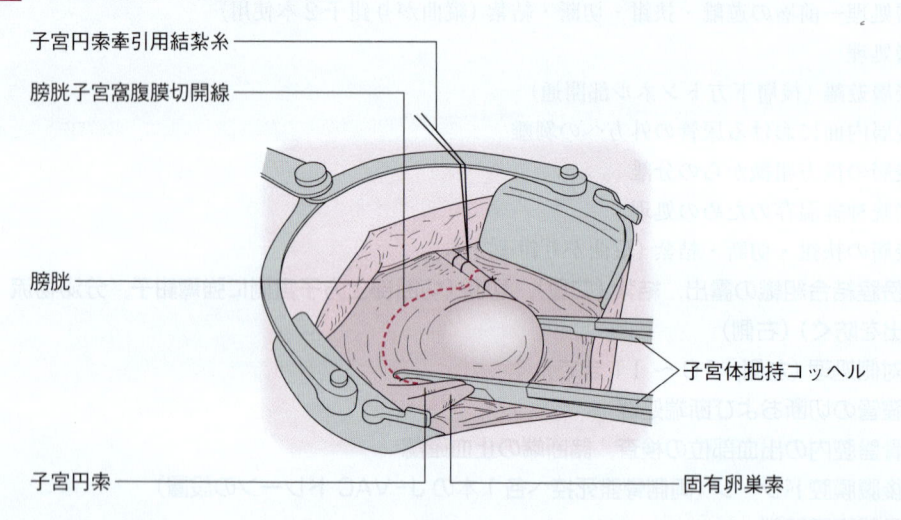

- 子宮円索牽引用結紮糸
- 膀胱子宮窩腹膜切開線
- 膀胱
- 子宮円索
- 子宮体把持コッヘル
- 固有卵巣索

図5-28 暫定的膀胱側腔および直腸側腔開放による骨盤側壁の露出

指だけで，少なくともこの程度に分離しておくと，解剖的位置関係がはっきりして手術がしやすく，また安全である。

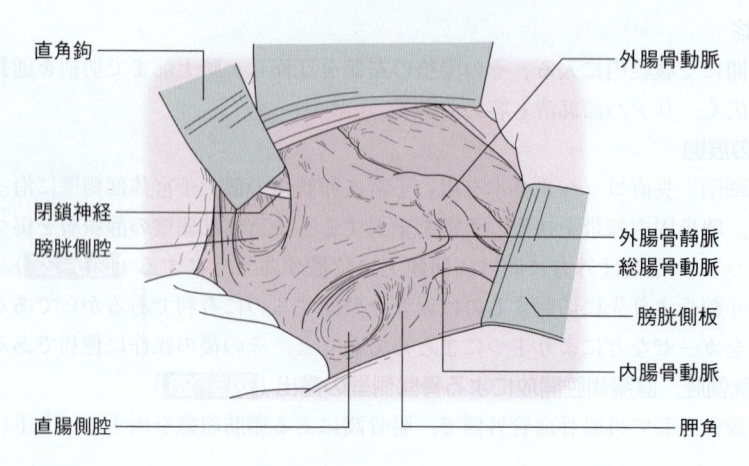

- 直角鉤
- 閉鎖神経
- 膀胱側腔
- 直腸側腔
- 外腸骨動脈
- 外腸骨静脈
- 総腸骨動脈
- 膀胱側板
- 内腸骨動脈
- 胛角

血管から容易に離れ，真っ白な柔らかい結合組織線維が緊張した状態で現れ入口部が開く。内腸骨血管を目で確認し絶対触れないようにし，直腸の柔らかさを指先で感じながら，最も抵抗の少ないところに指先を進めれば簡単に開く。この段階では骨盤底まで開かず基靱帯後面がはっきりするところまででよい。

③膀胱側腔入口開放：鞍状鉤で鼠径部を牽引しながら，側臍靱帯の外側で，側臍靱帯に沿って頭方から尾方に向かって結合組織を掘るよう指を動かす。一方，示指で基靱帯前面を保護圧排するように，前の指と反対の方向に動かせば入口は簡単に開く。柔らかい結合組織になったら，内側方に膀胱や腟管を骨盤壁から離すようなつもりで圧排すれば骨盤底まで開放される。この段階では閉鎖神経および閉鎖動静脈の露出ができれば十分である。側臍靱帯がわかりにくいときは子宮円索断端の糸を前方に引っ張り上げれば，しっかりした索条として浮かび上がる。開放された膀胱側腔，直腸側腔にはガーゼを挿入して止血を図る。

4）リンパ節郭清

骨盤リンパ節郭清における郭清範囲の外郭は，外側が腸腰筋，内側が内腸骨動脈—側臍靱帯，頭側は総腸骨動脈レベル，尾側は閉鎖腔となる。この郭清範囲に向けてリンパ管が流入しているため，外郭を切断する際にはできるだけ結紮もしくはパワーデバイスによるシーリングを行うことがリンパ瘤の予防につながる。特に下肢からのリンパ管本幹が流入する鼠径管（尾側末端）と傍大動脈領域と連続する総腸骨動脈表面（頭側末端）はしっかり結紮しないと術後にリンパ嚢胞形成につながる。

またリンパ節郭清後の下肢リンパ浮腫予防のために，鼠径リンパ節の尾側にある脂肪組織はできるだけ温存する。この領域に下肢からのリンパ管の側副血行路があるため必要以上の結紮は避ける。

①外腸骨血管の腸腰筋からの剥離（**図5-29**）：総腸骨動脈の外側で腸腰筋との間にある結合組織膜をピンセットで持ち上げ，1〜2cmの小切開を加え，1側の指腹で血管を，

図5-29 基靱帯起始部血管および分枝の露出

外腸骨血管の腸腰筋よりの別離血管を指先で保護し，内側に引きながら腸腰筋を外側に押すようにする。閉鎖神経全走行が現れるまで分離する。基靱帯起始部血管，筋肉への血管分枝が一目瞭然となる。

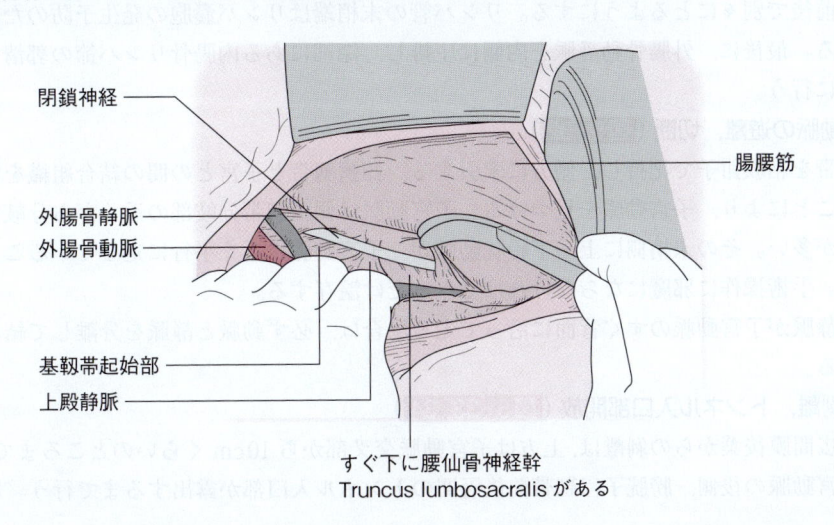

剥離のあとを追うようにして保護しながら綿球ツッペルで腸腰筋のみを外側方に圧排するようにして上下に剥離を進める。小血管筋枝があれば結紮切断する。腸腰筋の外側に並行に走る細い神経は陰部大腿皮神経であり，できるかぎり温存する。閉鎖神経の全走行が現れれば深さとしては十分である。

この段階では神経より深くは絶対にやらない。閉鎖節を含む脂肪塊は骨盤側壁からは完全に，外腸骨静脈からは，静脈外側が十分露呈するくらいまで剥離しておくとよい。ガーゼを1枚詰めておくと，閉鎖節は内方に向かって押し出されるとともに，止血の役目もする。

②骨盤リンパ管集合部での集束結紮切断：骨盤内リンパ管の主流はlymphographyで明らかにされているように，総腸骨血管上部で各側1つの群に集合したあと，大動脈幹側前方を上行する。したがって，この部でまず切断すれば，それ以下の部をどのように離断してもリンパによる癌細胞の播種は予防されるばかりでなく，手間をかけてリンパ節をen blocにとる必要もなくなる。外腸骨動脈の分岐部のところで血管シートに小切開を加え，総腸骨動脈に沿って，シートの切開を上方に進める。切開されたシートの外側端を総腸骨動静脈全長にわたり剥離し，動静脈前方および側方にあるリンパ節を血管から外側方に分離する。次いで，同リンパ節を骨盤壁側の組織から慎重に剥離することによりリンパ節を側方から遊離させ，強彎ケリーを用いて総腸骨動脈上縁で挟鉗，切断，結紮する。総腸骨静脈の表面から小血管が分枝する場合は，破綻するとかなりの出血をもたらす可能性があるので，慎重な操作が求められ，リンパ節を完全に剥離する前に挟鉗切断結紮を行うとよい。

③リンパ節郭清：リンパ節はつぶさないように根元を粘膜鉗子で挟み，指で血管を保護しながら，血管をそっと反対方向に圧するようにし，頭部から尾方に向かってむいていく。血管表面に沿ってその走行方向にシートに割を入れると簡単にむける。リンパ節への栄養血管は小血管なので離断してもガーゼで数分圧迫すればほとんど止血する。

④逆行性リンパ節郭清（図5-30, 31）：外鼠径上節摘出時，下腹壁静脈が怒張していて傷つけることがあるから注意すべきである。内鼠径上節は，図5-31に示すように静脈無名吻合枝をくぐりぬけて閉鎖節と連絡するので，恥骨骨膜面上リンパ節を含む脂肪塊を遊離し，閉鎖節のほうから牽引してくぐらせてとるか，またはリンパ管を切断して吻合枝の前後で別々にとるようにする。リンパ管の末梢端はリンパ嚢胞の発生予防のため結紮する。最後に，外腸骨動静脈を内側に圧排し，深部にある内腸骨リンパ節の郭清を忘れずに行う。

5）子宮動脈の遊離，切断（図5-32）

①側臍靱帯を粘膜鉗子で把持し，側方に牽引する。側臍靱帯と子宮との間の結合組織を清掃することにより，子宮動脈を見つける。子宮動脈は側臍靱帯分岐部の近くから分岐することが多い。その末梢側に上・下膀胱動脈が，子宮動脈に近く平行に走っていることがある。手術操作に邪魔にならなければできるだけ温存する。

②浅子宮静脈が子宮動脈のすぐ背面に沿って走る場合は，必ず動脈と静脈を分離して結紮切断する。

6）尿管剥離，トンネル入口部開放（図5-33, 34）

尿管の広間膜後葉からの剥離は，上方は子宮動脈交叉部から10cmくらいのところまで，下方は子宮動脈の後側，膀胱子宮靱帯前後層間のトンネル入口部が露出するまで行う。尿

管と子宮動静脈との交叉部は，しっかりした結合組織で囲まれている。下方には膀胱子宮靱帯前後層が，下後方には基靱帯が付着している。この結合組織を慎重に分離切断することがトンネル入口部の開放のポイントである。それより外側の子宮動脈は可動性に富んでおり，既に切断されている子宮動脈の末梢端をペアンにて把持し前方に牽引する。子宮動脈の周囲を清掃しつつ，尿管トンネル部に接近する。従来，尿管を包み込む疎な結合織が尿管カプセルとよばれ，それを保護することが術後合併症予防に重要であるとされたこと

図5-30　骨盤リンパ節摘出順位

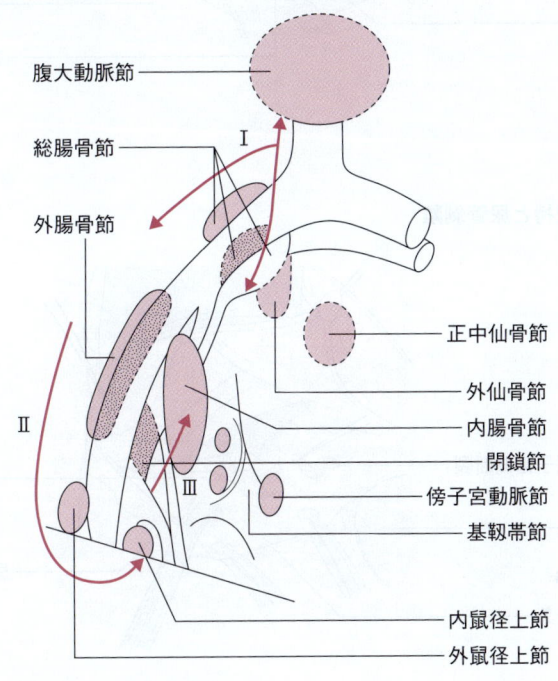

図5-31　外鼠径上節郭清
図の矢印の方向に脂肪塊を集めるようにすると安全に出血しないで取れる。内鼠径上部，閉鎖節，内腸骨節のつながり，および取る方向（矢印）を示す。静脈無名吻合枝が明らかである。

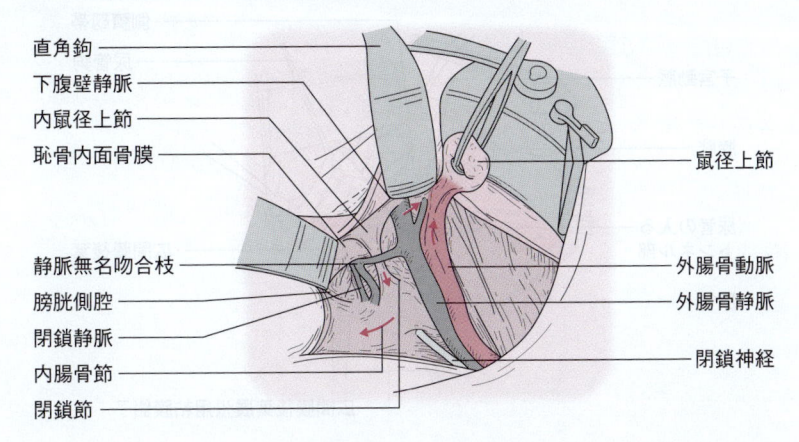

V. 婦人科疾患の手術療法

図5-32 子宮動脈の切断

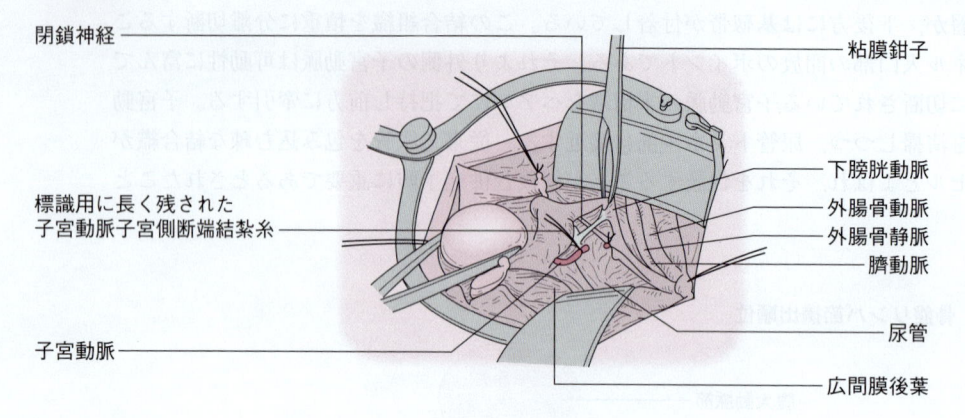

閉鎖神経
粘膜鉗子
下膀胱動脈
外腸骨動脈
外腸骨静脈
標識用に長く残された
子宮動脈子宮側断端結紮糸
臍動脈
尿管
子宮動脈
広間膜後葉

図5-33 広間膜後葉把持と尿管剝離

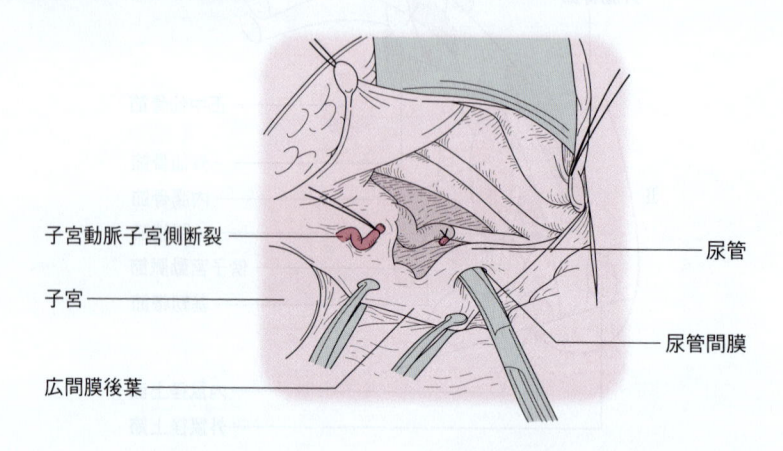

子宮動脈子宮側断裂
尿管
子宮
尿管間膜
広間膜後葉

図5-34 尿管剝離

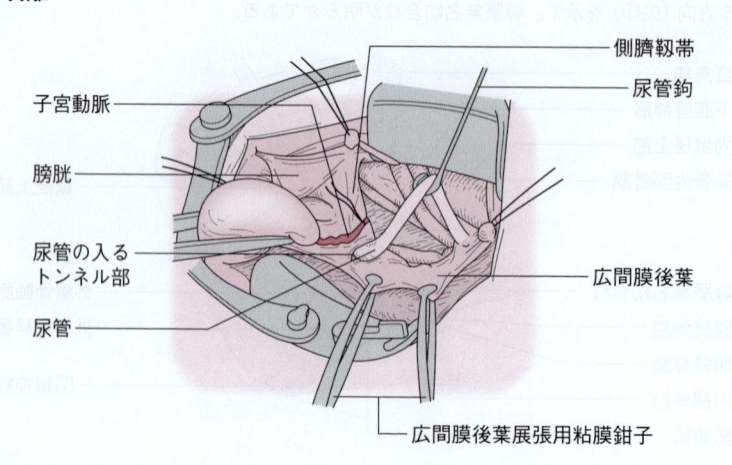

側臍靱帯
尿管鉤
子宮動脈
膀胱
尿管の入る
トンネル部
広間膜後葉
尿管
広間膜後葉展張用粘膜鉗子

もあったが，現在は尿管そのものを視認しながら処理を行っている．トンネル部周辺の尿管を周囲組織から分離して，クーパー背面の先端を用いて尿管そのものを後方へ圧排する．その際に抵抗となる細かな結合組織は切断する．次いで，子宮動脈尿管枝がトンネル入口部開放の障害になるので，分離結紮切断する．さらに，子宮動脈から基靱帯へ向かう硬い結合組織の切開を行うが，その際に浅子宮静脈の末梢端を牽引し，そこから後方へ向かう静脈吻合枝を含む結合組織をケリーにて分離し挟鉗切断結紮する．この操作により，子宮動脈はトンネル部から完全に分離されトンネル入口部は十分に開放される．

7）基靱帯の処理，切断（図5-35〜38）

①基靱帯の局所解剖（図5-35, 36）：基靱帯 lig.cardinale = lig. transversum colli(Mackenrodt) = 中部子宮支帯 retinaculum uteri pars media = cardinal ligament = the web はちょうど

図5-35　基靱帯処理の説明
膀胱側腔，直腸側腔開放方向，植物神経，血管分布模型図（尾骨側ドレーン挿入方向）．

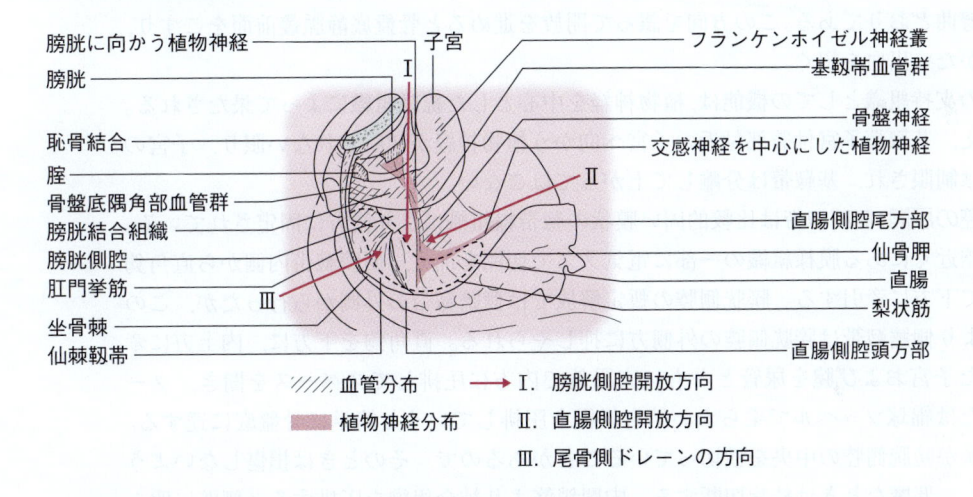

図5-36　膀胱側腔（および直腸側腔尾方室）および直腸側腔（頭方室）への入り方
側臍靱帯，尿管を内側に圧排した図にしてある．

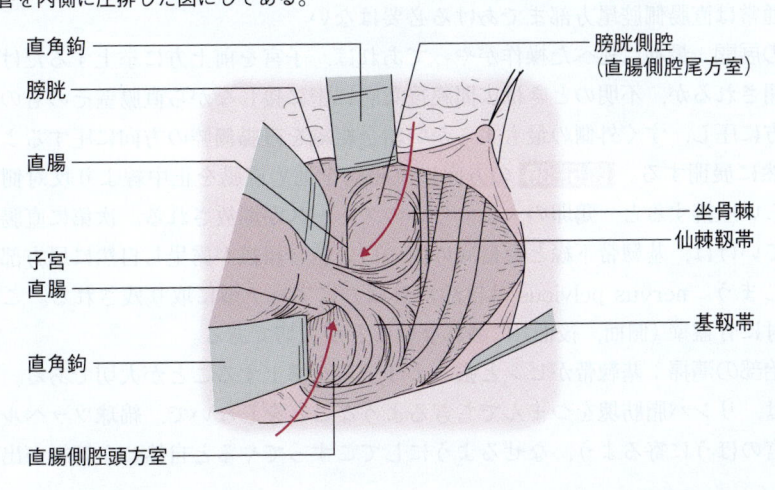

仙骨神経叢 plexus sacralis の骨盤底露出部を底とした三角錐のような形で，その頂点が子宮頸部側方についていると思えばよい．靱帯と名付けられているが，いわゆる靱帯ではなく，前上半分は血管（内腸骨動脈共同幹や内陰，下殿静脈と子宮腟静脈叢との間に存在する小動脈や吻合に富む子宮静脈，直腸静脈からなる）とその間を満たす脂肪組織およびリンパ節からなり，後下半分は比較的抵抗の強い線維状の植物神経（骨盤神経＝ nervus pelvicus ＝副交感神経）および結合組織線維からなっている．

基靱帯は，前下方は膀胱側腔 paravesicaler Raum (paravesical space)，さらにその深部では直腸側腔 pararectaler Raum (pararectal space) の尾方部 pars cauda lis. また後上方は直腸側腔の頭方部 pars cranialis を満たす粗鬆な結合組織によって包まれているので，これらの側腔を開放することにより，基靱帯そのものが浮かび上がるのである．直腸側腔の頭方，尾方部の境，すなわち基靱帯の下縁と骨盤底の間の部分は，ときに線維膜様の抵抗を示すことがある．膀胱側腔は膀胱の側方部から坐骨棘 spina ossis ischia (ischiadic spine) までの腹壁に対して垂直方向のスペースである（体軸を水平にしたとき）のに比べ，直腸側腔はまさに直腸に沿ったスペースであり，その走向は後面の仙骨前面の彎曲どおりである．この方向を誤って開放を進めると骨盤底静脈叢前面をこすり，止血しがたい出血を招く．

基靱帯の支持組織としての機能は，植物神経を中心とした線維組織によって果たされる．それゆえ，基靱帯子宮付着部付近の子宮へ向かう植物神経が切断されない限り，子宮の移動性は制限され，基靱帯は分離して上がってはこない．

②膀胱側腔の展開：側臍靱帯は比較的固い膜状の靱帯様組織により後方に固定されている．膀胱側腔近くにある膜様組織の一部に電気メスで切開を加え，側臍靱帯内側から直角鈎を入れて下方に牽引する．膀胱側腔の暫定解放では側臍靱帯の外側から行ったが，この操作により側臍靱帯は膀胱側腔の外側方に押しやられる．直角鈎を下方に，内上方に牽引された子宮および腟を尿管とともに直腸鈎で内方に圧排してスペースを開き，クーパーまたは綿球ツッペルで柔らかい結合組織を圧排していくと簡単に骨盤底に達する．閉鎖静脈が膀胱側腔の中央を横切っていることがあるので，そのときは損傷しないように注意し，邪魔なときは結紮切断する．内閉鎖筋より結合組織を圧排すると側壁に明らかな陥凹部である坐骨棘が現れる．その部分にある結合組織膜にやや力を加えて破ると，2 cm ぐらい深部に骨盤底を形成する挙肛筋と仙棘靱帯が現れ，直腸側腔尾方部が開放される．通常は直腸側腔尾方部まであける必要はない．

③直腸側腔の展開：最初に述べた操作がやってあれば，子宮を前上方に挙上するだけで入口部は展開されるが，不明のときは広間膜後葉層に密に接しながら直腸壁そのものを直腸鈎で内方に圧し，すぐ外側の最も柔らかい結合組織を直腸側腔の方向に圧するようにすれば自然に展開する．図5-36 の方向に直腸鈎を進め直腸を正中線より反対側に移動するくらい圧排すると，鶏卵の入るくらいのスペースが開放される．次第に直腸鈎を深く入れていけば，基靱帯下縁と骨盤底の間の白い結合組織が露呈し自然に尾方部へつながってしまう．nervus pelvicus は自然に外側方にアーチ型に取り残される．この操作中，絶対に骨盤壁（側面，後面）に触れないことが大切である．

④基靱帯起始部の清掃：基靱帯がピンと張るよう子宮を挙上することが大切である．基始部の清掃は，リンパ脂肪塊をつまんでちぎるようなことをしないで，綿球ツッペルで脂肪塊が子宮のほうに寄るよう，なぜるようにしてこすってやると自然に血管網が出てく

る。脂肪破砕吸引装置を用いると，脂肪組織が選択的に除去され，基靱帯内部の血管走行が明らかとなる。特にリンパ節腫大がある場合には，脂肪吸引によりリンパ節が浮き出してくるので，容易に摘出することができる。

⑤植物神経温存（図5-37）：基靱帯への癌浸潤のない例では，nervus pelvieusを残すことは膀胱機能回復によいので温存する。上記の操作ではっきりと目で区別できるようになるが，わからなければ指で触って確認したのち，血管部と神経部の間に長彎ペアンを挿入し，先端を広げ十分に両者を分離する。その間隙に1-0絹糸を挿入し，血管部を骨盤壁側で一括結紮する。これにより，その後の操作を安心して行うことができる。神経部近くに直腸方向へ向かう血管が認められる場合には，温存する。

⑥基靱帯の切断（図5-38）：第1挟鉗は，尿管よりも内側で長直コッヘルで基靱帯を軽く挟むようにして脂肪を内方へしごいたうえ，骨盤壁より数cm離し子宮側へ，先が基靱帯下縁から余裕をもって出るようにしておいてしっかりかける。第2挟鉗は，長直コッヘルを尿管の外側から基靱帯にかけ，共同幹に接しないように第1鉗子に平行に挟鉗す

図5-37　基靱帯血管部と神経との分離

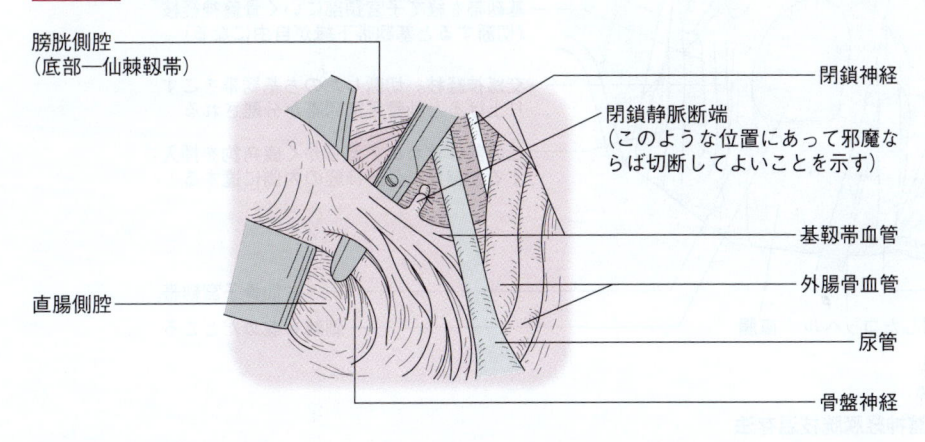

膀胱側腔（底部—仙棘靱帯）
直腸側腔
閉鎖神経
閉鎖静脈断端（このような位置にあって邪魔ならば切断してよいことを示す）
基靱帯血管
外腸骨血管
尿管
骨盤神経

図5-38　基靱帯挟鉗

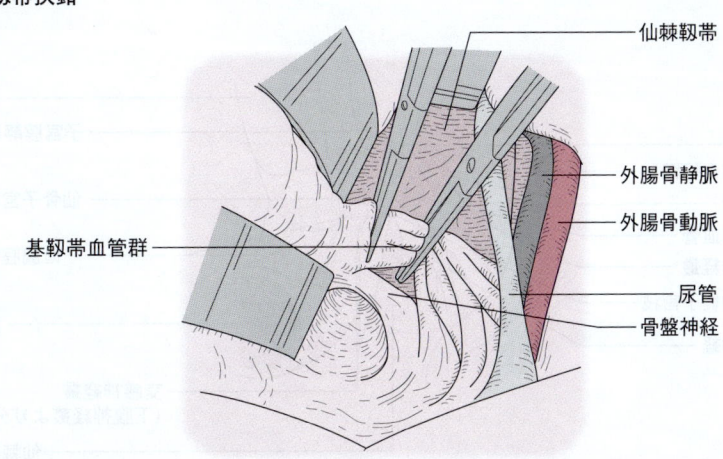

基靱帯血管群
仙棘靱帯
外腸骨静脈
外腸骨動脈
尿管
骨盤神経

る。第2鉗子は彎曲鉗子を用いないほうが安全である。基靱帯を切断したのち，第2鉗子側は結紮する。

8) 仙骨子宮靱帯の遊離切断（図5-39〜42）

①直腸腟間腔の展開（図5-39）：ダグラス窩の腹膜を切開したのち，直腸中央部を直腸壁および腟壁自体をこすらないようにして間腔を展開する。ダグラス窩腹膜を開けたら，ガーゼ1枚を丸めてダンゴにしたものを静かに詰め込み，これを前後左右に動かし直腸が仙骨子宮靱帯・直腸腟靱帯内面から剝離して後方に落ちるようにしてやればほとんど

図5-39 仙骨子宮靱帯内面剝離，基靱帯との分離（外面処理に入るところ）

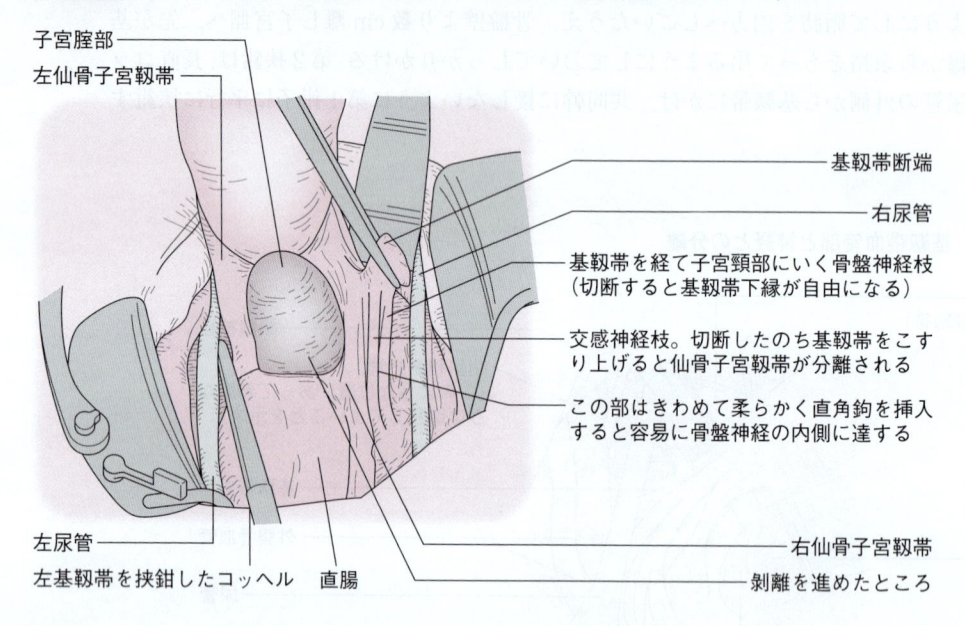

ラベル：子宮腟部，左仙骨子宮靱帯，左尿管，左基靱帯を挟鉗したコッヘル，直腸，基靱帯断端，右尿管，基靱帯を経て子宮頸部にいく骨盤神経枝（切断すると基靱帯下縁が自由になる），交感神経枝。切断したのち基靱帯をこすり上げると仙骨子宮靱帯が分離される，この部はきわめて柔らかく直角鉤を挿入すると容易に骨盤神経の内側に達する，右仙骨子宮靱帯，剝離を進めたところ

図5-40 骨盤神経膀胱枝温存法

矢印は植物神経系が腟管，仙骨子宮靱帯などから遊離させられることを示す。骨盤神経の走行・起始を示すために不要なものは省略して描いてある。

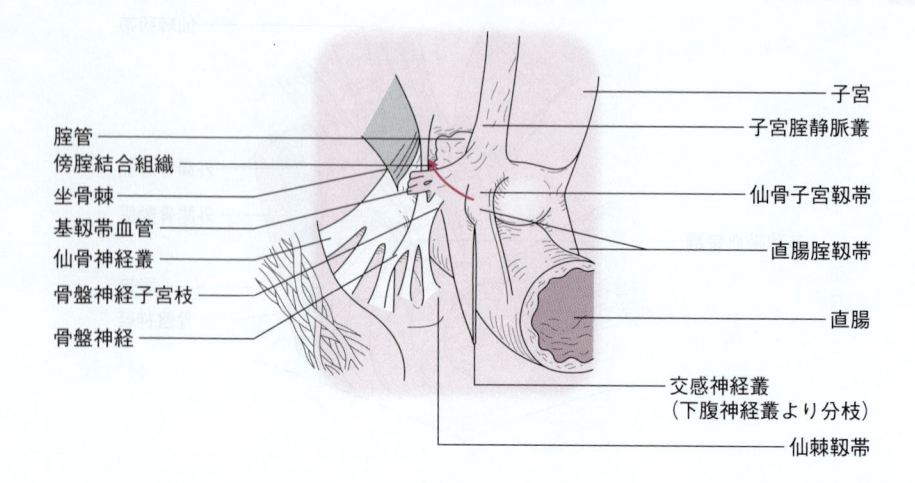

ラベル：腟管，傍腟結合組織，坐骨棘，基靱帯血管，仙骨神経叢，骨盤神経子宮枝，骨盤神経，子宮，子宮腟静脈叢，仙骨子宮靱帯，直腸腟靱帯，直腸，交感神経叢（下腹神経叢より分枝），仙棘靱帯

出血もなく開放できる．直腸により隆起した面と靱帯内面とが鋭角に交わる状態が確認できれば，十分剝離されていると考えてよい．

②仙骨子宮靱帯外側の処理：図5-39にみられるように，仙骨子宮靱帯と基靱帯の間には線維性結合組織ならびに交感神経線維が入り交じっていて，普通は密着した関係になっている．したがって，両者を分離しないと仙骨子宮靱帯のみの切断に適当な状態ではない．従来仙骨子宮靱帯といわれたものは，外方の神経層と内方の脂肪，血管，結合組織よりなる柔軟な層の2層からなっている．この神経層は膜状であり内方の靱帯より容易に分離できる．そこから直腸鉤を深部に入れ直腸を内側に強く圧排すると，nervus pelvicus と神経層がともに靱帯内層および直腸から分離する．この交感神経索は基靱帯付着部で副交感神経と合流してFrankenhauser神経叢をつくっていて，仙骨子宮靱帯，直腸腟靱帯の外側に張りついたように走っている．この神経叢を基靱帯血管部の断端より下方に至るところまで直腸腟靱帯より剝離することが，神経温存には重要な処置である．

④直腸腟靱帯の挟鉗，切断，結紮（図5-41, 42）：これまでの操作でうすい膜様組織になった腟，直腸靱帯を図5-41のように直腸を後方へ圧し下げ保護しながら，長彎ペアンで挟鉗し切断，結紮する．切断端最下端は，傍腟結合組織が近いため，あまり腟側に深入りすると，傍腟結合組織を損傷するおそれがあるので，十分注意する．結紮を免れる偶角部ができるのでZ縫合を施し，止血を確実にする．

9）膀胱子宮靱帯の遊離，切断（図5-43〜52）

①膀胱の徹底的剝離（図5-43）：膀胱と腹壁，膀胱と傍腟結合組織とはそれぞれがうすい筋膜，またはやや密な結合組織膜に覆われていて，その間にきわめてゆるい結合組織がある状態になっている．したがって，ピンセットで結合組織をつまみ上げ（白いクモの巣のような線維が持ち上がってくるはずである）剪断し，剪刀先端を少し浮かしながら左右に圧し広げたうえで下方へ圧排するとよい．このような操作により，次第に膀胱組織そのものを直視できるようになる．子宮翻転器で腟壁を強く圧迫していると膀胱組

図5-41　直腸腟靱帯の挟鉗
一側の手指による直腸の圧排挙上により靱帯は伸びて浅くなり，また直腸挟鉗が防止できる．----のごとく，挟鉗部より少なめに切断し，〇印の部でペアンの先より越えて多めに結紮用の針を返す．

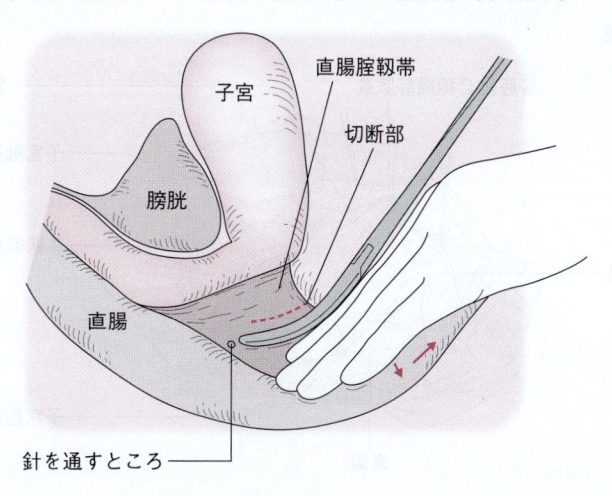

織は識別しにくいが，圧力を弱めると膀胱組織が膨隆してくるのでその存在が明らかとなる。膀胱組織を視認しながら膀胱子宮靱帯前層表面に存在する膀胱を少しずつ剝離し，前層として切開すべき範囲を十分に露出させる。この際に出血を見ることがあるが，電気メスにて容易に止血することができる。

②前層の処理（図5-44, 45）：膀胱子宮靱帯は前後層ともに，2層の構造から成り立っている。尿管を包むようにして存在する筋膜様組織と，その外側に存在する血管を含む結合組織の層である。前層の場合には膀胱と子宮の間に比較的薄い結合組織があり，その中に数本の血管が含まれている。尿管トンネルからアプローチすると筋膜様組織の内部に入り，前層切断の際には筋膜様組織も切断される。膀胱子宮靱帯前層の表面からアプローチして前層の結合組織を切断していく場合には筋膜様組織は残ることになる。

前述の尿管剝離の操作でトンネル開口部は十分に解放されているはずである。子宮動脈を保持し，尿管を真横外側に引っ張り，両者を観音開きするように展張させて，トンネル開口部にある尿管をクーパーにて後外方に圧排する。トンネルの屋根をピンセットで把持

図5-42　仙骨子宮靱帯の切断・結紮
挟鉗切断直後の状態を示す。結紮，対側処理後敷ガーゼを敷く。

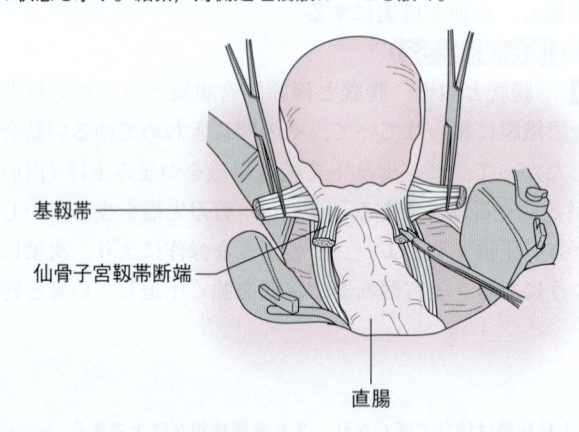

図5-43　膀胱の剝離

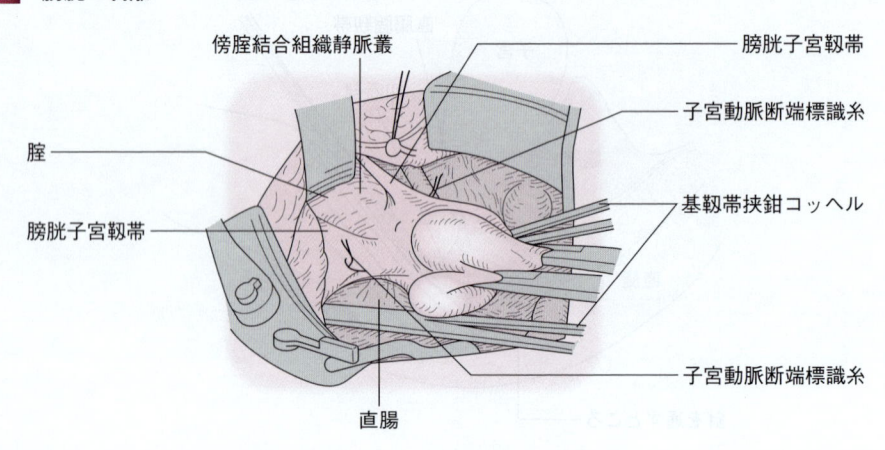

固定しながら，抵抗のない方向に向かって尿管を圧排するクーパーをトンネル内にすすめる。クーパーにより尿管を後方および外方に向かって交互に圧迫し，トンネルを拡大させるとともに，尿管をトンネルの屋根から十分に分離させる。膀胱子宮靱帯前層の下端近くまでクーパーの先端が来ていることをトンネル外から確認できるようになるまで同様な操作を行う。クーパーをトンネル内に挿入し尿管を軽く後方へ圧排した状態で，ケリー鉗子を挿入し，先端が前層組織から突出するような状態になるところで，少し力を入れて貫通させる。ケリーの先を静かに開き，その分離した部分に縦曲がりペアンで挟鉗，切断結紮する。貫通部位は尿管保護のためやや子宮側に向けるが，この際に子宮側壁の血管叢を傷つけないようにする。前層処理はあまり長い範囲を一括結紮すると尿管が屈曲し，尿貯留が起こり，やがて尿管瘻の原因にもなるので，尿管の膀胱移行部が確認できるようになるまで，数回に分けて行う。

③後層の処理（図5-46～52）：図5-46～48にこの部分の局所解剖を図示してあるの

図5-44　膀胱子宮靱帯処理の説明図
a　膀胱子宮靱帯前後層によってできたトンネル内の尿管の走行。子宮動脈，基靱帯，尿管，膀胱子宮靱帯の解剖的関係。
b　子宮動脈を内方にひきあげ，尿管と分離する。尿管を傷つけないように子宮動脈を露出する。
c　両者の分離を終わると，前後層間のトンネル入口が現れる。前層を分離する際，尿管を保護するためには挟鉗切断線の方向にペアンを入れる。

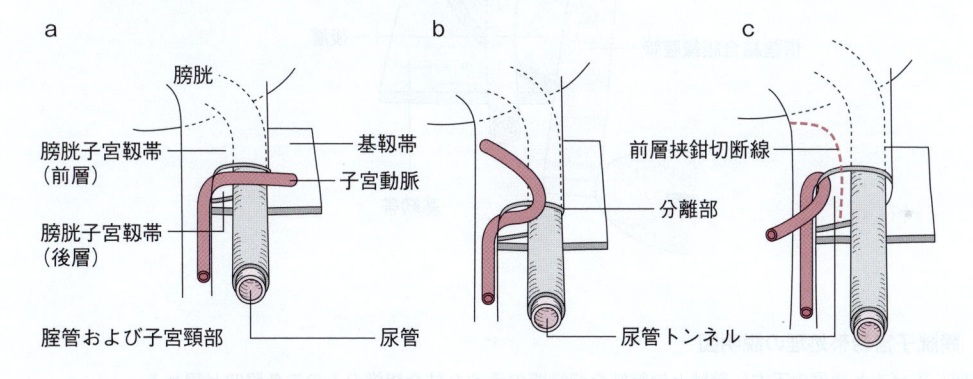

図5-45　膀胱子宮靱帯前層挟鉗・切断

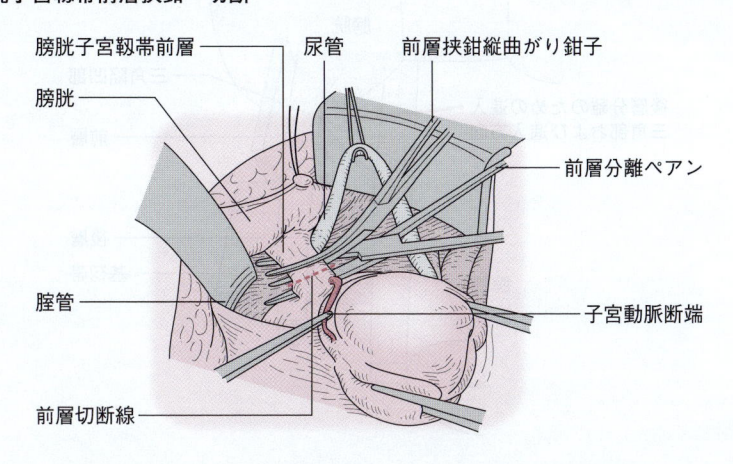

で参照されたい。後層も前層と同様に筋膜様組織とその後外側の結合組織からなる2層構造となっている。結合組織は血管，脂肪組織，神経組織を含み前層よりも厚く，なかでも膀胱から基靱帯へ向かう中膀胱静脈は太く目立つ血管である。

前層の下縁は尿管の膀胱移行部であるが，尿管移行部の膀胱をさらに1cm位下方に剝離すると，外側に傍腟結合組織を示す黄色の脂肪組織が現れるので，そこが後層の下端であるということがわかる。後層の後方付近には脂肪組織が豊富に存在し，後層の構造を直視することができない。2本の直腸鉤で膀胱や子宮を内側に圧排してこの領域を展開し，脂肪破砕吸引装置を用いて脂肪組織を除去すると，中膀胱静脈等の後層組織が明瞭に観察されるようになる。後層の切断は膀胱神経を温存するための処理の後に行う。

④膀胱神経温存のための処理，後層切断：仙骨子宮靱帯，直腸腟靱帯の外側に張りついた

図5-46 膀胱子宮靱帯処理の説明図
前層を切断し，外方へ進展すれば尿管の全走行が現れる。

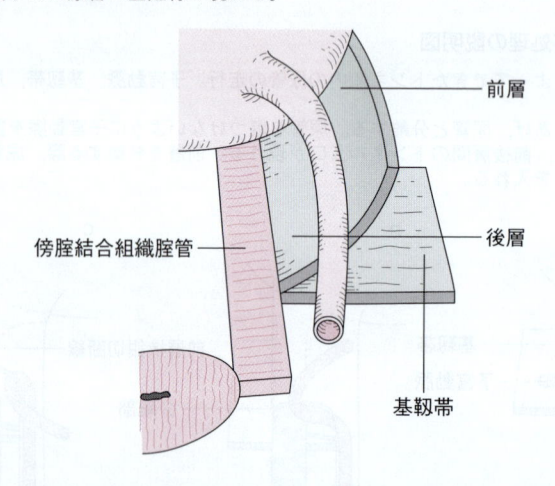

図5-47 膀胱子宮靱帯処理の説明図
膀胱を十分押し下げると後層の下方に膀胱と傍腟結合組織間の柔軟な結合組織のみの三角陥凹が現れる。
図矢印の方向に穿通すれば後層が分離される。尿管を外方に向かって剝離する。

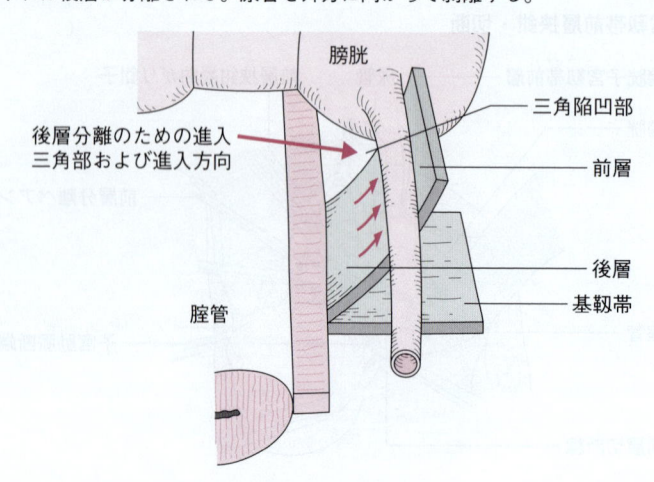

ように走っている交感神経索は基靱帯子宮側付着部で骨盤からの副交感神経と合流してFrankenhauser 神経叢をつくっている。骨盤神経 nervus pelvicus は仙骨神経叢 plexus sacralis の S3, S4, S5 から子宮頸部に向かって垂直に走入したのち，基靱帯付着部でFrankenhauser 神経叢にいく脚と，膀胱結合組織を経て膀胱にいく脚の2脚に分かれるとされている（図5-49）。しかしながら，この膀胱脚が神経束として明瞭に識別されることは少ない。そこで，膀胱神経を温存するために，以下に示す2つの処理を行う。第一は，ここまで神経組織はすべて温存してきたが，そのうち子宮のみに向かう部分を切断すること（図5-49）。第二は，膀胱神経は膀胱子宮靱帯後層と密接な関連があるので，後層の切断は手術のラディカリティを低下させない範囲で必要最小限とし，周囲の組織を傷つけないようにすることである（図5-50）。

まず第一の処理を行う。骨盤神経の子宮枝は子宮頸部のところで直腸側から下ってき

図5-48 膀胱子宮靱帯処理の説明図
図5-44 の操作を実際に近く描いたもの。

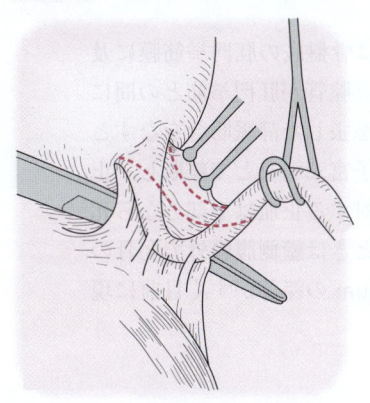

------- まで尿管を分離する。

図5-49 骨盤神経叢
自律神経温存術式のポイント

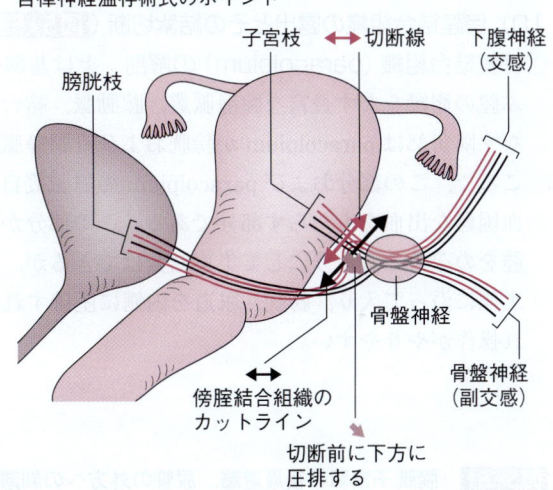

子宮枝 ⇔ 切断線
膀胱枝
下腹神経（交感）
骨盤神経
骨盤神経（副交感）
傍腔結合組織のカットライン
切断前に下方に圧排する

図5-50 膀胱子宮靱帯血管叢のカットライン

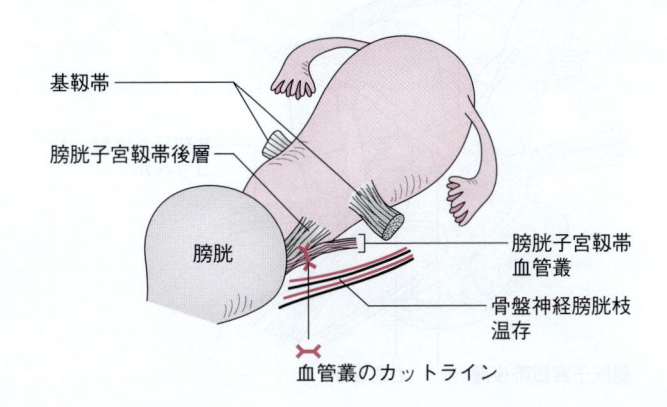

基靱帯
膀胱子宮靱帯後層
膀胱
膀胱子宮靱帯血管叢
骨盤神経膀胱枝温存
血管叢のカットライン

た交感神経系と密接に入り交じっており，子宮側壁に上るにつれて血管部との境目は不明となる。そこで基靱帯の血管部を挟鉗したコッヘルを前方に強く牽引し，細かな線維を切断しつつ，下方に存在する神経部との間を子宮頸部に入る直前まで剥離する。以前の操作で神経部の内側にあった直腸腟靱帯は切断されているので，神経組織のみが残っているはずである。子宮の後方から子宮頸部前壁に至る神経部をできるだけ子宮に近いところで切断する。この操作により，子宮のみに向かう神経を切断し，膀胱神経を残したことになる。

　第二の処理は膀胱子宮靱帯後層の切断である。既にこれまでの操作により，後層の全体像が明らかにされている。基靱帯の血管部に後層内の中膀胱静脈が吻合しているところが観察できるので，基靱帯血管部を前方牽引し，後層の脂肪組織に埋まっている中膀胱静脈の後壁が浮き上がるようになるまで，脂肪破砕吸引装置を用いて血管の後縁存在する脂肪組織を吸引する。尿管をできるだけ外方に押しやるように剥離したのち，以前の処理により明らかにした後層下縁からケリー鉗子を挿入し，傍腟結合組織を傷つけないようにしながら上後方に進め，基靱帯血管部の近くにある中膀胱静脈血管後壁の直下に先端を出す。ケリー鉗子によりとらえられた組織が切断すべき後層であり，縦曲がりペアンで挟鉗，切断結紮する。

10）傍腟結合組織の露出とその結紮切断（図5-53）

①傍腟結合組織（paracolpium）の解剖：上は基靱帯から，下は骨盤底の肛門挙筋膜に及ぶ腟の側縁をなす豊富な腟静脈叢，腟動脈，結合組織を指す。腟管が肛門挙筋との間になす隅角部は paracolpium が膀胱および直腸静脈叢と豊富な怒張した静脈吻合をなすところで，この部分および paracolpium の静脈叢自身が過度の子宮牽引などで離断し，止血困難な出血をもたらす部分である。この部分からの出血に対する止血は小部分なら死腔をのぞきこむようにして集束結紮はできるが，深い部分のときは壁側腹膜外で恥骨の裏側に沿って入り，膀胱，尿道を内側に圧排すれば paracolpium の深部がすぐ目前に現れ操作がやりやすい。

図5-51　膀胱子宮靱帯後層遊離，尿管の外方への剥離

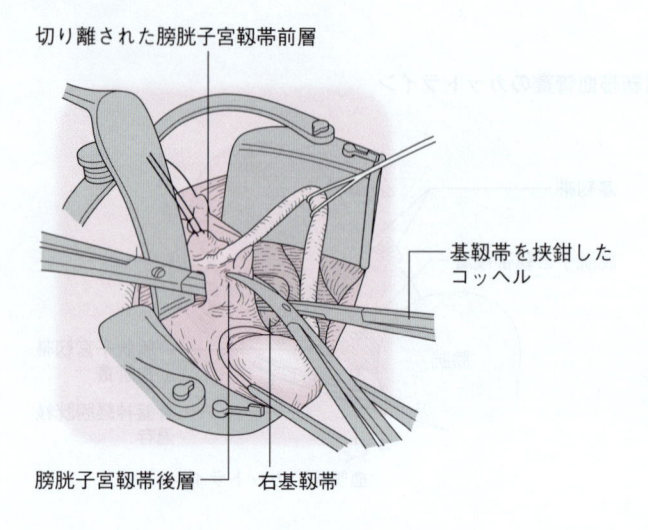

②傍腟結合組織の切断結紮（図5-53）：膀胱および膀胱子宮靱帯後層の断端を綿球ツッペルを用いて下方に押し下げると容易に傍腟結合組織から剝離される。摘出する腟壁の長さに応じて，十分に傍腟結合組織を露出させる。強彎コッヘルを基靱帯の下にかけparacolpium を上方へ引き上げる。膀胱剝離の高さと直腸剝離の高さを比較し，一致していることを確かめる。植物神経温存を行ったときはparacolpium の横を走る部分をできるだけ下のほうに圧排し，結紮してしまわないようにする（図5-49）。paracolpium結紮は，子宮の牽引をゆるめて paracolpium 緊張をとって締めやすくすることが大切である。

11）後腹膜腔ドレーン

ドレーンとしてJ-VACドレーンチューブを用いている。

図5-52 膀胱子宮靱帯後層挾鉗，切断，結紮

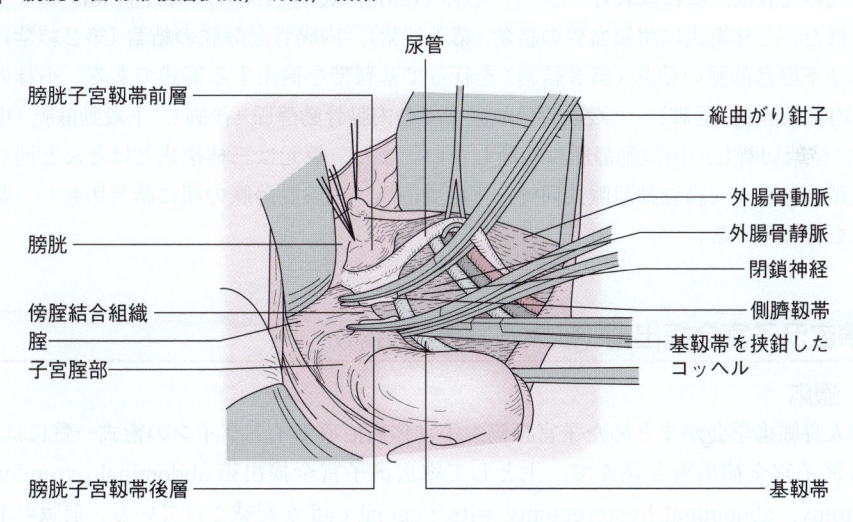

図5-53 傍腟結合組織結紮，切断，腟切断

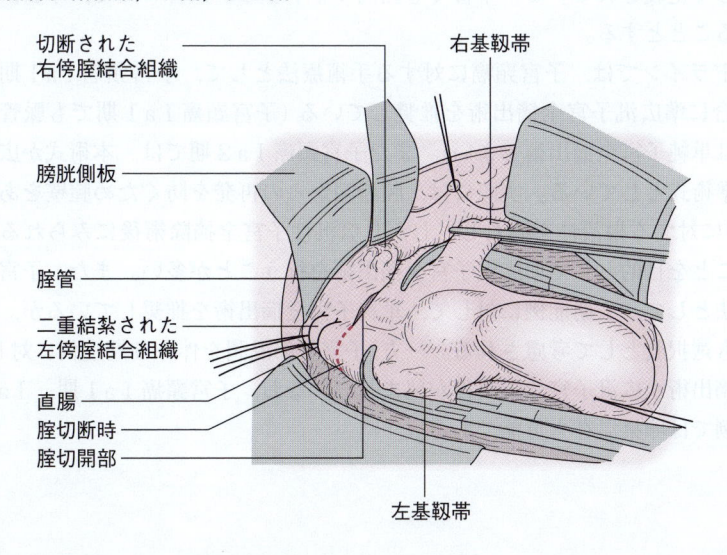

付）超広汎性子宮全摘除術

基靱帯に腫瘍状に癌浸潤が及ぶ場合，岡林術式を基本とする広汎性子宮全摘除術では基親帯を摘出することができないため，三林（1941）はそのような症例で癌塊とともに基靱帯を摘除する方法を腹式超広汎性子宮頸癌摘出術と名付けて発表した．本術式の基靱帯処理法は，その広汎性から荻野は岡林術式が基靱帯の切除 resection であるのに対し，基靱帯の摘除 extripation であるといい，また小林によって岡林術式の基靱帯処理は骨盤腔的操作であるのに対し，三林術式は骨盤の壁面操作と評された．

現在，Ⅲ期癌のような側方浸潤の高度なものは，大動脈節などの上方のリンパ節や他臓器への転移も多く，初めから本術式によって子宮頸癌摘出が行われることはほとんどない．しかし，広汎性子宮全摘除術を施行し，不測の強い浸潤に遭遇した場合適用されるべき術式であるが，本術式を応用できる技術をもっていれば，浸潤や思わぬ大出血にも安全に対処できる．

三林術式の発表後，これは荻野（1950），小林（1961），真柄（1964），明石（1967）によって改変された．三林術式は閉鎖血管の結紮（第1結紮），内腸骨動静脈の結紮（第2結紮），内陰および下殿動静脈の結紮（第3結紮）を行って基靱帯を摘出する術式である．小林の術式は，内陰動静脈（前脚），上殿血管分岐直下での内腸骨動静脈（後脚），下殿動静脈（中脚）の順に結紮切断し，閉鎖動静脈は切断しない．また，坂元は三林術式とほとんど同じ順序で閉鎖動静脈，内腸骨動静脈共同幹，下殿動静脈，内陰動静脈の順に結紮切断し，基靱帯摘除を行っている．

⑥ 準広汎子宮全摘出術（拡大子宮全摘出術）

a. 概説，適応

日本婦人科腫瘍学会がまとめた子宮頸癌，子宮体癌治療ガイドラインの術式一覧には，前述の広汎子宮全摘出術と並んで，主として準広汎子宮全摘出術 abdominal extended hysterectomy, abdominal hysterectomy with vaginal cuff が記載されている．前版の本書で記載されていた拡大子宮全摘出術は，これら国内のガイドラインには準広汎子宮全摘出術と同義として定義されている．本書でも国内ガイドラインに合わせて，準広汎子宮全摘出術を用いることとする．

前述のガイドラインでは，子宮頸癌に対する手術療法として，子宮頸癌Ⅰa1期の脈管侵襲を伴う場合に準広汎子宮全摘出術を推奨している（子宮頸癌Ⅰa1期でも脈管侵襲を伴わない場合は単純子宮全摘出術でよい）．また子宮頸癌Ⅰa2期では，本術式か広汎子宮全摘出術を標準術式としている．実際には，腟断端からの再発を防ぐため腟壁をある程度切除しⅠa2期に対する根治性を満たし，しかし広汎性子宮全摘除術後にみられる後遺症を起こさないことを目的として準広汎子宮全摘出術を行うことが多い．また，子宮体癌に対する手術療法として，Ⅰ期症例に対して，単純子宮全摘出術を推奨しているが，準広汎子宮全摘出術も選択肢として考慮される．一方，子宮頸部浸潤を伴うⅡ期症例に対しては，準広汎子宮全摘出術か広汎子宮全摘出術が望ましい．なお，子宮頸癌Ⅰa1期，Ⅰa2期の場合，若年症例では卵巣温存も可能である．

b. 術式

術式の要点は，膀胱子宮靱帯前層を処理して，尿管を側方に圧排することにより腟円蓋を十分に含めて切除する点にある．詳細は広汎子宮全摘出術を参照されたい．準広汎子宮全摘出術に特異的な点だけを以下に記載する．

1） 円索，付属器の処理は単純子宮全摘除術と同様に行う．
2） 骨盤リンパ節郭清を広汎性子宮全摘除術と同様に行い，次いで側臍靱帯を把持して子宮動脈を結紮切断する．尿管を広間膜から剝離し遊離する．ここで，基靱帯の処理は行わない点が広汎子宮全摘出術と違う点である．
3） 後方処理として，直腸を腟管と直腸腟靱帯から剝離して，仙骨子宮靱帯と直腸腟靱帯を1～2回に分けて切断する．
4） 膀胱を十分剝離したのち，膀胱子宮靱帯のトンネル部を確認し前層を切断する．後層の上をころがすようにして尿管を側方移動させる．後層の切断は行わない点が広汎子宮全摘出術と違う点である．

図5-54 腟断端の処理
傍腟結合組織断端および腟断端間裂隙縫縮．

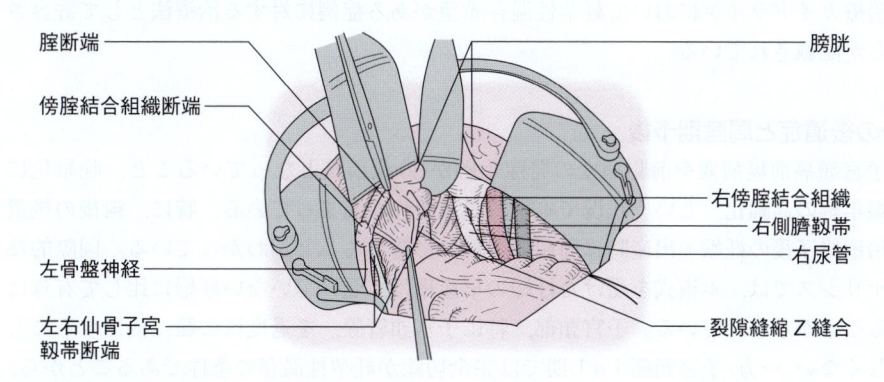

図5-55 尿管保護のための膀胱，直腸側壁前縁の縫合
右側はすでに固定され，尿管膀胱進入部が外方より保護されているのがわかる．左側は縫合糸をかける要領を示す．

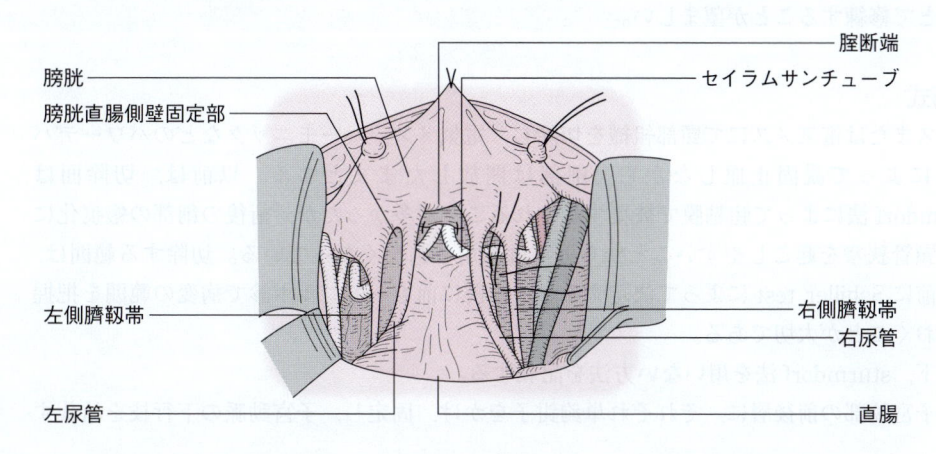

5）尿管を十分側方へ圧排しつつ，膀胱子宮靱帯後層上縁の高さで傍腟結合組織を結紮切断する。この際に，基靱帯，膀胱子宮靱帯後層，傍腟結合組織を集束結紮されることになる。
6）反対側にも同様の操作を行ったのち，傍腟結合組織切断部の高さで腟を輪状に切断し，腟壁を 1～2cm の長さに切除する。腟壁の切除長も広汎子宮全摘出術と比べて短い。
7）リンパ節郭清後の排液のためドレーンを設置する。

７ 子宮頸部円錐切除術 conization of the cervix

a. 概説，適応

本術式は頸管上部を頂点とし，子宮腟部を底面とした円錐形に子宮頸部組織を切除する術式である。初期癌またはその前段階の病変（異形上皮，上皮内癌）の診断のために頸部組織を十分に切除するために本術式が用いられる。

異形上皮では，円錐切除術が最終治療法となりうるし，上皮内癌についても妊孕力を温存したい場合には摘出標本で病巣の完全摘除が確認できれば，そのあとの follow-up を行うことを条件に治療法として用いられることもある。また，最近では一般の上皮内癌や妊孕性温存を必要とする初期浸潤癌（Ⅰa1期）の症例に対する治療としても確立され，国内外の治療ガイドラインにおいて妊孕性温存希望がある症例に対する治療法として許容されることが記載されている。

b. 術後の後遺症と周産期予後

また子宮頸癌前癌病変や前駆病変の発症年齢が 30 歳前後となっていること，晩婚化に伴う妊娠年齢の高齢化，という状況で本術式の重要性が高まっている。特に，術後の後遺症は，治療終了後の妊娠・出産時に周産期予後に影響することがわかっている。国際的なメタアナリシスでは，本術式を受けた妊婦の早産率は，受けていない妊婦に比して有意に上昇することが示されている。子宮頸部，特に子宮頸管腺，を過度に広範に摘出することは望ましくない。一方，子宮頸癌Ⅰa1期では完全切除が妊孕性温存の条件であることから，ある程度の広さの摘出が必要である。治療効果を損なわないように必要最低限の切除を行わなければいけない。本術式は手術手技的には過度に難解な術式ではないが，適切な切除範囲を決めることが患者のその後の周産期予後にまで影響することから，熟練した指導医のもとで修練することが望ましい。

c. 術式

メスまたは電気メスにて頸部組織を切除し，電気メス，ハーモニックなどのパワーデバイスによって凝固止血しながら，創部は開放したままとする。以前は，切除面は Sturmdorf 法によって腟粘膜で被覆するされることが多かったが，術後の創部の瘢痕化に伴う頸管狭窄を起こしやすいことから近年は頻用されなくなっている。切除する範囲は，術直前に Schiller test によって決定するが，術前に前もってコルポ診で病変の範囲を把握しておくことが大切である。

以下，sturmdorf 法を用いない方法を記載する。
1）子宮腟部の前後層に，それぞれ単鈎鉗子をかけ，固定し，子宮動脈の下行枝を結紮す

るために3時，9時方向に0号バイクリル吸収糸をかけて結紮する。
2) 10万倍希釈のアドレナリン含有生理的食塩水を切除部分に浸潤させ，子宮腟部の血流を遮断しておく。
3) 次いで切除範囲から2mm程度ののりしろを付けるように，やや外側にメスにて輪状切開を加える。この際，粘膜病変の病理学的評価ができるように子宮頸部粘膜の切開はコールドメスを用いる。
4) 粘膜面を切開したのちには，筋層を切断していくが，筋層からは出血しやすいことから，電気メスなどのパワーデバイスを用いる（筋層の病理学的な評価は原則的に不要である）。その際に，摘除側の組織に絹糸をかけて牽引することによって，電気メスでの切除線が可視できるようになり，過不足のない摘出が可能となる。頸管に向かって円錐形に切除する（図5-56）。摘出物の質量に比例して，術後の後遺症が発生しやすくなることから，筋層を切断していく際には，極力筋層を子宮側に残すように心がける。すなわち，上皮内腫瘍性病変があると考えられる子宮頸癌粘膜だけを剥離するように筋層を切断していくこととなる。円錐形というよりは逆T字形のような摘出物になるほうが術後の後遺症やフォローアップは行いやすいことを留意したい。
5) 頸管に向かっての高さはびらん面の広い場合は低く，更年期以降で狭い場合は高くするようにして，squamocolumnar junctionを完全に切除する。しかし，内子宮口を越えてはならない。摘出物標本の子宮頸部粘膜面の長さが3cmぐらいになるように心がける。
6) 電気メスの代わりに円錐切除専用の電気メス（LEEPなど），またレーザーメスなどを用いることもある。これは切除と同時に止血されるので出血は少ないが，切断面における組織凝固が問題となることもある。

付）Sturmdorf法

切除面をSturmdorf法で腟粘膜によって被覆する場合は，ヘガールを用いて頸管をやや拡大し，縫合後頸管閉鎖を防ぐ。吸収糸を図5-57のように子宮頸部外側2時ぐらい

図5-56　外科的円錐切除法

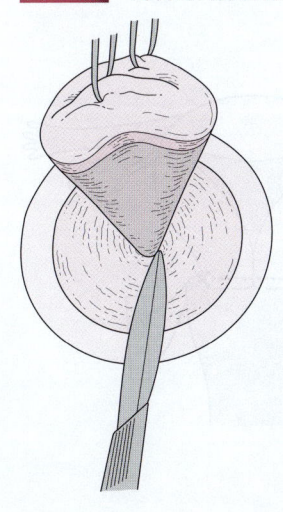

図5-57　Sturmdorf縫合

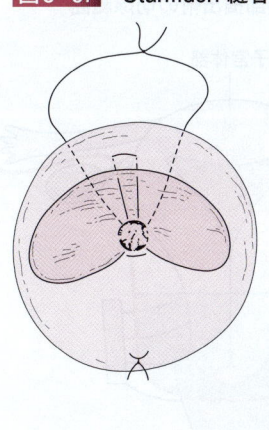

の位置から頸管に向かって通し，頸管から出した糸は前唇の断端の12時の位置に通して再び頸管から頸部10時ぐらいの位置から出し，そこで結紮する。後唇も同様に縫合被覆する。次に前後の腟粘膜の断端をそれぞれ結節縫合する。

⑧ 広汎／準広汎子宮頸部摘出術

a. 概説，適応

　子宮頸癌Ⅰa2～Ⅰb1期に対する妊孕性温存術式として，この20年ぐらいで開発された術式である。子宮頸部摘出術をトラケレクトミー trachelectomy とよぶことが多い。子宮頸部とその周辺の浸潤の可能性がある領域を，広汎子宮全摘出術 Radical trachelectomy もしくは準広汎子宮全摘出術 extended trachelectomy と同じように摘出するが，子宮体部・卵巣は温存して腟管と吻合することによって再建する術式である。図5-58に広汎／準広汎子宮頸部摘出術のシェーマを示す。通常の広汎／準広汎子宮全摘出術では，赤線カットラインで子宮体部も一緒に摘出するのに対して，広汎／準広汎子宮頸部摘出術ではグレー網かけの子宮頸部とその周辺組織（腟管を含む）だけを摘出する。腟断端と子宮体部は吻合にて再建される。

　子宮頸癌Ⅰa1～Ⅰb1期に対する標準術式は，広汎もしくは準広汎子宮全摘出術であるが，強く妊孕性温存を希望した症例に限り，挑戦的治療として考慮されるものである。トラケレクトミーは1990年代にフランスで腟式の術式 (vaginal radical trachelectomy；VRT) として発表されて以降，欧州を中心に急速に普及した。それに伴い数多くの報告がなされるようになり，トラケレクトミーが妊孕能の温存を希望する臨床進行期Ⅰa2～Ⅰb1期までの子宮頸癌症例に対する広汎子宮全摘出術以外の選択肢となりうることが示された。一方，日本ではVRTを行っている施設はほとんどなく，開腹術によるトラケレクトミー (abdominal radical trachelectomy；ART) を行っていることが多い。日本人の体格が小柄で腟式手術が困難なこと，根治的切除範囲が重要であると考えられることから，日本では開腹によるトラケレクトミーが普及している。

図5-58　広汎子宮頸部摘出術の切除範囲

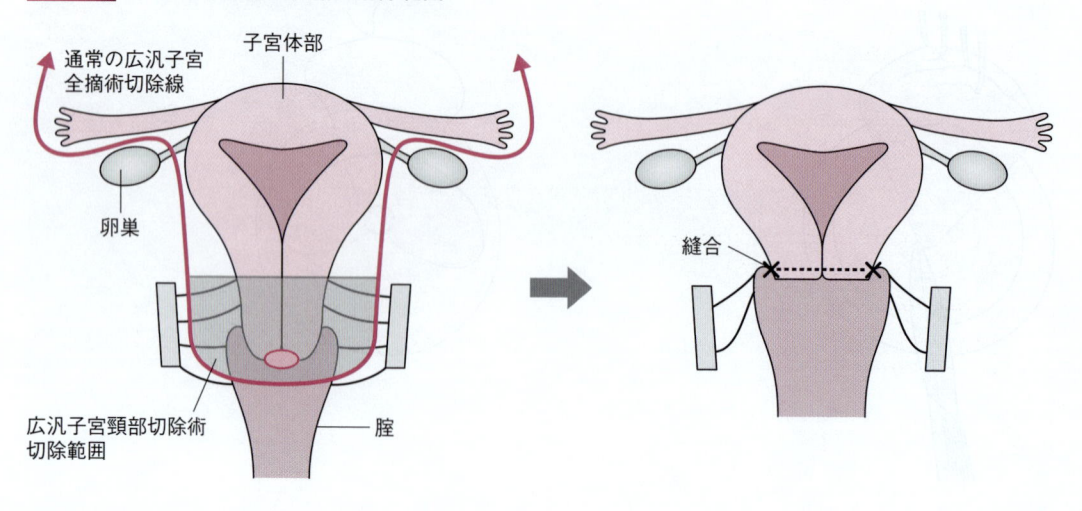

医師が患者にARTを提案する際は「いまのところ確立された治療ではないこと」を説明し，再発の危険性や妊娠できない可能性を十分に理解させる必要がある．その一方で，妊孕能の温存を希望する臨床進行期Ⅰa2～Ⅰb1期の子宮頸癌症例に対するトラケレクトミーの治療成績とその後の妊孕能，周産期予後までの解析が重要である．現時点では，諸家の報告からⅠa2期～腫瘍径が2cmまでのⅠb1期がトラケレクトミーのよい適応といえる．

b. 術式のポイント

通常の広汎子宮全摘出術にほぼ準ずる．すなわち，基靱帯，直腸腟靱帯，膀胱子宮靱帯といった支持組織と腟管は通常の広汎子宮全摘出術と全く同じように摘出する．このことによって子宮頸癌の前後左右への浸潤に対応することとなる．また，リンパ節郭清は通常どおり骨盤リンパ節を系統的に郭清する．

ただし，両側付属器，円靱帯，子宮動脈（本幹と上行枝）は切断しない．子宮頸部は癌病巣からの距離を十分に確保しながらも，頸管腺を1cmは温存することがその後の妊娠時の周産期予後の改善に必要であり，頸部の上端一部と子宮峡部を用いて，新しい子宮頸部（Neo-cervix）を再建する．子宮頸部の腫瘍側と子宮動脈の下行枝は切断する．子宮体下部（Neo-cervixの円蓋部に相当）と腟壁を吻合する．Neo-cervixを再建した際には頸管を縫縮しておくことが推奨されている．これは，妊娠時に頸管無力症になるおそれがあるためであり，妊娠後の子宮頸癌縫縮術が難しいことが予想されるためである．

術後は，一定の期間を経て，通常どおりの性交渉が可能であり，自然妊娠も期待できる．Neo-cervixが狭窄しやすいこと，頸管腺が少ないことから，頸管因子による不妊症のリスクも高い．生殖医療による補助を要する場合も多い．また妊娠時には約60％は正期産で正児を得るといわれている．子宮体下部を吻合していること，子宮頸部が非吸収糸で縫縮されていること，下腹神経子宮枝を切断していることから，術後の分娩は選択的帝王切開分娩となる．

図5-59 準広汎子宮頸部摘出術の切除範囲

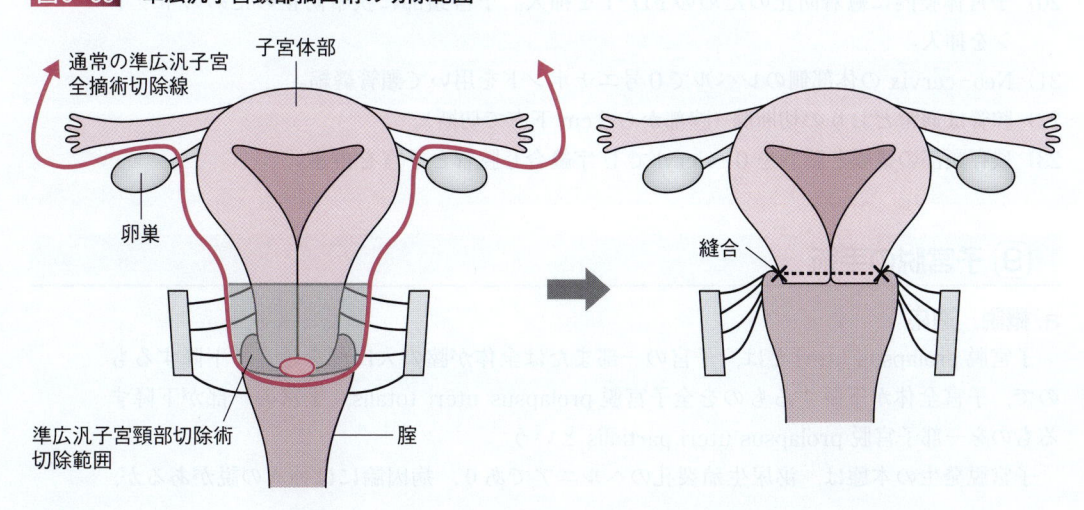

c. 術式（広汎子宮頸部摘出術の術式を示す）

1) 通常の正中切開で開腹。
2) 子宮体部を子宮把持鉗子で把持。卵管角をペアン，コッヘルで挟鉗すると組織が挫滅して妊孕能が悪化するおそれがあるので，把持は子宮体部の把持鉗子を用いる。
3) 円靱帯は切断せずに，後腹膜を開放。膀胱を暫定剝離。血管群，尿管，直腸・膀胱側腔を開放，腸腰筋を血管から剝離。
4) 骨盤リンパ節郭清，総腸骨リンパ節もしくは腫大リンパ節を迅速提出。術中にリンパ節転移が認められた症例では本術式は行ってはいけない。広汎子宮全摘出術に移行する。
5) 子宮動脈を同定，傍子宮組織の尿管交差部まで遊離。子宮動脈にvessel tapeでマーク。
6) 尿管を遊離し尿管鈎で把持しながら，子宮動脈交叉部を超えて前層トンネル入口部まで追跡。
7) 円靱帯をvessel tapeで頭側に牽引，直腸鈎で直腸・膀胱側腔を内側に圧排。
8) 基靱帯を通常のごとく切断・二重結紮。内側は鋸歯鉗子で挟鉗。対側も同様。
9) （後方処理）ダグラス窩を開放，直腸を腟管・直腸腟靱帯から剝離。仙骨子宮靱帯を切断。下腹神経を遊離して温存しながら，直腸腟靱帯を切断。
10) （前方処理）子宮動脈，尿管をそれぞれ把持。
11) 膀胱を十分に剝離。傍子宮頸部組織を整理。前層を切断，尿管を外側へ転がす。
12) 子宮頸部へ入る下腹神経子宮枝を基靱帯レベルで切断。
13) 後層近くの膀胱脂肪組織を整理し，後層と基靱帯を継ぐ血管を結紮・切断。
14) その後に，後層を切断。
15) 傍腟組織を二重結紮・切断。
16) 子宮頸部は，術中エコーで子宮頸管腺を確認しながら，頸管腺が10mm温存できるように，cut lineを決定（内子宮口レベルから10mm下方）。
17) このcut lineの上方まで，子宮動脈を剝離し，その際に下行枝を2本切断する。その後に，電気メスで子宮頸部を切断。
18) 子宮体部側の切除断端の筋層，頸管腺を迅速に提出。腫瘍残存ないことを確認。
19) 子宮体下部と残存頸部を用いてNeo-cervixを形成。
20) 子宮体腔内に癒着防止のためのFD-1を挿入。子宮頸部に狭窄防止のためのネラトンを挿入。
21) Neo-cervixの体部側のレベルで0号エチボンドを用いて頸管縫縮。
22) 腟管は通常どおりの切断腺（腟部から2cm下方で切断）。
23) 残存頸部の漿膜と腟管を0-vicrylでU字縫合し腟管と子宮を再建。

⑨ 子宮脱の手術

a. 概説，適応

子宮脱prolapsus uteriとは，子宮の一部または全体が腟の入口部を越えて下降するもので，子宮全体が下降するものを全子宮脱prolapsus uteri totalis，子宮の一部が下降するものを一部子宮脱prolapsus uteri partialisという。

子宮脱発生の本態は，泌尿生殖裂孔のヘルニアであり，病因論には種々の説があるが，

全子宮脱の病状は仙骨子宮靱帯をはじめとする諸靱帯の延長，泌尿生殖裂孔の開大，肛門挙筋の離解，膀胱腟中隔・直腸腟中隔の弛緩，腟壁の弛緩伸展，子宮頸部の肥大・延長などである．子宮脱手術はこれら諸組織の修復にあるが，これら病態のどれに重点を置き，修復・補強するかによって種々の術式が行われてきた．

① Halban-Doléris 手術：Halban-Tandler の見解に基づきヘルニア門の閉鎖と支持組織としての骨盤底諸筋，特に肛門挙筋の強化に主眼を置いた術式で，その要点は前方操作として膀胱腟中隔を縫縮する膀胱底形成（Blasenbodenplastik），後方操作として肛門挙筋脚縫合（Levatornaht）を行うことにある．さらに Halban 術式で行う高位膀胱固定の代わりに，円靱帯腹壁固定術（Doléris 手術）を組み合わせたものである．子宮頸部延長のあるときはそれに対する頸部切除術も加える．

② 腟式子宮全摘除術＋膀胱底形成＋肛門挙筋縫縮：脱出した子宮を腟式に摘除し，腟の断端の脱出を防止するため，円索を腟断端部に固定し，同時に前・後腟壁を縦縮する．さらに併発しやすい膀胱脱，直腸脱に対応するために膀胱底形成および肛門挙筋脚縫合を加えることが多い．

③ LeFort 手術（colpocleisis mediana）：腟壁を前後に縫合して，子宮の脱出を防止する術式である．子宮脱が腟管をヘルニア門とする一種のヘルニアであるなら，機能の犠牲さえ考慮しなければヘルニア門の完全閉鎖を主眼とする本術式は子宮脱の根治手術といえる．通常は性機能活動の不要な高齢者に行われる．また子宮を摘出されないまま子宮へのアプローチが不可となるため，がん検診ができなくなることが問題である．

④ Manchester 手術：子宮支持組織の1つである基靱帯の縫縮と子宮頸部延長を子宮脱の一病因とも考える子宮頸部切断を行う術式である．術式がわりあい容易で臨床成績もよいが，術式の論理構成がいまひとつ明解ではない．靱帯縫縮が有効というより，むしろ同時に行われる膀胱底形成がヘルニア門閉鎖に有効なのではないかとも考えられる．

⑤ TVM 手術：ポリプロピレンメッシュ（ガイネメッシュ）を用いた TVM 手術（transvaginal mesh technique）が近年，泌尿器科を中心に普及している．TVM 手術とは，膀胱の下面を覆うように広がったメッシュが閉鎖孔を通過するメッシュアームで支持されて，ハンモック状となって脆弱化した恥頸筋膜を代替して膀胱を支えるものである．TVM 術では，ほかの術式で行われる恥頸筋膜切除・縫縮とは根本的に異なっており，膀胱底のみならず膀胱頸部をも支持される点が特徴である．

b. 術式

1）膀胱底形成

　腟部鉗子にて子宮腟部前唇を把持し下方へ牽引する．10万倍希釈のボスミン生理的食塩水を腟粘膜に浸潤させ，外尿道口下方 1.0 cm くらいの位置より子宮腟部に至る縦切開を置き腟粘膜および膀胱腟中隔を切断する（図5-60）．腟壁と膀胱を切開創の全長にわたり剝離し，次いで膀胱を子宮頸部より剝離し上方に完全に挙上できるようにする．腟壁切開縁に粘膜鉗子をかけ外側方へ牽引し，切開縁の内側 5 mm の部分に切開を入れ膀胱腟中隔を腟粘膜より剝離し遊離片とする（図5-61）．次いで，剝離した膀胱を外尿道口の近くで腟壁子宮頸に糸をかけたタバコ縫合で挙上埋没する．左右の隔膜の遊離片を着物のように重ね合わせて縫合し膀胱底の強化と形成を行う．

2) 子宮頸部切断

　腟壁切開を輪状に子宮頸部全周に延長し，子宮頸部後面を剥離し，基靱帯下部を結紮した子宮全長が約 7 cm になるように子宮頸部を切断する（図 5-62）。膀胱底形成術で余剰となった腟壁を切除し，尿道口の下方から結節縫合で左右の腟壁を縫合し，子宮頸部断端は Sturmdorf 法で腟粘膜により被覆する。

3) 肛門挙筋縫合

　腟入口部の後陰唇交連の会陰皮膚に図 5-63 のように切開を入れ，さらに垂直に腟壁

図 5-60 腟前壁の縦切開

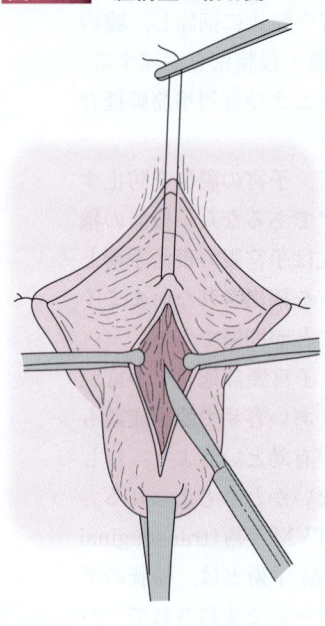

図 5-61 膀胱腟隔膜の剥離

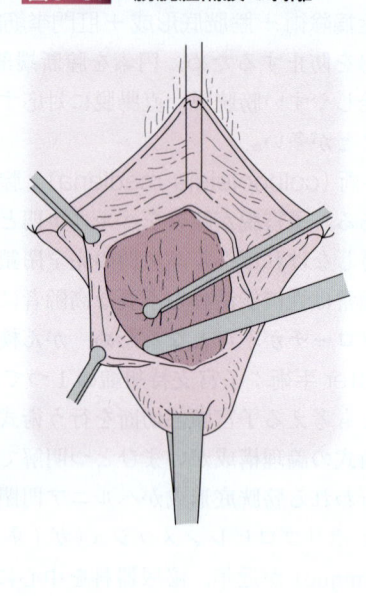

図 5-62 子宮頸部の切断

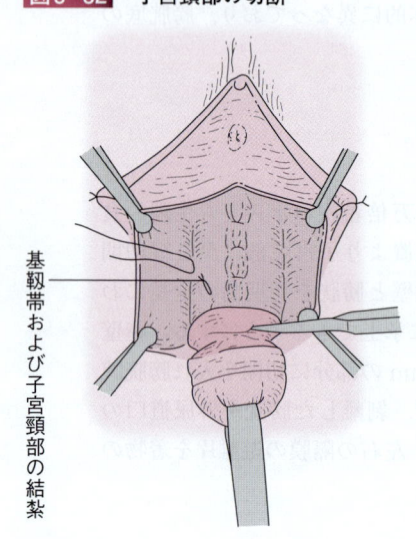

基靱帯および子宮頸部の結紮

図 5-63 腟後壁の縦切開

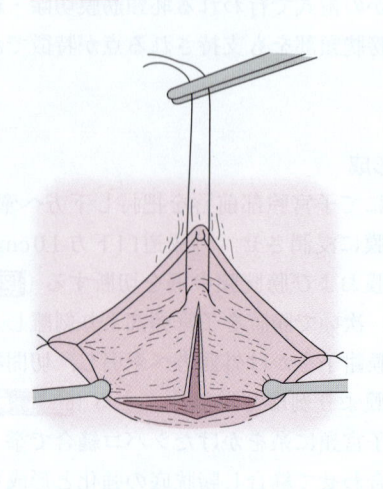

に正中線に縦切開を加える．会陰切開の長さは切開端を合わせたとき腟入口の広さが2指を通ずる程度とする．腟粘膜に入れた切開縁に粘膜鉗子をかけ，直腸腟中隔を直腸側に残すようにして腟粘膜と直腸を剥離する．直腸剥離を十分に行い，直腸側腔に通ずる空隙を開放し肛門挙筋の内側面を確認する．会陰皮膚と泌尿生殖器隔膜外側の間を開放して，坐骨直腸窩に進入し肛門挙筋脚を確認する．このとき，挙筋脚の前方に深会陰横筋が菲薄な筋層として触れるので，これを切断し挙筋脚を直視できるようにする（図5-64）．次いで太い絹糸を左右挙筋脚に十分深く刺入し，正中で縫合する．縫合終了時の腟腔の広さが，2指を通すくらいになるよう1cm間隔で3針くらい縫合する．剥離した腟後壁三角弁を切除し，会陰部に死腔を残さないようにして腟壁を正中で結節縫合する．

図5-64 挙筋脚の露出

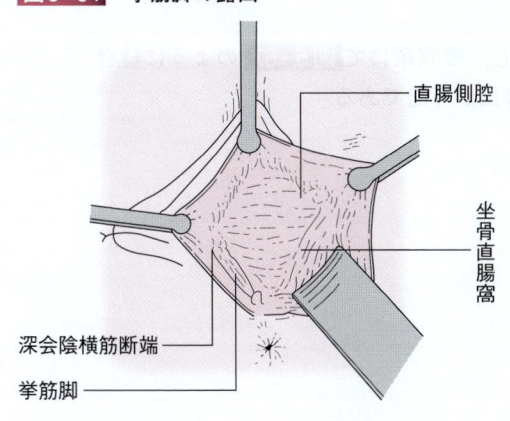

図5-65 正しい腹直筋貫通部
a 正しいDoléris手術（吊り桁が強固）
b 誤ったDoléris手術（吊り桁が弱い）

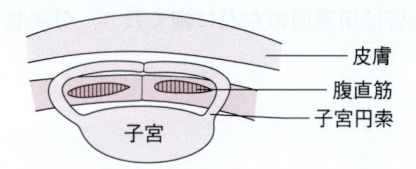

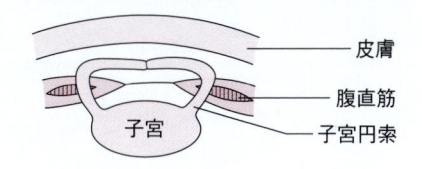

図5-66 Manchester手術

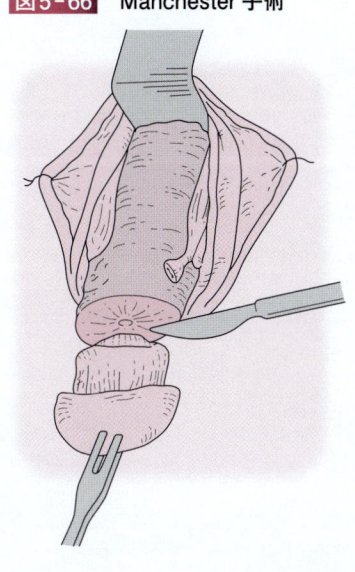

図5-67 LeFort手術

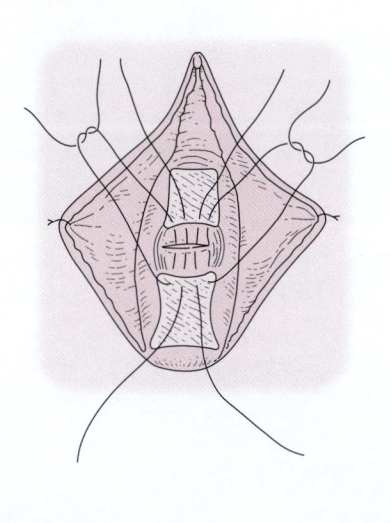

4）Doléris 手術

開腹し腹直筋筋膜を露出し，恥骨結合上縁上方約 6～7 cm の腹直筋外側縁に小切開を加え，ペアン鉗子で筋膜および腹膜を貫いて円索の中央やや子宮側を挟み筋膜外に引き出す。腹膜，筋膜縫合後，円索を腹直筋筋膜上に絹糸で縫合固定する（図 5-65）。腹壁皮膚を縫合し手術を終了する。Doléris 手術の意味は，腟断端部の挙上とヘルニア門の上方よりの子宮による蓋による閉鎖であるが，この操作が必ず必要であるかどうかは問題である。

5）Manchester 手術

子宮頸部切断は前述の 2）と同様。前腟壁は前述の 1）の膀胱底形成と同様に処理し，左右の基靱帯断端を正中にて子宮頸部に縫合固定する（図 5-66）。頸部およびその切断端は腟粘膜で Sturmdorf 法を用いて縫合し手術を終了する。直腸脱のある場合は前述の 3）肛門挙筋縫縮を追加する。

6）LeFort 手術

前後腟壁から同形・同大の短冊型に粘膜を剝離し，吸収糸にて図 5-67 のように縫合する。腟管は閉鎖面の左右に細く残り，分泌物の排出が可能である。

6. 付属器の手術

卵巣および卵管の疾患を対象に施行されるが、いずれの器官も妊孕性の維持には不可欠であり、また、閉経前の女性では内分泌器官としての卵巣の意義は大きく、手術の適応、手術法の選択に関しては、慎重な考慮が望まれる（図5-68）。

① 卵巣摘出術，卵管摘出術，付属器摘出術

a. 適応と指針

卵巣、卵管の両者を一緒に摘出するのを付属器摘出術 salpingo-oophorectomy, adnexectomy といい、通常卵巣を摘出する必要がある場合はこの術式がとられる。卵巣のみを摘出する卵巣摘出術 oophorectomy は、例外的に良性疾患で卵管の摘出が困難な症例に限られる。卵管摘出術 salpingectomy は、卵管妊娠、卵管留膿症、留水症、卵管腫瘍などが適応として行われる。

b. 手術手技

1) 付属器摘出術 salpingo-oophorectomy

卵巣（腫瘍）から約1cm離れた部位で、骨盤漏斗靱帯を一括して長曲コッヘル鉗子にて挟鉗し、続いて卵管および卵巣固有靱帯を同様に挟鉗する（図5-69）。その際、両コッヘル鉗子の先端がやや重なるようにし、断端部の滑脱を防ぐため安全鉗子を装着しておくほうがよい。鉗子側断端に若干の余裕が残るように、各靱帯と卵管を切断し、卵巣、卵管を摘出する。断端部は、2本の0号吸収糸を丸針を用いて、コッヘル鉗子先端部に血管を損傷しないように刺入し、2本の糸を交差させ、第2助手に両側コッヘル鉗子を徐々に緩めさせ、執刀者と第1助手の2人で両側の結紮を同時に行う。断端部の滑脱を防ぐために、結紮糸をさらに挟鉗部外側にも通しておくとよい。また、結紮された断端部は、2〜0号

図5-68 付属器に対する手術の種類
①卵管摘出術
②付属器（卵管・卵巣）摘出術
③卵巣腫瘍核出術

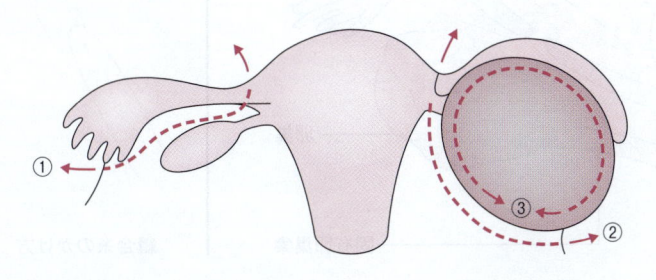

糸にて集束結紮を行っておけば止血は確実である。
2）卵巣摘出術 oophorectomy
　卵巣のみを摘出し，卵管を温存する必要がある場合に行う。卵巣固有靱帯と卵巣間膜を切断して卵巣を摘出するが，その際，できるだけ卵管から離れた部位での挟鉗切断が望ましく，卵管の移動性が保たれるように配慮する必要がある。
3）卵管摘出術 salpingectomy
　卵管を挙上し，卵管間膜および卵管を2本の曲がりペアン鉗子を用いて図5-70のように挟鉗し，卵管を切除する。断端部の縫合は付属器摘出術の際と同様に行う。卵管切除は卵管に接して行うようにし，卵巣への血行に障害を与えないようにする（図5-70）。

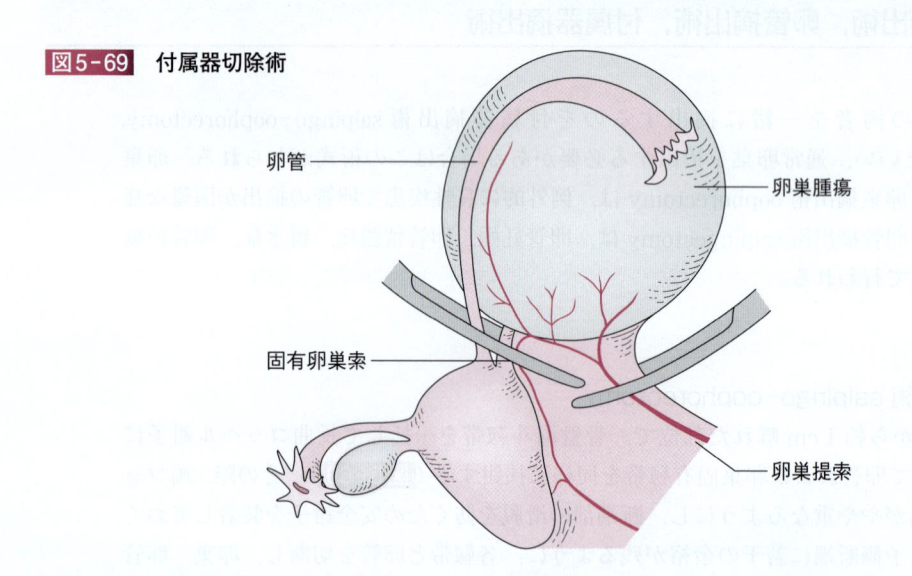

図5-69　付属器切除術

図5-70　卵管切除術（卵管妊娠例）

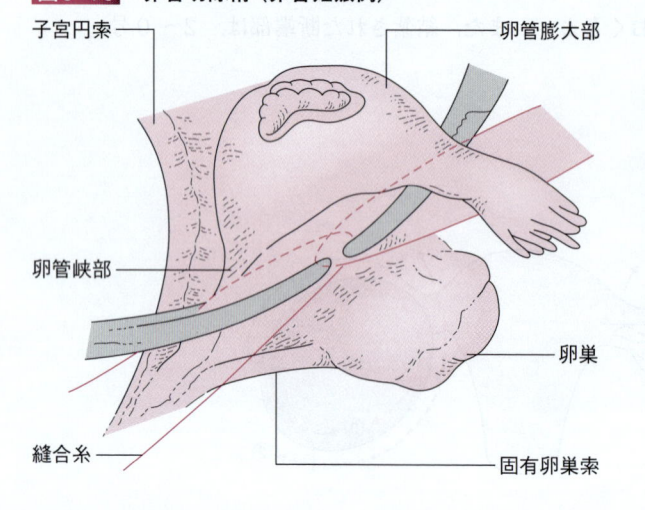

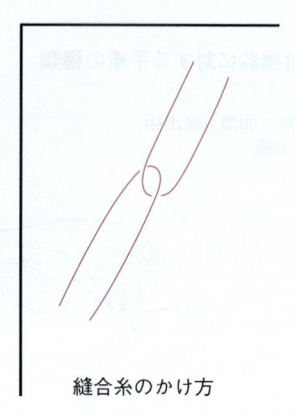

② 卵巣楔状切除術

　卵巣楔状切除術 wedge resection of ovary は，多囊胞性卵巣症候群 polycystic ovary syndrome；PCO の治療や，小囊腫の摘出の際に用いる．少なくとも残存部分が正常卵巣大となるように切除部位を決め，卵巣長軸に沿って卵巣内に向かってメスで楔状の切開を加え切除する．3～0号吸収糸を用いて，切除部深部の Z 縫合を行う．完全に止血するには，十分深く針を刺入する必要がある．続いて，表層部を同じ糸を用いて連続または Z 縫合する（図5-71）．現在では，PCO の手術治療は腹腔鏡下多孔術が一般的である．

③ 卵巣腫瘍摘出術

a. 適応と指針

　大多数の卵巣腫瘍では，健常な卵巣組織が腫瘍組織の周囲を覆っている．従って，妊孕性保持が望まれる女性のみでなく，更年期前の症例では，原則として卵巣腫瘍摘出術 cystectomy of ovarian tumor の適応となる．当然，対象は良性腫瘍に限られる．必要に応じて術中に迅速標本にて悪性でないことを確かめる．

b. 手術手技（図5-72）

　良性卵巣腫瘍の大部分は囊腫であり，その表面は薄い平滑な被膜で覆われている．この

図5-71　両側多囊胞性卵巣の楔状切除術

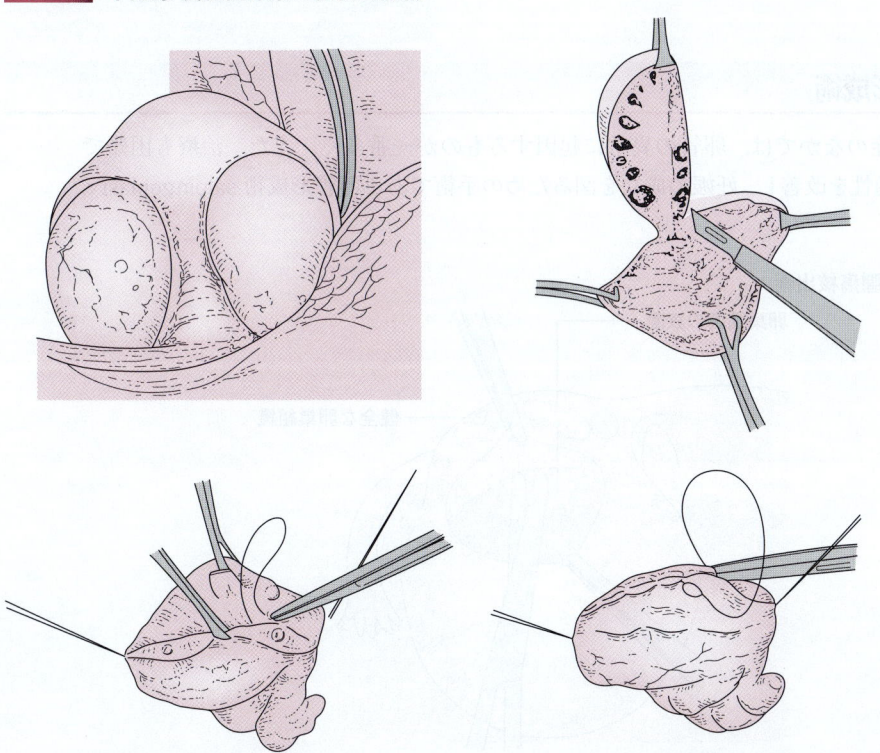

被膜に連続して，腫瘍の基底部周辺では，白色不透明のやや厚みを増した組織が存在し卵巣門に続く．この組織が健常卵巣部であり，ときにかなり伸展され薄くなっていることもあるが，その温存により術後卵巣機能が維持される．

　最初に囊腫によって進展されて薄くなっている卵巣表面にメスで浅く切開を加える．この操作はきわめて慎重に行い，囊腫壁を損傷し内容を漏出させないようにする．囊腫壁に達すると，切開された卵巣表面は自然離開する．その後は，さらに創部を延長し被膜様の卵巣のみを切開するが，場所により厚さが異なるため囊腫壁を傷つけることがある．従ってその危険性が大きいと考えられる場合は，最初の切開部から，囊腫壁と被膜様の卵巣の間にケリー鉗子を挿入し，少しずつ両者を剝離し，被膜部分をクーパー剪刀にて切開する．続いて，囊腫を卵巣健常部から分離する操作に移るが，これは切開部より徐々に卵巣門に向かってクーパー剪刀にて剝離を進める．囊腫への血管は卵巣門近接部から進入していることが多く，囊腫壁の剝離が進み，卵巣門近くのみを残すようになると，血管部を視認できることが多い．その際は，その部分を曲がりペアン鉗子にて挟鉗して切断し，囊腫を摘出する．挟鉗部は結紮し，そのほか主な出血点は凝固または結紮により止血したのち，3〜0号吸収糸を用いて切開創深部を数針縫合して合わせる．残りの卵巣が十分な大きさを有する場合は適当な形に修復できるように辺縁を切除する．残存部の表層を，同じく吸収糸を用いて連続あるいはＺ縫合する．

　卵巣囊腫が大きく，そのままで操作するには腹壁切開創があまりに大きくなりすぎる場合は，悪性の可能性が考えられなければ，内容液が漏れないように卵巣囊腫にアロンアルファ®を用いてサージカルドレープを貼り付け，さらに直径2cm程度のタバコ縫合を置き，中心部を穿刺し吸引管を導入して内容を吸引排除し，囊腫を縮小してから摘出術を行ってよい．

④ 卵管形成術

　女性の不妊症のなかでは，卵管の異常に起因するものが一番多く，また，治療も困難である．卵管疎通性を改善し，妊娠の成立を図るための手術である卵管形成術 salpingoplasty,

図 5-72　卵巣腫瘍核出術

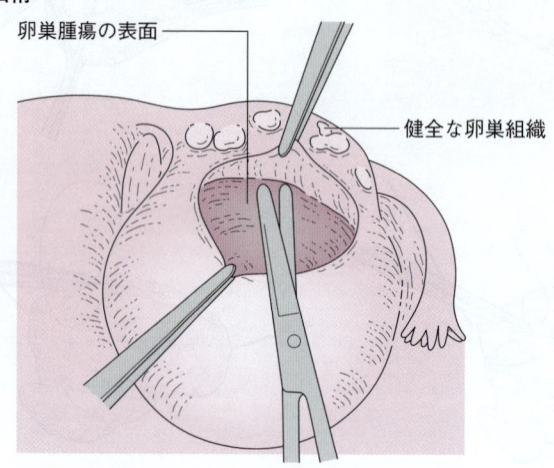

tuboplastyは古くから行われており，種々の工夫がなされてきたが，術後の妊娠率は，報告者の大部分が20％以下であった。

マイクロサージャリーを用いると，卵管結紮後に挙児を希望する女性を対象に卵管の端々吻合を施行した場合は，70％以上の妊娠率が報告されているが，なんらかの病理原因による卵管異常に対しては従来に比べ若干の改善をみるのみで，卵管の疎通性が改善されても妊娠率はそれほどよくなっていない。すなわち，卵管の生理的機能の回復が妊娠成立には必要となっており，手術療法にも限界があると考えられる。卵管形成術は卵管病変の状態，部位により術式は異なり，卵管剝離術，卵管開窓（口）術，卵管吻合術，卵管移植術が適宜用いられる。

a. 適応

卵管疎通性障害による不妊症が適応となる。従って，両側卵管に障害があり，そのほかに不妊の原因がない場合に限られるため，十分な術前検査を行う必要がある。また，卵管病変の種類や程度によっても適応は異なり，一般に炎症性変化や癒着が高度な症例，特に結核性の場合は手術は困難で，術後妊娠率も低いため対象外となる。

b. 手術手技

開腹後，骨盤腔内の癒着の状態，卵管の病変を検討し，さらに，頸管カニューレを用いてインジゴカルミンを注入して卵管閉塞部を確認し，最終的に手術術式を決定する。器械は形成用のものを用いて行うが，マイクロサージャリーでは専用の器械が種々開発されている。

1）卵管開口術 salpingostomy

卵管采膨大部での閉塞がある症例では，閉塞部を切開あるいは切除し，卵管の内腔を開き，創縁を外翻させて粘膜を卵管外膜に縫合する。

2）卵管吻合術 tubal ananstomosis

卵管の部分的閉塞に対して，閉塞部を切除し，健常部の端々吻合を行う。マイクロサージャリーを用いたほうが術後の成績はよく，針付きナイロン糸7〜0，11〜0号を使用し，4〜6針にて端々吻合を行う。

3）卵管移植術 tubal implantation

卵管の子宮側に閉塞がある場合は，健常部の卵管を子宮に移植する方法が選択される。子宮角部あるいは子宮後面を切開し，移植卵管端を縦に切開して2弁とし，それぞれを子宮内面に固定し，子宮切開創を縫合する。通常ポリエチレン管を卵管に通し，子宮腔内より腟内に留置しておく。

7. 外陰，腟の手術

① 外陰，腟の形成術

a. 概説，適応

　外陰，腟の形成術は，外陰，腟の先天的・後天的変形に対して行われるが，後天性のものは分娩に起因する場合が多い。分娩時の会陰裂傷の縫合不全による陳旧性第3度会陰裂傷にはその修復術が施行される。また，多産婦あるいは無力体質の女性では，前腹壁や後腟壁が弛緩下垂することがあり，それが高度になると，膀胱脱，直腸脱とよばれる状態となる。それぞれ前腟壁形成術と腟会陰形成術，縫合術などが適宜施行される。また特殊な場合として，腟中隔の症例では，性交や分娩の障害となる場合は非妊時あるいは分娩時に手術する。

b. 術式

1）陳旧性会陰裂傷修復術 perineoplasty

　臨床上一番問題となり，また修復が難しいのは直腸壁に達する裂傷では，腸管の手術に準じた術前処置が必要であり，抗菌薬投与，十分な浣腸，腸洗を行う。腟壁と直腸壁の瘢痕部に沿って切開を置き，さらに腟壁中央に縦切開を置き，十分に腟壁と直腸粘膜とを剝離する。これにより直腸壁縫合部の可動性が得られ，過度の緊張が避けられるので，きわ

図5-73　陳旧性会陰裂傷形成術
a　切開
b　直腸壁の縫合。直腸粘膜に糸をかけないようにする。

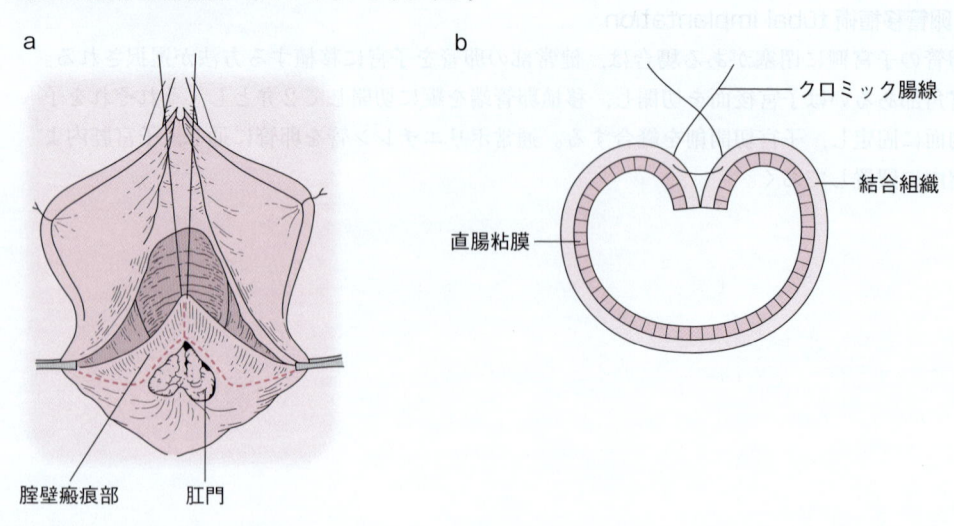

めて重要な操作である。次いで，直腸壁の瘢痕部を切除し，直腸壁を lembert 縫合し，さらに結節縫合して第1層縫合部を埋没する（図5-73）。縫合は針付き2-0号吸収糸を用いて約5mm間隔で行う。次に肛門括約筋断端を引き出し，2針結節縫合して左右を合わせる。会陰を形成し，直腸縫合部を保護するためにも，左右肛門挙筋縫合を行い，次いで腟壁および会陰部皮膚を縫合する。術後は局所の清潔を保つことが重要である。

2）腟中隔の手術

腟中隔は，原則として切除するが，その伸展性が悪い場合や，分娩時などで切除困難な場合は切断し，出血部位のみ結紮止血するだけでもよい。

② バルトリン腺に対する手術

a. 概説，適応

バルトリン腺囊腫は，感染による慢性炎症が原因となって排泄管が閉塞して発生する。穿刺や小切開による排膿だけではしばしば再発するため，囊腫摘出術か造袋術が施行される。手術としては造袋術が簡単であるが，若干の再発例もあり，摘出術のほうが確実である。しかし，急性炎症期ではきれいに摘出するのは困難で，造袋術が選択されることが多い。

b. 術式

1）バルトリン腺囊腫摘出術

腟入口部外縁に沿って，小陰唇の内側に囊腫壁手前まで小切開を加える。囊腫壁を周囲組織から鈍的・鋭的に剝離し，囊腫を破らないように摘出する。その際，基底部は出血しやすいために結紮切断したほうがよい。まず十分に止血し，死腔をつくらないように2-0号吸収糸で埋没縫合して，次いで皮膚縫合を行う。囊腫壁を残存させると再発の可能性があるため，完全に摘出する必要があり，また内容液による汚染や術後の出血が心配される場合は，ペンローズドレーンを置くとよい。

2）バルトリン腺囊腫造袋術，開窓術 marsupialization（図5-74）

摘出術と同様の切開を加え，囊腫表面を十分に露出する。囊腫壁を皮膚切開創と一致して切開し排膿後，両創縁を皮膚に2-0号吸収糸で結節縫合すると全体として囊腫部分は袋状となる。開口部はできるだけ広くしないと，閉鎖して囊腫が再発することがあり注意を要する。手術終了時には囊腫内腔にコメガーゼを充填してドレナージするか，ペンローズドレーンを留置する。

③ 外陰切除術

a. 概説，適応

外陰切除術には，外陰悪性腫瘍，外陰良性腫瘍・外陰上皮内腫瘍に対する根治治療として施行される。悪性腫瘍には，外陰癌，外陰黒色腫，浸潤性 Paget 病，バルトリン腺癌，などが含まれる。良性腫瘍には尖圭コンジローマ，上皮内腫瘍にはボーエン様丘疹，Paget 病などが含まれる。外陰切除術は，尿道口，肛門に侵襲が加わる場合があり，術後の排泄機能障害など後遺症が問題となる。外陰癌の治療は，外科的切除が基本である。高齢者を除き，外陰切除術が外陰悪性腫瘍に対する第1選択の治療である。しかし，近年は

化学療法，放射線療法，放射線化学療法同時併用療法などのほかの治療法の有用性が確立してきた。そのため，外陰切除術のみではなく，術前化学療法，術前放射線化学療法併用療法などを併用することによって，術前に腫瘍を縮小させ，外陰切除術による侵襲を減らすことで，治療後のQOLを損なわないようにする治療法が試みられている。

さらに外陰悪性腫瘍においても，進行期別に術式の選択が個別化されてきている。Ⅰa期症例では，広範囲外陰部分切除術，Ⅰa期以外のⅠ期症例では根治的外陰部分切除術，Ⅱ期以上では，周辺の皮膚と皮下の脂肪組織にリンパ流が豊富に存在するため，これらも含めて広く摘出する広汎性外陰切除術が選択されるようになってきた。これらに加えて，Ⅰb期以上では，適宜，両側もしくは片側の鼠径リンパ節郭清術を施行する。

b. 術式

1) 広範囲外陰部分切除術 wide local excision，根治的外陰部分切除術 radical local excision

本術式は，外陰腫瘍周辺の正常皮膚組織をのりしろとして付けた形で腫瘍を摘出するものであり，腫瘍の存在位置によって摘出される外陰の部位と臓器が異なってくる（したがって部分切除という標記になる）。下記の外陰切除術 vulvectomy との相違点を端的にいうと，simple vulvectomy は外陰全部の皮膚を切除するもの，radical vulvectomy は外陰全部の皮膚と皮下組織（リンパ流を含む）を切除するもの，local excision は腫瘍周辺の皮膚だけを切除するもの，となる。

のりしろとしての腫瘍周辺の正常組織は，wide local excision では1cm，radical local excision では2cm程度は必要と考えられる。したがって，local excision の場合に重要なことは，病変の広がりを正確に把握することである。すなわち，肉眼的に正常に見えても病変が広がっていることもありうるので，正確な病変の範囲を組織学的に評価する必要がある。術前（マーキングしておく）もしくは術中に，腫瘍周囲の肉眼的に正常組織と思われる部位を全周性にマルチ組織生検して，組織学的に正常組織であることを評価しておく。

2) 単純外陰切除術 simple vulvectomy

外陰全部の皮膚を切除する術式である。外陰の皮下の脂肪組織や外陰周囲の皮膚は切除

図5-74　造袋術

a　膿腫の切開

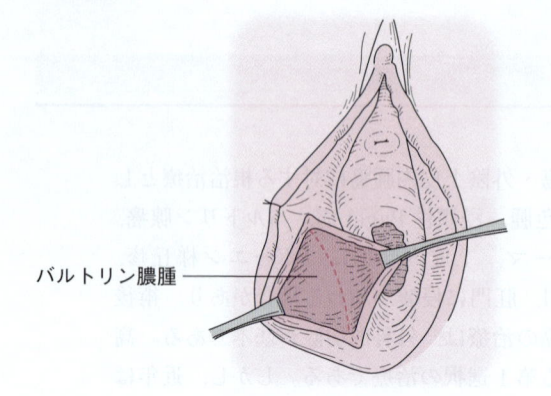

b　嚢腫壁と粘膜の縫合

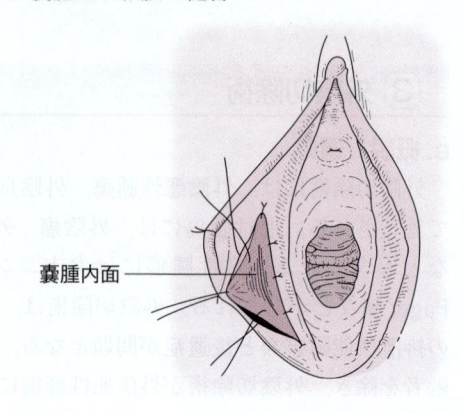

バルトリン膿腫

嚢腫内面

しない。皮膚切開はまず大陰唇の外側に沿って行い，肛門は含めない。次いで尿道口の前方から腟入口の外縁，後縁と輪状に切開する。両切開創の間の組織を外側から内側へと，骨盤底の諸筋を傷つけないように注意しながら，皮膚と皮下脂肪組織のみを剝離する。腟口の両側には内陰部動静脈が走っており，結紮切断する。陰核体は周辺を前方および後方から剝離して露出し，基部で結紮切断する。止血確認後，前方は皮下に埋没縫合を置いて左右の皮膚を縫合しうるようにし，後方から腟壁と皮膚の縫合を開始する。順次側方へ移り，前方の皮膚縫合を適当な長さで行い，尿道に周囲の皮膚を縫合する。

3）広汎性外陰切除術 radical vulvectomy

外陰全部の皮膚と皮下脂肪組織，さらに外陰周囲の皮膚を広範に切除する術式で，Ⅱ期以上の外陰癌に対して用いられるため，両側鼠径リンパ節も同時に行われることが多い。以下に代表的な手術の流れを示す。

①皮膚切開：本法の皮膚切開は種々報告されているが，切除する皮膚の範囲のみでなく，リンパ腺郭清やリンパ管の走行などを考えると，基本となるのは Way の切開で，腫瘍の広がりによっては皮膚切除を縮小した変法（TeLinde）が用いられる（図5-75）。すなわち，Way の原法では，大腿部内側の皮膚も切除するため，最後の皮膚縫合が非常に困難になり，無理に縫合すると術後縫合不全を起こすことがあり，その点は，TeLinde の変法がよい。しかし，近年は皮膚移植や薄筋皮弁のような形成外科的な再建術が容易に行われるようになったため，腫瘍摘出に十分な切除範囲を決め，無理に皮膚縫合することなく，欠損部は皮膚移植・皮弁の方法がとられ，好結果を得ている。
TeLinde の変法では，皮膚切開は，左右前上腸骨棘を結んで鼠径靱帯に平行して内下方に弧状に行い，次いで前上腸骨棘から鼠径溝に沿って，大陰唇の外側まで切開する。切開は皮膚と皮下脂肪全層に及ぶ。

②鼠径リンパ節の郭清：鼠径靱帯が露出されるように，上方から皮膚，皮下組織を剝離し，大腿三角部を広く露出し，大腿前面に達する。浅鼠径リンパ節を郭清し，次いで深鼠径リンパ節を郭清する。

③外陰の摘除：皮膚切開を外陰部外側から会陰部にまで延長し，内弧切開を行って，外陰部を摘出する。この操作は，simple vulvectomy と同様である。

④外陰の再建：筋皮弁や皮膚移植を用いる。形成外科医の協力を得て行うことが多い。皮弁としては，薄筋，腹直筋，大腿筋膜張筋などを用いることが多い。いずれも有茎皮弁

図5-75　広汎性外陰切除術の皮膚切開

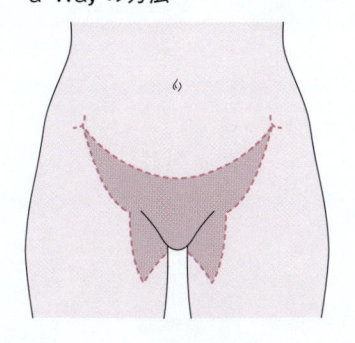

a Way の方法　　　　　　　　　　b TeLinde の方法

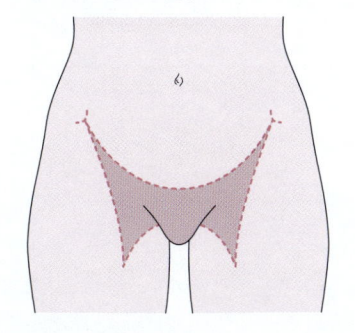

といって栄養血管を皮弁につけた状態で外陰の欠損部に充填するものであり，移植部の虚血による壊死・脱落を防ぐことができ，皮弁の生着率が向上する。

⑤皮膚縫合：会陰部皮膚と腟壁の縫合から始め，順次前方へと縫合する。腹壁および鼠径部にはドレーンを留置し，低圧で吸引する。皮弁・皮膚移植を行う場合は形成外科医により縫合してもらう。

8. その他の手術

① 傍大動脈リンパ節郭清術

　傍大動脈リンパ節郭清 Para-aortic lymphadenectomy は，悪性腫瘍を取り扱う婦人科医にとって，必須の手術になりつつある．その転移様式も意義も，婦人科臓器によって異なるが，卵巣癌，子宮体癌では，腎血管レベルまで傍大動脈リンパ節郭清が行われる．また便宜上，下腸間膜動脈（IMA）起始部上縁で傍大動脈リンパ節を上下に分ける．また左右の分類に関しては，傍大動脈リンパ節の左右は大動脈に対しての左右である．子宮頸癌においても骨盤リンパ節，特に総腸骨リンパ節，に転移を認める症例では傍大動脈リンパ節を下腸間膜動脈（IMA）レベルまで郭清する場合がある．これは総腸骨リンパ節を十分に郭清するためである．

　このように婦人科腫瘍において日常的な術式である．最近になって子宮体癌の予後改善にもつながるとの報告もある．以下に術式を記載する．

1）腹壁切開

　腹壁正中切開を行う．臍上約7 cm レベルから切開を開始し，臍の左側を迂回しながら恥骨に向かって切開を行う．多くの場合骨盤内手術と同時に施行するので，下方は恥骨結合直上まで切開するが，傍大動脈リンパ節郭清のみの場合は恥骨結合より 5 cm 上方までで十分である．

2）大動脈上の後方腹膜の露出

　まず一般の婦人科手術と同位置に開腹鉤をかけ，上腹部にはゴッセ開腹鉤をかけ，十分に腹腔内を露出する．

　次に isolation bag に生食数十 cc 入れ，その中に小腸を入れ，小腸間膜の起始部を締めるようにして bag に付いた紐で bag の口を閉じる．小腸を入れた isolation bag は右上方に牽引し，半分以上が腹腔外に出るようにする．

3）後方腹膜の切開とS状結腸・下行結腸の左外側への移動

　後方腹膜の切開は，右総腸骨動脈直上から開始し，下大静脈と大動脈の間を十二指腸直下まで切開する．右総腸骨動脈の末梢側には尿管が交差しているので注意する．また，大動脈の直上には下行結腸間膜内の下腸間膜静脈が縦に走行しているので，その右側を切開する必要がある．この際に上腸間膜静脈（SMV）と十二指腸の間の後方腹膜を切開すること．

　次にS状結腸を間膜とともに外側からすくい，左総腸骨動脈の前面に沿って貫通させる．S状結腸を直角鉤で先端が総腸骨動脈に接するようにかけ，やや下方に牽引する．このとき伸展された下腸間膜動脈（IMA）が視認される．S状結腸とともに，下行結腸とその間膜も左外側に移動し，結合組織に覆われた大動脈が露出される．

4）腎静脈レベルでのリンパ管上端の結紮と左腎静脈の露出

　後方腹膜切開の上縁に，鉤（東大式パラオルタ鉤—膀胱圧抵鉤を長くしたもの）をかけ

る。この中には十二指腸が含まれる。左腎静脈を引っかけないように十二指腸を腹側に少し持ち上げるようにして上方へ圧排する。この操作により，下大静脈や右卵巣静脈は十分に露出されるが，左腎静脈は十二指腸側から左腎静脈下に流入する，1枚の膜となったリンパ管の束に隠れて視認できない。強彎ケリーで右側から2～3回に分け，この膜を十二指腸側で挟鉗し，手前を切断し，結紮する。これは乳び腹水予防にも有効と考えられる。下大静脈—腎静脈—左卵巣静脈の上に上腹部からつながっているリンパ管は，リンパ流が豊富なため，十分な結紮が必要である。傍大動脈領域のリンパ嚢胞は術後の感染巣になると非常に管理しにくいため，リンパ嚢胞の予防は重要である。後方腹膜を縫合する場合には，この部位のリンパ管はしっかり結紮するため，バイポーラーやハーモニックのようなパワーデバイスは用いるべきではない。

　この操作によって，左腎静脈は露出され，左腎に向かい，その表面を露出していくと，左卵巣静脈の起始部が確認される。

5）大動脈の露出（左右傍大動脈リンパ節の分離）

　右総腸骨動脈の大動脈分岐部に近いところから，大動脈正中の表面を上方（頭方）に向かい大動脈前面の結合組織をケリーですくっては電気メスで切断する操作を数回繰り返し，左腎静脈下縁まで大動脈を完全に露出する。この操作の途中で下腸間膜動脈の起始部が確認され，また左右の傍大動脈リンパ節が分離される。左腎静脈と IMA の中央で左右卵巣動脈の起始部を確認し，結紮，切断する。

6）卵巣動静脈（リンパ管を含む）の摘除と尿管の走行確認

　左右とも骨盤漏斗靱帯の結紮糸をもって，IMA レベルまで剝がしていく。次に右卵巣静脈を起始部で結紮，切断し，左卵巣静脈は少なくとも4cm 露出したうえで，左腎静脈から2～3cm 離れて結紮，切断する。左卵巣静脈の起始部から1～2cm 以内に左上行腰静脈との交通枝が存在することが多いためである。この交通枝は損傷しやすく，かつ止血がかなり難しい血管である。以上の操作により，卵巣動静脈は中央部で小さな筋肉枝を結紮，切断するだけで摘除される。この操作の過程で左右ともに尿管の走行が確認できるとともに傍大動脈リンパ節の外側も確認できる。

7）傍大動脈リンパ節郭清と総腸骨リンパ節郭清

　一般に総腸骨節，仙骨節の郭清を同時に行うことを考慮して，以下のような解説とする。上方からすべて郭清することも十分可能だが，熟練した人以外には勧められない。傍大動脈リンパ節の左右は大動脈前面で分かれる。

① 前大静脈節（右傍大動脈節）：これは上方から郭清を始める。下大静脈の下方内側にはリンパ節への枝があり，下方の前大静脈を郭清する場合に損傷しやすいので注意を要する。したがって，上方および外側から郭清したほうがその枝を見つけやすい。さらに右総腸骨静脈前面の右総腸骨節を連続して郭清する。

② 大動静脈間節（右傍大動脈節）：このリンパ節と大動脈，下大静脈の間を何度かケリーで横に1cm ほど開くようにして分離する。このとき，3対の腰動静脈が確認される。そのあと上下どちらからでもよいが，下から郭清したほうが容易である。左腎静脈の背側のリンパ節は腎静脈直下でかけた強彎ケリーで引き出し，さらに，別の強彎ケリーをかけ，その下で切断し結紮する。

③ 左総腸骨節（外側）→左傍大動脈節：左総腸骨動脈からその外側のリンパ節をクーパーまたはケリーで分離する。総腸骨静脈から分枝する腰静脈を損傷しないように注意する。

そのまま en bloc に連続して左傍大動脈リンパ節の郭清に移行し，IMA の下をくぐらせて，さらに腎静脈まで郭清する．この際，大動静脈間リンパ節の郭清部に露出された腰動静脈がこの部位でも同レベルに存在するので，損傷しないように郭清を進める．この部位には交感神経（下腹神経）がリンパ節群の中を走行するが，妊孕性温存手術を行う場合にはこの神経が子宮の緊張・収縮に関与しているので，できるだけ残すようにしているが，ほかの場合には無視してもよい．またほぼ並行して尿管があるのでそれにも注意する．

④左総腸骨節（内側），仙骨節，右総腸骨節：左総腸骨動脈側から，その内側に並行して存在する左総腸骨静脈前面のリンパ節を剝ぐようにして郭清し，そのまま左総腸骨静脈，右総腸骨動脈，岬角で形成される三角部の郭清をする．さらに岬角を越え，仙骨上（特に外側つまり内腸骨動脈分岐部の内側）の仙骨節を郭清する．

8) ドレーンを大動静脈間に留置する．

② 膀胱，尿管に対する手術

　婦人科領域において，膀胱，尿管の手術の対応となるのは，婦人科悪性腫瘍の尿路系への浸潤例と，婦人科手術による損傷例が主たるものである．悪性腫瘍例では，一般に尿路系に浸潤がある場合は，根治手術の適応から除外されるが，ほかに治療法がなく，また手術によりかなりの治療効果が期待されるときは積極的に膀胱摘出，尿路変更が行われる．また，腫瘍による尿管閉塞例は当然尿路変更の対象となる．婦人科手術時の尿管膀胱の損傷は，術中に正しく修復されれば，ほとんどの場合，一次的に治癒し問題を残さない．

a. 尿管端々吻合術

　尿管損傷部が小さい場合は損傷部の縫合を行い，尿管ステント（スプリントカテーテル）を留置しておくが，損傷が全周の 1/3 を超えたり，尿管切断の場合は，端々吻合を行う．両断端に約 5 mm の縦切開を加え，吻合部を拡大し，針付き 4－0～5－0 吸収糸を用いて 4～6 針で縫合する．糸は粘膜面に出ないようにする．細い尿管ステントを 2 週間留置し，ドレーンを置く．

b. 尿管膀胱移植術 ureteroneocystostomy（図 5-76）

　尿管下部 1/3 は，膀胱に移植することができるが，尿管を十分に遊離して吻合部に緊張が加わらないようにする必要がある．吻合には，膀胱壁を直接貫いて行う方法（Sampson 法と Payne 法），逆流を防止するため，粘膜下に 2～3 cm の尿管のトンネル部を作製する方法，また，尿管の長さが足りない場合は，膀胱弁を作製する方法（bladder flap method，Boari's operation）が用いられる．

c. 膀胱損傷修復術

　婦人科手術による膀胱損傷は，膀胱底部から三角部にかけてが多く，修復に当たっては，尿管口の狭窄を起こさないように注意する必要がある．損傷部の縫合は 3－0 号吸収糸を用いて 2 層に行うが，1 層目は糸が粘膜面に出ないように，筋層が合致するように単結紮で縫合し，2 層目は漿膜と筋層の一部に針を通し，1 層目が埋没するように縫合する．タバコ縫合もよい．縫合部にはドレーンを置き，術後 1 週間は膀胱カテーテルを留置する．

図5-76 尿管膀胱移植術
　a Sampson法　　b Payne法 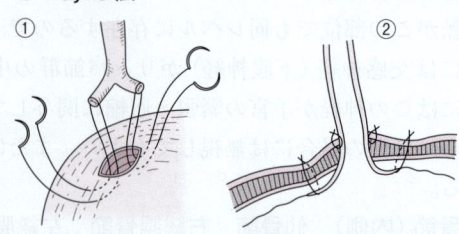
　c Boari法
約3cm

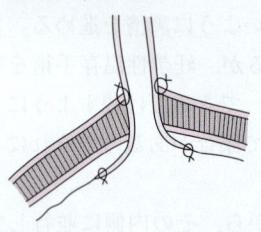

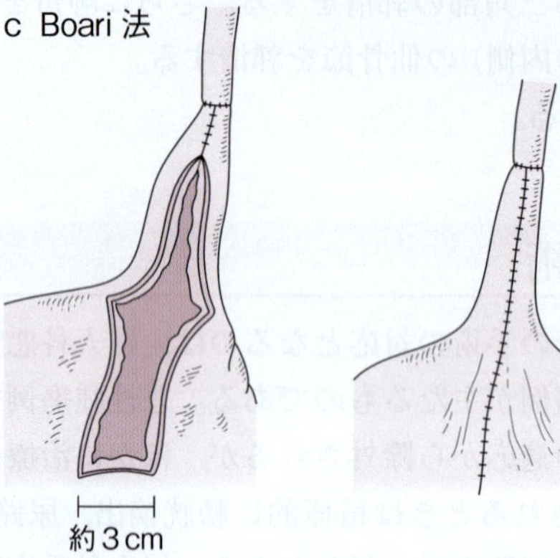

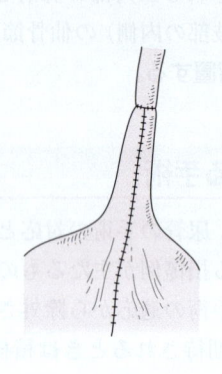

図5-77 腎瘻造設術
　a 腎盂に小切開を加え，誘導ゾンデで腎実質を貫通する。 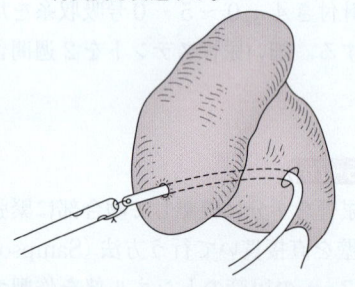
　b カテーテルを引き込む。 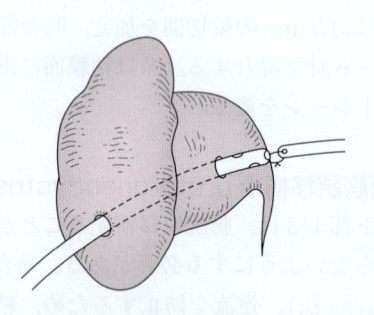
　c ゾンデを切り離し，腎盂切開創を縫合閉鎖 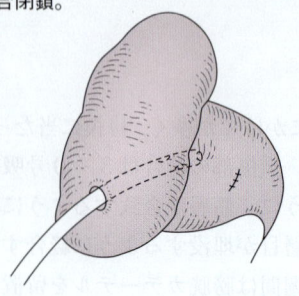
　d カテーテル先端の位置

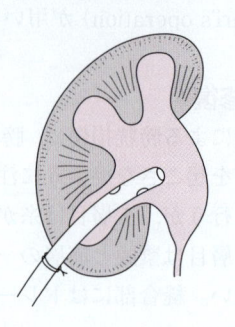

d. 尿路変更術

尿管に狭窄あるいは閉塞がある場合や，膀胱を摘出した症例では，尿路変更術を施行する。閉塞部位が尿管下部の場合は，尿管を直接皮膚に移植する尿管皮膚瘻造設術が行われるが，通過障害部位が上部に及んでいるときは腎瘻造設術を用いる。

1）尿管皮膚瘻造設術 ureterocutaneostomy

片側のみ造設する場合の皮膚切開は，傍腹直筋切開，両側の場合は，正中切開を行う。後腹膜内の尿管を探し，健常部分を確認して遊離し，その下端で切断する。尿管内にカテーテルを挿入し，尿管に固定する。腹直筋外縁よりやや外側の，ほぼ臍と腸骨上棘の中間点の高さで皮膚小切開を行い，鈍的に腹腔内へ貫通させ尿管断端を体表に引き出す。この際，できるだけ尿管が自然な走行になるように注意し，体外に1〜3cm尿管が突出するように皮膚に固定する。後腹膜にドレーンを置き閉腹する。

尿管内のカテーテルは約2週間そのまま留置し，尿管の体外部分が壊死に陥って脱落したらカテーテルを交換する。その後は，1〜2週ごとにカテーテル交換を行う。

2）腎瘻造設術 nephrostomy（図5-77）

腎実質部を貫通してカテーテルを腎盂に留置する方法である。腎盂に小切開を加え，そこから誘導用ゾンデを挿入して腎下極前面の実質部のうすい場所を貫通させる。ゾンデ先端にカテーテルを結びつけて，カテーテルを腎盂内に誘導する。腎盂切開部を縫合し，カテーテルを腎に固定し，ドレーンを置いて皮膚縫合をする。

③ 直腸，肛門に対する手術

直腸，肛門を対象として，婦人科手術を行う症例は限られており，分娩損傷による第3度会陰裂傷，陳旧性会陰裂傷，直腸腟瘻が主たるものである。そのほかには，婦人科悪性腫瘍例で直腸やS状結腸に浸潤があり，それらを摘出した場合や，閉塞により腸閉塞を

図5-78 人工肛門造設術（双孔式）

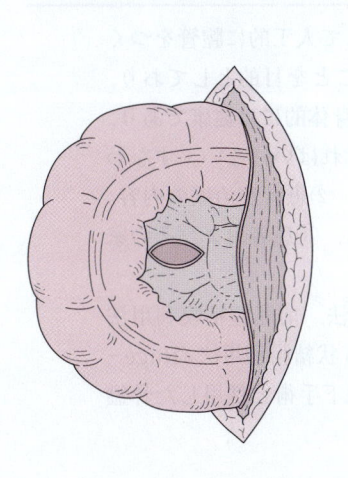

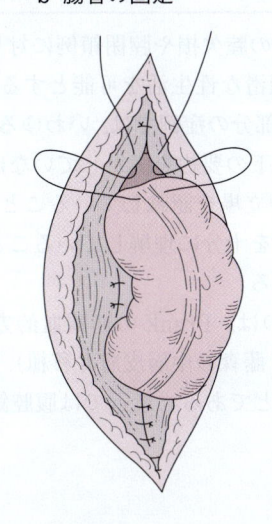

a S状結腸の腸係蹄　　b 腸管の固定　　c 人工肛門開放前
　　　　　　　　　　　　　　　　　　　　（ネラトンカテーテル留置）

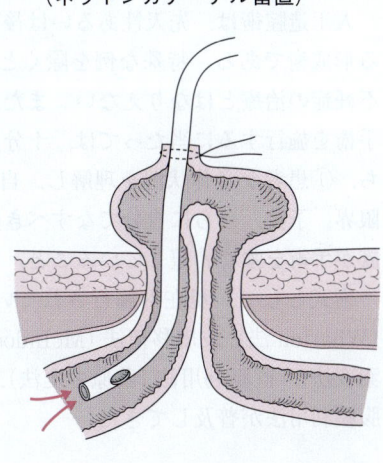

起こした場合は，人工肛門を設置することになる。

a. 直腸損傷の修復

新鮮な損傷の場合は，直腸壁を2-0～3-0号吸収糸で2層に縫合する。1層目は粘膜面に糸が出ないようにし，2層目はLembert縫合により，1層目を埋没する。陳旧性会陰裂傷修復術はすでに述べたが，直腸腟瘻も原則的にはそれに準じて手術される。ただし，瘻孔がごく小さい場合は，腟壁の瘻孔部周辺に輪状切開を加え，直腸壁と腟壁を十分に剝離し，瘻孔を2～3回のタバコ縫合にて埋没してもよい。

b. 人工肛門造設術 colostomy

人工肛門を設置する場合は，腸管の閉塞部位，腸の可動性を考えて利用する腸管を決定する必要があり，通常はS状結腸が一番多く用いられるが，下行結腸，横行結腸を用いることもある。また，人工肛門には双孔式(二連銃式)と単孔式があるが，双孔式を選択することが多いため，以下にS状結腸を利用した双孔式人工肛門造設法を述べる。

手術手技

皮膚切開は左側腹直筋外縁に沿って臍高よりやや下方に約7cmの長さで行う。開腹後，S状結腸を腹腔外に引き出し，腸係蹄をつくり，その頂点近くの腸間膜に小切開を加え，ネラトンを通し腸管を保持する(図5-78)。腹膜および筋膜を腸管漿膜と約10針縫合し，さらに皮膚と腸管も同様に縫合する。腸間膜に通したネラトンをシリコン棒に代えて腸の腹腔内への陥没を防ぐ。腸に通過障害がない場合は，5～7日後に腸係蹄の頂点で全周の3/4を電気メスで横切開し，開放する。腸閉塞が存在する場合は，術後結腸に約1cmの切開を加え，太いネラトンを口側腸管に留置しておき，3～5日後に前述の腸横切開により人工肛門を開放する。

術後早期には軟便が流出するが，次第に固形便に移行し，1日3～4回排出されるようになる。人工肛門用装着器具が種々考案されており，患者自身で処理するように指導する。

④ 人工造腟術

人工造腟術は，先天性あるいは後天性の腟欠損や腟閉鎖例に対して人工的に腟管をつくる形成術である。特殊な例を除くと，円滑な性生活を可能とすることを目的としており，不妊症の治療とはなりえない。また，大部分の症例では，いわゆる身体的には健康であり，手術を施行するに当たっては，十分に以下の要約を満たしていなければいけない。すなわち，①患者が身体状況を理解し，自分の立場を認識していること，②患者が治療の内容，限界，予後，さらに自分でなすべき処置を十分に理解していること，③患者およびその家族が手術を強く希望していること，である。

術式として，現在も施行されているのは，Frankの非観血的方法，前庭腟粘膜利用法(Wharton法)，皮膚移植法(McIndoe法，藤森の中層皮膚弁移植)，S状結腸利用法(Ruge-秦変法)，直腸利用法(藤原の変法)，などである。最近では腹腔鏡下手術と併用した骨盤腹膜利用法が普及してきた。

a. 術式
1) 非観血的方法 (Frank-山田法) (図5-79)
ヘガール氏頸管拡張器 No.20 を用いて，直腸，膀胱を直接圧迫しないように，前庭部を約10分間連続的に圧入する．圧入の力は，患者が疼痛を訴えない程度とし，連日または隔日に施行する．最初の数回は，外来にて医師の指導のもとに行い，圧入の方向，力を体得後は自宅で行う．約3cm程度の陥凹が得られればプロテーゼを装着させ，ヘガールも徐々に太くして，No.25〜30が挿入しうるようにする．通常約8週間で深さ8cm，2指通過可能の腟をつくりうる．

2) Wharton 法 (図5-80)
腟入口部を切開し，膀胱，直腸の間を剥離し，腟管に相当する部分を作製し，プロテーゼを挿入固定する．現在この方法が単独で行われることはない．

3) McIndoe 法
Wharton 法にて作製したトンネル部分に，皮膚片を移植する方法である．皮膚は，大腿内側または殿部より，厚さ0.2〜0.3mm，3×20cmを採取し，裏返しにしてプロテーゼを包み，袋状に縫合してトンネル部に挿入する．プロテーゼを固定し，そのまま2週間

図5-79 非観血的方法 (Frank-山田法)
直腸・膀胱への方向を避け，正しい方向へ毎日約10分間圧入する．

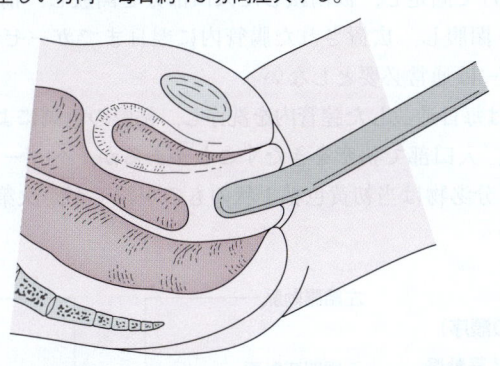

図5-80 膀胱-直腸間の剥離

a Wharton 法①
両手示指により，鈍的に剥離を進める．

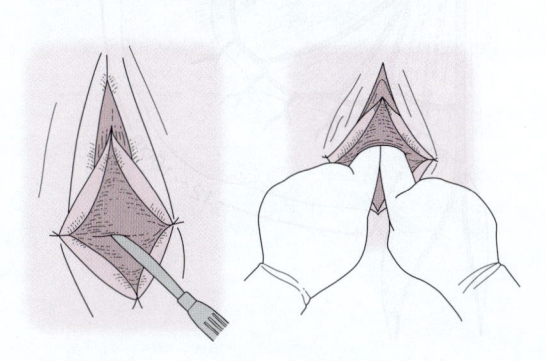

b Wharton 法②
剥離は2指がらくに挿入できる程度とする．

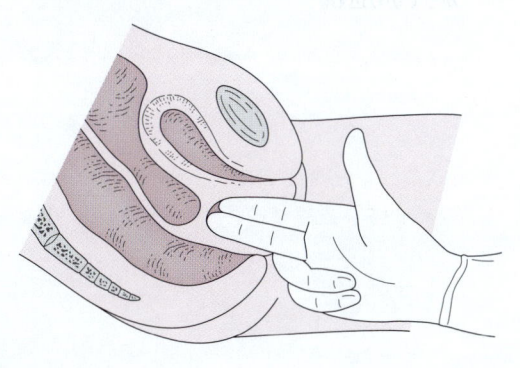

経過をみる。以後は約6カ月プロテーゼを排便時と消毒時以外は装着したままとする。

4）S状結腸利用法（Ruge-秦変法）

S状結腸を12〜15cmにわたり，栄養血管をつけたまま分離し，残した腸管を吻合した後，膀胱直腸間トンネル部に引き出し，新しい腟管とする方法である。

①術前検査と処置：一般開腹手術と同様の検査のほかに，排泄式腎盂撮影，下腸間膜動脈の血管撮影を行い，泌尿器系奇形の有無やS状結腸利用が可能かどうか検討する。手術は腸管吻合術を行うため，腸管を空虚にし，洗浄しておかなければならない。抗菌薬（カナマイシンなど）は，術前数日間経口で投与し，術前浣腸3回，抗菌薬による腸洗浄1回を行う。

②術式：Wharton法により，腸管のトンネルを作製する。次いで開腹し，S状結腸の移動性を確認後，血管の走行を調べる。これには，腹腔鏡用光源を対側から当て，腸間膜を透過させると下腸間膜動脈以下の分岐がよく見える。本手術の最大のポイントは，腟管となる分離された腸の栄養血管の保存にあり，その点を確認したうえで，12〜15cmの長さのS状結腸分離部を定める（図5-81）。腸を切断分離し，分離された腸の上端は腟入口部として用いるため絹糸で仮閉鎖し，下端は2層に縫合して断端を漿膜下に埋める（図5-82）。切断された腸管を端々吻合する（全層縫合とLembert縫合）。ダグラス窩を開放し，広置してある腸管を反転させ，上端をトンネル部に牽引する。この際，十分に腸管が下降しない場合は，栄養血管を腸間膜から剝離し，緊張する腸間膜のみを血管走行と直角方向に割を入れると，さらに下降する（図5-83）。腸管を腟入口部に展退しないよう1針かけて固定し，仮閉鎖した入口部分を開放し，前庭粘膜-腸管壁縫合を行う（図5-84）。閉腹し，広置された腸管内に翌日までガーゼかプロテーゼを挿入しておく。肛門ブジーは通常必要としない。

③術後管理：術後2週間は毎日造設した腟管内を洗浄し，粘膜の色調により血行が良好なことを確かめる。その後，入口部で狭窄をきたすことがあるが，ヘガール拡張器No.25〜30で拡張すればよい。分泌物は当初黄色粘土状のものが続くが，次第に減少する。

図5-81　S状結腸利用法（S状結腸分離の順序）

①左結腸動脈下行枝とS状結腸動脈との吻合枝切断。
②S状結腸上端の切断。
③S状結腸動脈と上直腸動脈との吻合枝切断。
④S状結腸下端の切断。
⑤⑥腸間膜をS状結腸動脈起始部へ向かって切り込む。

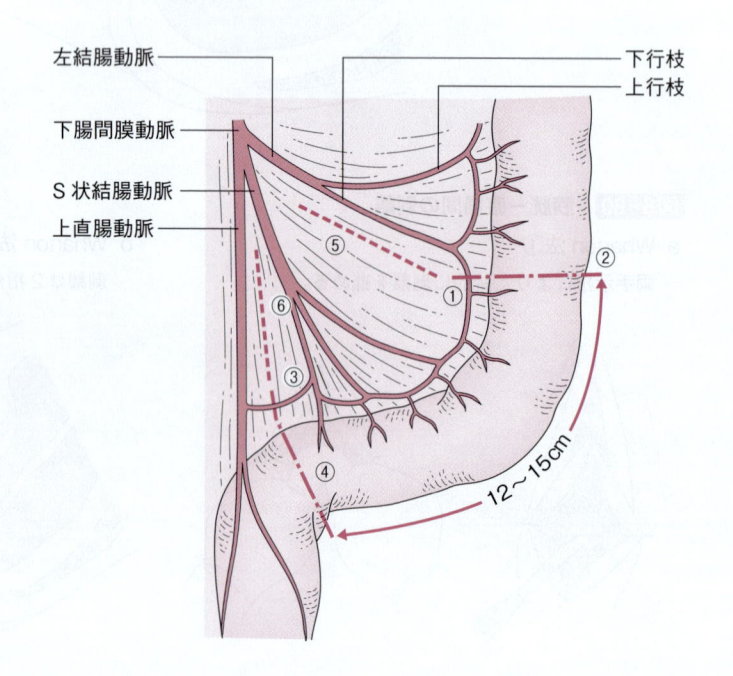

5）骨盤腹膜利用法（図5-85）

　まず腹腔鏡を挿入し内性器を観察する。続いて腟入口部に小切開を加え，Wharton法に準じて痕跡子宮と直腸の間を目標にトンネルを形成する。腹膜に達すると腹腔鏡の光を透視でき，腹腔鏡で観察しつつ経時的に骨盤腹膜の剝離，展開を進める。腹膜剝離面の中央部を腟側からメスで小切開を加え，ペアン鉗子で把持し腟入口部方向に牽引し腟入口部の切開部の粘膜と縫合する。最後に，太いヘガールもしくはプロテーゼを腟内に挿入して7cm程度の腟腔長を確保するように腹腔鏡下で腹膜を縫合する。

図5-82　S状結腸利用法
（S状結腸分離の概略）

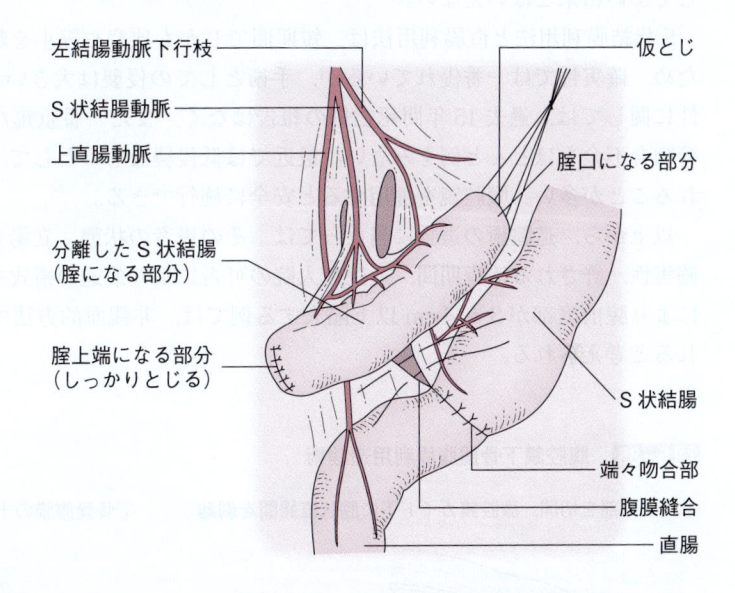

左結腸動脈下行枝
S状結腸動脈
上直腸動脈
分離したS状結腸（腟になる部分）
腟上端になる部分（しっかりとじる）
仮とじ
腟口になる部分
S状結腸
端々吻合部
腹膜縫合
直腸

図5-83　S状結腸利用法（茎部腸間膜を伸展させるコツ）

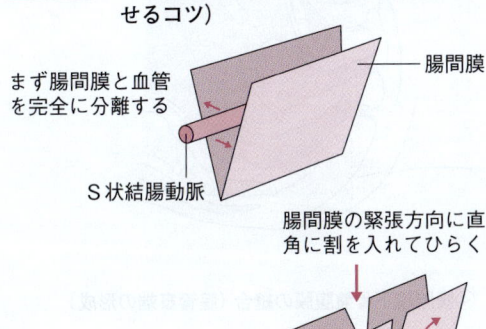

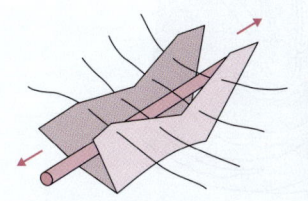

まず腸間膜と血管を完全に分離する
腸間膜
S状結腸動脈
腸間膜の緊張方向に直角に割を入れてひらく
上下に展張した創縁を互いに縫合すれば，割面を展開した分だけ腸間膜は伸展することになる。血管は分離されているので張力はかからない

図5-84　S状結腸利用法（広置腸管と前庭粘膜の縫合）

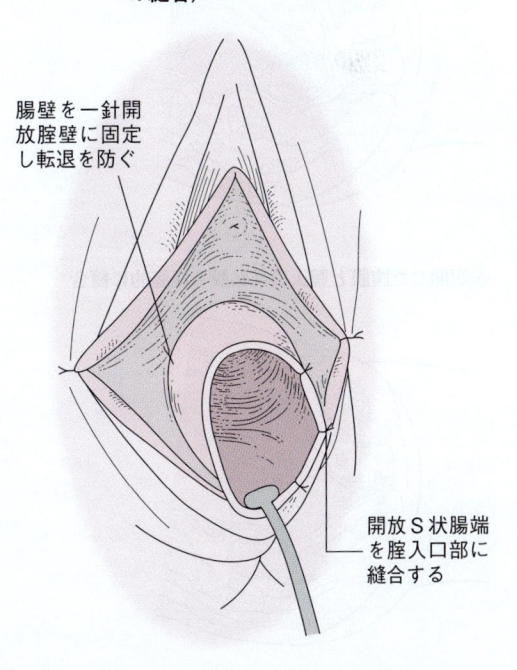

腸壁を一針開放腟壁に固定し転退を防ぐ
開放S状腸端を腟入口部に縫合する

b. 術式の選択

造腟術を行ううえで最も大切なことは，術式の安全性と確実性の2点である．非観血的方法は，安全性では最も優れており，良好な成績も報告されているが，治療日数が2～4カ月と長く，狭窄を起こしやすいことが欠点である．

McIndoe法は欧米では造腟術の主流となっており，その遠隔成績も約80%で良好な結果が得られているが，術後の直腸腟瘻，尿道腟瘻などの報告があり，長期間使用しなければいけないプロテーゼの圧迫が原因となって合併症を起こしている．日本での報告は，決してよい結果とはいえない．

S状結腸利用法と直腸利用法は，短期間でしかも狭窄や縮小を起こさない腟が得られるため，確実性では一番優れているが，手術としての侵襲は大きい．S状結腸利用法の安全性に関しては，過去15年間死亡例の報告はなく，また一番重篤な合併症と考えられる腸管吻合不全もほとんど例をみない．最近では低侵襲なものとして，骨盤腹膜利用法が行われることが多い．腹腔鏡を併用すると安全に施行できる．

以上から，造腟術の選択に当たっては，その患者の状態，立場を十分に考慮し，治療の確実性，許される治療期間，通院や入院の可否により最適の術式を選ぶ必要がある．指圧により腟前庭部が3～4cm以上陥入する例では，非観血的方法で十分満足な結果が得られると考えられる．

図5-85 腹腔鏡下骨盤腹膜利用造腟術

①腟入口部を切開，腹腔鏡ガイド下に膀胱直腸間を剝離

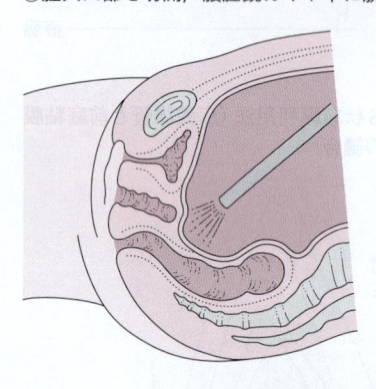

②骨盤腹膜の十分な剝離，展開

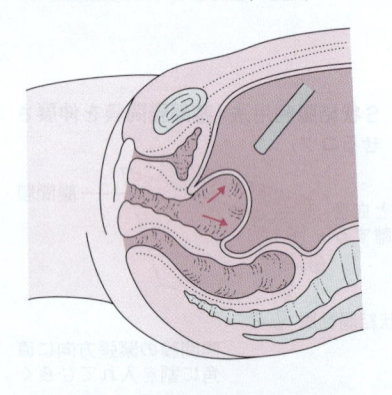

③切開した腹膜と腟入口部粘膜を経腟的に縫合

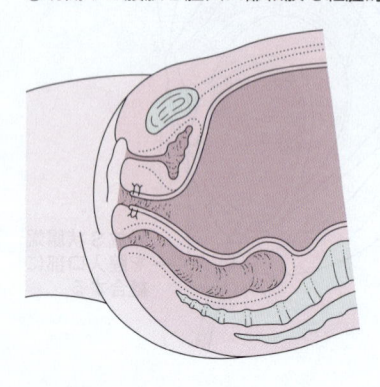

④腹腔鏡下骨盤腹膜の縫合（腟管盲端の形成）

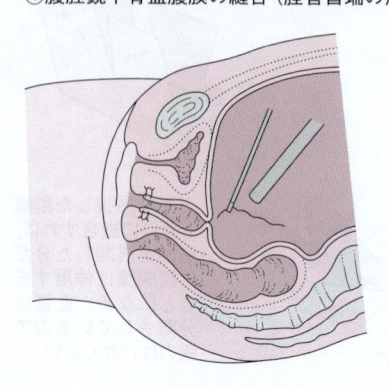

進行期分類

進行期分類

外陰癌の進行期分類

1 TNM, FIGO Classification

Rules for Classification

The classification applies only to primary carcinomas of the vulva. There should be histological confirmation of the diseases.

A carcinoma of the vulva that has extended to the vagina is classified as carcinoma of the vulva.

Regional Lymph Nodes

The regional lymph nodes are the femoral and inguinal nodes.

TNM Clinical Classification

T-Primary Tumor

Tis/0	Pre-cancer stage : Carcinoma *in situ* or vulvar intraepithelial neoplasia (VIN)
T1	Tumor confined to the vulva and/or perineum
T1a	Tumor has grown no more than 1mm into underlying stroma tissue and no more than 2cm wide
T1b	Tumor is more 2cm wide or it has grown more than 1mm into stroma tissue
T2	Tumor is any size and is growing into the lower third of the vagina or urethra or anus
T3	Tumor is any size and cancer is spreading to the upper urethra, rectum, bladder or pubic bone

N-Regional Lymph Nodes

N0	Cancer has not spread to lymph nodes
N1	1 to 2 lymph nodes have become infected in the groin area
N1a	1 or 2 lymph nodes affected and area of cancer spread in both is less than 5mm
N1b	1 lymph node is affected and the area of cancer spread is more than 5mm
N2	Cancer has spread to the lymph nodes in the groin with one of the following features
N2a	3 or more lymph nodes affected but each area of spread is less than 5mm
N2b	2 or more lymph nodes affected, all with area of spread 5mm or more
N2c	Cancer has spread to lymph nodes and has started to grow through the outer covering of a least one node (known as extracapsular spread)
N3	Cancer has spread to the lymph nodes causing the development of open sores

(ulcerations). The lymph nodes become stuck to the tissue near it.

M-Distant Metastasis

M0　Cancer has not spread to distant sites (no metastasis)
M1　Cancer has spread to distant sites, metastasis (including pelvic lymph node metastasis)

FIGO Staging Classification (2008)

Stage 0	Tis	N0	M0
Stage ⅠA	T1a	N0	M0
Stage ⅠB	T1b	N0	M0
Stage Ⅱ	T2	N0	M0
Stage ⅢA	T1〜2	N1a〜1b	M0
Stage ⅢB	T1〜2	N2a〜2b	M0
Stage ⅢC	T1〜2	N2c	M0
Stage ⅣA	T1〜2	N3	M0
	T3	Any N	M0
Stage ⅣB	Any T	Any N	M1

② 日産婦分類

日産婦では，外陰癌については特に規約を設けていない。

817

腟癌の進行期分類

1 TNM, FIGO Classification

Rules for Classification
The classification applies to primary carcinomas only.

Tumors present in the vagina as secondary growths from either genital or extragenital sites are excluded.

A tumor that has extended to the portio and reached the external os (orifice of uterus) is classified as carcinoma of the cervix.

A tumor involving the vulva is classified as carcinoma of the vulva. There should be histological confirmation of the disease.

Regional Lymph Nodes
Upper two-Thirds of vagina
 The pelvic nodes
Lower Third of vagina
 The femoral and inguinal nodes

TNM Clinical Classification
T-Primary Tumor

TNM Categories	FIGO Stages	
TX		Primary tumor cannot be assessed
T0		No evidence of primary tumor
Tis	0	Carcinoma in situ
T1	I	Tumor confined to vagina
T2	II	Tumor invades paravaginal tissues but not to pelvic wall
T3	III	Tumor extends to pelvic wall
T4	IVa	Tumor invades mucosa of bladder or rectum and/or extends beyond the true pelvis Note: The presence of bullous edema is not sufficient evidence to classify a tumour as T4.
M1	IVb	Distant metastasis

N-Regional Lymph Nodes
NX Regional lymph nodes cannot be assessed
N0 No regional lymph node metastasis

N1　　　Pelvic or inguinal lymph node metastasis

M-Distant Metastasis

MX　　Distant metastasis cannot be assessed
M0　　No distant metastasis
M1　　Distant metastasis

FIGO Staging Classification

Stage 0*	Tis	N0	M0
Stage I	T1	N0	M0
Stage II	T2	N0	M0
Stage III	T3	N0	M0
	T1〜3	N1	M0
Stage IVa	T4	Any N	M0
Stage IVb	Any T	Any N	M1

* FIGO no longer includes Stage 0 (Tis).

② 日産婦分類

日産婦では，腟癌については特に規約を設けていない。

子宮頸癌の進行期分類

1 TNM, FIGO Classification

Rules for Classification
The classification applies only to carcinomas. There should be histological confirmation of the diseases.

Regional Lymph Nodes
The regional lymph nodes are
(1) paracervical nodes
(2) parametrial nodes
(3) hypogastric (obturator), internal iliac nodes
(4) external iliac nodes
(5) common iliac nodes
(6) presacral nodes
(7) lateral sacral nodes

TNM Clinical Classification

T-Primary Tumor

TNM Categories	FIGO Stages	
TX		Primary tumor cannot be assessed.
T0		No evidence of primary tumor.
T1	I	Cervical carcinoma confined to uterus (extension to corpus should be disregarded).
T1a*	IA	Invasive carcinoma diagnosed only by microscopy. Stromal invasion with a maximum depth of 5.0 mm measured from the base of the epithelium and a horizontal spread of ≦7.0 mm. Vascular space involvement, venous or lymphatic, does not affect classification.
T1a1	IA1	Measured stromal invasion ≦3.0 mm in depth and ≦7.0 mm in horizontal spread.
T1a2	IA2	Measured stromal invasion >3.0 mm and ≦5.0 mm with a horizontal spread of ≦7.0 mm.
T1b	IB	Clinically visible lesion confined to the cervix or microscopic lesion > T1a/IA2.
T1b1	IB1	Clinically visible lesion ≦4.0 cm in greatest dimension.
T1b2	IB2	Clinically visible lesion >4.0 cm in greatest dimension.
T2	II	Cervical carcinoma invades beyond uterus but not to pelvic wall or to lower third of vagina.
T2a	IIA	Tumor without parametrial invasion.

T2a1	ⅡA1	Clinically visible lesion ≦4.0cm in greatest dimension.
T2a2	ⅡA2	Clinically visible lesion >4.0cm in greatest dimension.
T2b	ⅡB	Tumor with parametrial invasion.
T3	Ⅲ	Tumor extends to pelvic wall and/or involves lower third of vagina, and/or causes hydronephrosis or nonfunctioning kidney.
T3a	ⅢA	Tumor involves lower third of vagina, no extension to pelvic wall.
T3b	ⅢB	Tumor extends to pelvic wall and/or causes hydronephrosis or nonfunctioning kidney.
T4	ⅣA	Tumor invades mucosa of bladder or rectum, and/or extends beyond true pelvis (bullous edema is not sufficient to classify a tumor as T4).

* All macroscopically visible lesions-even with superficial invasion-are T1b/IB.

N-Regional Lymph Nodes

TNM Categories	FIGO Stages	
NX		Regional lymph nodes cannot be assessed.
N0		No regional lymph node metastasis.
N1	ⅢB	Regional lymph node metastasis.

M-Distant Metastasis

TNM Categories	FIGO Stages	
M0		No distant metastasis.
M1	ⅣB	Distant metastasis (including peritoneal spread, involvement of supraclavicular, mediastinal, or para-aortic lymph nodes, lung, liver, or bone).

FIGO Staging Classification (2008)

Stage	T	N	M
Ⅰ	T1	N0	M0
ⅠA	T1a	N0	M0
ⅠA1	T1a1	N0	M0
ⅠA2	T1a2	N0	M0
ⅠB	T1b	N0	M0
ⅠB1	T1b1	N0	M0
ⅠB2	T1b2	N0	M0
Ⅱ	T2	N0	M0
ⅡA	T2a	N0	M0
ⅡA1	T2a1	N0	M0
ⅡA2	T2a2	N0	M0
ⅡB	T2b	N0	M0
Ⅲ	T3	N0	M0
ⅢA	T3a	N0	M0
ⅢB	T3b	Any N	M0
	T1〜3	N1	M0
ⅣA	T4	Any N	M0
ⅣB	Any T	Any N	M1

② 日産婦分類

　日本産科婦人科学会では国際的な比較を可能にするため，FIGO による臨床進行期分類（2008）と UICC による TNM 分類を採用している。

a. 臨床進行期分類（日産婦 2011，FIGO 2008）

Ⅰ期	癌が子宮頸部に限局するもの（体部浸潤の有無は考慮しない）
ⅠA期	組織学的にのみ診断できる浸潤癌。肉眼的に明らかな病巣は，たとえ表層浸潤であってもⅠB期とする。浸潤は計測による間質浸潤の深さが 5 mm 以内で，縦軸方向の広がりが 7 mm を超えないものとする。浸潤の深さは浸潤がみられる表層上皮の基底膜より計測して 5 mm を超えないもの。脈管（静脈またはリンパ管）侵襲があっても進行期は変更しない。
ⅠA1期	間質浸潤の深さが 3 mm 以内で，広がりが 7 mm を超えないもの
ⅠA2期	間質浸潤の深さが 3 mm を超えるが 5 mm 以内で，広がりが 7 mm を超えないもの
ⅠB期	臨床的に明らかな病巣が子宮頸部に限局するもの，または臨床的に明らかではないがⅠA期を超えるもの。
ⅠB1期	病巣が 4 cm 以内のもの
ⅠB2期	病巣が 4 cm を超えるもの
Ⅱ期	癌が頸部を超えて広がっているが，骨盤壁または腟壁下 1/3 には達していないもの
ⅡA期	腟壁浸潤が認められるが，子宮傍組織浸潤は認められないもの
ⅡA1期	病巣が 4 cm 以内のもの
ⅡA2期	病巣が 4 cm を超えるもの
ⅡB期	子宮傍組織浸潤の認められるもの
Ⅲ期	癌浸潤が骨盤壁にまで達するもので，腫瘍塊と骨盤壁との間に cancer free space を残さない，または腟壁浸潤が下 1/3 に達するもの
ⅢA期	腟壁浸潤は下 1/3 に達するが，子宮傍組織浸潤は骨盤壁にまでは達していないもの
ⅢB期	子宮傍組織浸潤が骨盤壁にまで達しているもの，または明らかな水腎症や無機能腎を認めるもの。ただし，明らかに癌以外の原因によると考えられる水腎症や無機能腎は除く
Ⅳ期	癌が小骨盤腔を越えて広がるか，膀胱，直腸の粘膜を侵すもの
ⅣA期	膀胱，直腸の粘膜への浸潤があるもの
ⅣB期	小骨盤腔を越えて広がるもの

【分類にあたっての注意事項】
(1) FIGO 2008 分類では，上皮内癌（CIS）0 期は進行期から除外された。
(2) 臨床進行期分類は原則として治療開始前に決定し，以後これを変更してはならない。
(3) 進行期分類の決定に迷う場合には軽いほうの進行期に分類する。習熟した医師による麻酔下の診察が望ましい。
(4) 進行期決定のために行われる臨床検査は以下のものである。
　　a) 触診，視診，コルポスコピー，診査切除，頸管内搔爬，子宮鏡，肺および骨の X 線検査。膀胱鏡，直腸鏡，排泄性尿路造影については必須の項目ではない。
　　b) 子宮頸部円錐切除術は，臨床検査とみなす。
(5) 従来の進行期分類では「CT や MRI 等による検査結果は治療計画決定に使用するのは構わないが，進行期決定に際しては，これらの結果に影響されてはならない」とされていたが，2011 年改訂では FIGO に準じて「CT や MRI 等による画像診断を腫瘍の進展度合いや腫瘍サイズの評価に用いても構わない」とした。ここでいう進展度合いとは，子宮傍組織浸潤，腟浸潤，膀胱・直腸浸潤，骨盤，傍大動脈，その他のリンパ節転移のことをいう。

(6) ⅠA1期とⅠA2期の診断は，摘出組織の顕微鏡検査により行われるので，病巣がすべて含まれる円錐切除標本により診断することが望ましい．ⅠA期の浸潤の深さは，浸潤が起こってきた表層上皮の基底膜から計測して5mmを超えないものとする．静脈であれリンパ管であれ，脈管侵襲があっても進行期は変更しない．しかしながら，脈管侵襲が認められるものは将来治療方針の決定に影響するかもしれないので別途記載する．子宮頸部腺癌についてもⅠA1期，ⅠA2期の細分類は行うこととする．
(7) 術前に非癌，上皮内癌，またはⅠA期と判断して手術を行い，摘出子宮にⅠA期，ⅠB期の癌を認めた場合は(2)の規定にかかわらず，それぞれⅠA期，ⅠB期とする．
(8) 術前に非癌，上皮内癌，またはⅠA期と判断して子宮摘出を行ったところ，癌が子宮を越えて広がっていた場合，このような症例は臨床進行期分類ができないので治療統計には含まれない．
(9) 進行期分類に際しては子宮頸癌の体部浸潤の有無は考慮しない．
(10) ⅢB期とする症例は子宮傍組織が結節状となって骨盤壁に及ぶか原発腫瘍そのものが骨盤壁に達した場合であり，骨盤壁に固着した腫瘍があっても子宮頸部との間に free space があればⅢB期としない．
(11) 膀胱または直腸浸潤が疑われるときは，生検により組織学的に確かめなければならない．膀胱内洗浄液中への癌細胞の出現，あるいは胞状浮腫の存在だけではⅣA期に入れてはならない．膀胱鏡所見上，隆起と裂溝（ridges & furrows）が認められ，かつ，これが触診によって腫瘍と硬く結びついている場合，組織診をしなくてもⅣA期に入れてよい．

b. TNM分類（UICC第7版）

このTNM分類は平成24年1月以後の症例より適用される．

TNM分類は次の3つの因子に基づいて病変の解剖学的進展度を記述する．各々の広がりについては数字で付記する．

T分類：原発腫瘍の進展度
N分類：所属リンパ節の状態
M分類：遠隔転移の有無

(1) 組織診のないものは区別して記載する．
(2) TNM分類は一度決めたら変更してはならない．
(3) 分類評価の判定には以下の検索が必要である．
　T分類：臨床的検索，膀胱鏡，直腸鏡，尿路造影を含む画像診断
　N分類：臨床的検索，尿路造影とリンパ管造影を含む画像診断
　M分類：臨床的検索，画像診断
(4) 判定に迷う場合は進行度の低いほうの分類に入れる．
(5) 複数の医師によって麻酔下に内診および直腸診することが望ましい．
(6) 近年の画像診断の普及を考慮すると，所属リンパ節転移の検索に対しては，腹部・骨盤CT，MRI，超音波検査などを用いることが望ましい．また，転移が疑われるときは，穿刺吸引細胞診をすることが望ましい．

進行期分類

【TNM 治療前臨床分類】

1) T-原発腫瘍の進展度（T 分類は FIGO の臨床進行期分類に適合するように定義されている）

TX	原発腫瘍が評価できないもの
T0	原発腫瘍を認めない
Tis	浸潤前癌（carcinoma in situ）
T1	癌が子宮頸部に限局するもの（体部への進展は考慮に入れない）
T1a	浸潤が組織学的にのみ診断できる浸潤癌。肉眼的に明らかな病巣は，たとえ表層浸潤であっても T1b 期とする。浸潤は計測による間質浸潤の深さが 5mm 以内で，縦軸方向の広がりが 7mm を超えないものとする。浸潤の深さは，浸潤がみられる表層上皮の基底膜より計測して 5mm を超えないものとする。浸潤の深さは，隣接する最も浅い上皮乳頭から浸潤最深部までを計測する。脈管（静脈またはリンパ管）侵襲があっても進行期は変更しない。
T1a1	間質浸潤の深さが 3mm 以内で，広がりが 7mm を超えないもの
T1a2	間質浸潤の深さが 3mm を超えるが 5mm 以内で，広がりが 7mm を超えないもの
T1b	臨床的に明らかな病巣が子宮頸部に限局するもの，または臨床的に明らかではないが T1a を超えるもの
T1b1	病巣が 4cm 以内のもの
T1b2	病巣が 4cm を超えるもの
T2	癌が子宮頸部を越えるが，骨盤壁には達していないもの 癌が腟に進展しているが，その下 1/3 には達していないもの
T2a	子宮傍結合織浸潤のないもの
T2a1	病巣が 4cm 以内のもの
T2a2	病巣が 4cm を超えるもの
T2b	子宮傍結合織浸潤を伴うもの
T3	癌が骨盤壁に達しているもの 直腸診で腫瘍と骨盤壁の間に cancer free space がない，癌が腟の下 1/3 を侵しているもの，癌によると思われる水腎症または無機能腎がみられるもの
T3a	骨盤壁には進展していないが，腟の下 1/3 を侵しているもの
T3b	骨盤壁に進展しているか，水腎症または無機能腎のあるもの
T4	癌が小骨盤腔を越えて進展しているか，膀胱または直腸の粘膜を臨床的に侵しているもの

(1) FIGO2008 では，0 期（CIN 3）は進行期から除外された。
(2) T0 は臨床所見より子宮頸癌と診断したが，原発巣より組織学的な癌の診断ができないもの（組織学的検索をせずに治療を始めたものを含む）。
(3) TX は組織学的に子宮頸癌と診断したが，その進行度の判定が何らかの障害で不可能なもの。

2) N-所属リンパ節

所属リンパ節は，基靱帯リンパ節，閉鎖リンパ節，外腸骨リンパ節，内腸骨リンパ節，総腸骨リンパ節，仙腸骨リンパ節である。

NX	所属リンパ節を判定するための最低必要な検索が行われなかったとき
N0	所属リンパ節に転移を認めない
N1	所属リンパ節に転移を認める

(注)傍大動脈リンパ節は M 分類に入れる。

3) M-遠隔転移

M0	遠隔転移を認めない
M1	遠隔転移を認める

【TNM 術後分類】

「この分類は治療法が決まるまでの情報を基にし，これを手術所見や治療目的で切除された材料の検索で得られた知見で，補足修正したものである」と TNM 分類総則に記されている。従って，本来この分類は histopathological な所見によって規定されているにもかかわらず，postsurgical という概念も加わっているため，切除時，切除後の肉眼所見や触診所見も加えるべきなのか，完全な組織学的検索に基づいた所見のみとすべきかが不明確である。

この点を考慮して，日本産科婦人科学会婦人科腫瘍委員会では以下のような注釈を加えた（pT，pN，pM はそれぞれ TNM 分類に準ずる）。

(1) 子宮頸部円錐切除術は臨床検査とみなし，これによる組織検査の結果は原則として TNM 分類に入れ，pTNM 分類に入れない。ただし，臨床検査（狙い組織診，円錐切除診を含む）によって術前に確認された癌が，摘出子宮の組織学的検索では認められない場合，あるいは術前のものより軽度の癌しか認められない場合には，pT の入力は術前検査で確認された組織診断によることとする。
(2) 摘出物の組織学的な癌の広がりを検索しないときは X とする。
(3) 不完全手術または試験開腹に終わり，その際バイオプシー程度の組織検査で癌の広がりを検索した結果，癌が小骨盤腔を越えていない場合は pTX とし，癌が小骨盤腔を越えて認められた場合は pT4 とする。

子宮体癌の進行期分類

① TNM, FIGO Classification

Rules for Classification

The classification applies only to carcinomas. There should be histological verification and grading of the tumor. The diagnosis should be based on examination of specimens taken by endometrial biopsy.

Regional Lymph Nodes

The regional lymph nodes are :
1. The pelvic nodes
   (1) hypogastric (obturator, internal iliac) nodes
   (2) common iliac nodes
   (3) external iliac nodes
   (4) parametrial nodes
   (5) sacral nodes
   and
2. The para-aortic nodes

TNM Clinical Classification

T-Primary Tumor

TNM Categories	FIGO Stages	
TX		Primary tumor cannot be assessed.
T0		No evidence of primary tumor.
T1	I	Tumor confined to corpus uteri.
T1a	IA	Tumor limited to endometrium or invades less than one-half of the myometrium.
T1b	IB	Tumor invades one-half or more of the myometrium.
T2	II	Tumor invades stromal connective tissue of the cervix but does not extend beyond the uterus.*
T3a	IIIA	Tumor involves serosa and/or adnexa (direct extension or metastasis).
T3b	IIIB	Vaginal involvement (direct extension or metastasis) or parametrial involvement.
T4	IVA	Tumor invades bladder mucosa and/or bowel mucosa (bullous edema is not sufficient to classify a tumor as T4).

* Endocervical glandular involvement only should be considered as stage I and not as stage II.

N-Regional Lymph Nodes

TNM Categories	FIGO Stages	
NX		Regional lymph nodes cannot be assessed.
N0		No regional lymph node metastasis.
N1	IIIC1	Regional lymph node metastasis to pelvic lymph nodes.
N2	IIIC2	Regional lymph node metastasis to para-aortic lymph nodes, with or without positive pelvic lymph nodes.

M-Distant Metastasis

TNM Categories	FIGO Stages	
M0		No distant metastasis.
M1	IVB	Distant metastasis (includes metastasis to inguinal lymph nodes, lung, liver, or bone or intraperitoneal disease. It excludes metastasis to para-aortic lymph nodes, vagina, pelvic serosa, or adnexa).

FIGO Staging Classification (2008)

Stage	Carcinomas*		
	T	N	M
I	T1	N0	M0
IA	T1a	N0	M0
IB	T1b	N0	M0
II	T2	N0	M0
III	T3	N0	M0
IIIA	T3a	N0	M0
IIIB	T3b	N0	M0
IIIC1	T1〜T3	N1	M0
IIIC2	T1〜T3	N2	M0
IVA	T4	Any N	M0
IVB	Any T	Any N	M1

*Carcinosarcomas should be staged as carcinoma.

② 日産婦分類

a. 手術進行期分類（日産婦2011，FIGO 2008）

Ⅰ期	癌が子宮体部に限局するもの
ⅠA期	癌が子宮筋層1/2未満のもの
ⅠB期	癌が子宮筋層1/2以上もの
Ⅱ期	癌が頸部間質に浸潤するが，子宮を越えていないもの*
Ⅲ期	癌が子宮外に広がるが，小骨盤腔を越えていないもの，または所属リンパ節へ広がるもの
ⅢA期	子宮漿膜ならびに/あるいは付属器を侵すもの
ⅢB期	腟ならびに/あるいは子宮傍組織へ広がるもの
ⅢC期	骨盤リンパ節ならびに/あるいは傍大動脈リンパ節転移あるもの
ⅢC1期	骨盤リンパ節陽性のもの
ⅢC2期	骨盤リンパ節への転移の有無にかかわらず，傍大動脈リンパ節陽性のもの
Ⅳ期	癌が小骨盤腔を越えているか，明らかに膀胱ならびに/あるいは腸粘膜を侵すもの，ならびに/あるいは遠隔転移のあるもの
ⅣA期	膀胱ならびに/あるいは腸粘膜浸潤のあるもの
ⅣB期	腹腔内ならびに/あるいは鼠径リンパ節転移を含む遠隔転移のあるもの

*頸管腺浸潤のみはⅡ期ではなくⅠ期とする。

【分類に当たっての注意事項】
(1) 初回治療として手術がなされなかった症例（放射線や化学療法など）の進行期は，MRI，CTなどの画像診断で新進行期分類を用いて推定する．
(2) 各期とも腺癌の組織学的分化度を併記する．
(3) 従来，子宮内膜異型増殖症は日産婦1995分類により0期として登録してきたが，FIGO 2008分類に従い0期のカテゴリーを削除する．
(4) 所属リンパ節とは基靱帯リンパ節（仙骨リンパ節，閉鎖リンパ節，内腸骨リンパ節，鼠径上リンパ節，外腸骨リンパ節，総腸骨リンパ節）と，傍大動脈リンパ節をいう．
(5) 子宮傍組織浸潤例はⅢB期とする．
(6) 本分類は手術後進行期分類であるから，従来Ⅰ期とⅡ期の区別に用いられてきた部位別搔爬などの所見は考慮しない．
(7) 子宮筋層の厚さは腫瘍浸潤の部位において測定することが望ましい．
(8) 腹水（洗浄）細胞診陽性は進行期決定には採用しないが，別に記録する．
(9) 従来ⅡA期であった頸管腺のみに癌が及ぶものは新進行期ではⅠ期に分類する．
(10) 従来のⅠA期（癌が子宮内膜に限局するもの）と筋層浸潤が1/2未満のものを新進行期ではⅠA期とし，筋層浸潤が1/2以上のものⅠB期としている．

【子宮体部腺癌の組織学的分化度】
　すべての類内膜腺癌は腺癌成分の形態によりGrade 1，2，3に分類される．
Grade 1：充実性増殖 Solid growth の占める割合が腺癌成分の5％以下であるもの
Grade 2：充実性増殖の占める割合が腺癌成分の6〜50％以下のもの，あるいは，充実性増殖の割合が5％以下でも細胞異型の著しく強いもの
Grade 3：充実性増殖の占める割合が腺癌成分の50％を超えるもの，あるいは，充実性増殖の割合が6〜50％でも細胞異型の著しく強いもの
(1) 漿液性腺癌，明細胞腺癌，扁平上皮癌は核異型により Grade を判定する．
(2) 扁平上皮への分化を伴う腺癌の Grade は腺癌成分によって判定する．

【子宮体部腺癌の分化度】
G1：高分化型腺癌
G2：一部充実性の中分化型腺癌
G3：主に充実性または完全な未分化癌
GX：組織分化度がわからないもの
(1) 子宮外への癌の広がりはⅢ期またはⅣ期となるが，腟や卵管・卵巣への転移はⅢ期に分類される．
(2) 胞状浮腫だけではⅣ期に分類してはならない．

b. TNM 分類（UICC 第 7 版）

1) T−原発腫瘍

TNM 分類	FIGO 分類	
TX		原発腫瘍が評価できないもの
T0		原発腫瘍を認めないもの
Tis		上皮内癌
T1	I	癌が子宮体部に限局するもの
T1a	IA	癌が子宮筋層 1/2 未満のもの
T1b	IB	癌が子宮筋層 1/2 以上のもの
T2	II	子宮頸部間質浸潤のあるもの
T3	III	癌が子宮外に広がるが小骨盤腔を超えないもの
T3a	IIIA	漿膜ならびに / あるいは付属器を侵す
T3b	IIIB	腟転移ならびに / あるいは子宮傍組織へ広がるもの
T4	IVA	膀胱あるいは / ならびに腸粘膜に浸潤のあるもの（生検で確認すべきである，胞状浮腫のみで T4 へ分類しない）

2) N−所属リンパ節

　所属リンパ節は，閉鎖リンパ節，内腸骨リンパ節，外腸骨リンパ節，鼠径上リンパ節，総腸骨リンパ節，仙骨リンパ節，基靱帯リンパ節および傍大動脈リンパ節である。

N0	所属リンパ節に転移を認めない
N1	所属リンパ節に転移を認める
NX	所属リンパ節転移を判定するための最低必要な検索が行われなかったとき

3) M−遠隔転移

M0	遠隔転移を認めない
M1	遠隔転移を認める
MX	遠隔転移の有無を判定するための最低必要な検索が行われなかったとき

c. pTNM 術後病理組織学的分類

　pT, pN, pM 分類の内容については TNM 分類に準ずる。

＜ FIGO 分類と TNM 分類の対応表＞

FIGO 分類	TNM 分類	
	Tis	N0 M0
IA	T1a	N0 M0
IB	T1b	N0 M0
II	T2	N0 M0
IIIA	T3a	N0 M0
IIIB	T3b	N0 M0
IIIC	T1, T2, T3	N1 M0
IVA	T4	N0, N1 M0
IVB	T に関係なく	N に関係なく M1

子宮肉腫の進行期分類

① FIGO Classification (2008)

(1) Leiomyosarcomas

I	Tumor limited to uterus
IA	＜5 cm
IB	＞5 cm
II	Tumor extends to the pelvis
IIA	Adnexal involvement
IIB	Tumor extends to extrauterine pelvic tissue
III	Tumor invades abdominal tissues (not just protruding into the abdomen)
IIIA	One site
IIIB	＞one site
IIIC	Metastasis to pelvic and/or para-aortic lymph nodes
IVA	Tumor invades bladder and/or rectum
IVB	Distant metastasis

(2) Endometrial stromal sarcomas (ESS) and adenosarcomas*

I	Tumor limited to uterus
IA	Tumor limited to endometrium/endocervix with no myometrial invasion
IB	Less than or equal to half myometrial invasion
IC	More than half myometrial invasion
II	Tumor extends to the pelvis
IIA	Adnexal involvement
IIB	Tumor extends to extrauterine pelvic tissue
III	Tumor invades abdominal tissues (not just protruding into the abdomen).
IIIA	One site
IIIB	＞one site
IIIC	Metastasis to pelvic and/or para-aortic lymph nodes
IVA	Tumor invades bladder and/or rectum
IVB	Distant metastasis

* Simultaneous tumors of the uterine corpus and ovary/pelvis in association with ovarian/pelvic endometriosis should be classified as independent primary tumors.

(3) Carcinosarcomas

Carcinosarcomas should be staged as carcinomas of the endometrium.

② 日産婦分類

日産婦では，子宮肉腫については特に規約を設けていない。

卵巣癌の進行期分類

① TNM, FIGO Classification

Rules for Classification
There should be histological confirmation of the disease to permit division of cases by histological type. In accordance with FIGO, a simplified version of the WHO histological typing (International Histological Classification of Tumors No.9, WHO, Geneva 1973) is recommended. The degree of differentiation (grade) should be recorded.

Regional Lymph Nodes
The regional nodes are
(1) hypogastric (obturator) nodes
(2) common iliac nodes
(3) external iliac nodes
(4) lateral sacral nodes
(5) para-aortic nodes
(6) inguinal nodes

TNM Clinical Classification
T-Primary Tumor

TNM categories	FIGO stages	
TX		Primary tumor cannot be assessed
T0		No evidence of primary tumor
T1	I	Tumor limited to ovaries
T1a	Ia	Tumor limited to one ovary ; capsule intact, no tumor on ovarian surface ; no malignant cells in ascites or peritoneal washings
T1b	Ib	Tumor limited to both ovaries ; capsules intact, no tumor on ovarian surface ; no malignant cells in ascites or peritoneal washings
T1c	Ic	Tumor limited to one or both ovaries with any of the following : capsule ruptured, tumor on ovarian surface, malignant cells in ascites or peritoneal washings
T2	II	Tumor involves one or both ovaries with pelvic extension
T2a	IIa	Extension and/or implants on uterus and/or tube (s) ; no malignant cells in ascites or peritoneal washings
T2b	IIb	Extension to other pelvic tissues ; no malignant cells in ascites or peritoneal washings

831

T2c	IIc	Pelvic extension (2a or 2b) with malignant cells in ascites or peritoneal washings
T3 and/or N1	III	Tumor involves one or both ovaries with microscopically confirmed peritoneal metastasis outside the pelvis and/or regional lymph node metastasis
T3a	IIIa	Microscopic peritoneal metastasis beyond pelvis
T3b	IIIb	Macroscopic peritoneal metastasis beyond pelvis 2cm or less in greatest dimension
T3c and/or N1	IIIc	Peritoneal metastasis beyond pelvis more than 2cm in greatest dimension and/or regional lymph node metastasis
M1	IV	Distant metastasis (excludes peritoneal metastasis)

Note: Liver capsule metastasis is T3/stage III, liver parenchymal metastasis M1/stage IV. Pleural effusion must have positive cytology for M1/stage IV

N-Regional Lymph Nodes

NX　Regional lymph nodes cannot be assessed
N0　No regional lymph node metastasis
N1　Regional lymph node metastasis

M-Distant Metastasis

MX　Distant metastasis cannot be assessed
M0　No distant metastasis
M1　Distant metastasis

FIGO Staging Classification

Stage Ia	T1a	N0	M0
Stage Ib	T1b	N0	M0
Stage Ic	T1c	N0	M0
Stage IIa	T2a	N0	M0
Stage IIb	T2b	N0	M0
Stage IIc	T2c	N0	M0
Stage IIIa	T3a	N0	M0
Stage IIIb	T3b	N0	M0
Stage IIIc	T3c	N0	M0
	Any T	N1	M0
Stage IV	Any T	Any N	M1

② 日産婦分類

　日産婦では，国際的な比較を可能にするために，1992年よりFIGO分類（1988）とTNM分類（1987）を採用している。

③ WHO 分類（2003 年），組織学的分類

I．表層上皮性・間質性腫瘍 Surface epithelial-stromal tumors

A. 漿液性腫瘍 Serous tumors

1. 良性 Benign
    a. 漿液性腺腫 Serous adenoma　　　　　　　　　　　　　　　　　　　　　　　　8441/0
       （漿液性嚢胞腺腫 Serous cystadenoma，漿液性乳頭状嚢胞腺腫 Serous papillary cystadenoma）
    b. 漿液性表在性乳頭腫 Serous surface papilloma　　　　　　　　　　　　　　　　8461/0
    c. 漿液性腺線維腫 Serous adenofibroma　　　　　　　　　　　　　　　　　　　　9014/0
       （漿液性嚢胞腺線維腫 Serous cystadenofibroma）
2. 境界悪性 Borderline
    a. 漿液性境界悪性腫瘍 Serous borderline tumour　　　　　　　　　　　　　　　　8442/1
       （漿液性境界悪性乳頭状嚢胞性腫瘍 Serous borderline papillary cystic tumor）
    b. 漿液性境界悪性表在性腫瘍 Serous borderline surface papillary tumor　　　　　8463/1
    c. 漿液性境界悪性腺線維腫 Serous borderline adenofibroma　　　　　　　　　　　9014/1
       （漿液性境界悪性嚢胞性腺線維腫 Serous borderline cystadenofibroma）
    d. 微小乳頭状パターンを伴う漿液性境界悪性腫瘍 Serous borderline tumor with micropapillary pattern　8442/1
3. 悪性 Malignant
    a. 漿液性腺癌 Serous adenocarcinoma　　　　　　　　　　　　　　　　　　　　　8441/3
    b. 漿液性表在性乳頭状腺癌 Serous surface papillary adenocarcinoma　　　　　　 8461/3
    c. 漿液性腺癌線維腫 Serous adenocarcinofibroma　　　　　　　　　　　　　　　　9014/3

B. 粘液性腫瘍 Mucinous tumors

1. 良性 Benign
    a. 粘液性腺腫 Mucinous adenoma　　　　　　　　　　　　　　　　　　　　　　　8470/0
       （粘液性嚢胞腺腫 Mucinous cystadenoma）
    b. 粘液性腺線維腫 Mucinous adenofibroma　　　　　　　　　　　　　　　　　　　9015/0
2. 境界悪性 Borderline
    a. 粘液性境界悪性腫瘍 Mucinous borderline tumor　　　　　　　　　　　　　　　　8472/1
       1）腸型 Intestinal type
       2）内頸部様 Endocervical-like
    b. 粘液性境界悪性腺線維腫 Mucinous borderline adenofibroma　　　　　　　　　　9015/1
3. 悪性 Malignant
    a. 粘液性腺癌 Mucinous adenocarcinoma　　　　　　　　　　　　　　　　　　　　8480/3
    b. 粘液性腺癌線維腫 Mucinous adenocarcinofibroma　　　　　　　　　　　　　　　9015/3
4. 壁在結節を伴う粘液性腫瘍 Mucinous tumor with mural nodule
   ＊粘液性腫瘍の良性・境界悪性・悪性の別と壁在結節の組織診断を明記する。
5. 腹膜偽粘液腫を伴う粘液性腫瘍 Mucinous tumor with pseudomyxoma peritonei　　8480/3
   ＊粘液性腫瘍の良性・境界悪性・悪性の別を明記する。

C. 類内膜腫瘍 Endometrioid tumors

1. 良性
    a. 類内膜腺腫 Endometrioid adenoma　　　　　　　　　　　　　　　　　　　　　8380/0
       （類内膜嚢胞腺腫 Endometrioid cystadenoma）
    b. 類内膜腺線維腫 Endometrioid adenofibroma　　　　　　　　　　　　　　　　　8381/0
2. 境界悪性 Bordereline
    a. 類内膜境界悪性腫瘍 Endometrioid borderline tumor　　　　　　　　　　　　　　8380/1
       （類内膜境界悪性嚢胞性腫瘍 Endometrioid borderline cystic tumor）
    b. 類内膜境界悪性腺線維腫 Endometrioid borderline adenofibroma　　　　　　　　8381/1
3. 悪性 Malignant
    a. 類内膜腺癌 Endometrioid adednocarcinoma　　　　　　　　　　　　　　　　　　8380/3
    b. 類内膜腺癌線維腫 Endometrioid adenocarcinofibroma　　　　　　　　　　　　　8381/3
    c. 癌肉腫 Carcinosarcoma　　　　　　　　　　　　　　　　　　　　　　　　　　　8950/3
    d. 腺肉腫 Adenosarcoma　　　　　　　　　　　　　　　　　　　　　　　　　　　　8933/3
    e. 低悪性度類内膜間質肉腫 Endometrioid stromal sarcoma,low grade　　　　　　　8931/3
    f. 未分化卵巣肉腫 Undifferentiated ovarian sarcoma　　　　　　　　　　　　　　　8805/3

D. 明細胞腫瘍 Clear cell tumors

1. 良性 Benign
   a. 明細胞腺腫 Clear cell adenoma　　　　　　　　　　　　　　　　　　　　　　　8310/0
      （明細胞囊胞腺腫 Clear cell cystadenoma）
   b. 明細胞腺線維腫 Clear cell adenofibroma　　　　　　　　　　　　　　　　　　　8313/0
2. 境界悪性 Borderline
   a. 明細胞境界悪性腫瘍 Clear cell borderline tumor　　　　　　　　　　　　　　　　8310/1
      （明細胞境界悪性囊胞性腫瘍 Clear cell borderline cystic tumor）
   b. 明細胞境界悪性腺線維腫 Clear cell borderline adenofibroma　　　　　　　　　　8313/1
3. 悪性 Malignant
   a. 明細胞腺癌 Clear cell adenocarcinoma　　　　　　　　　　　　　　　　　　　　8310/3
   b. 明細胞腺癌線維腫 Clear cell adenocarcinofibroma　　　　　　　　　　　　　　　8313/3

E. 移行上皮腫瘍 Transitional cell tumors

1. 良性 Benign
   a. ブレンナー腫瘍 Brenner tumor　　　　　　　　　　　　　　　　　　　　　　　9000/0
2. 境界悪性 Borderline
   a. 境界悪性ブレンナー腫瘍 Borderline Brenner tumor　　　　　　　　　　　　　　9000/1
3. 悪性 Malignant
   a. 悪性ブレンナー腫瘍 Malignant Brenner tumor　　　　　　　　　　　　　　　　9000/3
   b. 移行上皮癌 Transitional cell carcinoma［非ブレンナー型 non-Brenner type］　　8120/3

F. 扁平上皮腫瘍 Squamous cell tumors

1. 良性 Benign
   a. 類表皮囊腫 Epidermoid cyst
2. 悪性 Malignant
   a. 扁平上皮癌 Squamous cell carcinoma　　　　　　　　　　　　　　　　　　　　8070/3

G. 混合型上皮性腫瘍 Mixed epithelial tumors

1. 良性 Benign　　　　　　　　　　　　　　　　　　　　　　　　　　　　　　　　8323/0
2. 境界悪性 Borderline　　　　　　　　　　　　　　　　　　　　　　　　　　　　8323/1
3. 悪性 Malignant　　　　　　　　　　　　　　　　　　　　　　　　　　　　　　8323/3
   ＊構成成分を明記する。

H. 分類不能の腺癌 Unclassified adenocarcinoma　　　　　　　　　　　　　　　　　8140/3

I. 未分化癌 Undifferentiated carcinoma　　　　　　　　　　　　　　　　　　　　　8020/3

注）上記の（　）内の名称は，肉眼所見を加味してそのようによぶことができるが，日常診断においては必ずしもそこまでは求められない。

II. 性索間質性腫瘍 Sex cord-stromal tumors

A. 顆粒膜・間質細胞腫瘍 Granulosa-stromal cell tumors

1. 顆粒膜細胞腫 Granulosa cell tumor
   a. 成人型顆粒膜細胞腫 Adult granulosa cell tumor　　　　　　　　　　　　　　　　8620/1
   b. 若年型顆粒膜細胞腫 Juvenile granulosa cell tumor　　　　　　　　　　　　　　　8622/1
2. 莢膜細胞・線維芽細胞性腫瘍 Theca cell-fibroblastic tumor
   a. 莢膜細胞腫 Thecoma　　　　　　　　　　　　　　　　　　　　　　　　　　　　8600/0
      ＊黄体化したものであるときは黄体化莢膜細胞腫 Luteinized thecoma 8601/0 とする。
   b. 線維腫 Fibroma　　　　　　　　　　　　　　　　　　　　　　　　　　　　　　8810/0
      ＊富細胞性であるときは富細胞性線維腫 Cellular fibroma 8810/1 とする。
   c. 線維肉腫 Fibrosarcoma　　　　　　　　　　　　　　　　　　　　　　　　　　　8810/3
   d. 僅少な性索成分を伴う間質性腫瘍 Stromal tumor with minor sex cord elements　　8593/1
   e. 硬化性間質性腫瘍 Sclerosing stromal tumor　　　　　　　　　　　　　　　　　　8602/0
   f. その他 Others

B. セルトリ・間質細胞腫瘍 Sertoli-stromal cell tumors

1. セルトリ・ライディッヒ細胞腫 Sertoli-Leydig cell tumor
    a. 高分化型 Well differentiated　　　　　　　　　　　　　　　　　　　　　　　　8631/0
    b. 中分化型 Of intermediate differentiation　　　　　　　　　　　　　　　　　　8631/1
    c. 低分化型 Poorly differentiated　　　　　　　　　　　　　　　　　　　　　　　8631/3
    d. 網状型 Retiform　　　　　　　　　　　　　　　　　　　　　　　　　　　　　　8633/1
    ＊異所性成分を伴うもの with heterologous elements は，セルトリ・ライディッヒ細胞腫としての組織亜型 b〜dと異所性成分を明記する。中分化型と網状型は 8634/1，低分化型は 8634/3 とする。

2. セルトリ細胞腫 Sertoli cell tumor　　　　　　　　　　　　　　　　　　　　　　　8640/1

C. ステロイド細胞腫瘍 Steroid cell tumors

1. ステロイド細胞腫瘍 Steroid cell tumor　　　　　　　　　　　　　　　　　　　　　8670/0
    ＊発生部位が卵巣間質か卵巣門かを特定できるものについては，ラインケ結晶を確認できない間質性黄体腫 Stromal luteoma 8610/0，確認できる門細胞腫 Hilus cell tumor 8660/0，あるいは非門型ライディッヒ細胞腫 Leydig cell tumor, non-hilar type 8650/1 に亜分類できる。悪性性格を示すものは悪性ステロイド細胞腫瘍 8670/3 とする。

D. 混合型性索間質性腫瘍 Sex cord-stromal tumor, mixed cell type

1. 輪状細管を伴う性索腫瘍 Sex cord tumor with annular tubules　　　　　　　　　　8623/1
2. ギナンドロブラストーマ Gynandroblastoma　　　　　　　　　　　　　　　　　　　8632/1
    ＊構成成分を明記する。

E. 分類不能型性索間質性腫瘍 Sex cord-stromal tumor, unclassified cell types　　　　8590/1

Ⅲ. 胚細胞腫瘍 Germ cell tumors

A. ディスジャーミノーマ Dysgerminoma　　　　　　　　　　　　　　　　　　　　　　9060/3
B. 卵黄嚢腫瘍 Yolk sac tumor　　　　　　　　　　　　　　　　　　　　　　　　　　9071/3
C. 胎芽性癌 Embryonal carcinoma　　　　　　　　　　　　　　　　　　　　　　　　9070/3
D. 多胎芽腫 Polyembryoma　　　　　　　　　　　　　　　　　　　　　　　　　　　9072/3
E. 非妊娠性絨毛癌 Non-gestational choriocarcinoma　　　　　　　　　　　　　　　　9100/3
F. 奇形腫 Teratoma

1. 2胚葉性あるいは3胚葉性奇形腫 Biphasic or triphasic teratoma
    a. 未熟奇形腫 Immature teratoma　　　　　　　　　　　　　　　　　　　　　　9080/3
    b. 成熟奇形腫 Mature teratoma　　　　　　　　　　　　　　　　　　　　　　　9080/0
        1）充実性 Solid
        2）嚢胞性 Cystic〔皮様嚢腫 Dermoid cyst〕
        3）胎児型 Fetiform〔こびと型 Homunculus〕
2. 単胚葉性奇形腫および成熟奇形腫に伴う体細胞型腫瘍 Monodermal teratoma and somatic-type tumors associated with mature teratoma
    a. 卵巣甲状腺腫 Struma ovarii　　　　　　　　　　　　　　　　　　　　　　　9090/0
        ＊甲状腺機能が悪性像を示すときは悪性卵巣甲状腺腫 Malignant struma ovarii 9090/3 とし，甲状腺癌としての組織型を付記する。
    b. カルチノイド腫瘍 Carcinoid tumor
        1）甲状腺腫性カルチノイド Strumal carcinoid　　　　　　　　　　　　　　　　9091/1
        2）島状カルチノイド Insular carcinoid　　　　　　　　　　　　　　　　　　　8240/3
        3）索状カルチノイド Trabecular carcinoid　　　　　　　　　　　　　　　　　8240/3
        4）粘液性カルチノイド Mucinous carcinoid　　　　　　　　　　　　　　　　　8243/3
        5）混合型 Mixed
        ＊構成成分を明記する。
    c. 神経外胚葉性腫瘍群 Neuroectodermal tumor group
        ＊組織型を明記する。
    d. 癌腫群 Carcinoma group
        1）扁平上皮癌 Squamous cell carcinoma　　　　　　　　　　　　　　　　　　8070/3
        2）腺癌 Adenocarcinoma　　　　　　　　　　　　　　　　　　　　　　　　　8140/3
        3）その他 Others
    e. メラノサイト群 Melanocytic group
        ＊組織型を明記する。
    f. その他 Others

G. 混合型胚細胞腫瘍 Mixed germ cell tumors
    ＊構成成分を明記する。

Ⅳ. 胚細胞・性索間質性腫瘍 Germ cell-sex cord-stromal tumors

- a. 性腺芽腫 Gonadoblastoma
- b. 混合性胚細胞・性索間質性腫瘍 Mixed germ cell-sex cord-stromal tumor ... 9073/1

Ⅴ. 卵巣網の腫瘍 Tumors of the rete ovarii

- a. 腺腫 Adenoma ... 9110/0
- b. 腺癌 Adenocarcinoma ... 9110/3

Ⅵ. その他の腫瘍 Miscellaneous tumors

- a. 小細胞癌 Small cell carcinoma ... 8041/3
  ＊それぞれに特徴的な形態を示すときは高カルシウム血症型 Hypercalcemic type, 肺型 Pulmonary type とする。そうでない場合は小細胞癌の診断にとどめる。
- b. 大細胞神経内分泌癌 Large cell neuroendocrine carcinoma ... 8013/3
- c. 肝様癌 Hepatoid carcinoma ... 8576/3
- d. 中皮性腫瘍 Mesothelial tumors
- e. 妊娠性絨毛性疾患 Gestational trophoblastic diseases
- f. ウォルフ管腫瘍 Wolffian tumor ... 9110/1
- g. 軟部腫瘍 Soft tissue tumors
- h. 悪性リンパ腫, 造血細胞腫瘍 Malignant lymphoma, Hematopoietic tumors
- i. その他 Others

Ⅶ. 腫瘍様病変 Tumor-like conditions

A. 囊胞形成群 Cyst-forming group

- a. 子宮内膜症性囊胞 Endometriotic cyst
- b. 表層上皮封入囊胞 Surface epithelial inclusion cyst
- c. 孤在性卵胞囊胞および黄体囊胞 Solitary follicle cyst and corpus luteum cyst
- d. 妊娠性および産褥性大型孤在性黄体化卵胞囊胞 Large solitary luteinized follicle cyst of pregnancy and puerperium
- e. 多発性卵胞囊胞 Multiple follicle cysts
- f. 多発性黄体化卵胞囊胞 Multiple luteinized follicle cysts（黄体化過剰反応 Hyperreactio luteinalis）
- g. 分類不能囊胞 Unclassified cyst

B. 間質過形成群 Stromal hyperplasia group

- a. 妊娠黄体腫 Luteoma of pregnancy（Pregnancy luteoma）
- b. 間質過形成 Stromal hyperplasia
- c. 間質性莢膜細胞過形成 Stromal hyperthecosis
- d. 線維腫症 Fibromatosis
- e. 広汎性浮腫 Massive edema

C. その他 Others

Ⅷ. 二次性腫瘍 Secondary tymors〔転移性腫瘍 Metastatic tumors〕

附. 腹膜腫瘍
A. 中皮性腫瘍 Mesothelial tumors

- a. 良性中皮腫 Benign mesothelioma ... 9050/0
- b. 悪性中皮腫 Malignant mesothelioma ... 9050/3
- c. 高分化乳頭状中皮腫 Well differentiated papillary mesothelioma ... 9052/0
- d. 多囊胞性中皮腫 Multicystic mesothelioma ... 9055/1
- e. アデノマトイド腫瘍 Adenomatoid tumor ... 9054/0

B. 平滑筋腫瘍 Smooth muscle tumors

- a. 播種性腹膜平滑筋腫症 Leiomyomatosis peritonealis disseminata ... 8890/1

C. 起源不明の腫瘍 Tumors of uncertain origin

- a. 線維形成性小円形細胞腫瘍 Desmoplastic small round cell tumor ... 8806/3

D. 上皮性腫瘍 Epithelial tumors

- a. 原発性腹膜漿液性腺癌 Primary peritoneal serous adenocarcinoma ... 8461/3
- b. 原発性腹膜境界悪性腫瘍 Primary peritoneal borderline tumor
  ＊組織型を明記する。
- c. その他 Others

卵管癌の進行期分類

1 FIGO Classification

Stage 0　　Carcinoma in situ (limited to tubal mucosa)
Stage Ⅰ　　Growth limited to the fallopian tubes
　Stage Ⅰa　　Growth is limited to one tube, with extension into the submucosa and/or muscularis but not penetrating the serosal surface ; no ascites
　Stage Ⅰb　　Growth limited to both tubes, with extension into the submucosa and/or muscularis but not penetrating the serosal surface ; no ascites
　Stage Ⅰc　　Tumor either stage Ⅰa or Ⅰb, but with tumor extension through or onto the tubal serosa or with ascites present containing malignant cells or with positive peritoneal washings
Stage Ⅱ　　Growth involving one or both fallopian tubes with pelvic extension
　Stage Ⅱa　　Extension and/or metastasis to the uterus and/or ovaries
　Stage Ⅱb　　Extension to other pelvic tissues
　Stage Ⅱc　　Tumor either stage Ⅱa or Ⅱb and with ascites present containing malignant cells or with positive peritoneal washings
Stage Ⅲ　　Tumor involves one or both fallopian tubes, with peritoneal implants outside the pelvis and/or positive retroperitoneal or inguinal nodes. Superficial liver metastasis equals stage Ⅲ. Tumor appears limited to the true pelvis, but with histologically proven malignant extension to the small bowel or omentum
　Stage Ⅲa　　Tumor is grossly limited to the true pelvis with negative nodes but with histologially confirmed microscopic seeding of abdominal peritoneal surfaces
　Stage Ⅲb　　Tumor involving one or both tubes with histologically confirmed implants of abdominal peritoneal surfaces, none exceeding 2cm in diameter. Lymph nodes are negative
　Stage Ⅲc　　Abdominal implants greater than 2cm in diameter and/or positive retroperitoneal or inguinal nodes
Stage Ⅳ　　Growth involving one or both fallopian tubes with distant metastases. If pleural effusion is present, there must be positive cytology to be stage Ⅳ. Parenchymal liver metastases equals stage Ⅳ

Note that staging for fallopian tube is by the surgical pathological system. Operative finding designating stage are determined prior to tumor debulking.

2 TNM Classification

UICCでは,卵管癌については特に規約を設けていない。

3 日産婦分類

日産婦では,卵管癌については特に規約を設けていない。

絨毛性疾患の分類

絨毛性疾患の定義および診断基準

1）胞状奇胎 hydatidiform mole
　肉眼的に絨毛が囊胞化して認められるものをいう。
　しかし，組織学的検査を併用して診断を確認することが望ましい。

1. 全胞状奇胎（全奇胎）complete (total) hydatidiform mole
　肉眼的にほぼすべての絨毛が囊胞化して認められ，胎芽または胎児あるいは臍帯の存在しないものをいう。子宮筋層侵入の有無が判明した時点で，次のように分ける。
　　a. 非侵入全奇胎 non-invasive complete（total）mole
　　　奇胎絨毛の子宮筋層への侵入像を示さないものをいう。
　　b. 侵入全奇胎 invasive complete（total）mole
　　　奇胎絨毛の子宮筋層への侵入像を示すものをいう。
　　　肉眼的に診断しうることもあるが，確定診断は組織学的に行う。

2. 部分胞状奇胎（部分奇胎）partial hydatidiform mole
　一部の絨毛が囊胞化して認められるものをいう。胎芽または胎児あるいは臍帯を認める場合には肉眼的にすべての絨毛が囊胞化していても部分奇胎とする。子宮筋層侵入の有無が判明した時点で，次のように分ける。
　　a. 非侵入部分奇胎 non-invasive partial mole
　　　奇胎絨毛の子宮筋層への侵入像を示さないものをいう。
　　b. 侵入部分奇胎 invasive partial mole
　　　奇胎絨毛の子宮筋層への侵入像を示すものをいう。
　　　肉眼的に診断しうることもあるが，確定診断は組織学的に行う。組織学的所見による侵入全奇胎と侵入部分奇胎との鑑別診断は必ずしも容易ではない。このような場合，先行する胞状奇胎妊娠の種類が参考となる。

（付）妊娠しえない部位に病巣があるときは，臨床的立場から絨毛癌と同様に「転移 metastasis」とよぶことにする。従って，胞状奇胎の場合でも，臨床的にそれぞれ「転移性 metastatic」と「非転移性 non-metastatic」とに分類する。

2）絨毛癌 choriocarcinoma
　絨毛癌は絨毛細胞からなる悪性腫瘍で，組織学的に合胞体栄養膜細胞，細胞性栄養膜細胞および中間型栄養膜細胞と認識される三成分の増殖性破壊性病巣からなり，絨毛形態を認めないものをいう。確定診断は，摘出物の組織学的検査による。

1. 妊娠性絨毛癌 gestational choriocarcinoma は妊娠に由来するものをいう。
　　a. 子宮絨毛癌 uterine choriocarcinoma は子宮に病巣が存在するものをいう。妊娠しえない部位に病巣を見出された妊娠性絨毛癌は，これを転移性のものとみなす。従来，このような場合で，しかも妊娠の成立しうる部位に原発巣を認めないときには，異所性絨毛癌 heterotopic

choriocarcinoma として扱ってきたが，このような例は子宮，子宮外，または胎盤内の原発巣が発見不能，消失，または欠如した転移性子宮絨毛癌 metastatic choriocarcinoma with no detectable primary focus として取り扱う．
  b. 子宮外絨毛癌 extrauterine choriocarcinoma は異所性妊娠の成立しうる部位に病巣が存在し，しかも子宮に病変を認めないものをいう．
  c. 胎盤内絨毛癌 intraplacental choriocarcinoma は妊娠時の胎盤内に原発するものをいい，通常，娩出後の胎盤内で発見される．絨毛形態を伴わないことが絨毛癌の組織学的診断基準の必要条件であるが，胎盤内絨毛癌では，本来の正常絨毛が存在するので，この診断基準の唯一の例外となる．しかし母体組織への進展部位または転移病巣は絨毛形態を欠く．
 2．非妊娠性絨毛癌 non-gestational choriocarcinoma は妊娠に由来しないものをいう．

3) Placental site trophoblastic tumor

　Placental site trophoblastic tumor；PSTT は胎盤着床部の中間型栄養膜細胞 intermediate trophoblast の増殖により，子宮に腫瘤を形成する絨毛性腫瘍で，合胞体栄養膜細胞と細胞性栄養膜細胞の関与はないか，あっても軽微である．胎盤癒着部の中間型栄養膜細胞に類似した腫瘍細胞は，細胞境界明瞭で豊富な淡好酸性または淡明な胞体を有し，核は類円形〜多形性，クロマチンは粗造で，核小体は小型少数で目立たない．ときに2核，多核となり，大型の奇怪核も出現する．しかし，絨毛癌にみられるものより核の異形成は乏しく，核分裂像も少ない［2-4/10 HPF］．周囲組織への腫瘍細胞の浸潤像は明瞭で，典型的な場合には，腫瘍細胞が単独あるいは小集団をなして，平滑筋束や平滑筋線維を押し分けるように増殖する像がみられる．また腫瘍細胞は，強い血管内皮下の増殖傾向，内皮細胞の破綻，血管壁の置換やフィブリノイド変性などの特徴的変化を示す．絨毛形態は存在しない．

　本腫瘍は正常分娩，流産のほか，一部は胞状奇胎に続発する．経過は一般的に良好であるが，一部に転移，再発による死亡例がある．本腫瘍は広汎な転移を示しているときでも，hCG 値は低く，その値は腫瘍量と病変の拡がりを正確には反映しない．

4) 存続絨毛症 persistent trophoblastic disease

　妊娠後 hCG 値の測定や骨盤内動脈撮影，胸部 X 線撮影などが行われ，転移性胞状奇胎，侵入全あるいは部分胞状奇胎，または絨毛癌などが臨床的に疑われるが，病巣の組織所見が得られないか，得られても，その所見が不明確なために診断を確定しえないものをいう．

 1．奇胎後 hCG 存続症 post-molar persistent hCG
　胞状奇胎除去後，hCG 値の下降が経過非順調型（Ⅱ型）で，しかも臨床的に病巣の存在の確認されないものをいう．
 2．臨床的侵入奇胎あるいは転移性奇胎 clinical invasive mole or metastatic mole
　臨床的に病巣が確認され，絨毛癌診断スコアにより臨床的侵入奇胎とされるもの，あるいは奇胎の転移病巣の存続しているものをいう．
 3．臨床的絨毛癌 clinical choriocarcinoma
　臨床的に病巣の存在が確認され，絨毛癌診断スコアにより，臨床的絨毛癌とされるもの，および胞状奇胎がいったん寛解後，新妊娠でなく hCG 値の再上昇を示すものをいう．
（付1）先行の胞状奇胎妊娠が全奇胎あるいは部分奇胎が明らかな場合は，全あるいは部分奇胎後 hCG 存続症，臨床的全あるいは部分侵入奇胎というように区別して記載する．
（付2）臨床的侵入奇胎あるいは臨床的絨毛癌で妊娠しえない部位に臨床的に病巣を認めたときは「転移 metastasis」とよぶ．

(付3)臨床的侵入奇胎あるいは臨床的絨毛癌は転移病巣の有無によりそれぞれ「転移性 metastatic」と「非転移性 non-metastatic」とに分類する。

5)その他の病変
1. exaggerated placental site 過大着床部
着床部における中間型栄養膜細胞の過剰な非腫瘍性増殖をいう。
2. placental site nodule and plaque 着床部結節
硝子様変性物質に埋没した中間型栄養膜細胞が数個の明らかな結節をつくるものをいう。

妊娠性絨毛性腫瘍（Gestational Trophoblastic Neoplasia；GTN）の臨床進行期分類

1 FIGO 2000 staging and risk factor scoring system

FIGO Staging

Stage I	Disease confined to the uterus.
Stage II	GTN extends outside of the uterus, but is limited to the genital structures (adnexa, vagina, broad ligament).
Stage III	GTN extends to the lungs, with or without known genital tract involvement.
Stage IV	All other metastatic sites.

Modified WHO Prognostic Scoring System as Adapted by FIGO

Score	0	1	2	4
Age	<40	≥40	—	—
Antecedent pregnancy	mole	abortion	term	—
Interval months from index pregnancy	<4	4〜6	7〜12	>12
Pretreatment serum hCG (IU/l)	$<10^3$	$10^3 \sim 10^4$	$10^4 \sim 10^5$	$>10^5$
Largest tumor size (including uterus)	<3	3〜4cm	≥5cm	—
Site of metastases	lung	spleen, kidney	gastrointestinal	liver, brain
Number of metastases	—	1〜4	5〜8	>8
Previous failed chemotherapy	—	—	single drug	≥2 drugs

　The scores from the 8 risk factors are summed and incorporated into the FIGO stage, separated by a colon (eg, stage II : 4, Stage IV : 9). Scores of 0〜6 are considered low risk. Scores of 7 and greater are considered high risk. The modified WHO prognostic scoring system is not applicable to patients with placental-site trophoblastic disease (PSTT) or epithelioid trophoblastic tumor (ETT).

2 TNM Classification

T-Primary tumor

TM Categories	FIGO Stages	
TX		primary tumor cannot be assessed
T0		no evidence of primary tumor
T1	I	tumor confined to uterus
T2	II	tumor extends to other genital structures (ovary, tube, vagina and broad ligaments) by metastasis or direct extension

進行期分類

Regional lymph nodes
・No regional nodal designation (N classification) in the staging of gestational trophoblastic tumors
・Nodal involvement is classified as metastatic M1b disease

M-Distant Metastasis

TM Categories	FIGO Stages	
MX		distant metastasis cannot be assessed
M0		no distant metastasis
M1		distant metastasis
M1a	Ⅲ	lung metastasis
M1b	Ⅳ	all other distant metastasis (direct invasion or metastasis to non-genital structures)

Prognostic groups

Group	T	M	Risk score
Ⅰ	T1	M0	Unknown
ⅠA	T1	M0	Low risk
ⅠB	T1	M0	High risk
Ⅱ	T2	M0	Unknown
ⅡA	T2	M0	Low risk
ⅡB	T2	M0	High risk
Ⅲ	Any T	M1a	Unknown
ⅢA	Any T	M1a	Low risk
ⅢB	Any T	M1a	High risk
Ⅳ	Any T	M1b	Unknown
ⅣA	Any T	M1b	Low risk
ⅣB	Any T	M1b	High risk

③ 日産婦分類

日産婦では，妊娠性絨毛性腫瘍については特に規約を設けていない．

コルポスコピー所見分類

新コルポスコピー所見分類：日本婦人科腫瘍学会 2005　所見対応略図記載法　　記載例

分類	略図の書き方	外子宮口領域	頸管内
A) 正常所見　Normal Colposcopic Findings (NCF)　略図			
1. 扁平上皮　Original squamous epithelium (S)			
2. 円柱上皮　Columnar epithelium (C)			
3. 移行帯　Transfomation zone (T)			
備考　ナボット卵			
B) 異常所見 Abnormal Colposcopic Findings（ACF）			
1. 白色上皮 (W)			
軽度所見　Flat acetowhite epithelium (W1)			
高度所見　Dense acetowhite epithelium (W2)			
腺口型（腺口所見が主体の場合）Gland opening (Go)			
軽度所見　Gland opening：mild finding (Go1)			
高度所見　Gland opening：severe finding (Go2)			
2. モザイク (M)			
軽度所見　Fine mosaic (M1)			
高度所見　Coarse mosaic (M2)			
3. 赤点斑 (P)			
軽度所見　Fine punctation (P1)			
高度所見　Coarse punctation (P2)			
4. 白斑　Leukoplakia (L)			
5. 異型血管域　Atypical vessels (aV)			
C) 浸潤癌所見　Colposcopic Features Suggestive of Invasive Cancer (IC)			
コルポスコピー浸潤癌所見　Colposcopic invasive cancer (IC-a)			
肉眼浸潤癌所見　Macroscopic invasive cancer (IC-b)			
D) 不適例 Unsatisfactory Colposcopic Findings (UCF)			
異常所見を随伴しない不適例　UCF without ACF (UCF-a)			
異常所見を随伴する不適例　UCF with ACF (UCF-b)			
E) その他の非癌所見　Miscellaneous Findings (MF)　略号			
1. コンジローマ　Condylomata (Con)	Con		
2. びらん　Erosion (Er)	Er		
3. 炎症　Inflammation (Inf)	Inf		
4. 萎縮　Atrophy (Atr)	Atr		
5. ポリープ　Polyp (Po)	Po		
6. 潰瘍　Ulcer (Ul)	Ul		
7. その他　Others (etc)			

注1：grading は引出腺で略号の後に数（1，2）を入れる。例　W1，W2
注2：ここに記載した以外の所見はその略号を記入するとよい。
（特定非営利活動法人　日本婦人科腫瘍学会編　新コルポスコピースタンダードアトラス：日本婦人科腫瘍学会 2005．東京：中外医学社，2005 より）

基礎知識

基礎知識

癌遺伝子・癌抑制遺伝子

子宮頸癌の発生因子と考えられているヒトパピローマウイルス（以下 HPV）は約 8,000 塩基対のゲノムからなる DNA 腫瘍ウイルスである。HPV には 100 数十のタイプのウイルスがあり，そのうち子宮頸癌の組織から最も高頻度に検出される HPV は 16 型である。ただし，子宮頸癌の約 2 割を占める腺癌に限局すると，最も高頻度に検出されるのは 18 型である。HPV のゲノムは E6 および E7 の 2 つの癌遺伝子をもつ。16 型 HPV の E6 蛋白は 151 アミノ酸よりなり，E7 癌蛋白は 98 アミノ酸よりなる，小型の癌蛋白である。HPV は宿主であるヒトの子宮頸部に感染し，細胞内でヒトのゲノムと組み換えを起こすことにより，E6 および E7 の癌遺伝子の発現が異常に高まる。E7 蛋白は p105（pRb），p107 および p130 のいわゆる pRb ファミリーの蛋白と結合し，cyclinA や cyclinE などの細胞周期 S 期への移行にかかわる遺伝子の発現を促進する転写因子である E2F を pRb から遊離させる。すべての型の HPV の E7 蛋白は pRb ファミリーの蛋白と結合するが，子宮頸癌の発症に関連するいわゆるハイリスク型 HPV の E7 蛋白は pRb との結合能が強い。E7 蛋白は pRb ファミリーの蛋白と結合し，その機能を抑制するのみにとどまらず，それらをユビキチンを介するメカニズムで分解する。このメカニズムにより，少量の発現レベルの E7 蛋白でも，pRb 蛋白の DNA 修復や遺伝子変異導入の抑制等の機能を十分に障害しうる。この E7 蛋白による pRb ファミリーの蛋白の機能阻害の結果，アポトーシス誘導や細胞増殖阻害能をもつ p53 の発現上昇がもたらされる。この p53 の発現上昇は，E6 蛋白による p53 のユビキチンを介する分解により阻害される。この E6 蛋白による p53 の分解には E3 ユビキチン－プロテインライゲースである E6AP が関与している。P53 は DNA ダメージに反応して，その発現が上昇し，細胞周期の進行を止めて，DNA 修復機構を誘導することにより，障害を受けた DNA の複製を制御している。癌遺伝子である E6 や E7 の発現は，HPV のゲノムが感染の宿主であるヒトのゲノムと細胞内で共存している場合には，HPV のゲノムの E2 遺伝子の発現により抑制を受けている。上述のように，HPV のゲノムは感染したヒトの遺伝子ゲノムと組み換えを起こすことにより，E2 遺伝子が排除され，癌遺伝子である E6 や E7 の発現が高まる。このことにより，pRb や p53 のもつ細胞周期調節能の阻害が持続する。HPV 感染細胞が不死化するにはテロメレースという酵素の発現が必要である。テロメレースは，染色体の末端に存在するテロメアと呼ばれる繰り返し配列を伸長させる働きをもつ。通常の体細胞は 1 回の細胞分裂に際してこのテロメア長が短くなることにより，限定した回数の分裂しか起こさないようにプログラミングされている。胚細胞や癌細胞ではテロメレースにより，このテロメア長の短縮が抑制され，不死化能を獲得している。HPV の E6 癌蛋白はこのテロメレースの発現を活性化することにより，不死化に関与している（図1）。

図1 HPV による子宮癌発症のメカニズム

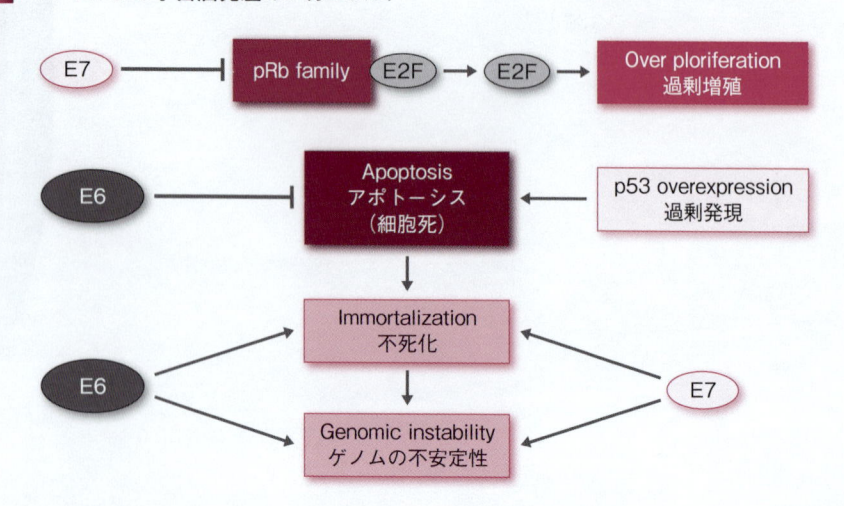

このように E6 と E7 癌遺伝子の発現は感染したヒトの細胞を不死化させ，癌化させるために不可欠であるが，これらの発現が直接癌化を引き起こすわけではなく，遺伝子の不安定性などのさらなる癌化に関連したイベントが加わることが癌化をもたらす。このことは，HPV 感染から子宮頸癌の癌化に至るには少なくとも数年，通常では10数年を要することからも理解できる。実際に，HPV により発癌した子宮頸癌の組織中の染色体を調べると，染色体の異数性（aneuploidy）や染色体の組み換えが多く認められる。このような染色体のインバランスは，ハイリスク HPV の感染に限られ，いわゆるローリスク HPV の感染では認められない。E6 と E7 遺伝子の発現により，細胞の中心体の個数の異常が起こり，それにより異常な染色体の分裂が誘導され，aneuploidy 等が引き起こされる。通常の細胞で起こったこのような異常な染色体分裂をきたした細胞にはアポトーシスが誘導されるが，p53 の機能阻害により，正常細胞で働く G2-M チェックポイントでの制御が働かないため，このような細胞の増殖が進行する。ある種の染色体の異常，aneuploidy や染色体の組み換えは増殖に関するアドバンテージをもたらすために，これらの染色体異常をもった細胞が短期間に増殖をきたし，組織中で大半を占めるようになり，その結果，癌化に至ると考えられる。

　卵巣癌の多くを占める漿液性腺癌は低異型漿液性腺癌（low grade serous ovarian cancer）と高異型漿液性腺癌（high grade serous ovarian cancer）に分類される。低異型漿液性腺癌は通常境界悪性腫瘍を経由し，癌化すると考えられ，その発癌過程においては，Ras 遺伝子の変異が関与することが多い。またこの低異型漿液性腺癌では，癌抑制遺伝子 p53 や BRCA1/2 の変異を認めない。一方，漿液性腺癌の9割以上を占める高異型漿液性腺癌では，Ras 遺伝子には変異がないことが多く，ほぼ全例に p53 の変異を認める。この高異型漿液性腺癌においては，p53 と並び，DNA の二本鎖切断の修復にかかわる BRCA1 および BRCA2 の遺伝子変異が多いことが知られている。この卵巣高異型漿液性腺癌における BRCA1 および BRCA2 遺伝子の胚細胞変異の頻度は約18％と言われ，乳がんにおける胚細胞変異の頻度を超える。また，胚細胞変異以外にもプロモーター領域のメチル化により，BRCA1 および BRCA2 遺伝子の発現が抑制され，これらを合わせると，ほぼ半数の高異型漿液性腺癌において，BRCA1 および BRCA2 による DNA の二本鎖切断の修復機能が失われていることになる。Poly (ADP-ribose) polymerase (PARP) は DNA の一本鎖切断の修復にかかわる酵素で，PARP の機能を阻害することにより，DNA 複製部に二重鎖切断が起こる。正常細胞では，BRCA1 および BRCA2 により修復されるが，これらの遺伝子の機能が阻害されている高異型漿液性腺癌では，修復されずに染色体の不安定性をもたらす。PARP 阻害薬は BRCA 遺伝子変異をもった高異型漿液性腺癌で有用な分子標的治療薬として期待されている。

　子宮内膜癌はその発生機序より，女性ホルモン依存性に発症するタイプ1とホルモン非依存性で，遺伝子異常により発生するタイプ2に分類される。タイプ1の子宮内膜癌では，肥満や糖尿病，高脂血症の合併が多く，癌抑制遺伝子としては，PI3 kinase，PTEN，Akt の異常を認めることが多い。タイプ1の子宮内膜癌は，病理組織型としては，比較的分化の良い類内膜腺癌であることが多い。一方，タイプ2の子宮内膜癌は，p53 に遺伝子変異を認めることが多く，組織学的には低分化の類内膜腺癌，漿液性腺癌，明細胞腺癌である。

基礎知識

HPV ワクチン

ヒトパピローマウイルス human papillomavirus；HPV は，ヒトにのみ感染する（図1）。HPV は，100種類以上のタイプ（遺伝子型）に分けられる。粘膜型 HPV のうち，子宮頸癌，肛門癌，外陰癌，腟癌などから検出される HPV をハイリスクHPV とよび，尖圭コンジローマなどの良性乳頭腫から検出される HPV をローリスク HPV とよぶ。ハイリスク HPV には，少なくとも10種以上のタイプがある。16, 18, 31, 33, 35, 39, 45, 51, 52, 56, 58, 66, 68 型が代表的なハイリスク HPV である。

全世界で年間3億人の HPV 感染者が増えると推定している。粘膜型 HPV はありふれたウイルスであることがうかがえる。年齢別の日本女性における HPV-DNA 検査の陽性率は，10歳代が最も高率で30〜40％にも及ぶ。その後，20歳代で20〜30％，30歳代で10〜20％，40歳代で5〜10％と，年齢とともに DNA 陽性率は見かけ上は減少する。現在，子宮頸癌の罹患率のピークが35歳前後でその頻度が10万人に20人ぐらいである。HPV 感染から10〜20年経って HPV 感染者の1,000人に1人の女性が子宮頸癌を発病していることになる。

子宮頸癌ではハイリスク HPV がほぼ100％に検出され，そのうち約45％は HPV16 型，15％は HPV18 型が原因である。HPV16, 18 感染による子宮頸癌の相対危険度は HPV 陰性と比べて200〜400倍である。また HPV16, 18 は感染してから子宮頸癌に至るまでに要する時間がほかのハイリスク HPV と比べて短いといわれ，20〜40歳代で発症する若年子宮頸癌では HPV16, 18 が関与する場合が多く，近年若年子宮頸癌が増加傾向にある。子宮頸癌以外にも HPV による発癌はハイリスク HPV，特に HPV16 で報告されている。肛門癌の95％，咽頭癌の63％，陰茎

図1 HPV 粒子

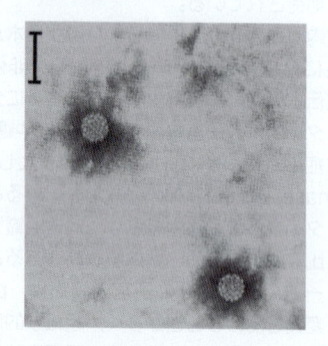

図2 HPV ワクチンウイルス様粒子（VLP）
2価ワクチン
4価ワクチン

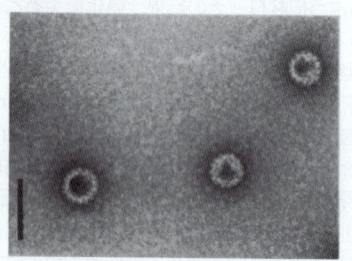

表1 HPV ワクチン

	サーバリックス® 2価 HPV ワクチン	ガーダシル® 4価 HPV ワクチン
開発企業	GSK	MSD
カバータイプ	16/18 型	16/18/6/11 型
アジュバント	AS04	アルミニウム塩
接種対象者	10歳以上の女性	9歳以上の女性
適応疾患 （国内承認）	HPV16, 18 による ・子宮頸癌と上皮内腫瘍（CIN2, 3）	HPV16, 18 による ・子宮頸癌と上皮内腫瘍（CIN1-3, AIS） ・外陰上皮内腫瘍（VIN1-3） ・腟上皮内腫瘍（VaIN1-3）
		HPV6/11 による ・尖圭コンジローマ
接種方法	0, 1, 6カ月3回筋注	0, 2, 6カ月3回筋注

癌の35％はHPVによる発癌と考えられ，その多くは男性患者である．HPVによる発癌は男性にも関係があることがわかる．

性感染症の尖圭コンジローマはHPV6，11型が原因ウイルスであり，患者数は子宮頸癌の数倍に達し，女性の場合は10〜20歳代の若年者が主体である．一度感染すると高率に発症し，治療しても再発を繰り返すために心理的負担が大きい．また尖圭コンジローマを合併している妊婦から出生する児に発症しうる若年性再発性呼吸器乳頭腫症 juvenile-onset recurrent respiratory papillomatosis；JORRPがHPV6/11の母子感染症である．

これらのHPV関連癌，尖圭コンジローマを予防できるワクチンが開発された．2007年以降，世界120カ国以上でHPVワクチンは導入され，多くの国で公費助成を受け，学童女子を対象とした予防接種である．全世界で10,000人規模の臨床試験が実施され，表1に示すような有効性が得られた．HPV感染はほぼ性行為感染であることから，性交未経験者には確実に有効性が得られる．しかもワクチン接種者の免疫応答はほぼ100％であり，non-responderがいなかったのは特出すべき点であった．

現在，表1に示す2つのHPVワクチンが世界中で使用されているが，いずれもHPV16と18を予防できるワクチンである．いずれのワクチンも同じワクチン抗原を用いている．HPVウイルスの殻（キャプシド）を模倣した蛋白質L1であり，ウイルス様粒子 virus-like particle；L1-VLPとよぶ（図2）．外観はウイルス粒子とほぼ同様の立体構造をしているが，中身は空で感染性はまったくない．現行のHPVワクチンはいずれも，複数のHPVタイプのL1-VLPをカクテルにしたカクテルワクチンである．サーバリックス®は，HPV16，18型のL1-VLPをカクテルにした2価HPVワクチンである．ガーダシル®は，16，18，6，11型のL1-VLPをカクテルにした4価HPVワクチンである．これらによって，子宮頸癌の60〜70％は予防可能であると考えられている．しかし，残りの30％は依然として現行のHPVワクチンでは予防できないことも確かであり，引き続き子宮頸癌検診の必要性は変わらない．表1の4価HPVワクチン（ガーダシル®）はHPV6と11も予防でき，尖圭コンジローマはほぼ根絶できると期待されている．ガーダシル®を使用している国ではすでに4年間で尖圭コンジローマ患者が減少している．

ワクチンの予防効果の持続期間やほかのHPVタイプに対する交差性など，まだ不明な点も多いが，少なくともHPV感染症がvaccine preventable diseases；VPDとしての位置付けになってきたことは確かである．

また全タイプのHPVの感染を予防できる次世代HPVワクチンとして，L2蛋白質をベースにしたワクチンの開発が期待されている．

基礎知識

分子標的治療薬

癌治療の薬物療法は分子標的治療薬の登場により，急速に進歩を遂げている。日本でも 2001 年以降，トラスツズマブ（trastuzumab，ハーセプチン®），リツキシマブ（rituximab，リツキサン®），イマチニブ（Imatinib，グリベック®）を皮切りに，続々と認可，適応が広がっている。分子標的薬では，特定の分子を標的としているため，特定の遺伝子変異や発現異常の有無によって，その有効性を予測することが可能な場合も少なくない。こうしたバイオマーカーを有効に活用することで，多種多様な分子標的治療薬を使い分けることができ，将来的な個別化医療につながっていくことが期待される。婦人科癌における分子標的治療薬の有効性も示されてきており，臨床応用が広がっていくものと予想される。

1）分子標的治療薬の種類

抗体薬と低分子化合物に大別される。抗体薬は分子量が大きく，細胞膜を通過できないため，標的分子は細胞外蛋白に限定される。一方，低分子化合物は細胞内に取り込まれて作用するため，より幅広く標的を設定することができる。

2011 年時点でわが国で認可されている分子標的治療薬の種類は別表のとおりである（表1）。

HER2 や epidermal growth factor receptor；EGFR，vascular endothelial growth factor receptor；VEGFR，BCR-ABL など，細胞膜を貫通して存在するチロシンキナーゼ受容体を標的とする分子標的薬が種類としては最も多い。しかしながら，これらの標的分子が直接的に活性化しておらず，下流の経路（Ras-MAPK 経路や PI3K-mTOR 経路）の分子（Ras，B-Raf，PI3-

表1 日本で認可された分子標的治療薬の標的と適応疾患

一般名	商品名	剤形	標的分子	適応癌腫
抗体薬				
ベバシズマブ	アバスチン®	注射剤	VEGF	大腸癌，非小細胞肺癌
トラスツズマブ	ハーセプチン®	注射剤	HER2	HER2 陽性乳癌，胃癌
セツキシマブ	アービタックス®	注射剤	EGFR	大腸癌
パニツムマブ	ベクティビックス®	注射剤		KRAS 野生型大腸癌
リツキシマブ	リツキサン®	注射剤	CD20	CD20 陽性 B 細胞性リンパ腫
イブリツモマブ・チウキセタン	ゼヴァリン®	注射剤		CD20 陽性 B 細胞性リンパ腫，マントルリンパ腫
ゲムツズマブオゾガマイシン	マイロターグ®	注射剤	CD33	CD33 陽性 AML
低分子化合物				
ゲフィチニブ	イレッサ®	錠剤	EGFR	非小細胞肺癌
エルロチニブ	タルセバ®	錠剤		
ラパチニブ	タイケルブ®	錠剤	EGFR, HER2	乳癌
イマチニブ	グリベック®	錠剤	BCR-ABL, PDGFR, c-Kit	CML, Ph 陽性 ALL, GIST
ニロチニブ	タシグナ®	カプセル剤		CML
ダサチニブ	スプリセル®	錠剤	BCR-ABL, PDGFR, c-Kit, SRC, EPHA2	CML, Ph 陽性 ALL,
ソラフェニブ	ネクサバール®	錠剤	VEGFR, PDGFR, FLT3, KIT, Raf	腎細胞癌
スニチニブ	スーテント®	カプセル剤	VEGFR, PDGFR, FLT3, KIT, CSF-1R, RET	腎細胞癌
エベロリムス	アフィニトール®	錠剤	mTOR	腎細胞癌
テムシロリムス	トーリセル®	注射剤		
ボルテゾミブ	ベルケイド®	注射剤	26S プロテアソーム	多発性骨髄腫

（石川和宏：基本まるわかり！分子標的薬．南山堂，2001．より）

Kinase など）に変異がある癌腫では，チロシンキナーゼ受容体阻害薬の効果は乏しいことが多い．このため近年では，細胞内蛋白を標的とした低分子化合物の臨床試験が盛んに行われている．

別の分類法としては，標的分子が単一か複数かで分けることもできる．単一分子のみの阻害では，ほかの分子の代替作用により十分な効果が得られない場合があり，同時に複数を標的とするほうが有効な場合がある．腎細胞癌で認可されている，ソラフェニブ（ネクサバール®）やスニチニブ（スーテント®）は，多数のキナーゼを同時に阻害する低分子化合物である．また，多発性骨髄腫で認可されているボルテゾミブ（ベルケイド®）は，プロテアソームという酵素の活性を抑えることで，蛋白（種々の癌抑制遺伝子産物など）が分解されることを抑制し，抗腫瘍効果を発揮する薬剤である．

2）婦人科癌で応用が期待される分子標的治療薬

卵巣癌で期待されている薬剤として，ベバシズマブ（アヴァスチン®）と poly ADP-ribose polymerase；PARP 阻害薬（オラパリブなど）が挙げられる．ベバシズマブは抗 VEGF ヒト化抗体であり，すでに大腸癌などで認可されている薬剤である．血管新生抑制作用があり，腹膜播種を伴うような進行卵巣癌での効果が期待されている．Gynecologic Oncology Group の GOG-0218 や International Collaborative Ovarian Neoplasm（ICON）group の ICON7 といった第三相臨床試験で，標準的な化学療法のみよりも化学療法に加えベバシズマブを併用（化学療法終了後も継続）した群で，無増悪生存期間が有意に延長したことが報告されている．ほかの臨床試験においてもベバシズマブ併用効果が示されてきており，GOG-0218 試験結果を受けて，2012 年 11 月 22 日にベバシズマブが卵巣癌にも適応拡大され，実地臨床で使えることとなった．

PARP は DNA 修復において塩基除去修復にかかわる酵素である．PARP 阻害薬は，これを阻害することで，あえて DNA 傷害を修復させず，一本鎖切断→二本鎖切断を蓄積させる作用がある（図1）．正常の細胞では，相同組換えという別の DNA 修復機序が働くため，最終的には DNA 傷害が修復されるが，BRCA1, 2 が働かない癌細胞では，相同組換えが起こらず，細胞死に至る（この概念を合成致死 Synthetic lethal とよぶ）．BRCA1, 2 は，遺伝性乳癌・卵巣癌の原因遺伝子であるのみでなく，非家族性の卵巣漿液性腺癌においても，メチル化や体細胞変異の頻度が高く，機能が失われているものが多い（BRCAness とよばれている）．実際に漿液性腺癌において，PARP 阻害薬の有効性が第三相臨床試験でも報告されている．

子宮体癌では，PI3-kinase（キナーゼ活性を示す触媒サブユニット PIK3CA 遺伝子）の変異率が高く，PI3K の下流にあたる mTOR 経路が高頻度に活性化されている．このため，腎細胞癌ですでに認可されている mTOR 阻害薬のエベロリムス（アフィニトール®）やテムシロリムス

図1 PARP 阻害薬の作用機序

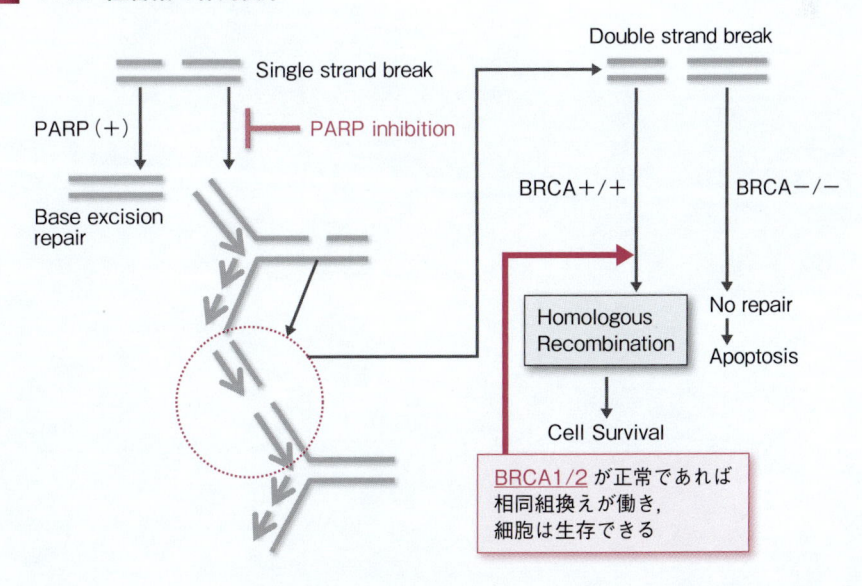

(トーリセル®)の臨床試験が進められている。また，血管内皮増殖因子受容体(VEGFR)，血小板由来増殖因子受容体(PDGFR)，幹細胞因子受容体(c-kit)の3つに作用するマルチキナーゼ阻害薬パゾパニブが，悪性軟部腫瘍(子宮肉腫を含む)に対する初の分子標的治療薬として2012年に承認されており，その効果が期待されている。

基礎知識

インプリンティングと胚発生・発癌

遺伝子発現制御の方法の1つとしてゲノムインプリンティング（遺伝子刷り込み）の存在が知られている。ゲノムインプリンティングとは，母親と父親ゲノムに親由来が記憶される現象である。定められた一方の親（父あるいは母）から継承した遺伝子のみが選択的に機能し，他方の遺伝子は機能しないというアレル特異的な発現を示す遺伝子（imprinted genes）の存在が広く知られるようになった。このため，ヒトでは単為生殖（受精を経ることなく，卵子が単独で個体発生を遂げること）は起こらないと考えられる。また，全胞状奇胎でみられるような雄核発生（46XX，父親由来のゲノムのみで構成される）においても正常な発生は得られない。すなわち，片親由来の染色体しかもたない個体は，インプリンティングによって発現が消失する遺伝子群が多数存在することになる（図1）。インプリント遺伝子の数はこれまでに百個以上みつかっている。

親の由来を認識するための方法（目印）として，DNAメチル化（「エピジェネティックス」の項（p.860）を参照）が主要な役割を果たす。ほとんどのインプリント遺伝子にはアレル間でメチル化状態の異なる領域が存在しており，メチル化を受けているほうのアレルにおいて，その遺伝子の発現が抑制される。

片親由来の遺伝子しか発現しないという現象は，ときとして疾患のリスクを増やすこととなる。Prader-Willi症候群では，15番染色体の一部で父親由来の遺伝子のみが選択的に発現するため，父親の遺伝子に欠陥があれば正常な個体発生ができなくなり，精神遅滞や生殖器の発生異常等の障害が生じる。インプリント遺伝子では，もともと一方のアレルで，すでにエピジェネティックな変化を受けており，かつ変化を受けやすい特徴を有している。最近，後天的にもう一方のアレルにも異常が起こることにより，癌発生に関与していることが明らかとなってきた。実際に，数多くのインプリント遺伝子の異常がさまざまながんで認められており，婦人科悪性腫瘍でも報告されている。

図1 Genomic Imprinting と胚発生

p：父親由来のアレル，m：母親由来のアレル

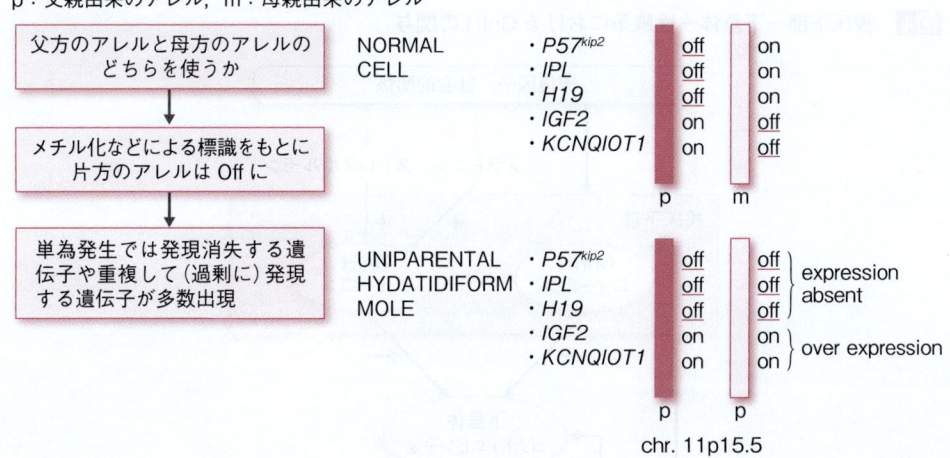

		p	m
NORMAL CELL	・P57^{kip2}	off	on
	・IPL	off	on
	・H19	off	on
	・IGF2	on	off
	・KCNQIOT1	on	off

父方のアレルと母方のアレルのどちらを使うか
↓
メチル化などによる標識をもとに片方のアレルはOffに
↓
単為発生では発現消失する遺伝子や重複して（過剰に）発現する遺伝子が多数出現

		p	p	
UNIPARENTAL HYDATIDIFORM MOLE	・P57^{kip2}	off	off	} expression absent
	・IPL	off	off	
	・H19	off	off	
	・IGF2	on	on	} over expression
	・KCNQIOT1	on	on	

chr. 11p15.5

（Devriendt K：Hydatidiform mole and triploidy. Hum Reprod Update 2005；11：137-42 より）

基礎知識

GnRH1，GnRH2，GnIH と受容体

1）GnRH1 および GnRH2 と GnRH 受容体

　GnRH（gonadotropin releasing hormone）はすべての脊椎動物に存在し，ヒトでは GnRH1 および GnRH2 が同定されている．受容体にも type1 および type2 受容体があるが，ヒトでは type2 は不活性化されており発現していない．GnRH とその受容体は中枢だけでなく全身の臓器に分布している．GnRH アナログは下垂体でのゴナドトロピン分泌抑制により性腺での性ステロイドの合成を抑制するため，末梢の性ステロイド標的臓器では抑制作用が発現される．

　GnRH に末梢組織での直接作用があるとすれば，GnRH あるいはアナログの種類により各組織で異なる作用を発現すると考えられている．実際，ヒト卵巣顆粒膜細胞には GnRH1 と GnRH2 の mRNA が認められ，GnRH は顆粒膜のアポトーシスを誘導する．また乳癌，子宮体癌，卵巣癌では 50％前後の症例で GnRH 受容体の存在が報告されており，GnRH アナログによる癌の増殖抑制効果も示されている．GnRH の血中半減期は 2〜3 分であり，生理的な条件で局所に作用する GnRH は視床下部由来の GnRH1 ではなく，受容体近傍からパラクラインで作用する GnRH1 あるいは GnRH2 と考えられている．

　GnRH type1 受容体は G 蛋白共役型受容体に属し，細胞膜 7 回貫通型であるが，哺乳類の type1 受容体は細胞内に位置する C 末端が欠如しているのが特徴である．C 末端がリン酸化されることが，脱感作と受容体の細胞内移行（internalization）に重要であると考えられているが，C 末端が欠けていても GnRH1 による脱感作は起こるので，ほかの機序が関与していることが示唆されている．

2）GnIH と受容体

　脊椎動物の生殖腺の発達と機能は視床下部ニューロンの GnRH により支配されているが，一方でゴナドトロピンの放出を抑制する脳ホルモンの存在は長く不明であった．Gonadotropin inhibitory hormone；GnIH はゴナドトロピン放出を抑制する新規の脳ホルモンとして，鳥類のウズラの視床下部より単離，同定された．GnIH は C 末端に RFamide 構造をもつニューロペプチドであり，ゴナドトロピンの放出を抑制する視

図1 視床下部−下垂体−性腺系における GnIH の関与

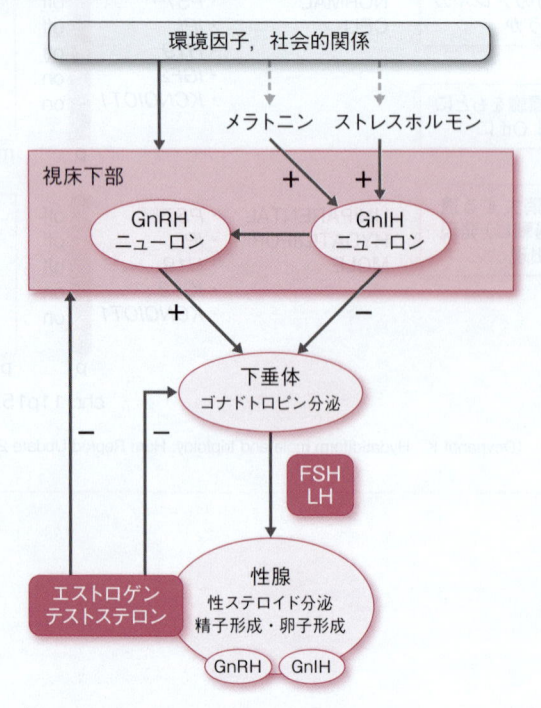

（Ubuka T. et al：Integrative and Comparative Biology　2008；48（5）：560-9 より改変引用）

床下部の液性因子として初めて同定された。

鳥類で発見されたGnIHの同族ペプチドとして，哺乳類ではRFamide related peptide；RFRPが同定され，ラット，ウシ，ハムスターなどではゴナドトロピン放出を抑制する作用が報告されている。さらに，ヒトあるいはサルなどの霊長類の視床下部でもGnIHの同族ペプチドであるRFRP-1およびRFRP-3が同定されている。GnIHの受容体は，下垂体のゴナドトロピン産生細胞に存在する7回膜貫通型G蛋白共役型受容体であるGPR147である。GnIH受容体は下垂体全容のゴナドトロピン産生細胞のみならず，視床下部のGnRH産生ニューロンにも発現していることや，GnIHニューロンはGnRHニューロンに投射していることから，GnIHは視床下部のGnRHニューロンにも作用して，ゴナドトロピン放出を抑制していると考えられる。

他方で，GnIHはメラトニンにより誘導されることがわかっている。鳥類の生殖腺の発達は光周期の影響を受けており，光環境情報を内分泌環境に変換するホルモンが松果体と網膜で作られるメラトニンである。メラトニンは生殖を抑制することは古くから知られていたが，その作用機序は視床下部でのGnIHの発現を誘導することにより，生殖腺の発達と機能を抑制することによるものであることが明らかとなっている。またラットに慢性的なストレスをかけた場合，上昇したグルココルチコイドによりGnIHが誘導され，ゴナドトロピンが抑制されることも明らかになっている（**図1**参照）。

GnRHと同じく末梢でのGnIHおよびその受容体の存在が明らかになっており，局所での性腺抑制作用も研究されているが，その生理作用はまだ明らかではない。

GnIHはもともと鳥類で発見され，哺乳類や霊長類でも存在が確認されており，今後はその生理作用の解明と生殖機能障害の新しい治療薬の開発に向けたGnIH研究が期待される。

基礎知識

ES 細胞 (embryonic stem cells), iPS 細胞 (induced pluripotent stem cell)

1) ES 細胞

ES 細胞は，胚盤胞期の内部細胞塊 Inner Cell Mass；ICM 由来の多能性幹細胞のことである（図1）。この ES 細胞は，1981 年に Evans らによってマウス胚から樹立され[1]，ヒトでは 1998 年に Thomson らによって樹立された[2]。ES 細胞は，三胚葉由来の各種細胞に分化可能であり，このような多能性を保ちつつ継代培養可能な細胞種である。この細胞が再生医療，遺伝子治療に応用可能であることから，さまざまな細胞への分化実験が行われ，これらの各種細胞の医療用資源としての使用が期待され，実用化に向けての研究が展開されている。また，マウス ES 細胞は，遺伝子導入が容易であり，また胚盤胞に注入することでマウスの個体を作成することも可能である。この手法を用いて，トランスジェニックマウス，ノックアウトマウスといった形質転換動物の作成が可能となり，基礎医学の進歩に大きく寄与してきた。ES 細胞は，有望な再生医療資材ではあるが，乗り越えるべき課題もある。細胞移植を行う際に，拒絶反応は解決しなければいけない大きな問題である。また，ES 細胞を樹立するために"人の生命の萌芽"とみなされている初期胚が必要となり，ヒトの ES 細胞を作成するには倫理的な問題が発生する。

2) iPS 細胞

2006 年に山中らは，線維芽細胞に Oct4, Sox2, Klf4, c-Myc の 4 つの因子を導入することにより，ES 細胞様の多能性幹細胞を誘導することに成功した[3]（図1）。この細胞を induced pluripotent stem cell (iPS 細胞) とよぶ。さらに山中らは，2007 年にヒト iPS 細胞の作成を報告した[4]。ES 細胞において課題であった免疫的拒絶反応，作製時に胚を用いるという点での倫理的問題を解決する。よって，有望な再生医療資材として盛んに研究がなされている。また，患者の体細胞から iPS 細胞を作製し，目的の細胞に分化誘導することによりオーダーメイド医療の実現，創薬に向けた病態モデルの作成などの実現が期待されている。マウス iPS 細胞が生殖細胞系列に寄与することが確認されており[5]，生殖医療にも応用の可能性をもつことが示された。

iPS 細胞は ES 細胞に非常に似ているため，これまでの ES 細胞研究の蓄積が iPS 細胞研究に生かされている。

しかし，iPS 細胞は腫瘍形成のリスクが高く，

図1 ES 細胞と iPS 細胞の成り立ち

ES 細胞は，胚盤胞の内部細胞塊 (ICM) 由来の細胞であり，体を構成するすべての細胞種に分化可能な多能性をもち，その性質を保ちながら自己複製可能な細胞である。induced Pluripotent Stem cell (iPS 細胞) は，線維芽細胞などの体細胞に c-Myc, Klf4, Oct4, Sox2 という ES 細胞に特異的に発現する転写因子を導入し，数週間培養することにより ES 細胞様の細胞が得られる。

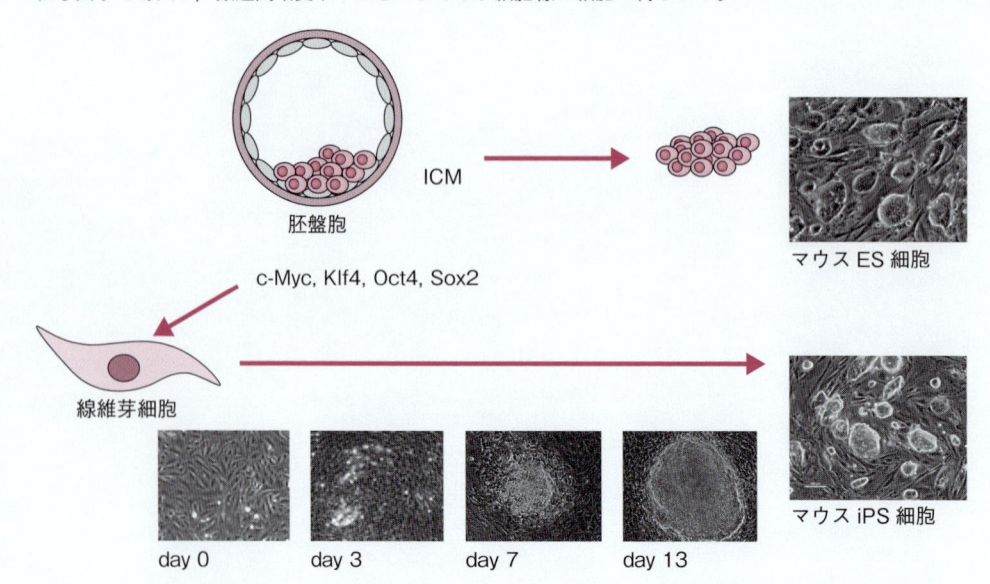

ジェネティック，エピジェネティックな異常を高頻度にもつことがわかっている[6〜8]。特にc-Mycは癌遺伝子であり，腫瘍化のリスクが増すことがわかっているが，c-Mycを用いない作製法では非常に低効率である[9]。最近，c-Mycの代わりとなる因子として，Glis1[10]とZscan4[11]という卵子，着床前期胚に特異的な新規の初期化遺伝子によりhigh qualityのiPSが得られるとの報告があり，今後の発展が期待される。今後もさらにhigh-qualityのiPS細胞を得るべく，ES細胞研究はむしろ今まで以上に重要となり，臨床応用に向けてさらなる研究を必要としている。

1) Evans MJ, Kaufman MH：Establishment in culture of pluripotential cells from mouse embryos. Nature 1981；292 (5819)：154-6.
2) Thomson JA, et al：Embryonic stem cell lines derived from human blastocysts. Science 1998；282 (5391)：1145-7.
3) Takahashi K, Yamanaka S：Induction of pluripotent stem cells from mouse embryonic and adult fibroblast cultures by defined factors. Cell 2006；126 (4)：663-76.
4) Takahashi K, et al：Induction of pluripotent stem cells from adult human fibroblasts by defined factors. Cell 2007；131 (5)：861-72.
5) Okita K, Ichisaka T, Yamanaka S：Generation of germline-competent induced pluripotent stem cells. Nature 2007；448 (7151)：313-7.
6) Gore A, et al：Somatic coding mutations in human induced pluripotent stem cells. Nature 2011；471 (7336)：63-7.
7) Hussein SM, et al：Copy number variation and selection during reprogramming to pluripotency. Nature 2011；471 (7336)：58-62.
8) Lister R, et al：Hotspots of aberrant epigenomic reprogramming in human induced pluripotent stem cells. Nature 2011；471 (7336)：68-73.
9) Nakagawa M, et al：Generation of induced pluripotent stem cells without Myc from mouse and human fibroblasts. Nat Biotechnol 2008；26 (1)：101-6.
10) Maekawa M, et al：Direct reprogramming of somatic cells is promoted by maternal transcription factor Glis1. Nature 2011；474 (7350)：225-9.
11) Hirata T, et al：Zscan4 transiently reactivates early embryonic genes during the generation of induced pluripotent stem cells. Scientific Reports 2012；2：208.

基礎知識

遺伝子改変マウス

　遺伝子改変動物は，遺伝子工学を用いて人為的に個体の遺伝情報を変化させた動物である。生命科学分野では，特定の遺伝子が生体内（*in vivo*）でどのように機能しているかを研究するために必須の存在となっている。線虫やショウジョウバエ，ゼブラフィッシュ，マウス，最近ではラットやマーモセットでも作成されるようになっている。特に遺伝子改変マウスは，ヒトと近縁の高等哺乳動物で最も早く技術が確立したことから，ヒトの生理現象や疾患を再現できるモデル生物として現在最も多く利用され，生物学・医学・薬学を含む多くの分野で最も基礎的，かつ重要不可欠な技術となっている。遺伝子改変マウスは，その作製方法によって，トランスジェニックマウス（外来遺伝子導入マウス）と遺伝子ターゲッティングマウスに分けられる。トランスジェニックマウスは，目的の蛋白質をコードする遺伝子またはcDNAを含む外来遺伝子の受精卵への導入によって得られたマウスのことであり，個体での外来遺伝子の機能を解析することを目的としている。世界初のトランスジェニックマウスは1980年に報告された。一方，遺伝子ターゲッティングマウスは，相同組換えの手法を用いて，ある特定の遺伝子の機能を欠失または変異させた胚性幹細胞（ES細胞）を用いて得たキメラマウスから作製されるマウスであり，特定の内在性遺伝子を外来性のDNA断片で置換することにより元の遺伝子の機能を欠失または変異させ，その遺伝子の機能を解析することを目的とする。遺伝子ターゲッティングマウスのなかで，特定の遺伝子の機能を欠失したマウスがノックアウトマウスである。遺伝子の機能解析においてノックアウトマウスは重要なモデル生物であり，マウスの特定の遺伝子を不活性化させ，正常のマウスとの行動や状態を比較することで，研究者はその遺伝子の機能を推定することができる。最初のノックアウトマウスは1989年にマリオ・カペッキ，マーティン・エヴァンズ，オリヴァー・スミティーズらによって報告され，彼らは2007年のノーベル生理学・医学賞を受賞している。

　また，最近では目的の組織，細胞や目的の時間に特異的に遺伝子変異を生じさせる"コンディショナル"遺伝子改変マウス，特にコンディショナルノックアウトマウスが作出され研究に用いられるようになっている。従来のノックアウトマウスにおいて，目的の遺伝子が生命の維持に必須なほど胎生致死となり個体形成後の表現型の解析が困難となってしまったり，すべての臓器で目的の遺伝子がノックアウトされてしまうため研究対象の臓器以外のノックアウトが表現型に影響して対象臓器での研究が行えなかったり，という問題点

図1 Cre-loxPシステムを用いたコンディショナルノックアウトマウス

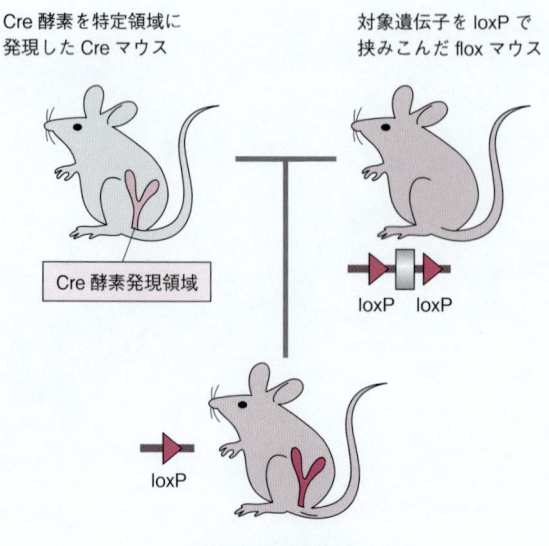

Cre酵素を特定領域に発現したCreマウス

Cre酵素発現領域

対象遺伝子をloxPで挟みこんだfloxマウス

loxP　loxP

loxP

Cre酵素発現領域でのみ対象遺伝子を欠損した子孫

を解決するために開発されてきた手法である。"コンディショナル"とは特定の遺伝子を任意の場所（組織，細胞），任意の時間（胎生期，生後週齢）にノックアウトする，という意味合いである。コンディショナルノックアウトマウスでは目的の組織，細胞以外の部位における遺伝子型は野生型であるから，きわめて重要な機能を有する遺伝子をノックアウトしても胎生致死となる可能性は低く，その遺伝子の機能解析が可能となる。

コンディショナルノックアウトマウスの作製に今日最も広く用いられているのはCre-loxPシステムである。CreはバクテリオファージP1由来のDNA recombinaseで，同じくバクテリオファージ由来のloxPとよばれる34bpからなる塩基配列を特異的に認識し，2つのloxP配列に挟まれたDNAを切り出す働きを有する。この34bpからなるloxP配列は脊椎動物には通常は存在しないものと推定され，マウスのゲノムDNAがCre recombinaseによって認識，切断されることはない。このシステムを用いたノックアウトマウスの作製には2系統のマウスが必要となる。1つは相同組換えにより目的遺伝子（あるいはその一部）の両端にloxP配列を導入したマウスであり，もう1つは特定の組織，細胞で発現をコントロールするプロモーターを上流にもつCre recombinase遺伝子を導入したマウスである。コンディショナルノックアウトマウスの組織特異性は，このプロモーターの特性に依存することになる。これら2系統のマウスを掛け合わせることによってコンディショナルノックアウトマウスが誕生する（図1）。このマウスでは組織特異的なプロモーターによりCre recombinaseが発現し，その結果その組織でのみloxP配列に挟まれた目的遺伝子が切り出されることになるのである。さらには，テトラサイクリン誘導型やタモキシフェン誘導型のCre発現システムをもつマウス用いることで，時間的にもノックアウトをコントロールすることが可能となっている。このような手法を用いることにより，発生過程で必須の遺伝子の場合は胎生致死を避けることができるとともに，個々の細胞のなかで特定の遺伝子がどのような機能をもっているのかをマッピングしていくことが可能となっている。最近ではこのコンディショナルノックアウトの系を用いて，子宮体癌，早発閉経，卵胞発育不全，着床不全，早産など，さまざまな産婦人科領域の疾患モデルが作成され，基礎研究に用いられるようになってきている。

基礎知識

エピジェネティクス

　細胞の癌化にかかわる因子にはさまざまなものがあり，遺伝子変異，染色体異常（転座，コピー数の異常など）といった，ジェネティックなものだけではなく，DNA メチル化やヒストン修飾といった後天的な修飾により遺伝子発現が制御されることに起因するエピジェネティックな異常も深く関与している。エピジェネティク機構は，細胞の発生・分化・老化，リプログラミングといった多彩な生物学的現象にかかわっている。

　近年の網羅的遺伝子解析（「基礎知識　網羅的遺伝子解析」の項 p.862 を参照）の進歩により，エピジェネティックな異常も網羅的・包括的に行えるようになってきており，DNA メチル化，ヒストン修飾，非翻訳 RNA といった，細胞の全体的なエピジェネティックの状態を包括して「エピゲノム」という用語が使われるようになっている。以下，癌とエピゲノム異常を中心に解説する。

1）DNA メチル化異常

　ヒトを含めた哺乳類では，DNA メチル化修飾は，ほぼすべてがシトシン-グアニン配列（CpG 配列）の中のシトシンに起こる。CpG 配列の豊富な領域（CpG アイランド）は，遺伝子発現調節に重要な役割を有する。遺伝子のプロモーター領域近傍の CpG アイランドに異常なメチル化が生じると遺伝子発現は抑制される。

　DNA メチル化の網羅的解析法はいくつかあるが，1 つはバイサルファイト処理（シトシンは脱アミノ化され，ウラシルに変換されるが，メチル化されたシトシンは脱アミノ化を受けにくい。このため，ウラシルとシトシンを区別することでメチル化の有無がわかる）したゲノム DNA を用いて，一塩基多型 Single Nucleotide Polymorphism；SNP を検出する要領でゲノムワイドなシークエンス解析を行う方法である。1 回のアッセイで 45 万カ所の CpG サイトの解析も可能である（図1）。

　子宮体癌はマイクロサテライト不安定性 Microsatellite Instability；MSI の頻度が高く，MLH1 などの異常メチル化が関与しているもの

図1 網羅的メチル化解析による高メチル化群（High-Methylation Epigenotype）の抽出例

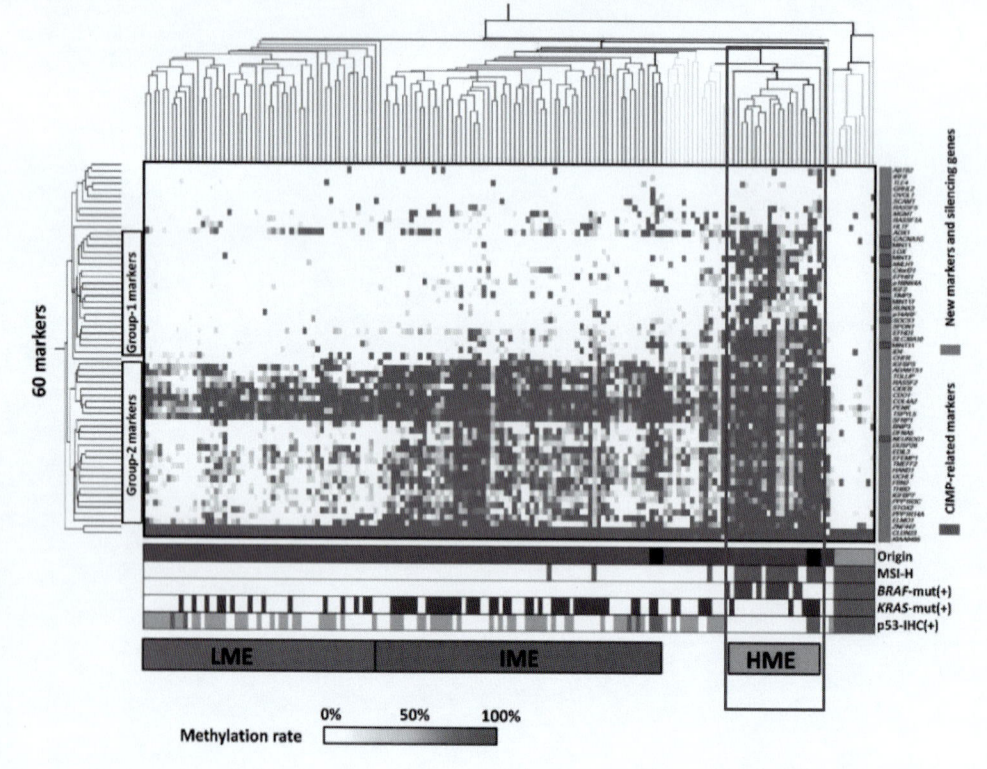

（Yagi K et al：Clin Cancer Res 2010；16：21-33 より）

が多い。DNAメチル化異常が広範にみられる腫瘍群をCpG island methylator phenotype；CIMPとよび，大腸癌ではCIMP陽性とMSI陽性との相関性が示唆されており，子宮体癌でもCIMP陽性のものが存在すると推察される。また，卵巣癌でも*BRCA1*をはじめとして癌抑制遺伝子の異常メチル化が多数報告されている。

2）ヒストン修飾異常

DNAに対してはメチル化が主であるが，ヒストンに対しては，メチル化やアセチル化，ユビキチン化，SUMO化など，さまざまな化学修飾が知られている。染色体からの遺伝情報の読み出しがこうした修飾によって調節されていると考えられる。最近，ヒト癌でヒストン修飾酵素やクロマチン制御因子の異常が同定されており，注目を集めている。卵巣明細胞腺癌で遺伝子変異が40％以上と報告された，the AT-rich interactive domain 1A；*ARID1A*遺伝子もクロマチンリモデリングの複合体を構成する遺伝子の1つであり，種々の遺伝子の発現調節に関与していると推察される。

3）非コードRNA non-coding RNA；ncRNA

RNAについては蛋白質をコードするmRNAのほか，tRNA, rRNAが主要なものと考えられていたが，近年，これらを除いた非コードRNA（ncRNA）の役割が注目されている。micro-RNA；miRNAは，細胞内に存在する長さ20〜25塩基ほどの1本鎖RNAで，ほかの遺伝子の発現を調節する機能を有するncRNAである。また，poly (A) 鎖を持ち，しばしばスプライシングを受ける高分子量の非コードRNA (Long non-coding RNA) の存在 (Xist, Hotairなど) も知られている。

基礎知識

網羅的遺伝子解析

ヒトゲノム計画（Human Genome Project）は，国際的なコンソーシアム（International Human Genome Sequencing Consortium）として進められたが，塩基配列決定は旧来のシークエンサーを用いて解析されており，1990年から2003年にかけて27億ドルをかけて遂行された．その後，シークエンス解析技術が飛躍的に向上した結果，2007年には個人（クレイグ・ヴェンター博士）のゲノム全塩基配列決定が，約2カ月＆約100万ドルで達成されるまでに効率化されている．現在，「次世代シークエンサー」とよばれる高解析能のシークエンス機器が次々と登場しており，ゲノム配列が1,000ドル（10万円以下）以内で行えるようになる日も近いと考えられている．図1に示すように，解析塩基数の進歩は実に目覚ましい．次世代シークエンサーの細かな原理は省略するが，75から100塩基程度のShort read（旧来のサンガー法では，500塩基以上のリードだが，一回の解析サンプル数が少ない）を一回の解析につき，数億以上という単位で達成できることが特徴である．これにより，2011年の時点で500 Gb以上の塩基情報が一回の解析で得られており，ヒトゲノム塩基数の30億（3Gb）をはるかに超えるようになっている．

図1　DNAシークエンサーの解析塩基数

2003年以降のDNAシークエンサーが1回の実験で解析できる総塩基数をグラフで示す．2005年の次世代シークエンサー第1号の登場以降，解析塩基数は等比級数的に増大し，2007年の時点でヒトハプロイドゲノム塩基数に匹敵するデータが一度の実験で得られるようになった．

（間野博行：実験医学 2012；1：2-6 より引用）

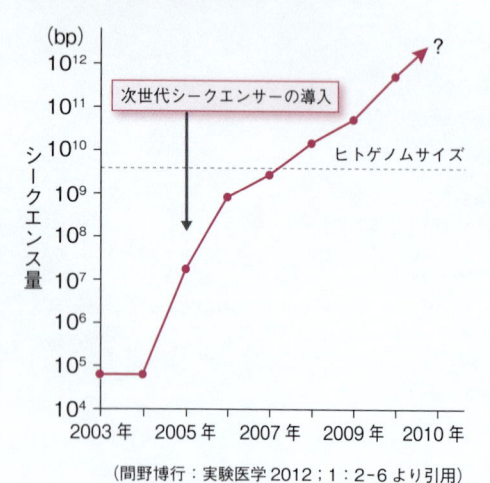

1）全エクソンシークエンス

このように全ゲノムを解読（全ゲノムシークエンス）することも十分に可能となってきたが，癌などの特定の疾患の遺伝子変異を多数のサンプルで調べる場合，機能的に重要な（蛋白に転写・翻訳される）領域であるエクソンに絞ったほうがより効率的である．ヒトゲノムの中でエクソンの長さは約1％に当たる30 Mb程度であり，全ゲノムに相当するリード数を確保すれば，理論上約100xのRead depth＝読み深度（繰り返し読むことにより，コピー数異常や癌の異質性・多様性のためのFalse negativeを回避する）を達成できる．遺伝子のエクソン部分を網羅的にカバーするオリゴヌクレオチドプローブを調製し，Hybridizationさせることにより，ゲノムDNAの中からエクソンに相当するDNA領域を濃縮することができる．この濃縮されたテンプレートを次世代シークエンサーで解析することにより，全エクソンのシークエンスを行うことができる（whole-exon sequencing）．もちろん，エクソン以外の領域の変異にも重要なものが存在しうるため，将来的には全ゲノムシークエンスがさらに普及してくる可能性が高い．

2）染色体コピー数異常の解析

FISH（Fluorescence *in situ* hybridization）法は，特定の領域のコピー数異常の検索に有用であり，CGH（Comparative Genomic Hybridization）法は，全染色体を対象にして過剰，欠失，増幅などのコピー数異常を検出することができる．しかしながら，従来のCGH法では解像度が低く，微小な領域のコピー数異常を検出できておらず，特定疾患の原因遺伝子の局在を調べるのも困難であった．1990年代後半に開発されたアレイCGH法では，全ゲノムを網羅しうる多数のプローブ（BACクローンやオリゴヌクレオチドなど）とHybridizationさせることで，解像度をおおいに改善することができた．現在は，このほかにSNP（一塩基多型）を利用したSNPアレイが広く用いられている（図2）．SNPアレイは文字どおり，大規模にSNPを検出するために開発されたアレイであり，数十万以上の個々のSNPに特異的なプローブを用いてシグナルを評価することにより，各領域の染色体コピー数を推定することが可能となる．

次世代シークエンサーによる全エクソン（全ゲノム）シークエンスにおいても，十分なRead depthを確保できれば，そのまま染色体コピー数の異常を十分に検出できる．現時点では，染色体

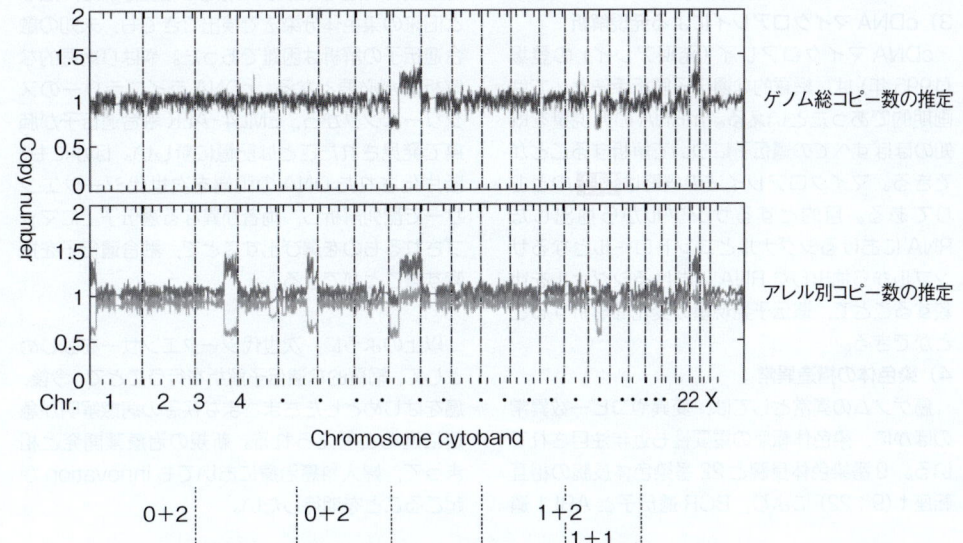

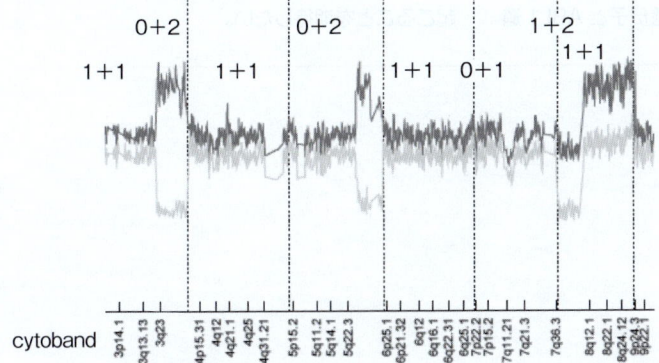

図2 SNPタイピングアレイを用いたコピー数の推定

ゲノム総コピー数の推定

アレル別コピー数の推定

（Murayama-Hosokawa S, et al：Oncogene 29：1897-1908, 2010 より）

図3 DNAマイクロアレイによる遺伝子解析

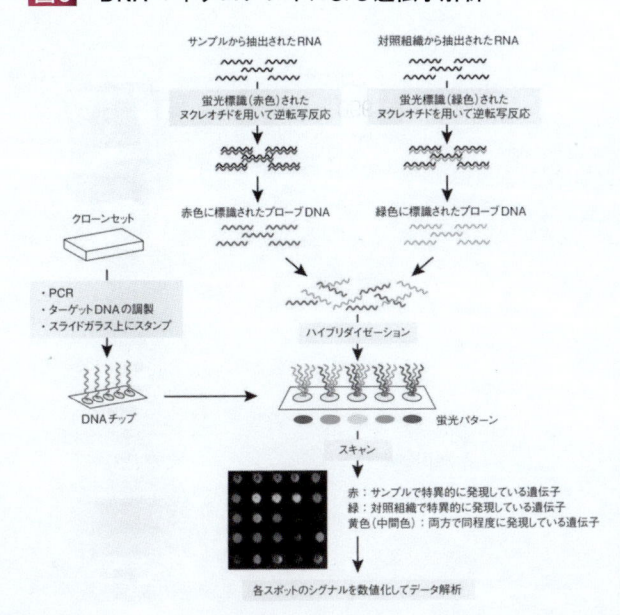

ターゲットDNAをスライドガラスに貼りつけてDNAチップを作製し，蛍光色素で標識したプローブDNAをハイブリダイズさせる。各スポットの蛍光パターンをスキャナーで検出し，得られたデータをもとに解析を行う。

（岡崎康司　実験医学 2012；1：119-23 より）

コピー数解析のみであれば，SNPアレイやアレイCGHのほうが安価で簡便である。

3）cDNAマイクロアレイによる発現解析

cDNAマイクロアレイ（発現アレイ）の登場（1995年）は，網羅的な遺伝子解析手法としては画期的であったといえる。mRNAの発現量を既知のほぼすべての遺伝子について解析することができる。マイクロアレイ法の概略は 図3 のとおりである。目的とするサンプルから抽出したRNAにおけるシグナルとコントロールとなるサンプルから抽出したRNAにおけるシグナルを比較することで，遺伝子発現量の変化を解析することができる。

4）染色体の構造異常

癌ゲノムの異常としては，変異やコピー数異常のほかに，染色体転座の重要性も近年注目されている。9番染色体長腕と22番染色体長腕の相互転座t（9；22）により，BCR遺伝子とABL1遺伝子が融合したBCR-ABL遺伝子が慢性骨髄性白血病で有名であるが，既知の転座はFISH法など旧来の染色体分染法で検出できても，未知の融合遺伝子の解析は困難であった。やはり網羅的な解析法が必要となる。cDNAライブラリーのスクリーニングから，EML4-ALK融合遺伝子が肺癌で発見されたことは記憶に新しい。ほかにも，断片化されたDNAの両端を次世代シークエンサーで配列解析し，両者が異なる遺伝子上にマップされるものを選び出すことで，融合遺伝子を探索することができる。

以上のように，次世代シークエンサーをはじめとして，網羅的な遺伝子解析を行うことで，今後，癌をはじめとしたさまざまな疾患の病態解明が急速に進むと考えられる。新規の治療薬開発と相まって，婦人科癌治療においても innovation が起こることを期待したい。

基礎知識

卵巣局所調節因子

下垂体から分泌されるFSH（卵胞刺激ホルモン）は強力な卵胞発育作用を示すが，同物質は血流を介して卵胞に到達する。卵胞の周囲に血管が誘導されるのは，二次卵胞後半以降である。すなわち，それ以前の卵胞はFSHなどの血管を介して運ばれる卵巣外因子ではなく，卵巣局所因子により調節を受けていることが考えられる。これまで，多くの物質が卵巣の構成細胞から分泌され，パラクライン，オートクライン機構で卵胞発育に関与することが報告されており，特に初期卵胞発育において，transforming growth factor (TGF)-βスーパーファミリーサイトカインの関与が注目されている。同ファミリーに属するgrowth differentiation factor (GDF)-9は卵子にのみ発現することが知られており，同物質をノックアウトしたマウス卵巣では，二次卵胞以降の卵胞発育がみられなかった（Dong et al：Nature 1996；383：531-5）。また，GDF-9に類似したサイトカインであるbone morphogenetic protein (BMP)-15はGDF-9と同様に卵子にのみ存在するが，BMP-15の遺伝子異常がヒトの卵巣機能不全を引き起こす可能性が相次いで報告されている。卵子から産生される因子が，初期卵胞発育を制御していることが示唆されている。

卵胞の構成細胞には卵子以外に顆粒膜細胞，莢膜細胞があり，TGF-βスーパーファミリーであるBMP-2, 4, 6, 7やアクチビン，anti-mullerian hormone；AMH等が産生される。BMP-2, 4, 6, 7やアクチビンは卵胞発育に促進的に働くのに対し，AMHは卵胞発育の抑制作用が報告されている。これらTGF-βスーパーファミリーサイトカインは，顆粒膜細胞におけるFSH受容体やLH受容体の発現や機能制御を行うことで，血中ゴナドトロピンへの反応を調節し，卵胞発育に寄与していることが考えられる。

BMPは胎児の卵巣形成にも関与することが報告されている。BMP-4のノックアウトマウスでは，始原生殖細胞 primordial germ cell；PGCが完全欠損することが知られている。BMP-2やBMP-8b欠損マウスでも同様の表現系を示す。興味深いことにBMPの受容体であるALK-2欠損マウスやBMPシグナル経路であるSMAD-1やSMAD-5の欠損マウスでは同様にPGCの減少・欠損を示すことから，卵巣形成にBMPシステムの果たす役割は大きいことがうかがえる。

卵胞がFSH受容体を獲得する二次卵胞後期以降になると，卵胞の発育は主にFSH依存性となる。このとき，FSHは下垂体から産生され，血流を介して卵胞に到達することから，FSH依存性となった卵胞がより多くのFSHの作用を受けるためには，卵胞周囲における血管網の発達が重要となることが推測される。事実，卵胞周囲に血管内皮細胞が誘導されるのは二次卵胞後期であることが知られており，十分に発育した主席卵胞は豊富な血管網を有するのに対し，早期に発育が停止した閉鎖卵胞では疎な血管網が観察される。その血管誘導物質として，血管内皮成長因子 vascular endothelial growth factor；VEGFが重要であるが，VEGFも卵巣局所で産生されることが知られている。

現行では卵胞発育にゴナドトロピン療法が行われているが，これら卵巣局所調節因子は今後の不妊治療薬としてのターゲットとなりうるであろう。

基礎知識

ステロイドホルモン受容体

性ステロイドホルモン，糖質・鉱質コルチコイドホルモンは，すべてコレステロールを前駆体として生合成される。ホルモン産生器官におけるステロイドホルモンの生合成は，通常脳下垂体前葉より分泌される生合成刺激ペプチドによりコントロールされている。これら生合成刺激ペプチドの脳下垂体前葉での生合成分泌は，さらに神経系と連結する視床下部から分泌されるペプチドホルモン群によって制御されている。ところが，視床下部や下垂体前葉から分泌されるペプチドホルモンの生合性分泌は，ホルモンそのものによってフィードバックによる制御を受けており，結果として精緻なバランスが保たれるようになっている。

ステロイドホルモンは，標的細胞において特異的レセプターと結合し，細胞内シグナル伝達経路・機能を介して各々の特異的な生体的作用を発揮する。結果としてステロイドホルモンは，生殖器官発達・機能維持，精神活動，代謝経路，骨形成など多彩な生理的作用を有することになる。ステロイドまたは非ステロイドをリガンドとするもの，およびその内在性リガンドが未発見のものすべてを含有する集合を核内受容体スーパーファミリーとよぶ。核内受容体はホルモンが結合することで細胞核内での DNA 転写を制御する転写因子であり，疾患に関与する遺伝子も多く，アメリカ食品医薬品局（FDA）が認可している医薬品の約 10％は核内受容体を標的としたものである。

低分子脂溶性ステロイドホルモン受容体は，細胞膜を通過して細胞内に入り，各々のレセプターと結合することで生理的機能を発揮することになる。ステロイドホルモン受容体の発見に関する歴史は，1960 年代に Elwood Jensen 博士らによ

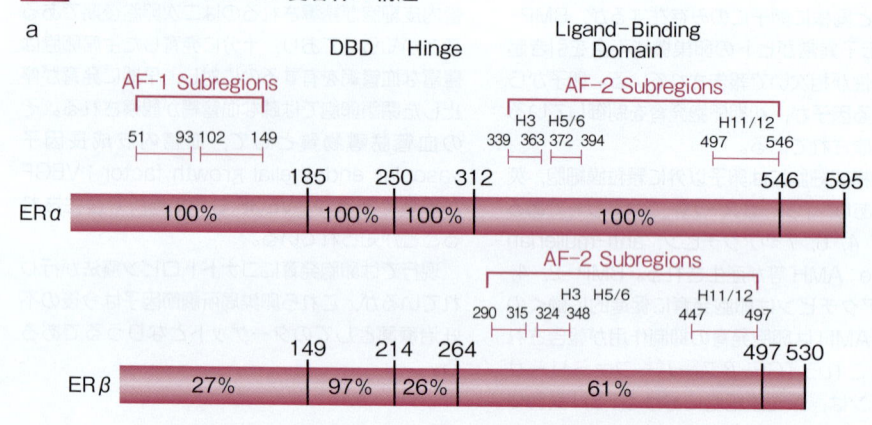

図1 ステロイドホルモン受容体の構造

(Jordan VC, O'Malley BW : J Clin Oncol 2007；25：5815-24 より)

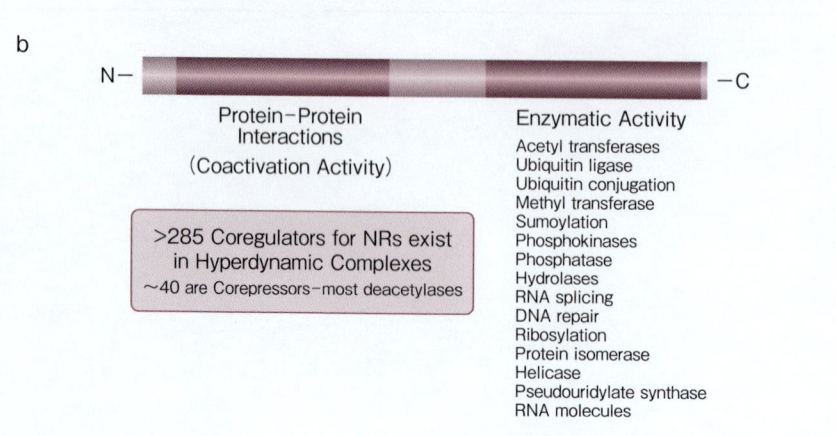

るエストロゲン受容体（ER）の単離，1985年アメリカのRonald Evans博士らによるグルココルチコイド受容体，1986年にフランスのPierre Chambon博士らによるERαのクローニング以降，分子生物学的研究が爆発的に進化していった。これらレセプターは共通の構造をもっており，アミノ末端から順に，ホルモン非依存性転写活性化領域（AF-1），DNA結合部位，ヒンジ領域，ホルモン依存性転写活性化領域（AF-2；ホルモン結合部位）という領域に区分される。ヒトエストロゲン受容体にはERαおよびERβの2つのサブタイプが存在し，ERE（GGTCAnnnTGACC）にホモ二量体で結合する転写因子であり，リガンド（17β-Estradiol）特異的転写活性化能をもつ（図1，Jordan VC, O'Malley BW：J Clin Oncol 2007；25：5815-24より）。

　核内レセプターに結合しうるリガンドは，内在性のもの以外にも合成化学物質，植物性物質などが多数存在する。ERの内在性リガンドは17β-EstradiolであるがERに結合しうる物質ですでに製品化されている薬剤は，タモキシフェンおよびトレミフェン（乳癌治療薬），ラロキシフェンおよびバゼドキシフェン（骨粗鬆症治療薬），エストリオール，結合型エストロゲン，OC（経口避妊薬）など多数ある。

　ERの活性を規定するものは，①レセプターのサブタイプ，およびレセプターそのものの修飾，②活性化ドメイン，③転写共役因子の結合パターン，の3つに大別される。

①ラロキシフェンはERα＞ERβで結合し，製剤としては骨量増加作用をもたらすが，hot flushや腟乾燥感を副作用として有すること，またERαセリン118番目がリン酸化を受けるとエストロゲン依存的転写活性化能が亢進するが，それ以外にも核内受容体は，アセチル化，ユビキチン化，メチル化などの修飾を受け活性が変化する。

②子宮はAF-1優位な組織である一方，乳腺はAF-2優位な組織であるため，タモキシフェンは乳腺増殖抑制的に作用するものの，子宮に対しては増殖作用を有するため，タモキシフェン依存性子宮内膜ポリープを発生することがある。

③ERの構造が変化する変異体では，結合する転写共役因子（活性化因子または抑制因子）の結合様式が変化するために，結果としてリガンドまたは薬剤に対する反応性が変化する。

以上のような具体例が挙げられる。子宮を有する女性に長期間エストロゲン単剤で治療をすると子宮内膜癌発生率が2倍以上にもなること，更年期女性に対するホルモン補充療法で乳癌発症頻度が上昇する，という疫学的事実からも，核内受容体を治療標的として考える場合には，個々の患者背景を考慮しながら適切な治療を提示することが必要である。

免疫細胞
（樹状細胞, Th17細胞・制御性T細胞）

1）樹状細胞

2011年のノーベル生理学・医学賞は, 1973年に樹状細胞に関する初めての報告をしたDr. Ralph M. Stainmanに与えられた。樹状細胞はマクロファージと同様に自然免疫応答を担う免疫細胞である。すなわち感染時の病原体といった細胞外抗原や死細胞を貪食し, リンパ球へ抗原提示し, リンパ球を活性化し, その後の獲得免疫系反応への橋渡しをする。

生体内では, あらゆる組織, あるいは末梢血中に未熟樹状細胞として存在し, 抗原を補食すると成熟樹状細胞となりリンパ節へ移動する。成熟化の過程で, 樹状細胞は補食した抗原を細胞内でペプチド断片に分解し, MHCクラスⅠ, クラスⅡ分子に結合させ, 細胞膜表面上に運搬させ抗原提示をする。そして同時に誘導された共刺激分子とともに, CD8$^+$T細胞, CD4$^+$T細胞を活性化する。この際, 樹状細胞は種々のサイトカインも分泌し, 特にナイーブTの分化の制御をする。その他, 樹状細胞はVEGFなどの血管新生因子も分泌し, 血管新生にも関与していることが知られる。

臨床的には, 樹状細胞は, ウイルス感染や自己免疫疾患の発症に関与しているといわれ, さまざまな研究が行われている。癌免疫の分野では, 「樹状細胞療法」すなわち, 患者の樹状細胞を, 体外で悪性腫瘍の組織そのものあるいは人工抗原に曝露し貪食させた後に, 体内に戻し, その樹状細胞がT細胞に抗原提示をし, 活性化したT細胞が悪性腫瘍を攻撃することで腫瘍の治療効果を期待する, という治療方法も試みられている。

2）生殖機能と樹状細胞

樹状細胞は子宮内膜にも存在し, 妊娠が成立した場合はトロホブラストの貪食や, T細胞・NK細胞の分化に関与していると推定されている。ジフテリアトキシンを投与することにより一時的に樹状細胞を枯渇させることが可能なCD11c-DTRトランスジェニックマウスを用いた研究では, 着床期において一時的に樹状細胞を枯渇させると着床率が低下することが報告され, 樹状細胞が妊娠成立に重要な役割を果たしていることが示されている。

3）ヘルパーT細胞のサブセット

抗原提示を受けていないナイーブT細胞は上述の樹状細胞のような抗原提示細胞からの刺激を受けてヘルパーT細胞に分化するが, その際の条件, 例えば環境中のサイトカインの刺激, によっていくつかの異なるサブセットに分化する。まず, 1992年にMossmanらがTh1, Th2という二つのサブセットを報告した。Th1細胞はIFNγを分泌し, 主に細胞性免疫反応による細胞内寄生性微生物に対する感染防御を担う。Th2細胞はIL-4を分泌し, 体液性免疫反応により細胞外寄生性微生物に対する感染防御に関与する。この報告以降, 多くの感染症・免疫疾患の病態がTh1/

図1 樹状細胞による抗原提示とT細胞の分化

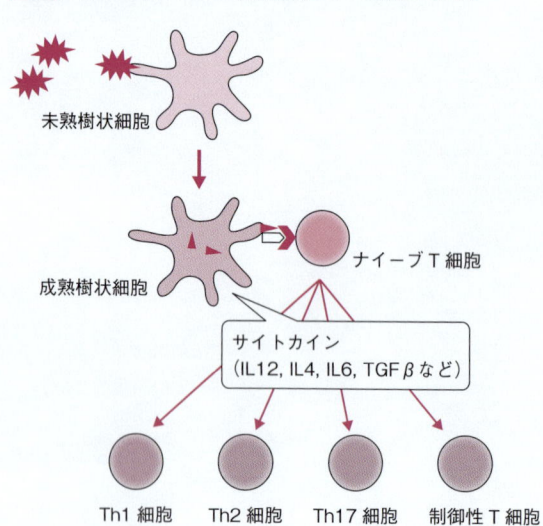

未熟樹状細胞は抗原を貪食し成熟樹状細胞となり抗原をナイーブT細胞に提示する。ナイーブT細胞は成熟樹状細胞から分泌されたサイトカインの種類により, Th1細胞, Th2細胞, Th17細胞, 制御性T細胞に分化する。

Th2 のバランスによって説明されてきたが，あらゆる病態がこの 2 つの T 細胞のサブセットの働きで説明できるわけではなかった。その後 1995 年に CD25 を発現する制御性 T 細胞，2005 年に IL-17 を分泌する Th17 細胞という新しいサブセットの存在が相次いで報告され，現在では，これらの異なる T 細胞サブセット全体のバランスが大切であるという考え方が主流となっている。

4）Th17 細胞

ナイーブ T 細胞に IL-6 と TGFβ の刺激が加わると Th17 細胞が分化する。IL-17 を分泌するのが特徴であり，その維持には IL-23 の刺激が必要である。IL-17 は線維芽細胞・上皮細胞・マクロファージ・血管内皮細胞など種々の細胞に作用し，炎症性サイトカイン・ケモカイン・細胞接着因子など，さまざまな因子を誘導して炎症を誘導することが知られ，Th17 細胞は関節リウマチなどの病態に関与していることが知られる。

5）制御性 T 細胞

ナイーブ T 細胞に TGFβ のみの刺激が加わると，制御性 T 細胞に分化する。制御性 T 細胞の分化のマスター遺伝子は転写因子の Foxp3 であり，この因子を検出することでこの細胞の分化・発現がモニターできる。制御性 T 細胞は Cytotoxic T-Lymphocyte Antigen 4；CTLA-4 という細胞表面蛋白を発現し，また抑制性サイトカインである IL-10 や TGFβ を分泌し，免疫抑制・寛容に働くことから「制御性」と名付けられている。関節リウマチ，SLE といったさまざまな免疫疾患でこの T 細胞のサブセットの量的質的異常が報告されている。

6）産婦人科領域における Th17 細胞・制御性 T 細胞の研究

Th17 細胞は子宮内膜症組織中に観察され，IL-17 を分泌することで，本症の増悪に関与している可能性が報告されている。また Th17 細胞は切迫早産や妊娠高血圧症候群の病態にも関与していると考えられ，研究が進められている。

制御性 T 細胞に関しては，マウスの着床期に制御性 T 細胞を枯渇させると，着床不全や初期流産をもたらすこと，習慣流産の女性の子宮内膜で制御性 T 細胞の数が減っていること，などから，母児免疫寛容に関連していると考えられている。

基礎知識

費用対効果分析

1）費用対効果分析とは

　新たな技術，治療法などを導入する際には，得られる効果だけではなく，副作用や費用など総合的に評価することが重要である。これらの要素を可能な限り加味し，よりよい選択肢を提案するために費用対効果分析 cost-effectiveness analysis；CEA が用いられる。オーストラリア，カナダ，イギリスやほかのヨーロッパ諸国などでは政策決定の場で広く使用されている手法であり，わが国でも脚光を浴びている。建築の分野や，特に薬学分野での研究が盛んである。健康，保健介入に関する CEA ではある治療法によって改善される quality of life，生存年数に注目するとともに，財政資源の効果的な使用に注目する。一般に，効果の指標として quality-adjusted life years；QALYs が使用される。

2）Quality-adjusted life years；QALYs

　健康状態によって左右される生活の質を数字で評価し，完全に健康である状態を 1.0，死亡を 0 と表す。これを効用値とよぶが，健康状態が変化することに伴ってこの値は変化し，その状態に留まった時間を掛け合わせ，死亡時までの総和が QALYs である。例として，図1 に示したようにある保健介入をしなければ Death 1 で死亡するが，保健介入があればより長く生活の質を保ったまま過ごし，より長く生存し Death 2 で死亡する。両方の曲線の間の面積が保健介入によって得られた QALYs である。A は質の改善により，B は量の改善（寿命の延長）によって得られた QALYs である。QALYs を使用することによって，保健介入の効果として一人当たりどの程度生活の質を保ち月または年単位での生存を延長することができるのかということがわかる。これによって，異なる保健介入をさまざまな条件下で比較することが可能となる。効用値は臨床試験から示す場合と，既存の研究より使用する場合がある。

3）CEA 分析の基本枠組み

　CEA では，数通りの保健介入法を比較検討する。罹患率や病気の進行割合などを各健康状態の移行確率として使用し，疾患のシミュレーションモデルを作成する。これに，例えば治療法 A，B，C，D を導入した場合のシミュレーションを行う。プログラム A，B，C，D は互いに排他的であるとする。費用と効果が高くなる順にプログラムを並べ換え，より費用が安く効果が高いプログラムがほかにあればそのプログラムは削除される。各プログラムにおける増分費用と増分効果を，すぐ直前のプログラムと比較して計算する。効果 1 単位当たり余計にかかる費用が，増分費用効果比 Incremental cost-effectiveness ratio；ICER である。これを比較し，1QALY 当たりにかかる値段がより高いプログラムは排除される。また，ICER は各国においてある上限値が定まっており，この値以下であればその保健介入が費用対効果に優れているということができる。

　分析は患者，医療者，保険会社，社会全体など誰の観点から行うかによって費用の加算方法などが異なってくるため，誰の観点から行われている分析であるかに注意が必要である。社会全体からの観点が CEA では基本となり，直接費用だけでなく，間接費用（生存していた場合に稼いでいた

図1 介入によって得られる QALYs

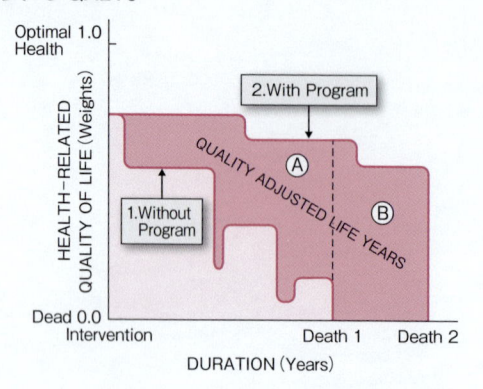

(Gold MR, Siegel JE, Russell LB, et al：Cost-Effectiveness in Health and Medicine. p92, New York, NY：Oxford University Press, 1996 より)

はずの賃金など）も考慮される。また，未来のお金やQALYsの価値は，現在の価値に劣ると考え割引き（Discount rate）が使用される。この値は社会の現状によって異なってくるため，国によって異なる値を使用している。このような条件が結果に大きく影響を与えるため，同様の論文を比較する際は，どのような条件下での分析であるかに注意が必要である。

分析に使用される移行確率や費用などのデータには不確実性が含まれているため，感度分析でその影響が検討される。

4）CEAの限界と可能性

CEAでは，対象疾患の自然経過に関する移行確率や治療効果のデータがモデル作成の際に重要であるが，研究が進んでいない分野では十分なデータを集めることができない。また，すべての細かな要素を分析に含めることは難しい。しかし，限られた財政資源をいかに有効に生かしていくのか選択する際に，CEAは現時点で明らかな最良のデータに基づいて科学的な根拠を提供する。イギリスでは，national institute for clinical excellence；NICEというイギリス保健制度の一施設が創設され，CEAを含んだガイドライン作りが進められており，医療に大きな影響を与えている。わが国でも医療費削減，財政資源の有効利用は喫緊の課題であり，CEAは力を発揮するであろうと考えられる。

基礎知識

サイトカイン，ケモカイン，アディポカイン

1）概念

サイトカインとは，細胞という意味の「サイト」と，作動因子という意味の「カイン」の造語である。すなわち，細胞から放出され，種々の細胞間相互作用を媒介する蛋白質性因子を総称してサイトカインとよぶ。ケモカイン，アディポカインはサイトカインの一部をなす概念で，白血球遊走作用があるサイトカインをケモカインとよび，脂肪細胞から分泌されるサイトカインを総称してアディポカイン（アディポサイトカイン）とよぶ。ホルモンとの違いについて，ホルモンは卵胞刺激ホルモンに代表される糖蛋白ホルモン，エストロゲンなどのステロイド，GnRHなどのペプチドホルモンなど生理活性をもつさまざまな化学物質の総称であり，一般的には特定の産生臓器があり，血流を介して遠くの標的細胞に働き，遺伝子発現や細胞機能の調節を行う。これに対し，サイトカインは分子量が数万程度までの蛋白質であり，ホルモンほど産生臓器が明確ではなく，多くの組織で産生されて比較的局所的に作用する場合が多い。

2）機能

サイトカインの機能は免疫系の調節，炎症反応の惹起，抗腫瘍作用などから，細胞増殖，分化，抑制といった生体の恒常性維持に重要な役割まで多岐にわたっている。通常，細胞表面のレセプターに結合し，細胞内シグナル伝達により効果を発揮する。サイトカインの作用を理解するうえで重要な概念が2つある。1つは機能的重複性 redundancyで，異なるサイトカインが同一の作用を発揮するものである。これは，受容体サブユニットの共有や細胞内のシグナル伝達の共有などが関係するとされている。もう1つは，機能的多様性 pleiotropyである。すなわち，同一のサイトカインが細胞ごとに異なる機能を発揮することがある。1つのサイトカインにはせいぜい1～2個程度の特異的受容体しかないため，機能的多様性は細胞ごとに異なるシグナル伝達や転写因子などが働くことが反映されるためであると考えられている。

3）種類

構造や生物活性により種々の分類が可能である。ここには1つの例を示す。

① 増殖因子：主として細胞の増殖を促進する因子である。表皮増殖因子，インスリン様増殖因子，血小板由来増殖因子，線維芽細胞増殖因子，などを含む。

② インターロイキン（IL）：主として白血球から分泌され免疫系の機能に深くかかわる 2013年現在30種類以上が知られており，ILの後に番号をつけて，IL-1, IL-2…のように命名されている。

③ インターフェロン（IFN）：主として抗ウイルス活性を特徴とするサイトカインである。IFN-α, IFN-β, IFN-γ, IFN-λ, IFN-ε, IFN-κ, IFN-ωなどがある。

④ TGF-β：最初は上皮細胞の腫瘍化に働く増殖因子として発見されたが，増殖阻害や分化誘導など多彩な活性を示す。TGF-βおよびアクチビンを含むサブファミリーと bone morphogenetic protein；BMP および growth differentiation factor；GDF などを含むサブファミリーに分けられ，それぞれに多数のメンバーが含まれる。

⑤ TNF：細胞を壊死させる分子として見出された tumor necrosis factor-α；TNF-αが代表的である。細胞死を惹起するものが多い。リンホトキシン，Fasリガンド，CD40リガンド，TRAIL などが含まれる。

⑥ 造血因子：血液細胞の増殖分化を制御する。G-CSF，GM-CSF，SCF など。

⑦ ケモカイン：白血球の遊走因子として同定されたが，免疫系以外にも多彩な作用をもつ。分子内のシステイン残基の配置により C，CC，CXC，CXXXC などのサブファミリーに分かれる。ケモカイン受容体はいずれも G 蛋白質共役受容体であり，サイトカイン受容体としては特異な存在である。

⑧ アディポカイン：脂肪は余剰のエネルギーを蓄積する組織と考えられてきたが，現在では脂肪細胞は種々のサイトカインを産生して代謝などにおいて積極的な役割を担うと考えられている。脂肪細胞由来のサイトカインをアディポカインとよび，レプチン，レジスチン，アディポネクチンなどがある。

4）産婦人科疾患とのかかわり

産婦人科において種々の疾患でサイトカインの作用が明らかにされている。特に，免疫ならびに炎症においてはサイトカインの果たす役割は大きい。子宮内膜症においては，IL-1β, IL-6, IL-8, TNFα, IL-17A をはじめとする多くのサイトカインがネットワークを形成しながら病巣の進展に寄与する。妊娠高血圧症候群においては，血液中のsFlt-1 および可溶性エンドグリンが上昇することが原因であると示唆されている。卵胞発育においては，FSH や LH といったホルモン以外に，BMP ならびに GDF が局所調節因子として作用

していることが近年注目されている。さらに，早産に子宮頸管のIL-8産生が密接に関係していることなど，産婦人科におけるサイトカインの役割は日進月歩で解明されている。

5）治療への応用

他科領域において，インターフェロンが以前からウイルス性肝炎やいくつかの腫瘍や白血病の治療に使われている。また，悪性腫瘍に対する化学療法に伴う好中球減少にG-CSF製剤も長い間使用されてきた。近年，慢性関節リウマチにおいてTNF-αやIL-1βの抗体を用いた治療が優れた成果を上げている。産婦人科領域において，サイトカインをターゲットとした治療法の今後の発展を期待したい。

基礎知識

粘膜免疫

　女性生殖器は，生殖機能という特有の機能をもつ臓器である．女性生殖器粘膜からみると，精子はアロ抗原，胎児はセミアロ抗原であり，通常なら異物として免疫排除の対象になってもおかしくない抗原である．ところが，女性生殖器にはそれらを排除しない免疫寛容があり，それによって種としての生殖能力を維持している．その一方で，女性外性器は外界からの無数の病原体にさらされることから，常に免疫排除に努めている．この免疫寛容と免疫排除の微妙なバランスを保つために，女性生殖器の免疫機構は消化管や気道のほかの粘膜とは違う免疫システムを有していると考えられる．

　粘膜は，体内にあって外界と接する場所（多くは管腔臓器）の表面を覆うことから，外界からの異物が体内に入り込まないようにするための第一線の防御機構を担っている．そのために，粘膜では独特の免疫防御機構が構築されている．粘膜免疫では，異物抗原を検出するセンサー機能が発達し，これを粘膜免疫システムという．そこには，樹状細胞，ランゲルハンス細胞といった抗原提示細胞とともに粘膜上皮細胞も重要な役割をもつ（後述）．粘膜免疫システムは，脾臓，リンパ節を主要リンパ組織としている全身性免疫システムとは異なるシステムである．すなわち，粘膜免疫システムには，独自のリンパ組織が存在する．

　初期免疫応答として，非特異的な一次攻撃とアロ（異物）抗原の認識をメモリー組織（細胞）に伝える（自然免疫もしくは初期免疫 innate immunity という）．そして，同じ異物抗原の再侵入に対して速効性の二次攻撃（獲得免疫 adaptive immunity という）を行うために，各粘膜には誘導・メモリー組織が配備されている．これを，粘膜リンパ組織 mucosal-associated lymphoid tissue；MALT という．鼻腔粘膜には NALT (nasal-associated)，気管粘膜には BALT (bronchial-associated)，腸管粘膜には GALT (gut-associated) が，各粘膜下に配備され粘膜上皮に侵入した異物に対する免疫誘導とメモリー，そして二次攻撃をすべくスタンバイされている．さらに興味深いことに，これら全身に配備されている MALT は，ネットワークを形成し，異物抗原の認識記憶を共有している．これによって，異物がどこの粘膜から再侵入してきても，最初の侵入部と同様の免疫応答が実効できる仕組みになっている．このネットワークシステムを成立させているのが，粘膜リンパ球 mucosal lymphocyte である．

　粘膜リンパ球は，integrin という特有の表面抗原をもっている．integrin は，腸管の GALT に存在している樹状細胞のみがリンパ球に授けることができる表面抗原であり，腸管粘膜由来の粘膜リンパ球のマーカーである．この integrin と結合するリガンドが，MadCAM と VCAM という蛋白質で，粘膜下に存在する血管内皮細胞だけに発現している．粘膜リンパ球は，末梢血流を通って，MadCAM や VCAM が発現している血管でトラップされ，粘膜だけに浸潤していけるようになっている（ホーミング homing とよぶ）．integrin のことを homing receptor とよぶ．この homing 機構によって，全身の粘膜に同じメモリーをもった粘膜リンパ球が巡ることが可能となっている（図1）．

図1 粘膜免疫システム

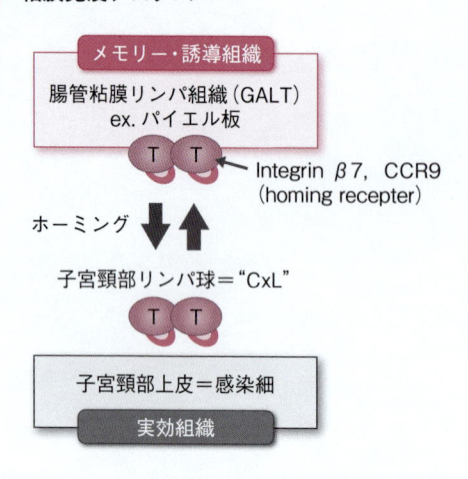

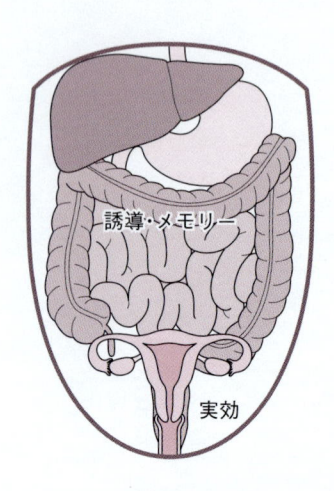

興味深いことに，生殖器粘膜にはMALTに相当する組織は存在しないことが組織学的にわかっている。子宮にリンパ組織が存在しないことは，婦人科医なら容易に想像できるであろう。粘膜免疫システムの主役であるMALTがないということからも，明らかにほかの粘膜（気道，消化管）とは異なることがわかる。これは，MALTの存在によって異物である精子や胎児成分に対する強い免疫応答が実効されてしまうことを避けるための結果かもしれない。生殖器粘膜の誘導・メモリー組織は，腸管粘膜にあるGALTが代用していると考えている（図1）。

子宮頸部粘膜から採取できるリンパ球を子宮頸部リンパ球（CxL）とよんでいるが，われわれの検討ではCxLの20〜30％がGALT由来であることがわかり，子宮頸部の粘膜免疫が腸管粘膜と粘膜リンパ球を介してつながっていることが実証された。前述したようにGALT由来の粘膜リンパ球には，integrin β7とCCR9というホーミングレセプターが表出している。integrin β7＋リンパ球の構成をさらに調べたが，90％以上はintegrin αEβ7＋リンパ球であった。そもそもGALTで樹状細胞からのレチノイン酸によって誘導されたintegrin β7はintegrin α4β7である。それらのリンパ球は末梢血中を流れ，粘膜上皮下の血管内皮に発現するMadCAMでとらえられ，粘膜固有層にホーミングする。CxLの特徴は，①B細胞がほとんどないこと（CD3＋細胞の0.5％程度），②CD8＋T細胞が多いことである。NK細胞は末梢血と大きな差はなかった。

さらにわれわれは，粘膜免疫を介した癌ワクチン療法を開発した。HPV蛋白質を標的とした子宮頸癌前癌病変CIN3に対する新規抗癌剤である。HPV癌蛋白質E7を発現している乳酸菌をワクチンとして製剤化し，CIN3患者に内服投与することによって，患者のCxLにHPV E7に対する粘膜型細胞性免疫が誘導され，CIN3病変が退縮した症例を経験した。粘膜免疫を利用した癌ワクチン療法は世界的にも例のないものであり，今後の婦人科腫瘍，感染症の治療に期待される。

基礎知識

脂質と抗炎症

脂質は細胞膜の主要な構成成分であり，エネルギー産生の主要な基質である。同時に脂質は，血中でのメディエーターとして生理活性ももち，単なる細胞の骨格ではない。機能を有する生理物質を脂質メディエーターとよぶ。脂質メディエーターには多くの生理活性があり，他分野で研究されてきた。そのなかでも近年注目されているのが抗炎症に関与するメディエーターである。

脂質メディエーターで最も知られている脂肪酸がプロスタグランジン（PG）である。必須脂肪酸の1つであり，代表的な起炎性メディエーターである（図1）。PGは，シクロオキシゲナーゼ（COX）の酵素作用によりアラキドン酸（AA）から生合成され，炎症を惹起する多くの生理活性を有する。炎症性サイトカインの誘導など炎症を惹起するために多彩な作用を有する。産婦人科領域では，PGE2，PGF2αが子宮収縮作用を有することも周知のことであり，早産の最終的な原因物質となる。また子宮内膜症などの慢性炎症性疾患でもPGの作用は古くから研究されてきた。PGやロイコトリエンの材料となっているAAは，ω6脂肪酸の1種であり必須脂肪酸である。すなわち，経口摂取によってのみ体内に取り込まれるものである。従って食生活によって体内の含有量には個体差が生じることになる。

一方，抗炎症性メディエーターとして近年研究が進んでいるのがω3脂肪酸である（図1）。正式にはω3多価不飽和脂肪酸omega-3 polyunsaturated fatty acids；omega-3 PUFAsという。omegaエンドより数えて，3番目の炭素（C）より不飽和二重結合が始まることからこのようによばれる。やはり哺乳類では体内で独自に生合成することのできない，経口摂取でのみ獲得できる必須脂肪酸である。実際の食べ物としては，青魚に多く含まれており，魚油や植物性のものとして亜麻仁油などが知られている。細胞膜の二重膜構造を構成するリン脂質に含まれ，細胞膜の流動性を特徴づけたり，必要に応じて細胞内に存在するホスホリパーゼA2（PLA2）の働きによって細胞膜から遊離され，細胞質内での脂肪酸代謝経路へ基質として供給される。代表的なω3脂肪酸には，エイコサペンタエン酸（eicosapentaenoic acid；EPA, 20：5n-3），ドコサヘキサエン酸（docosahexaenoic acid；DHA, 22：6n-3）がある。

ω3脂肪酸の研究の歴史は，ω3脂肪酸を豊富に含むアザラシ肉を主食とするイヌイットにおいて，心血管系のイベントによる死亡が少ないことの疫学調査の報告に端を発する。特に循環器疾患に対しての臨床効果が明らかとなるなかで，ω3脂肪酸が急性および慢性の炎症反応に対して抑制効果を有することがわかり始め，この抗炎症作用についての研究が特に進んだ。そのほかにも心血管保護作用，脳神経系保護作用などが知られているが，その分子レベルでの作用機序については未解明な点も多い。

従来まで，ω3脂肪酸の抗炎症作用機序は，ω6脂肪酸として知られるアラキドン酸（arachidonic acid；AA）がシクロオキシゲナーゼ（cyclooxygenase；COX）およびリポキシゲナーゼ（lypoxyegnase；LOX）といった酸化酵素によって代謝され，プロスタグランジン

図1 ω3脂肪酸による抗炎症および炎症の収束

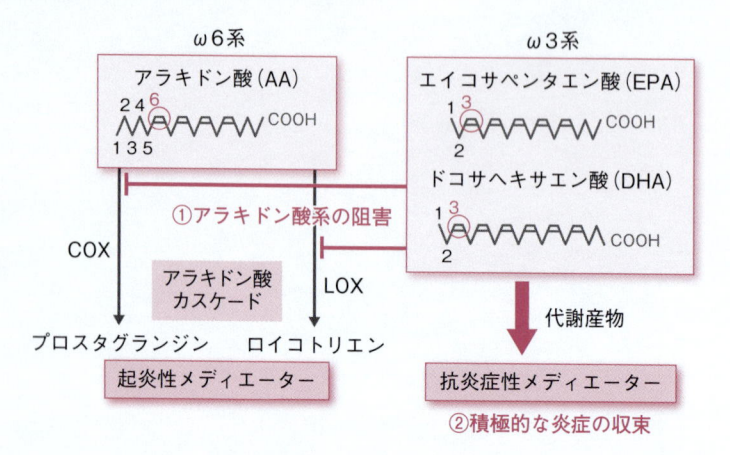

(prostagrandins；PGs) やロイコトリエン (leukotrienes；LTs) などの"起炎性メディエーター"が産生される AA カスケードに，EPA や DHA が拮抗することによると理解されてきた。しかし近年では，組織中のω3脂肪酸が増加すると，EPA や DHA の代謝産物である，レゾルビンやプロテクチンなどの代謝産物が独自に作用することで，過度の炎症反応を抑制し，積極的に炎症を収束に導き，炎症の結果もたらされる組織の傷害から生体を守る働きがあることが明らかとなり，これらは新規の"抗炎症性メディエーター"として注目されている。炎症の収束は，好中球遊走の抑制とマクロファージによるアポトーシス細胞の貪食促進によってもたらされ，これは起炎性の転写因子である NF-kB の過剰な活性が抑えられていることと関連があるとも考えられている。

われわれの研究では，ω3脂肪酸を体内で合成できるトランスジェニックマウスでは，子宮内膜症が軽減すること，早産の予防効果が高いこと，を見出している。これらの効果は，AA カスケードを阻害するだけではなく，レゾルビンのような最終活性物質を投与することによる直接的な薬理効果と考えられることから，新規の製剤になりうると期待されている。

基礎知識

抗菌薬・抗癌剤の耐性

抗菌薬の耐性

産婦人科の診療において，特に周術期感染や担癌患者などの免疫力の低下した易感染宿主における薬剤耐性菌による感染症は対処に難渋する重要問題の1つである．多剤耐性菌が蔓延した状況では抗菌薬の選択肢が限られ，適切な抗菌薬の選択が見当たらないという症例もみられるようになってきた．本稿では細菌の耐性獲得機構，臨床現場で問題となる代表的な耐性菌について概説する．

a. 抗菌薬への耐性機構

抗菌薬への耐性機構は，①薬剤－標的の結合低下，②菌体内の薬剤濃度低下，③薬剤の分解／修飾，に大別される．①は，抗菌薬の標的となる分子の変異により，抗菌薬が標的に作用できなくなり効果を失うことである．②は，ポーリンなどの細胞外膜に存在する透過孔の欠損・減少による薬剤流入の減少，薬剤排出ポンプ（エフラックス機構）による薬剤の排出に大別される．エフラックス機構には複数の薬剤を排出できるものがあり，多剤耐性化に寄与する．③の分解・修飾を行う酵素として，βラクタムを加水分解するβラクタマーゼ，アミノグリコシドを修飾・不活化する酵素が代表的である．

b. 細菌の耐性獲得機序

細菌の耐性獲得機序は，内在性遺伝子の変異と外来性遺伝子の変異に大別される．細菌は細胞分裂する際に107〜108に1回の割合で変異が生じているが，抗菌薬が存在した場合，変異によって耐性化したクローンが選択されることになる．これが内在性遺伝子の変異による耐性化である．微生物は，外来性遺伝子，すなわち自己以外に由来する遺伝子を獲得することができる．細菌の耐性獲得において特に重要なのがプラスミドを介する接合伝達である．1つのプラスミドが複数の薬剤耐性遺伝子をもつ場合があり，細菌はこのようなプラスミドを獲得することで多剤耐性化し，接合伝達により菌種を超えた伝播が起こる．

c. 代表的な耐性菌

近年，問題となる代表的な耐性菌として，メチシリン耐性黄色ブドウ球菌（MRSA），多剤耐性緑膿菌（MDRP），および耐性大腸菌がある（表1）．

黄色ブドウ球菌は，乾燥に強く環境中に長く生存し医療従事者の手指を介して伝播するため，適切な感染管理が必要となる．MRSAは，ブドウ球菌が生来保有するペニシリン結合蛋白（PBP）のほかに，抗菌薬が作用できない変異型のPBP2'またはPBP2aを産生する．βラクタムはこれら変異型PBPに作用できないため，MRSAはβラクタムすべてに耐性となる．

緑膿菌は，水回りや土壌などの環境に常在する．健常人に対しては病原性を示すことはほとんどないが，易感染宿主に対しては難治性の感染症を起こす．緑膿菌のうち，カルバペネム，アミノグリコシド，キノロンの3系統の抗菌薬に耐性を示すものがMDRPである．耐性化は多因子により起こるが，ポーリン欠損およびエフラックス機構の活性化，標的変異によるキノロン耐性化，βラクタマーゼ，アミノグリコシド修飾酵素産生によるβラクタマーゼ，アミノグリコシド耐性化などが知られている．

大腸菌はヒト腸内に常在するほか，尿路や腸管感染および日和見感染症の原因菌となる場合がある．近年，国内ではキノロン耐性大腸菌が増加している．この耐性化は主に標的変異によって起こり，複数の変異が起こるとキノロン高度耐性となる．最近，プラスミド伝達性キノロン耐性因子が発見され，国内においても確認されている．また，

表1 代表的な耐性菌

微生物	薬物	耐性菌	耐性機序	特徴
黄色ブドウ球菌	βラクタム（メチシリン）	MRSA	薬剤が結合できない標的	地球規模の伝播
緑膿菌	多剤耐性	MDRP	薬剤排出ポンプ，標的変異，薬剤分解酵素産生など	多因子により耐性化
腸内細菌	βラクタム	ESBL産生株	薬剤分解酵素産生	接合伝達，多剤耐性傾向
	キノロン	キノロン耐性大腸菌	標的変異	増加傾向

基質特異性拡張型βラクタマーゼ (ESBL) はカルバペネム以外のβラクタムを分解するため，ESBL産生株はこれらの薬剤に耐性となる．

抗癌剤の耐性

抗癌剤による化学療法は現在の癌治療において重要な役割を担っているが，抗癌剤が効かなくなる，癌細胞の薬剤耐性の獲得が古くから問題となっている．多剤耐性を示す癌細胞の存在が確認されてからは，抗癌剤の開発だけでなく，薬剤耐性に関する研究も盛んとなった．特に近年は，癌幹細胞の存在を含め，耐性能の獲得に関与する因子の同定に注目が集まっている．近年までに明らかとされてきた癌細胞の耐性獲得機序につき概説する．

a. 癌細胞の薬剤耐性の機序（図1）

抗癌剤が投与されて癌細胞に到達するまでには，ほかの薬剤と同様に肝臓での一次代謝を受ける．この際，多くの抗癌剤はその薬剤に対応した酵素により代謝されて活性体へと変換される．その後，血中へと移行し細胞膜上の輸送系蛋白やエンドサイトーシスにより癌細胞へと取り込まれる．この細胞内への取り込み減少による耐性は，メソトレキセートやシスプラチンなどにみられることが報告されている．取り込まれた抗癌剤は，細胞内のcytochrome P450などでも代謝され，不活性体に変換される場合がある．また，多剤耐性の多くの癌細胞において，細胞膜におけるATP binding cassette (ABC) トランスポーターとよばれる，ATPを利用して薬剤を濃度勾配に逆らって細胞内から細胞外へ輸送する蛋白質が，過剰発現することで細胞外への薬剤排出が亢進するという現象が報告されている．ビンアルカロイド系やアントラサイクリン系，タキサン系などの多くの抗癌剤が，この排出能の亢進により癌細胞内の薬剤濃度が減少することで耐性を示す．細胞内に薬剤が保持された場合でも，DNA修復にかかわる分子の発現量の亢進などにより，シスプラチンなどのDNA架橋剤に対する抵抗性を示す．さらに，アポトーシスの経路の異常により，抗癌剤によって引き起こされるアポトーシスが減弱される現象も起こる．また，標的分子の量的，質的変化により抗癌剤の効果が発揮されないことで耐性を示すという例もある．イリノテカンはDNAトポイソメラーゼの阻害を介したDNA合成阻害を誘導することで作用を発揮するが，耐性を示す癌細胞においてDNAトポイソメラーゼ遺伝子の変異や発現量の低下がみられることが報告されている．

このように，癌細胞の薬剤耐性には多様な機序が存在し，癌細胞がいかにして上記のような耐性にかかわる性質を獲得するのか，薬剤感受性および抵抗性のヒト癌細胞株を用いての多くの研究が報告されているものの，いまだ未解明な部分も多いのが現状である．

図1 抗癌剤耐性の機構

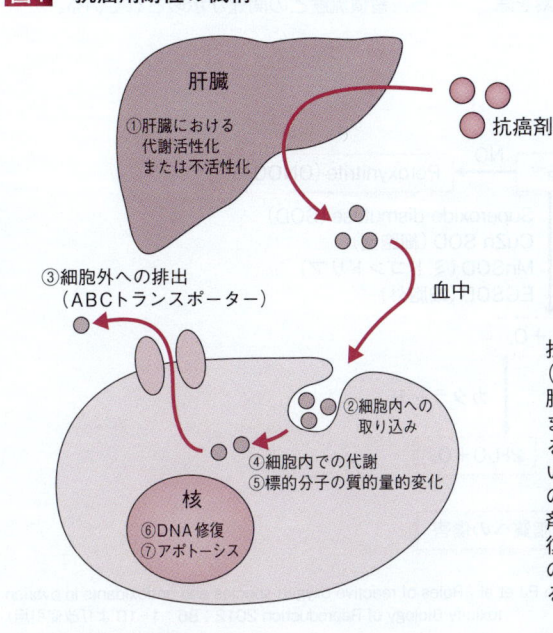

①肝臓における代謝活性化または不活性化
抗癌剤
③細胞外への排出（ABCトランスポーター）
血中
②細胞内への取り込み
④細胞内での代謝
⑤標的分子の質的量的変化
核
⑥DNA修復
⑦アポトーシス

投与された抗癌剤は，肝臓での代謝を受け（①）血中に放出されて癌細胞に到達し癌細胞内へとエンドサイトーシスにより取り込まれる（②）．細胞外への排出が亢進していると細胞内の薬剤濃度が低下し蓄積されない（③）．細胞内での代謝機構（④）や薬剤の標的分子の発現や質的な変化（⑤）も抗癌剤の効果に影響を及ぼす．さらに，DNA修復機構の亢進（⑥）やアポトーシス誘導機構の障害（⑦）も抗癌剤の耐性獲得に寄与する．

基礎知識

酸化ストレス oxidative stress

ストレスとは本来物理学的用語であり、「物体に圧力を加えることで生じる歪み」のことを意味している。1936年にカナダの生理学者 Selye が Nature 誌にストレス学説を発表したことから、生理学的意味で用いられることが多い。動物が生体内でエネルギーを作るためには酸素を必要とし、酸素の一部はその代謝過程で活性酸素に変わることが知られている。この活性酸素は正常な状態では抗酸化機序によってすみやかに除去される。活性酸素自体は、その高い活性反応性から外部の異物を認識し排除することが可能であり、必ずしも不必要な反応ではない。しかし抗酸化機序が十分機能しなくなると活性酸素が体内に蓄積する。生体における酸化ストレス状態とは、活性酸素が産生され傷害作用を発現する作用と、活性酸素不活化作用との調和が消失した状態のことである。

活性酸素種 reactive oxygen species；ROS としては、スーパーオキサイドラジカル（$O_2^{-\cdot}$；細胞内でミトコンドリアが酸素からエネルギーを生成するときに発生する活性酸素で、最も頻繁に発生する活性酸素）、ヒドロキシラジカル（$HO^\cdot$；DNA, 蛋白, 脂質など基質の選択性がなく反応し、これらを酸化させるが、無害化する酵素が存在しない）、過酸化水素（H_2O_2）、一重項酸素（$^1O_2$；紫外線、放射線に当たることで発生する）の4種類が知られている。いずれも生体構成分子と非常に反応しやすく、反応することで細胞機能に障害を与える。本来生体には、これらの活性酸素を除去するスカベンジャー（捕捉）機構が存在する。Superoxide dismutase（SOD）は $O_2^{-\cdot}$ を捕捉する酵素であり、細胞質には CuZn-SOD、ミトコンドリアには MnSOD、血漿中には細胞外 SOD が存在する（図1）。

H_2O_2 のスカベンジャーとしてはカタラーゼ、グルタチオンペルオキシダーゼ、ミエロペルオキシダーゼなどがある。これらのスカベンジャー機構に異常が生じたり、活性酸素の産生量が生体の処理能力以上に増加したときには、過酸化物やフリーラジカルが過剰に産生されることになるため、DNA, RNA, 蛋白, 脂質などが傷害を受けることで、最終的にさまざまな細胞内器官が傷害を受ける。このように体内の酸化・還元状態の維持機構が破綻すると、ヒトにおいてさまざまな疾患を惹起するものと考えられている。酸化ストレスがその病態に関与している疾患としては、筋萎縮性側索硬化症、パーキンソン病、虚血性心疾患、アルツハイマー病、脆弱X症候群、慢性疲労症候群などが挙げられている。

産婦人科領域疾患における酸化ストレスとの関連が近年注目されており、以下のようなデータがこれまでに示されている。

① ROS レベルとトロフォブラスト、血管内皮細胞におけるサイトカイン受容体発現との関連から、過剰な ROS レベルは pre-eclampsia の病態と関連することが報告されている。
② グルタチオンファミリー遺伝子の多型解析から、習慣流産との関連が示唆されている。

図1 酸化ストレス

$O_2 + e^- \rightarrow O_2^{-\cdot} \xrightarrow{NO^\cdot} $ Peroxynitrite（ONOO$^-$）

$2H^+ O_2^{-\cdot}$ ↓ Superoxide dismutase（SOD）
CuZn SOD（細胞質）
MnSOD（ミトコンドリア）
ECSOD（細胞外）

$H_2O_2 + O_2$

$Fe^{++} + O_2^{-\cdot}$ ↓　　カタラーゼ ↓
$O_2 + HO^- + OH^\cdot$　　$2H_2O + O_2$

↓
DNA, RNA, 蛋白, 脂質への傷害

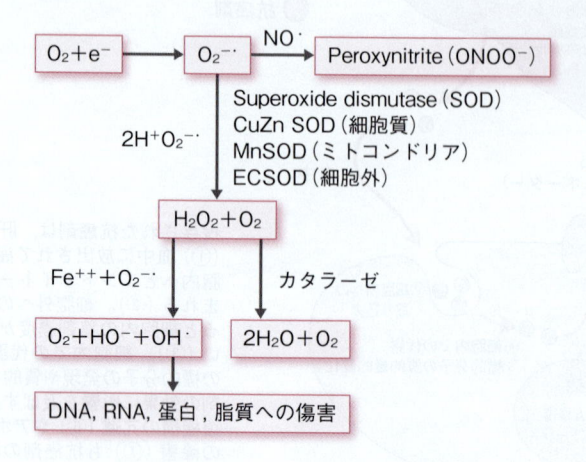

（Devine PJ et al：Roles of reactive oxygen species and antioxidants in ovarian toxicity Biology of Reproduction 2012；86：1-10 より改変引用）

③ 正期産分娩前では ROS レベルが高く，分娩が発来すると抗酸化物質が増えるとする報告がある。
④ 子宮内膜症の病態と関連することが示唆されている。
⑤ 体外受精プログラムで得られた卵胞液の解析から，妊娠に至らなかった女性から得られた卵胞液における ROS レベルは低かった。
⑥ ROS は精子の DNA に傷害を与え，結果として germ cell に細胞死を誘導する有害作用がある。

基礎知識

腫瘍と細胞極性

1）細胞極性と細胞接着

単細胞生物・多細胞生物を問わず，生体分子，分子複合体，そして細胞内小器官は細胞質中に均一には分布しない。つまり細胞極性 cell polarity の形成が正しく調節されることにより，その細胞，器官，そして個体の正常な活動に必要な機能が賦与される。

細胞極性形成にとって重要な役割を果たしているのは細胞接着である。正常細胞を培養プレート内で培養すると，細胞はコンフルエント（細胞が隙間なく接触した高密度な状態）になるまで運動しながら増殖する。この過程において細胞同士が接触すると，さまざまな細胞間接着装置を介して細胞間接着が形成され，最終的に極性形成が生じて細胞はシート状に整列する。

上皮細胞の頂端部-基底部軸に沿った極性 apicobasal polarity を特徴づける1つが，頂端部側に存在する細胞間結合装置である。哺乳類上皮細胞の場合，最頂端からタイトジャンクション（TJ），アドヘレンスジャンクション（AJ），そしてデスモソーム（DS）からなり，それぞれの構成成分が分離されてきた。TJ においてはクローディンやオクルーディン，junctional adhesion molecule；JAM，ZO-1 が，AJ においてはカドヘリンやネクチン，β-カテニンが，DS においてはデスモグレインとデスモコリンが主要な接着因子として機能している（図1）。上皮細胞においては細胞間接着が形成されると，徐々に極性が形成され，最終的に TJ が形成されて上皮細胞シートが完成する。TJ の形成は AJ に依存しており，AJ が形成された後に TJ が形成される。

もう1つの大きな研究の流れは，細胞間接着をコントロールする極性因子の同定である。それはショウジョウバエにおいて上皮構築に異常を示す突然変異体の分離と，その原因遺伝子がコードする蛋白質の局在を研究することにより発展してきた。例えば代表的な極性因子である aPKC-Par 複合体は，ショウジョウバエにおける変異体の研究から TJ や AJ を含む上皮接着構造への発達に作用することが報告され，哺乳類上皮細胞においても同様の機能をもつことが確認された。このように哺乳類とショウジョウバエを材料にした研究の流れが相互に影響し合い，apicobasal polarity の研究が進展している。

2）細胞極性と癌

ショウジョウバエにおいては癌抑制遺伝子は，その遺伝子の変異体の特徴から2種類に分類される。1つは細胞密度が単純に上昇することに伴い組織が異常に増大する過形成性癌抑制遺伝子 hyperplastic tumor suppressor gene；hTSG である。もう1つは細胞極性の崩壊によって，組織が異常に増大する異形成性癌抑制遺伝子 neoplastic tumor suppressor gene；nTSG である（図2）。前者として *PTEN*, *Tsc1/2*, *salvador*, *warts*, *hippo*, *fat* などが同定されており，後者として *lethal giant larvae* (*lgl*), *discs large* (*dlg*), *scribble* (*scrib*) が同定されている。また nTSG は極性を保持する役割を果たしており，apicobasal 極性遺伝子ともよばれる。

nTSG 変異型のショウジョウバエにて形成された腫瘍を顕微鏡下に観察すると一つひとつの細胞が円形で，周囲との接着に乏しく，多層に積み重なってできていることがわかる。またこの腫瘍は周辺の組織に浸潤したり，遠隔臓器に転移したりする。このようにヒトの癌組織に類似した特徴をもっているため，nTSG は癌研究の分野で注目さ

図1 細胞間接着装置のシェーマ

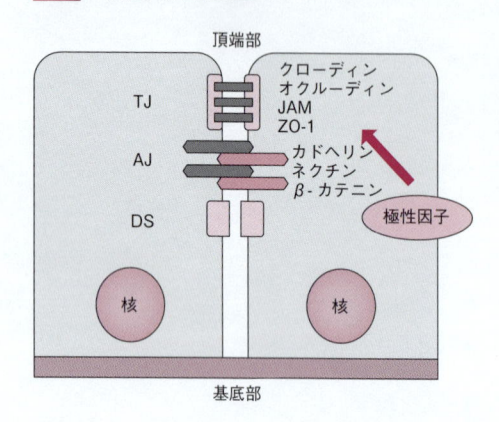

図2 癌抑制遺伝子-変異体のモデル図

正常上皮組織

過形成性癌抑制遺伝子の変異体の上皮組織

異形成性癌抑制遺伝子の変異体の上皮組織

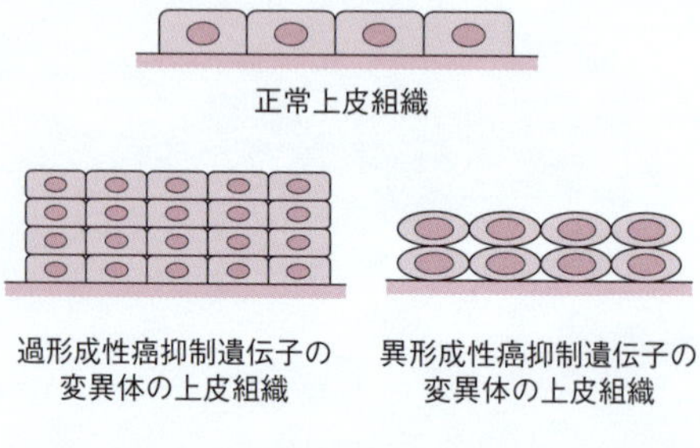

れている。3つのnTSGが発現する異形成性癌抑制蛋白 neoplastic tumor suppressor protein の構造は，無脊椎動物から脊椎動物に至るまで高度に保存され，その欠損や破壊が癌化に大きくかかわっていると考えられている。例えばわれわれのグループの研究でhScrib (Scribのヒトホモログ) は子宮頸癌の原因ウイルスであるハイリスクHPV (16型，18型) E6癌蛋白の標的蛋白質であり，ユビキチン－プロテアソーム系を介して分解されていることが報告されている。また臨床検体において，正常子宮頸部上皮から前癌病変である子宮頸部異型上皮，子宮頸部浸潤癌へ進行するに従ってhScribの蛋白発現が減少することが確認されている。またmRNAレベルにおいても，子宮頸部浸潤癌組織におけるhScribの発現の減少が認められている。一方HPV陰性の子宮頸癌組織においては，hScribの発現の減少は認められなかったことから，HPV陽性の子宮頸癌の発生にはhScribの分解が大きくかかわっていると考えられる。このように癌細胞特有の性質が発現するシステムの1つとして細胞接着・極性形成の破綻を引き起こすことが原因であると考えられている。実際，癌細胞はEMT (epithelial-mesenchymal transition；上皮－間葉移行) により原発巣でも転移巣でも細胞間接着が減弱し，細胞極性を消失してさまざまな形状をしている。

基礎知識

DDS

a. DDSとは

 医療産業のグローバル化が進み，医療が急速に発展するとともに高QOL医療への関心，要求が世界的に高まっている。高齢化社会を迎えた日本でも，がん・循環器疾患や運動器疾患などが増加し，ますます高品質な医療の要求が加速している。QOLの高い診断・治療技術の確立と社会への提供を目指した先端医療の分野においては，小さな診断用チップやバイオイメージング，微小診断ロボット，低侵襲微小手術などの開発が進んでいる。また創薬の分野では薬物や遺伝子の体内分布を時間的・空間的に正確に制御することによって，「必要なときに，必要な部位で，必要な診断・治療」を最小限の副作用で達成する薬物伝達システムDrug Delivery System；DDSが近年のキーワードである。DDSの概念に基づいた薬剤は産婦人科分野においても広く使用されている。

 DDS製剤とは，
①作用部位（ターゲティング）
②吸収時間コントロール
③吸収経路

を調節することで，最小限の副作用と最大限の効果を目指すように設計された薬剤を指す用語である。DDSの構築においては，医工学分野におけるナノテクノロジーを基盤とした素材開発，生体内における薬剤の動態を解明し薬剤としての最適化を図る薬学，そして実際に投与しその効果を適切に判定評価する臨床医学の3分野が協力して初めて可能となる。さらにその周辺には，市場に薬剤を安定供給するための製薬企業，費用対効果の判断を行う医療経済学など多岐にわたる分野がかかわっており，医療における21世紀を先導する分野横断的社会産業となっている。DDSに基づいた薬剤を挙げながらDDSの概念および今後の展望について解説する。

b. DDS製剤の実際

 臨床で用いられ，われわれにすでに馴染みのある薬剤には，DDSを応用したものが多く存在する。前述したDDS製剤の3つの特徴に基づいて解説する。

1）作用部位（ターゲティング）と吸収時間コントロール

 治療標的となるものを定め，薬剤を効率よく目的の場所に届ける工夫や，作用をより選択的にして副作用を軽減させた薬剤・剤形も広義のDDSである。例えば，NSAIDsにおけるCOX-2選択的阻害薬はCOX-1とCOX-2の構造の違いからCOX-2により強く結合する[1]。一方，COX-1の活性中心へは作用できないように設計されており，胃粘膜保護に必要なPG類抑制が少なく，消化管障害の発症が少ないと報告されている[2]。また，同じくNSAIDsでは，フルルビプロフェンアキセチル静注製剤（ロピオン®）は，フルルビプロフェンアキセチルの脂肪粒子封入リポ化製剤であり，微小脂肪粒子が炎症部位や腫瘍に集積しやすい性質を利用した製剤である。その他，選択的な作用をもつ薬剤として多くの分子標的薬なども挙げられる。また，リュープリン®は，GnRHアナログであるリュープロレリン酢酸塩の生分解性ポリマーからなる徐放性製剤であり，4週間に

図1 主な生体関連物のサイズ

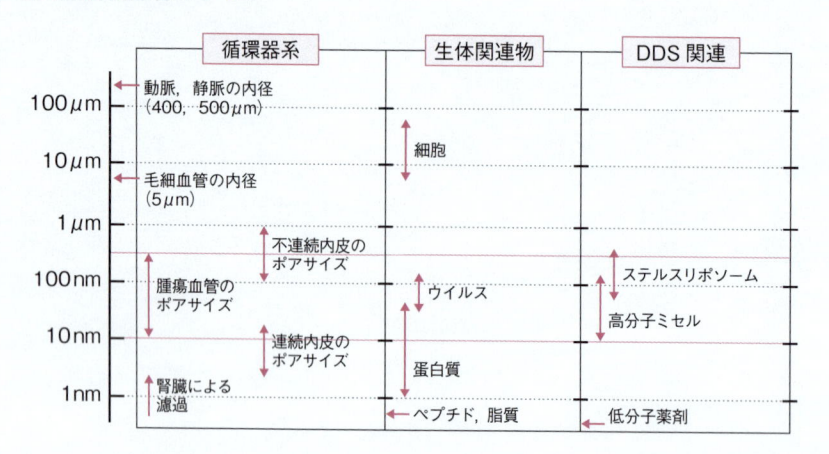

1度の注射で効果を持続させることが可能である。これも吸収時間をコントロールしたDDS製剤である。

抗癌剤は，治療域と毒性域が近接しているため，しばしば強い副作用が出現する代表的な低QOL薬剤である。癌治療におけるDDSの最も重要な目的は，薬剤を選択的に癌組織に到達させ治療効果を高める一方，正常組織への集積を抑え，副作用の軽減を図ることにある。それには薬物の改良だけでは困難であり，抗癌剤を化学修飾あるいは運搬体（キャリア）に封入する必要がある。このように現在，ナノスケールで精密設計された高機能化薬物・遺伝子運搬体（ナノキャリア）の開発が日本をはじめ世界で行われている。ナノキャリアのサイズを数十nmに制御することにより，正常組織の密な血管内皮を透過せず，血管壁の構築が不十分で透過性が高い癌組織では血管から周囲へ浸透するという局所選択性が生まれる（図1）。またナノキャリアに封入された薬剤は代謝や排泄を免れ，血中に長時間滞留することが可能となる。局所選択性と作用時間の両方をコントロールする，このような性質をもったナノキャリアとしてリポソーム製剤，高分子ミセル，樹状高分子Dendrimersなどさまざまなものが開発されている（図2）。ナノスケールのDDS製剤にはDoxil®やAbraxane（アルブミン結合パクリタキセル）のように，すでに国内でも承認されているものもある。また現在，パクリタキセル，SN-38（イリノテカンCPT-11の活性中間体），シスプラチンを内包した高分子ミセル製剤など多くの製剤に関して国内外で臨床治験が実施されている[3]。

2）吸収経路

内服，注射，経皮吸収（パッチ剤，塗布剤），坐薬，プロドラッグなど，患者の状態に合わせた薬剤形態の工夫も広い意味でのDDSである。例えばオピオイドには，多様な剤形，吸収経路の製剤がある。モルヒネやオキシコドンには24時間や12時間型徐放性製剤が，フェンタニルには24時間型や72時間型の徐放性経皮吸収貼付剤があり，速放型の製剤と組み合わせることにより癌性疼痛管理と患者のQOLに大きなメリットをもたらしている。また現在臨床応用に向けて近く治験が開始される予定のDDS製剤の一例として，薬剤放出コンタクトレンズがある。コンタクトレンズに薬剤を染み込ませ，徐々に放出させることで患部に薬剤を持続的に一定の濃度で長期間作用させることができる[4]。花粉症に伴うアレルギー性結膜炎の症状緩和など，頻回の点眼を要する眼疾患をもつ患者のQOL向上が期待される。視力補正用のコンタクトレンズに薬剤放出能をもたせることも技術上可能である。

c. DDSを用いた創薬の展望

DDS分野で大きな期待がかかるターゲティング型DDS製剤は，現在世界中でさらなる開発，高機能化が進んでいる。前述のとおり，血中滞留性のよいキャリアが癌組織に集積する特性は，腫瘍血管壁の透過性亢進や，異物や老廃物を排出する経路であるリンパ系が未発達であるために高分子物質が集積しやすい環境によるもので，受動的ターゲティングとよばれる。次世代型として開発

図2 主なナノキャリアの基本様式[5]

a リポソーム型：リン脂質の二分子膜で構成される中空型DDS製剤。疎水性薬剤は膜の内部に，親水性薬剤は内水相に搭載される。サイズは約100nm。
b 高分子ミセル型：親水性部分と疎水性部分が連結した高分子が薬剤を内包する形で自己会合したもの。疎水性の内核が親水性高分子の外殻で覆われた二層構造を有するDDS製剤。約10〜100nm。
c Dendrimer（樹状高分子）型：中心部から樹状に伸びる高分子で形成されるDDS製剤。薬剤は目的により内部，樹状部分や末端などさまざまな部分に付加する。約10nm。

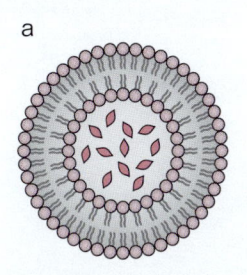

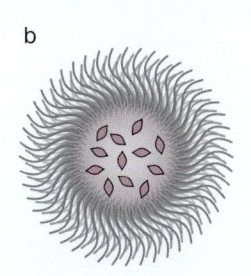

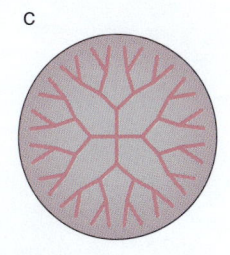

(Blanco E, et al：Nanomedicine in cancer therapy：innovative trends and prospects. Cancer Sci 2011；102（7）：p1247-52 より)

が進んでいるものには，低 pH 環境に応答して薬剤を放出する環境応答性製剤や，表面にペプチドや抗体などのパイロット分子を搭載し，標的に対する高い特異性を付与した，いわゆる能動的ターゲティング製剤がある．また，例えば抗癌剤と MRI 造影剤である Gd-DTPA を同時に内包し，癌治療だけでなく治療効果の追跡も可能なナノキャリアや，光増感剤を内包して癌特異的に光力学療法を可能とするナノキャリアなどの開発も進んでいる．このように，単に薬剤を運搬するだけでなく，標的細胞を認識し，標的細胞内で検出，診断，治療までを行うことができるマルチ機能型の DDS は，21 世紀の医療を大きく変える可能性を秘めている．

1) Mengle-Gaw LJ, Schwartz BD：Cyclooxygenase-2 inhibitors：promise or peril? Mediators Inflamm 2002；11 (5)：275-86.
2) Sakamoto C, Soen S：Efficacy and safety of the selective cyclooxygenase-2 inhibitor celecoxib in the treatment of rheumatoid arthritis and osteoarthritis in Japan. Digestion 2011；83 (1-2)：108-23.
3) Matsumura Y：Polymeric micellar delivery systems in oncology. Jpn J Clin Oncol 2008；38 (12)：793-802.
4) Jung HJ, Chauhan A：Temperature sensitive contact lenses for triggered ophthalmic drug delivery. Biomaterials 2011；33 (7)：2289-2300.
5) Blanco E, et al：Nanomedicine in cancer therapy：innovative trends and prospects. Cancer Sci 2011；102 (7)：1247-52.

付 録

略語一覧

略語一覧

●本書に掲載の主な略語を示す。

A

ACF	abnormal colposcopic findings	異常所見
AFS	the American fertility society	アメリカ不妊学会
AGS	adenogenital syndrome	先天性副腎性器症候群
AIS	adenocarcinoma in situ	上皮内腺癌
AMH	anti-Müllerian hormone	抗Müller管ホルモン
AN	anorexia nervosa	神経性食欲不振症
AR	androgen receptor	アンドロゲン受容体
ART	assisted reproductive technology	生殖補助医療

B・C

BBT	basal body temperature	基礎体温
CAH	congenital adrenal hyperplasia	先天性副腎皮質過形成
CCRT	concurrent chemoradiotherapy	同時化学放射線療法
CE	contrast enhancement	コントラスト増強
CEE	conjugated estrogen	結合型エストロゲン
CETP	cholesterol ester transfer protein	コレステロールエステル転送蛋白
CIN	cervical intraepithelial neoplasia	頸部上皮内腫瘍
cIVF	conventional IVF	体外受精
COS	controlled ovarian stimulation	調節排卵刺激法
CRF	corticotropin-releasing factor	副腎皮質刺激ホルモン放出因子
CT	computed tomography	コンピュータ断層撮影

D

DHEA	dehydro-epiandrosterone	デヒドロエピアンドロステロン
DHEAS	dehydro-epiandrosterone sulfate	性ステロイド
DIP	digital imageprocessing	デジタル画像処理
DWI	diffusion weighted image	拡散強調画像

E

E2	estradiol	（血中）エストラジオール
ES細胞	embryonic stem cells	胚性幹細胞
ET	embryo transfer	胚移植
ETT	epithelioid trophoblastic tumo	類上皮性トロホブラスト腫瘍

F

FIGO	international federation of gynecology and obstetrics	国際産婦人科連合
FLP	fern leaf phenomenon, ferning	羊歯（シダ）葉状結晶形成
FSH	follicle stimulating hormone	卵胞刺激ホルモン
FTシステム	falloposcopic tuboplasty	卵管鏡下卵管形成

G

GBS	group B streptococcus	B群レンサ球菌
GID	gender identity disorder	性同一性障害
GIFT	gamete intrafallopian transfer	配偶子卵管内移植
GnIH	gonadotropin-inhibitory hormone	ゴナドトロピン抑制ホルモン
GnRH	gonadotropin-releasing hormone	ゴナドトロピン放出ホルモン
GTT	gestational trophoblastic disease	妊娠性絨毛性腫瘍

H

HDL	high density lipoprotein	高比重リポ蛋白
HIV 感染症	human immunodeficiency virus	ヒト免疫不全
hMG	human menopausal gonadotropin	ヒト閉経期尿ゴナドトロピン
HOST	hypo-osmotic swelling test	精子尾部膨化試験
HPV	human papillomavirus	ヒト乳頭腫ウイルス
HPV	human papillomavirus	ヒトパピローマウイルス
HRT	hormonereplacement therapy	ホルモン補充療法
HSG	hysterosalpingography	卵管造影検査（子宮卵管造影法）
HTGL	hepatic triglyceride lipase	肝性リパーゼ

I

IC	colposcopic features suggestive of invasive cancer	浸潤癌所見
ICSI	intracytoplasmic sperm injection	顕微授精
ICSI	intracytoplasmic sperm injection	卵細胞質内精子注入法
IDL	intermediate density lipoprotein	中間比重リポ蛋白
IGBT	image guided brachytherapy	腔内照射
IGF	Insulin-like growth factor	インスリン様成長因子
IHH	idiopathic hypogonadotropic hypogonadism	特発性低ゴナドトロピン性性腺機能低下症
IMRT	intensity modulated radiationt herapy	強度変調放射線治療
IMRT	intensity modulated radiotherapy	強度変調放射線治療
iPS 細胞	induced pluripotent stem cell	人工多能性幹細胞
IVF-ET	in vitro fertilization and embryo transfer	体外受精－胚移植

J・L

JORRP	juvenile-onset recurrent respiratory papillomatosis	若年性再発性呼吸器乳頭腫症
LBC 法	liquid-based cytology	液状処理細胞診
LCAT	lecithin cholesterol acyltransferase	レシチンコレステロールアシルトランスフェラーゼ
LCH	Langerhans cell histiocytosis	ランゲルハンス細胞組織球症
LDL	low density lipoprotein	低比重リポ蛋白
LH	luteinizing hormone	黄体化ホルモン
LOD	laparoscopic ovarian drilling	腹腔鏡下卵巣多孔術
LPL	lipoprotein lipase	リピ蛋白リパーゼ
LUF	luteinized unruptured follicle syndrome	黄体化未破裂卵胞症候群

M

MIS	Müllerian inhibiting substance	Müller 管抑制因子
MPA	medroxyprogesterone acetate	酢酸メドロキシプロゲステロン
MRI	magnetic resonance imaging	核磁気共鳴画像
MUFA	monounsaturated fatty acid	一価不飽和脂肪酸

N

NAC	neoadjuvant chemotherapy	術前化学療法
NCF	normalcolposcopic findings	正常所見
NIH	national institute of health	アメリカ国立保健研究所

O・P

OHSS	ovarian hyperstimulation syndrome	卵巣過剰刺激症候群
PCOS	polycystic ovary syndrome	多嚢胞性卵巣症候群
PCT	post coital test	性交後検査
PCT	palliative care team	緩和ケアチーム
PCU	palliative care unit	緩和ケア病棟
PDS	primary debulking surgery	初回手術
PET	positron emission tomography	陽電子放出断層装置
PG	prostaglandin	プロスタグランジン
PGC	primordial germ cell	原始生殖細胞
PID	pelvic inflammatory disease	骨盤内感染症
PIF	prolactin inhibiting factor	プロラクチン抑制因子
PMDS	persistent Müllerian duct syndrome	Müller管遺残症候群
PMS	premenstrual tension syndrome	月経前緊張症
PRL	prolactin	プロラクチン
PROST	pronuclear stage tubal transfer	前核期卵管内移植
PUFA	polyunsaturated fatty acid	多価不飽和脂肪酸

S

SCJ	squamo-columnar junction	円柱上皮境界
SDS	secondary debulking surgery	第二次腫瘍縮小手術
SERM	selective estrogen receptor modulator	選択的エストロゲン受容体モジュレーター
SFA	saturated fatty acid	飽和脂肪酸
SHG	sonohysterography	超音波下卵管通水法
SLO	second-look operation	再開腹手術
SMI	simplified menopausal index	簡易更年期指数
SRQD	self-rating questionaire for depression	抑うつ評価尺度
STD	sexually transmitted diseases	性感染症
STI	sexually transmitted infection	性感染症
STIC	serous tubal intraepithelial carcinoma	漿液性卵管上皮内癌
SUZI	subzonal insertion	囲卵腔内精子注入法

T

TESE	testicular sperm extraction	顕微授精
TEST	embryo stage transfer	胚卵管内移植
THL	transvaginal hydrolaparoscopy	経腟的内視鏡検査
TLD	tumor lethal dose	腫瘍の致死線量
TVE	transvaginal endoscopy	経腟的内視鏡検査

V

VEGF	vascular endothelial growth factor	血管内皮増殖因子
VLDL	very low density lipoprotein	超低比重リポ蛋白

Z

ZD	zona drilling	透明帯開孔法
ZIFT	zygote intrafallopian transfer	接合子卵管内移植

索 引

和文索引

あ
悪性黒子	476
悪性黒色腫	489
アディポカイン（基礎知識）	872
アナフィラキシー	461
アポリポ蛋白	668
アルキル化剤（抗癌剤）	450
アレルギー性外陰炎	128
アレルギー反応	461
アロマターゼ阻害薬	465
アンドロゲン受容体	11
アンドロゲン過剰症	271
アンドロゲン産生（卵巣）	112
アンドロゲン不応症候群	226

い
異形成	496
医原性性腺機能不全	265
萎縮性腟炎（閉経後）	631
異常精子の種類	172
遺伝子異常	224
遺伝子改変マウス（基礎知識）	858
遺伝子診断	180
遺伝性乳癌卵巣癌症候群（疫学）	380
遺伝性卵巣癌（疫学）	380
陰核	47
陰唇癒着症	602
インスリン抵抗性（PCOS）	272
インプリンティング（基礎知識）	853
陰毛発生	103

う
ウイルス性疾患	128
ウインドウ値	421
運動性無月経	285

え
会陰	48
液状処理細胞診（LBC法）	385
液状帯下	127
エストラジオール	147
エストロゲン依存性腫瘍	674
エストロゲン（乳房）	97
エストロゲン負荷試験	143
エストロゲン補充療法（骨量減少）	660
エストロゲン欠乏（腟萎縮）	631
エストロゲン欠乏症（加齢）	618
エストロゲン産生（卵巣）	113
エストロゲン受容体（ER）	463
エストロゲン療法（ホルモン）	336
エピジェネティクス（基礎知識）	860

お
黄体化ホルモン	146
黄体化未破裂卵胞症候群（LUF）	159
黄体機能不全	147, 158
黄体嚢胞	541
黄体の形成	86
黄体ホルモン	147, 464
嘔吐	138
悪心	138
オプティカル法（腹腔鏡検査）	190
オープン法（腹腔鏡検査）	189
温熱療法	467

か
外陰	45
外陰（奇形）	232
外陰の形成手術	800
外陰の分化	4
外陰悪性黒色腫	482
外陰萎縮症	129
外陰潰瘍性病変	707
外陰癌	477
外陰癌の進行期分類	816
外陰癌の臨床進行期分類	478
外陰血腫	129
外陰ジストロフィー	471, 632
外陰上皮内病変	472
外陰切除術	801
外陰搔痒症	127, 632
外陰腟炎	697
外陰・腟真菌症	699
外陰痛	128
外陰嚢胞性疾患	471
外陰白斑症	128, 129
外性器の分化	5
疥癬	731
外装具（ナプキン）	612
外鼠径上節郭清	771
外部照射	433
カイロミクロン	664
カウフマン療法（ホルモン）	336
核磁気共鳴画像法	214
拡大子宮全摘出術	784
拡散強調画像	424
過少月経	124, 254
下垂体刺激試験	143
下垂体腫瘍	288
下垂体疾患	287
下垂体性無月経	241, 251
下垂体腺腫	288
下垂体の形態	67
下垂体ホルモン	76
過多月経	124, 254
過短月経	124
過長月経	124
下腹痛	129
顆粒膜細胞	83
顆粒膜細胞腫	548
顆粒膜細胞腫（思春期）	605
簡易更年期指数（SMI）	624
癌遺伝子（基礎知識）	846
癌検診	685
カンジダ腟炎	695
肝性リパーゼ（HTGL）	667
間代性痙攣	137
感度（腫瘍マーカー）	399
癌肉腫	525
癌免疫療法	468
癌抑制遺伝子（基礎知識）	846
緩和ケア	585
緩和ケアチーム（PCT）	585
緩和ケア病棟（PCU）	585

き
奇形精子症	172
器質性過少月経	254
器質性過多月経	254
器質性月経困難症	256
脆弱X症候群遺伝子	306
基靱帯の処理，切断	773
キス1ニューロン	101
キスペプチン	101
基礎体温（BBT）	142, 158, 601
基礎体温の測定	162
奇胎除去術	582
基底細胞	387
基底細胞癌	482

奇乳		96
機能(失調)性出血		258
機能性過少月経		255
機能性過多月経		254
機能性月経困難症		256
機能性月経困難症(思春期)		604
機能性視床下部性無月経		
(FHA症候群)		285
希発月経	124,	252
気腹法		186
逆行性リンパ節郭清		770
弓状子宮		235
急性 Bartholin 腺炎		700
急性外陰潰瘍	129,	707
急性乳腺炎		134
境界悪性腫瘍(卵巣)		549
強度変調放射線治療(IMRT)		447
莢膜細胞腫		543
局所因子(子宮内膜)		92
緊急手術の留意点(婦人科)		736
緊張性痙攣		137
筋膜外子宮全摘除術		755
筋膜内子宮全摘除術		755

く

腔内照射	436
クラミジア感染症(思春期)	605
クローズド法(腹腔鏡検査)	189
クロミフェン	145
クロミフェンテスト	145
クロミフェン療法(PCOS)	277
クロミフェン療法(不妊症の治療)	
	317
クロミフェン療法(排卵誘発)	339

け

頸管帯下			695
頸管ポリープ			490
経腟的内視鏡検査			201
経直腸法			601
軽度異形成			497
頸部			42
頸部上皮内腫瘍			496
頸部尖圭コンジローマ			491
痙攣			137
ケジラミ			725
毛じらみ症			633
月経			90
月経異常	123,	240,	281
月経期(月経周期)			89
月経困難症			256
月経周期		50,	87

月経疹	257
月経随伴症状	125
月経前緊張症候群	94
月経前症候群(思春期)	604
血清17α-ヒドロキシプロゲステロン	
	154
血性帯下	127
血栓塞栓症(VTE)	464
血中hCG値	581
血中デハイドロエピアンドロステ	
ロン・サルフェート	
(DHEA-S)	153
ケモカイン(基礎知識)	872
原因微生物	709
原因不明不妊	346
牽糸性	160
顕性不安尺度(MAS)	628
健全母性育成事業	599
原発性骨粗鬆症	649
原発性習慣流産	321
原発性腟癌	485
原発性腹膜癌の診断基準(GOG)	
	574
原発性無月経	242
原発性無月経(思春期)	603
原発性卵管癌の進行期分類	573
原発性卵巣性無月経	247
顕微授精	353

こ

コア蛋白	400
高LDL血症	668
抗Müller管ホルモン(AMH)	150
抗エストロゲン剤	
(乳癌ホルモン療法)	465
硬化性萎縮性苔癬	633
抗癌剤	449
抗癌剤の耐性(基礎知識)	878
抗癌性抗菌薬	450
広間膜	44
広間膜内筋腫	517
抗菌薬の耐性(基礎知識)	878
抗甲状腺ペルオキシダーゼ抗体	
	157
抗TPO抗体	157
抗サイログロブリン抗体	
(TgAb)	157
高脂血症	668
高脂血症(疫学・分類)	660
鉱質コルチコイド	152
公衆衛生行政(感染症)	692
後充填法(照射)	436
甲状腺機能亢進症	154, 296

甲状腺機能低下症	154,	299
甲状腺刺激ホルモン(TSH)		154
甲状腺シンチグラフィ		156
高精度分染法		176
高線量率腔内照射		443
高トリグリセリド(TG)血症		668
更年期		616
更年期障害		621
高濃度乳腺		429
広範囲外陰部分切除術		802
広汎子宮頸部摘出術		788
広汎性外陰切除術		803
広汎子宮全摘		765
高比重リポ蛋白(HDL)		665
後腹膜リンパ節郭清		558
高プロラクチン血症		279
肛門手術		809
骨粗鬆症		642
骨粗鬆症(閉経後)		645
骨代謝パラメータ		654
骨盤神経膀胱枝温存法		776
骨盤底		633
骨盤底弛緩		639
骨盤内炎症性疾患(PID)		571
骨盤内感染症		701
骨盤内子宮内膜症		326
骨盤の断面図		35
骨盤腹膜炎		704
骨盤リンパ節摘出順位		771
骨リモデリング		643
骨量測定		648
ゴナドトロピン		146
ゴナドトロピン単独欠損症		266
ゴナドトロピン分泌細胞		77
ゴナドトロピン異常		271
ゴナドトロピン療法(PCOS)		278
ゴナドトロピン療法		
(排卵誘発)		340
ゴナドトロピン療法		
(不妊症の治療)		317
股部白癬		633
固有卵巣固有索		44
コルポスコピー		405
コルポスコピー所見分類		843
コレステロール指数		681
根治的外陰部分切除術		802
コンドーム		611
コントラスト増強(CE)		421
コンピュータ断層撮影		214

さ

細菌性腟症	727
在宅療養支援診療所	585

索引

サイトカイン（基礎知識）	872
細胞極性（基礎知識）	882
細胞診	383
細胞成熟指数	389
細胞性平滑筋腫	518
細胞免疫療法	468
サイロキシン（T4）	156
酢酸メドロキシプロゲステロン	464
サザンブロット法（DNA解析）	180
痤瘡（思春期）	605
酸化ストレス（基礎知識）	880
酸素効果（放射線感受性）	432
三段階除痛ラダー	588

し

シーハン症候群	289
磁気共鳴画像（MRI）	422
子宮	40
子宮（奇形）	233
子宮に対する手術（リプロダクティブサージェリー）	343
子宮の支持組織	44
子宮因子（不妊症）	313
子宮円索	44
子宮下垂（子宮脱）	637
子宮奇形（子宮鏡）	198
子宮奇形の形成術	763
子宮鏡	406
子宮鏡下手術	753
子宮鏡検査	167, 169, 195
子宮峡部	41
子宮筋腫	334, 517
子宮筋腫（子宮鏡）	197
子宮筋腫（妊娠・分娩）	520
子宮筋腫（リプロダクティブサージェリー）	343
子宮筋腫核出術	749, 762
子宮腔内癒着症（子宮鏡）	198
子宮腔内癒着症（リプロダクティブサージェリー）	343
子宮頸癌（疫学）	370
子宮頸癌の進行期分類	820
子宮頸癌の臨床進行期分類	502
子宮頸部円錐切除術	786
子宮頸部切断	792
子宮支帯	45
子宮性無月経	241
子宮腺筋症	333, 513
子宮腺筋症（リプロダクティブサージェリー）	343
子宮穿孔（子宮鏡）	199
子宮全摘術	748, 755
子宮体癌	532
子宮体癌（疫学）	374
子宮体癌の進行期分類	826
子宮体癌の前癌病変	529
子宮体癌の臨床進行期分類	535
子宮体癌検診	688
子宮帯下	696
子宮体部（組織構造）	41
子宮脱の手術	790
子宮腟上部切断	748
子宮腟上部切断術	763
子宮中隔（摘出術）	754
子宮内膜移植説	323
子宮内膜炎	705
子宮内膜間質肉腫	527
子宮内膜症	322, 346, 484
子宮内膜症手術	750
子宮内膜症性嚢胞	540
子宮内膜症性卵巣嚢胞（リプロダクティブサージェリー）	345
子宮内膜増殖症	529
子宮内膜の周期変化（画像診断）	203
子宮内膜日付診	88, 159
子宮内膜ポリープ（子宮鏡）	197
子宮内膜ポリープ（超音波検査）	168
子宮肉腫	524
子宮肉腫の進行期分類	830
子宮粘膜下筋腫（摘出術）	754
子宮粘膜下ポリープ（摘出術）	754
子宮付属器炎	701
子宮壁内（筋層内）筋腫	517
子宮傍結合組織炎	706
子宮卵管造影（HSG）	207
子宮卵管造影法	165
シクロフェニル療法（排卵誘発）	339
刺激試験	142
脂質と抗炎症（基礎知識）	876
思春期外来	598
思春期早発症	602
思春期遅発症	603
視床下部―下垂体―性腺系	100
視床下部―下垂体―副腎系	101
視床下部性無月経	240, 251, 283
視床下部の形態	66
自然排卵周期法	361
羊歯（シダ）葉状結晶形成	160
歯肉炎	138
若年妊娠	608
射精障害（不妊症）	313
習慣流産	320
充実性奇形腫（思春期）	605
重層扁平上皮細胞	386
修復細胞	388
重複子宮	234
終末部（乳房）	99
絨毛癌	576
絨毛癌診断スコア	583
絨毛性疾患	576
絨毛性疾患の分類	838
重粒子線	434
樹状細胞（基礎知識）	868
受精	28
受精障害（不妊症）	312
腫瘍	135
腫瘍と細胞極性（基礎知識）	882
腫瘍の致死線量（TLD）	432
腫瘍核出術	547
腫瘍縮小手術（IDS）	559
腫瘍マーカー	398
腫瘍類似病変	484
腫瘤	131
純型性腺形成異常（遅発思春期）	265
準広汎子宮頸部摘出術	788
準広汎子宮全摘出術	784
小陰唇	46
漿液性境界悪性腫瘍	547
漿液性嚢胞腺腫	542
硝子様変性	518
状態・特性不安検査（STAI）	628
小腸瘤	637
上皮内癌	472
上皮内腺癌	499
植物神経温存	775
初経	109
女性半陰陽	229
自律神経機能検査	628
自律神経温存術式	781
心因性無月経	285
神経症	137
神経症状	136
神経性下垂体	67
神経性食欲不振症	303
神経性食欲不振症（思春期）	606
人工肛門造設術	810
人工妊娠中絶	609
心身症	136
真性外陰掻痒症	128
真性半陰陽	230
腎瘻造設術	809

す

健やか親子21	599

ステロイドホルモン	463	精路通過障害（不妊症）	313, 318	体質性（特発性）思春期遅発	266
ステロイドホルモン受容体		セルトリ細胞	25	代謝拮抗薬	450
（基礎知識）	866	セレクトロン（137Cs 管）	437	代謝拮抗薬（放射線感受性）	432
		腺異形成	499	体重減少性無月経	285, 301
せ		線維腫	545	代償性月経	257
精液	26	全エクソンシークエンス（基礎知識）		胎盤部トロホブラスト腫瘍	584
生活指導（更年期以降）	678		862	耐容線量（TTD）	432
性感染症	690	線エネルギー賦与（LET）	434	ダイレクト法（腹腔鏡検査）	189
性管の分化	2	前癌病変	471, 496	ダナゾール療法（排卵誘発）	342
性器カンジダ症	722	尖圭コンジローマ	471, 713	多嚢胞性卵巣	270, 540
性器クラミジア	709	全骨盤照射	440	多嚢胞性卵巣症候群	252
性器結核	726	潜在性高 PRL 血症	148	多嚢胞性卵巣症候群（PCOS）	268
性器出血	125	染色体	174	多嚢胞性卵巣症候群（治療）	317
性機能温存	735	染色体検査	174	多嚢胞性卵巣（リプロダクティ	
性器の発育	106	染色体コピー数異常の解析		ブサージェリー）	345
性器ヘルペス	710	（基礎知識）	862	多発奇形症候群	235
性虐待	606	染色体分析法	175	多発性内分泌腺腫症 1 型	289
性教育	614	腺性下垂体	68	多発性卵胞嚢胞	540
性交経験率	607	選択的卵管造影法	166, 211	多毛（思春期）	605
性交後検査	173	先天性副腎過形成（CAH）	291	タモキシフェン	463
性行動	606	先天性副腎皮質酵素欠損症	291	単角子宮	234
精子貫通試験	173	腺房	99	単孔式手術	753
精子－頸管粘液適合試験	173	全胞状奇胎	578	単純外陰切除術	802
精子検査	170	線量率（dose ratio）	432	単純ヘルペスウイルス感染症	128
精子成熟	23			男性因子（不妊症）	313
精子の形成	23	**そ**		男性半陰陽	229
精子尾部膨化試験（HOST）	173	双角子宮	234	男性不妊	346
精子無力症	172	増感剤（放射線感受性）	432	男性ホルモン不応症	235, 266
成熟充実性奇形腫	546	相互転座（染色体）	177	タンポン	612
成熟嚢胞性奇形腫	545	双手診	119		
成熟嚢胞性奇形腫（思春期）	604	増殖期（月経周期）	89	**ち**	
生殖器奇形	231	造精機能障害（不妊症）	313, 318	恥丘	46
生殖補助医療（ART）	345	挿入転座（染色体）	177	腟	48
生殖補助技術（PCOS）	279	早発思春期（思春期早発症）	260	腟の形成術	800
成人 T 細胞白血病（HTLV-1）	730	早発閉経	124	腟の前癌病変	485
精神症状	136	早発卵巣不全	305	腟の分化	3
性ステロイド	56	速中性子線	434	腟炎	128
性ステロイドホルモン療法	335	続発性習慣流産	321	腟癌の FIGO 分類	487
性染色体の異常	215	続発性無月経	247	腟癌の TNM 分類	487
性腺刺激ホルモン	146	続発性無月経（思春期）	603	腟癌の進行期分類	818
性腺除去術	238	組織内照射	447	腟欠損	232
性腺の発生	15	組織内照射法	436	腟欠損症	227, 605
性腺の分化	2	存続絨毛症	576	腟式手術	739
精巣性女性化症候群				腟腺症	484
	226, 235, 246, 266	**た**		腟前庭	47
精巣の分化	16	大陰唇	46	腟帯下	695
性徴の異常	135	体腔上皮化生説	323	腟断端肉芽	485
成長ホルモン－IGF の系	103	帯下	127	腟断端の処理	785
成長ホルモン産生腺腫	288	帯下の検査	694	腟中隔	232
性同一性	13	体型の異常	135	腟トリコモナス症	725
性同一性障害	14	退行性変化（加齢）	629	腟内異物	602
精度管理中央委員会	430	胎児性癌	605	腟肉腫	489
生物学的実効線量（BED）	444			腟部びらん	492

895

索引

腟閉鎖	232	**な**		**ね・の**	
腟留血腫	484	内視鏡手術	744	粘液性境界悪性腫瘍	548
遅発思春期	263	内診	119	粘液性嚢胞腺腫	542
着床	33	内診用諸器具	116	粘膜下筋腫	517
着床因子（不妊症）	313	内装具（タンポン）	612	粘膜免疫（基礎知識）	874
中央遮蔽	441	内分泌検査法	142	膿性帯下	127
中隔子宮	235	ナプキン	612	脳の性分化	12
中隔子宮（リプロダクティブ				嚢胞性変性	518
サージェリー）	343	**に**			
中間比重リポ蛋白（IDL）	665	日母分類（細胞診）	390	**は**	
中層細胞	387	乳管	98	胚移植（ET）	357
超音波下卵管通水法（SHG）	168	乳癌検診	428, 686	バイオマーカー	398
超音波診断	407	乳管洞	98	胚受容能（子宮内膜）	93
超音波断層法	202	乳口	96	媒精	352
調節卵巣刺激法	347	乳汁漏出	135	梅毒	718
超低比重リポ蛋白（VLDL）	665	乳汁漏出症	281	梅毒性外陰炎	128
直腸手術	809	乳汁漏性無月経	252	排尿障害	132
直腸診	121	乳腺超音波検査	430	ハイブリッドキャプチャー法	
直腸損傷の修復	810	乳腺堤	96	（HC 2）	395
直腸瘤	637	乳腺葉	98	排卵	29
治療可能比（TR）	432	乳頭	96	排卵時期	159
治療効果判定法（抗癌剤）	461	乳房症状	134	排卵障害	270
陳旧性会陰裂傷修復術	800	乳房堤靱帯	99	ハイリスクHPV感染	395
中枢性思春期早発症（女児）	263	乳房の触診	122	白金製剤（抗癌剤）	449
		乳房の発育肥大	96	白色帯下	127
つ・て		乳房発育	103	橋本病	154
吊り上げ法	187	乳野	96	バセドウ病	154, 296
低HDL血症	669	乳輪	96	発育急進	105
低LET放射線	434	乳輪腺	98	発熱	133
低線量率腔内照射	443	尿管手術	807	ハムスターテスト	173
低比重リポ蛋白（LDL）	665	尿管端々吻合術	807	バルトリン腺炎	128
低用量ピル	611	尿管剝離	770	バルトリン腺嚢腫開窓術	801
デキサメサゾン抑制試験	152	尿管皮膚瘻造設術	809	バルトリン腺嚢腫造袋術	801
テストステロン	149	尿管膀胱移植術	807	バルトリン腺嚢腫摘出術	801
転移性腟癌	488	尿失禁	133	半陰陽	228
転座（染色体）	177	尿生殖洞の分化	4	晩発閉経	124
		尿中17-hydroxycorticosteroids		反復流産率	320
と			151		
糖鎖関連抗原	400	尿中17-ketosteroids	151	**ひ**	
糖質コルチコイド	150	尿中17-KSの正常値	153	ピーク線量の百分率	
同時的化学療法併用放射線治療		尿中LH	162	（深部百分率）	434
（CCRT）	443	尿中LH半定量	159	非機能性下垂体腺腫	288
動脈硬化症（成因）	661	尿道	47	非刺激試験	142
特異度（腫瘍マーカー）	399	尿瘻	133	ヒステロスコピー（子宮鏡）	406
特発性低ゴナドトロピン性性腺		尿路症状	132	ヒストン修飾異常（基礎知識）	861
機能低下症（IHH）	266, 285	尿路変更術	809	ビダール苔癬	632
トポイソメラーゼ阻害薬	450	妊娠性黄体化卵胞嚢胞	541	非特異性感染性外陰炎	698
トリコモナス腟炎	695	妊娠性絨毛性腫瘍の進行期分類		非特異性非感染性外陰炎	697
トリプレットリピート	184		841	ヒト精漿	27
トリヨードサイロニン（T3）	156	妊孕性温存	464	ヒトパピローマウイルス（HPV）	
トロカール	187	妊孕性温存手術	561		395
		妊孕能温存	735		

項目	頁
ヒトパピローマウイルスワクチン	612
ヒト卵胞	83
避妊	610
肥満	135
表在型上皮内黒色腫	476
標準化学療法（卵巣癌）	564
表層細胞	387
費用対効果分析（基礎知識）	870
頻発月経	124, 253

ふ

項目	頁
不育症	131
風疹ワクチン	613
フーナー試験（PCT）	173
封入性嚢胞	484
腹式開腹手術	742
腹式単純子宮全摘除術	755
副腎機能の発動 adrenarche	102
副腎性器症候群	227, 291
副腎皮質疾患	291
副腎皮質不全症	295
副腎皮質ホルモン生合成経路	291
腹水	132
副乳	96
腹部膨満	131
腹膜癌	574
腹膜偽粘液腫	543
副卵巣	38
付属器切除術	547
付属器摘出術	749, 795
腹腔鏡下卵巣多孔術（PCOS）	278
腹腔鏡検査	186
腹腔鏡検査（卵管）	166
腹腔鏡手術	745
不妊	131
不妊症	309
部分胞状奇胎	578
プラチナ感受性症例（化学療法）	570
ブラッグピーク	434
プロゲスチン療法（ホルモン）	335
プロゲステロン	147
プロゲステロン（P4）測定	159
プロゲステロン（乳房）	98
プロゲステロン産生（卵巣）	113
プロゲステロン受容体	464
ブロモクリプチン療法	317
プロラクチン（PRL）	146
プロラクチン（乳房）	99
プロラクチン産生腺腫	288
分子標的治療薬	451, 466
分子標的治療薬（基礎知識）	850
分泌期（月経周期）	89
分別掻爬	396

へ

項目	頁
平滑筋肉腫	526
平滑筋肉腫／子宮内膜間質肉腫のFIGOの進行分類	525
閉経	112, 616
閉鎖孔ヘルニア	638
ベセスダシステム（細胞診）	390
ベセスダシステム2001（TBS）	391
便秘	138
扁平上皮癌	477
扁平上皮癌の亜型	482

ほ

項目	頁
傍基底細胞	387
膀胱子宮靱帯処理	779
膀胱手術	807
膀胱損傷修復術	807
膀胱底形成	791
膀胱尿道生理機能検査	638
放射性コロイド（198Auコロイド）	437
放射線感受性	432
放射線治療効果	432
放射線療法	431
放出因子	70
胞状奇胎	576
乏精子症	171
傍大動脈リンパ節郭清術	805
ポリソミーX女性	224
ホルモンコントロール（補充）周期法	361
ホルモン産生腫瘍	544
ホルモン補充療法	671
ホルモン療法	462

ま・み

項目	頁
マーカー染色体	178
マイコプラズマ	730
マクロPRL	147
麻疹	613
末梢性痙攣	137
慢性Bartholin腺炎	700
慢性乳腺症	135
マンモグラフィ	430
未分化性腺	18
未分化胚細胞腫（思春期）	605
ミラー・クルツロックテスト（MK test）	174

む

項目	頁
無月経	240
無精液症	171
無精子症	171
無排卵周期（思春期）	604
無排卵周期症	255

め

項目	頁
明細胞境界悪性腫瘍	548
明細胞性嚢胞腺腫	543
明細胞性平滑筋腫	518
メチラポン試験	152
メトピロン試験	152
免疫アジュバント療法	468
免疫細胞（基礎知識）	868
免疫性不妊	173, 346

も

項目	頁
網羅的遺伝子解析（基礎知識）	862
網羅的解析法（腫瘍マーカー）	398
モノクローナル抗体	400
問診表	114

や・ゆ・よ

項目	頁
薬剤耐性	453
雄核発生	578
疣状癌	482
遊離型T4, T3（FT4, FT3）	156
遊離脂肪酸（FFA）	662
養子免疫療法	468
腰痛	130
陽電子放出断層撮影（PET）	427
抑うつ評価尺度（SRQD）	628
抑制因子	70

ら

項目	頁
ラトケ嚢胞	290
ラルストロン（60Co管）	436
卵管（奇形）	235
卵管の構造	39
卵管移植術	799
卵管開口術	799
卵管癌	571
卵管癌の進行期分類	837
卵管鏡	199
卵管鏡下卵管形成システム	167
卵管鏡検査（卵管）	166
卵管形成術	798
卵管周囲癒着の診断	194
卵管性不妊	346
卵管造影検査	165

索引

卵管通気検査	164	
卵管通色素試験	190	
卵管通水検査	206	
卵管摘出術	749, 796	
卵管に対する手術（リプロダクティブサージェリー）	344	
卵管妊娠（リプロダクティブサージェリー）	344	
卵管捻転	574	
卵管吻合術	799	
卵管癒着（リプロダクティブサージェリー）	344	
卵管留水腫	571, 703	
卵管留膿腫	571	
ランゲルハンス細胞組織球症	266, 286	
卵子発生	19	
卵巣（解剖）	36	
卵巣癌	552	
卵巣癌（疫学）	375	
卵巣癌の進行期分類	831	
卵巣癌の臨床進行期	550, 552	
卵巣癌検診	381	
卵巣機能温存	735	
卵巣局所調節因子（基礎知識）	865	
卵巣楔状切除術	797	
卵巣検査	147, 158	
卵巣甲状腺腫	546	
卵巣広汎性浮腫	541	
卵巣固有靱帯	44	
卵巣刺激試験	143	
卵巣刺激のプロトコール	348	
卵巣腫瘍	538	
卵巣腫瘍の臨床病理学的分類	539	
卵巣腫瘍エコーパターン分類	413, 414, 415	
卵巣腫瘍摘出術	797	
卵巣上体	38	
卵巣髄質層	37	
卵巣性無月経	241, 252	
卵巣切除術	547	
卵巣提索	44	
卵巣摘出術	796	
卵巣に対する手術（リプロダクティブサージェリー）	345	
卵巣嚢腫摘出術	749	
卵巣の分化	17	
卵巣皮質層（組織構造）	36	
卵巣表面多孔術	750	
卵胞嚢胞	541	
卵胞の発育	20, 37	
卵胞発育	82	
卵胞発育（画像診断）	205	
卵胞発育モニタリング	350	
卵胞ホルモン	147	

り

リプロダクティブサージェリー	342
リプロダクティブヘルス	692
リポ蛋白	668
リポ蛋白代謝	662
リポ蛋白リパーゼ（LPL）	667
粒子線	434
流涎	138
良性充実性腫瘍	485
良性腫瘍	516
良性卵巣嚢腫（リプロダクティブサージェリー）	345
淋菌感染症	717
リンパ球性下垂体炎	290

リンパ節郭清	769
リンパ節転移（子宮頸癌）	504

る・れ

類腫瘍	513, 540
類上皮細胞性平滑筋腫	518
類上皮性トロホブラスト腫瘍	584
るいそう	136
類内膜境界悪性腫瘍	548
類内膜性嚢胞腺腫	543
レシチン：コレステロールアシルトランスフェラーゼ（LCAT）	667

ろ・わ

ロキタンスキー症候群（リプロダクティブサージェリー）	344
ロバートソン転座（染色体）	177
ロボット支援下手術	753
ワクチン療法	468

数字

1次乳腺原器	96
2次乳腺原器	96
5α-レダクターゼ	10
10代妊娠	608
17-KS	153
17α-OHP	154
47, XXX	224
48, XXXX	224
49, XXXXX	224

欧文索引

A

ACTH産生腺腫	289
Actinomycin-D	583
AIDSの診断基準	721
Aldridge法	755
AMH	7, 150, 402
AMH/MIS	150
ASC-H	392
ASC-US	391

Asherman症候群（リプロダクティブサージェリー）	343
assisted reproductive technology（ART）	345
atypical Glandular Cell（AGC）	393

B

Bardet-Biedl症候群	266
Bartholin腺	47

Bartholin腺炎	699
Bartholin腺癌	483
Bartholin腺疾患	470
Bartholin腺嚢胞	700
basal cell	387
BBT	158
Behçet病	707
Bonneyのテスト	638
Bowen様丘疹	473
Brenner腫瘍	543
B群レンサ球菌（GBS）	730
B型肝炎ウイルス	728

898

C

CA125	400
cDNA マイクロアレイによる発現解析（基礎知識）	864
CEA	400
cervical mucous test (CMT)	161
CIN	497
Clinical Target Volume (CTV)	441
coactivator	463
cofactor	463
Cooper 靱帯	99
corepressor	463
Cornell medical index (CMI)	628
CT	417
Cushing 症候群	293
Cushing 病	289
CXD 法	650
CYFRA	400
C バンド法	176
C 型肝炎ウイルス	729

D

DDS（基礎知識）	884
DES 関連子宮奇形	235
DHEA-S	153
DIP 法	649
DNA 解析（遺伝子診断）	180
DNA シークエンサーの解析塩基数（基礎知識）	862
DNA 多型解析	580
DNA マイクロアレイ（遺伝子解析）（基礎知識）	863
DNA メチル化異常（基礎知識）	860
Doléris 手術	794
dose intensity	453
DPA 法	651
DXA 法	651

E

ELISA 法	402
EMA/CO 療法	583
embryo transfer (ET)	357
empty sella syndrome	289
Equivalent dose in 2-gray fraction (EQD2)	444
ER-α	463
ER-β	463
estrogen response element (ERE)	463
ES 細胞（基礎知識）	856

F

falloposcopy	199
feedback 機構	54
FHA 症候群	285
FIGO 進行期分類（外陰癌）	479
FIGO の進行期分類（卵巣癌）	552
FIGO の進行分類（平滑筋肉腫／子宮内膜間質肉腫）	525
FIGO の原発性卵管癌進行期分類	573
FIGO の臨床進行期分類（子宮体癌）	535
FIGO 分類（子宮頸癌）	502
FIGO 分類（腟癌）	490
First-line chemotherapy（卵巣癌）	564
FISH 法（染色体）	176
FMR1 遺伝子	306
FOXO1	464
FT システム	167
FT4, FT3	156

G

G protein-coupled receptor (GPCR)	464
Gardner 分類	361
Gartner 管嚢胞	484
Genomic Imprinting（基礎知識）	853
GID 研究	14
GnRH	71, 73
GnRH アゴニスト-hMG 療法（排卵誘発）	340
GnRH agonist-FSH/hMG-hCG 法	347
GnRH agonists	75
GnRH antagonists	75
GnRH mRNA	73
GnRH receptor	74
GnRH1, GnRH2, GnIH と受容体	854
GnRH アゴニスト（乳癌ホルモン療法）	465
GnRH アゴニスト療法（排卵誘発）	341
GnRH アナログ療法（排卵誘発）	341
GnRH アンタゴニスト療法（排卵誘発）	342
GnRH の分泌調節	58
GnRH の律動的分泌	100
GnRH 単独欠損症	285
GnRH 負荷試験	147
GnRH 律動的投与法（不妊症の治療）	317
gross Target Volume (GTV)	440
G バンド法	175

H

hCG/LH 受容体	9
hCG 療法（排卵誘発）	340
Hepatocyte Nuclear Factor-1β	404
HIV	720
hMG-GnRH アンタゴニスト療法（排卵誘発）	341
hMG-hCG (FSH-hCG, rFSH-hCG) 療法（排卵誘発）	340
Hormone replacement therapy (HRT)	338
hormone response element (HRE)	463
HPV ウイルス型	404
HPV ワクチン（基礎知識）	848
HSIL	392
Human epididymal secretory protein E4	404
Hyperthermic Intraperitoneal Chemotherapy (HIPEC)	467
hysterosalpingography (HSG)	207

I・J

image Guided Brachytherapy (IGBT)	447
IMRT (Intensity Modulated Radiation Therapy)	446
infertility	309
intermediate cell	387
iPS 細胞（基礎知識）	856
Jones & Jones 手術	765

K

Kallmann 症候群	247, 266, 285
kaufmann 療法（思春期）	603
Kaufmann 療法（ホルモン）	336
Klinefelter 症候群	222
Kuppermann 更年期指数	624
Kuppermann 方式	143

L

Langerhans cell histiocytosis 266
Laurence-Moon-Bardet-Biedl
　症候群　266
Leydig 細胞腫　545
LH サージ　52
linear energy transport（LET）
　434
LSIL　392
luteinized unruptured follicle
　syndrome（LUF）　159
Lynch 症候群（疫学）　380
Lyon の仮説　219

M

magnetic resonance imaging（MRI）
　422
maintenance chemotherapy　568
Manchester 手術　794
maturation index（MI）　389
MD 法　649
menarche　109
menstruation　90
Methotrexate（MTX）　583
mi RNA　402
Miller-Kurzrok test（MK test）
　173
MIS　7
Mondor 病　135
Müller 管奇形の分類　234
Müller 管嚢胞　484
Müller 管抑制因子　8, 150
multivesicular pattern　580

N

negative feedback　55
neoadjuvant chemotherapy　567

P

p57Kip2　578

Paget 病　474
Papanicolaou 染色　385
parabasal cell　387
PCO　268
PCOS の診断基準　274
PCR 法（遺伝子診断）　181
PCT　173
PET-CT　427
PGC　18
PI3K/AKT　463
Planned Target Volume（PTV）
　441
positive feedback　56
positron emission tomography
　（PET）　427
PR-A　464
PR-B　464
premenstrual syndrome　94
premenstrual tension syndrome
　94
PRL　146
pubarche　103

Q・R

QCT 法　650
Q バンド法　175
R バンド法　175
R-ASRM 分類　192
RAS/RAF/MAPK　463
repair cell　388
Rubin test　164

S

salpingoscopy　200
SCC　400
SDS　562
Second-line chemotherapy　569
Second-look operation（SLO）　561
selective estrogen receptor
　modulator（SERM）　338, 464
SHG　168

site-specific ovarian cancer
　syndrome（疫学）　381
SLO　561
SNP タイピングアレイ
　（コピー数の推定）（基礎知識）
　863
SRY　6
STD　690
STI　690
STR（遺伝子診断）　184
Strassmann 手術　764
super female　224
superficial cell　387
SurePath 法　385
SXA 法　652

T

T 合成酵素　10
TAO 式（226Ra 管）　436
TBII　157
thelarche　103
therapeutic ratio（TR）　432
ThinPrep 法　385
TNM 分類（卵巣癌）　552
Tompkins 手術　765
TRH 試験　156
TRH 負荷試験　148
TSAb　157
TSH　154
TSH 産生腺腫　289
TSH receptor 抗体　157
Turner 症候群　220, 246
Turner 症候群（遅発思春期）　265

V・W・X

Veeck 分類　356
VNTR（遺伝子診断）　184
WHO 方式癌疼痛治療法　588
X クロマチン　219
XX 男性　224
XY 女性　225

[第3版]
プリンシプル産科婦人科学 1

1987年9月1日	第1版第1刷発行
1997年6月1日	第2版第1刷発行
2014年4月1日	第3版第1刷発行
2021年6月20日	第3刷発行

- 監修　武谷雄二，上妻志郎，藤井知行，大須賀 穰
- 発行者　三澤 岳
- 発行所　株式会社メジカルビュー社
  〒162-0845　東京都新宿区市谷本村町2-30
  電話　03（5228）2050（代表）
  ホームページ　https://www.medicalview.co.jp/

  営業部　FAX 03（5228）2059
  　　　　E-mail　eigyo@medicalview.co.jp

  編集部　FAX 03（5228）2062
  　　　　E-mail　ed@medicalview.co.jp

- 印刷所　図書印刷株式会社

ISBN978-4-7583-1219-6 C3347

ⒸMEDICAL VIEW, 2014. Printed in Japan

・本書に掲載された著作物の複写・複製・転載・翻訳・データベースへの取り込みおよび送信（送信可能化権を含む）・上映・譲渡に関する許諾権は，（株）メジカルビュー社が保有しています．

・JCOPY〈出版者著作権管理機構　委託出版物〉
本書の無断複写は著作権法上での例外を除き禁じられています．複写される場合は，そのつど事前に，出版者著作権管理機構（電話 03-5244-5088, FAX 03-5244-5089, e-mail：info@jcopy.or.jp）の許諾を得てください．

・本書をコピー，スキャン，デジタルデータ化するなどの複製を無許諾で行う行為は，著作権法上での限られた例外（「私的使用のための複製」など）を除き禁じられています．大学，病院，企業などにおいて，研究活動，診察を含み業務上使用する目的で上記の行為を行うことは私的使用には該当せず違法です．また私的使用のためであっても，代行業者等の第三者に依頼して上記の行為を行うことは違法となります．